Springer-Lehrbuch

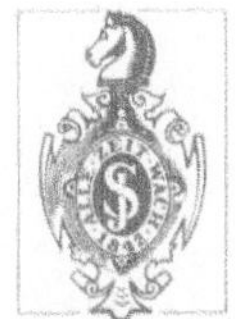

Gisela C. Fischer

Allgemeinmedizin

Herausgeber
Gisela C. Fischer Stephan H. Schug Volker Busse
Franklin Krause Wolfgang Schlopsnies

Mit 43 Abbildungen und 100 Tabellen

Springer-Verlag
Berlin Heidelberg New York
London Paris Tokyo
Hong Kong Barcelona
Budapest

Prof. Dr. med. Gisela C. Fischer
Direktorin der Abt. Allgemeinmedizin
an der Medizinischen Hochschule
Hannover,
Postfach 61 01 80
3000 Hannover 61

Dr. med. Dipl.-Psych. Stephan H. Schug
Medizinische Hochschule Hannover
Abt. Allgemeinmedizin
Postfach 61 01 80
3000 Hannover 61

Dr. med. Volker Busse
Lehrbeauftragter für Allgemeinmedizin
an der Medizinischen Hochschule
Hannover
Läuferweg 25
3000 Hannover

Dr. med. Franklin Krause
Lehrbeauftragter für Allgemeinmedizin
an der Medizinischen Hochschule
Hannover
Tulpenstraße 6
3015 Wenningsen-Bredenbeck

Dr. med. Wolfgang Schlopsnies
Lehrbeauftragter für Allgemeinmedizin
an der Medizinischen Hochschule
Hannover
Eichenfeldstraße 30a
3000 Hannover-Badenstedt

ISBN-13: 978-3-540-54697-9 e-ISBN-13: 978-3-642-77033-3
DOI: 10.1007/978-3-642-77033-3

Die Deutsche Bibliothek – CIP-Einheitsaufnahme
Allgemeinmedizin / G. C. Fischer. – Berlin; Heidelberg; New York; London; Paris; Tokyo;
Hong Kong; Barcelona; Budapest: Springer, 1993 (Springer-Lehrbuch)

NE: Fischer, Gisela C.

Satz: Mitterweger Werksatz GmbH

15/3145-5 4 3 2 1 0 – Gedruckt auf säurefreiem Papier

Geleitwort

Die Allgemeinmedizin kann bestimmt werden als die Summe der Anlässe, mit denen Gesunde und Kranke die Ärzte für Allgemeinmedizin um Rat und Hilfe angehen, orts- und familien- oft auch langzeitgebunden. Das in ihr enthaltene Allgemeine kann aber auch als ein Grundwissen und -können verstanden werden, über das jeder Arzt verfügen können sollte, der – aus welchen Gründen auch immer z.B. Unfall, auf Reisen – in die Lage kommt, von Menschen als erster Arzt beansprucht zu werden. Nicht zuletzt ist dieses Allgemeine auch die Grundlage mißverständnisfreie Verständigung der Ärzte untereinander zu gewährleisten.

Auf diese Aufgaben kann das Studium der Medizin in seiner derzeitigen Verfassung nur unvollständig vorbereiten: Die Hochschullehrer sind durch ihre Fächer ausgewiesen; von den Kranken des Vorfeldes der Kliniken und Krankenhäuser werden von 1000 etwa 1–10 in diesen Lehrstätten untersucht und behandelt, in der Regel nur kurze Zeit; dieses Krankengut ist hochgradig ausgelesen. Gemildert wird diese Einseitigkeit durch allgemeine Polikliniken, wenige Lehrstühle aber zunehmende Lehraufträge für Allgemeinmedizin, Hausbesuchsprogramme und Famulaturen in den Praxen niedergelassener Ärzte. In neueren Reformansätzen des Medizinstudiums wird der außerklinischen hausärztlichen Versorgung der Bevölkerung besondere Bedeutung beigemessen. Einem Lehrbuch der Allgemeinmedizin fällt damit eine doppelte Aufgabe zu: die studierenden zukünftigen Ärzte auf die Besonderheiten der Allgemeinmedizin und das darin enthaltene Allgemeine im weitesten Sinne vorzubereiten; den bereits als Allgemeinärzte Tätigen eine praxisnahe Hilfe der Orientierung und Selbstüberprüfung an die Hand zu geben.

Der Umgang von Kranken und Ärzten miteinander ist eine mitmenschliche Bewegungsgestalt, ein jeweiliger Akt, bei chronisch Kranken reicher an Wechseln der Lebenslagen und Gesichtspunkten als bei akuten Krankheiten. Eine – oft als alternativ vorgestellte, wenn nicht gar polemisch gemeinte – Gegenüberstellung von krankheits-orientierter zu krankenzentrierter ärztlicher Erkenntnis-, Verhaltens- und Handlungsweise bezeichnet lediglich die äußersten Pole, zwischen denen sich ein höchst individuelles von Kranken und ihren Ärzten gestaltetes, ereignisreiches, wechselhaftes Spannungsfeld ausbreitet: Kranke und ihre Ärzte lenken Blick und Erwartungen einmal mehr auf Krankheiten, als ob diese selbständige Naturerscheinungen wären, dann wieder auf die Person des Kranken, der nicht nur Träger einer Krankheit sondern auch Gestalter seines Krankseins ist. Und sofern beide, Kranker und Arzt, sich auf die mitmenschliche Zweisamkeit von Not und Hilfe, einlassen, wird auch der Arzt Mitgestalter – auch von Gesundsein, Gesundwerden Gesundbleiben.

Mit dem den systematischen Teil des Buches durchziehenden Leitbegriff „Anliegen" wird ein Ordnungsprinzip in das beschriebene Spannungsfeld zwischen Krankem und Krankheit eingeführt. Beschwerden und Zeichen, die der Kranke dem Arzt anbietet oder in der Untersuchung darbietet sind Träger von Problemen, Bedeutungen, Wertungen. Fragen sind damit gestellt, Unsicherheiten und Zweifel signalisiert, Zusammenhänge vielfacher Art angedeutet. Der Kranke trägt ein Anliegen vor, der Arzt nimmt es auf: Fragen, Zweifel, Erwartungen, Befürchtungen. Ein Problem ist eine zur Beantwortung zurechtgestellte Frage; so hat es Aristoteles vorgeschlagen; und Descartes hat ergänzt, daß ein ordentlich formuliertes Problem zugleich auch den Weg seiner Lösung enthalten sollte, die Richtung der Beantwortung der ursprünglichen Frage also anzeigen sollte. Bevor der Arzt das Anliegen eines Kranken angemessen aufnehmen und beantworten kann, muß er es mehrdimensional problematisieren.

Damit ist auch der innere Aufbau des vorliegenden Lehrbuchs gekennzeichnet. Er bedient sich dabei eines älteren, fast in Vergessenheit geratenen, didaktischen Prinzips der ärztlichen Literaturgattung der Consilia: Fallbeispiele zu Problemlagen, in denen Allgemein-Typisches mit Einmalig-Persönlichem verschränkt ist: Was lag an – was wurde gedacht und getan – was wurde daraus? Viktor von Weizsäcker hatte sogar noch weiter gefragt: Wer wurde daraus? Und er hätte mit dem Wer den Kranken und seinen Arzt gemeint. So entläßt die Lektüre dieses Buches den Leser und Benutzer auch in die Offenheit des eigenen Erfahrungsfeldes.

Hannover, Januar 1993 *Fritz Hartmann*

Vorwort

Die Allgemeinmedizin ist gelegentlich mit einer Brücke zwischen der Welt der medizinischen Wissenschaft und der Alltagswelt des Patienten verglichen worden, die der Hausarzt in beide Richtungen überquert.

In der Tat steht die Hausarztpraxis von allen ärztlichen Versorgungsinstitutionen unseres Gesundheitswesens dem Lebensbereich des Kranken am nächsten. Die oft Jahrzehnte währende Betreuung der gleichen Patienten und vielfach ihrer Familien, das hohe Aufkommen Chronisch- und Alterskranker sowie der starke Einfluß psychosozialer Faktoren auf das Krankheitsgeschehen, lassen die Praxis zu einem Umschlagpunkt medizinischer, sozialer, psychologischer und umweltbezogener Probleme werden. Daraus folgt, daß hier das klassische, ausschließlich an einer naturwissenschaftlich begründeten Krankheitsdefinition orientierte Krankheits- und Gesundheitsverständnis nicht ausreicht.

Die Allgemeinmedizin ist gekennzeichnet durch ihren spezifischen Auftrag, die gesundheitliche Versorgung und Betreuung des Patienten in seinem Lebensraum langzeitig zu koordinieren und zu steuern. Hierzu hat sie eigene Grundsätze und Vorgehensweisen entwickelt, über die heute weitgehend – auch international – Konsens besteht.

Das vorliegende Buch stellt das Fach als eigene Disziplin innerhalb unseres Gesundheitswesens dar. Ziel der Herausgeber und Autoren ist es, die Versorgungsanforderungen und die erforderlichen Denk- und Handlungsformen des Allgemeinarztes zu verdeutlichen. Dazu war es erforderlich, das klassische Lehrbuchschema einer Einteilung der Krankheiten nach Organ- bzw. Funktionssystemen zu verlassen. Es kann somit nicht das Anliegen dieses Buches sein, vorrangig klinisches Krankheitswissen darzustellen, das der Student im jeweiligen Spezialfach erlernt. Stattdessen werden typische Gesundheitsprobleme der Hausarztpraxis so, wie sie vom Patienten in die Sprechstunde eingebracht werden, zum Ausgangspunkt der Betrachtung. Jedem dieser mehr als hundert „Anliegen", wie z.B. „Schmerzen im Kniegelenk", ist eine nach einheitlichem Schema verfaßte differenzierte Aufarbeitung nach differentialdiagnostischen, therapeutischen, sozialmedizinischen und psychosozialen Gesichtspunkten sowie patientenorientierten Aspekten der Langzeitentwicklung und -betreuung gewidmet. Diese Darstellung entspricht der Systematik von Überlegungen, Handlungen und Entscheidungen, wie sie sich in der Sprechstunde der Hausarztpraxis vollziehen und wie sie sich heute als Grundlage für die Schaffung qualitätssichernder Handlungsleitlinien des Faches herausbildet. Auf diese Weise sollen die spezifischen Anforderungen, Leistungen und deren Reichweite in medizinischer, patientenbezogener und sozialer Hinsicht deutlich werden. Ergänzt durch eine schematisierte Kurzdarstellung der häufigsten Krankheitsbilder der Primärversorgung erschließt sich so das Morbiditätsspektrum der Allgemeinmedizin in einer neuen und besonders praxisorientierten Weise.

Der erste allgemeine Teil behandelt Grundsätze der hausärztlichen Versorgung. Er erläutert die Art und Indikation typischer diagnostischer und therapeutischer Maßnahmen und Vorgehensweisen. Darüber hinaus wird auf Umgang und Behandlung charakteristischer Patientengruppen eingegangen, wie sie sich aus Alterssituation, Schweregrad und Stadium einer Erkrankung oder ethnomedizinischen Gesichtspunkten ergeben.

Das Buch richtet sich an Studierende sowie Kolleginnen und Kollegen in der Weiterbildung. Auch bereits niedergelassenen Hausärzten/innen wird es als Orientierungshilfe im Praxisalltag dienen.

Hannover, Januar 1993 *Gisela C. Fischer*

Inhaltsverzeichnis

Die Allgemeinmedizin

Der Patient und der Allgemeinarzt

Patientenanliegen

Anhang

Mitarbeiterverzeichnis

Dr. med. W. Baur
Arzt für Allgemeinmedizin
Lohnbachstr. 5
3387 Vienenburg

Dr. med. Hinnerk Becker
Oberarzt der Psychiatrischen
Poliklinik an der Medizinischen
Hochschule Hannover
Postfach 61 01 80
3000 Hannover 61

Dr. med. Klaus Besel
Lehrbeauftragter für Allgemeinmedizin
an der Universität Ulm
Ulmerstr. 11b
7911 Vöhringen/Iller

Dr. med. Volker Busse
Lehrbeauftragter für Allgemeinmedizin
an der Medizinischen Hochschule
Hannover
Läuferweg 25
3000 Hannover

Dr. med. Klaus-Heinrich Bründel
Arzt für Allgemeinmedizin
Alte Osnabrücker Str. 20
4830 Gütersloh

Dr. med. Hans Ulrich Comberg
Lehrbeauftragter für Allgemeinmedizin
an der Universität Hamburg
Jürgensallee 42a
2000 Hamburg 52

Frau Prof. Dr. Gisela C. Fischer
Direktorin der Abt. Allgemeinmedizin
an der Medizinischen Hochschule
Hannover
Postfach 61 01 80
3000 Hannover 61

cand. med. Matthias Fischer
Jutastr. 11
8000 München 19

Dr. med. G. Gerhardt
Lehrbeauftragter für Allgemeinmedizin
an der Universität Mainz
Vorsitzender der KV Rheinhessen
Auf dem Saal 2
6509 Wendelsheim

Dr. med. F. M. Gerlach
Arzt für Allgemeinmedizin
Medizinische Hochschule Hannover,
Abt. Allgemeinmedizin
Postfach 61 01 80
3000 Hannover 61

Dr. med. Eberhard V. Grosch
Leitender Medizinaldirektor
LVA Hannover
Lange Weihe 2
3014 Laatzen

Dr. med. Matthias Gudjons
Arzt für Allgemeinmedizin
Hauptstr. 67
3000 Hannover 91

PD Dr. med. Jochen Haisch
Forschungsstelle Allgemein-
medizin
Universität Ulm
Am Hochsträß 8
7900 Ulm

cand. med. Andreas Hattendorf
Medizinische Hochschule Hannover,
Abt. Allgemeinmedizin
Postfach 61 01 80
3000 Hannover 61

cand. med. Michael Heise
An der Engesode 6
3000 Hannover 1

Dr. med. Klaus Jentzsch
Lehrbeauftragter für Allgemeinmedizin
an der Medizinischen Hochschule
Hannover
Am Kreuzweg 13
3016 Seelze 1

Frau Dipl.Soz.Wiss. Helga Kania
Medizinische Hochschule Hannover,
Abt. Epidemiologie
u. Sozialmedizin
Postfach 61 01 80
3000 Hannover 61

Frau Dr. med. Rita Kielhorn
Lehrbeauftragte für Allgemeinmedizin
an der Freien Universität Berlin
Marienplatz 6
1000 Berlin 36

PD Dr. med. Hans-Dieter Klimm
Lehrbeauftragter für Allgemeinmedizin
an der Universität Heidelberg
Ringstr. 20f
7554 Kuppenheim

Dr. med. Peter A. Kluge
Arzt für Allgemeinmedizin
Zeil 3
5900 Siegen

Prof. Dr. med. Michael M. Kochen
Abt. Allgemeinmedizin
Universität Göttingen
Robert-Koch-Str. 40
3400 Göttingen

Dr. med. K.-D. Kossow
Lehrbeauftragter für Allgemeinmedizin
an der Medizinischen Hochschule
Hannover
Tannenweg 9
2807 Achim-Uesen

Dr. med. F. Krause
Lehrbeauftragter für Allgemeinmedizin
an der Medizinischen Hochschule
Hannover
Tulpenstr. 6
3015 Wenningsen-Bredenbeck

Frau Prof. Dr. med. W. Kruse
Direktorin des Lehrgebiets Allgemeinmedizin der RWTH Aachen
Kirchberg 4
5100 Aachen-Walheim

Dr. med. Hartmut Kühndahl
Leiter Qualitätssicherung Madaus AG
Haferbusch 72
5060 Bergisch Gladbach 2

Frau Dr. med. Gisela Kulle
Wegsfeld 42, 5/27
3000 Hannover 91

Dr. med. Karl Mayer
Lehrbeauftragter für Allgemeinmedizin
an der Universität Münster
Geselbrachtstr. 3
4452 Freren

Dr. med. Jörg Reinhard Meyer
Arzt für Allgemeinmedizin
Löpentinstr. 9
3000 Hannover 21

Dr. med. Pacharzina
Arbeitsber. Sexualmedizin
Abt. Allgemeinmedizin
Medizinische Hochschule Hannover
Postfach 61 01 80
3000 Hannover 61

J. Pangritz
Medizinische Hochschule Hannover,
Abt. Allgemeinmedizin
Postfach 61 01 80
3000 Hannover 61

Prof. Dr. H. Pauli
Inst. f. Aus-, Fort-
und Weiterbildung
Med. Fakultät der Universität Bern
Inselspital 37a
CH-3010 Bern

Frau Dr. Elisabeth von Pezold
Ärztliche Leiterin Fachklinik Eilsen
Harrlallee 2
3064 Bad Eilsen

Dr. med. W. Picker-Huchzermeyer
BfA-Klinik
Am Lietholz
4902 Bad Salzuflen 1

Dr. med. D.H. Pullwitt
Medizinische Hochschule Hannover,
Abt. Allgemeinmedizin
Postfach 61 01 80
3000 Hannover 61

Frau Dr. med. Beate Rossa
Akad. Oberrätin
Medizinische Hochschule Hannover,
Abt. Allgemeinmedizin
Postfach 61 01 80
3000 Hannover 61

Dr. med. Winfried Sander
Lehrbeauftragter für Allgemeinmedizin
an der Medizinischen Hochschule
Hannover
Bömelburgstr. 37
3000 Hannover 1

Dr. med. Hagen Sandholzer
Abt. Allgemeinmedizin
Univ. Göttingen
Robert-Koch-Str. 40
3400 Göttingen

Dr. med. Udo Schirmer
Lehrbeauftragter für Allgemeinmedizin
an der Medizinischen Hochschule
Hannover
3352 Wenzen

Dr. med. W. Schlopsnies
Lehrbeauftragter für Allgemeinmedizin
an der Medizinischen Hochschule
Hannover
Eichenfeldstr. 30a
3000 Hannover-Badenstedt

Dr. med. B. Schmaltz
Lehrbeauftragter für Allgemeinmedizin
an der Universität Mainz
Stromberger Str. 28A
6530 Bingen/Rhein

Dr. med. D. Schrader
Lehrbeauftragter für Allgemeinmedizin
an der Medizinischen Hochschule
Hannover
Rodenberger Str. 1
3000 Hannover 91

Dr. med. Andreas Schröder
Koppelstr. 6
4574 Badbergen

Dr. med. Dipl.-Psych. Stephan H. Schug
Medizinische Hochschule Hannover,
Abt. Allgemeinmedizin
Postfach 61 01 80
3000 Hannover 61

Dr. med. W. Sohn
Professur Allgemeinmedizin
Universität Düsseldorf
Moorenstr. 5
4000 Düsseldorf

Dr. med. Armin Wasmus
Medizinaldirektor
LVA Hannover
Lange Weihe 2
3014 Laatzen

Dr. med. J. Zerdick
Lehrbeauftragter für Allgemeinmedizin
an der Medizinischen Hochschule
Hannover
KV Niedersachsen
Bezirksstelle Hannover
Berliner Allee 20
3000 Hannover 1

Dr. med. Klaus Zieseniss
Lehrbeauftragter für Allgemeinmedizin
an der Medizinischen Hochschule
Hannover
Golterner Str. 1a
3013 Barsinghausen 14

Dr. Dr. Zeljko Zuric
Lehrbeauftragter für Allgemeinmedizin
an der Medizinischen Hochschule
Hannover
Ostlandstr. 12
3107 Hambüren

In Kurzform dargestellte Krankheitsbilder nach Organ- bzw. Systemgruppenzugehörigkeit

6. Erkrankungen des Bewegungsapparates und Bindegewebes

7. Hauterkrankungen

8. Erkrankungen des Urogenitaltraktes

9. Gynäkologische Erkrankungen

10. Neurologische Erkrankungen

11. Psychische Erkrankungen

12. Erkrankungen der Sinnesorgane

13. Endokrinologische Erkrankungen

14. Stoffwechselerkrankungen

15. Hämatologische Erkrankungen

16. Infektionskrankheiten

Die Allgemeinmedizin

1 Standortbestimmung der Allgemeinmedizin

G.C. Fischer

1.1 Historische Entwicklung

Historische Wurzeln der Allgemeinmedizin sind durch die gesamte Geschichte der Medizin zu verfolgen.

Bereits in der ***Antike*** gab es frei praktizierende Ärzte, die – namentlich in Griechenland – in eigenen „Praxen", den „jatreien", arbeiteten, von dort aus Hausbesuche beim Kranken durchführten und eine „praxisnahe" Ausbildung des eigenen Nachwuchses betrieben.

Im ***Mittelalter*** vollzog sich die Abtrennung der Chirurgie von der übrigen Medizin. Dadurch ging erstere in großem Umfang in die Hände frei praktizierender Laien, die z.T. als praktische Ärzte eine gesonderte Approbation erwarben. Nach 1780 taucht die Bezeichnung „Praktischer Arzt" als Arztgruppenbeschreibung erstmals auf und findet sich im Titel der „Gesellschaft praktischer Ärzte, und Ärzte und Geburtshelfer".

Der Kreiswundarzt des frühen ***19. Jahrhunderts***, ebenfalls zu den Vorläufern des Allgemeinarztes zu rechnen, war durch Bestallungs- und Eidesformel gehalten, den allgemeinen Gesundheitszustand der ihm anvertrauten Region zu erhalten bzw. zu verbessern. Dies geschah durch präventive Maßnahmen wie Pockenschutzimpfung und Vorkehrung gegen epidemische Krankheiten und deren Ausbreitung einschließlich Meldepflicht. Das geschah ferner durch die Auflage, arme Kranke zu behandeln und Leichenöffnungen sowie verlangte Untersuchungen zum Gesundheitszustand der Bevölkerung durchzuführen.

Zur gleichen Zeit waren ***„Armenärzte"*** gegen festes Gehalt tätig. Die besondere Wertschätzung, welche der „hohe Beruf des Armen–Arztes" aus der Sicht des zuständigen Ministeriums (Preußen) genoß und die aus heutiger Sicht noch gültige Beschreibung der an ihn gestellten Anforderungen geht aus folgender Verfügung hervor (Staatsarchiv Münster 1847): „Bei der Wahl der Armenärzte ist nicht bloß auf den Grad der wissenschaftlichen Befähigung, sondern auch und ganz besonders auf die herzvolle Teilnahme des Candidaten am Loos der Armen Rücksicht zu nehmen ...". Und im gleichen Text heißt es weiter: „... in Zukunft ist mir kein Antrag auf ... Auszeichnungen und Beförderungen einzureichen, in welchem nicht das Benehmen der betreffenden Medicinal-Personen gegen arme Kranke erwähnt ist."

Eine für alle Ärzte verbindliche gleichartige Approbation wurde im Jahre 1869 geschaffen.

Im *20. Jahrhundert* erfuhr die Tätigkeit des praktischen Arztes eine charakteristische Prägung durch die 1924 erfolgte Abgrenzung gegenüber den „Fachärzten“: Während letztere auf ihr jeweiliges Gebiet beschränkt bleiben sollten, oblag dem praktischen Arzt die hausärztliche Basisversorgung der Bevölkerung einschließlich aller durch ihn behandelbaren Krankheiten.

Die Folgen der industriellen Revolution mit der Bildung eines mittellosen Großstadtproletariats zwangen den praktischen Arzt auch damals in besonderem Maße zu einer Beachtung sozialer und umweltbezogener Krankheitsaspekte, zu familienmedizinischen Ansätzen und einer lebensberatenden Funktion im weitesten Sinne.

Die unmittelbar am nicht hospitalisierten Kranken ausgeübte Heilkunst i.S. der „Basismedizin“ war somit zu allen Zeiten einer der tragenden Bestandteile des Gesundheitswesens. Dabei trug vor allem die breite Anwendung neuerer naturwissenschaftlicher Erkenntnisse in der Tätigkeit des praktischen Arztes zu seinem guten Ruf bei (Hamm 1988). Man sprach sogar vom praktischen Arzt als dem „König unter den Ärzten“.

Das Berufsbild des praktischen Arztes und die von ihm vertretene Medizin trat in Deutschland mit der qualitativen Aufwertung zum „Arzt für Allgemeinmedizin“ als akademisches Lehrfach an den Hochschulen (seit 1979 Pflichtfach) in eine neue Entwicklungsstufe. Die eigene Identität mußte in einem Katalog von Prüfungs- und Weiterbildungsgegenständen festgelegt und als akademische Disziplin durch eigenständige und fachspezifische Forschung begründet werden.

1.2 Kennzeichen der Allgemeinmedizin

Stellung im Gesundheitswesen. Die heutige Stellung der Allgemeinmedizin im Gesundheitswesen der Bundesrepublik läßt sich anhand folgender Daten beschreiben: In der (westlichen) Bundesrepublik ist annähernd jeder 5. bis 6. berufstätige Arzt als Praktischer bzw. Arzt für Allgemeinmedizin niedergelassen. Dies entspricht ca. 27.000 kassenärztlich tätigen Hausärzten und einer Versorgungsdichte von 1 Praxis zu durchschnittlich 2.300 Einwohnern der Region. Im Schnitt werden etwa 800–1.000 Patienten pro Quartal in einer Praxis behandelt.

Durch Ein- und Überweisungen aus dem primärärztlichen Versorgungssektor werden prozeß- und strukturbestimmende Akzente gesetzt, die in großem Umfang auf Ausmaß und Inhalte anderer gebietsärztlicher und stationärer Versorgungsbereiche Einfluß nehmen.

Die Allgemeinmedizin nimmt eine zentrale Stellung im Gesundheitswesen ein. Allein auf dem Arzneimittelsektor gehen ca. 57 % aller verordneten Medikamente zu Lasten der Allgemeinmedizin.

Neben der zunehmenden Spezialisierung auf dem Gebiet der Medizin und der gewaltigen technologischen Entwicklung fallen gerade der Allgemeinmedizin heute neue Aufgaben zu. Diese ergeben sich aus

- der Dominanz chronischer Krankheiten,
- der stetigen Zunahme alter Patienten und damit Auftreten komplexer Gesundheitsprobleme mit einer gravierenden individuellen und kollektiven sozialen Dimension und
- den ökologischen, psychologischen und sozialen Faktoren z.B. im Sinne psychosomatischer Krankheiten, seelischer Befindensstörungen bzw. Krankheiten und die psychosoziale Beeinflussung von Krankheitsentstehung und Verläufen.

Alle 3 angesprochenen Bereiche schaffen Erfordernisse und Bedürfnisse an medizinischer Versorgung, die weder von der klassischen Krankheitstheorie der klinischen Medizin noch von den gewachsenen Strukturen der stationären Versorgung abgedeckt werden können.

Berufsfeld des Allgemeinarztes. Zur Gestaltung des heutigen Berufsfeldes des Allgemeinarztes haben vor allem 2 Faktoren beigetragen:

- Bedarf an bestimmten gesundheitsbezogenen Leistungen der modernen Industriegesellschaft, wie sie vor allem in einer effektiven verhaltensorientierten Prävention und der Rehabilitation zu sehen sind. Nicht zuletzt die Kostenexplosion im Gesundheitswesen zwingt zu neuen gesundheitserhaltenden Strategien
- Erkenntnisse aus dem Bereich der Psychosomatik, der Sozialmedizin und Epidemiologie und den Verhaltenswissenschaften

Die Verknüpfung beider Einflußbereiche eröffnet der Allgemeinmedizin eine Schlüsselfunktiom im Gesundheitswesen.

In vielen Industrienationen wird eine Krise im Gesundheitswesen beschrieben. Sie stellt dessen Effektivität unter ökonomischen, technologischen und in deren Gefolge ethisch-moralischen, aber auch hinsichtlich (nicht erfüllter) Bedürfnissen des Patienten – unter sozialen und psychologischen Gesichtspunkten in Frage. Die WHO erkennt in der primärärztlichen Versorgung zumindest eine wesentliche Teillösung der Krise des Gesundheitswesens. Bereits 1978 haben 140 Länder die von der WHO aufgestellten Grundsätze der gesundheitlichen Primärversorgung in der Alma-Ata-Deklaration unterzeichnet.

Wesentliche Elemente wurden 1969 von der internationalen Gesellschaft für Allgemeinmedizin festgelegt, wonach die ***Primärversorgung*** folgende Kriterien erfüllen muß:

- Primär (Primary Care): Der Allgemeinarzt ist die (überwiegend) zuerst konsultierte Instanz im Gesundheitswesen. Er sollte wohnortnah, unmittelbar erreichbar sein und über den weiteren Weg des Patienten im Gesundheitswesen (Einweisung, Überweisung) entscheiden. Hieraus ergibt sich z.B. die obligatorische Beteiligung des Allgemeinarztes am regionalen Notdienst.

- Persönlich (Personal Care): Der Allgemeinarzt widmet sich jedem Kranken persönlich und erbringt die erforderlichen Leistungen (überwiegend) selbst. Der oft über viele Jahre gewachsenen Patienten-Arzt-Beziehung kommt hier besondere Bedeutung von eigener therapeutischer Kraft zu.
- Kontinuierliche Betreuung (Continuing Medical Care): Die allgemeinärztliche Langzeitbetreuung stellt die kontinuierliche Verfolgung gesundheitlicher Belange unterschiedlicher Art jeweils bezogen auf gleiche Patienten dar. Der Spezialist hingegen behandelt die stets gleichen Krankheitsbilder seines jeweiligen Fachgebietes bei überwiegend unterschiedlichen Patienten.
- Umfassende Betreuung (Comprehensive Care): Der Allgemeinarzt, der der persönlichen Alltagswelt des Kranken von allen medizinischen Versorgungsbereichen am nächsten steht, muß seine Behandlung für vielfältige soziale, psychologische, biographische und im weitesten Sinne lebensbezogene Belange des Kranken offenhalten. Dies gilt für die Erfassung der Gesamtpersönlichkeit einschließlich ihrer eigenen Erwartungen, Lebens- und Krankheitskonzepte, aber auch für die Krankheitsfolgen im Rahmen der alltäglichen Lebensgestaltung und im Zusammenleben mit anderen.

Tabelle 1.1 zeigt eine Zusammenfassung wesentlicher unterschiedlicher bzw. sich ergänzender Aspekte der Krankenversorgung beim Allgemeinarzt und beim Spezialisten und im Krankenhaus.

1.3 Definition

Allgemeinmedizin ist die Akut- und Langzeitbehandlung von kranken Menschen mit körperlichen und seelischen Gesundheitsstörungen sowie die ärztliche Betreuung von Gesunden, unabhängig von Alter und Geschlecht unter besonderer Berücksichtigung der Gesamtpersönlichkeit, der Familie und der sozialen Umwelt (DEGAM 1986).

Die Begriffe „Hausarzt" und „primärärztliche Versorgung" sind bei uns nicht verbindlich definiert.

Mit der Bezeichnung ***Hausarzt*** verbindet sich die Vorstellung eines für längere Zeiträume von Jahren gleichen niedergelassenen ärztlichen Ansprechpartners, weshalb sich auch Kinderärzte, Internisten oder Gynäkologen heute z.T. als Hausärzte verstehen. Im engeren Sinne meint der Begriff die umfassende ärztliche Versorgung der gesamten Familie, gekennzeichnet vor allem durch den Hausbesuch.

„Primärärztliche Versorgung" stellt die deutsche Übersetzung des Begriffs ***„primary health care"*** dar und umfaßt die erste Anlaufstelle im Gesundheitswesen wie sie in vielen Ländern ausschließlich – bei uns überwiegend – durch die Allgemeinmedizin dargestellt wird. Mit der Überweisung zum Speziali-

Tabelle 1.1. Sich ergänzende Aspekte der Primärversorgung und der Facharzt- und Krankenhausmedizin. (Aus Dreibholz 1982, mod. nach Hodgkin 1978)

Primärversorgung	Facharzt und Krankenhausmedizin
Patient	
Patient initiiert und begründet ärztliche Hilfe	Patient verzichtet freiwillig auf freie Entscheidungen
Patient unabhängig	Patient relativ abhängig
Patient in eigener Umgebung sicher	Patient in fremder Umgebung verunsichert
Arzt	
Der Arzt hat relativ wenig Kontrolle	Weitgehende Kontrollmöglichkeit des Arztes
Der Arzt sollte nicht-direktiv sein	Der Arzt muß direktiv sein
Der Arzt ist für eine relativ große Population verantwortlich	Der Arzt muß umfangreiche Hilfen auf einen kleinen Kreis von Patienten konzentrieren
Der Arzt ist patientenabhängig	Der Arzt ist kollegenabhängig
Interaktion zwischen Arzt und Patient	
Die Interaktion ist ziemlich frei; sie wird zu einem Teil vom Patienten initiiert und kontrolliert	Die Interaktion ist weniger umfangreich und frei; der Arzt wird den größeren Teil initiieren und kontrollieren
Epidemiologie	
Leichte Erkrankungen häufig	Leichte Erkrankungen selten
Ernste Erkrankungen • relativ selten • Verwirrende Symptomatik infolge uncharakteristischer Trivialsymptome • Schwierige Frühdiagnose infolge uncharakteristischer Symptomatik	Ernste Erkrankungen • relativ häufig • Symptomatik vermischt mit anderen ernsten Erkrankungen • Symptomatik bereits differenzierter
Kontinuität	
Kumulative Datenerfassung	Episodische Datenerfassung
Lebensumstände des Patienten oft dem Arzt schon vor der Konsultation bekannt	Der Arzt hat meist keine vorausgehende Kenntnis von den Lebensumständen des Patienten
Häufig unkontrollierte Doppelbehandlung	Doppelbehandlung meist unter Kontrolle des Arztes
Kompetenz und Erwartungen	
Der Arzt muß über Vieles etwas wissen	Der Arzt muß alles über ein Spezialgebiet wissen
Die Erwartung des Patienten richtet sich auf Hilfe bei fast allen Problemen	Die Erwartungen des Patienten richten sich auf ein eng begrenztes Problemfeld
Ökonomische Aspekte	
Patient ist für seine Hauskrankenpflege selbst verantwortlich	Für die Pflege und Unterbringung sorgt das Krankenhaus
Relativ preiswert	Für den Patienten oder die Allgemeinheit relativ kostenintensiv

sten bzw. zum Krankenhaus verläßt der Patient die Ebene der Primärversorgung.

Der Titel ***„Arzt für Allgemeinmedizin“*** kann nur von Kollegen/innen mit abgeschlossener 4jähriger Weiterbildung geführt werden. Nicht allgemeinmedizinisch Weitergebildete in allgemeinärztlicher Kassenpraxis niedergelassene Ärztinnen/Ärzte tragen die Bezeichnung ***„Arzt“*** bzw. ***„Praktischer Arzt“***.

In diesem Buch werden die Begriffe Allgemeinarzt, Praktischer Arzt, Arzt für Allgemeinmedizin und Hausarzt unter Außerachtlassung der vorhandenen Unterschiede synonym verwendet.

1.4 Zukünftige Entwicklung

Vieles spricht dafür, daß die Bedeutung der Allgemeinmedizin im Gesundheitswesen in Zukunft zunimmt.

Mit z.T. neuen Aufgabenstellungen und neuen Arbeitsformen sowie einer in der Aus-, vor allem aber in der Weiterbildung gewachsenen und in Qualitätsstandards festgelegten vermehrten Kompetenz wird sie in schärferen Konturen hervortreten. Der umfassende („allgemeine“) und zugleich streng ***patientenbezogene Ansatz*** eröffnet der Allgemeinmedizin schon jetzt eine zentrale Stellung in neueren Studienreformansätzen. Die demographische Entwicklung mit Zunahme alter Bevölkerungsteile zwingt zu einem vermehrten Einsatz ambulanter Rehabilitationsmaßnahmen, in denen der Allgemeinarzt die Teamarbeit mit Angehörigen verschiedener Rehabilitationsberufe zu leisten haben wird.

Mit zunehmender Etablierung der EDV in den allgemeinärztlichen Praxen werden dem Arzt in Zukunft vermutlich vielfältige Arbeits- und Entscheidungshilfen an die Hand gegeben. Neben organisatorischen Hilfen wird ihm vor allem ein weitreichendes Expertenwissen zugänglich gemacht, was seinen Arbeitsstil nicht unwesentlich ändern könnte. Der sinnvolle Einsatz einer auf diesem Wege gewonnenen Expertise setzt allerdings erweitertes medizinisches Basiswissen voraus. Er eröffnet dem Allgemeinarzt dann neue Möglichkeiten der prognostischen Weitsicht und Sicherheit sowie u.U. frühzeitigerer und gezielterer Diagnostik und Therapie.

Von der WHO propagierte Programme zur Gesundheitsbildung, vor allem zur Gesundheitserhaltung der Bevölkerung zielen auf gemeinwesenbezogene Aktivitäten und die Förderung der Selbsthilfe. Die Stellung der Allgemeinmedizin im Grenzbereich zwischen Gesundheitswesen und normaler Lebenswelt wird dem Allgemeinarzt auch hier in der Zusammenarbeit mit vielfältigen sozialen Einrichtungen und Trägerschaften weitere Aufgaben zuweisen. Auch im Rahmen eines in der Bundesrepublik angestrebten neuen Konzepts der ***öffentlichen Gesundheitspflege*** („Public Health“) fällt diesen Aufgaben besondere Bedeutung zu.

2 Allgemeinärztliche Funktionen

G.C. Fischer

Haus- und familienärztliche Funktion

Sie umfaßt die medizinische Versorgung und gesundheitliche Betreuung des einzelnen Patienten, aber auch der Familie. Die Basis bildet die längerfristige Kenntnis meist aller zusammenlebender Familienmitglieder und ihrer häuslichen, sozialen und regionalen Umwelt. Insbesondere durch den Hausbesuch erschließen sich dem Arzt die persönlichen Verhältnisse des Kranken und das Zusammenleben der Familienmitglieder. Damit werden wichtige Einflußfaktoren auf die Entstehung und Dynamik des Krankheitsverlaufes und zugleich biographische, psychologische und soziale Bedürfnisse sowie ein eventueller Bedarf an Hilfe und Unterstützung deutlich.

Sieb- und Verteilerfunktion

Als erste Anlaufstelle im Gesundheitswesen fällt es dem Allgemeinarzt zu, die jeweils angemessene zeitgerechte Zuweisung des Patienten an andere Versorgungsbereiche vorzunehmen. Dies trifft für die Versorgung im Notfall, aber auch im Laufe der gesamten Krankenbetreuung zu, z.B. Abwägen der eigenen Kompetenz, Hinzuziehen von Spezialisten, Veranlassung einer Krankenhauseinweisung oder Vermittlung des Patienten an soziale Hilfsdienste und Rehabilitationseinrichtungen.

Langzeitbehandlung

Die allgemeinärztliche Langzeitbehandlung bildet durch die kontinuierliche Versorgungs-, Überwachungs- und Auffangfunktion gesundheitlicher Belange des gleichen Patienten über lange Zeiträume die Grundlage einer sinnvollen medizinischen Basisversorgung der Bevölkerung. Insbesondere der chronisch Kranke sowie alte und multimorbide Patienten sind auf eine kontinuierliche Dauerbehandlung angewiesen, deren Ausübung und Steuerung in der Hand eines Arztes liegt, zu dem ein gewachsenes Vertrauensverhältnis besteht.

Soziale Integrationsfunktion

Sie umschreibt die Aufgaben des Allgemeinarztes bei sozialmedizinischen Belangen. Hierzu gehören die Verordnung von Arbeitsruhe, Maßnahmen und Beratung bei Rentenvorgängen und die Einbeziehung von Hilfen nach dem Sozialhilfegesetz. Angesichts der wachsenden Dimension des häuslichen Pflegebedarfs alter Menschen stellt die Vermittlung und Zusammenarbeit mit sozialen Hilfsorganisationen, Sozialstationen, Selbsthilfegruppen sowie

Beratung und Unterstützung pflegender Angehöriger die allgemeinärztliche Tätigkeit vor umfangreiche Aufgaben ihrer sozialen Integrationsfunktion.

Koordinationsfunktion
Multimorbide und chronisch Kranke oder Patienten mit noch offener Diagnostik und speziellen Therapieanforderungen bedürfen vielfältiger medizinischer Maßnahmen, die von unterschiedlichen Arztgruppen und Institutionen erbracht werden. Dem Allgemeinarzt fällt die Aufgabe zu, eine sinnvolle Steuerung der Leistungen und die Zusammenführung aller Befunde sowie die Zusammenarbeit mit dem Spezialisten und ggf. Vermittlung zwischen verschiedenen Versorgungseinrichtungen vorzunehmen. Gleichermaßen wichtig ist die kontinuierliche Information, Beratung und Motivation des Kranken. Schließlich kann nur der Hausarzt, bei dem die oft vielfältigen Empfehlungen aus unterschiedlichen Fachbereichen zusammenlaufen, ein Abwägen der Maßnahmen nach Prioritäten vornehmen. Dabei muß die jeweilige Situation des Patienten mit seinen individuellen Wünschen und Ansprüchen sowie seinem persönlichen Hilfsbedarf entscheidungsleitend sein.

Gesundheitsbildungsfunktion
In der allgemeinärztlichen Praxis werden präventive Maßnahmen durchgeführt. Hierzu gehört die allgemeine Beratung über Lebensweise, die Durchführung von Impfprophylaxen und Standardvorsorgeprogrammen und eine vielgestaltige Informations- und Beratungstätigkeit bezüglich allgemeiner und individueller Gesundheitsrisiken, etwa bei Reisen, Sport, beruflicher Exposition oder hinsichtlich Ernährung, Erziehung, Sexualität und Partnerschaft.

3 Geistige Grundlagen der Allgemeinmedizin

H. Pauli

Die geistigen Grundlagen der Allgemeinmedizin sind diejenigen der ***Medizin als Ganzes.*** Keine andere Sparte (Fach, Disziplin, Spezialität) kann einen derartigen Anspruch erheben. Unter diesen Umständen läßt sich dieses Thema in einem kurzen Kapitel nicht erschöpfend behandeln. Es sollen vielmehr exemplarisch einige grundlegende Aspekte hervorgehoben werden, welche die Allgemeinmedizin von der übrigen Medizin unterscheiden. Diese letztere Medizin stellt sich, der Natur unserer Industriegesellschaft entsprechend, als Summe einer großen Zahl von spezialistischen Medizinrichtungen dar. Die Erfolge dieser extremen Arbeitsteilung und Konzentration auf Partikuläres sind im Bereich einer zentralisierten und institutionalisierten Medizin unbestreitbar. Voraussetzung für die allgemeine Gültigkeit eines solchen Medizinkonzeptes wäre eine Maschinennatur des Menschen, d.h. seine Zerlegbarkeit in „Einzelteile" und seine anschließende Wiederzusammensetzbarkeit. Diese von Descartes eingeführte „biomechanische" Wunschvorstellung ist mit den Erkenntnissen einer modernen Naturwissenschaft nicht vereinbar. Der Mensch, wie jedes Lebewesen, ist als „offenes System" zu verstehen, dessen Lebensfähigkeit einer untrennbaren Vernetzung mehrerer Ebenen von zunehmender Komplexität (etwa von der molekularen bis zur psychischen) und einer ebenso untrennbaren Integration in eine physische und soziale Umgebung entspringt.

Damit wird die Medizin als Ganzes, vertreten durch die Allgemeinmedizin, zu einer ***„Medizin im Kontext"***, d.h. einer Medizin, welche die Erhaltung der lebensnotwendigen Person-Umgebungs-Verknüpfung anstrebt, u.U. um auf dieser Basis in einem sehr beschränkten pragmatischen Bereich zu handeln. Diese reichlich abstrakte Vorstellung sei anhand eines Fallbeispieles erläutert:

Der Zeuge eines tödlichen Unfalls informiert telephonisch d[illegible] Lebenspartnerin des soeben Verstorbenen. Diese bricht mit einem schweren Kreislaufkollaps zusammen.

Welche wissenschaftlich relevanten Daten vermitteln ein Verständnis für dieses Ereignis? Die Aktionspotentiale im Sprachzentrum des Informanten? Das Phonogramm seiner Sprache? Der elektrische Spannungsverlauf in der Telephonleitung? Die hypophysäre Ausschüttung von nebennierenaktivierenden Hormonen bei der Empfängerin der Nachricht? Deren Herzminutenvolumen und Parameter der peripheren Gefäßwiderstände? Das Elektroenzephalogramm der kollabierten Patientin? – So absurd diese Angebote klingen mögen, sie charakterisieren die Stoßrichtung des durch eine „Schulmedizin" vermittelten ärztlichen Denkens und Handelns und gleichzeitig – meistens unter weniger drastischen Umständen – die damit unbeantwortet gebliebene Frage nach der ***Bedeutung des Ereignisses*** als Ganzes für die betroffene Person und für die Betreuenden. In zweiter Linie, nach

Erfassen dieser Bedeutung, mögen einzelne der erwähnten physikalisch-chemisch-technischen Daten bzw. wissens- und erfahrungsbedingte Hypothesen über solche Daten durchaus sinnvolle und notwendige Grundlagen für ärztliches Handeln sein.

Anhand dieses plakativen Beispiels lassen sich die Sichtweisen einer „Medizin im Kontext" einerseits und einer „biomechanischen Medizin" andererseits etwas präziser umschreiben. „Medizin im Kontext" strebt ein Verständnis von ***Bedeutungszusammenhängen*** an, z.B. Antworten auf Fragen wie: Worüber hat der Sprechende am Telephon informiert? Welche Lebensumstände bestanden bei der Empfängerin der Nachricht? Ist sie finanziell vom Lebenspartner (un)abhängig?, kinderlos? Was ist über ihre Konstitution auf der psychischen- und Herz-Kreislauf-Ebene bekannt? Neigt sie zu Depressionen? u.a.m.

Für die zweite Sichtweise stehen Fragen nach ***Ursachen und Wirkungen*** im Vordergrund. Die bereits beschriebenen Phänomene von den Aktionspotentialen im Sprachzentrum des Informanten über technische Signale bis zum Zusammenspiel von neuralen und humoralen Transmittersystemen, die im Kreislaufkollaps ihren Ausdruck finden, lassen sich zwar als Ketten von Ursachen und Wirkungen beschreiben, repräsentieren aber keine Bedeutungen (oder Informationen), sondern sind vielmehr ***Träger von Bedeutungen.*** Bedeutungen lassen sich nur nach der ersteren Sichtweise fassen, die über den Rahmen der klassischen Naturwissenschaften hinausgeht und als biosemiotisch zu bezeichnen ist.

Das Fallbeispiel ist, wie erwähnt, plakativ; auch Protagonisten der zweiten Sichtweise werden Bedeutungszusammenhänge bei ihrem Handeln berücksichtigen. Diese werden aber als außerhalb des wissenschaftlichen Bereichs empfunden, und es besteht die Tendenz, sie lediglich in zweiter Priorität zu berücksichtigen.

Die erste – allgemeinmedizinische – Sichtweise kann nach dem Gesagten als Ausdruck einer ***Medizin im Bedeutungskontext*** bezeichnet werden. Ärzte sehen unter diesen Umständen die Gesundheit ihrer Patientinnen und Patienten u.a. als Ausdruck einer sinnvollen Kohärenz sowohl innerhalb ihrer Person und ihres Organismus als auch mit ihrer sozialen und physischen Umgebung (Antonovsky, 1987). Um diese Kohärenz zu verstehen und zu Gunsten ihres Mitmenschen zu nutzen, sind sie darauf angewiesen, mit diesem eine „gemeinsame Wirklichkeit" zu erarbeiten. Patientinnen und Patienten sind dann nicht mehr „Objekte", sondern Partner auf der gleichen Ebene. Ein traditionell hierarchisches Verhältnis – der Arzt allwissend und Entscheidungsinstanz, die Patientin unwissend und abhängig – ist dann auf die in der Allgemeinmedizin seltenen Situationen beschränkt, in denen eine Notfallsituation (z.B. Bewußtlosigkeit des Patienten) einen entsprechenden Sachzwang schafft.

Mit diesem Blick auf geistige Grundlagen ist die Frage unbeantwortet geblieben, inwieweit eine „real existierende" Allgemeinmedizin dieser idealtypischen Medizin im Bedeutungskontext entspricht. Als Konsequenz der heutigen ärztlichen Aus- und Weiterbildungsbedingungen ist es nicht erstaunlich, wenn die vorherrschende Allgemeinmedizin biomechanisch orientiert ist. Die Suche nach und die Erarbeitung von Bedeutungskontexten muß damit als Herausforderung an eine kommende Entwicklung der Allgemeinmedizin gesehen werden. Sie müßte den Bedürfnissen unserer Zeit nach ärztlicher Versorgung entgegenkommen und zur weiteren wachsenden Akzeptanz der Allgemeinmedizin auf wissenschaftlicher und ethischer Ebene beitragen.

4 Klassifikation primärärztlicher Gesundheitsprobleme

S.H. Schug

Aus der Nähe der hausärztlichen Versorgung zur Alltagswelt ihrer Patienten ergibt sich für den hier tätigen Arzt ein sehr weites Aufgabenspektrum: Es umfaßt u.a. kurzzeitige Befindlichkeitsschwankungen – abzugrenzen von Vor- und Frühformen lebensbedrohlicher Erkrankungen –, akute und perakute Krankheiten sowie Langzeiterkrankungen – mit und ohne Möglichkeiten einer vollständigen Wiederherstellung des Patienten. Soziale und psychische Probleme sind einerseits integraler Bestandteil von Krankheitsverläufen und andererseits eigenständige Beratungsanlässe für den Hausarzt.

Für die hier umrissene Grauzone zwischen Alltagsproblemen, vorübergehenden Befindlichkeitsstörungen und den in den Begriffen der klinisch-medizinischen Krankheitslehre eindeutig definierten Krankheitsbildern benötigt der Allgemeinarzt u.a. auch eine passende Sprachregelung.

Hausärzte verwenden bislang überwiegend eine von der klinisch-medizinischen Terminologie abgeleitete Sprechweise, die durch einen unscharfen Gebrauch diagnostischer Begriffe gekennzeichnet ist und diesen Anforderungen nicht genügt.

Damit kommt ***Klassifikationsansätzen*** im Hinblick auf den primärärztlichen Versorgungsprozeß eine zweifache Bedeutung zu:

- ***Individualmedizinische Klassifikation:*** Bei der Behandlung einzelner Patienten in der Primärversorgung hat die Grobeinordnung der Beschwerden eine richtungsweisende Funktion. Hierfür ist eine spezifische Verknüpfung von Alltagserfahrung und klinisch-medizinischem Wissen notwendig. In der Systematik von R. N. Braun (1988) treten die Klassifizierungen von ***Einzelsymptomen***, von ***Symptomkomplexen*** und von ***Krankheitsbildern*** gleichberechtigt neben klinisch-medizinische Diagnosen und können den Behandlungs- und Beratungsprozeß abschließen.
- ***Bevölkerungsmedizinische (versorgungsepidemiologische) Klassifikation:*** Informationen über die ***Häufigkeit von Beschwerden und Krankheitsbildern*** in der Allgemeinbevölkerung wie auch ihr Auftreten und ihre Bearbeitung in der medizinischen Versorgung werden für vielfältige Zwecke dringend benötigt. (S.a. Kapitel 5: Epidemiologische Daten zur allgemeinärztlichen Versorgung in Deutschland). Hier stellt sich die Aufgabe einer angemessenen Benennung und Einordnung des Problemspektrums, mit der die ärztliche Primärversorgung befaßt ist.

4.1 Individualmedizinische Klassifikation

Zunächst erkennt der Arzt in den Schilderungen und sichtbaren Befunden des Patienten das ***Beratungsanliegen***, d.h. den Grund für den Arztbesuch. Dieses Beratungsanliegen ist der Ausgangspunkt für einen diagnostisch-therapeutischen Prozeß, an dessen Ende das ***Beratungsergebnis*** steht.

In der Allgemeinpraxis lassen bis zu 90% der Beratungsergebnisse nicht die Verwendung diagnostischer Begriffe der klinischen Medizin zu, wenn auf eine korrekte Anwendung geachtet wird. R.N. Braun, der „Diagnose" als „überzeugende Zuordnung zu einem wissenschaftlichen Krankheitsbegriff" definiert, schlägt stattdessen eine - nach dem Stand der jeweiligen Kenntnisse abgestufte - Einordnung in die Bereiche „Klassifizierung von einfachen Symptomen" (z.B. Husten), „Klassifizierung von Symptomgruppierungen" (z.B. uncharakteristisches Fieber), „Klassifizierung von Krankheitsbildern" (Bild einer Appendizitis) und „Diagnose" (z.B. Lungenembolie) vor.

Hinweise für eine korrekte Klassifizierung einzelner Patientenanliegen können den Kapiteln über einzelne Patientenanliegen (Kap. 13ff.) dieses Buches entnommen werden. Die Gliederung dieser Kapitel vollzieht den Ablauf eines primärärztlichen Versorgungs- und Beratungsprozesses - soweit in Buchform möglich - nach. Beratungsanlässe werden dementsprechend angelehnt an die Sprache des Patienten benannt und klinisch-medizinische Begriffe überwiegend erst am Ende eines primärdiagnostischen Einordnungsprozesses verwendet.

4.2 Bevölkerungsmedizinische Klassifikation

Da jeder medizinische Sachverhalt Gegenstand der primärärztlichen Betreuung sein kann, weist die Frage einer adäquaten Benennung dieser Sachverhalte weit über das spezifische Gebiet der Primärversorgung bzw. der Allgemeinmedizin hinaus.

Derzeit existieren nach Kenntnis des Autors 3 Ansätze einer einheitlichen Nomenklatur für die gesamte Medizin:

- SNOMED (Standardized Nomenclature of Medicine), vom Verband der amerikanischen Pathologen entwickelt
- IND (International Nomenclature of Diseases), von der WHO entwickelt, aber bislang kaum bekannt und verbreitet
- UMLS (Unified Medical Language System), ein sogenannter Metathesaurus, der von der amerikanischen National Library of Medicine entwickelt wurde.

Im deutschsprachigen Raum gibt es zur Zeit 2 Klassifikationssysteme, die von aktueller Bedeutung für die allgemeinmedizinische Praxisforschung sind und im weiteren erläutert werden:

- *ICPC:* International Classification of Primary Care (Internationale Klassifikation der ***Primärversorgung***)
- *RVC:* A Reason for Visit Classification for Ambulatory Care (Klassifikationsschema für ***Kontaktanlässe*** in der ambulanten Versorgung)

In beiden Klassifikationssystemen wird konzeptuell klar zwischen Beschwerden und Symptomen (Patientenanliegen) und deren ärztlich-medizinischer Interpretation getrennt.

Weitere exemplarische Ansätze sind die von R. N. Braun im Rahmen seiner Praxisforschung entwickelte Liste von Beratungsergebnissen (1988) und die Verdener Problemliste, die in der Verden-Studie (1977) entwickelt und verwendet wurde.

4.2.1 ICPC

Die Internationale Klassifikation der Primärversorgung (ICPC) ist ein einheitliches Klassifikationssystem für den Bereich der ärztlichen Basisversorgung. Dieses Klassifikationssystem wurde in der Abteilung Allgemeinmedizin der Medizinischen Hochschule Hannover ins Deutsche übertragen. Mit ihrer Hilfe können wissenschaftliche Untersuchungen, etwa im Rahmen der hausärztlichen Versorgung oder im Ärztlichen Notdienst, sinnvoll angelegt und ausgewertet werden. Ihre Besonderheit besteht u.a. darin, daß 3 wesentliche Elemente der Patientenversorgung in einer einzigen Systematik erfaßt werden können:

- Patientenanliegen, d.h. Gründe für den Arzt-Patienten-Kontakt
- Diagnosen bzw. Probleme
- Ärztliche Maßnahmen bzw. Veranlassungen

Aufbau und Struktur der ICPC

Abbildung 4.1 zeigt den zweiachsigen Aufbau der ICPC nach Organsystemen (bzw. Allgemeines, psychologische und soziale Probleme) und nach Komponenten (Symptome und ***Beschwerden***, diverse Maßnahmen und Diagnosen). Jedes ICPC-Kapitel enthält ***Symptome und Beschwerden*** (Codes 1 bis 29) und ***Diagnosen*** (Codes 70 bis 99) des jeweiligen Organsystems (s.o.). Die Bedeutung der anderen Komponenten ist übergreifend (z.B. K31 = Blutdruckmessung, H31 = Untersuchung des Ohres).

Zur Verdeutlichung dieses Ansatzes werden Symptome und Beschwerden (Komponente 1) sowie Diagnosen (Komponente 7) des Kapitels Herz-Kreislauf-System in Tabelle 4.1 und 4.2 aufgelistet.

Besondere Aufmerksamkeit verdienen z.B. die Codes ***K26 und K28***, die für Patientenanliegen stehen, die sich in ähnlicher Form auch in anderen Kapiteln befinden. Entsprechend bedeuten D26 = Angst vor Krebs im Verdauungstrakt, N26 = Angst vor Krebs des Nervensystems, z.B. Angst vor

A01 Schmerz generalisiert / nicht spezifiziert
A02 Schüttelfrost
A03 Fieber
A04 allg. Schwäche / Krankheitsgefühl
A05 verschlechterter Allgemeinzustand
A06 Kollaps/Ohnmacht/Synkope
A07 Bewußtlosigkeit /Koma
...
A25 Angst vor Sterben u. Tod
A26 Angst vor Krebs
A27 Angst vor sonstigen Erkrankungen
A28 Funktionseinschränkung/Behinderung
A29 sonstige allgemeine Symptome /Beschwerden

ICPC - Struktur der Kapitel und Komponenten mit Beispielen

B70 akute Lymphadenitis
B71 chron./unspezif.Lymphadenitis
B72 Hodgkin-/Non-Hodgkin-Lymphome
B73 Leukämie
...
B85 abnorme Blutwerte (ungeklärt)
B86 sonstige hämatol. Anomalien
B87 Splenomegalie
B90 HIV-Infektion/AIDS/ARC
B99 sonst.Erkr. Blut/Lymphsystem

Komponenten / Kapitel	1. Symptome und Beschwerden	2. Diagnostische und präventive Maßnahmen	3. Therapie	4. Testergebnisse	5. Administrative Maßn.	6. Überweisungen/ Sonstiges	7. Diagnosen
A - Allgemeines							
B - Blut/ Lymphsystem							
D - Verdauungstrakt							
F - Auge							
H - Ohr							
K - Herz/ Kreislauf							
L - Bewegungsapparat							
N - Nervensystem							
P - Psychische Probleme							
R - Atemwege/ Atmungsorgane							
S - Haut							
T - Endokrinium/ Stoffw./Ernähr.							
U - Niere/ Harnwege							
W - Schwangersch./ Geburt/Famil.pl.							
X - Weibliches Genitale							
Y - Männliches Genitale							
Z - Soziale Probleme							

Die Komponenten 2 bis 6 sind in allen Kapiteln gleich:

Komponente 2
-30 vollständige ärztliche Untersuchung
-31 teilweise ärztliche Untersuchung
-32 Allergen-/Antigentest
-33 mikrobiologische/immunol. Untersuchung
-34 sonstige Blutuntersuchung
-35 Urinuntersuchung
...
-41 Radiologie/bildgebende Verfahren
-42 EKG /sonst. elektr. Aufzeichnungen

Komponente 3
-50 Medikation/Rezept/Injektion
-51 Inzision/Drainage/Aspiration
...
-56 Verband/Kompression/Tamponade
-57 physikalische Therapie/manuelle Therapie
-58 therapeutisches Gespräch/Zuhören
-59 sonstige therapeutische Maßnahmen

Komponente 4
-60 Ergebnis Untersuchung/ärztl. Maßnahme
-61 Ergebnis/Bericht sonstiger Versorger

Komponente 5
-62 Administrative Maßnahmen

Komponente 6
-64 Episode arztinitiiert
-65 Episode fremdinitiiert
-66 Vermittlung pfegerischer/sozialer/sonst. Hilfen
-67 Überweisung an Arzt/Klinik
-68 sonstige Überweisungen
-69 sonstige Gründe für den Arztkontakt

Z01 Armut/finanzielle Probleme
...
Z05 Probleme m. Arbeitsbedingungen
Z06 Probleme m. Arbeitslosigkeit
...
Z09 Probleme juristischer Art/Polizei
Z10 Probleme m. ärztlicher/med. Betreuung
Z11 Probleme m. dem Kranksein
Z12 Beziehungsprobleme mit Partner
...

Abb. 4.1. ICPC-Struktur der Kapitel und Komponenten mit Beispielen

Tabelle 4.1. Beispiel für ein ICPC-Kapitel (Symptome und Beschwerden)

K	Herz-Kreislaufsystem – Symptome und Beschwerden
K01	Schmerzen, dem Herzen zugeschrieben
K02	Druck, Enge, dem Herzen zugeschrieben
K03	Schmerz, dem Kreislaufsystem zugeschrieben
K04	Herzklopfen/Palpitationen
K05	sonstiger auffälliger/unregelmäßiger Herzschlag
K06	hervortretende/gestaute Venen
K07	geschwollene Knöchel/Knöchelödeme
K24	Angst vor einem Herzanfall
K25	Angst vor hohem Blutdruck
K26	Angst vor sonstigen Kreislauferkrankungen
K28	Funktionseinschränkung/Behinderung
K29	sonstige Symptome/Beschwerden Herz/Kreislauf

Tabelle 4.2. Beispiel für ein ICPC-Kapitel (Diagnosen)

K	Herz-Kreislaufsystem – Diagnosen
K70	Entzündliche Erkrankungen des Kreislaufsystems
K71	Rheumatisches Fieber/kardiale Folgeschäden
K72	Neubildungen des Kreislaufsystems
K73	Angeborene Mißbildungen Kreislaufsystem
K74	Angina pectoris
K75	Herzinfarkt
K76	Chronische/sonst. ischämische Herzerkrankungen
K77	Herzinsuffizienz
...	
K93	Lungenembolie
K94	Thrombophlebitis/Phlebothrombose
K95	Varicosis Bein (excl. Ulcus cruris S97)
K96	Hämorrhoiden
K99	Sonstige Erkrankungen Herz-Kreislaufsystem

Hirntumor, usw. Entsprechend findet sich die Kategorie Funktionseinschränkung/Behinderung in jedem Kapitel als Code-28 wieder. Sie wird immer dann zusätzlich codiert, wenn der Patient als Anliegen irgendeine Beeinträchtigung seiner Lebensweise angibt, insbesondere wenn der Patient aufgrund seiner Beschwerden nicht arbeiten kann.

Mit der ICPC kann der vollständige Arzt-Patienten-Kontakt, bezogen auf eine oder mehrere Krankheiten, klassifiziert werden.

Bei der Codierung der Patientenanliegen wird festgehalten, aus ***welchen Gründen*** der Arzt in Anspruch genommen wird, z.B. weil

- der Patient Schmerzen hat,
- sich der Allgemeinzustand verschlechtert hat,
- der Patient Angst vor einer bestimmten Krankheit hat,

- psychische oder soziale Probleme bestehen,
- der Patient ein Rezept oder eine Spritze wünscht usw.

Leidet ein Patient an Rückenschmerzen, so gibt es verschiedene Möglichkeiten, wie er sein Problem beschreibt. Er könnte z.B. folgende Angaben machen:

- „Ich habe Rückenschmerzen."
- „Ich habe Kreuzschmerzen".
- „Ich habe einen Hexenschuß."
- „Ich brauche eine Spritze wegen meinem Rücken."
- „Ich möchte meine Wirbelsäule untersuchen lassen."

Da zur Beschreibung des Patientenanliegens neben der Komponente 1 auch geforderte ärztliche Maßnahmen (Komponenten 2–6) und diagnostische Begriffe (soweit vom Patienten selbst ausgesprochen) Verwendung finden können, läßt die ICPC eine vollständige ***Problembeschreibung aus Patientensicht*** zu, ohne daß vorschnell eine Zuordnung zu einer klinisch-medizinischen Diagnose vorgenommen werden muß.

Praxisstudien, die sich der ICPC bedienen wollen, können aufgrund der verschiedenen Komponenten auch Behandlungsverläufe, d.h. Krankheitsepisoden abbilden. Umfassende Studien zur breiten Anwendbarkeit der ICPC sind bislang im deutschen Sprachraum noch nicht publiziert. Sowohl die Ergebnisse einer großen holländischen Praxisstudie als auch einer kleinen Pilotstudie von seiten der Abteilung Allgemeinmedizin der Med. Hochschule Hannover sind allerdings ermutigend.

4.2.2 RVC

Die deutsche Fassung der „Reason for Visit Classification for Ambulatory Care", d.h. das „Klassifikationsschema für ***Kontaktanlässe*** in der ambulanten Versorgung" wurde im Rahmen der Vorbereitungen und der Durchführung ***der EVaS-Studie*** (Erhebung über die Versorgung im ambulanten Sektor, Schach et al. 1989) aufgearbeitet.

Sie gliedert sich in die ***Module:*** Symptome, Krankheiten, Diagnostik, Screening, Prävention, Behandlung, Verletzungen, Vergiftungen, nachteilige Wirkungen, Testergebnisse, administrative Anlässe und unkodierbare Eintragungen und deckt damit bezüglich der Kontaktanlässe ein vergleichbares Spektrum wie die ICPC ab.

Die RVC wurde in den USA im Zusammenhang mit einer regelmäßig durchgeführten stichprobenhaften Erhebung in der ambulanten Versorgung (NAMCS) entwickelt und für die EVaS-Studie wesentlich erweitert.

Die hervorragende Bedeutung der deutschen Fassung der RVC ergibt sich aus der Tatsache, daß die EVaS-Studie bislang die breiteste empirische Basis zur Beschreibung der ambulanten und damit auch der hausärztlichen Krankenversorgung in Deutschland (West) zur Verfügung stellt.

In methodischer Hinsicht ist zu beachten, daß die an der EVaS-Studie teilnehmenden Ärzte alle von den Patienten vorgebrachten Anliegen im Klartext notierten und dieses Material später zentral gesichtet und aufbereitet wurde. Da eine Reihe der so entstandenen Texte nicht innerhalb der Vorgaben der amerikanischen Originalfassung codiert werden konnte, wurde eine große Anzahl zusätzlicher Codes vergeben. In der jetzt vorliegenden deutschen Fassung ist die RVC damit wesentlich umfangreicher als die amerikanische Form und um ein vielfaches umfangreicher als die ICPC.

4.3 Zusammenfassung

Zusammenfassend kann die Problematik des Einsatzes von medizinischen Klassifikationssystemen in der ambulanten Krankenversorgung zum jetzigen Zeitpunkt noch nicht als befriedigend gelöst angesehen werden. Wesentliche Anregungen können sich hierbei durch den zunehmenden EDV-Einsatz in Arztpraxen ergeben. Die Erweiterung von Programmen zur Praxisverwaltung und Kassenabrechnung durch zusätzliche Informations- und Dokumentationsmodule wird sowohl dem primärärztlich tätigen Arzt als auch der wissenschaftlichen Allgemeinmedizin in den nächsten Jahren zusätzliche Möglichkeiten eröffnen.

5 Epidemiologische Daten zur allgemeinärztlichen Versorgung in Deutschland

F.M. Gerlach

Da in der Allgemeinpraxis viele Gesundheitsstörungen mit zunächst uncharakteristischen Erscheinungsformen auftreten, die eine exakte Zuordnung zu bestimmten Krankheitsdiagnosen nicht zulassen, führen Allgemeinärzte in der Regel eine Stufendiagnostik durch, zu der auch ein bewußtes abwartendes Offenlassen der Diagnose gehören kann.

Oft wäre nur mit einem unverhältnismäßig hohen diagnostischen Aufwand eine definitive Diagnosestellung möglich. Im Rahmen dieses pragmatischen Handlungszwanges werden dann regelmäßig Arbeitshypothesen auf der Basis von Wahrscheinlichkeitsdiagnosen gebildet. Epidemiologische Kenntnisse, d.h. in diesem Fall ungefähre Vorstellungen von der zu erwartenden Häufigkeit einzelner Krankheiten in der Allgemeinpraxis, sind hier hilfreich.

5.1 Zusammensetzung des Krankengutes

Rund 45 % aller Arztkontakte in der ambulanten Versorgung der Bundesrepublik Deutschland erfolgen in allgemeinärztlichen Praxen. Damit tragen Allgemeinärzte und Praktische Ärzte verglichen mit anderen Gebietsärzten die Hauptlast der ambulanten Versorgung.

Insgesamt befinden sich ca. 20 Mio. Patienten in ständiger Betreuung durch rund 40 000 niedergelassene Hausärzte. Für das Gebiet der ehemaligen DDR wurde ermittelt, daß 70 % der Wohnbevölkerung mindestens einmal im Jahr eine allgemeinmedizinische Praxis aufsuchen. Im Westteil Deutschlands liegen die durchschnittlichen Kontakthäufigkeiten zwischen 2 und mehr als 5 Kontakten pro Person und Quartal mit insgesamt höheren Inanspruchnahmen durch Frauen. In der ehemaligen DDR hatten Frauen mit über 2/3 aller Konsultationen gegenüber Männern überwogen.

Im internationalen Vergleich fällt auf, daß verglichen mit Ländern mit ungefähr gleichem Morbiditätsspektrum, wie z.B. Frankreich und den USA, persönliche Patient-Arzt-Kontakte in der Bundesrepublik Deutschland (West) rund 2,5mal so häufig sind.

Die Inanspruchnahme bei niedergelassenen Kollegen insgesamt ist bei älteren Kindern und Jugendlichen am niedrigsten und steigt dann mit zunehmendem Lebensalter kontinuierlich an (Tabelle 5.1). Vor allem im mittleren Erwachsenenalter gehen Frauen deutlich häufiger als Männer zum Arzt. Bei Kindern unter 5 Jahren finden die meisten Arztkontakte mit Kinderärzten (vgl. Kap. 7.1) statt, Patienten aus den älteren Altersgruppen

Tabelle 5.1. Gesamtkontakte in den Sprechstunden von Allgemeinärzten und Praktischen Ärzten nach Altersgruppen. (Daten aus Schach et al. 1980)

Altersgruppe Jahre	Anteile %	
≤14	7,3	
15–24	10,2	
25–44	22,5	
45–64	29,7	
65–74	16,4	} 30,2
75–79	7,6	
≥80	6,2	
	100,0	

finden sich dann am häufigsten in den Sprechstunden von Ärzten für Allgemeinmedizin und Praktischen Ärzten.

Ältere und alte Menschen sind in der allgemeinärztlichen Praxis überproportional häufig vertreten (s. Tabelle 5.1): Mit fast einem Drittel der Gesamtkontakte (30,2 %) ist der Anteil der über 64jährigen Patienten in der Allgemeinpraxis ca. doppelt so hoch wie in der Allgemeinbevölkerung (ca. 15 %). Ähnliche Zahlen liegen auch für den Ostteil Deutschlands vor. Die Annahme, daß ältere Ärztinnen und Ärzte auch ein durchschnittlich älteres Patientenklientel betreuen als jüngere Kollegen, läßt sich durch die vorliegenden Daten bestätigen. Aufgrund der demographischen Alterung unserer Bevölkerung, d.h. der allgemeinen Zunahme des Anteils alter Menschen an der Gesamtbevölkerung, wird die Bedeutung der geriatrischen Versorgung in der Allgemeinpraxis weiter zunehmen.

Bei rund 3/4 der Praxisbesuche finden persönliche Patient-Arzt-Kontakte statt. Das restliche 1/4 entfällt z.B. auf Rezeptabholung, physikalische Anwendungen etc.

5.2 Morbiditätsspektrum

Die allgemeinärztliche Praxis wird aus einer Vielzahl von Gründen heraus aufgesucht. Auch „Gesunde" kommen in die Sprechstunde, z.B. zur Durchführung von Gesundheits- und Früherkennungsuntersuchungen, Impfungen etc.

Die häufigsten Kontaktanlässe in der Allgemeinpraxis (Hauptanliegen der Patienten) werden in Tabelle 5.2 nach fallender Häufigkeit aufgelistet: Am häufigsten sind Symptome und Beschwerden mit 63 % Anlaß für einen Arztbesuch, es folgen vorbestehende Krankheiten bzw. die Nennung einer bestimmten Krankheitsdiagnose mit 9 % und der Wunsch nach Fortführung einer Behandlung mit 8 %.

Innerhalb der Kategorie Symptome und Beschwerden wurden als häufigste Hauptanliegen mit einem Anteil von 18 % an den Gesamtkontakten Husten, Schwindel, Rückenbeschwerden und Kopfschmerzen genannt.

Tabelle 5.2. Verteilung der Kontaktanlässe (Hauptanliegen) in den Sprechstunden von Allgemeinärzten und Praktischen Ärzten. (Daten aus: Schach et al. 1989)

Kontaktanlässe	% der Gesamtkontakte
Symptome	61,8
Diagnosen	9,0
Medikation/Therapie	7,7
Untersuchungen/Diagnostik	4,3
Verletzungen	2,1
Testergebnisse	1,3
Administrativer Anlaß	1,2
Keine Eintragung/unkodierbar	12,2
	100,0

Tabelle 5.3. Die häufigsten Hauptdiagnosen. Relative und kumulative Häufigkeit in den Sprechstunden von Allgemeinärzten. (Daten aus Schach et al. 1989)

Rang	Hauptdiagnose[1]	%	kumul. %
1	Bronchitis	6	6
2	Hypertonie	6	12
3	Andere Krankheiten des Skeletts	6	18
4	Extraartikulärer Rheumatismus	6	24
5	Grippaler Infekt	5	29
6	Diabetes mellitus	4	33
7	Arthritiden	4	37
8	Andere Herzkrankheiten	4	41
9	Ischämische Herzerkrankungen	4	45
10	Zerebrovaskuläre Insuffizienz	2	47
11	Infektionen des oberen Respirationstraktes	2	49
12	Krankheiten von Ösophagus, Magen, Duodenum	2	51
13	Krankheiten von Leber, Galle, Pankreas	2	53
14	Andere Krankheiten des Kreislaufsystems	2	55
15	Andere Hautkrankheiten	2	57
16	Allgemeine und unspezifische Infektionen	1	58
17	Virale Erkrankung	1	59
18	Tonsillitis	1	60
19	Schilddrüsenerkrankung	1	61
20	Asthma	1	62

[1] Klassifiziert nach Reason for Visit Classification for Ambulatory Care (RVC, vgl. Kap. 4.2). Ein direkter Vergleich mit Ergebnissen aus ostdeutschen Allgemeinpraxen ist nicht möglich, da dort mit Hilfe der ICD 9 klassifiziert wurde.

Die aus der Sicht westdeutscher Allgemeinärzte ***häufigsten Diagnosen*** sind entsprechend ihrer Rangfolge in Tabelle 5.3 aufgeführt. Allein die Diagnosen Bronchitis, Hypertonie und unspezifische Beschwerden des Bewegungsapparates (andere Krankheiten des Skeletts, extraartikulärer Rheumatismus) machen zusammen 24 % aller Diagnosen aus.

Frauen weisen mehr Kontakte wegen Hypertonie, Diabetes mellitus, nichtischämischer Herzerkrankung und Hautkrankheiten auf als Männer, bei denen häufiger Bronchitis, ischämische Herzerkrankung, virale Infekte und extraartikuläre Erkrankungen des Bewegungsapparates festgestellt werden.

Mit zunehmendem ***Alter*** steigt der Anteil chronischer Erkrankungen: Während in der Gruppe der über 64jährigen auf einen Kontakt wegen akuter Erkrankung 2,9 Kontakte wegen chronischer Erkrankung kommen, steht in der Gruppe der unter 65jährigen einer akuten Erkrankung nur bei 0,67 Kontakten eine chronische Krankheit entgegen. Nahezu jeder 2. Kontakt (45,2 %), der aufgrund einer chronischen Krankheit stattfindet, ist ein Kontakt mit einem über 64jährigen. Nur 16 % aller Kontakte wegen akuter Erkrankungen hingegen betreffen diese Altersgruppe. Im Gebiet der ehemaligen DDR hat jede Person über 65 Jahre mindestens ein chronisches Leiden.

Auch eine deutliche Zunahme der ***Multimorbidität*** im Alter ist festzustellen. Während bei über 64jährigen rund 3 Diagnosen pro Kontakt registriert werden, sind dies bei jüngeren Patienten nur 1–2 Diagnosen. Sowohl aus Arzt- wie auch aus Patientensicht nimmt mit steigendem Alter die Zahl der Gesundheitsprobleme zu, die als gravierend eingeschätzt werden. Fast jeder 2. (49,4 %) der als gravierend eingestuften Kontakte ist ein Kontakt mit einem über 64jährigen. Der Anteil dieser Altersgruppe an allen Kontakten mit Krankenhauseinweisung ist mit 45,9 % ähnlich hoch.

Neben der EVaS-Studie lassen nur einige ältere Untersuchungen Aussagen über die Häufigkeit ***psychosozialer Auffälligkeiten*** bei Patienten, die einen Allgemeinarzt in Deutschland aufsuchen, zu. Zumeist werden bei rund 1/4 bis 1/3 aller Patienten über 15 Jahren entsprechende Auffälligkeiten wahrgenommen.

Eine Untersuchung in 77 hausärztlichen Praxen ergab in der Gruppe der Kinder und Jugendlichen bis 18 Jahren bei jedem 5. Patienten (20,2 %) eine psychosoziale Auffälligkeit. Hausärzte in der Stadt bemerkten bei einem wesentlich höheren Anteil ihrer Kinder und Jugendlichen eine psychosoziale Auffälligkeit (27,3 %) als ihre Kollegen im ländlichen Raum (14,7 %).

Alle Untersuchungen zum Morbiditätsspektrum in allgemeinärztlichen Praxen zeigen, daß es eine große Variabilität zwischen den einzelnen Praxen gibt. Die dargestellten Morbiditätshäufigkeiten werden durch eine Vielzahl von arzt- bzw. -patientenseitigen Faktoren, wie z.B. Zusammensetzung des Patientenklientels der Praxen, diagnostische Gewohnheiten, Alter und Dauer der Praxistätigkeit der Ärzte etc., beeinflußt.

6 Rechtliche und wirtschaftliche Situation des Allgemeinarztes

6.1 Ärztekammern

V. Busse

Definition. Ärztekammern sind berufsständische Vertretungen aller Ärztinnen und Ärzte, in denen nach demokratisch-parlamentarischen Gepflogenheiten Berufsrecht und -pflicht gestaltet, angepaßt, gefördert und kontrolliert werden.

Historische Entwicklung. Die ersten 12 Provinzärztekammern gingen aus dem deutschen Ärzte-Vereinsbund hervor und entstanden 1887 in Preußen durch königliche Verordnung.

1931 wurde die Einrichtung einer Reichsärztekammer beschlossen.

Nach dem 2. Weltkrieg entstanden mit der Neuordnung der politischen Landschaft Deutschlands in jedem Bundesland eine und in Nordrhein-Westfalen zwei Ärztekammern. Getreu dem föderalistischen Verfassungsgrundsatz ist die Landesärztekammer als Körperschaft des öffentlichen Rechts der staatlichen Aufsicht der Länder unterstellt, was im Kammergesetz für die Heilberufe (HKG) niedergelegt ist. Die Kammerärztlichen Regelungen sind nicht für alle Kammern gleich, sondern können sich leicht unterscheiden.

Bundesärztekammer. Die übergeordnete Institution ist die Bundesärztekammer, eine Arbeitsgemeinschaft der Landesärztekammern, deren Hauptversammlung der Deutsche Ärztetag ist; er tagt einmal jährlich. Die Landesärztekammern sind in Einzelmitgliedschaft in dieser Arbeitsgemeinschaft vertreten, in der die deutsche Ärzteschaft Resolutionen und Empfehlungen zur Gesundheits- und Sozialpolitik formuliert und verabschiedet.

Landesärztekammern. Den Landesärztekammern gehören in ***Pflichtmitgliedschaft*** alle Ärzte an, die ihren Beruf im jeweiligen Bundesland ausüben, oder, falls sie ihren Beruf nicht ausüben, ihren Wohnsitz in dem entsprechenden Kammerbereich haben. Ausgenommen sind die beamteten Berufsangehörigen innerhalb der Aufsichtsbehörde. Das jeweilige Bundesland überträgt der Landesärztekammer durch das HKG §§10, 12 und 14 Selbstverwaltungsrechte und Aufgaben. Die Landesärztekammer erfüllt daher unter Rechtsaufsicht des Staates Hoheitsaufgaben. In der Satzung der Landesärztekammern, die vom jeweiligen Sozialministerium genehmigt werden muß, werden Zusammensetzung und Aufgaben der Organe geregelt.

Organe sind die Kammerversammlung, der Vorstand und der Präsident. Die wichtigsten Aufgaben sind Wahrung, Förderung und Erfüllung von:

- Berufsordnung
- Weiterbildungsordnung
- Berufspflichten und Kollegialität
- Fortbildung (Akademie für ärztliche Fortbildung)
- Berufsgerichtsbarkeit
- Fürsorgeeinrichtungen (Ärzteversorgung)
- Kontrolle der ausreichenden ärztlichen Versorgung der Bevölkerung
- Einrichtung von Schiedsstellen
- Überwachung von Ausbildung und Berufsangelegenheiten der Arzthelferinnen

Die Mitglieder der Kammerversammlung werden alle 4 Jahre von allen Ärzten gewählt. Die Kammerversammlung wählt Präsident und Vorstand und beschließt dann zur Intensivierung ihrer Arbeit die Einrichtung von Ausschüssen für Weiterbildung, Honorarprüfung, Finanzangelegenheiten, Krankenhausangelegenheiten, Qualitätssicherung, Gesundheit und Umwelt und Ethik-Kommissionen. Weitere Untergliederungen stellen die Kreis- und Bezirksstellen der Ärztekammer dar, die regional Aufgaben und Rechte der Ärztekammer wahrnehmen.

6.2 Kassenärztliche Regelungen

K.-D. Kossow

Organisation. Die Organisation der kassenärztlichen Versorgung zeigt Abb. 6.1. ***Kassenärztliche Vereinigungen*** sind Zusammenschlüsse sämtlicher in der ambulanten Versorgung tätigen Ärzte. Sie sind nach dem Sozialrecht vorgeschrieben (Körperschaften öffentlichen Rechts). ***Krankenkassen*** sind Zusammenschlüsse von versicherungspflichtigen Bürgern ebenfalls nach dem Sozialrecht. Die Organisation der Versorgung erfolgt durch gesetzliche Vorschriften, Richtlinien des Bundesausschusses und Verträge zwischen Krankenkassen und Kassenärztlichen Vereinigungen. Diese erfolgen nach den Vorschriften des 5. Sozialgesetzbuches und sind für Patienten und Kassenärzte gleichermaßen verbindlich.

Kassenärztliche Versorgung. Die kassenärztliche Versorgung gliedert sich in die ***hausärztliche*** und die ***fachärztliche Versorgung***. Der hausärztlich tätige Kassenarzt nimmt im gesamten System der Gesundheitsversorgung eine wichtige Koordinations-, Integrations- und Steuerungsfunktion ein (Krankenhauseinweisungen, Überweisungen zu Spezialisten, Arzneimittelverordnungen, Heil- und Hilfsmittelverordnungen, Koordination von Rehabilitationsmaßnahmen, Gutachten, Kuren, Unterstützung und Durchführung der Prävention etc.).

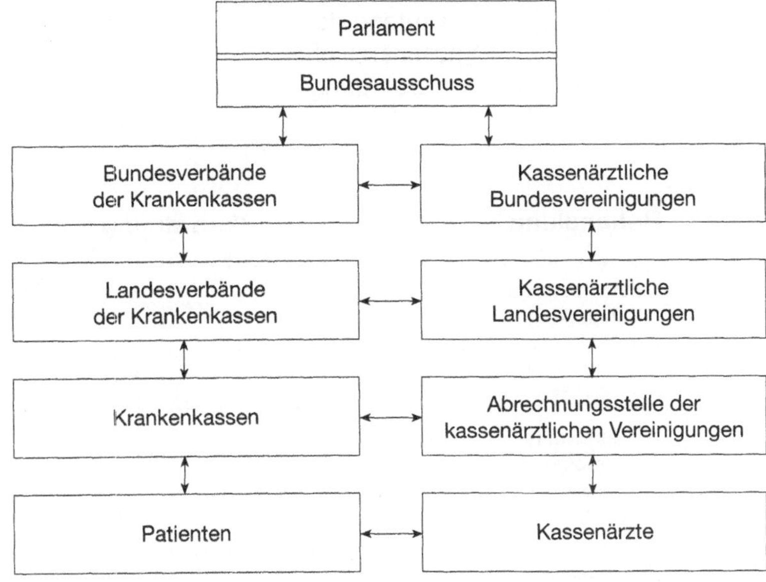

Abb. 6.1. Organisation der kassenärztlichen Versorgung

Leistungen. Die Leistungen in der kassenärztlichen Versorgung werden in Abb. 6.2 dargestellt.

Leistungen zur Förderung der Gesundheit und zur Verhütung von Krankheiten haben sowohl Krankenkassen als auch Ärzte zu erbringen. Ihnen kommt in Zukunft eine steigende Bedeutung zu.

Die Krankenkassen erbringen ihre Leistungen nach dem ***Sachleistungsprinzip***, ohne daß es zu einer direkten Bezahlung zwischen Arzt und Patient kommt.

Die ***Finanzierung*** der Leistungen erfolgt in der Mitgliederkrankenversicherung zu je 50 % aus Beiträgen der Mitglieder und der Arbeitgeber. In der Rentnerkrankenversicherung erfolgt die Finanzierung anteilig durch die gesetzliche Rentenversicherung, den Gesetzgeber und den Solidarbeitrag der Mitgliederkrankenversicherung. Es gilt das Solidarprinzip, wonach Beiträge gestaffelt nach der wirtschaftlichen Leistungsfähigkeit erhoben werden (ähnlich wie bei der Besteuerung). Demgegenüber erfolgt die Inanspruchnahme des Systems nach Bedürftigkeit.

Die Krankenkassen entrichten aus den Beiträgen eine Gesamtvergütung an die Kassenärztliche Vereinigung (KV). Diese wird von der KV entsprechend den jeweilig in Rechnung gestellten Leistungen an die Kassenärzte weitergegeben. Die ambulante ärztliche Versorgung von Mitgliedern der Ersatzkassen wird durch Verträge auf Bundesebene geregelt, welche Vorschriften zur Honorarverteilung beinhalten.

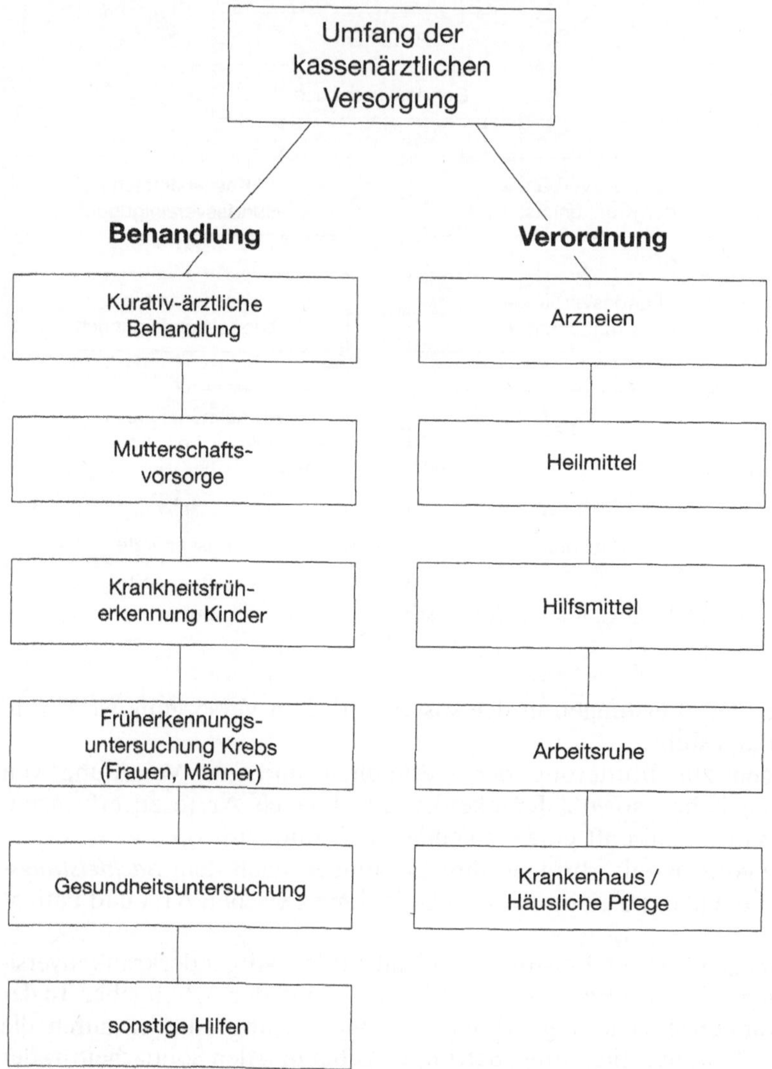

Abb. 6.2. Der Umfang der kassenärztlichen Versorgung

6.3 Gebührenordnungen

K.-D. Kossow

Patienten schließen mit den Ärzten einen Behandlungsvertrag nach bürgerlichem Recht. Dieser hat den Charakter eines Dienstleistungsvertrages. Der Arzt schuldet dem Patienten sorgfältiges Bemühen um die Pflege seiner

Gesundheit nach den Regeln der ärztlichen Kunst und den Vorschriften des Zivil-, Straf- und Berufsrechts. Der Patient schuldet dem Arzt den Ausgleich der Rechnung.

Bei Privatpatienten erfolgt die Rechnungslegung nach der amtlichen ***Gebührenordnung*** (***GOÄ***), welche vom zuständigen Ministerium im Einvernehmen mit dem Bundesrat erlassen wird.

Mitglieder der gesetzlichen Krankenversicherung übergeben dem Arzt einen sog. Behandlungsausweis (Krankenschein), auf dem dieser die für den Patienten erbrachten Leistungen mit der Kassenärztlichen Vereinigung abrechnet.

Die Abrechnung erfolgt nach den Verträgen zwischen Krankenkassen und Kassenärztlichen Vereinigungen. Diese Verträge enthalten einen gemeinsamen Bestandteil, den ***einheitlichen Bewertungsmaßstab*** (***EBM***).

Der EBM beschreibt die im Rahmen der kassenärztlichen Versorgung erbringbaren ärztlichen Leistungen und bewertet sie. Das Bewertungsverhältnis sämtlicher ärztlichen Leistungen ist folglich in allen Vergütungsverträgen gleich, unabhängig davon mit welchem Krankenkassenverband sie abgeschlossen sind. Lediglich die absolute Höhe der Vergütung ist unterschiedlich, je nachdem welcher Preis für die ärztlichen Leistungen zwischen Kassenärztlichen Vereinigungen und Krankenkassenverbänden ausgehandelt wurde.

Dieses Vergütungsverfahren ist vom Gesetzgeber vorgeschrieben. Er hat auch bestimmt, daß die Bundesverbände der Krankenkassen und Kassenärztlichen Vereinigungen eine Bewertungskommission zur Formulierung des EBM einrichten müssen. Kommt es in der Bewertungskommission nicht zu einer gütlichen Einigung zwischen den Vertretern der Kassenärztlichen Vereinigung und der Krankenkassen über die Beschreibung der ärztlichen Leistung und die Bewertung derselben, so entscheidet ein erweiterter Bewertungsausschuß, welcher durch das zuständige Bundesministerium gebildet wird.

Einigen sich die Vertragspartner (Kassenärztliche Vereinigungen und Krankenkassen) nicht über die Höhe der Vergütung, so entscheidet ein Schiedsamt, das auf Bundes- und Landesebene gebildet wird. Vertragslose Zustände sind durch das Sozialrecht nicht vorgesehen.

Die Vergütung des Kassenarztes kann nach Kopfpauschale pro Versichertem, Fallpauschale pro Quartal, Teilpauschale, Gebührenkomplexen, Einzelleistungsvergütung oder einer Kombination dieser Vergütungsformen erfolgen.

Pauschalvergütungen sind mit dem Risiko verbunden, daß ein Leistungsvolumen zwar bezahlt, der Leistungsinhalt aber nicht vollständig oder qualitativ unbefriedigend erbracht wird. Einzelleistungsvergütungen tendieren zu unerwünschten Ausweitungen der Leistungsmenge, welche im Extremfall zu einer Bedrohung des Sozialstaats führen kann.

6.4 Das Wirtschaftlichkeitsgebot und seine Auswirkungen auf die kassenärztliche Tätigkeit

K.-D. Kossow

Um den Sozialstaat in seinem Bestand zu sichern, werden Krankenkassen, Versicherte und Leistungserbringer, also auch die Kassenärzte durch die Vorschriften des Sozialrechtes mit dem sog. ***Wirtschaftlichkeitsgebot*** belegt. Für den Kassenarzt bedeutet dies, daß er mit den Mitteln der Krankenkasse sowohl in bezug auf seine eigene Rechnungslegung als auch bei Verordnungen von Arzneimitteln, Krankenhauspflege etc. sparsam umgehen muß.

Die wichtigste Vorschrift an die Adresse der Kassenärzte findet sich im § 70 SGB V:

1) Die Krankenkassen und die Leistungserbringer haben eine bedarfsgerechte und gleichmäßige, dem allgemein anerkannten Stand der medizinischen Erkenntnisse entsprechende Versorgung der Versicherten zu gewährleisten. Die Versorgung der Versicherten muß ausreichend und zweckmäßig sein, darf das Maß des Notwendigen nicht überschreiten und muß wirtschaftlich erbracht werden.
2) Die Krankenkassen und die Leistungserbringer haben durch geeignete Maßnahmen auf eine humane Krankenbehandlung ihrer Versicherten hinzuwirken."

Die Ausgestaltung dieser Vorschriften zur wirtschaftlichen Versorgung nach dem allgemein anerkannten Stand der medizinischen Erkenntnisse erfolgt durch Richtlinien des Bundesausschusses und durch die Verträge zwischen Krankenkassen und Kassenärztlichen Vereinigungen.

Die Beachtung des Wirtschaftlichkeitsgebotes wird durch ***Prüfgremien*** kontrolliert, welche bei den Kassenärztlichen Vereinigungen eingerichtet werden. Sie sind mit Vertretern der Krankenkassen und der Kassenärzte paritätisch besetzt und haben rechtlich den Status von Vorinstanzen der Sozialgerichtsbarkeit, d.h. sie arbeiten wie Gerichte, bei denen sowohl die Krankenkassen als auch die Kassenärztlichen Vereinigungen ein Kontrollverfahren beantragen können, in welchem der Arzt entweder freigesprochen wird oder zur Zahlung eines Vermögenschadensausgleiches an die Krankenkasse verurteilt wird, wenn er z.B. zu teuer verordnet hat. Kassenärzte haften mit ihrem gesamten Einkommen und Vermögen für die Folgen unwirtschaftlicher Arbeits- und insbesondere Verordnungsweise.

Die ***Wirtschaftlichkeitskontrolle*** der kassenärztlichen Tätigkeit bereitet Probleme, weil man zwar den Geldverbrauch exakt in DM und Pfennig messen kann, nicht aber die Menge der produzierten Gesundheit. Da somit die ökonomisch exakte Bewertung der Wirtschaftlichkeit der ärztlichen Versorgung nicht möglich ist, wird die Wirtschaftlichkeitskontrolle mittels ökonomischer und rechtlicher Hilfskonstruktionen durchgeführt. Dies geschieht durch die pauschale Begrenzung des Honorarvolumens der Kassenärzteschaft einerseits und durch die Begrenzung des Versorgungsaufwandes im Einzelfall andererseits. Der Versorgungsaufwand wird begrenzt, indem man den Durchschnitt des Aufwandes in einer Leistungssparte (z.B. Arzneimittelverordnung, Heil- und Hilfsmittelverordnung, Honorar) pro Fachgruppe (Allgemeinmedizin, Innere Medizin, Gynäkologie etc.) mit dem Aufwand pro Arzt der Fachgruppe vergleicht. Abweichungen bis zu +20% vom Durchschnitt gelten als wirtschaftlich. Liegt der Durchschnitt zwischen 20 und 50%, so kann anhand einer geeigneten (repräsentativen) Stichprobe durch den Prüfausschuß Unwirtschaftlichkeit nachgewiesen werden. Ist der Mittelaufwand eines Arztes höher als 50% des Durchschnittsaufwandes seiner Fachgruppe, so kann ein „offensichtliches Mißverhältnis" vorliegen. Die Beweislast ist dann umgekehrt. Durch das „offensichtliche Mißverhältnis" ist der Verdacht unwirtschaftlicher Arbeitsweise gegen den Kassenarzt begründet. Der Kassenarzt muß dann mit einer Honorarkürzung oder einem Arzneimittelregreß etc. rechnen, wenn er die Wirtschaftlichkeit seiner Praxisführung nicht beweisen kann.

Beweisansätze bei Überschreitung des „offensichtlichen Mißverhältnisses" sind Praxisbesonderheiten oder kompensatorische Einsparungen.

Beispiele für Praxisbesonderheiten: Hoher Rentneranteil, Einzellage der Praxis, z.B. auf einer Nordseeinsel oder in einer einsamen Gegend, besondere Weiterbildung etc. *Beispiel* für kompensatorische Einsparungen ist ein hoher Arzneimittelaufwand bei niedrigen Krankenhauskosten.

6.5 Die ökonomische Steuerung der allgemeinärztlichen Tätigkeit

H. Kania, J. Zerdick

Honorierung der Leistungen (H. Kania)
Der Kassenarzt arbeitet als freier Unternehmer und führt seine Praxis nach betriebswirtschaftlichen Gesichtspunkten: Er tätigt Investitionen, entlohnt seine Angestellten und muß die sonstigen laufenden Praxiskosten bezahlen. Die Erwirtschaftung eines ausreichenden ***Praxisumsatzes*** ist für den Bestand einer Arztpraxis existentiell.

Honorierungsformen. Die Höhe des Praxisumsatzes hängt, neben der Zahl der Patienten weitgehend ab von der Form der Honorierung, wie sie zwischen den Kassenärztlichen Vereinigungen und den Krankenkassen nach gesetzlichen Vorgaben vereinbart wird. Die schwierige Bewertung der ärztlichen Tätigkeit und die Komplexität des Honorierungssystems machen aber eine ökonomische Steuerung der allgemeinärztlichen Tätigkeit schwer. Daher kann hier nur diskutiert werden, welche Beeinflussung möglich ist und angenommen werden kann.

Als Formen der kassenärztlichen Honorierung werden im wesentlichen unterschieden:

- Vergütung nach Einzelleistungen
- Vergütung nach Kopf- oder Fallpauschale
- Vergütung als Leistungskomplex
- Vergütung als Festbetrag.

Bei einem ***Festbetrag*** wird die Vergütungshöhe im voraus festgelegt, bei einer ***Kopfpauschale*** gehen Änderungen in der Zahl der Versicherten oder potentiell zu Behandelnden, bei einer ***Fallpauschale*** die Zahl der behandelten Krankheitsfälle pro Quartal und bei der ***Einzelleistungsvergütung*** jede erbrachte Leistung in die Honorarberechnung ein. Leistungserbringung lohnt sich demnach besonders bei der Einzelleistungsvergütung, während bei einer Kopfpauschale und besonders dem Festbetrag die Ärzte das Morbiditätsrisiko tragen. Aus diesem Grunde wird befürchtet, daß bei einer derartigen Pauschalhonorierung der Ärzte der Leistungsanreiz und damit der Versorgungsstandard zurückgeht.

Die Vergütung nach einer Fallpauschale würde für die Ärzte das Morbiditätsrisiko verringern und mehr Leistungsanreize bieten, aber das Risiko der Fallvermehrung durch viele Überweisungen ist nicht auszuschließen. Weder die Krankenkassen noch die Ärzte plädieren daher für die Einführung dieser Vergütungsform.

Die Einführung einer Honorierung nach Gebührenkomplexen könnte eine leistungsgerechte Honorierung ohne den Anreiz zu übermäßiger Einzelleistungserbringung bedeuten, aber die Definition der Gebührenkomplexe ist sehr schwierig und von daher erst in Ansätzen (Vorsorge- und Früherkennungsleistungen) eingeführt.

Honorierungsebenen. Neben den Honorierungsformen gibt es noch verschiedene Honorierungsebenen. Die Höhe der Vergütung aller Ärzte gemeinsam wird bestimmt durch die ***Gesamtvergütung***, die von den Kassenärztlichen Vereinigungen und den Krankenkassen ausgehandelt wird, während für das Einkommen der einzelnen Praxis der von den Vertreterversammlungen der Kassenärztlichen Vereinigungen beschlossene ***Honorarverteilungsmaßstab*** bestimmend ist. Berechnungsgrundlage der Gesamtvergütung können alle genannten Vergütungsformen und auch Mischformen sein. Für den Honorarverteilungsmaßstab ist dagegen bisher per Gesetz die Verteilung nach Leistung vorgeschrieben, so daß hier meistens die Verteilung nach Einzelleistungen von den Vertreterversammlungen beschlossen wurde.

Wird als Berechnungsgrundlage für die Gesamtvergütung eine Einzelleistungsvergütung vereinbart, bestimmt somit die Menge der erbrachten Leistungen die Gesamtvergütungshöhe und die Praxiseinkommen. Wird dagegen die Gesamtvergütung als Festbetrag oder als Kopfpauschale berechnet, steht die Höhe der Gesamtvergütung im voraus fest, während der Praxisumsatz, je nach Menge der jeweils erbrachten und abgerechneten Leistungen, erst am Quartalsende berechnet werden kann. Ein Anstieg der abgerechneten Leistungen bei allen Ärzten führt in diesem Fall dazu, daß die einzelne Leistung niedriger honoriert wird, es kommt zu dem sog. ***Punktwertverfall***. Für die einzelnen Praxen bedeutet dies einen indirekten Zwang zur Leistungsvermehrung, um den Praxisumsatz stabil halten zu können.

Folgen. Als eine Folge dieser Honorierungspraxis wird die Begünstigung der gesellschaftlich und politisch äußerst kritisch beurteilten „Gerätemedizin" diskutiert. Leistungsausweitungen sind durch die Struktur der Gebührenordnungen vor allem bei den technischen Leistungen möglich. Die Abrechnung zuwendungsintensiver betreuenden Leistungen, wie sie neben anderen Disziplinen auch vor allem die Allgemeinmedizin leistet, ist durch die Gebührenordnungen streng eingeschränkt. Der Punktwertverfall führte also nicht nur zu einer Verstärkung der divergierenden Einkommensentwicklung zwischen den verschiedenen Facharztgruppen, sondern unterstützte den Trend weg von der Allgemeinmedizin zu den eher technisch orientierten Fachdisziplinen.

Durch die EBM-Reform (EBM = Einheitsbewertungsmaßstab) von 1986–1989 wurden die zuwendungsintensiven Leistungen im Vergleich zu den technischen höher bewertet. Es zeigt sich aber, daß für die gesellschaftlich gewollte ***medizinische Neuorientierung*** von der rein somatischen zu einer mehr psychisch orientierten, zuwendungsintensiven betreuenden Medizin, die vor allem in der Allgemeinmedizin geleistet werden kann, eine entsprechende Weiterentwicklung der Gebührenordnungen bzw. die Einführung neuer Honorierungsformen unumgänglich ist.

Wirtschaftliche Verordnungsweise (J. Zerdik)

Der verordnende Arzt unterliegt nicht nur seinem Wissen und Gewissen bei der medikamentösen Behandlung eines Krankheitsbildes, sondern er ist einer Fülle von gesetzlichen Bestimmungen und kassenärztlichen Regelungen unterworfen. Über 90 % der Bevölkerung in Deutschland sind Mitglied einer gesetzlichen Krankenkasse, und zusätzlich haben viele Privatversicherungen die gesetzlichen Einschränkungen bei der medikamentösen Verordnungsweise übernommen, so daß der niedergelassene Kassenarzt genauso wie der niedergelassene Privatarzt an die gesetzlichen Bestimmungen gebunden ist. In Tabelle 6.1 werden die wichtigsten gesetzlichen Bestimmungen und kassenärztlichen Regelungen zur medikamentösen Verordnungsweise aufgelistet.

Wirtschaftlichkeitsgebot. In § 12 des SGB V heißt es: „Die Leistungen müssen ***ausreichend, zweckmäßig*** und ***wirtschaftlich*** sein; sie dürfen das Maß des Notwendigen nicht überschreiten. Leistungen, die nicht notwendig oder unwirtschaftlich sind, können Versicherte nicht beanspruchen, dürfen Leistungserbringer nicht bewirken und die Krankenkassen nicht bewilligen."

Tabelle 6.1. Die wichtigsten gesetzlichen und vertraglichen Bestimmungen zur medikamentösen Verordnungsweise

- **Sozialgesetzbuch (SGB) V**
  - § 2 Umfang der Leistungen der Krankenkassen
  - § 12 Wirtschaftlichkeitsgebot (ausreichend, zweckmäßig und wirtschaftlich)
  - § 28 Ärztliche Behandlung (ausreichend, zweckmäßig, nach den Regeln der ärztlichen Kunst)
  - § 31 Arzneimittel (Selbstbeteiligung, Zuzahlung)
  - § 34 Ausgeschlossene Arzneimittel („Negativlisten")
  - § 35 Festbeträge
  - § 70 Qualität, Humanität, Wirtschaftlichkeit
  - § 73 Kassenärztliche Versorgung (Beachtung der Preisvergleichsliste, Mitteilungspflicht bei Mehrkosten)
  - § 84 Vereinbarung von Richtgrößen
  - § 92 Richtlinien (Preisvergleichsliste)
  - § 93 Übersicht über ausgeschlossene Arzneimittel
  - § 106 Wirtschaftlichkeitsprüfung
- Arzneimittelrichtlinien
- Bundesmantelvertrag, Arzt-/Ersatzkassenvertrag
- Prüfvereinbarungen zwischen Krankenkassenverbänden und Kassenärztlichen Vereinigungen
- Berufsordnung
  - § 24 Meldung von unerwünschten Arzneimittelwirkungen

Negativlisten. Hier gilt es, 2 Negativlisten zu unterscheiden, die vom Bundesarbeitsminister erlassen wurden. In § 34 (1) werden Mittel für Erkältungskrankheit, Mund- und Rachentherapeutika, Abführmittel und Mittel gegen Reisekrankheit aufgeführt.

In § 34 (2) sind Mittel gegen geringfügige Gesundheitsstörungen ausgeschlossen.

Die beiden o.g. Negativlisten sind seit 1983 in Kraft.

In der Verordnung über ***unwirtschaftliche Arzneimittel*** in der gesetzlichen Krankenversicherung vom 21.2.1990 wurden von der Verordnung ausgeschlossen:

- Unwirtschaftliche Arzneimittel mit nicht erforderlichen Bestandteilen.
- Unwirtschaftliche Arzneimittel mit einer Vielzahl von arzneilich wirksamen Bestandteilen.
- Unwirtschaftliche Arzneimittel mit nicht nachgewiesenem therapeutischen Nutzen.

Diese Verordnung ist am 1.10.1991 in Kraft getreten.

Festbeträge. Festbeträge sind gemäß § 35 SGBV V für solche Wirkstoffe festzulegen, die pharmakologisch identisch oder vergleichbar sind. Ab 1.1.1992 sind für 138 Wirkstoffe Festbeträge festgelegt worden, die etwa 40 % des Arzneimittelmarktes betrugen. Für Präparate, für die Festbeträge festgesetzt wurden, braucht der Patient keine Rezeptgebühr zu bezahlen.

Arzneimittelrichtlinien. Die wichtigsten vertraglichen Bestimmungen zur medikamentösen Verordnungsweise sind die Richtlinien des Bundesausschusses der Ärzte und Krankenkassen über die Verordnung von Arzneimitteln. In den Arzneimittelrichtlinien Nr. 5 heißt es: „Arzneimittelverordnungen dürfen – von Ausnahmefällen abgesehen – nur erfolgen, wenn sich der behandelnde Arzt von dem Zustand des Kranken überzeugt hat oder wenn ihm der Zustand aus der laufenden Behandlung bekannt ist."

Nr. 21 der Arzneimittelrichtlinien enthält eine weitere „Negativliste" von Mitteln, die der Arzt zu Lasten der Krankenkassen nicht oder nur unter den dort genannten Voraussetzungen verordnen darf. In Nr. 22 werden Mittel, die ausschließlich der Empfängnisverhütung dienen sollen, ebenso von der Verordnung ausgeschlossen, wenn die Patientin das 21. Lebensjahr vollendet hat.

Zur ***Auswahl der Arzneimittel*** gibt auch Nr. 10 der Arzneimittelrichtlinien deutliche Hinweise: „Für die Wirtschaftlichkeit einer Arzneimittelverordnung ist vor dem Preis der therapeutische Nutzen entscheidend. Die Wirtschaftlichkeit einer Behandlung ist zu beurteilen nach dem Verhältnis ihrer Kosten zum Heilerfolg; dabei ist auch die für die Erreichung des Heilerfolges erforderliche Zeit zu beachten. Die Berücksichtigung der Wirtschaftlichkeit bei der Verordnung von Arzneimitteln besagt nicht, daß nur einfache und billige Arzneimittel verordnet werden dürfen; auch die Verordnung von teureren Arzneimitteln kann im Hinblick auf die Art der Erkrankung und die Umstände des Krankheitsfalles wirtschaftlich sein. Der Arzt soll jedoch stets prüfen, ob sich der angestrebte Erfolg auch durch preisgünstigere Arzneimittel erreichen läßt."

Bei all den beschriebenen gesetzlichen und vertraglichen Bestimmungen zur Verordnungsweise und der schwierigen Überschaubarkeit des Arzneimittelmarktes sollte sich der verordnende Arzt stets vor Augen führen, welche wichtige Rolle der Patient in diesem ganzen Spannungsfeld spielt. Ein Arzt, der die Krankheit und Persönlichkeit seines Patienten ernst nimmt, wird diesen über eine angezeigte Arzneimitteltherapie informieren und über Indikation des Medikamentes, mögliche Nebenwirkungen, mögliche Wechselwirkungen mit anderen Präparaten sowie Dosierung und andere Einnahmevorschriften aufklären. Nur so kann es der verordnende Arzt erreichen, daß die ***Mitwirkung des Patienten*** (Compliance) bei der Durchführung der sachgerechten Therapie gesichert ist.

6.6 Umsatzentwicklung in der Kassenarztpraxis

V. Busse

Die Leistungsausgaben der gesetzlichen Krankenversicherungen (GKV) im Gesundheitswesen der Bundesrepublik werden im wesentlichen durch Ausgaben für stationäre und ambulante Heilbehandlung verursacht (Abb. 6.3).

Klinik- und Kassenärzte verantworten also ein Ausgabenvolumen der GKV von 133,8 Mrd DM (1990).

Die Arztzahlentwicklung (Abb. 6.4) in der Bundesrepublik hat neben dem erheblich gestiegenen Arztbedarf der Krankenhäuser und der Zunahme von Spezialärzten besonders im Bereich internistischer Teilgebiete (Kardiologie, Gastroenterologie, Nephrologie, Pneumologie, Rheumatologie) auch zu einer systemimmanenten Kostensteigerung geführt.

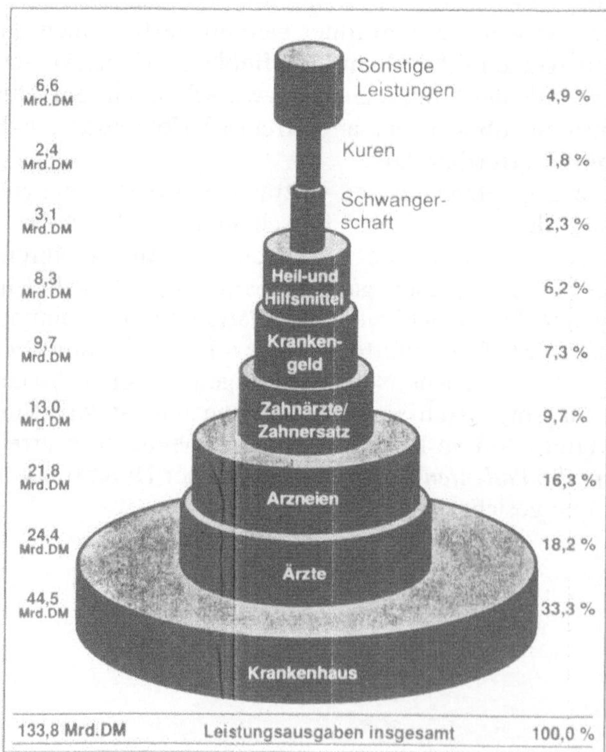

Abb. 6.3. Leistungsausgaben der GKV 1990 und Anteile ausgewählter Bereiche. (Quellen: Amtliche Statistik und Statistik der Krankenkassen)

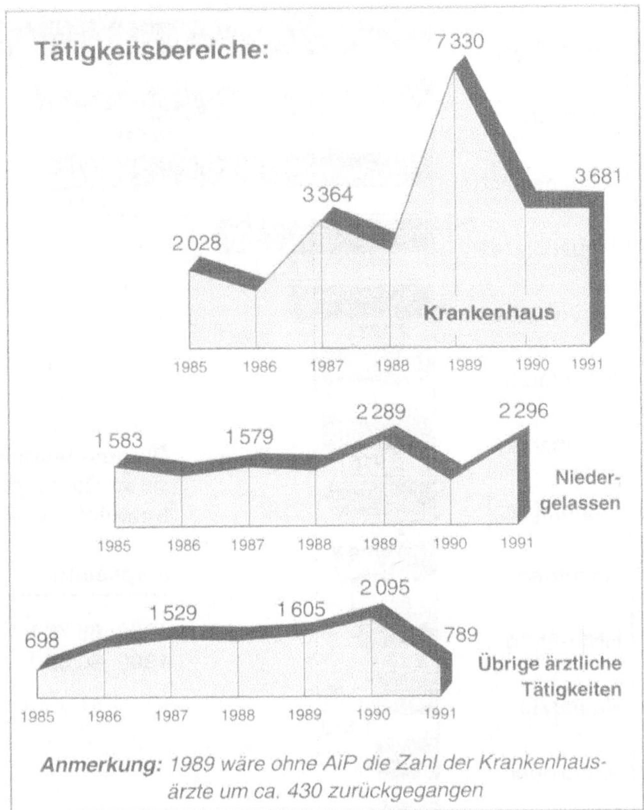

Abb. 6.4. Nettozugang bei den berufstätigen Ärzten

71.700 berechtigte Ärzte mit 8.900 ermächtigten Ärzten zumeist als leitende Ärzte sind als Kassen- bzw. Vertragsärzte für die Primär- und Ersatzkassen tätig.

Die heutige (1990) Verteilung und Entwicklung der einzelnen Spezialärzte im Vergleich zu 1980 (Abb. 6.5) verdeutlicht die schon erwähnten Tendenzen mit einer auffallenden Stagnation bei den Allgemeinärzten, wobei der Anteil der Primärbehandlung durch Allgemeinärzte rückläufig ist (Abb. 6.6).

Besonders für die Allgemeinärzte und praktischen Ärzte ergibt sich im Vergleich zu den Spezialärzten bei der Verteilung der Umsätze eine ungünstige Entwicklung. Dies gilt auch für die Ermittlung des Betriebsüberschusses (Abb. 6.7, Abb. 6.8).

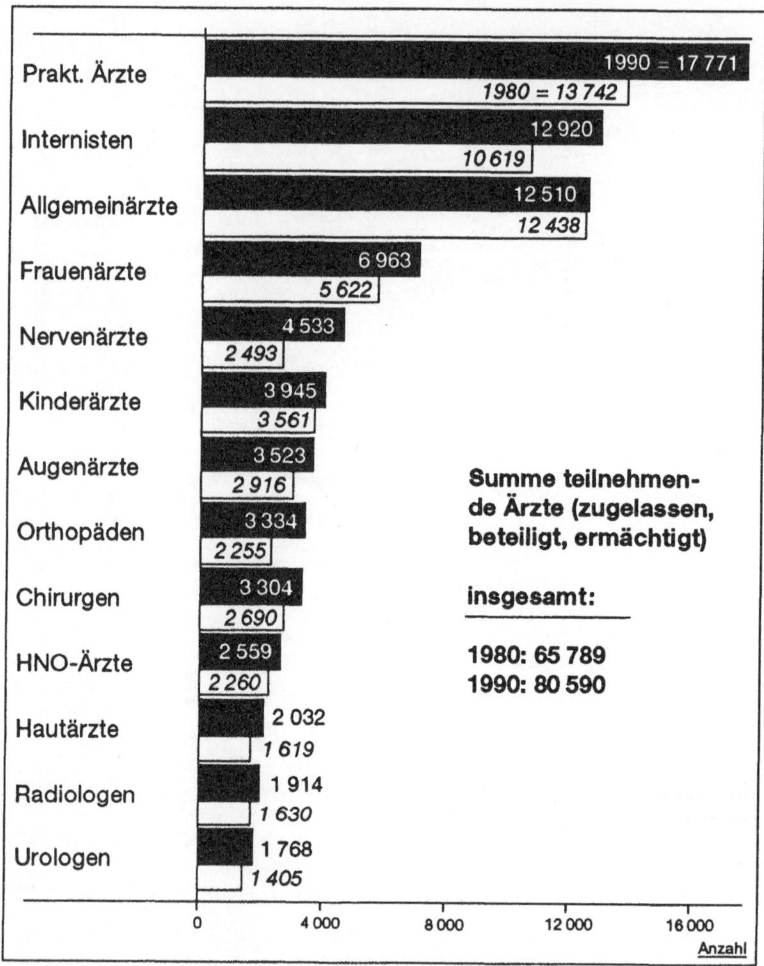

Abb. 6.5. Struktur ausgewählter Arztgruppen der kassenärztlich teilnehmenden Ärzte. (Quelle: Statistik der KBV)

6.7 Praxismarketing

V. Busse

Die ärztliche Praxis ist mit allen betriebswirtschaftlichen Konsequenzen für den oder die Inhaber zu einem kleinen ***Unternehmen*** geworden und befindet sich anders als noch vor Jahren in einer besonderen ***Wettbewerbssituation***. Kostendruck in der Praxis auf der einen und geändertes Anspruchsverhalten der Versicherten auf der anderen Seite sowie zunehmende Arztdichte mit negativem, aber auch positivem Konkurrenzverhalten haben zu neuen

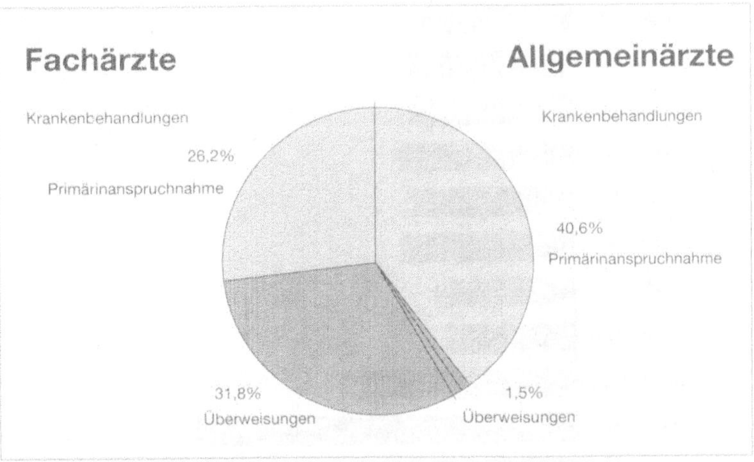

Abb. 6.6. Anteil der Primärbehandlung und der Überweisungen an den Krankenbehandlungen bei Allgemein- und Fachärzten

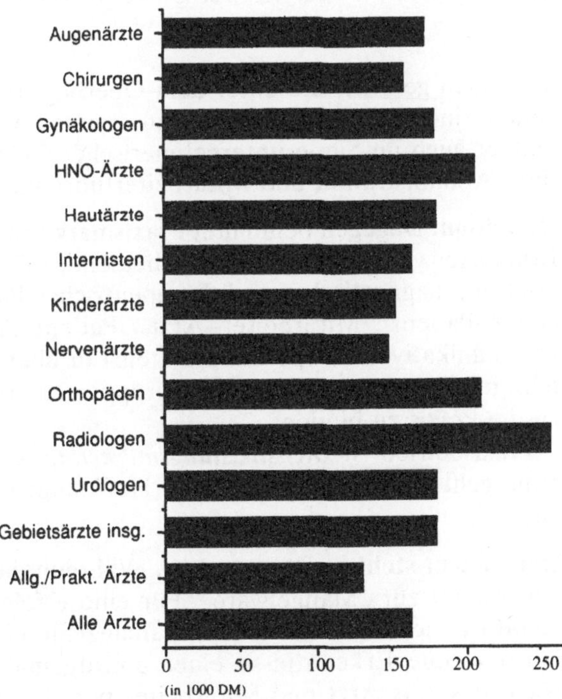

Abb. 6.7. Betriebsüberschuß (Einkünfte vor Steuern) in Arztpraxen

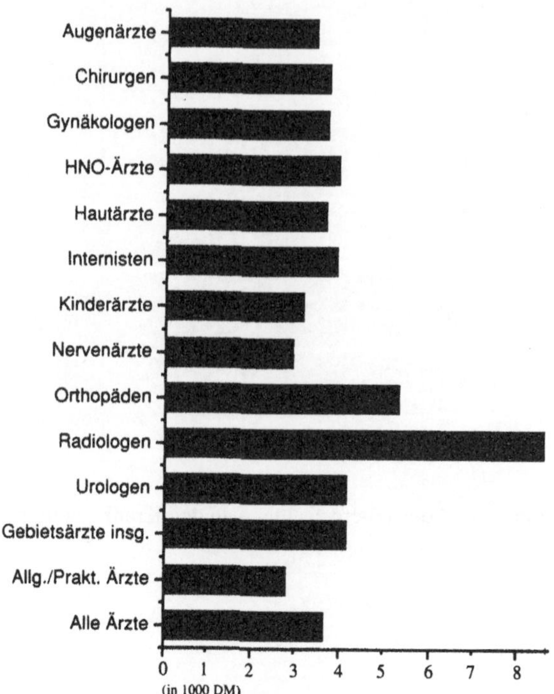

Abb. 6.8. Umsatz je Arzt nach Fachgebietsgruppen 1990

Strategien geführt, die unter dem Oberbegriff ***Praxismarketing*** zusammengefaßt sind. Dieser Begriff ist zu trennen von ***„Praxismanagement“***. Er umfaßt auch im Sinne unternehmerischer Gestaltungsqualitäten Organisation, Administration und Mitarbeiterführung.

Definition. Dagegen beinhaltet Praxismarketing alle Bemühungen, (von der Konkurrenz sich deutlich unterscheidende) Praxisbesonderheiten in Organisation, diagnostischer und therapeutischer Patientenbetreuung, in Mitarbeiter–Patient-, Mitarbeiter–Arzt-, Patient–Arzt-Beziehung (als gesamtkommunikatives Kooperationssystem) in überzeugender Weise zu vermitteln, um bestimmte Patientenzielgruppen zu erreichen und damit dauerhaft an die Praxis zu binden.

Praxisbetrieb ist ***Dienstleistungsmarketing***, d.h. alle Kreativität und Planung geht aus von Erwartungen, Hoffnungen und Bedürfnissen der Patienten.

Der Patient steht im Mittelpunkt. Während die Arztdichte zunimmt, wird der Patient zur „Mangelware“. Für eine erfolgreiche Praxisleistung – und damit ist auch eine befriedigende finanzielle Umsatzentwicklung gemeint – müssen neue Erkenntnisse einer unzeitgemäßen Praxisführung weichen. Nicht das, was Arzt und Mitarbeiter perfekt anbieten können, ist für den künftigen Erfolg wichtig, sondern das, was die Patienten berechtigterweise aufgrund echter Bedürfnisse beim Arzt und speziell in der eigenen Praxis erwarten dürfen.

Daraus ergibt sich eine Vielzahl von Programmen und Strategien in dem Bestreben, kreativ und phantasievoll immer neue Beweise für die Außergewöhnlichkeit und gleichbleibend hohen Qualitätsstandard zu liefern. Dieses Bestreben birgt jedoch die Gefahr, die Kosten in „phantastische" Höhen zu treiben.

Schwerpunkte des Praxismarketings. Ohne auf eine Differenzierung einzugehen, seien einige Schwerpunkte genannt, auf die sich Praxismarketing besonders beziehen sollte.

- Harmonische Ausgestaltung und Anordnung der Praxisräume und Kennzeichnung durch freundliche Piktogramme (funktionell, aber nicht protzig)
- Arzthelferinnenschulung, Fortbildung, Motivation und finanzielle Anregungen schaffen Mitarbeiter/innen und ausstrahlendes Betriebsklima.
- Reduzierung der Wartezeiten durch gut funktionierende Terminplanung für alle Bereiche, wie Ordination, therapeutische und diagnostische Leistungen, einschl. Pufferzonen, Problempatienten und der unbedingten Ankündigung von Verzögerungen.
- Anbieten von besonderen Sprechzeiten für zeitaufwendige Untersuchungen, Gespräche und Partnerprobleme.
- Ankündigung von Hausbesuchstätigkeit und telefonischer Erreichbarkeit nach Praxisschluß durch Mitteilung oder Hinweis auf private Telefonnummern.
- Beratung und Absprache telefonischer Rückrufe.
- Hinweis auf Praxisbesonderheiten in Therapie (z.B. Akupunktur, Naturheilverfahren, Gruppenbehandlungen) und Diagnostik (z.B. Ultraschall, Gefäßdiagnostik, Allergietestung).
- Förderung der interdisziplinären Kommunikation durch Terminbestellung bei Spezialärzten, Krankenhäusern und Sozialstationen.
- Förderung der Mitwirkung des Patienten durch Anteilnahme an Diagnostik und Therapie, durch freien Umgang mit Befunden (ggf. Mitgabe von Arztberichten und Labordaten).
- Kostenfreie Serviceleistungen, wie Fotokopien, Telefonate, Rezeptverschickung, Taxibeschaffung, Benachrichtigung von Familienangehörigen, Glückwünsche zu Jubiläen und Geburtstagen usw.
- Ausstattung der Praxis mit z.B. Blumen, Aquarium, Bücher, aktuelles Zeitschriftenprogramm, Kinderspielzeug und -lektüre.

Die Auflistung weiterer Praxis-Marketingideen und Innovationen kann beliebig fortgesetzt werden. Ausschlaggebend für eine dauerhafte Patientenbindung sind ständige Wachsamkeit, kritische Beobachtung und Kreativität.

EDV

Ein besonderes zukunftsorientiertes Handwerkszeug des Praxismanagements in der Administration der Arztpraxis ist die elektronische Datenverarbeitung (EDV) geworden.

Zur Zeit arbeiten ca. 20–25 % aller Kassenärzte mit einer EDV-Anlage (Tabelle 6.2).

Spitzenreiter in der Installationsstatistik sind die Arztgruppen mit einem hohen Geräteanteil. Hochrechnungen für das Jahr 2000 beziffern die Installationsdichte mit 90–100 % für alle Arztpraxen.

Voraussetzung für die Zulassung zur kassenärztlichen EDV-Abrechnung ist die Überprüfung und Zulassung des Software-Programms durch die kassenärztliche Vereinigung (KV).

Die ***Vorteile*** der EDV liegen in:

- Kassen- und Privatabrechnung werden zeitlich entscheidend verkürzt und vereinfacht, wobei die Abrechnung mit Diskette für KV oder Privatverrechnungsstelle optimal ist.
- Schnelle und konkrete Information über das Praxisgeschehen (Terminkalender, Wartezone und -zeiten).
- Kontrolle der eigenen Leistungsstatistik.
- Kontrolle und Vergleich der Leistungsabrechnung mit den Zahlen der KV.
- Überprüfung eigener betriebswirtschaftlicher Gesichtspunkte.
- Vereinfachung und Optimierung administrativer Abläufe.
- Anschluß von Praxisgeräten und Gemeinschaftslabor an die EDV mit Übermittlung der Daten in die Patientendatei.

Sonderprogramme enthalten Differentialdiagnosedateien, Medikamenteninteraktionshinweise und Medikamentenlisten (wie Rote Liste). ***Nachteile*** der EDV sind:

- Die EDV optimiert und beschleunigt den Informationsgewinn, aber Personaleinsparungen sind nicht zu erwarten.
- Die Abrechnung wird schneller, aber der tägliche Erfassungsaufwand wird vergrößert.

Tabelle 6.2. Computerinstallationsdichte in den Facharztgruppen in der BRD West (Stichtag 31. 12. 1990). (Quelle: KBV)

Laborärzte	40 %	Internisten	15 %
Mund-Kiefer-Chirurgen	30 %	Röntgenologen	13 %
Orthopäden	29 %	Chirurgen	12 %
Lungenärzte	25 %	Hautärzte	12 %
Nuklearmediziner	21 %	HNO-Ärzte	12 %
Allgemeinmediziner	16 %	Kinderärzte	10 %
Frauenärzte	15 %		
Urologen	15 %	Bundesdurchschnitt (West)	15 %

- Schreibarbeiten werden nicht weniger, aber komfortabler und für alle lesbar erledigt.
- Der Arzt gewinnt nicht Zeit, sondern Überblick.
- ***Administrationschaos kann auch die EDV nicht beseitigen.***

Die ***richtige Verwendung*** der EDV in der Allgemein-Praxis dürfte zukünftig mehr Möglichkeiten bieten als Rationalisierung und Transparenz der Arbeitsabläufe und des Abrechnungsgeschehens.

Vor allem der unmittelbare Zugriff auf vielfältige Informationsquellen, die aus der laufenden Praxis heraus für Fragestellungen des jeweiligen Patienten in Anspruch genommen werden können, bereichern die ärztliche Tätigkeit selbst. Hierzu liegen bereits jetzt Ansätze zu einem befundbegleitenden differentialdiagnostischen Vorgehen vor. Mit der fortschreitenden Einführung von Qualitätsstandards können ***Diagnose und Therapie computergestützt optimiert*** werden.

Der Patient
und der Allgemeinarzt

7 Betreuungsaufgaben bei bestimmten Patienten- und Bevölkerungsgruppen

7.1 Kinder, Jugendliche, alte Menschen

H.U. Comberg, G.C. Fischer, S.H. Schug

Die hausärztliche Behandlung umfaßt in allen Alterstufen

- präventive (vorbeugende),
- kurative (heilende, diagnostisch-therapeutische) und
- allgemeinbetreuende und begleitende Anteile.

Dabei sollte der Hausarzt in seinem Vorgehen stets körperliche, seelische und soziale Aspekte von Krankheit, Behinderung und Krankheitsvorbeugung von vornherein integrativ berücksichtigen.

7.1.1 Kinder

Als Spanne der ***Kindheit*** betrachten wir hier die Neugeborenen- und Säuglingszeit (1. Lebensjahr), Kleinkindzeit (2. und 3. Lebensjahr) und die Zeit vom Kindergartenkind bis zum Jugendlichen (laut gesetzlicher Regelung ist Jugendlicher, wer das 14. Lebensjahr vollendet hat).

Diese Lebensphase ist einerseits gekennzeichnet durch körperliche Entwicklungsvorgänge mit Wachstum und Ausreifung der Organfunktionen und andererseits durch die geistig-seelischen Entwicklungsprozesse mit der Ausbildung von Denkschemata, das Durchlaufen emotionaler Reifungs- und Ablöseprozesse sowie den Aufbau eigener sozialer Beziehungen (Familie, Kindergarten, Schule, eigene Freunde).

Allgemeinärzte haben neben Kinderärzten einen ***hohen Anteil an der Behandlung*** kranker Kinder: Im 1. Lebensjahr entfallen 19 % der Kontakte auf Allgemeinärzte (Kinderärzte: 74 %), vom 2.–5. Lebensjahr sind 29 % beim Allgemeinarzt und 57 % beim Kinderarzt. Vom 6.–14. Lebensjahr entfallen auf Allgemeinärzte 38 % der Arztkontakte von Kindern und Jugendlichen gegenüber Kinderärzten mit 30 % (Angaben aus der EVaS-Studie 1989, vgl. dazu Kap. 4 und 5).

Die ***allgemeinärztliche Betreuung*** von Kindern wird – besonders bei Kleinkindern – erschwert durch eingeschränkte Anamnese- und Untersuchungsmöglichkeiten. Diese stehen der Notwendigkeit einer ausreichend exakten Diagnosestellung als Grundlage rascher Therapieentscheidungen gegenüber. Daneben treten in der Kindheit eigenständige Krankheitsbilder auf, die in der Erwachsenenmedizin nicht bekannt sind.

Als Familienmediziner kann der Allgemeinarzt den starken Einflüssen aus dem psychosozialen Umfeldbereich auf Krankheitsentstehung, -entwicklung sowie -heilung prinzipiell gut Rechnung tragen. Er geht damit jedoch auch die ***Verpflichtung*** ein, sich ausreichende ***kinderheilkundliche Kenntnisse zu erwerben*** und sich entsprechend fortzubilden.

Präventive Maßnahmen im Kindesalter

Vorsorgeuntersuchungen. Die vorgeschriebenen Vorsorgeuntersuchungen bilden (neben einer optimalen Mutterschaftsvorsorge) die Grundlage für die Früherkennung und Frühbehandlung von Krankheiten und Entwicklungsstörungen vor allem im frühen Kindesalter. Sie erstrecken sich von der Erstuntersuchung U_1 sofort nach der Geburt bis zur Untersuchung U_9 im Alter von etwa fünf Jahren (60.–64. Monat).

Bei den Untersuchungen werden im wesentlichen

- die altersgemäße Ausbildung bzw. Rückbildung von Reflexen,
- sensorische Funktionen (Seh- und Hörtest),
- einfache und komplexe motorische Funktionen (nach einem Gegenstand greifen, auf einem Bein hüpfen),
- einfache und komplexe intellektuelle Funktionen und
- die Ausbildung eines adäquaten Sozialverhaltens überprüft.

Zusätzlich wird bei der Untersuchung U_2 mit einem Blutstropfen aus der Ferse das Neugeborenenscreening auf Hypothyreose (TSH-Test) und auf andere (seltene) Stoffwechselerkrankungen durchgeführt.

Die präventive Bedeutung ergibt sich aus der Chance zur völlig normalen körperlichen wie intellektuellen Entwicklung bei geeigneter Substitution (Schilddrüsenhormone) bzw. bei Einhaltung einer entsprechenden Diät (phenylalaninarme Kost bei Phenylketonurie).

Durch einfache und effektive Therapie sind – bei rechtzeitigem Beginn der Behandlung – auch ungenügend ausgebildete Hüftgelenkspfannen (Hüftgelenksdysplasie) behandelbar: Durch das Tragen einer Spreizvorrichtung wird das Femurköpfchen in eine Stellung gebracht, die eine nachträgliche Ausbildung der Gelenkpfannen bewirkt. Den entsprechenden Untersuchungen (ggf. Hüftgelenkssonographie) kommt damit ebenfalls ein hoher präventiver Wert zu.

Jede Vorsorgeuntersuchung wird im Kindervorsorgeheft standardisiert dokumentiert (Abb. 7.1–7.3). Die Dokumentation grenzwertiger und pathologischer Befunde zieht neben der unmittelbaren weiteren diagnostischen Abklärung (hier sind im allgemeinen der Kinderarzt oder spezialisierte Einrichtungen hinzuzuziehen) auch Zusatzuntersuchungen bei Folgeuntersuchungen nach sich.

Bitte – **falls zutreffend** – die auffälligen Befunde bzw. Angaben **ankreuzen** **U2**

Ⓐ Erfragte Befunde

- ☐ Atemstillstand/Krämpfe
- ☐ Schwierigkeiten beim Trinken, Schluckstörungen

Ⓑ Erhobene Befunde

Körpermaße

(**bitte** Werte von U1 in das Somatogramm **eintragen**)

- ☐ Untergewicht
- ☐ Übergewicht
- ☐ Disproportion
- ☐ auffäll. Gesichtsausdruck (z. B. Hypothyreose)

Reifezeichen

- ☐ Unreifezeichen (fehl. Fußsohlenfurchung, klaffende Schamlippen, Hodenhochstand, unreife Nägel, unreife Ohrmuschel)
- ☐ Übertragungszeichen („Waschfrauenhände", überragende Nägel)

Haut

- ☐ auffällige Blässe
- ☐ Cyanose
- ☐ verstärkter oder verlängerter Ikterus
- ☐ Hämangiom
- ☐ Pigmentanomalie
- ☐ Ödem
- ☐ Exsikkose
- ☐ Fistel (Dermalsinus)
- ☐ Hautverletzung
- ☐ Kephalhämatom

Brustorgane

Hals/Herz

- ☐ Stridor
- ☐ Struma
- ☐ Herzgeräusch
- ☐ Herzaktion beschleunigt (> 150/Min.), verlangsamt (< 90/Min.), unregelmäßig
- ☐ Femoralispuls fehlt

Lunge

- ☐ path. Auskultationsbefund
- ☐ Dyspnoezeichen (z. B. thorakale Einziehungen)
- ☐ Atemfrequenzstörung (< 30/Min., > 50/Min.)

Bauchorgane

- ☐ Meteorismus
- ☐ Nabelveränderung
- ☐ Hernie re/li
- ☐ Lebervergrößerung
- ☐ Milzvergrößerung
- ☐ Anus abnorm
- ☐ anderer path. Befund

Geschlechtsorgane

- ☐ Hodenhochstand re/li
- ☐ andere Anomalie (z. B. Hypospadie, Klitorishypertrophie, Hymenalatresie)

Skelettsystem

Schädel

(**bitte** Schädelumfang in Diagramm **eintragen**)

- ☐ Mikrocephalie
- ☐ Makrocephalie
- ☐ auffällige Kopfform
- ☐ Fontanelle geschlossen oder vorgewölbt

Brustkorb/Wirbelsäule

- ☐ Schlüsselbeinbruch re/li
- ☐ Fehlhaltung
- ☐ Deformierung
- ☐ Spaltbildung

Hüftgelenke

- ☐ Ortolani-Zeich. pos. re/li
- ☐ andere Dysplasiezeich. re/li

Gliedmaßen

- ☐ abn. Gelenkbeweglichkeit
- ☐ Fehlbildung
- ☐ Fehlhalt. od. Deformierung (z. B. Klumpfuß, Hackenfuß, Sichelfuß)
- ☐ Fraktur

Sinnesorgane

Augen

- ☐ Motilitätsstörung (z. B. Nystagmus, Sonnenuntergangsphänomen, Pupillenreflexe fehlen)
- ☐ Anomalie (z. B. Katarakt, Mikro-/Makro-Ophthalmie, Kolobom)

Mund

- ☐ Lippen-Kiefer-Gaumenspalte
- ☐ große Zunge

Nase

- ☐ Nase undurchgängig re/li

Ohren

- ☐ Fehlbildung des Ohres

Motorik und Nervensystem

- ☐ Hypotonie (z. B. verminderter Beugertonus, geringer Widerstand gegen passive Bewegungen, auffälliger Schulterzugreflex: beim langsamen Hochziehen an den Händen keine Armbeugung – im Sitzen fehlt kurze Kopfbalance)
- ☐ Hypertonie (z. B. verstärkter Widerstand gegen passive Bewegungen, Opisthotonus)
- ☐ Apathie (z. B. schwacher Saugreflex, unvollständige Moro-Reaktion, pathologischer Fluchtreflex: kein Zurückziehen der Beine beim Kneifen in die Fußsohle, wimmerndes Schreien)
- ☐ Übererregbarkeit (z. B. starke Myoklonien, „Zittern" bei Moro-Reaktion, schrilles Schreien, Bewegungsunruhe)
- ☐ konstante Asymmetrie von Tonus, Bewegungen, Reflexen
- ☐ Periphere Lähmung (z. B. Facialis, Plexus brachialis)

Labor

- ☐ Fersenblut für TSH-Test entnommen

Ⓒ Ergänzende Angaben

- ☐ Guthrie-Test durchgeführt
- ☐ BCG-Impfung durchgeführt
- ☐ Rachitis/Fluoridprophyl. besprochen

Abb. 7.1. Dokumentationsbogen zur Vorsorgeuntersuchung U_2 (3.–10. Lebenstag)

Bitte – **falls zutreffend** – die auffälligen Befunde bzw. Angaben **ankreuzen** **U6**

Ⓐ Erfragte Befunde

- ☐ Krampfanfälle
- ☐ Schwierigkeiten beim Trinken und Essen, Erbrechen, Schluckstörungen
- ☐ abnorme Stühle
- ☐ Miktionsstörungen (z. B. Windeln nie trocken, kein Wasserlassen im Strahl)
- ☐ gehäufte Infektionen
- ☐ Blickkontakt fehlt
- ☐ verzögerte Sprachentwicklung (keine Silbenverdoppelung wie da-da)
- ☐ Reaktion auf leise Geräusche fehlt
- ☐ Stereotypien (z. B. rhythm. Kopfwackeln)

Ⓑ Erhobene Befunde

Körpermaße
(**bitte** in das Somatogramm **eintragen**)

- ☐ Untergewicht
- ☐ Übergewicht

Haut

- ☐ auffällige Blässe
- ☐ Cyanose
- ☐ Pigmentanomalie
- ☐ Hämatom
- ☐ ernste Verletzungsfolge
- ☐ chron. entzündliche Hautveränderung

Brustorgane

Hals/Herz

- ☐ Struma
- ☐ Herzgeräusch
- ☐ Herzaktion beschleunigt, verlangsamt, unregelmäßig
- ☐ verlagerter oder hebender Herzspitzenstoß
- ☐ Femoralispuls fehlt

Lunge

- ☐ path. Auskultationsbefund
- ☐ Dyspnoezeichen (z. B. thorakale Einziehungen)

Bauchorgane

- ☐ Hernie re/li
- ☐ Lebervergrößerung
- ☐ Milzvergrößerung
- ☐ anderer path. Befund

Geschlechtsorgane

- ☐ Hodenhochstand re/li
- ☐ andere Anomalie (z. B. Hydrocele, Hypospadie, Hymenalatresie)

Skelettsystem

- ☐ Rachitische Zeichen

Schädel

(**bitte** Schädelumfang in Diagramm **eintragen**)

- ☐ auffälliger Kopfumfang
- ☐ auffällige Kopfform

Brustkorb/Wirbelsäule

- ☐ eingeschränkte Beweglichkeit der Wirbelsäule
- ☐ Fehlbildung oder Fehlhaltung

Hüftgelenke

- ☐ Dysplasie- oder Luxationszeichen re/li

Gliedmaßen

- ☐ Fehlbildung oder Fehlhaltung

Sinnesorgane

Augen

- ☐ Fixieren und/oder Blickverfolgung fehlt
- ☐ Motilitätsstörung
- ☐ Pupillenreflexe fehlen
- ☐ Schielen re/li
- ☐ Anomalien (z. B. Katarakt, Mikro-/Makro-Ophthalmie – oberer Grenzwert für Hornhautdurchmesser 11 mm, Kolobom)

Ohren

- ☐ Hörreaktion fehlt re/li (keine Kopfwendung zur Geräuschquelle seitlich hinter dem Kopf)

Motorik und Nervensystem

- ☐ Koordiniertes Krabbeln auf Händen und Knien fehlt
- ☐ Hochziehen zum Stehen fehlt
- ☐ freier Sitz mit geradem Rücken und locker gestreckten Beinen fehlt
- ☐ gezieltes Greifen mit Daumen und Zeigefinger fehlt
- ☐ Bewegungsarmut (auch einzelner Extremitäten, z. B. nur der Beine)
- ☐ Bewegungsunruhe (einschließlich Tremor, auffälliger Tonuswechsel, auffällige Schreckhaftigkeit)
- ☐ konstante Asymmetrie von Tonus, Bewegungen, Reflexen
- ☐ Hypotoniezeichen
- ☐ Hypertoniezeichen

© Ergänzende Angaben

- ☐ keine altersgem. Ernährung
- ☐ Rachitis/Fluoridprophyl. nicht fortgeführt
- ☐ Schutzimpfungen nicht durchgeführt
- ☐ Eltern unzufrieden mit Entwicklung und Verhalten des Kindes, weil: __________ __________
- ☐ seit letzter Früherkennungsuntersuchung entwicklungsgefährdende Erkrankung oder Operation, welche: __________ __________
- ☐ Bedeutung der Röteln-Prophylaxe besprochen und Impfung empfohlen

Abb. 7.2. Dokumentationsbogen zur Vorsorgeuntersuchung U_6 (10.–12. Lebensmonat)

Bitte – **falls zutreffend** – die auffälligen Befunde bzw. Angaben **ankreuzen**

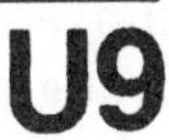

Ⓐ Erfragte Befunde

- ☐ Eltern besorgt über Entwicklung des Kindes
- ☐ Krampfanfälle (Fieberkrämpfe!)
- ☐ gehäufte längerdauernde Infektionen
- ☐ Sprachstörungen (deutl. Fehler in Grammatik und/oder Satzbildung)
- ☐ Aussprachestörungen (z. B. Stammeln, Stottern, Poltern)
- ☐ Sprachverständnis (versteht häufig nicht, wenn ihm etwas gesagt wird)
- ☐ Verhaltensauffälligkeiten (z. B.
  - eingeschränkte Blasen- und Darmkontrolle,
  - ausgeprägte Ein- u. Durchschlafstörungen,
  - Störungen des Sozialverhaltens (Agressivität, keine Freunde, spielt nicht mit Gleichaltrigen),
  - kann sich nicht anziehen,
  - spielt nicht planvoll und ausdauernd)
- ☐ auffällige motorische Ungeschicklichkeit (z. B. beim Ballspiel, Laufen, Springen)
- ☐ malt/bastelt nicht oder ungern
- ☐ Atemnot in Ruhe und/oder bei Belastung

Ⓑ Erhobene Befunde

Körpermaße

(bitte in das Somatogramm **eintragen)**

- ☐ Untergewicht
- ☐ Übergewicht
- ☐ Minderwuchs
- ☐ Hochwuchs

Haut

- ☐ Pigmentanomalie
- ☐ Hämatome
- ☐ ernste Verletzungsfolge
- ☐ chron. entzündliche Hautveränderung (z. B. bei atopischer Dermatitis)

Brustorgane

Hals/Herz

- ☐ Struma
- ☐ lageunabh. Herzgeräusch
- ☐ Rhythmusstörung

Lunge

- ☐ path. Auskultationsbefund

Bauchorgane

- ☐ Hernien
- ☐ Lebervergrößerung
- ☐ Milzvergrößerung
- ☐ anderer path. Befund

Geschlechtsorgane

- ☐ Hodenhochstand re/li
- ☐ Varikozele re/li
- ☐ Phimose
- ☐ Auffälligkeiten am äußeren weiblichen Genitale

Harn

- ☐ auffälliger Harnbefund (Mehrfachteststreifen)

Skelettsystem

Brustkorb/Wirbelsäule

- ☐ Fehlbildung oder Fehlhaltung (z. B. Skoliose, Beckenschiefstand)

Gliedmaßen

- ☐ unphysiol. X-Beine oder O-Beine, Frage: Schuhwerk richtig? (Zwischen Großzehe und Schuhkappe mind. 1 cm Abstand, biegsame Sohle)

Sinnesorgane

Augen

- ☐ Schielen re/li
- ☐ auffällige Kopfhaltung beim Fixieren
- ☐ Sehschwäche re/li (monokulare Sehprüfung mit Bildtafeln oder Sehtest)
- ☐ auffälliger Stereotest

Mund

- ☐ Karies
- ☐ Kiefer- und/oder Zahnstellungsanomalie

Nase

- ☐ behinderte Nasenatmung

Ohren

- ☐ beeinträchtigtes Hörvermögen re/li (Hörtest)

Motorik und Nervensystem

- ☐ Gangasymmetrie
- ☐ Hüpfen auf einem Bein mind. dreimal re/li unsicher
- ☐ Gehen auf einer Linie von 2 m Ferse zu Zehe mehr als 3 Abweichungen
- ☐ reduzierte Muskelkraft (Arm re/li, Bein re/li)
- ☐ Patellarsehnenreflex fehlend oder auff. Seitendiff.
- ☐ Abzeichnen von Kreis, Quadrat und Dreieck von Vorlage auffallend fehlerhaft

Ⓒ Ergänzende Angaben

- ☐ Fluoridprophyl. nicht fortgeführt
- ☐ Schutzimpfungen unvollständig
- ☐ Tuberkulinprobe durchgeführt
- ☐ negativ
- ☐ positiv
- ☐ BCG-geimpftes Kind
- ☐ seit letzter Früherkennungsuntersuchung entwicklungsgefährdende Erkrankung oder Operation, welche: ______

______

Abb. 7.3. Dokumentationsbogen zur Vorsorgeuntersuchung U_9 (60–64. Lebensmonat)

Impfungen. Die Durchführung von Impfungen im Kindesalter gehört zu den selbstverständlichen allgemeinärztlichen Tätigkeiten in dieser Altersgruppe. Wichtig ist hier auch eine angemessene ***Impfberatung*** der Eltern. Diese ist heute als eine wesentliche und anspruchsvolle Aufgabe anzusehen, da in weiten Bevölkerungskreisen der Sinn vieler Impfungen generell in Frage gestellt wird.

Bei systematischer Betrachtung von präventiven Maßnahmen (s. Kap. 8) dienen Impfungen der ***primären Prävention***, d.h. der Krankheitsvorbeugung im engeren Sinne. Zeitpunkt und Indikationen einzelner Impfungen lassen sich aktuellen Impfplänen – ein Beispiel zeigt Abb. 7.4 – entnehmen. Bezüglich der Nebenwirkungen und Kontraindikationen sowie der jeweiligen Impftechnik muß auf pädiatrische bzw. mikrobiologische Standardwerke verwiesen werden.

Alter \ gegen	Tuberkulose	Diphtherie	Wundstarrkrampf	Keuchhusten	Haem. infl. B (HiB)	Polio (Kinderlähmung) Schluckimpfung	Masern	Mumps	Röteln		Bemerkungen
ab 1. Lebensw.	●										Bei Kindern, die älter als **6 Wochen** sind, ist ein **Tuberkulintest** zuvor erforderlich
3 Monate 4 Monate 5 Monate		● ○ ●	● ○ ●	○ ○ ○	● ○ ●	● ●					Kombinations-Impfstoff. Enthält er die ○ = **Keuchhusten**-Komponente, dann in monatlichem Abstand impfen
Beginn des 2. Lebensj.					●						oder zugleich mit Masern/Mumps/ Röteln
mit 15 Mon.					□		●	●	●		□ = HiB **nur**, wenn 3. Impfung noch nicht erfolgt ist
Mitte des 2. Lebensj.		●	●	○		●					○ = Keuchhusten-Auffrischimpfung **nur**, wenn die Impfung im 1. Lebensjahr begonnen wurde
im 6. Lebensjahr als Schulanfänger		▲	●								▲ = ab **5 Jahre** Lebensalter Auffrischimpfungen und evtl. nachzuholende Grundimpfungen nur mit „d"-Impfstoff (5 I.E.)
mit 10–11 Jahren						●					
im 5. Schuljahr									T		Rötelntest für Mädchen. Wenn negativ, Rötelnimpfung
mit 16–17 Jahren		▲	●								
Später									●		Für **Frauen** bei Einstellung in Berufe mit Röteln-Risiko (Lehrerinnen, Erzieherinnen, Kinderkrankenschwestern u. a.)

Auffrisch-Impfungen

gegen **Tetanus**	alle 10 Jahre (bei wenigstens 3 vorangegangenen Injektionen nur **eine Injektion!**)
gegen **Diphtherie**	alle 10 Jahre (wie bei Tetanus)
gegen **Poliomyelitis**	alle 10 Jahre (ohne Altersbegrenzung)

Abb. 7.4. Empfohlener Impfplan des Gesundheitsamtes Hannover (Stand April 1991)

Sonstige Maßnahmen. Weitere Maßnahmen der primären Prävention im Kindesalter sind

- Einleitung und Überwachung der Rachitis- und Kariesprophylaxe (Vitamin D, Fluoridpräparate),
- Ernährungs- und Diätmaßnahmen,
- Unfallverhütungsmaßnahmen (z.B. Hinweis auf offene Steckdosen beim Hausbesuch, Gefäße mit heißem Wasser auf erreichbarer Tischdecke u.v.m.),
- Verordnung geeigneter Kurmaßnahmen (Klimakuren, Mutter-Kind-Kuren, Kuren bei spezifischen Indikationen),
- Angebot von Beratung und Hilfen bei dem Bekanntwerden schwerwiegender psychosozialer Belastungen.

Diagnostik und Therapie körperlich kranker Kinder

Die häufigsten körperlichen ***Symptome*** die zu ärztlichen Konsultationen führen, sind:

- Fieber
- Erbrechen
- Durchfall
- Schmerzen (besonders im Bauch- und Kopfbereich)
- Ekzeme und Exantheme
- Unfälle (z.B. Verletzungen, Vergiftungen, Aspiration und Verschlucken von Fremdkörpern)

Die häufigsten ***Erkrankungen*** im Kindesalter sind

- Infekte der oberen Atemwege
- Durchfallerkrankungen
- Exantheme

Akute Appendizitis, Phimose und Maldeszensus testis sind die häufigsten Krankheitsbilder, die kinderchirurgischer Behandlung bedürfen.

Der ***Krankheitsverlauf*** ist bei Kindern gegenüber Erwachsenen durch eine stärkere Dynamik gekennzeichnet, d.h. daß sich einerseits die Symptome heftiger und ausgeprägter darstellen, andererseits auch die Rückbildung bis hin zur Beschwerdefreiheit meist schneller verläuft.

Wegen der – besonders bei Kleinkindern – geringeren physiologischen Reserven (vor allem im Hinblick auf den Wasser- und Elektrolythaushalt) müssen Diagnose und entsprechende Therapie *zügiger* erfolgen als beim Erwachsenen. Häufig sind ***Kontrolluntersuchungen*** in kurzen Abständen (z.B. Morgen- und Abendsprechstunde oder 2 Hausbesuche am selben Tag) notwendig. Bei Säuglingen und Kleinkindern ist grundsätzlich immer eine vollständige körperliche Untersuchung anzustreben.

Wenn die Diagnose allgemeinärztlich nicht ausreichend zweifelsfrei zu stellen ist oder Unklarheiten in bezug auf die einzuleitende Therapie bestehen, sollte eine rasche ***Weiterverweisung*** in fachpädiatrische Behandlung erfolgen.

Bei offensichtlich harmloser Erkrankung ist die Beruhigung der oft verängstigten Eltern ein wichtiger Therapiebestandteil, da sich die Angst von den Eltern auf das Kind überträgt und so weitere Diagnostik und Therapie erheblich erschweren kann.

Diagnostik und Therapie psychisch kranker Kinder

Das Auftreten psychischer Probleme und Verhaltensauffälligkeiten in der Kindheit steht in enger Beziehung zu Familienklima und -struktur (Geborgenheit, zeitintensive Zuwendung, geistige Anregung, Möglichkeiten zu Einordnung und sozialer Rollenübernahme). In späteren Phasen werden zusätzlich außerfamiliäre Einflüsse wirksam (erste Freunde, Kindergarten, Schule).

Familiäre Disharmonien oder gar eine Zerrüttung der Familie im Sinne eines ***„broken home“*** (häufige Streitigkeiten, Alkohol und damit verbundene soziale Probleme, Ehescheidung, wirtschaftliche Nöte) können zu schweren psychischen Fehlentwicklungen der betroffenen Kinder führen. Oft kann bzw. muß der Allgemeinarzt bei Kontakten mit der Familie – aus nicht auf das Kind hin bezogenen Anlässen (z.B. Hausbesuche bei Erkrankung der Eltern) – auf die schwierige Situation der Kinder aufmerksam werden.

Nicht selten verbergen sich auch in der Sprechstunde hinter körperlichen Problemen des Kindes – häufig von den Eltern vorgetragen – psychische bzw. soziale Ursachen.

Hinweise auf psychosoziale Probleme im Kindesalter:
- **Auffallend häufig einfache Unfälle**
- **Schulschwierigkeiten**
- **Anzeichen einer gestörten Mutter-Kind-Beziehung in der Sprechstunde und beim Hausbesuch**
- **Verhaltensauffälligkeiten wie extreme motorische Unruhe**
- **Starke Abwehr bei einfachen ärztlichen Untersuchungen**
- **Auffallende allgemeine Ängstlichkeit**

Zunächst ist hier ein verständnisvolles Eingehen auf alle Probleme notwendig und gefordert, wobei kinderpsychologische Grundkenntnisse hilfreich sind. Eine eingehende Kenntnis des näheren und weiteren psychosozialen Umfeldes der Familie macht es in vielen Fällen möglich, realistische Hilfen und Lösungen anzubieten. Bei schwerwiegenderen Konfliktsituationen und Erkrankungen ist die enge Zusammenarbeit mit kinderpsychologischen und -psychiatrischen Einrichtungen nötig. Andererseits lassen sich eine Reihe auch schwerer Konfliktsituationen durch verständnisvolle Gespräche mit Kindern und Eltern oft relativ einfach lösen.

Eine zu frühe Ausweitung diagnostischer und therapeutischer Maßnahmen bei harmlosen Fehlentwicklungen mit hoher spontaner Rückbildungstendenz birgt die Gefahr einer Symptomverfestigung in sich.

Sehr ernst zu nehmen sind jedoch in jedem Fall alle Anzeichen von ***Kindesmißhandlungen*** und ***Verwahrlosung***. Diese können sich u.a. in folgenden Formen äußern:

- Allgemeine Vernachlässigung mit Kommunikationsdefizit und Behinderung der körperlichen, seelischen und geistigen Entwicklung
- Fehl- oder Mangelernährung mit Beeinträchtigung des Gedeihens bis hin zum Wachstumsstillstand
- Gewaltsame körperliche oder seelische (Einsperren, Bedrohung) Schädigung
- Sexueller Mißbrauch

Hinweise auf Kindesmißhandlungen ergeben sich aus typischen körperlichen Verletzungen: Hämatome, Verbrennungen oder Prellmarken finden sich vorzugsweise an den Außenseiten der Arme, im Gesicht und in der vorderen seitlichen Region des behaarten Kopfes, ferner seitlich am Brustkorb sowie in der Gesäßregion und am Rücken. Typisch sind dabei gleichzeitige Prellmarken an Rücken und Schädel oder im Gesichts-/Schädelbereich, für die ein entsprechender Verletzungshergang nicht sinnvoll angegeben wird oder gar nicht möglich ist.

Bei ***sexuellen Mißhandlungen*** finden sich Hämatome im Genital-, Gesäß- und Oberschenkelbereich, mitunter auch Bißspuren und andere Verletzungen. Auch (rezidivierende) kindliche Infektionen im Anal- und Urogenitalbereich können ihre Ursache im sexuellen Mißbrauch der Kinder haben.

Häufig liegen auch auffallende ***dissoziale Verhaltensweisen*** vor (sich vor den Eltern verstecken oder Einschließen, extreme Scheu vor Erwachsenen) und/oder ein körperlicher, geistiger und seelischer Entwicklungsrückstand gegenüber gleichaltrigen Kindern vor.

Große Bedeutung kommt einer ***exakten körperlichen Untersuchung*** und der Dokumentation der Befunde zu. Da die Verletzungen erheblich sein können (z.B. intrakranielle Blutungen durch Schütteltraumata beim Säugling und Kleinkind, Blutungen im Ohr oder am Auge) ist eine weiterführende – auch stationäre – Diagnostik in vielen Fällen angezeigt. Diagnostisch wegweisend ist der Nachweis von metaphysären Absprengungen, da diese bei anderen Verletzungsmechanismen so gut wie nie beobachtet werden. Damit sind umfassende Röntgenaufnahmen der betroffenen Körperregionen indiziert.

Wo irgend möglich, sollte versucht werden, den Familien und dem Kind unter Einschaltung entsprechender Institutionen oder spezieller Beratungsstellen (Ehe-, Familien- und Erziehungsberatung, ggf. Jugendamt bzw. Familienhilfe) zu helfen.

Sofern es sich um Familien handelt, die dem Hausarzt bekannt sind (Kindesmißhandlungen werden allerdings vielfach im Notdienst offenkundig), sollte zunächst selbst das Gespräch mit der betroffenen Familie gesucht werden.

Langzeitbetreuung chronisch kranker Kinder und Hilfestellung bei psychosozialen Problemen

Die Langzeitbetreuung chronisch kranker Kinder (angeborene Fehlbildungen, geistige Behinderungen, Anfallsleiden, spastische Lähmung, Stoffwechselstörungen u.a.) erfordert zum einen eine stete medizinische Behandlung und Überwachung in enger Zusammenarbeit mit pädiatrischen Facheinrichtungen und zum anderen ein starkes Engagement hinsichtlich der psychosozialen Krankheitsfolgen.

Die psychische Führung eines betroffenen Kindes, das erst im Laufe des Älterwerdens voll die Bedeutung seiner Beeinträchtigungen und Behinderungen begreift, ist gleichermaßen zeitintensiv wie anspruchsvoll. Stets müssen die Eltern bzw. die ganze Familie voll in den Beratungs- und Therapieplan mit einbezogen und durch geeignete sozialmedizinische Maßnahmen entlastet werden. In dieser Hinsicht sollte der Allgemeinarzt die Rolle eines ***Initiators und Koordinators*** übernehmen und auch bei der gleichzeitigen Behandlung durch Spezialärzte und Klinikambulanzen stets weitmöglichst informiert sein.

Weitere notwendige Maßnahmen können die Verordnung von Rehabilitationsmaßnahmen und Hilfsmitteln, Hilfe beim Erlangen eines Schwerbehindertenausweises, das Einschalten von Gesundheitsamt und Sozialbehörden bzw. Integration von karitativen und kommunalen Hilfseinrichtungen, die Anregung zur Teilnahme an Selbsthilfegruppen für betroffene Eltern u.a. sein.

7.1.2 Jugendliche

Die Spanne des Jugendlichen umfaßt bei exakter Definition das 15.–18. Lebensjahr. Zwischen Kindheit und Jugend besteht jedoch in vielerlei Hinsicht ein fließender Übergang, der etwa im Altersbereich des 13. und 14. Lebensjahres anzusiedeln ist. Der Jugendliche durchläuft die Pubertät mit ihren körperlichen, seelischen und sozialen Auswirkungen und wächst zur Körpergröße und Leistungsfähigkeit des Erwachsenen heran.

Dabei sind vor allem in psychosozialer Hinsicht eine Vielzahl von Aufgaben zu bewältigen. Die positive Bewältigung sog. ***Entwicklungsaufgaben*** ermöglicht dem Jugendlichen schließlich die Ausbildung einer eigenständigen Identität und Persönlichkeit.

Wichtige Entwicklungsaufgaben sind z.B.:

- Akzeptieren der eigenen körperlichen Erscheinung und effektive Nutzung des eigenen Körpers (Körpermanagement)
- Erwerb der männlichen bzw. weiblichen Geschlechtsrolle
- Gewinnung emotionaler Unabhängigkeit von den Eltern und anderen Erwachsenen.

Präventive Maßnahmen im Jugendalter

An erster Stelle präventiver Maßnahmen bei Jugendlichen steht die ärztliche Untersuchung nach dem ***Jugendarbeitsschutzgesetz***, die vor der Aufnahme einer Berufstätigkeit durchgeführt werden muß. Anhand der Untersuchung wird dem Jugendlichen bescheinigt, für welche Berufe er nicht geeignet ist. Die Untersuchung umfaßt eine gründliche allgemeine Anamnese und körperliche Untersuchung, zusätzlich Hör- und Sehtest (mit Farbtüchtigkeit) sowie eine Urinuntersuchung. Eine entsprechende Nachuntersuchung nach dem 1. Berufsjahr ist obligat. Bei auffälligen Befunden werden entsprechende Nachuntersuchungen angeordnet. Die Untersuchungen nach dem Jugendarbeitsschutzgesetz haben zusätzlich Bedeutung für die Aufdeckung bisher unbekannter krankhafter Befunde mit der Möglichkeit ergänzender Frühdiagnostik und Frühtherapie (sekundäre Prävention).

Wichtige präventive Aufgaben ergeben sich für den Allgemeinarzt bei der frühzeitigen ***Gesundheitsberatung*** von Jugendlichen. Bereits in diesem Alter verfestigen sich Lebens- und Ernährungsgewohnheiten, deren gesundheitsschädigende Auswirkungen sich im mittleren und höheren Erwachsenenalter manifestieren.

So haben Studien zur Raucherentwöhnung gezeigt, daß der Widerstand gegen ein Aufgeben des Rauchens bzw. das Rückfallrisiko des Ex-Rauchers deutlich von einem lebensgeschichtlich frühen Beginn des Rauchens bestimmt wird. Bei Reihenuntersuchungen konnten bereits bei Schulkindern und Jugendlichen leicht erhöhte Blutfett- bzw. Cholesterinwerte nachgewiesen werden.

Durch Anregungen für eine sinnvolle Freizeitgestaltung sollte einem übermäßigen Fernseh- und Videokonsum bzw. einer Fixierung auf Video- bzw. Computerspiele entgegengewirkt werden. Vielfach sind einseitige Interessen in diesem Bereich Ausdruck einer ausgeprägten Kontaktarmut und einer Abwendung von der Alltagsrealität, die durch die genannten Betätigungen dann weiter verstärkt werden. Diese Zusammenhänge sollten dem Jugendlichen zumindest ansatzweise bewußt gemacht werden.

Auch in Fragen der Empfängnisverhütung und der Übertragung von Geschlechtskrankheiten bzw. der Immunschwächekrankheit Aids sollte der Allgemeinarzt kompetent sein: Gerade für männliche Jugendliche ist er möglicherweise der einzige ohne größere Schwellenängste erreichbare professionelle Ansprechpartner.

Diagnostik und Therapie körperlich und seelisch kranker Jugendlicher

In dieser Altersgruppe sind Husten, Fieber und Infekte der oberen Luftwege die häufigsten Patientenanliegen. Diagnostik und Therapie dieser akuten Krankheitsbilder unterscheiden sich nicht wesentlich von der „Erwachsenenmedizin“, so daß auf die in den entsprechenden Kapiteln dieses Buches angegebenen Richtlinien verwiesen werden kann.

Verhaltensauffälligkeiten und psychische Störungen des Kindesalters können in dieser Altersgruppe schließlich in die Manifestation von Neurosen und Psychosen münden, wobei neben endogenen Faktoren der ***Familie*** sowohl bei der Entstehung als auch bei der Behandlung psychischer Krankheiten und Störungen eine entscheidende Bedeutung zukommt (z.B. sollte beim Auftreten einer Anorexia nervosa bei einer Jugendlichen immer an die frühzeitige Einleitung einer Familientherapie gedacht werden).

Zwar wurde in der Entwicklungspsychologie die Vorstellung von einem immer krisenhaften Erleben der Entwicklungsphasen des Jugendalters (s.o.)

inzwischen im Sinne doch mehr allmählicher Übergänge korrigiert, aber dennoch sind psychosoziale Krisensituationen nicht selten und für das Jugendalter typisch.

Meistens suchen Jugendliche in Krisensituationen den Allgemeinarzt nicht gezielt wegen psychosozialer Lebensprobleme, sondern wegen akuter körperlicher Erkrankungen auf. Hier kann versucht werden, eine vertrauensvolle Beziehung zum Jugendlichen aufzubauen, oder – sofern noch aus der Kindheit vorhanden – zu festigen. Es ist bereits viel gewonnen, wenn sich ein potentiell gefährdeter Jugendlicher im Falle akuter Konflikte oder Krisensituationen (s.u.) an den Hausarzt wendet.

Hier sollte auch bei an den Hausarzt herangetragenen Wünschen nach Medikamenten und Psychotherpie zunächst im Rahmen der ärztlichen Beratung das Vorliegen bedrohlicher Aspekte (Suizidabsichten, Alkohol-, Drogen- und Medikamentenmißbrauch) geprüft und eine abwartende Haltung eingenommen werden. Eine zu frühe Ausweitung von Diagnostik und Therapie birgt auch hier die Gefahr einer Symptomausweitung und -verfestigung in sich.

Langzeitbehandlung chronisch kranker Jugendlicher und Hilfestellung bei psychosozialen Problemen

Die Häufigkeit chronisch kranker Jugendlicher liegt bei ungefähr 10 %. An erster Stelle steht das Asthma bronchiale, gefolgt von angeborenen und erworbenen Behinderungen im Muskuloskeletalbereich, Behinderungen im Bereich des zentralen Nervensystems (Epilepsie, Zerebralparese), Stoffwechselstörungen u.a.

Die Aufgaben des Allgemeinarztes umfassen die kontinuierliche Therapie, psychosoziale Betreuung und Einleitung sowie Koordination rehabilitativer Maßnahmen. Vor allem primär ***körperliche Behinderungen*** können beim Jugendlichen zu starken Konflikten zwischen dem Wunsch nach Erwerb einer altersentsprechenden Autonomie und der Unselbständigkeit und Abhängigkeit, die sich aus der Behinderung ergibt, führen. Hier gilt es auch, Tendenzen im Sinne einer Überbehütung durch Eltern und Geschwister zu erkennen und ihnen ggf. entgegenzuwirken.

Der Jugendliche sollte soweit möglich als eigenständige Persönlichkeit akzeptiert und bei Wünschen nach beruflicher Rehabilitation und Eingliederung unterstützt werden, auch wenn ihn diese teilweise aus der familiären Fürsorge herausführen.

Dies macht im allgemeinen eine enge Zusammenarbeit mit den entsprechenden Spezialdisziplinen und Sozialdiensten notwendig. Im Zusammenwirken mit den Eltern bzw. der Familie, Schulen, Ausbildungsstätten, Sozialdiensten, karitativen und kommunalen Hilfsorganisationen und spezifischen Therapie- und Rehabilitationseinrichtungen sollten alle Lösungs- und Verbesserungsmöglichkeiten im Sinne eines individuell erreichbaren Optimums voll ausgeschöpft werden.

7.1.3 Alte Menschen

Die Betreuung alter Menschen ist eine der wichtigsten Aufgaben des Allgemeinarztes. Jeder 2.–3. Patient einer Hausarztpraxis ist 65 Jahre oder älter; und rund 40 % der Hausarzttätigkeit (mit Hausbesuchen) entfällt auf diese Altersgruppe.

Im allgemeinen Sprachgebrauch beginnt das „Alter" mit Erreichen der ***„Altersgrenze"***, die bei 65 Jahren liegt. Genauer definiert es die WHO: alternde (50–60), ältere (61–75), alte (76–90), sehr alte (91–100) und langlebige Menschen (über 100 Jahre).

Während dieser Lebensphase erreichen die bereits früher einsetzenden degenerativen Veränderungen der Organe (Umwandlung von Parenchym in Bindegewebe, Elastizitätsverlust, Abnahme des Wasser- und Zunahme des Fettgehaltes etc.) jenes Ausmaß, welches zu merkbaren funktionellen Einschränkungen führt.

In psychosozialer Hinsicht ergeben sich ***für das Alter*** folgende ***Entwicklungsaufgaben:***

- Akzeptieren des eigenen Lebens
- Mit schwingenden Körperkräften haushalten
- Eine Haltung zum Sterben entwickeln

Damit stellt sich – allerdings zumeist erst dem Hochbetagten – im seelischen Bereich die Aufgabe, einen Übergang von einer aktiven, zukunftsorientierten Lebensgestaltung hin zu einer äußerlich ruhigen Verinnerlichung mit Begreifen und Annahme vielfältiger Verluste und der Vorstellung des sich nähernden Todes zu vollziehen. Auf diese Herausforderungen reagieren viele Menschen jedoch auch mit Resignation und Depression – nicht selten bis hin zum Alterssuizid.

Entsprechend kommt ***präventiven Maßnahmen*** im Alter gerade auch im Hinblick auf die psychischen und sozialen Auswirkungen von Einschränkungen, Behinderungen und Krankheit eine große Bedeutung zu.

Auch einfache präventive Maßnahmen, wie Ernährungsberatung, Anhalten zu ausreichender Trinkmenge, Anregung zu geistiger und körperlicher Aktivität, Ausräumen von Vorurteilen über Sexualität im Alter u.a. werden bei alten Menschen oft nicht ausreichend bedacht.

Daneben ergeben sich vielfältige Möglichkeiten einer sekundären und tertiären Prävention bzw. zur geriatrischen Rehabilitation. Durch die Aufdeckung von Funktionsdefiziten (z.B. Schwerhörigkeit) und die Verordnung bzw. Vermittlung von Hilfsmitteln oder gezielten Trainingsmaßnahmen lassen sich Folgekrankheiten und Störungen verhindern oder abmildern (z.B. Anpassung eines Hörgerätes → Verhinderung von z.T. paranoiden Fehlentwicklungen). Besonders auch im sozialen Bereich können durch den Einsatz von Hilfsmitteln körperliche, seelische und kognitive Einschränkungen ausgeglichen und die Teilnahme an einem normalen Sozialleben ermöglicht werden.

Diagnostik und Therapie akuter somatisch und psychisch Kranker
Sowohl auf körperlichem als auch auf psychischem Gebiet gibt es keine eigenständigen „Alterskrankheiten", also keine Krankheitsbilder, die nicht auch bei jüngeren Erwachsenen auftreten können und bekannt wären. Beachtet werden muß, daß wichtige Symptome (z.B. Fieber bei Infektionen, Abwehrspannung bei akuten abdominellen Prozessen, auffällige Beeinträchtigung der vitalen Funktionen bei Depressionen etc.) im Alter vermindert ausgeprägt sein oder sogar fehlen können. Diagnostik, Therapie bzw. Weiterleitung in fachspezifische Behandlung oder Krankenhauseinweisung erfolgen nach den folgenden Leitlinien.

Allgemeine Gesichtspunkte der *Diagnostik* im Alter. Bei akuter Verschlechterung des Allgemeinzustands, einer bestehenden Krankheitssymptomatik oder beim Auftreten einer neuen diagnostisch zunächst unklaren Situation im Alter müssen grundsätzlich folgende allgemeine differentialdiagnostische Möglichkeiten erwogen werden:

- Medikamenten-Nebenwirkungen:
  - Nebenwirkungen selbstverordneter Medikamente
  - Selbstmedikation (z.B. Abführmittel, Kardiaka,Vitaminüberdosierung)
  - Fremdmedikation (z.B. dem Hausarzt nicht bekannte Therapie durch andere Fachkollegen, wie Glaukombehandlung durch den Augenarzt, Doppeltherapie Hausarzt/Internist, Verordnungen durch Orthopäden u.ä.)
- Verändertes Eß- oder Trinkverhalten (z.B. einseitige Ernährung, Eiweißmangel, unzureichende Flüssigkeitszufuhr)
- Sucht (Alkohol, Medikamente, Koffein)
- Zustand nach Sturz mit möglichen Knochenfrakturen (oft geringfügiger ausgeprägte Symptomatik im Alter, z.B. distaler Radius, subkapitaler Humerus, Schenkelhals)
- Zustand nach zerebraler Ischämie
- Psychosoziale Beeinträchtigung (Auseinandersetzungen mit Angehörigen, Änderung der äußeren Lebensumstände, Tod Nahestehender u.ä.)
- Depression

Als symptomatisch „stumm" können im Alter verlaufen:

- Myokardinfarkt
- Perforation eines abdominellen Hohlorgans (Appendix)
- Pneumonien
- Auch Schilddrüsenfunktionsstörungen zeigen keineswegs immer die klassische Symptomatik.
- Depressionen: die klassische Symptomatik kann sich hinter einer Vielzahl unterschiedlicher Beschwerden verbergen.

Allgemeine Gesichtspunkte der *Therapie* bei Krankheit im Alter

- Krankenhauseinweisungen nur bei strenger Indikation. Sorgfältiges Abwägen des therapeutischen Nutzen gegenüber den Gefahren einer psychischen Destabilisierung durch Umgebungsänderung. Vermeiden stationärer „Abklärung" bei unklaren Allgemeinsymptomen wie z.B. bei Schwindel u. dgl.
- Bei erforderlichen chirurgischen Interventionen, z.B. Zustand nach Fraktur, ist sofortige Einweisung indiziert, da jedes Zuwarten hier die Komplikationsrate in enger Korrelation mit der präoperativen Zeitspanne erhöht.
- Häusliche Bettruhe nur nach strenger Indikation und so kurz wie möglich
- Konstanz, Regelmäßigkeit und Transparenz der Betreuung, d.h. z.B. regelmäßige feste Terminierung der Hausbesuche und der Langzeitkontrollen in der Praxis, übersichtliche Verordnungs- und Verhaltensanweisungen, wiederholtes Erläutern nach dem gleichen Modus und Nachfragen.
- Therapeutische und diagnostische Vorhaben klar und verständlich erläutern, so daß nicht nur der Vorgang selbst, sondern auch der Sinn desselben sowohl aus medizinischer Sicht als auch hinsichtlich den Möglichkeiten der persönlichen Lebensgestaltung deutlich wird. Z.B.: Wozu die Operation einer Hüftplastik? Was erwartet den Patienten bezüglich Krankenhausaufenthalt und Nachbehandlung? Welche medizinischen Verbesserungen ergeben sich hieraus (Schmerzfreiheit, bessere Beweglichkeit, geringere Sturzgefahr)? Warum ist die Maßnahme für diesen Patienten persönlich sinnvoll?
- Diskussion der eigenen Vorstellungen, evtl. Ängste und Wünsche des Patienten. Mit zunehmendem Alter wird das Gespräch über die persönliche Sinnhaftigkeit medizinischer Maßnahmen bedeutungsvoll. Zunehmend werden diese Gesichtspunkte insbesondere in den höheren Altersgruppen, die Indikation für oder gegen eine Maßnahme bestimmen.

Langzeitbetreuung chronisch Kranker und Hilfestellung bei psychosozialen Problemen

Die Langzeitbehandlung chronisch kranker alter Menschen ist eine der Hauptaufgaben der Allgemeinmedizin. Typisch für die ***Krankheit im Alter*** (nicht „Alterskrankheit"!) ist der meist schleichende Beginn, der chronische Verlauf, die ***Multimorbidität*** (bei Patienten über 70 Jahre finden sich im Durchschnitt sieben Diagnosen!) und die Möglichkeit der unerwarteten Erholung. Beachtet werden muß, daß die vom Patienten angegebenen subjektiven Beschwerden oft erheblich von dem abweichen, was der Arzt aufgrund von Befund und Diagnose erwartet.

Die subjektive ***Krankheitsverarbeitung*** spielt für die Prognose chronischer Krankheiten im Alter eine nachgewiesene Rolle. Viele alte Menschen neigen dazu, Beeinträchtigungen ihrer Gesundheit als „altersbedingt" zu bagatellisieren. In bestimmten Fällen sollte der Arzt dann aktiv und wiederholt vorschlagen, entsprechende diagnostische und therapeutische Schritte einzuleiten. Die häufigsten Erkrankungen im Alter (Herz-Kreislauferkrankungen, degenerative Erkrankungen des Bewegungsapparates, Hör- und Sehstörungen, Harn- und Stuhlinkontinenz, zerebrale Leistungsminderung und Depressionen) bedingen eine meist nicht unerhebliche funktionelle Beeinträchtigung mit starken psychischen und sozialen Auswirkungen auf den Kranken.

Ein diagnostischer und therapeutischer Nihilismus im Sinne „normaler Altersprozesse" ist nicht angebracht; gezielte Therapien bis hin zu rehabilitativen Maßnahmen zeigen auch bei alten Menschen oft erstaunliche Verbesserungen. Andererseits kann eine zu intensive Zuwendung (sog. ***„Überpflegen"***) einen alten Menschen in eine passive Abhängigkeit bringen, die die Selbstheilungskräfte im Sinne eines positiven Auseinandersetzens und Arrangierens mit der Krankheit stark beeinträchtigt.

Ein ruhiges und erklärendes Gespräch über die Unmöglichkeit einer entscheidenden Verbesserung der Beschwerden ist für den betroffenen Patienten meist heilsamer, als die stete Verordnung neuer Therapien, die jeweils von Enttäuschung und Resignation gefolgt sind. Leider werden den Betroffenen von vielen Seiten (nicht zuletzt von den Medien) Hoffnungen auf Heilung gemacht, die keinen realistischen Hintergrund haben. Die Entscheidung und der sinnvolle Mittelweg zwischen Therapiemöglichkeit und unsinniger „Übertherapie" sind oft schwierig und erfordern viel Erfahrung und eine langjährige Kenntnis der Persönlichkeit des Patienten.

Einschneidende Veränderungen im Leben alter Menschen (Pensionierung, Verlust des Partners, Umzug, Einzug in ein Altenheim etc.) bedingen eine große somatische und psychische Krankheitsbereitschaft. Während solcher Phasen ist eine besonders intensive hausärztliche Betreuung nötig.

Der regelmäßige ***Hausbesuch*** bei chronisch kranken alten Menschen hat eine nicht zu unterschätzende Bedeutung. Auch wenn kein akuter medizinischer Handlungsbedarf besteht, gibt der regelmäßige Hausbesuch den alten Menschen das Gefühl der Sicherheit, des Versorgtseins und der verläßlichen Kontinuität mit starker Rückwirkung auf die somatische und psychische Stabilität.

Bei der ***Verordnung von Medikamenten*** ist bei alten Menschen zu beachten, daß aufgrund der Abnahme der Organfunktionen (Nierenfunktion, Rezeptoren, Resorption, Aktivität der Leberenzyme) meist weitaus (bis ungefähr 1/3) geringere Dosen nötig sind. Eine zu „straffe Einstellung" (z.B. Diabetes mellitus oder Hypertonie) bringt oft mehr Gefahren als Nutzen für den alten Menschen (z.B. Synkopen mit Schenkelhalsfraktur) mit sich.

Psychosoziale Probleme alter Menschen sind aufgrund von Behinderungen mit resultierender Hilflosigkeit sehr häufig. Hierbei hat der Allgemeinarzt eine wichtige ***Initiatoren- und Koordinationsfunktion:***

- Zusammenarbeit mit Sozialstationen und anderen ambulanten Krankenpflegediensten sowie mit örtlichen kurativen Einrichtungen,
- Integration der Familie in den Pflegeplan,
- Anstoß zur Nachbarschaftshilfe,

- Hinweis auf Beratungsstellen, Selbsthilfegruppen, Altenkreise, Essen auf Rädern,
- Rat und Hilfe beim Erlangen von sozialen Hilfen wie Schwerbehindertenausweis,
- Verordnung von Hilfsmitteln,
- Vermittlung von Altenheimplätzen, Kurzzeitpflege und geriatrischen Tageskliniken

sind einige Beispiele der Möglichkeiten, die der Hausarzt kennen und anwenden muß. Durch die gezielte – an einem individuellen und realistischem Behandlungsplan orientierte – Zusammenarbeit mit Ergo- und Physiotherapeuten, mit Logopäden u.a. können auch im ambulanten Bereich wichtige Rehabilitationsziele erreicht werden.

Bei der Fülle der hausärztlichen Möglichkeiten und Aufgaben darf nicht übersehen werden, daß die zunehmende ***Vereinsamung, Resignation*** und ***Unzufriedenheit*** eines alten Menschen auch ein gesellschaftliches Problem ist (negatives Altenbild in der Gesellschaft, Abnahme größerer Familien als „natürlicher Pflegesatz", Wohnraumnot größerer Familien, zunehmende Abnahme der familiären Eigenverantwortung mit Verantwortungsübertragung auf staatliche Institutionen). Diese Defizite können auch bei bestem Willen und Engagement mit den Möglichkeiten einer noch so guten hausärztlichen Versorgung nur teilweise aufgefangen werden.

7.2 Patienten fremder Kulturkreise

R. Kielhorn

Hausärztliche Versorgung bedeutet Patientenbetreuung vor Ort in einem mehr oder weniger begrenzten Gebiet, das bestimmte bevölkerungsspezifische Strukturen aufweist. Die ***Patientenstruktur*** in der einzelnen allgemeinärztlichen Praxis entspricht in der Regel der ***Bevölkerungsstruktur***. So wurden allgemeinärztliche Praxen – besonders in Ballungszentren – auch für Menschen, die aus fremden Kulturkreisen stammen – zu ersten, mit vielen Hoffnungen und großen Erwartungen verbundenen Anlaufstellen.

Die Zahl der in der Bundesrepublik lebenden Ausländer steigt. Waren es 1980 7,2 % der Gesamtbevölkerung, so stieg der Anteil 1990 auf 8,2 %. In Ballungszentren ist dieser Anteil wesentlich höher. An der Spitze stehen Frankfurt (23,4 %) und Offenbach am Main (23,5 %). Danach folgen München (22,1 %), Stuttgart (20,0 %), Köln (16,7 %), Düsseldorf (15,8 %), Göttingen (15,1 %) und Berlin/West mit 14,5 %. (Anteil der ausländischen Bevölkerung am 30.09.1990. Quelle: Statistisches Bundesamt.)

Um ausländische Patienten adäquat zu betreuen, ist es unumgänglich, die Gründe der Migration und deren sozio-kulturellen Hintergrund zu kennen.

Migration und soziokultureller Hintergrund

Ausländer rekrutierten sich in den 60er und 70er Jahren überwiegend aus 6 Ländern (Portugal, Griechenland, Italien, Jugoslawien und der Türkei), aus denen sie als Arbeitskräfte angeworben wurden.

Um Fehlentwicklungen auszuschließen, wurden sie von ärztlichen Kommissionen untersucht. So kann davon ausgegangen werden, daß der ursprüngliche Gesundheitsstatus der ***„Gastarbeiter"*** über dem des durchschnittlichen Gesundheitsstatus der Bevölkerung des Entsendelandes und vermutlich auch des Aufnahmelandes, der Bundesrepublik, lag, da nur die Gesündesten vermittelt wurden.

Neben den sog. Gastarbeitern gewinnen zunehmend ***Rückwanderer*** (Angehörige deutscher Minderheiten, die aus den Ländern des ehemaligen Ostblocks ausreisen) an Bedeutung, sowie Vertriebene und Flüchtlinge (z.B. aus dem Libanon oder Tamilen aus Sri Lanka). Allen diesen Menschen ist gemeinsam,

- daß sie entwurzelt sind,
- daß sie Trennungs- und Verlusterlebnisse erlitten haben,
- daß sie sich nur ungenügend auf deutsche Verhältnisse vorbereiten konnten und
- daß sie in der Regel nicht über ausreichende Sprachkenntnisse verfügen.

Viele von ihnen haben hier keine Bezugspersonen und geraten in eine soziale Isolation, die zum Teil durch ***Ghettoisierungen*** aufgehoben wird.

Die meisten türkischen Patienten – aber auch Patienten anderer Nationalität – kamen zwar aus der Armut, aber auch aus der Geborgenheit der vorindustriellen Gesellschaft in die Hektik und Anonymität der westlichen Metropolen. Sie geraten in eine Konsumgesellschaft mit völlig anderen gesellschaftlichen und familiären Strukturen, in der die Vereinsamung und Vereinzelung des Menschen schon zum Alltag gehören und fast als normal empfunden werden. In der Großfamilie fühlten sie sich eingebettet und sicher. In der Bundesrepublik ist bei vielen diese Sicherheit schlagartig verloren gegangen, und das hat zu Anpassungsschwierigkeiten geführt, die um so größer sind, je niedriger das Bildungsniveau ist, und je schlechter diese Menschen auf die Migration vorbereitet waren.

Je größer das Bildungsgefälle, je stärker das soziokulturelle Gefälle, um so schwieriger gestaltet sich die Assimilation.

Kulturspezifische Krankheitsvorstellungen

Jede Gesellschaft hat kulturspezifische Vorstellungen über Krankheitsursachen sowie besondere Ausdrucksformen des Schmerzes und der Befindlichkeit. So korrespondiert oft das fremdartige Erscheinungsbild mit der Fremdartigkeit der Leidensäußerung. Ängstlich schamhaftes Verhalten, das Ausdruck der Ehrenhaftigkeit bei türkischen Frauen ist, wechselt mit demonstrativer Krankheitsäußerung: z.B. völlig unerwartetes Umkippen oder es wird mit überdeutlicher Mimik und Gestik, mit Jammern und Schreien, Angst und Kranksein ausgedrückt.

Der vom Islam geprägte ***Kismetgedanke***, nach dem ein Mensch keinen Einfluß auf sein Schicksal, also auch nicht auf seine Gesundheit hat, beherrscht viele türkische Patienten und erschwert die Compliance.

> „Gott geben mir Krankheit,
> Gott geben mir Gesundheit wenn will,
> Arzt nur mir helfen (bißchen),
> aber Gott geben, Gott machen."

Krankheitssymptome werden häufig als ***Strafe*** für das Durchbrechen islamischer Vorschriften oder als Folge des bösen Blicks und bösen Willens von anderen erlebt. Die Symptombildung ist nicht organbezogen. Vorstellungen über die Anatomie und Physiologie des Körpers fehlen fast gänzlich, besonders bei den Migranten der ersten Generation. Viele Symptome passen nicht in ein übliches Diagnoseschema, vielmehr entsprechen sie magischen Vorstellungen von Blutreinigung und Bestrafung.

Beispiele:

- Alles kaputt
- Ganzer Körper krank
- Viel Schmerz, Schmerz überall
- Keine Kraft, keine Moral
- Klopfen im Bauch (Bauchaorta)
- Die Adern tun weh (bläulich schimmernde Venen machen Angst)
- Immer Angst, ich viel Angst
- Blut nicht richtig fließen
- Blut ganz schlecht
- Viel Angst, halbe Körper wie tot
- Ich gleich tot machen

Aus der unterschiedlichen Kultur entstehen Unterschiede im Leidensdruck, in der Symptombildung und in der Symptombewertung. Die Selbstverständlichkeiten des eigenen kulturellen Hintergrundes sind für den, der sie täglich erlebt, nicht mehr sichtbar und erfahrbar.

> **Der Arzt muß über Kenntnisse des kulturellen Hintergrundes verfügen, um Symptombildung und Leidensdruck zu verstehen.**

Probleme, die sich aus dem unterschiedlichen soziokulturellen Hintergrund ergeben

Während die Betreuung von Italienern, Griechen, Jugoslawen oder Polen keine wesentlichen Probleme bereitet, weder bezüglich der Symptome, die in der Regel in entsprechende Diagnosen einzuordnen sind, noch der Therapie, bei der die Compliance durchaus mit der deutscher Patienten zu vergleichen ist, stellt die Betreuung von türkischen Patienten deutsche Ärzte vor schwierige Probleme.

Griechen, Polen, Spanier, Jugoslawen und Italiener kommen aus Ländern, in denen traditionell die christlichen Religionen Verhalten und Wertvorstellungen über Jahrhunderte geprägt haben. Der Alphabetisierungsgrad liegt in diesen Ländern bei annähernd 100%. Ganz anders bei den türkischen Migranten, insbesondere bei denen der ersten Generation.

Probleme bei der Diagnosefindung. Die Feststellung einer Diagnose als Resultat von Anamnese, klinischen Symptomen und ergänzender Diagnostik ist bei türkischen Patienten eher die Ausnahme. So klagt z.B. ein Patient mit einer hochfieberhaften eitrigen Angina nicht über Halsschmerzen, sondern über ein allgemeines Krankheitsgefühl.

Die Anamnese ist auch mit Hilfe des Dolmetschers schwer zu erheben, da zeitliche Ereignisse (Lebensalter, Geburtsjahre der eigenen Kinder, der Eltern, Zeitpunkt einer Erkrankung, eines Lebensereignisses) von untergeordneter Bedeutung sind und Erkrankungen oft ohne Diagnosen blieben, da ein Arzt nicht aufgesucht wurde.

Verstehen ist nicht nur eine Frage des sprachlichen Verständnisses, sondern auch der Kommunikation auf dem Niveau des Patienten.

Bei der ***Diagnosefindung*** ist folgendes zu berücksichtigen:

- Die körperliche Untersuchung mit genauer Betrachtung der Körperhaltung und des mimischen Ausdruckes sind von entscheidender Bedeutung.
- Der Dialog mit dem Patienten beginnt oft erst nach oder während der Untersuchung. Vertrauensbildung durch Anfassen, Berühren und Behandeln sind wichtige Grundlagen für den Beginn einer tragfähigen Arzt/Patienten-Beziehung.
- Der gezielte Einsatz der apparativen Diagnostik ist auch in der Allgemeinmedizin unumgänglich. Bei ausländischen Patienten, die der deutschen Sprache nicht mächtig oder nicht in der Lage sind, sich verbal differenziert auszudrücken, wird häufiger als sonst apparative und laborchemische Diagnostik eingesetzt werden müssen.

Probleme des Dolmetschens bei der Verständigung. Wenn sprachliche Verständigungsschwierigkeiten mit einem niedrigen Bildungsgrad korrelieren, gestaltet sich die „Verständigung", auch mit Hilfe eines erfahrenen Dolmetschers schwierig, da differenzierte Sprache auch in der eigenen Sprache nicht verstanden wird und ärztliche Erklärungen und Aufklärung aufgrund mangelnder anatomischer und physiologischer Kenntnisse nicht begriffen werden.

Lösungsmöglichkeit: Bewährt hat sich das Einbeziehen einer zweisprachigen Arzthelferin, die in der Regel auch eine Vertrauensperson für die

Patienten ist, über genügend Einfühlungsvermögen verfügt, mit dem soziokulturellen Hintergrund vertraut ist und eher fähig ist, in der „Sprache des Patienten" zu kommunizieren.

Probleme, die aus dem Wohlstandsgefälle entstehen. Sowohl türkische als auch Patienten aus den ehemaligen sozialistischen Ländern – z.B. Polen – haben hohe Erwartungen an die Möglichkeiten der westlichen Medizin. Dort, wo Deutsche zunehmend skeptisch geworden sind, etwa bei Psychopharmaka und Schmerzmitteltherapie, bei Operationen und invasiven diagnostischen Maßnahmen, erwarten sie von diesen Maßnahmen oder Medikamenten Wunderheilungen.

Lösungsmöglichkeit: Hier ist es wichtig, als Arzt standhaft zu bleiben und entsprechende Aufklärungsarbeit zu leisten, um unnötige Operationen, unnötige Medikamente und unnötige medizinische Diagnostik zu vermeiden.

Probleme, die aus unterschiedlicher sozialer Rechtsgebung resultieren. Der türkische Patient erwirbt in seinem Heimatland nach 25 Arbeitsjahren das Recht, berentet zu werden. Aus der oft jahrelangen Einsatzbereitschaft und Schwerstarbeit in der Bundesrepublik Deutschland resultieren Entschädigungswünsche.

Der polnische Patient, der aus dem „sozialistischen Polen" kommt, hat ähnliche Erwartungen hinsichtlich früher Berentung und Schwerbeschädigtenstatus. In den sozialistischen Ländern gab es offiziell keine Arbeitslose. Die latente Arbeitslosigkeit drückte sich in einer frühen Berentung (Bergarbeiter vom 50. Lebensjahr an) und einer großzügigen Auslegung des Schwerbeschädigtenstatus aus.

Lösungsmöglichkeit: Bei Nichtanerkennung ausländischer Rentenbescheide ist eine geduldige Aufklärungsarbeit und Korrektur der iatrogen bedingten Krankheitsfixierung erforderlich.

Therapeutische Möglichkeiten

So wie das Kranksein nur vor dem kulturellen Hintergrund zu begreifen ist, sind auch die Therapievorstellungen und Erwartungen der Patienten nur aus ihrer kulturellen Identität zu verstehen.

Der türkische Kranke kommt zum Arzt mit dem Bedürfnis und der Erwartung einer schnellen Symptombeseitigung.

Die Krankheit kommt „von außen". Der Arzt muß deshalb in der Lage sein, sie „wegzumachen", „wegzuzaubern".

Auf der anderen Seite glaubt der einzelne, daß er nicht viel an seinem Zustand ändern kann, was zu mangelnder Compliance führt.

Bei der ***oralen Medikation*** ist es wichtig, den Ramadan (Fastenmonat) zu berücksichtigen. Depot- und Retard-Präparate bieten dem Arzt die Möglichkeit, eine entsprechende Therapie durchzuführen, ohne den Patienten in einen Konflikt mit der Vorschrift des Korans zu bringen, die Nahrungs- und Medikamentenaufnahme erst nach Sonnenuntergang erlaubt.

Der Allgemeinarzt muß zum Teil auch ***soziale Aufgaben*** übernehmen. Er ist oft die einzige vertraute Bezugsperson in der Fremde, der man glauben kann: Erklären eines Schriftstückes, Übersetzen von Kündigungsschreiben, Ausfüllen von Formularen, die Adresse eines Rechtsanwaltes. Der Hausarzt übernimmt bei ausländischen Patienten oft ***„Feuerwehrfunktion“***, da insbesondere Patienten mit niedrigem Sozialstatus erst in letzter Minute in die Sprechstunde kommen, dann, wenn die traditionellen Bewältigungsversuche keinen Erfolg hatten.

Es wird darauf ankommen, diesen Patienten Hilfestellungen bei der Mobilisierung eigener Kräfte für die ***Krankheitsbewältigung*** zu geben.

Zu diesen Maßnahmen gehören:

- Aufmunterung zum Sprachunterricht
- Bereitschaft zur Konfrontation, z.B. Auflehnung gegen empfundene Ungerechtigkeit (sich nicht mehr alles gefallen lassen)
- Widerspruch gegen nicht gerechtfertigte Kündigung
- Sinn des eigenen Handelns erkennen
- Vertrauensbildung über Handeln – nicht mit Worten, sondern mit Taten wollen sie behandelt werden – z.B. über eine schmerzlindernde Injektion oder die gründliche Untersuchung (Diagnostik hat Therapiecharakter)
- Hilfe bei akuter Erkrankung und psychischer Dekompensation
- Aufbau einer hilfreichen Beziehung
- Nicht in passiver Erwartungshaltung stärken

Gerade im Umgang mit ausländischen Patienten zeigt sich, daß das Handeln in der Allgemeinmedizin sich nicht nur nach den Fähigkeiten, Kenntnissen und Erfahrungen des Arztes, sondern auch nach den Möglichkeiten der Patienten richtet und nicht der Befriedigung unseres Ehrgeizes im Sinne einer Idealvorstellung dienen sollte.

Toleranz, Respekt und ***Akzeptanz*** der Unterschiede sind für eine adäquate Betreuung unumgänglich.

8 Patienten in verschiedenen Krankheitsstadien und -schweregraden

8.1 Der vermeintlich Kranke

G.C. Fischer

Nicht selten wird der Allgemeinarzt von Patienten konsultiert, die an ihrem Körper Vorgänge wahrnehmen, die sie ***für krank halten***, denen jedoch nach medizinischen Gesichtspunkten ***kein Krankheitswert zukommt***. Hierbei handelt es sich z.B. um Erscheinungen wie starkes Schwitzen bei Jugendlichen, nicht krankhafte Hautveränderungen wie Sommersprossen, die Wahrnehmung arterieller Pulse, Geräusche aus dem Intestinaltrakt, Knacken der Gelenke und vieles mehr.

Der Allgemeinmedizin fällt in ihrer Funktion der ersten Anlaufstelle die fachtypische und wichtige Aufgabe zu, zwischen physiologischen Erscheinungen bzw. Normvarianten einerseits und Krankheitssymptomen andererseits zu unterscheiden.

Beim Umgang mit vermeintlich Kranken ist folgendes zu beachten:

- ***Gewinnung diagnostischer Sicherheit durch***
  - orientierende Anamnese auf sonstige Störungen,
  - Prüfung der geklagten Erscheinung vor dem Hintergrund der bisherigen Anamnese,
  - Beachtung von Wahrscheinlichkeitskriterien, z.B. wie sie sich aus der Altersgruppe des Patienten ergeben,
  - bei nicht sichtbaren bzw. unmittelbar erkennbaren Befunden genau fragen, was der Patient mit seinen Angaben wirklich meint.

- ***Verhinderung von Krankheitsbewußtsein beim Patienten durch***
  - eingehende Informationen über den nicht krankhaften Charakter der Erscheinung (hilfreich ist hierbei eine dem Patienten unmittelbar verständliche und einleuchtende Erklärung der biologischen Ursache des Vorgangs. Der Patient sollte wissen, wann bzw. beim Hinzutreten welcher weiterer Symptome oder Veränderungen des Befundes er ggf. die Praxis wieder aufsuchen soll),
  - Vermeidung von Rezepturen,
  - Eingehen auf eventuelle Ängste des Patienten, die sich z.B. aus Krankheiten in der Umgebung, Angst vor Malignom oder Aids ergeben können.

Seelische Befindensstörungen. Häufig werden in der Allgemeinpraxis, auch im Rahmen von Beratungen mit zunächst anderem Inhalt, seelische Befindensstörungen geklagt. So wichtig ein frühzeitiges Eingehen auf solche Störungen und eine klare Erkennung von Diagnose, Schweregrad und Behandlungsbedürftigkeit ist (s. Kap. 14), ergibt sich andererseits im hier gegebenen Zusammenhang ein weiterer Aspekt: Seelische Befindensstörungen sind keineswegs grundsätzlich als krankhaft und behandlungsbedürftig anzusehen. Eine für den Patienten verständliche Zurückweisung entsprechender Beschwerden als Krankheit stellt eine nicht selten indizierte und durchaus „therapeutische" Handlung dar. In der entsprechenden Beratung wird die jeweilige Situation als allfälliges Lebensproblem deutlich. Mit der Erörterung der eigenen Kräfte des Patienten und der jeweiligen Konstellation, wobei die Kenntnis von Angehörigen und Lebensumständen des Patienten dem Hausarzt hilfreich sind, gewinnt der Patient Vertrauen und Eigenverantwortlichkeit für seine Probleme. Solche Beratungen haben nicht den Charakter einer psychotherapeutischen Intervention im engeren Sinne, sondern basieren auf mitmenschlichem Verständnis und der Kenntnis von Persönlichkeit und Lebensumständen des Patienten. Psychotherapeutische Behandlungen im engeren Sinne bedürfen wie jede Therapie einer klaren Indikation. Die unkritische oder zu früh erfolgte Einleitung solcher Maßnahmen birgt die Gefahr krankmachender Effekte für den Patienten und verdirbt den Zugang zu einer Therapie, sofern sie wirklich benötigt wird. Dem Patienten sollte allerdings das Gefühl vermittelt werden, daß der Arzt grundsätzlich bereit ist, sich auf Probleme seines seelischen Befindens einzulassen, und für Hilfe auch hier jederzeit bereitsteht.

Vorsicht bei alten Patienten. Mit zunehmendem Alter besteht die Gefahr, daß der Patient selbst Symptome, die durchaus Krankheitswert besitzen, fälschlich als altersbedingt abtut. Hier muß nach dem Grundsatz behandelt werden, Symptome vorrangig als Ausdruck von Krankheit zu bewerten. Erst nach entsprechender Ausschlußdiagnostik kann eine Zuweisung als „altersbedingt" erfolgen, sofern es sich um typische, der Altersnorm entsprechende Erscheinungen handelt.

Anhaltende Klagen, Beschwerden und Ängste des Patienten sollte der Arzt trotz scheinbarer Banalität stets ernst nehmen. Sie bedürfen in jedem Fall einer weiteren Bearbeitung, sei es durch wiederholte klärende, aufdeckende Gespräche oder durch sorgfältige Differentialdiagnostik.

8.2 Der leicht Kranke

G.C. Fischer

Der Begriff einer leichten Gesundheitsstörung ist in der Medizin nicht eindeutig definiert. In der Allgemeinpraxis lassen sich hiermit vor allem Gesundheitsstörungen bezeichnen, deren ***Prognose günstig*** und deren ***Beschwerlichkeit gering*** ist. Hierzu gehören Erkrankungen mit Spontanremissionen im natürlichen Verlauf (z.B. leichte virale Infekte) oder komplikations- und folgenlos beherrschbare Krankheiten (z.B. kleinere Verletzungen). Weitere Beispiele für leichte Krankheit sind unspezifische, folgenlos abheilende Hautaffektionen, passagere leichte Schmerzzustände des Bewegungsapparates als Folge relativer Überlastung oder vorübergehende Befindlichkeitsstörungen wie Kopfschmerzen, vorübergehende Schlaf-, Appetitstörungen u.ä.

Medizinische Gesichtspunkte

Die Beurteilung einer Gesundheitsstörung als leicht kann zunächst nur vorbehaltlich getroffen werden. Folgende Möglichkeiten müssen erwogen werden:

- Leichte Krankheitserscheinungen können ***Frühsymptome ernsthafter Erkrankungen*** darstellen. Malignome des Intestinaltraktes z.B. zeigen im Frühbild nicht selten geringfügige Beschwerden wie leichte Übelkeit, Oberbauchdruck, Obstipation, manchmal vorübergehenden Durchfall. Schlafstörungen können Frühhinweise einer Depression sein. Wegweisend ist hier die Persistenz bzw. der rezidivierende Charakter der Symptome. Im Falle rezidivierender Beschwerdeattacken spricht die Einförmigkeit der Symptome eher für eine übergeordnete organische Erkrankung. Leicht kranke Patienten, die wegen stets wechselnder unerheblicher Beschwerden den Arzt aufsuchen, lassen eher ein dahinter liegendes psychisches Anliegen vermuten.
- Auch ***zunächst leicht*** erscheinende Befunde (z.B. geringfügige Verletzungen) können sich im weiteren ***Verlauf komplikationsreich*** entwickeln und bedürfen dann erweiterter Intervention.
- Bei sogenannten ***Präsentiersymptomen*** handelt es sich um Vorwandssymptome, die dem Patienten als „Entrée" dienen, um eine andere Problematik anzusprechen. Nicht selten sieht der Allgemeinarzt z.B. Jugendliche, die zunächst einen banalen kleinen Hautbefund, meist unerhebliche Aknepustelchen zeigen. Direkt befragt, was wohl der *wirkliche* Grund ihres Erscheinens sei, ergeben sich häufig weitreichende Ängste etwa bezüglich Hautkrebs oder Aids.
- Der Umgang eines Patienten mit geringfügigen Gesundheitsstörungen stellt für den Hausarzt eine wichtige Informationsquelle über ***Krankheitsverhalten***, -vorstellungen und Bewältigungsverhalten des Patienten dar. Z.B. können geringfügige Hautaffektionen im Gesicht bei Frauen im mittleren und höheren Erwachsenenalter tiefsitzende Ängste auf Beschä-

digung eines als intakt gewünschten Selbstbildes und entsprechende Selbstwert- bzw. Akzeptanzprobleme auslösen.

- Multimorbide und chronisch Kranke bedürfen meist einer kontinuierlichen Dauerversorgung. Leicht entsteht hieraus eine – wenn auch kaum reflektierte – Bewertung der Gesundheitssituation im Sinne von ***chronisch-progredient, mittelgradig gefährlich***. Gerade hierbei kann es, auch für den Patienten, wichtig und hilfreich sein, leichte Krankheitsepisoden, die im Gefolge der chronischen Krankheit oder zusätzlich entstehen können, als solche aus dem komplexen Krankheitsgefüge abzuheben und sie nicht voreilig dem Gesamtgeschehen zuzuordnen und damit u.U. ihre Chronifizierung zu begünstigen.

Die bisherigen Überlegungen verdeutlichen, daß auch leichte Gesundheitsstörungen eine strukturierte reflektierte Verlaufsbeobachtung erfordern. Überwiegend wird dies in Form einer verabredeten Folgekonsultation oder einer klaren Absprache mit dem Patienten, beim Auftreten welcher Erscheinungen er den Arzt wieder konsultieren soll, geschehen. Für die Dokumentation in der Krankenkartei ist wichtig, daß auch Informationen über leichte Gesundheitsstörungen zu einem späteren Zeitpunkt verfügbar bleiben, um in einem anderen Zusammenhang als u.U. wichtige Bausteine einer übergeordneten Diagnose herangezogen werden zu können.

Psychologische Gesichtspunkte

Die Bewertung einer Gesundheitsstörung als leicht, mittelmäßig oder schwerwiegend kann zwischen Patient und Arzt durchaus unterschiedlich ausfallen. Insbesondere seelische Störungen werden vom Patienten häufig für schwerwiegender erachtet als vom Arzt.

- Hieraus ergibt sich die Notwendigkeit zu verhindern, daß Patienten sich in ihrem Verständnis nicht ausreichend behandelt fühlen.
- Bei vom Arzt als leicht bewerteten Gesundheitsstörungen besteht viel eher als bei schicksalshaften Krankheitsentwicklungen die Gefahr, daß Wünsche oder Ängste, Krankheitsvorstellungen und ursächliche Verknüpfungen des Patienten nicht zur Sprache kommen. ***Persönliche Deutungen*** einer Gesundheitsstörung weisen dieser im Erleben des Patienten u.U. einen sehr gewichtigen und damit indirekt möglicherweise krankheitserhaltenden oder -auslösenden Charakter zu. So kann ein kleiner Unfall im Alter mit medizinisch unerheblichen Folgen vom Patienten als Ausdruck einer gefährdeten Kompetenz gewertet werden und dadurch schwerwiegende Ängste, u.U. mit sozialen Folgen auslösen. Auch die Verknüpfung leichter Gesundheitsstörungen mit vermuteten, de facto jedoch nicht gegebenen Verursachungen kann wiederum zur ***Krankheitsfixierung*** einerseits und schädlichem Gesundheitsverhalten andererseits führen (z.B. fälschlich vermutete Arzneimittelnebenwirkung stören die Compliance, fälschliche Zuweisung leichter Symptome zu einer bestehenden Grundkrankheit verstärken das Krankheitsgefühl und erschweren den unbeschwerten Umgang mit der Krankheit usw.)

Fazit: Auch bei medizinisch gesehen leichten Störungen muß der Arzt sich vergegenwärtigen, daß sie beim Patienten eine persönliche Deutung erfahren. Diese kann Schuld, Angst, Stigmatisierungserleben sowie unsinnige Krankheitszuweisungen betreffen.

- ***Krankheitsängste*** im Zusammenhang mit leichten Befunden sollten, vor allem wenn sie trotz entsprechender Erörterung und Information anhalten, vom Arzt wirksam registriert und verfolgt werden. Nicht selten bilden sie einen Wegweiser für tiefersitzende existentielle Ängste, die behandlungsbedürftig sein können. Im Zweifelsfall sollte einer persistierenden Angst vor ernsthafter Erkrankung des Patienten im Zusammenhang mit leichten Krankheitserscheinungen nachgegangen werden. Jeder Hausarzt kennt Kranke, bei denen trotz scheinbar offenkundiger Banalität der Symptomatik und immer wieder erkennbarer Angst des Patienten schließlich doch eine behandlungsbedürftige schwere Erkrankung entdeckt wurde.

Gesichtspunkte zur ärztlichen Beratung
Die Zuweisung einer Störung als „*leicht*“ stellt nicht nur für den Arzt, sondern auch für den Patienten eine klare Bewertung dar. Sie bedarf einer gewissen Erläuterung, bei der auch die Frage einer möglichen Ursache angesprochen werden sollte (s. oben). Die bewußte therapeutische Enthaltsamkeit kann ein wichtiger strategischer Schritt zur Verhinderung unangemessenen Krankheitserlebens sein. Das Phänomen der ***therapieinduzierten Fixierung*** ist besonders bei leichten Beschwerden des Bewegungsapparates beschrieben worden und verdient hier besondere Beachtung.

Die Zuweisung einer Symptomatik als „leicht“ kann nicht immer allein an medizinischen Kriterien gemessen werden. Der sog. ***Leidensdruck*** des Patienten kann auch bei objektiv ungefährlicher Symptomatik erheblich sein. Ein Beispiel hierfür bilden junge Frauen mit Hypotonie. Diese medizinisch im allgemeinen als unerheblich bewertete Störung ist jedoch für die Patientin in hohem Maße beschwerlich. Nicht selten geht sie mit depressiver Verstimmung, hypochondrischen Ängsten oder ständigen Überforderungserlebnissen einher. Hieraus ergibt sich dann ein u.U. sehr komplexer Behandlungsbedarf, der im Gegensatz zu der primären medizinischen Befundbewertung steht.

8.3 Der akut Kranke

J. Haisch, K. Besel

Für akut Kranke in der Allgemeinpraxis ist entscheidend, wie sie ihre Krankheitssymptome wahrnehmen, verarbeiten und in Handeln umsetzen. Wesentlich ist vor allen Dingen, ob und wie rasch sie ihren Hausarzt konsultieren. Die Qualität ärztlicher Versorgung hängt von entsprechenden Patientenwahrnehmungen und -verhaltensweisen ab. Der Arzt kann auch bei akut lebensbedrohlichen Erkrankungen erst dann dringlichst zielgerichtet diagnostizieren und behandeln, wenn sich der Patient vorstellt. Ähnliches gilt für nicht akut lebensbedrohliche Erkrankungen, bei denen der Arzt nicht unter entsprechend großem Zeitdruck handeln muß.

Beim akut lebensbedrohlich Kranken erfolgt ärztliches Handeln unter äußerster Zeitnot und unter den damit verbundenen besonderen Umständen, wie beschränkten Diagnose- und Therapiemöglichkeiten.

Abbildung 8.1 geht von 3 Phasen der ***Krankheitswahrnehmung und -verarbeitung*** aus:

- In der 1. Phase wird eine Information (ein Symptom) vom Patienten wahrgenommen und interpretiert. Dabei werden aufgrund individueller Erfahrungen Ursachen, Folgen und Dauer einer möglichen Erkrankung festgelegt – und damit der weitere Handlungsablauf des Patienten bestimmt.
- In der 2. Phase werden Reaktionsmöglichkeiten auf eine eventuelle Erkrankung festgelegt und ausgeführt.
- In der 3. Phase wird der Erfolg der Handlungen überprüft.

Mit diesem Phasenmodell können Fehleinschätzungen (aber auch zutreffende Beurteilungen) der eigenen Erkrankung ebenso gut erklärt werden wie verzögerte Arztkonsultationen.

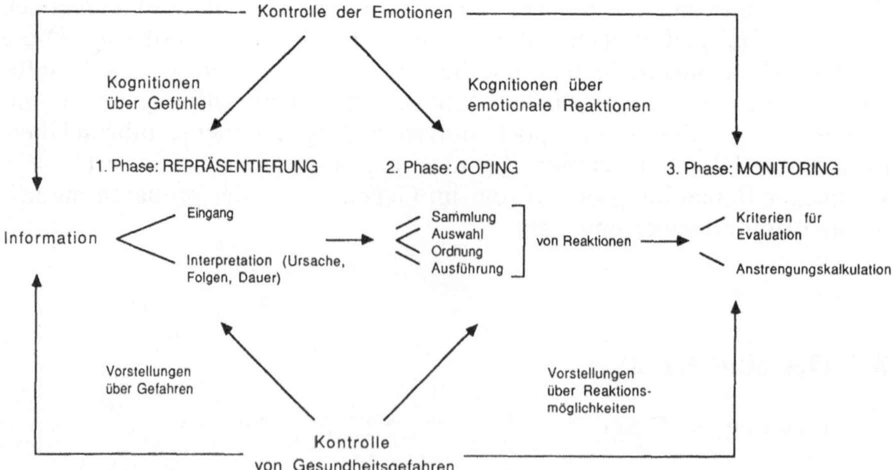

Abb. 8.1. Phasenmodell akuten Krankheitsverhaltens. (Nach Nerenz und Leventhal 1983)

Akute Krankheitszeichen können, wenn sie dem Arzt vorgestellt werden, bereits eine länger dauernde „Geschichte" und Dynamik entwickelt haben, bis sie als Problem vom Patienten vorgebracht werden.

Was kann der Hausarzt tun, um akut Kranken richtiges Handeln bei der Kontrolle von Gesundheitsgefährdungen zu ermöglichen? Entscheidend ist, daß der Patient in der Repräsentierungsphase seinen Symptomen ein „Etikett" gibt, das in der Folge den richtigen Handlungsablauf sichert. Dabei sind die Vorstellungen des Patienten über Gesundheitsgefahren und Krankheiten ebenso zentral wie seine Kognitionen über dazugehörende Gefühle. Hier kann der Hausarzt aufklärend tätig sein, er kann aber auch dazu beitragen, daß der Patient mit einer Gesundheitsgefährdung oder Krankheit keine unrealistischen Emotionen (etwa Panikattacken) verbindet, die einen medizinisch wünschenswerten Handlungsablauf beim Patienten verhindern würden.

8.4 Der chronisch Kranke

K. Besel, J. Haisch

Beim chronisch Kranken steht im allgemeinen nicht mehr die diagnostische Abklärung im Vordergrund, sondern die mannigfaltigen Formen und Folgen der dauerhaft oder in Phasen auftretenden Symptome, die meist keiner andauernden Heilung zugeführt werden können. Diese Symptome ziehen sich über einen langen Zeitraum hin und erfordern ständige ***Betreuung*** und therapeutische Maßnahmen mit dem Ziel, ***keine weiteren Verschlimmerungen*** eintreten zu lassen. Es darf angenommen werden, daß ca. 40 % der chronisch Kranken regelmäßiger Behandlung durch ihren Hausarzt bedürfen. Außer medizinischer Qualifikation und Rehabilitation erfordern diese Fälle besondere menschliche Qualitäten des Arztes, u.a. Geduld, Anteilnahme, Vertrauen, Offenheit, Empathie (Tabelle 8.1).

Einschränkungen der Entfaltungsmöglichkeiten auf den Gebieten des Alltagsablaufs, der Freizeitaktivitäten, der sinnlichen Wahrnehmung, der emotionalen Schwingungsfähigkeit, der Möglichkeiten zu kommunizieren etc. führen zu sozialen Folgen und Defiziten chronischen Krankseins, die die unmittelbaren Auswirkungen somatischer wie psychischer Erkrankungen weit übertreffen können.

Das Ausmaß und die Folgen eines chronischen Leidens sind nicht nur nach den Regeln und der Betrachtungsweise der Medizin zu beschreiben; die menschliche Dimension sowie die sozialen Bezüge des Kranken leiden oft um ein Vielfaches mehr als die Beschreibung eines chronischen Leidens mit medizinischen Kategorien ahnen läßt.

Tabelle 8.1. Therapiemaßnahmen bei chronisch Kranken

Bei		Intervention
(Beziehungs-)Konflikte	→	Konfliktbereinigung
Streß	→	Streßabbau
Abusus	→	Verhaltensänderung
Diätfehler	→	Diätberatung
Überforderung	→	„Entpflichtung“
Unterforderung	→	„Verpflichtung“
Anfälligkeit	→	Kräftigung
Hinfälligkeit	→	Stützung
Passivität	→	Aktivierung
Hoffnungslosigkeit	→	„Sinnentdeckung“
Depressivität	→	positive Lebensgestaltung

Man kann annehmen, daß auch *chronische Krankheit in den meisten Fällen zunächst als akute Krankheit beim Patienten repräsentiert ist.* Erst allmählich erkennt der chronisch Kranke den überdauernden Charakter seiner Krankheit. Das Erleben der Krankheit über die Zeit spielt beim Wechsel der Krankheitsrepräsentation von „akut“ zu „chronisch“ die wesentlichste Rolle. Dabei können zweierlei Sichtweisen beim Patienten entstehen, nämlich entweder „***Chronizität der Krankheit***“ oder „***dauerhafte Gefährdung durch die Krankheit***“. Lediglich diejenigen chronisch Kranken, die sich als dauerhaft gefährdet betrachten, zeigen Bereitschaft zur Mitarbeit an rehabilitativen Maßnahmen, bei wahrgenommener Chronizität fehlt sie hingegen weitgehend.

Hausärztliche Erfahrung lehrt, daß bei chronisch Kranken immer wieder der „Neid“ auf die Gesunden und das als Unrecht empfundene Leiden als Anklage und Aufbegehren durchbricht. Emotionale wie ***Beziehungskrisen*** sind dabei häufig, Lösungsmöglichkeiten mit medizinischen oder medikamentösen Mitteln auf Dauer recht begrenzt. Die ***Beobachtung anderer chronisch Kranker***, wie auch die Kommunikation mit ihnen (etwa in Selbsthilfegruppen), kann diesen Patienten oftmals weit mehr bei der Anpassung und Bewältigung der Krankheit helfen.

Hoffnungslosigkeit und ***Depressivität*** sind insbesondere für diejenigen chronisch Kranken typisch, die nicht (mehr) an eine *Kontrollierbarkeit der Krankheit* glauben. Hier ist es die Aufgabe des Arztes, dem Patienten Kontrollmöglichkeiten in den Lebensbereichen vorzuführen, in denen Beschwerden, Behinderungen, Beeinträchtigungen und Benachteiligungen noch eine aktive Gestaltung durch den Patienten erlauben.

8.5 Der Schwerkranke

K. Mayer

Schwerkranke Patienten, die zuhause leben, sind in der Regel ***chronisch krank*** und ***unheilbar***. Meistens handelt es sich dabei um Herz-Kreislauferkrankungen (z.B. Zustand nach apoplektischem Insult, Zustand nach Herzinfarkt), Neoplasmen, Atemwegserkrankungen, Demenzen usw.

50 % der zuhause verstorbenen Patienten wurden zuvor längere Zeit als Pflegefälle versorgt; d.h. es bestand Hilflosigkeit, die durch körperliche, psychische und geistige Defizite bedingt war. Maßstab für diese Beurteilung ist die Fähigkeit, bestimmte Verrichtungen im Ablauf des täglichen Lebens selbständig auszuüben. Dazu gehören:

- Beweglichkeit
- Hygiene
- Ernährung
- Kommunikation
- Denk- und Urteilsvermögen

Damit besteht eine Problemvielfalt, die über eine einfache ärztliche Behandlung oder Beratung weit hinaus geht und eine verantwortungsvolle Betreuung und Begleitung notwendig macht. Diese Aufgaben sollten z.T. ergänzend durch professionelle Helfer übernommen werden (Tabelle 8.2).

Tabelle 8.2. Gesundheitliche und soziale Hilfen für Schwerkranke

Institution	*Aufgabenbereich*
Sozialstation	ambulante Kranken-, Haus-, Familien- und Altenpflege
Gesundheitsamt	Beratung für Körperbehinderte, psychisch Kranke, Tbc-Kranke, Suchtkranke und Drogenabhängige
Verbände der freien Wohlfahrtspflege	Essen auf Rädern Betreuung von chronisch oder psychisch Kranken, Kontakt- und Koordinierungsstelle für Selbsthilfegruppen, Behinderten- und Krankentransport, Notrufsystem, Telefonseelsorge
Sozialamt	zur persönlichen Hilfe und Beratung gesetzlich verpflichtet; bei gegebenen Ansprüchen finanzielle Hilfeleistungen und Sachleistungen
Gesetzliche Krankenkasse	Leistungsträger der Rehabilitation (zur Beratung gesetzlich verpflichtet)
Rentenversicherungsträger	
Berufsgenossenschaft	
Kirche	geistliche Betreuung

Die ärztliche Betreuung sollte alle Ebenen der menschlichen Existenz umfassen, d.h. die medizinische, psychologische, soziale sowie die ethische Ebene. Hier ist der Hausarzt mit seinen Kenntnissen über Familie und bio-psychosoziales Umfeld gefordert.

Die häufigsten ***somatischen Probleme*** liegen abgesehen von der jeweiligen Grundkrankheit in Prophylaxe und Behandlung von Schmerzen, Dekubitus, Thrombosen, Inaktivitätsatrophie und Kontrakturen, Stoma- und Katheterinfektionen.

Notwendige ***Hilfsmittel***, Geräte und Spezialeinrichtungen reichen vom Krankenbett mit Krankenaufrichter (Bettgalgen und Triangel) über Spezialmatratzen und Lagerungshilfen bis hin zu hochentwickelten Sprach- und Sprechprothesen in Form eines Computers bei neurologisch bedingten Behinderungen.

Der Patient hat ein Recht auf ***Aufklärung*** und ***Selbstbestimmung***, wobei jedoch auch das sog. „***therapeutische Privileg***" diskutiert wird. Dieser Begriff stammt aus dem amerikanischen Recht und will sagen, daß der behandelnde Arzt die wirkliche Diagnose und auch die Risiken der Behandlung verschweigen kann, wenn dem Patienten dadurch Schaden zugefügt wird. Die über Jahre und Jahrzehnte gewachsene Arzt-Patienten-Beziehung und die erlebte Anamnese helfen bei dieser schwierig zu lösenden Aufgabe (vgl. Kap. 8.6).

Soviel Aufklärung über die Krankheit, wie der Patient versteht, wie er verkraftet und wie ihm nicht schadet (Prinzip Hoffnung).

Im ***Umgang*** mit dem Schwerstkranken wird einmal die besonders intensive, sachgerechte Information gefragt sein, ein anderes mal verstehendes Schweigen. Oftmals werden Probleme von seiten des Patienten nur vage angedeutet und erwartet, daß der Hausarzt es aufgreift und darüber spricht. Es gilt, sensibel und offen zu sein; auch die Vorstellungen des Patienten in bezug auf Kranksein überhaupt und die Art der Komplikationen seiner Erkrankung spielen eine wichtige Rolle und sind oft zu erfragen.

Häufig sind ***Probleme*** in der Furcht vor Ersticken, geistiger Verwirrung, Inkontinenz, Verlust der Würde und Intimität, zunehmender Abhängigkeit, Schmerzen usw. zu sehen.

Bei der ***Krankheitsbewältigung*** (Coping) erscheinen folgende Aspekte wichtig:

- Krankheitseinsicht und Appell an die Hilfe anderer
- Von Schuldzuweisungen freier Umgang im Umfeld des Patienten
- Vermeidung von Isolation durch
  - Ehrlichkeit und Offenheit im Umgang
  - Kontakte innerhalb der Familie
  - Kontakte außerhalb der Familie
- Aufrechterhaltung von Zukunfts- und Lebensperspektiven (Sinnerfüllung)
- Motivation zur Selbsthilfe

- Berücksichtigung religiöser Bedürfnisse
- Rückschlüsse von der Lebensbiografie auf mögliche Bewältigungsstrategien
- Unterstützende Faktoren des Umfeldes

Zu den Aufgaben des Hausarztes gehört auch ganz besonders die Einschätzung der ***Belastbarkeit der Familie*** und dann die Beratung, sei es in der Gruppe (Pflegeteam oder Vermittlung einer Selbsthilfegruppe von Angehörigen) oder einzeln. Der Hausarzt sollte somit Kontakt- und Koordinationsstelle auch zur Entlastung der Familie sein.

8.6 Der Sterbende

K. Mayer

Es wird in unserer Gesellschaft immer mehr verdrängt, daß Sterben die letzte ***Lebensphase*** ist. Es ist ein Lebensabschnitt wie Geburt, Kindheit oder Altern. Somit ist die Sterbevorbereitung ein Bestandteil der Lebensbewältigung.

Nach repräsentativen Umfragen wünschen 90 % unserer Mitmenschen ihr Leben im Kreise ihrer Angehörigen zu beenden und nicht in Krankenhäusern oder Heimen, wie es heutzutage für die Mehrzahl der sterbenskranken Patienten der Fall ist.

Charakteristika der hausärztlichen Betreuung in dieser Lebensphase
Der Hausarzt bietet sich als Betreuer in dieser Lebensphase an, weil in der Regel über viele Jahre eine verläßliche Patienten-Arzt-Beziehung gewachsen ist, in deren Verlauf der Hausarzt Kenntnisse über das engere familiäre und weitere psychosoziale Umfeld gewonnen hat. Aufgrund der meist gegebenen räumlichen Nähe zum Wohnort des Patienten ist der Hausarzt in Not- und Krisensituationen schnell verfügbar und kann die ärztliche Versorgung und Betreuung mit vertretbarem organisatorischem Aufwand gewährleisten.

Aufklärung des Patienten. Wie weit dem Patienten die volle Wahrheit über seinen Gesundheitszustand und damit den nahenden Tod mitgeteilt werden kann, ist eine zentrale und im Zeitverlauf immer wieder neu zu beantwortende Frage bei der Begleitung in dieser schwierigen Lebensphase. Hierbei bewegt sich der Arzt auf dem schmalen Grat zwischen Heimlichtuerei, die das Vertrauen des Patienten zerstört, und schonungsloser offener Konfrontation, die den Patienten überfordern und ihm damit die dringend notwendige Hoffnung nehmen kann. Nur im einfühlsamen ärztlichen Gespräch kann der Hausarzt erfahren, was und wieviel sein Patient wissen will und wieviel er verkraften kann. Die Individualität des Patienten in der Auseinandersetzung mit dem bevorstehenden Tod bestimmt das ärztliche Verhalten und ist dessen Schrittmacher.

Bei der Begleitung des Sterbenden wird der hier Unerfahrene oft mit großem Erstaunen zur Kenntnis nehmen, daß der scheinbare Informationsstand des Patienten zu Krankheit und Prognose sehr wechselhaft sein kann. Der Wechsel zwischen Phasen von voller Realitätsorientierung auf der einen Seite und Nicht-Wahrhaben-Wollen auf der anderen Seite ist jedoch für diese Lebensphase typisch. Hilfreich zum Verständnis des Erlebens von Patienten in dieser Lebensphase ist die Beschreibung von fünf Sterbephasen durch die Schweizerin Elisabeth Kübler-Ross (Tabelle 8.3). Die beschriebenen ***Sterbephasen*** werden jedoch keineswegs linear, sondern eher spiralförmig durchlaufen. Auslassungen, Sprünge, Brüche, Wiederholungen sind möglich. Die Kenntnis dieser Abläufe ermöglicht es dem Hausarzt, den Sterbenden mit seiner Betreuung und Begleitung so zu unterstützen, daß er den bevorstehenden Tod annehmen und in Frieden sterben kann.

Hinsichtlich der häufig ausgesprochenen ***Fragen nach dem Sinn*** von Leben und Sterben, die letztlich in den spirituell-religiösen Bereich hinein reichen, muß jeder Arzt individuell entscheiden, wie weit er hier Antwort geben möchte oder eventuell einen Priester oder sonstigen Berater hinzuziehen möchte. In jedem Fall ist es wichtig, den Sterbenden zum Aussprechen diesbezüglicher Gedanken, Gefühle und Befürchtungen anzuregen. Die ärztliche Grundhaltung ist hier durch Gewährung, Hoffnung und Ermutigung gekennzeichnet. Statt einer speziellen Gesprächstechnik sind vielmehr einfaches Dabeisein, Zuhören können, auf Gefühle eingehen können und Sich-selbst-einbringen vom Hausarzt gefordert.

Nirgendwo kommt die Tatsache, daß der Hausarzt der Spezialist für die Individualität des Patienten ist, so zum Tragen wie in der Sterbebegleitung. Der Beistand beim Sterben lebt weitgehend aus der eigenen ärztlichen und menschlichen Erfahrung.

Tabelle 8.3. Sterbephasen nach E. Kübler-Ross

Sterbephasen	Verhalten des Patienten
I. Nicht wahrhaben wollen: „Nein, nicht ich!"	Patient wechselt oft Klinik und Arzt
II. Wut und Zorn: „Warum ich? Warum jetzt?"	Schwieriger Umgang mit dem Patienten
III. Verhandeln: „Ja, aber..."	Patienten ordnen, gehen evtl. zum Paramediziner
IV. Depression: „Jetzt ist alles aus"	Trauer
V. Zustimmung: „Es ist gut so."	Unabhängigkeit von großen Gefühlen

Tabelle 8.4. Allgemeine Maßnahmen im Rahmen der häuslichen Pflege

• Schmerzlinderung	möglichst Schmerzbeseitigung
• Mobilisierung	Wickeln der Beine, Bewegungsübungen, Atemgymnastik, wenn eben möglich Aufstehen zur Prophylaxe von Thrombosen, Atrophien, Paresen und Pneumonien
• Lagerung	alle bestehenden Möglichkeiten ausschöpfen, um Dekubitus, Paresen und Kontrakturen zu vermeiden
• Ernährung	ausreichende Flüssigkeitszufuhr, leichte, vitaminreiche Kost
• Körperpflege	Wundpflege, Hautpflege zur Dekubitusprophylaxe, Mundpflege zur Soorprophylaxe

Organisation der häuslichen Pflege des Sterbenden

Die häusliche Betreuung des Sterbenden wird sinnvollerweise von einem Team (Angehörige, Seelsorger, Freunde, Gemeindeschwester, Mitarbeiter der Sozialstation und andere) übernommen, wobei der Hausarzt aus den beschriebenen Gründen heraus sehr gut als Koordinator geeignet ist. Einige Schwerpunkte der häuslichen Pflege werden in Tabelle 8.4 aufgeführt.

Schmerztherapie

Die Behandlung von schweren Schmerzzuständen (zu Einzelheiten s. Kapitel 9.1) stellt in der Praxis trotz der vielfältigen Möglichkeiten der modernen Medizin weiterhin ein zentrales und keineswegs triviales Problem dar. So wird die Hoffnung vieler Menschen auf einen schmerzfreien Tod keineswegs immer Realität.

Ein wichtiger Aspekt der Sterbebegleitung und gerade der ärztlich-medizinischen Behandlung in dieser Lebensphase ist die Berücksichtigung individueller Wünsche und Lebens- bzw. Todesvorstellungen. Dies bedeutet, daß sich der Arzt beim Einsatz sehr stark wirkender Schmerzmittel mit gleichzeitiger Dämpfung des Bewußtseins (z.B. Morphium) bemühen muß, die sich widerstrebenden Bedürfnisse nach Schmerzfreiheit einerseits und bewußtem (Todes-)Erleben andererseits zu erkennen und ihnen – soweit möglich – einfühlsam Rechnung zu tragen.

8.7 Der Patient mit erhöhtem Gesundheitsrisiko

S.H. Schug

Die moderne naturwissenschaftliche Medizin verfügt über eine Vielzahl von Erkenntnissen zur Krankheitsverursachung und zur Krankheitsentstehung. Dabei ergänzen sich Wissen von pathophysiologischen Abläufen (z.B. Entstehung atheromatöser Plaques) und die Einsicht in epidemiologische Zusammenhänge (z.B. Cholesterinwerte und Herzinfarktrate).

Die Umsetzung dieses Wissens bedeutet für den Einzelnen, daß sich sein statistisches Risiko für die Ausbildung bestimmter Krankheiten ermitteln läßt. Dieses Risiko läßt sich ableiten aus dem Vorliegen eines oder mehrerer ***Risikofaktoren***. Es ist definiert als „ein Charakteristikum einer Person oder einer Bevölkerungsgruppe, dessen Vorhandensein die Wahrscheinlichkeit, in einem definierten Zeitraum von einer bestimmten Krankheit befallen zu werden, gegenüber einer anderen Person oder Bevölkerungsgruppe ohne dieses Charakteristikum signifikant erhöht."

Für eine Reihe von Krankheiten lassen sich Erkrankungsrisiken aufgrund von umweltbezogenen, biologischen und psychosozialen Faktoren ermitteln, der Begriff des Risikofaktorenmodells ist jedoch bisher vorwiegend mit der Entstehung von Herz-Kreislauferkrankungen verknüpft.

Für die primärärztliche Betreuung und Beratung sind solche Risikofaktoren wichtig, die entweder durch eine ***Veränderung der Lebensgewohnheiten*** des Patienten oder durch therapeutische Maßnahmen wie die Verordnung von Diät und/oder Medikamenten zu beeinflussen sind. Geeignete Maßnahmen sind nicht nur in der Meidung (Verbot) bestimmter Verhaltensweisen, sondern auch im bewußten Erlernen gesundheitsfördernder Lebensgewohnheiten zu sehen.

Eine neuere japanische Studie zeigt in eindrucksvoller Weise, inwieweit die Sterblichkeit an Herz-Kreislauf- und an Krebserkrankungen z.B. durch Rauchen und Ernährungsweise beeinflußbar ist:

265.000 Japaner im Alter von 40 bis über 60 Jahren waren zu ihren Lebensgewohnheiten befragt und nach 17 Jahren erneut erfaßt worden. Erwartungsgemäß fanden sich deutliche Beziehungen z.B. zwischen der Anzahl gerauchter Zigaretten und dem Auftreten von Gefäßerkrankungen und von Bronchialkarzinomen. Als weitere Risikolebensweisen erwiesen sich Alkoholkonsum und – in Hinblick auf einzelne Krankheitsbilder – ein ausgeprägter Fleischkonsum.

Eine Besonderheit der Studie besteht in der gleichzeitigen Berücksichtigung von ***protektiven Lebensweisen***, wie er in dem folgenden Ergebnis zum Ausdruck kommt: Durch regelmäßigen Genuß bestimmter Gemüsesorten und von Fisch konnten die ungünstigen Effekte der o.g. Risikolebensweisen z.T. deutlich abgemildert werden.

Aktuelle Erweiterungen des Risikofaktorenmodells berücksichtigen auch biographische, soziale und ökonomische ***Rahmenbedingungen*** des Gesundheits- und Krankheitsverhaltens. Solche Überlegungen stellen gleichzeitig eine konzeptuelle Basis für die Erweiterung der individuellen zu einer gemeindeorientierten Prävention dar. Hier kommt es zum Zusammenwirken aller Kräfte einschließlich des Hausarztes, um bei den Betroffenen eine umfassende ***Gesundheitsförderung*** zu bewirken.

Ärztliche Aufgaben bei der Prävention

Die Beratung und Behandlung des Risikopatienten zur Vorbeugung von Erkrankungen, zur Früherkennung und Frühbehandlung bereits bestehender Gesundheitsstörungen mit Krankheitswert und zur möglichst vollständi-

Tabelle 8.5. Teilbereiche der Prävention. (Nach Gross et al. 1987)

• **Primäre Prävention:**	Sie hat die Aufgabe, nach krankheitsauslösenden Faktoren zu suchen und diese womöglich unwirksam zu machen in einer Phase, in der noch keine Krankheitssymptome von klinischer Bedeutung bestehen.
• **Sekundäre Prävention:**	Sie soll eine Früherfassung von initialen Krankheitssymptomen erreichen und durch Frühbehandlung Krankheiten zur Heilung bringen oder in ihren Auswirkungen verringern.
• **Tertiäre Prävention:**	Sie soll nach eingetretener Krankheit durch eine umfassende physikalische, psychologische, medikamentöse Behandlung Rezidive oder Komplikationen bestimmter Krankheiten zu verhindern suchen

gen Wiederherstellung bereits eingetretener Schäden gehören in den Bereich der ***Präventivmedizin*** (Tabelle 8.5).

Präventive Aufgaben bestimmen zunehmend das Arbeitsfeld des Allgemeinarztes. Seinen Kontakt zu breiten Teilen der Bevölkerung, seine Einsicht in die Lebensweisen seiner Patienten und seine Funktion als erster Ansprechpartner bei Störungen aller Art ermöglichen ihm die *Aufdeckung von* (vgl. auch Screening, Kap. 12.1.3) und die *Betreuung bei erhöhten Gesundheitsrisiken.*

Prävention reicht dabei über eine eindimensionale Krankheitsvorbeugung bei Gesunden hinaus: „Gesundheitsberatung kann sich also nicht nur auf die klassischen Risikofaktoren Rauchen, Hypertonus und die Triade: Ernährung, Gewicht, Bewegung beschränken. Auch Lebenshaltungen wie Streß, Isolation und Formen des praktischen und des seelischen Umgangs mit schon bestehender Krankheit müssen im präventiven Beratungsgespräch aufgegriffen werden“ (Schwartz 1985).

Risikofaktoren für Herz-Kreislauferkrankungen

Eine Vielzahl großangelegter Studien (z.B. Multiple Factor Intervention Trial Group 1982) zeigt die Zusammenhänge zwischen den in Tabelle 8.6 aufgelisteten Risikofaktoren und dem Auftreten von koronarer Herzkrankheit, deren Häufigkeit ein bevölkerungsmedizinisch gut meßbarer Indikator ist. Die Aufdeckung der Zusammenhänge zwischen dem Vorliegen eines Hyperinsulinismus (Diabetes mellitus Typ II) und dem Auftreten eines arteriellen Hypertonus haben die Definition eines eigenständigen Syndromenkomplexes (Metabolisches Syndrom: Blutzucker- und Cholesterinerhöhung + Hypertonus) ermöglicht.

In Anbetracht der Bedeutung einer frühzeitigen Erfassung und Behandlung sowie einer regelmäßigen Kontrolle entsprechender Befunde wurde in der Bundesrepublik Deutschland im Jahr 1989 die ***Gesundheitsuntersuchung*** eingeführt (vgl. Kap. 12.1.3 Screening).

Tabelle 8.6. Risikofaktoren der koronaren Herzerkrankung

Allgemeine und unveränderliche Risikofaktoren
- Alter
- Geschlecht
- Erbliche Belastung (Familienanamnese)

Somatische Risikofaktoren
- Hyperglykämie/Diabetes mellitus
- Hypercholesterinämie/Hyperlipidämie
- Arterieller Hypertonus
- Übergewicht

Soziale und Verhaltensfaktoren
- Rauchen
- Bewegungsmangel
- Streß/Überforderung
- Fehlender sozialer Rückhalt

Individuelles Erkrankungsrisiko. Für die Risikofaktoren mit der größten statistischen Vorhersagekraft wurden Berechnungsmodelle für die individuelle Patientenberatung entwickelt.

Eine Tabelle der American Heart Association berücksichtigt Alter und Geschlecht, Gesamtcholesterin und (protektive) HDL-Lipoproteine, Hypertonus, Rauchen, Diabetes mellitus und das Vorliegen von EKG-Zeichen einer Linksherzhypertrophie. Aus einer ermittelten Punktzahl läßt sich das jeweilige Risiko rechnen, in den nächsten 5 bzw. 10 Jahren einen Herzinfarkt zu erleiden. Vernachlässigt werden hier kardiovaskuläre Todesfälle bei Verwandten 1. Grades und soziale und Verhaltensfaktoren. Inzwischen wurde für die Errechnung des individuellen Erkrankungsrisikos eine Reihe von einfachen EDV-Programmen entwickelt, die über Taschen- und Tischrechner verfügbar sind.

Praktischer Umgang mit Risikopatienten

Die Behandlung des Risikopatienten schließt ein abgestuftes präventives, diagnostisches und therapeutisches Konzept ein.

- Einige gesundheitliche Risiken können auch ohne weitere Untersuchung abgesehen werden, so z.B. Übergewicht und Bewegungsarmut. Eine erfolgversprechende präventive Beratung versucht hier immer positive Alternativen mit unmittelbaren Auswirkungen auf das Wohlbefinden aufzuzeigen („Wer nicht raucht, dem schmeckt das Essen besser“ statt „Wer raucht, stirbt an Lungenkrebs“).
- Der Hinweis auf erhöhte Erkrankungsrisiken muß immer von konkreten Vereinbarungen bezüglich regelmäßiger ärztlicher Kontrolluntersuchungen begleitet werden – eine angstbedingte Meidung weiterer Untersuchungen hat fatale Folgen für den Patienten.
- Beim Vorliegen beeinflußbarer Risikofaktoren steht heute eine breite Palette von Angeboten bereit, die den Patienten bei der Änderung

seiner problematischen Lebensweisen unterstützen können. Diese umschließen

- Einzelberatung durch den Arzt unter Nutzung von didaktisch klar gestaltetem Informationsmaterial,
- Gruppenberatung durch den Arzt (z.B. Informationsabende zu den Zusammenhängen zwischen Risikolebensweisen und bestimmten Krankheiten, Vorstellen von Diätplänen u.a.),
- Gruppenangebote in der eigenen Praxis (Raucherentwöhnung, Gewichtsabnahme, Diabetikerschulung),
- Hinweise auf gesundheitserzieherische Aktivitäten in der Gemeinde bzw. Kommune (Volkshochschulen, spezifische Angebote der Krankenkassen),
- Hinweise auf Selbsthilfeorganisationen und Beratungsstellen bei schwerwiegenden psychosozialen Problemen.

Bei allen Maßnahmen sollte der Arzt die Eigenverantwortlichkeit des Patienten betonen und ihm bei dessen Bemühungen als Partner zur Seite stehen. Langfristige Prävention muß von der Eigenverantwortlichkeit des Patienten getragen werden.

8.8 Notfallsituationen

A. Hattendorf, K. Zieseniss

8.8.1 Allgemeines

Der Notfall ist ein Ereignis, bei dem ein Patient so schwer geschädigt wird, daß seine vitalen Funktionen gestört sind, auszufallen drohen oder bereits ausgefallen sind.

In der allgemeinärztlichen Praxis sind Notfälle zwar ein eher seltenes Ereignis, weil bei vital gefährdeten Patienten häufig unmittelbar der Rettungsdienst (siehe Tabelle 8.7) in Anspruch genommen wird, dennoch kann jeder Allgemeinarzt in der Praxis, im Rahmen von Hausbesuchen oder auch in der Freizeit plötzlich mit einer Notfallsituation konfrontiert werden, die er rechtzeitig erkennen und richtig einschätzen muß.

Außerdem wird trotz der in den letzten Jahren ständig ausgedehnten Notarztdienste des organisierten Rettungswesens besonders in ländlichen Gegenden auch seitens der Rettungsleitstellen häufig noch auf niedergelassene Ärzte zurückgegriffen, wenn zur Primärversorgung und Transportbegleitung eines Notfallpatienten ein Arzt erforderlich ist. Die entsprechenden Indikationen für den Einsatz eines Notarztes sind in Tabelle 8.8 dargestellt. In jedem Fall empfiehlt es sich, neben der Hausbesuchstasche einen ***Notfallkoffer*** mitzuführen, der in seiner Ausstattung den individuellen Möglichkeiten des einzelnen Arztes angepaßt sein sollte.

Tabelle 8.7. Rettungsmittel in der Bundesrepublik Deutschland

Krankentransportwagen (KTW)	Qualifizierter Krankentransport von Nicht-Notfallpatienten
Rettungswagen (RTW)	Erstversorgung und Transport von Notfallpatienten, die Maßnahmen zur Aufrechterhaltung oder Wiederherstellung der Vitalfunktionen bedürfen
Notarztwagen (NAW)	RTW mit zusätzlicher Besetzung eines Notarztes zur Durchführung von erweiterten lebensrettenden Maßnahmen
Notarzteinsatzfahrzeug (NEF)	PKW mit Notfallausrüstung, besetzt mit Notarzt und Rettungsassistent, zur flexiblen Heranführung des Arztes an den Notfallort
Rettungshubschrauber (RTH)	Schnelle Heranführung eines Notarztes an den Notfallort, sofern kein bodengebundenes Notarztsystem besteht, sowie schneller und schonender Transport von Notfallpatienten über längere Strecken in Spezialkliniken

Tabelle 8.8. Notarzt-Indikationskatalog
(Nach Kempe, Landesarzt DRK Niedersachsen, 1984)

Innere Medizin
- Bewußtlosigkeit, Koma
- (Verdacht auf) Herzinfarkt
- Schwere Herzinsuffizienz
- Schwere Herzrhythmusstörungen
- Schwere Atemstörungen
- Schwere gastrointestinale Blutungen
- Anaphylaktischer Schock
- Intoxikationen aller Art

Chirurgie
- Schädel-Hirn-Trauma
- Atemstörungen bei Gesichtsschädel-, Hals- und Thoraxverletzungen
- Schock
- Bauchraumverletzungen
- Polytrauma
- Verbrennungen und Verätzungen
- Stromverletzungen
- Wasserunfälle (Beinahe-Ertrinken)

Pädiatrie
- Akute Atemnotsyndrome
- Bewußtlosigkeit
- Krampfanfälle, z.B. Fieberkrämpfe
- Intoxikationen mit drohenden Störungen der Vitalfunktionen

Gynäkologie/Geburtshilfe
- Schwere gynäkologische Blutungen
- Einsetzende Geburt
- Eklampsie
- Schock bei Extrauteringravidität

Neurologie/Psychiatrie
- Zentral bedingte Bewußtlosigkeit
- Status epilepticus
- Querschnittslähmungen
- Schwerer psychotischer Erregtheitszustand, z.B. bei Zwangseinweisungen

Beim Transport eines Patienten in die Klinik ist bei drohender oder bestehender vitaler Gefährdung die Begleitung eines Arztes notwendig.

Häufig ist der Allgemeinarzt aus Zeitgründen oder auch wegen Fehlen der notwendigen fachlichen Kompetenz nicht in der Lage, die Transportbegleitung durchzuführen. In diesen Situationen ist von vornherein ein ***arztbesetztes Rettungsmittel*** anzufordern. Man unterscheidet prinzipiell zwei verschiedene Rettungssysteme, zum einen den Notarztwagen (NAW) als sog. „Stationssystem" und das flexiblere „Rendevouzsystem", bei dem Rettungswagen (RTW) und Notarzteinsatzfahrzeug (NEF), d.h. ein mit Notarzt und einem Rettungsassistenten besetzter PKW, von verschiedenen Standorten aus zum Notfallort gelangen. In besonderen Situationen kann auch der Rettungshubschrauber (RTH) angefordert werden, besonders wenn in ländlichen Gegenden kein bodengebundenes Notarztsystem besteht oder wenn beispielsweise bei schweren Traumata ein Transport in eine weiter entfernte Spezialklinik abzusehen ist. Alle genannten Rettungsmittel sollten grundsätzlich über die örtliche ***Rettungsleitstelle*** (RLS) angefordert werden, die fast überall über den Notruf 112 erreichbar ist.

8.8.2 Notfallmedizinische Grundsätze

Phase 1: Elementardiagnostik

Zu den Vitalfunktionen gehören die Atemfunktion, die Herz-Kreislauffunktion, die Regulation des Wasser-Elektrolyt- und Säure-Basen-Haushaltes, die Stoffwechsel- und Temperaturregulation sowie die Funktion des zentralen Nervensystems.

Primäre Aufgabe des Arztes in Notfallsituationen ist die Erhaltung oder Wiederherstellung der Vitalfunktionen.

Hierzu ist nach dem in Abb. 8.2 dargestellten Ablaufschema zur Erstversorgung von Notfallpatienten vorzugehen, wobei die Phasen 1 und 2 ausnahmslos von ***jedem Arzt*** beherrscht werden müssen, während Elemente der erweiterten Diagnostik und spezielle therapeutische Maßnahmen in der Regel dem ausgebildeten ***Notarzt*** vorbehalten bleiben. Heroische Maßnahmen, die nicht beherrscht werden, sollten auch nicht versucht werden. Der mehrmalige frustrane Versuch einer Intubation gefährdet den Patienten erheblich, während das Einlegen eines Guedeltubus und die Beatmung mit dem Ambubeutel auch dem Ungeübten gelingt und für den Patienten lebensrettend sein kann.

Phase 2: Einfache Sofortmaßnahmen

Die einfachen Sofortmaßnahmen (Basic Life Support, siehe Tabelle 8.9) dienen der ***Sicherung der Vitalfunktionen***. Erste Maßnahme ist hier die richtige ***Lagerung*** des Notfallpatienten, z.B. die stabile Seitenlage bei

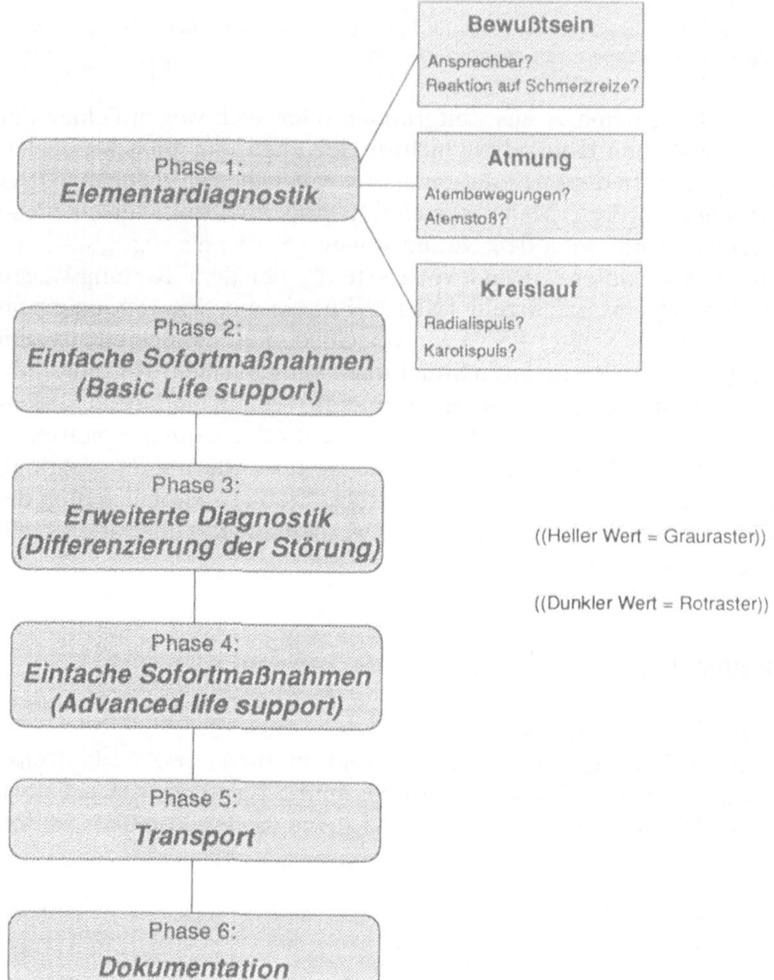

Abb. 8.2. Erstversorgung des Notfallpatienten (Nach Ahnefeld, 1984)

Bewußtlosigkeit oder die Rückenlage als Voraussetzung für die Herz-Lungen-Wiederbelebung (HLW). Situationen, bei denen Patienten in Bauchlage reanimiert werden gehören auch heute noch nicht der Vergangenheit an. Da sogar bei einer Reanimation durch Kassenärzte bis zu 90 % der Erstmaßnahmen nicht korrekt durchgeführt werden, sollte die HLW in speziellen Seminaren, die z.B. mit Unterstützung der Hilfsorganisationen (ASB, DRK, JUH, MHD) durchgeführt werden können, regelmäßig geübt werden.

Tabelle 8.9. Elementartherapie (Einfache Sofortmaßnahmen)

Retten aus dem Gefahrenbereich	• Ggf. Unterstützung durch Feuerwehr, z.B. bei eingeklemmten Personen, beim Silounfall usw.
Lagerung	• Stabile Seitenlage bei Bewußtlosigkeit • Hochlagerung der Beine beim Schock • Oberkörperhochlagerung bei Atemnot, kardialen Notfällen und Hirndruck • Rückenlage bei Atem- und Herz-Kreislauf-Stillstand
Freimachen der Atemwege	• Inspektion, ggf. Ausräumung der Mundhöhle • Überstrecken des Kopfes • Guedeltubus zum Freihalten der Atemwege bei Bewußtlosen
Infusion	• Peripher-venöser Zugang • Ringer-Laktat als Basislösung
Schockbekämpfung	• Blutstillung mittels Druckverband • Druckinfusion
Reanimation	• Beatmung • Extrathorakale Herzmassage
Sauerstoffzufuhr und EKG-Monitoring	• sofern entsprechendes Gerät verfügbar ist

Jeder Arzt muß eine extrathorakale Herzmassage und eine Beatmung ohne und mit Hilfsmittel (z.B. Ambubeutel) beherrschen.

Die besonderen Techniken der Reanimation können nicht im Rahmen dieses Kapitels dargestellt werden. Es wird daher auf die ausführlichen Abhandlungen in den Lehrbüchern der Notfallmedizin und Anästhesiologie verwiesen.

Phase 3: Erweiterte Diagnostik

In der dritten Phase der Notfallversorgung erfolgt eine ***erweiterte Diagnostik zur Differenzierung der vorliegenden Störung***. Auch hier werden in erster Linie Bewußtsein, Atem- und Herz-Kreislauffunktion beurteilt, weiterhin erfolgt eine Einschätzung evtl. vorliegender Verletzungen.

Bewußtsein. Häufigste Ursachen des Komas sind allgemeine Hypoxie beim Kreislaufstillstand, Schock oder als Folge einer schweren Ateminsuffizienz sowie Apoplexie, Schädel-Hirn-Trauma, Intoxikationen und Stoffwechselentgleisungen.

Bei jeder unklaren Bewußtlosigkeit gehört der Blutzucker-Schnelltest („Stix") zur primären Diagnostik, um ein hypo- oder hyperglykämisches Koma auszuschließen.

Von Komata sind passagere Bewußtlosigkeiten bei Krampfanfällen oder Commotio cerebri sowie kardiovaskuläre Synkopen abzugrenzen.

Atmung. Beurteilt werden Atemfrequenz, -tiefe, -typ und Nebengeräusche. Hierdurch ergeben sich beispielsweise Hinweise auf erhöhten Hirndruck (Cheyne-Stokes-Atmung bzw. Bradypnoe), diabetisches Koma (Kußmaul-Atmung), Atemwegsobstruktionen (trockene Nebengeräusche), Lungenödem (feuchte Nebengeräusche), Thoraxverletzungen (z.B. paradoxe Atmung), Pneumothorax (abgeschwächtes oder fehlendes Atemgeräusch) u.a.

Herz-Kreislauf-Funktion. Zur Diagnostik von Störungen der Herz-Kreislauffunktion gehören neben anamnestischen Hinweisen die periphere und zentrale Beurteilung des Pulses (Arteria radialis und Karotis), der Hautfarbe und -temperatur sowie die Blutdruckmessung und ein EKG-Monitoring. Die sich hieraus ergebenden wichtigsten Ursachen für lebensbedrohliche Herz-Kreislaufstörungen sind Kreislaufversagen, Kreislaufschock, Kreislaufstillstand, Herzinfarkt, bradykarde oder tachykarde Herzrhythmusstörungen, Lungenembolie und hypertensive Krise.

Verletzungen. Bei allen traumatisch bedingten Notfallsituationen ermöglicht ein kurzer systematischer ***Bodycheck*** das Erkennen der wesentlichen Verletzungen. Hierbei achte man vor allem auf die Kontinuität der Schädeldecke, den Austritt von Blut bzw. Liquor aus Nase oder Ohren (Schädelbasisbruch), Instabilität des knöchernen Thorax, Bauchdeckenspannung, Stabilität des Beckens und deformierte Extremitäten. Bei Verdacht auf Wirbelsäulenverletzungen ist frühzeitig auf die Vermeidung aller unnötigen Bewegungen des Patienten und den Einsatz von Halskrause bzw. Vakuummatratze zu achten.

Phase 4: Erweiterte Sofortmaßnahmen

Im Anschluß an die erweiterte Diagnostik folgt als vierte Phase der Erstversorgung des Notfallpatienten die ***erweiterten Sofortmaßnahmen*** (Advanced Life Support), in der eine gezielte – auch medikamentöse – Therapie erfolgt und die endgültige Transportfähigkeit des Patienten hergestellt wird. Je nach Art und Schwere des Notfalles bleibt diese Phase dem ausgebildeten ***Notarzt*** vorbehalten – vorausgesetzt er wurde rechtzeitig angefordert! Desweiteren sind zahlreiche der in Tabelle 8.10 genannten Maßnahmen an die apparative Ausrüstung des Notarztwagens bzw. Notarzteinsatzfahrzeuges gebunden.

Tabelle 8.10. Erweiterte Sofortmaßnahmen

Intubation und Beatmung	Indikationen für eine frühzeitige Intubation sind Reanimation, Bewußtlosigkeit mit aufgehobenen Schutzreflexen, schweres Schädel-Hirn-Trauma und schwere Ateminsuffizienz, die durch Sauerstoffgabe bzw. spezifische Medikation nicht beherrschbar ist
Koniotomie	Nur als ultima ratio, sofern bei Verschluß der oberen Luftwege eine Intubation nicht möglich ist
Venöser Zugang	Zur Schockbehandlung werden mehrere großlumige periphere Zugänge gelegt; zentrale Venenkatheter sind nur indiziert, wenn in der Peripherie kein Zugang möglich ist
Medikation	Notfallmedikamente sind grundsätzlich intravenös, bei der Reanimation auch endobronchial, zu verabreichen; vielfach ist eine Sedierung und Analgesierung erforderlich. BTM-pflichtige Substanzen gehören zur Standardausrüstung des Notarztwagens
Magenspülung	Indikationen für eine präklinische Magenspülung sind insbesondere Vergiftungen durch E 605 und Blausäure
Versorgung von Verletzungen	Analgesie, Reposition und Ruhigstellung von Frakturen (Luftkammerschiene, Vakuummatratze), Blutstillung (Druckverband)
Thoraxdrainage	Hauptindikationen sind Spannungspneumothorax und Hämatothorax
Erweiterte Reanimationsmaßnahmen	Hierzu gehören neben der HLW und Beatmung die medikamentöse Reanimation (Adrenalin, Natriumbikarbonat) sowie die Behandlung des Kammerflimmerns (Lidocain, Defibrillation)

8.8.3 Spezielle Notfallsituationen

Atemstörungen

Asthmaanfall. Die Mortalität des Asthma bronchiale hat es in den letzten Jahren trotz der relativ leicht anwendbaren Therapie nicht abgenommen. Häufigste Ursache ist die Unterschätzung des Schweregrades des Anfalles durch den Patienten wie auch durch den Arzt. Da der Asthmatiker weiß, daß ihm in der Regel durch eine einmalige Theophyllin-Injektion schnell geholfen werden kann, wird beim Auftreten eines akuten Anfalles in aller Regel nicht der Rettungsdienst, sondern der Hausarzt bzw. Ärztliche Notdienst gerufen.

Ein akuter Asthmaanfall kann innerhalb weniger Minuten zum Tode führen. Schwere und Geschwindigkeit der Exazerbation dürfen nicht unterschätzt werden; daher ist der Hausbesuch unmittelbar nach dem Notruf durchzuführen.

Leitsymptome:
- Dyspnoe, Tachypnoe, Zyanose
- Erschwertes Exspirium
- Exspiratorische Spastik (Giemen, Pfeifen)
- Einsatz der Atemhilfsmuskulatur (Aufstützen der Arme)
- Unruhe

Sofortmaßnahmen
- (Halb-)Sitzende Lagerung
- Theophyllin (z.B. Euphyllin® 0,24 g) langsam (!) i.v.
- Inhalative oder intravenöse Glukokortikoide (z.B. Solu-Decortin H® 250 mg i.v.)
- β-Sympathomimetika (Aerosol, Bricanyl® s.c., in schweren Fällen ggf. Bronchospasmin® langsam i.v.

Präklinisch sind *keine Sedativa* zu verabreichen. Aufgrund der Hyperkapnie ist Vorsicht bei der Sauerstoffgabe (max. 2 l/min) geboten. Ob eine Klinikeinweisung erforderlich ist, hängt individuell von der Schwere des Anfalles und dem initialen Therapieerfolg ab.

Der Transport ist grundsätzlich ärztlich zu begleiten. In sehr schweren Fällen (schwerste Erschöpfung des Patienten bzw. zunehmende Bewußtseinstrübung) kann auch eine Intubation und Beatmung indiziert sein.

Kruppsyndrom. Unter dem Begriff „Kruppsyndrom“ werden Erkrankungen zusammengefaßt, die mit einer akuten Atemnot durch Verengung der oberen Luftwege bei ***Kindern*** einhergehen. Hierzu gehören als häufigste Ursache die stenosierende Laryngotracheobronchitis („Pseudokrupp“), seltener die akute Epiglottitis und extrem selten der echte Krupp, eine Komplikation der Diphterie.

Das entzündliche Schleimhautödem kann aufgrund des engen Lumens der kindlichen Trachea schnell zu einer lebensbedrohlichen Atemstörung führen.

Die Laryngotracheobronchitis, ein Virusinfekt der oberen Luftwege, kann in verschieden schweren Verlaufsformen vorkommen und oftmals auch ambulant behandelt werden, hingegen ist die (bakterielle!) Epiglottitis immer ein äußerst bedrohliches Krankheitsbild, das in 50–80 % der Fälle eine Intubation erforderlich macht.

Leitsymptome:
- Dyspnoe, Tachypnoe, Zyanose
- inspiratorischer Stridor

Tabelle 8.11. Differentialdiagnostik beim Kruppsyndrom

	Laryngotracheobronchitis	*akute Epiglottitis*
Typischer Erreger	Parainfluenza-Virus	Hämophilus influenzae
Betroffene Altersgruppe	½–3 Jahre	2–6 Jahre
Allgemeinzustand	befriedigend	schwer krank
Krankheitsbeginn	langsam	plötzlich
Fieber	gering	hoch
Weitere spezifische Beschwerden	• Heiserkeit • bellender Husten	• Schluckbeschwerden • starker Speichelfluß

- inspiratorische Thoraxeinziehungen
- Fieber
- beim „Pseudokrupp" typischer bellender Husten
  Zur Differentialdiagnostik siehe Tabelle 8.11

Sofortmaßnahmen bei Laryngotracheobronchitis:
- feuchte kühle Luft (Öffnen der Fenster, heiß laufende Dusche)
- Antitussiva, Expektorantien
- Beruhigung, ggf. Sedierung mit Chloralhydrat®-Rektiolen
- in schweren Fällen Rectodelt®-Zäpfchen
- in sehr schweren Fällen ggf. Epinephrin-Aerosol

Bei schweren Verläufen – abhängig vom Grad der Dyspnoe – sowie bei Verdacht auf Epiglottitis steht die Sicherung der Vitalfunktion Atmung im Vordergrund: Klinikeinweisung mit Notarztwagen, Sauerstoffgabe, ggf. assistierte Maskenbeatmung, Intubation, als ultima ratio Koniotomie.

Herz-Kreislauf-Störungen

Schock. Der akute Schockzustand entspricht einer generalisierten Durchblutungsstörung mit Gewebshypoxie der Organe und führt unbehandelt schnell zu irreversiblen Schäden bzw. zum Tode. Dem Funktionsausfall der in erster Linie betroffenen „Schockorgane" Niere und Lunge kann nur durch ein rasches Erkennen der Gefahr und eine adäquate, frühzeitig einsetzende Schocktherapie vorgebeut werden.

Die wichtigsten Manifestationsformen sind der ***hypvolämische Schock*** bei starkem Blutverlust, Verbrennungen oder schwerem Wasser-Elektrolytverlust, der ***kardiogene Schock*** bei mechanischem oder elektrischem Pumpversagen des Herzens (Herzinsuffizienz, Herzrhythmusstörungen, Herzinfarkt etc.) und der ***anaphylaktische Schock*** durch Arzneimittel, Insektengifte usw.

Allgemeine Leitsymptome des Schocks:
- kühle, feuchte, blasse Haut
- Blutdruckabfall, kaum tastbarer Puls
- Tachykardie
- Dyspnoe, Tachypnoe, Zyanose
- Bewußtseinsstörung

Besondere Symptome des kardiogenen Schocks:
- gestaute Halsvenen (Einflußstauung)
- ggf. Rhythmusstörungen (tachykard o. bradykard)
- ggf. Zeichen für Herzinfarkt, Lungenembolie, -ödem

Besondere Symptome des anaphylaktischen Schocks:
- generalisierte Urtikaria
- Bronchospasmus
- Erbrechen

Allgemeine Sofortmaßnahmen:
- Schocklagerung (NICHT beim kardiogenen Schock)
- Sauerstoffgabe (6 l/min)
- venöser Zugang
- Wärmeerhaltung
- bei starken Schmerzen (z.B. Trauma, Infarkt) Analgesierung

Besondere Maßnahmen beim hypovolämischen Schock:
- Schaffung mehrerer großlumiger peripherer Zugänge
- Volumenersatz (initial 1500 ml als Druckinfusion)
- Blutstillung
- ggf. Intubation/Beatmung

Besondere Maßnahmen beim kardiogenen Schock:
- halbsitzende oder flache Lagerung
- Dopamingabe, möglichst über Perfusor
- spezifische medikamentöse Therapie bei Rhythmusstörungen und Lungenstauung

Besondere Maßnahmen beim anaphylaktischen Schock:
- initial Adrenalingabe (1 ml Suprarenin mit Kochsalzlösung auf 10 ml verdünnen, davon zunächst 1 ml i.v., ggf. wiederholen)
- hochdosiert Glukokortikoide (z.B. 100 mg Dexamethason, 1000 mg Prednisolon)
- Theophyllin zur Erweiterung des Bronchialsystems
- Volumentherapie

Herzinfarkt. Der klassisch verlaufende Herzinfarkt ist zwar ein lebensbedrohliches Krankheitsbild, bietet dem erfahrenen Notarzt jedoch in der Regel keine Schwierigkeiten, da er eine typische Symptomatik aufweist und ein relativ einheitliches Therapieschema besteht. Schwierig ist jedoch die Abgrenzung von anderen mit Thoraxschmerz einhergehenden Notfällen (z.B. Lungenembolie, Aortenaneurysma dissecans) und anderen differentialdiagnostisch in Erwägung zu ziehenden Erkrankungen (z.B. Pleuritis, Ösophagitis, Interkostalneuralgie, funktionelle Herzbeschwerden). Weiterhin können atypische Verläufe, insb. der akute Hinterwandinfarkt mit Oberbauchschmerz, unter Umständen übersehen werden.

Zur Differentialdiagnostik ist eine genaue Schmerzanamnese unabdingbar. Ausstrahlung, Bewegungs- und Atemabhängigkeit sowie Schmerzstärke sind genau zu eruieren. Eine eindeutige Diagnose läßt sich nur aus der zusammenfassenden Beurteilung von Klinik, EKG und spezifischen Laborparametern stellen. Die beiden letztgenannten Kriterien stehen dem Allgemeinarzt oft nicht zur Verfügung. Wegen der damit verbundenen Unsicherheit gilt der Grundsatz:

Jeder Verdacht auf einen Myokardinfarkt ist als akuter Infarkt anzusehen und auch als solcher zu behandeln.

Leitsymptome:
- akuter Thoraxschmerz; typischerweise brennender retrosternaler Schmerz mit Ausstrahlung in den linken Arm, Vernichtungsgefühl
- Schweißausbrüche
- Übelkeit
- Dyspnoe
- keine Besserung bei Gabe von Nitropräparaten

Sofortmaßnahmen:
- Oberkörperhochlagerung, Sauerstoffgabe, venöser Zugang
- Schmerzbekämpfung (z.B. Morphin 2,5–5 mg i.v.)
- Sedierung (Diazepam 5–10 mg i.v.)
- Nitrospray

  keine intramuskulären Injektionen!

Weiterhin ist jederzeit mit Komplikationen, insbesondere mit Rhythmusstörungen (siehe Abb. 8.3), Lungenödem und kardiogenem Schock zu rechnen, die entsprechend behandelt werden müssen.

Hypertensive Krise. Krisenhafter Blutdruckanstieg bei – meist bekannter – Hypertonie bzw. beim Phäochromozytom, der zu Hirnblutungen, Linksherzdekompensation, Retinablutungen mit Sehverlust und anderen Komplikationen führen kann.

Leitsymptome:
- RR systolisch > 200 mmHg
- Kopfschmerzen
- Sehstörungen, Schwindel
- Übelkeit, Erbrechen
- Herzklopfen, pectanginöse Beschwerden
- Bewußtseinsstörungen

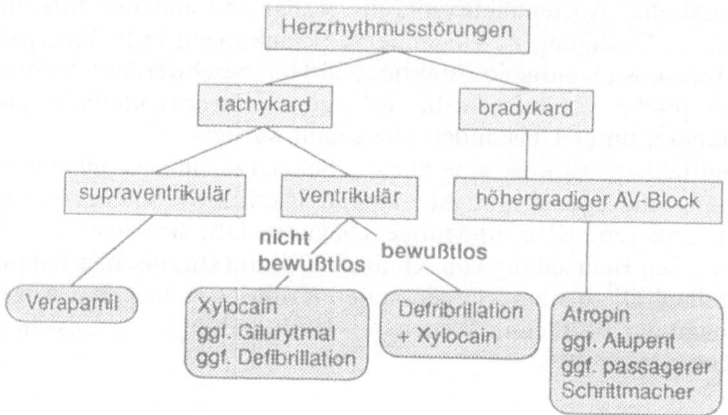

Abb. 8.3. Einfaches Therapieschema bei lebensbedrohlichen Herzrhythmusstörungen (Nach B. Wille, 1990)

Sofortmaßnahmen:
- Oberkörperhochlagerung, Sauerstoffgabe, venöser Zugang
- medikamentöse Blutdrucksenkung

Zunächst wird 10–20 mg Nifedipin (als Zerbeißkapsel) verabreicht, falls erforderlich anschließend 1 Ampulle Clonidin i.v., bei Linksherzdekompensation mit Lungenstauung zusätzlich Furosemid. Tritt keine Besserung ein, wird nach 10–15 Minuten nochmals Clonidin oder Dihydralazin gegeben.

Da ältere oder nicht kooperative Patienten häufig Schwierigkeiten beim Zerbeißen der Nifedipin-Kapsel haben, muß man sie evtl. vor der Einnahme mit einer Kanüle aufstechen oder alternativ 2–3 Hübe Nitrospray einsetzen.

Es ist zu beachten, daß Hypertoniker oft auf ein erhöhtes Blutdruckniveau eingestellt sind, daher sollte man keinesfalls eine Normalisierung des Blutdruckwertes anstreben (Gefahr der Minderdurchblutung von Niere u. Gehirn), sondern eine Senkung des systolischen Druckes auf ca. 160 mmHg.

Lungenembolie. Lungenembolien bieten je nach Größe der Strombahneinengung ein buntes Bild von Krankheitszeichen. Die genannten Leitsymptome können einzeln oder in verschiedenen Kombinationen auftreten. Die Abgrenzung zu Herzinfarkt, Pneumothorax, Pleuritis und Perikarditis kann schwierig sein. Fehldiagnosen sind ausgesprochen häufig!

Massive Embolien können innerhalb von Sekunden zum kardiogenen Schock oder zum Kreislaufstillstand führen.

Hauptursache ist die Einschwemmung von Blutgerinnseln aus den tiefen Beinvenen in die Lungenstrombahn. Wichtig ist daher der anamnestische und klinische Hinweis auf eine Beinvenenthrombose (Bettlägerigkeit, Mobilisation?) oder andere Emboliequellen.

Leitsymptome:
- Husten, manchmal mit Hämoptoe
- Thoraxschmerz, ggf. mit Engegefühl/Atemabhängigkeit
- Dyspnoe, Tachypnoe
- Halsvenenstauung
- Tachykardie
- Blutdruckabfall
- Palpitationen
- Synkope

Sofortmaßnahmen:
- Oberkörperhochlagerung, Sauerstoffgabe, venöser Zugang
- Analgesierung
- ggf. Sedierung
- ggf. Behandlung des kardiogenen Schocks
- ggf. bereits außerklinische Antikoagulation (10 000 E Heparin i.v. als Bolus)

Kardiales Lungenödem. Typische Ursachen sind dekompensierte Linksherzinsuffizienz (oft nach körperlicher Belastung), akuter Myoardinfarkt, Herzrhythmusstörungen (z.B. absolute Tachyarrhythmie), Herzklappenfehler und hypertensive Krise.

Leitsymptome:
- schwere Dyspnoe, Tachypnoe, Zyanose
- Husten, ggf. mit blutig-schaumigem Sputum
- Tachykardie
- feinblasige, später grobblasige brodelnde Rasselgeräusche

Sofortmaßnahmen:
- Oberkörperhochlagerung mit Tieflagerung der Beine
- Sauerstoffgabe
- Nitrospray (2–3 Hübe)
- Furosemid (bis zu 1 mg/kgKG)
- Analgesierung (z.B. 5 mg Morphin)
- ggf. Sedierung (5–10 mg Diazepam)
- ggf. Behandlung von Bluthochdruck und Rhythmusstörungen
- bei Therapieresistenz Intubation/Beatmung mit PEEP 5cm H_2O

Vom kardialen Lungenödem ist das ***toxische Lungenödem*** durch Inhalation von Reizgasen, insb. Nitrosegase und Chlorgas, abzugrenzen. Hierbei kommt es typischerweise initial zu Reizhusten, Kopfschmerzen und Übelkeit.

Erst nach mehrstündiger Latenzphase entwickelt sich ein toxisches Lungenödem mit schwerer spastischer Dyspnoe.

Wichtigste Sofortmaßnahmen sind einerseits die prophylaktische Gabe von Auxiloson®-Dosier-Aerosol (2–3 Hübe alle 10 Minuten) sowie bei auftretender Dyspnoe unbedingt die frühzeitige Intubation und Beatmung.

Bewußtseinsstörungen

Apoplexie. Bei der Apoplexie handelt es sich um eine plötzliche Zirkulationsstörung im Gehirn, die zu Bewußtseinsstörungen aller Schweregrade führen kann. Zerebrale Thrombosen und Embolien, Blutdruck- oder Herzzeitvolumen-Abfall bzw. Erhöhung der Blutviskosität bei arteriosklerotischen Stenosen führen zur ***Hirnischämie***, Blutdruckanstieg und Gerinnungsstörungen bei Hirngefäßmißbildungen oder sklerotischen Läsionen zur ***Hirnblutung***. Ischämien sind viel häufiger als Blutungen, jedoch ist eine sichere Abgrenzung präklinisch meistens nicht möglich.

Die Sofortmaßnahmen sind im wesentlichen auf die Sicherung der Vitalfunktionen beschränkt. Besonders bei jüngeren Patienten und bei Verdacht auf Blutung sollte der Transport von vornherein in eine neurologische Klinik mit sofortiger Möglichkeit zur Computertomographie durchgeführt werden.

Leitsymptome:
- Halbseitenlähmung
- Bewußtseinstrübung/Bewußtlosigkeit
- Sprachstörungen
- Sehstörungen, Gesichtsfeldausfälle

Sofortmaßnahmen:
- Lagerung je nach Bewußtseins- u. Kreislaufzustand
- Freimachen/Freihalten der Atemwege
- venöser Zugang
- vorsichtige Blutdrucksenkung bei systolischen Werten >200 mmHg
- ggf. Behandlung von Rhythmusstörungen, Herzinsuffizienz

Krampfanfall. Generalisierte zerebrale Krampfanfälle können ***idiopathisch*** als sog. genuine Epilepsie oder ***symptomatisch*** insbesondere bei hirnorganischen Erkrankungen und Stoffwechselstörungen auftreten. Beispiele hierfür sind chronischer Alkoholismus bzw. Akoholentzug, Hypoglykämie, Enzephalitis, Hirnblutung, Sonnenstich u.v.a.

Meistens ist der Anfall beim Eintreffen des Arztes bereits vorüber, so daß sich die Maßnahmen auf das Freihalten der Atemwege und den Schutz vor weiteren Anfällen beschränken.

Gefährlich ist jedoch der Status epilepticus, d.h. das Auftreten rezidivierender Krampfanfälle in kurzen Zeitabständen ohne daß im Intervall eine Bewußtseinsaufklarung eintritt. Ein Status muß medikamentös, ggf. durch Narkoseeinleitung, unterbrochen werden.

Leitsymptome:
- Bewußtlosigkeit
- generalisierte tonisch-klonische Krämpfe
- während des Anfalles Apnoe und weite, lichtstarre Pupillen
- Zungenbiß
- Einnässen, Einkoten
- Schaum vor dem Mund
- postkonvulsive Benommenheit bzw. „Nachschlaf"

Sofortmaßnahmen:
- Schutz vor Verletzungen
- Freimachen/-halten der Atemwege
- stabile Seitenlage
- Mundkeil
- Sauerstoffgabe
- Diazepam (10–20 mg) i.v.
- beim Status epilepticus ggf. Phenytoin, Narkoseeinleitung, Intubation

Sofern es nicht gelingt, während des Anfalles einen venösen Zugang zu legen, kann Diazepam auch als Rectiole oder über die Mundschleimhaut (Valiquid®-Tropfen) verabreicht werden.

Hypoglykämisches Koma. Die Hypoglykämie ist eine der häufigsten Ursachen für die Notarztindikation „bewußtlose" bzw. „nicht ansprechbare Person". Grundsätzlich muß bei jedem Zustand unklarer Bewußtlosigkeit die ***Blutzuckerbestimmung*** mit Teststreifen durchgeführt werden.

Ursachen für die Hypoglykämie sind bei Diabetikern erhöhte körperliche Belastung, verminderte Nahrungsaufnahme z.B. bei gastrointestinalen Infekten, oder Alkoholgenuß ohne Reduktion der antidiabetischen Medikation sowie – unabhängig vom Diabetes mellitus – akute Alkoholintoxikationen, Insulinome oder schwere chronische Lebererkrankungen.

Leitsymptome:
- Blutzucker <50 mg/dl
- Bewußtseinsstörung/Koma
- Kaltschweißigkeit
- Hyperreflexie/Krampfanfälle

Sofortmaßnahmen:
- Freimachen/Freihalten der Atemwege
- Sauerstoffzufuhr
- 40 ml 40 %ige Glukose i.v.
- anschließend 5 %ige Glukoselösung als Dauerinfusion

Fast alle Patienten sind nach der Glukosegabe wieder ansprechbar, dennoch sollte immer eine stationäre Abklärung und ggf. medikamentöse Neueinstellung erfolgen.

Steht ausnahmsweise ein Hämoglukotest nicht zur Verfügung, kann die Glukosegabe auch als Diagnostikum benutzt werden: Bei der Hypoglykämie verbessert sich die Bewußtseinslage, bei der Hyperglykämie wird keine Änderung eintreten, aber auch keine wesentliche Verschlechterung des Patientenzustandes herbeigeführt.

Polytrauma

Beim Polytrauma handelt es sich um eine gleichzeitige Verletzung mehrerer Körperregionen bzw. Organsysteme, die einzeln oder in Kombination lebensbedrohlich ist.

Bei den Todesursachen junger Menschen bis 30 Jahre steht das Polytrauma an erster Stelle. Für die hohe Sterblichkeitsrate (30%) sind nicht allein die schweren Verletzungen, sondern auch die zu spät einsetzende suffiziente Therapie des traumatischen Schockzustandes verantwortlich, der nicht nur anhand der aktuellen Kreislaufparameter, sondern am Gesamtbild der Verletzungen beurteilt werden muß. Trotz Stabilisierung der Puls- und Blutdruckwerte versterben die Patienten häufig in der Klinik am Multiorganversagen.

Ganz besonders beim Polytrauma ist die Einhaltung der im allgemeinen Teil genannten Phasen der Erstversorgung bedeutungsvoll, d.h. die primären Maßnahmen richten sich nur nach Bewußtsein, Atmung und Schockzeichen. Erst nach richtiger Lagerung (von vornherein auf Vakuummatratze!) und Sicherung der Vitalfunktionen erfolgen die an der erweiterten Diagnostik orientierten speziellen Maßnahmen.

Zur suffizienten Schocktherapie gehören eine aggressive Volumentherapie durch Schaffung mehrerer periphervenöser großlumiger Zugänge, die Sympathikolyse durch Analgesierung und Narkose sowie die frühzeitige Intubation und Beatmung.

Weiterhin gehören die Auswahl einer ***geeigneten** Zielklinik* und eines ***geeigneten** Transportmittels* zu den Aufgaben des erstversorgenden Arztes. In Frage kommen dabei nur der Notarztwagen (NAW) oder der Rettungshubschrauber (RTH), der neben der Heranführung eines routinierten Notarztes besonders in ländlichen Gebieten oft die einzige Möglichkeit bietet, den Verletzten schnell in eine Schwerpunktklinik zu befördern.

Schädel-Hirn-Trauma (SHT). Unabhängig von der Differenzierung eines offenen und gedeckten Schädel-Hirn-Traumas und dem Vorhandensein einer Schädelfraktur hat sich in der Notfallmedizin die Einteilung in drei Schweregrade bewährt: Bei einer Schädelprellung oder Commotio cerebri spricht man von einem SHT 1. Grades, bei einer Contusio oder Compressio cerebri von einem SHT 2. Grades. Manifestieren sich bereits frühzeitig Hirndruckzeichen, so liegt ein SHT 3. Grades vor.

Eine der häufigsten Todesursachen ist die Aspiration von Blut oder Erbrochenem, daher gehört die frühzeitige Intubation zu den Basismaßnahmen beim SHT 2. und 3. Grades.

Symptome:
- sichtbare Verletzungen
- Bewußtseinsstörungen/Bewußtlosigkeit
- Pupillendifferenz
- Blut- oder Liquoraustritt aus Nase, Ohren, Mund
- ggf. unmittelbar posttraumatischer Krampfanfall
- Streckkrämpfe bei Mittelhirneinklemmung
- weitere Hirndruckzeichen siehe Abbildung 8.4

Spezielle Maßnahmen bei Hirndruckanstieg:
- Intubation und Beatmung: 100 % Sauerstoff, Hyperventilation, PEEP 5 cm H_2O
- Kreislaufstabilisierung (Einstellung des systolischen Blutdrucks auf 90–120 mmHg)
- Analgesierung, Sedierung, Krampfdurchbrechung

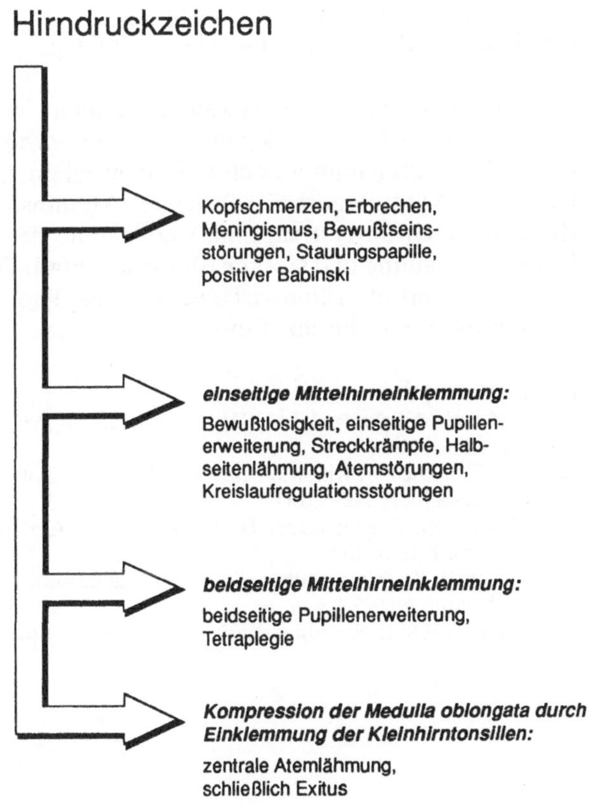

Hirndruckzeichen

Kopfschmerzen, Erbrechen, Meningismus, Bewußtseinsstörungen, Stauungspapille, positiver Babinski

einseitige Mittelhirneinklemmung:
Bewußtlosigkeit, einseitige Pupillenerweiterung, Streckkrämpfe, Halbseitenlähmung, Atemstörungen, Kreislaufregulationsstörungen

beidseitige Mittelhirneinklemmung:
beidseitige Pupillenerweiterung, Tetraplegie

Kompression der Medulla oblongata durch Einklemmung der Kleinhirntonsillen:
zentrale Atemlähmung, schließlich Exitus

Abb. 8.4. Zeichen des gesteigerten Hirndrucks

- Oberkörperhochlagerung (25°), Kopfabknickungen vermeiden
- ggf. Dexamethason 100 mg i.v. (umstritten!)
- genaue Verlaufsdokumentation (Pupillenbefund, Motorik, Atemtyp)

Thoraxtrauma. Hinweise auf ein Thoraxtrauma ergeben sich meist aus der Rekonstruktion des Unfallmechanismus, den Angaben des Patienten und der körperlichen Untersuchung.

Symptome
- Dyspnoe, Tachypnoe
- Prellmarken, offene Verletzungen
- atemabhängige Schmerzen
- abnorme Thoraxbeweglichkeit, ggf. paradoxe Atmung
- (Blut-)Husten

Spezielle Maßnahmen
- Lagerung mit erhöhtem Oberkörper bzw. auf verletzte Seite
- Sauerstoffgabe
- Analgesierung
- bei schwerer Ateminsuffizienz Intubation/Beatmung
- Wundabdeckung (nicht luftdicht!)
- bei Bedarf Pleurapunktion/Thoraxdrainage

Ein ***Spannungspneumothorax*** kann als primäre Verletzungsfolge oder infolge einer Beatmung beim Vorliegen eines Pneumothorax entstehen und bedeutet für den Verletzten immer höchste Lebensgefahr. Symptome sind ein einseitig fehlendes Atemgeräusch, schwerste Ateminsuffizienz mit zunehmender Zyanose (auch unter Beatmung), Zunahme des Beatmungsdruckes, pralle Halsvenenstauung und starker Blutdruckabfall. Da innerhalb weniger Minuten der Tod eintreten kann, ist eine sofortige Thoraxdrainage – alternativ eine Pleurapunktion – durchzuführen.

Literaturangaben

Ahnefeld FW, Mehrkens HH (1984): Notfallmedizin (Manual; 2). Kohlhammer, Stuttgart Berlin Köln Mainz

Ahnefeld FW, Dick W, Kilian J, Schuster HP (1990): Notfallmedizin, 2. Auflage, Springer, Berlin Heidelberg New York

Kontokollias JS, Regensburger D (Hrsg.) (1990): Arzt im Rettungsdienst. Stumpf und Kossendey, Edewecht

Plum H (1992): Kreislauf-Stillstand: „90 Prozent dessen, was dann gemacht wird, ist falsch". ÄrzteZeitung Nr. 23

Schuster HP (1989): Notfallmedizin, 4. Aufl. Enke, Stuttgart

9 Betreuungsaufgaben bei Patienten verschiedener Krankheitsgruppen

9.1 Patienten mit onkologischen Erkrankungen

S.H. Schug, U. Schirmer

Die Diagnose Krebs ist in unserem Bewußtsein mit Siechtum und Tod verknüpft. Dies kann leicht dazu führen, daß der Umgang mit Tumorpatienten durch Mitleid und Tabuisierungen unnötig erschwert wird. Tumorpatienten leiden an einer ***chronischen Krankheit*** mit häufig *komplikationsreichem* Verlauf und sind damit sowohl auf eine kompetente und engmaschige somatische Versorgung wie auch auf eine intensive psychosoziale Betreuung und Begleitung angewiesen.

Vorkommen in der Praxis. Tumorerkrankungen sind mit rund 20 % nach den Herz-Kreislauferkrankungen (50 %) die zweithäufigste Todesursache. Aufgrund der meist stark verkürzten Überlebenszeit von Tumorpatienten ist ihr Anteil an den Praxiskontakten allerdings deutlich geringer als diese Zahl vermuten läßt, nach der EVaS-Studie (1989) liegt er unter 5 %.

Die Wahrscheinlichkeit, an einer bösartigen Neubildung zu erkranken, nimmt mit dem Lebensalter zu. Dies gründet sich zum einen auf eine Akkumulation von schädigenden Einflüssen aus der Umwelt, zum anderen auf biologische Prozesse im Körper selbst. Onkologische Patienten sind damit häufig gleichzeitig ***geriatrische Patienten*** mit den entsprechenden Konsequenzen (vgl. Kap. 7.1.3).

Onkologische Diagnostik und Therapie. Für die Behandlung von Tumorerkrankungen existieren heute komplexe Behandlungspläne, die eine Vielzahl von Diagnose- und Behandlungsmodalitäten einschließen. ***Diagnostische Maßnahmen*** umfassen u.a.:

- Anamnese und körperliche Untersuchung mit der Notwendigkeit einer exakten Dokumentation von Detailbefunden
- Blutuntersuchungen zur Überwachung von Nebenwirkungen der onkologischen Therapie, Nachweis hämatologischer Anomalien im Rahmen der Primärdiagnostik, serologischer Nachweis von Tumormarkern zur Verlaufsbeobachtung u.a.
- Zytologische und histologische Untersuchungen, z.B. auch im Rahmen der Krebsfrüherkennung (Zervixabstrich u.a.).

- Bildgebende Verfahren wie Sonographie, Röntgenaufnahmen, Computertomographie, Kernspintomographie, Szintigraphie
- Explorative chirurgische Eingriffe

Therapeutische Maßnahmen umfassen u.a.:

- Chirurgische Interventionen, wie Entfernung des Primärtumors oder von Metastasen, gefäßchirurgische Eingriffe zur Einbringung von Spezialkathetern zur parenteralen Ernährung, für regionale Chemotherapie u.a.
- Strahlentherapeutische Interventionen, wie Tumorbestrahlungen mit externen und auch in den Körper eingebrachten Strahlungsquellen
- Pharmakologische Interventionen mit Zellgiften (Zytostatika), Hormonen und Antihormonen, sowie Stoffen, die gezielt auf Lymphozyten, Leukozyten bzw. deren Bildung im Knochenmark einwirken.
- Substitution von Blutbestandteilen (Erythrozyten, Thrombozyten), Knochenmarkstransplantation u.a.
- Wiederholte Punktion von Körperhöhlen wie Pleurapunktion, Aszitespunktion, Lumbalpunktion zur Entlastung oder zur gezielten Einbringung von Pharmaka.

Die Komplexität und die rasche Fortentwicklung der genannten Maßnahmen bedingt, daß die Planung von Diagnose- und Therapieschritten von ***onkologisch spezialisierten Ärzten*** vorgenommen werden muß. Gleichfalls notwendig ist eine intensive Verzahnung der klinischen und der hausärztlichen Versorgung, da die onkologischen Patienten immer wieder ins häusliche Umfeld entlassen werden. Der Hausarzt bleibt der primäre Ansprechpartner und Begleiter seines Tumorpatienten. Eine effektive Kommunikation zwischen den behandelnden Spezialisten und dem Hausarzt ist somit eine wesentliche Voraussetzung für eine erfolgreiche onkologische Behandlung.

Spezielle ***Aufgaben des Hausarztes*** bei bereits bestehender Diagnose „Krebs" sind:

- Tumornachsorge
- Psychosoziale Begleitung
- Einleitung von Rehabilitationsmaßnahmen
- Schmerzbehandlung

Tumornachsorge

Im Rahmen der Tumornachsorge wirkt der Hausarzt bei der onkologischen Diagnostik und Therapie mit. Er arbeitet hierbei mit Krankenhausabteilungen und onkologischen Zentren zusammen. Bei im Behandlungsverlauf frühzeitig einsetzenden Chemo- oder Strahlentherapien, bei denen der Patient schnell in die häusliche Umgebung entlassen und nur zur Durchführung von kürzeren Behandlungszyklen in diese Zentren einbestellt oder stationär aufgenommen wird, sind „Nach"sorge und Tumortherapie zeitlich gleichzeitig und somit nicht immer eindeutig zu trennen.

- ***Erkennung und Behandlung von Nebenwirkungen und Spätfolgen einer Therapie:*** Onkologische und hämatologische Therapien haben in den meisten Fällen ausgeprägte und subjektiv sehr belastende Nebenwirkungen. ***Zytostatika*** lösen u.a. Übelkeit und Erbrechen, Haarausfall und Blutbildveränderungen aus. ***Strahlentherapie*** kann die Haut und dem Tumor benachbarte Organe (z.B. Strahlencolitis) schädigen. ***Chirurgische Eingriffe*** gehen mit Amputationen oder der Entfernung, Veränderung und/oder Funktionsverlust innerer Organe (z.B. Anlage eines künstlichen Darmausgangs) einher (vgl. unten, Rehabilitationsmaßnahmen).

  Da die Beeinträchtigung des ***Knochenmarks*** (Anämie, Leukopenie, Thrombopenie) mit Immunsuppression die häufigste folgenreiche Nebenwirkung von Chemo- und Strahlentherapien ist, schließen Kontrolluntersuchungen regelmäßig die Suche nach Infektzeichen und die Kontrolle von rotem und weißem Blutbild ein.

  Je nach eingesetztem Medikament müssen auch Leberenzyme und harnpflichtige Substanzen kontrolliert werden sowie Überweisungen für Spezialuntersuchungen (Echokardiographie bei Kardiotoxizität, Neurologe bei Neurotoxizität) erfolgen.
- ***Früherkennung von Rezidiv und Krankheitsprogression:*** Für die meisten Tumorerkrankungen gibt es inzwischen feste ***Untersuchungsschemata***, die etwa Thorax-Röntgenaufnahmen oder Knochenszintigraphien in regelmäßigen Abständen vorsehen. Hier ist im Interesse des Patienten abzuwägen zwischen den Belastungen durch teilweise invasive Untersuchungen und dem zu erwartenden Nutzen, d.h. der Therapiemöglichkeiten bei frühzeitig entdecktem Tumorrezidiv. Bei Mammakarzinomen gibt es z.B. beim Vorhandensein von Hormonrezeptoren gute Möglichkeiten, die Überlebenszeit – bei gleichzeitig erhaltener Lebensqualität – durch Anithormonbehandlung um Jahre zu verlängern. In anderen Fällen kommt der frühzeitigen Aufdeckung von Rezidiven in Anbetracht fehlender Therapiemöglichkeiten nur eine untergeordnete Bedeutung zu. Gängige Nachsorgeschemata tragen diesen Problemen noch nicht immer Rechnung.

  Unabhängig von der Einhaltung strenger Nachsorgepläne ist bei Tumorpatienten äußerste ***Wachsamkeit gegenüber klinischen Zeichen*** einer Krankheitsprogression geboten (z.B. kann sich hinter einer LWS-Symptomatik bei Tumoranamnese leicht eine Knochenmetastase verbergen). Im Patientengespräch ist daher immer umfassend nach Veränderungen des Gesundheitszustandes zu fahnden, Verdachtsmomente müssen ausreichend abgeklärt werden.
- ***Durchführung und Überwachung einer adjuvanten und palliativen Chemotherapie:*** Adjuvante Chemotherapie erfolgt im Anschluß an Operationen zur Vernichtung von eventuell vorhandenen Mikrometastasen, palliative Chemotherapie dient der Verlangsamung der Krankheitsprogression und Symptomlinderung bei insgesamt nicht mehr heilbarer Tumorerkrankung. Die Behandlung mit Chemotherapeutika bzw. Zytostatika erfolgt nach festen Plänen (Protokollen), die eine Dosisanpassung an die Körperoberfläche des Patienten und eine starre zeitliche Abfolge der einzelnen

Medikamente vorsehen. Das Ausmaß von Wirkungen und Nebenwirkungen einiger Behandlungsprotokolle oder Einzelmedikamente läßt sich soweit abschätzen, daß die Therapie in diesen Fällen vom Hausarzt eigenständig durchgeführt und überwacht werden kann.

Psychosoziale Begleitung des Tumorpatienten

Viele Tumorpatienten leiden in Anbetracht der existentiellen Bedrohung durch ihre Erkrankung auch an ***psychischen Beeinträchtigungen*** bis hin zu schweren Depressionen und Suizid. Die Verknüpfungen zwischen Krebserkrankungen und psychischen Auffälligkeiten sind so regelmäßig, daß einige Forscher Tumorleiden sogar als psychosomatische Erkrankung mit psychogener Krankheitsentstehung auffassen.

Für frühe Formen der Tumorleiden mag dies nach neueren Erkenntnissen über das Zusammenwirken von Psyche, Nerven- und Immunsystem (Psychoneuroimmunologie) durchaus zutreffen; bei ausgedehnten Tumorleiden wird die Über*lebenszeit* jedoch mehr oder weniger ausschließlich vom biologischen Tumorwachstum bestimmt. Auf der anderen Seite wird die ***Lebensqualität*** des Tumorpatienten entscheidend von seiner subjektiven Befindlichkeit und damit von psychischen Prozessen im Rahmen der Krankheitsverarbeitung (vgl. Kap. 10.1) bestimmt.

Zentral für die psychische Führung und Betreuung ist eine der Individualität und dem Fortgang der Tumorerkrankung adäquate Aufklärung. Hierbei ist ein fallweiser Mittelweg zu finden zwischen vermeintlich schonendem Verschweigen und schonungsloser Offenheit bzw. Konfrontation mit allen Fakten.

Bei einer Gesprächsführung, die Detailinformationen zunächst offenläßt, erhält der Patient die Möglichkeit, sich weitere Einzelheiten zur Erkrankung und deren Prognose schrittweise zu erfragen. Dabei ist im Regelfall zumindest ein solcher Informationsstand anzustreben, der den Patienten befähigt, die Tragweite von Therapieentscheidungen zu erfassen und an ihnen mitwirken zu können. Vorsicht ist bei Patienten geboten, die „alles wissen" wollen – sie wünschen häufig, mit guten Nachrichten beruhigt zu werden. Gleichfalls darf man sich nicht wundern, wenn Patienten wichtige Informationen scheinbar immer wieder „vergessen" – der Verleugnung bedrohlicher Informationen kommt eine zentrale Bedeutung im Rahmen der Krankheitsverarbeitung zu.

Einleitung und Koordination von Rehabilitationsmaßnahmen

Aufgrund der insgesamt ungünstigen Prognose von Tumorerkrankungen wird die Notwendigkeit einer ausreichenden Rehabilitation meist unterbewertet. Viele Krebspatienten werden völlig geheilt, andere sind über Jahre völlig oder fast vollständig symptomfrei – es handelt sich damit um chronisch kranke Patienten.

Im ***körperlichen Bereich*** können rekonstruierende Operationen, Prothesen, Hilfsmittel (z.B. Perücke!), Medikamente und Kur- (AHB-)Maßnahmen das Wohlbefinden bessern oder wiederherstellen.

Im ***seelischen Bereich*** helfen stützende Gespräche, Gesprächskreise, Selbsthilfegruppen und psychosoziale Zusatzangebote im Rahmen von AHB-Maßnahmen das innere Gleichgewicht wiederzufinden.

Im ***sozialen Bereich*** ist vor allem eine berufliche Wiedereingliederung anzustreben. Dies bedeutet, Berentungsverfahren erst zum spätmöglichsten Zeitpunkt einzuleiten und das geltende Recht dahingehend auszuschöpfen, daß der Patient zunächst für bis zu 1 Jahr Krankengeld bezieht und sich erst dann – ein halbes Jahr vor der endgültigen Aussteuerung – für einen Rentenantrag entscheiden muß. Hier hilft dem Patienten eine adäquate Versorgung mit Heil- und Hilfsmitteln, die ihm eine weitgehend normale Alltagsgestaltung ermöglicht.

Schmerztherapie

Einer effektiven Schmerzbehandlung kommt in der Langzeitbetreuung des Tumorpatienten eine zentrale Bedeutung zu, da das subjektive Empfinden der Kontrollierbarkeit von Schmerzzuständen eine entscheidende Bedeutung für das gesamte Befinden hat.

Die Methoden der Schmerzbehandlung sind heute so vielfältig, daß spezialisierte ***Schmerzambulanzen*** entstanden sind.

Schmerzen können auch Ausdruck eines lokalen Tumorwachstums sein und sind dann durch chirurgische, chemo- und strahlentherapeutische Interventionen zu behandeln. Chirurgische Interventionen sind gleichfalls bei nicht anderweitig angehbaren Schmerzzuständen indiziert (z.B. Implantation eines Epiduralkatheters).

Viele Tumorschmerzen lassen sich jedoch bereits durch ein einfaches Schmerzmanagement in der Hand des Hausarztes bewältigen. Dabei werden synergistische Effekte verschiedener Analgetika und Kenntnisse über die Pharmakodynamik konsequent zur Anwendung gebracht (Tabelle 9.1).

Wichtige Prinzipien sind:

- Aufstellen und strikte Einhaltung von Stundenplänen, die eine Analgetikaeinnahme in festen zeitlichen Abständen (Berücksichtigung der Halbwertszeit – in vielen Fällen 4- oder 6stündige Intervalle wünschenswert).
- Kombination von peripher und zentral wirksamen Analgetika (z.B. Parazetamol und Kodein)
- Bei schweren und schwersten Schmerzzuständen zusätzliche Gabe von Neuroleptika
- Ausreichende Verordnung von Morphinderivaten und anderen dem Betäubungsmittelgesetz unterliegenden Substanzen, die Suchtgefahr ist bei fortgeschrittenen Tumorleiden vernachlässigbar.

Tabelle 9.1. Stufenplan* der Tumorschmerztherapie

Substanzen		Maximaldosierung
Peripheres Schmerzmittel		
– Metamizol		bis 1250 mg × 4
– Azetylsalizylsäure		bis 1250 mg × 4
– Paracetamol		bis 800 mg × 3
Peripheres Schmerzmittel + Psychopharmakon		
– Antidepressivum:	– Clomipramin (Anafranil)	25 mg × 3
	– Maprotilin (Ludiomil)	25 mg × 3
– Neuoleptikum:	– Haloperidol (Haloperidol)	0,5–2,0 mg × 3
	– Levotrilpromazin (Neurocil)	25 mg × 3
Peripheres Schmerzmittel + Psychopharmakon + zentrales Schmerzmittel (Opioide)		
– Tilidin (+ Naloxon)		bis 100 mg × 6
– Tramadol		bis 100 mg × 6
– Buprenorphin		bis 0,4 mg × 4–6
Zentrales Schmerzmittel (Opiate) + Psychopharmakon		
– Morphinhydrochlorid		10–20 mg × 5–6
– Morphinsulfat		10–60 mg × 2 (–3)
– Levomethadon		5 mg × 3
Zentrales Schmerzmittel + Psychopharmakon als Dauerinfusion		
– Buprenorphin (z.B. 2 Amp. in 1000 ml 0,9 NaCl/24 h)		
– Clomipramin (Anafranil z.B. 25–50 mg in 250 ml 5 %ige Glukose 3–4 h)		

*die Stufen 1 bis 4 in p.-o.-Applikation

9.2 Patienten in psychosozialen Krisensituationen

G.C. Fischer, G. Gerhard

Hilfeleistungen bei akuten psychosozialen Krisen gehören zu den typischen Behandlungsaufgaben des Hausarztes. Häufig handelt es sich um plötzliche völlig unerwartete Ereignisse, die einen scheinbar nicht verkraftbaren Einbruch in die Situation darstellen wie Tod, Auftreten einer unheilbaren Krankheit oder schwere Unfallfolgen bei Angehörigen. Auch berufliches Versagen, nicht absolvierte Prüfungen, vor allem aber Partnerschaftskrisen, gegenseitige Bedrohungen, auch kriminelle Entgleisungen von Familienmitgliedern und Suiziddrohungen bilden jedem Hausarzt bekannte Anlässe einer akuten Krisenintervention.

Vielfach sind dem Hausarzt die situativen Hintergründe, die zum Ausbruch der Krise geführt haben wie Partnerschaftszerwürfnisse, soziale Entgleisungen von Familienmitgliedern oder depressive Erkrankungen bereits bekannt, auch kennt er meistens die Familien, über die ein plötzliches Unglück hereingebrochen ist. Dies kann sich durch die gewachsene Vertrauensbasis günstig auswirken und gestattet u.U. eine gewisse Vorabbewertung der vermutlichen Situation. Dennoch gilt, daß jede akute psychosoziale

Krise in ihren Auswirkungen für den Patienten und die Umgebung aus der bisherigen Kenntnis nur in sehr begrenztem Umfang abgeschätzt werden kann. Sie muß immer als eine neue akute Situation erlebt, beobachtet und bewertet werden.

Einige Situationen seien aus der Fülle der Möglichkeiten exemplarisch herausgegriffen.

Der Patient mit suizidaler Gefährdung

Eine suizidale Gefährdung wird entweder während eines Sprechstundenkontaktes offenkundig, oder der Arzt wird von verängstigten Angehörigen gerufen, da der Patient gedroht habe, sich umzubringen. Es ist selbstverständlich, daß auch der geringste Verdacht auf Suizidalität einer sorgfältigen und intensiven Abklärung der Situation bedarf und niemals bagatellisiert werden darf. Dies gilt auch für Patienten, die bereits mehrfach Angehörigen gegenüber suizidale Absichten geäußert hatten, ohne daß ein Selbstmordversuch tatsächlich stattfand. Das Gespräch mit einem möglicherweise suizidal gefährdeten Patienten bedarf ausreichender Zeit, einer entspannten, ruhigen Atmosphäre und Abgeschirmtheit. Auch bei Hausbesuchen sollte in jedem Fall versucht werden, mit dem Patienten allein zu sprechen. Wichtig ist eine sehr zuwendungsvolle, von Warmherzigkeit, Hilfsbereitschaft und Aufgeschlossenheit geprägte Haltung des Arztes.

Für die Aufdeckung gilt der Grundsatz, die mögliche *Absicht* einer Suizidhandlung beim geringsten Verdacht sowie generell in depressiven Phasen *direkt* dem Patienten gegenüber *anzusprechen*.

Während der ***präsuizidalen Phase*** wird die akute sowie die gesamte Lebenssituation zunehmend als festgefahren, unveränderbar und bedrohlich erlebt, so daß der Patient, der keine eigenen Gegenkräfte mehr zu besitzen glaubt, sich keine Alternativen mehr vorstellen kann und in den Zustand der Ausweglosigkeit gerät (Tabelle 9.2). Fragen zur unmittelbaren Abschätzung des Suizidrisikos ergeben sich aus Tabelle 9.3. Die in Tabelle 9.4 aufgeführten Faktoren zeigen anamnestische Daten, Symptome sowie typische kritische Situationen und Auslöser zur Abschätzung der Suizidalität.

Tabelle 9.2. Das präsuizidale Syndrom. (Nach Ringel 1953 und Ringel 1969)

- Zunehmende Einengung
  - situative Einengung
  - dynamische Einengung (einseitige Ausrichtung der Apperzeption, der Assoziationen, der Verhaltensmuster, der Affekte und Abwehrmechanismen)
  - Einengung der zwischenmenschlichen Beziehung
  - Einengung der Wertwelt
- Aggressionsstauung und Wendung der Aggression gegen die eigene Person
- Selbstmordphantasien (anfangs aktiv intendiert, später sich passiv aufdrängend)

Tabelle 9.3. Fragenkatalog zur Abschätzung der Suizidalität. (Nach Pöldinger 1982)

Je mehr Fragen im Sinne der angegebenen Antwort beantwortet werden, desto höher muß das Suizidrisiko eingeschätzt werden.

Frage		
1. Haben Sie in letzter Zeit daran denken müssen, sich das Leben zu nehmen?	ja	
2. Häufig?	ja	
3. Haben Sie auch daran denken müssen, ohne es zu wollen? Haben sich Selbstmordgedanken aufgedrängt?	ja	
4. Haben Sie konkrete Ideen, wie Sie es machen würden?	ja	
5. Haben Sie Vorbereitungen getroffen?	ja	
6. Haben Sie schon zu jemanden über ihre Selbstmordabsichten gesprochen?	ja	
7. Haben Sie einmal einen Selbstmordversuch unternommen?	ja	
8. Hat sich in Ihrer Familie oder Ihrem Freundes- und Bekanntenkreis schon jemand das Leben genommen?	ja	
9. Halten Sie Ihre Situation für aussichts- und hoffnungslos?	ja	
10. Fällt es Ihnen schwer, an etwas anderes als an Ihre Probleme zu denken?	ja	
11. Haben Sie in letzter Zeit weniger Kontakte zu Ihren Verwandten, Bekannten und Freunden?	ja	
12. Haben Sie noch Interesse daran, was in Ihrem Beruf und in ihrer Umgebung vorgeht? Interessieren Sie sich noch für Ihre Hobbies?		nein
13. Haben Sie jemanden, mit dem Sie offen und vertraulich über Ihre Probleme sprechen können?		nein
14. Wohnen Sie in Ihrer Wohnung, in einer Wohngemeinschaft mit Familienmitgliedern oder Bekannten?		nein
15. Fühlen Sie sich unter starken familiären oder beruflichen Verpflichtungen stehend?		nein
16. Fühlen Sie sich in einer religiösen bzw. weltanschaulichen Gemeinschaft verwurzelt?		nein
Anzahl entsprechend beantworteter Fragen		
Endzahl = max. 16		

Ist das Suizidrisiko offenkundig, sollte versucht werden, den Patienten zum Sprechen über seine Situation zu bringen. Dabei können Zusammenhänge aufgedeckt und erläutert werden, so daß der Patient mit einem gewissen Verständnis für die Entstehung seiner Lage durchschauen kann, was in ihm vorgeht und er, wenn auch nur in geringem Umfang, seine Situation quasi von außen betrachten kann. Der dadurch erreichte ***Distanzierungseffekt*** trägt wesentlich zur Hilfe bei. Immer wird der Arzt versuchen, Hoffnungen aufzubauen, wo sich hierfür Anhaltspunkte bilden. Dabei kann es hilfreich sein, den Patient nach seinen Wünschen zu fragen z.B. danach, wie das Leben denn sein sollte, das es sich für den Patienten zu leben lohnt. Wichtig ist

Tabelle 9.4. Risikofaktoren zur Abschätzung der Suizidalität. (Nach Poldinger und Adams 1984)

Suizidhinweise	Kritische Situationen
• Frühere Suizidversuche • Selbstmorde in Familie oder Umgebung • Direkte oder indirekte Suiziddrohungen • Äußerungen konkreter Vorstellungen über Vorbereitung oder Durchführung eines Suizids	• Beginn und Abklingen depressiver Phasen • Versündigungs- oder Krankheitswahn • Biologische Krisenzeiten (Pubertät, Gravidität, Puerperium, Klimakterium) • Alkoholismus, Toxikomanie • Unheilbare Krankheiten
Verstärkende Faktoren	**Umweltverhältnisse**
• „Unheimliche Ruhe" nach Unruhe und Suiziddrohungen • Ängstlich-agitiertes Verhalten • Schuld- und Insuffizienzgefühle • Affekt- und Aggressionsstauung • Quälende Insomnie • Selbstvernichtungs-, Sturz- und Katastrophenträume	• Familiäre Zerrüttung in der Kindheit • Berufliche und finanzielle Schwierigkeiten • Kein Aufgabenbereich, kein Lebensziel • Verlust oder primäres Fehlen mitmenschlicher Kontakte • Liebesenttäuschungen, Ehescheidung, Vereinsamung • keine tragfähige religiöse Bindung

hierbei eine möglichst detailierte Schilderung von Einzelheiten des positiven Konzeptes anzustreben, da bereits die Vorstellung aufzeigt, daß grundsätzlich Alternativen denkbar und möglich sind. Einen wesentlichen Anteil am Gelingen solcher Gespräche kommt der ärztlichen Fähigkeit bei, Nähe zum Patienten herzustellen, Wärme und mitfühlende Anteilnahme sowie u.U. auch das Gefühl einer gewissen exklusiven Sonderbehandlung zu vermitteln.

Eine ***Krankenhauseinweisung*** ist indiziert bei folgenden Situationen:

- Suizidgefahr bei zugrundeliegender endogener Psychose
- Wenn kein tragfähiges Gespräch zustande kommt
- Bei völlig alleinstehenden Patienten, deren Isolation kurzfristig nicht aufzuheben ist

Für die weitere ***Verlaufsplanung*** bei ambulant behandelten Patienten gilt:

- Dafür sorgen, daß der Patient nicht allein ist.
- Ärztliche Hilfe möglichst auch außerhalb der Sprechstunde anbieten und in einer für den Patienten unmittelbar zugänglichen Form (Telefonnummer der wirklichen Erreichbarkeit) organisatorisch festmachen.
- U.U. einen definierten Zeitpunkt ausmachen, an dem der Patient anrufen soll oder z.B. am Folgetag erneut die Sprechstunde aufsuchen soll.

- Familienmitglieder bzw. Personen des unmittelbaren Umfeldes des Patienten entsprechend seiner Einwilligung informieren, mögliche Gefahren aufzeigen, positive Kontakte zum Patienten fördern, Verhaltensformen ihm gegenüber erläutern und erklären, wann ggf. der Arzt zu rufen ist.
- Pharmakotherapeutische Maßnahmen können hilfreich sein, setzen jedoch voraus, daß der Patient nicht allein ist und eine orale Medikation nur kurzfristig und in der dafür angemessenen Dosierung mitgegeben wird. Im übrigen erfordert der Einsatz pharmakotherapeutischer Maßnahmen in diesen Situationen ausreichende Erfahrung.
- Sehr kritisch muß der Hausarzt erwägen, den Patienten unverzüglich dem Psychiater vorzustellen. Bei antizipierendem Durchdenken aller Möglichkeiten wird man sich somit die Frage zu stellen haben, ob man sich wirklich der Situation gewachsen sieht.

Der akute Partnerschaftskonflikt

Angesichts der hohen Scheidungsquote in der Bundesrepublik nimmt es nicht wunder, daß der Allgemeinarzt auch häufig bei akuten Partnerschaftskonflikten zu Hilfe gerufen wird. Meist sind es Nachbarn, Angehörige, seltener auch Kinder, die angesichts einer Eskalation der Auseinandersetzungen mit lautem gegenseitigem sich Anschreien oder auch Angreifen den Arzt rufen.

Nicht selten findet er eine zunächst unübersichtliche Situation vor. Nachbarn, Angehörige, nicht selten auch die Polizei stehen mehr oder weniger hilflos in der Wohnung der Betroffenen herum, während weinende Kinder von Arm zu Arm gereicht werden, die Wohnung u.U. bereits Anzeichen der Verwüstung trägt, das Paar sich in starker Erregung mit massiven Aggressionstendenzen oder verzweifeltem Weinen, nicht selten mit Hinweisen tätlicher Auseinandersetzungen, findet.

In solchen Situationen gilt es zunächst, eine für den Arzt und die Betroffenen übersichtliche Lage herzustellen. Hierzu gehört eine Regelung für die Betreuung der Kinder, z.B. eine Klärung inwieweit die evtl. herbeigerufene Polizei noch benötigt wird, Klärung der Beziehung sonstiger Personen zu dem Paar usw.. Unmittelbar nahestehende Personen werden gebeten, sich dem Arzt noch zur Verfügung zu halten, alle anderen Anwesenden werden zunächst weggeschickt. Es kann von Bedeutung sein, unmittelbare Gefahrenquellen wie aufgedrehte Gashähne, Glassplitter, möglicherweise als Waffen gebrauchte Gegenstände u.ä. zu beseitigen.

Da die Betroffenen selbst den Arzt keineswegs immer gerufen haben, ist es zunächst erforderlich, zu klären, inwieweit eine ärztliche Intervention überhaupt gewünscht wird. Es erfolgt dann mit dem Paar allein oder mit jedem der Partner allein ein Gespräch. Letzteres ist in der Regel vorzuziehen, da ein Gespräch mit beiden Partnern rasch zur erneuten Aggressionsbildung führen kann, die vom Arzt u.U. nur noch schwer beherrscht wird. Während des Gespräches mit einem der Partner, sollte eine nahestehende Person sich bei dem anderen aufhalten. Es besteht eine gewisse Gefahr zu Kurzschlußhandlungen wie Wegrennen, planloses Hin- und Herfahren mit dem Pkw und Gefährdung der eigenen oder anderer Personen, ggf. auch zum unkontrollierten Alkoholkonsum. Im Rahmen des Gespräches ist differentialdiagnostisch zu klären, in wie weit Medikamenten- oder Drogeneinflüsse bzw. Entziehungssymptome an der Entstehung der Krise mit beteiligt sind. Auch sollte der Arzt sich ein Bild darüber verschaffen, was bisher an Medikamenten wie Beruhigungsmittel, ggf. auch „Herzmittel", Schlaftabletten u.ä. eingenommen wurde.

Die ***Krisenintervention*** in solchen Situationen hat den Sinn

- akute Gefahren abzuwenden,
- eine situative Klärung herbeizuführen,
- eine gewisse Distanzierung von der aktuellen Situation und Beruhigung der Patienten zu erreichen,
- Art und Ausmaß des akuten Hilfsbedarfs (z.B. Suizidgefährdung, Behandlungsbedarf akuter Verletzungen, Sedierung usw.) festzustellen.

Der Arzt sollte hierbei auch versuchen, eine gewisse Einschätzung darüber vorzunehmen, welcher der Partner der akut behandlungsbedürftigere bzw. gefährdetere ist. Es sollte versucht werden, eine Art ***Kurzzeitstrategie*** für das Verhalten Beider einschließlich organisatorischer Regelungen etwa für die Kinder oder das Verweilen von einem der Partner außer Haus u.ä. zu treffen. Hierzu gehört auch, das weitere Vorgehen zu sichern, d.h. am Folgetag Gespräche in der Praxis zu vereinbaren, eine Beratungsstelle aufzusuchen u.ä.. Auch hier kann es hilfreich sein, wenn der Arzt seine Hilfsbereitschaft bis zum nächsten Zusammenkommen, auch außerhalb der Sprechstunde, anbietet.

Nicht selten wird in solchen Situationen der Wunsch auf Ausstellung einer Arbeitsunfähigkeitsbescheinigung an den Arzt herangetragen. Die verweinte Patientin möchte sich in diesem Zustand nicht den Arbeitskollegen zeigen, der Patient fürchtet den akuten Anforderungen des nächsten Tages nicht gewachsen zu sein, die Möglichkeit, einen die Krise auslösenden Nebenbuhler/in des/der Partner/in zu sehen, wird als unerträglich geschildert usw. Dieses Anliegen sollte vom Arzt äußerst kritisch behandelt werden. Nicht selten sieht die Situation für die Betroffenen am nächsten Tag bereits etwas anders aus, die Arbeitswelt bietet Ablenkung, Distanzierungsmöglichkeit, nicht selten auch die Möglichkeit zur Aussprache, besonders bei Frauen. Schließlich besteht eine gewisse Gefahr, daß bei andauernder Partnerschaftskrise immer häufiger auf die Möglichkeit einer Arbeitsunfähigkeit zurückgegriffen wird.

Ob es dem Arzt gelingt, solche Situationen zu meistern, hängt auch hier nicht unwesentlich davon ab, inwieweit er beiden Personen volle Akzeptanz, empathische und fürsorgliche Zuwendung entgegenbringt. Die Patienten sollten sehen, daß auch der Doktor „das Leben kennt" und nicht von oben herab über Verhältnisse urteilt, die man bei ihm vielleicht nicht erwartet. Es sollte deutlich werden, daß er die Dimensionen von Aggression, Wut, Angst, Trauer und Leid, die sich in solchen Situationen auftuen, begreift.

Wichtig ist ferner, nicht die Partei eines der Partner zu ergreifen, sondern beide gleichermaßen als eigenständige Persönlichkeiten zu akzeptieren.

Moralische Wertungen sind zu unterlassen.

Allgemeine Grundsätze der Krisenintervention

Allgemeine Grundsätze für die allgemeinärztliche Intervention in psychosozialen Krisen lassen sich wie folgt zusammenfassen:

- Vertrauen zwischen Patient und Arzt, Empathie und intensive Zuwendung seitens des Arztes bilden eines der wichtigsten therapeutischen Medien.
- Neben der zunächst als Patient in Erscheinung tretenden Person gilt es bei akuten Lebenseinbrüchen, die z.B. eine ganze Familie betreffen, auch andere Leidtragende und u.U. Hilfsbedürftige zu erkennen: Der hauptsächlich Leidende muß keineswegs immer derjenige sein, der die größten emotionalen Entladungen zeigt. Gerade der in sich gekehrte, stumme, ausdruckslos wirkende Patient kann der eigentlich bedrohte sein. Als Leidtragende ist auch an Kinder, aber auch dem Arzt bekannte Außenstehende wie Freunde (besonders bei Jugendlichen) oder Verwandte der vorhergehenden Generation zu denken.
- Der Einsatz eines Psychopharmakons kann sinnvoll und hilfreich sein.
- Psychopharmaka sollten nicht dazu eingesetzt werden, „normale" Reaktionen vor allem in Form von akuter Trauer zu behindern.
- Der Patient in einer akuten Krisensituation sollte nicht alleine gelassen werden, ohne zu wissen, an wen er sich ggf. wenden kann und ohne daß ein weiterer Kontakttermin in kurzem zeitlichem Abstand, sei es beim Hausarzt, einer Beratungsstelle oder einem Psychiater festgelegt wurde.
- Der Allgemeinarzt muß die regionalen Beratungsdienste und Institutionen wie Selbsthilfegruppen, Frauenhäuser, u.ä. kennen. Insbesondere kann es hilfreich sein, die ambulanten sozialpsychiatrischen Konsiliardienste, wie sie an etlichen neurologischen Kliniken bestehen, in Anspruch zu nehmen. Besondere Bedeutung haben in diesem Zusammenhang auch Beratungsstellen und telefonische Kontaktmöglichkeiten für Kinder und Jugendliche.

Psychiatrische Notfälle

Da die Abgrenzung des Begriffes psychosoziale Krise unscharf ist, werden psychiatrische Notfallsituationen nicht allgemein diesem Begriff zugeordnet. Dem Allgemeinarzt könnten folgende psychiatrische Krisenfälle begegnen: die agitierte endogene Depression, hirnorganische Erregungs- und Verwirrtheitszustände, Angst- und Panikreaktionen, und stupuröse Bilder.

Als allgemeine Hinweise für den Umgang mit psychiatrischen Notfallsituationen gelten die in Tabelle 9.5 aufgeführten Grundsätze.

Tabelle 9.5. Richtlinien für das Vorgehen bei psychiatrischen Notfällen. (Aus Bochnik et al. 1989)

Hinweise für die Praxis

- Beim psychiatrischen Notfall gilt vor allem: Ruhe bewahren! Beruhigen! Die Hauptgefahr erkennen und abwenden; Klinikeinweisung einleiten, ggf. mit Hilfskräften.
- Klären durch besonnenes Zuhören, nicht schaden oder sich selbst gefährden durch vorschnelles Handeln ist oberste Maxime beim psychiatrischen Notfall.
- Es empfiehlt sich beim psychiatrischen Notfall, erregte oder verwirrte Patienten zunächst aus der Distanz zu beobachten, da unvermittelte Nähe nicht selten als bedrohlich erlebt wird und heftige Abwehr provozieren kann.
- Durch Angaben von Angehörigen und Inspektion der näheren Umgebung des Kranken kann die Diagnosestellung oft präzisiert werden.
- Bei psychotischen Erregungszuständen ist die alleinige Gabe von Benzodiazepinen falsch, da diese nicht antipsychotisch wirken.
- Beim Alkoholrausch sollte man keine Benzodiazepine oder niederpotente Neuroleptika verordnen, da diese sedierende und atemdepressorische Effekte potenzieren.
- Patienten mit einer Opiat- oder Heroinintoxikation sind durch eine Atemlähmung vital bedroht.
- Zu Beginn einer neuroleptischen Therapie kann es bei disponierten Patienten oder bei zerebralen Vorschäden zu einem akuten extrapyramidalen Syndrom kommen.
- Ein psychogener Stupor darf erst angenommen werden, wenn endogene oder hirnorganische Ursachen mit Sicherheit ausgeschlossen sind.
- Bei suizidaler Tabletteneinnahme sollte in jedem Fall eine Klinikeinweisung veranlaßt werden.
- Panik kann gefährlicher werden und mehr Opfer fordern als die auslösende Bedrohung.
- Entscheidend wichtig für eine Zwangseinweisung ist die Feststellung einer gegenwärtigen erheblichen Selbst- oder Fremdgefährdung.

9.3 Drogen- und Abhängigkeitskranke

W. Sohn

Definition. Die Weltgesundheitsorganisation WHO hat 1964 „Sucht" durch den weniger wertenden Begriff „Abhängigkeit" ersetzt. Im heutigen Sprachgebrauch werden beide Begriffe nahezu gleichbedeutend verwendet.

Süchte äußern sich vorrangig in einer ***qualitativen*** (Herrschsucht, Geltungssucht, Habsucht etc.) oder ***quantitativen*** (Arbeits-, Spiel-, Kauf-, Fernseh-, Putz-, Mobilitätssucht, Sucht nach Sex etc.) ***Abweichung*** einer Verhaltensweise von der Norm, die sich der Selbstkontrolle entzieht.

Auch überzogen auftretende oder weitgehend unkontrollierbare Gefühle (Tobsucht, Sehnsucht, Eifersucht, Rachsucht etc.) gehören in diese Gruppe.

Wenn neben seelischer oder verhaltensmäßiger Abhängigkeit körperliche Symptome bei ausbleibendem Stoffangebot (Alkohol, Medikamente, Drogen) eintreten, wird der ***Verlust persönlicher Freiheit*** besonders deutlich.

„Entzugssymptome“ erzwingen kurzfristigen „Nachschub“. Die Bereitschaft zum Risiko wächst, Appelle an die Vernunft verlieren ihre Wirksamkeit, Gesundheit, Arbeitsplatz, Wohnung, Familie werden hilflos aufs Spiel gesetzt. Der gesellschaftliche Abstieg nimmt seinen Lauf.

Ärztlicher Umgang. Für ärztliche Gespräche und Umgang mit suchtgefährdeten oder schon süchtigen Patienten können folgende Überlegungen hilfreich sein:

- ***Sucht ist eine Krankheit*** und kein Persönlichkeitsdefekt.
- Sucht ist eine chronische, in Schüben verlaufende Krankheit, die nicht heilbar ist, sondern nur ***Symptomfreiheit*** erreichen kann. Rückfälle in Suchtverhalten sind häufig und sollten nicht zu Entmutigung, Enttäuschung oder gar Ärgerreaktion führen.
- Es ist wenig sinnvoll, Abhängige mit Bagatellisierungstendenzen anhand medizinischer Parameter (z.B. erhöhter Leberwerte) massiv mit der Schwere ihrer Sucht zu konfrontieren. Das kann leicht in den Versuch ausarten, Patienten wie Verbrecher zu „überführen“.

  Wenn bei abhängigen Menschen keine ausreichende Motivation vorhanden ist, „trocken“ bzw. abstinent zu werden, helfen auch keine medizinisch begründbaren Vorhaltungen.
- Trotz dieser schwierigen Prognose sollte der Arzt in jedem Fall den Versuch einer sachlichen Aufklärung über die Folgen der Sucht unternehmen, indem er seine Patienten hinweist auf
  - die körperlichen und seelischen Langzeitfolgen von Sucht,
  - den damit häufig einhergehenden sozialen Abstieg,
  - Möglichkeiten der Behandlung (stationäre Entziehung, stationäre Entwöhnungsbehandlung in Fachkrankenhäusern oder speziellen Krankenhausabteilungen),
  - Möglichkeiten der langfristigen Rehabilitation unter Einschluß der Angehörigen (z.B. in Selbsthilfegruppen wie den Anonymen Alkoholikern, Guttemplern u.a.m.).
- Es ist zu bedenken, daß Süchtige die größte Risikogruppe bezüglich ***Selbstmordgefährdung*** darstellen. Auch aus diesem Grund sollte der Arzt bei abhängigen Patienten immer eine Suizidanamnese erheben! Häufig wird das vergessen, z.B. aus Ärger oder aus Ekel über den Zustand des Süchtigen.
- Der Erwerb von mehr Wissen über Suchtgefährdung kann die Arzt-Patient-Beziehung bei Sucht versachlichen und entspannen.

Hauptabhängigkeitsgruppen. ***Alkoholabhängige*** sind zahlenmäßig mit knapp 2 Mio. die größte Gruppe von Abhängigen. Mit 70 % dominieren hier Männer als Betroffene. ***Medikamentenabhängige*** bilden mit etwa 800.000 die zweitgrößte Gruppe; Frauen sind mit 75 % die Hauptbetroffenen.

Über 300.000 Menschen sind in pathologischer Form vom ***Glücksspiel*** abhängig.

Zwischen 80.000 und 100.000 Abhängige von ***harten Drogen*** nennt die deutsche Hauptstelle gegen die Suchtgefahren e.V. (1991).

Besonders nachteilig ist die Tatsache, daß etwa 3 Mio. Kinder in Familien Abhängiger leben.

Falsch wäre es, von einem Problem sog. Randgruppen auszugehen; häufig wird auf scheinbar hoher sozialer Ebene Karrieresucht bereitwillig mit Drogenkonsum unterstützt.

Entstehung der Sucht. Um die mehrdimensionalen Ursachen einer Sucht zu erklären, bietet sich die ***Kielholz-Trias*** an (Abb. 9.1).

Alkoholabhängigkeit

In der Praxis hat mindestens jeder 10. Patient Probleme mit dem Alkohol, weniger als die Hälfte der Alkoholabhängigen unter seinen Patienten sind dem Allgemeinarzt bekannt. Entscheidend für den Umgang mit Alkohol ist die Umgebung und die Persönlichkeit (Trinken wird erlernt). Das Vorbild der Eltern, die Wertigkeit in Schulklassen, Sportvereinen, Bundeswehr und am Arbeitsplatz sind prägend.

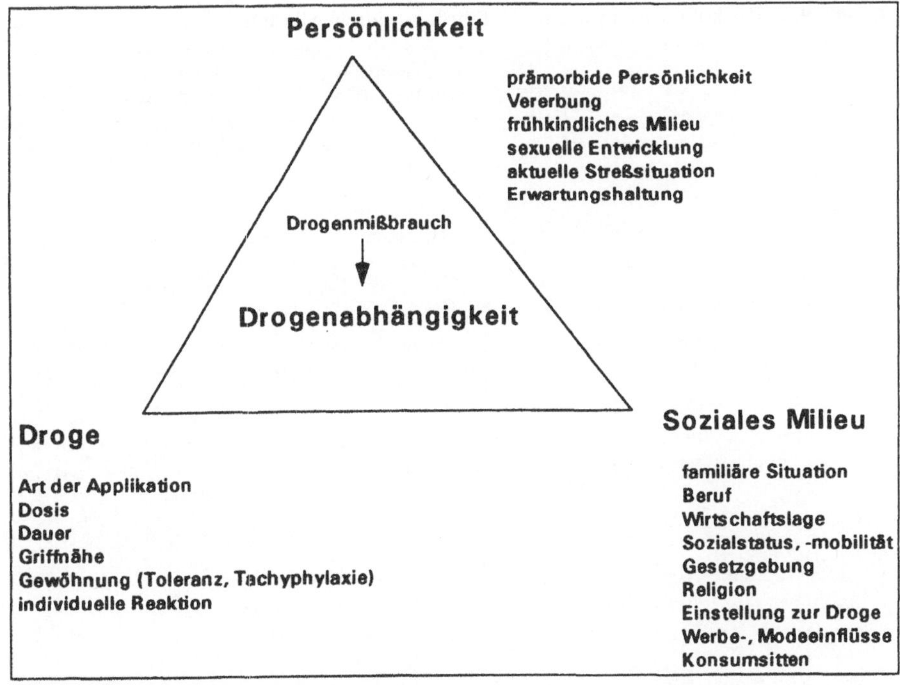

Abb. 9.1. Kielholz-Trias der Entstehungsursachen der Drogenabhängigkeit. (Nach Kielholz und Adams 1984)

Alkoholtrinken hat meistens eine kommunikative Funktion und ist – auch im Übermaß – gesellschaftlich weitgehend toleriert, obwohl nach groben Schätzungen pro Jahr 20.000 Menschen an den Folgen des übermäßigen Alkoholkonsums sterben.

Im Jahr 1988 starben knapp 1500 Menschen bei Verkehrsunfällen mit der Ursache „Alkoholeinfluß", schätzungsweise 400.000 Arbeitsunfälle gehen auf Alkohol zurück, etwa jede 6. Kündigung hängt mit Trinkproblemen zusammen.

Aufgabe des Hausarztes ist es, mögliche ***Frühzeichen*** zu erkennen und auf routinemäßig festgestellte γ-GT-Wert-Erhöhungen zu reagieren.

Risikofaktoren für eine Gefährdung durch Alkohol zeigt Tabelle 9.6.

Ziel des sich anschließenden Gesprächs soll ein ***Arzt-Patienten-Bündnis*** sein, das Motivation zur Verhaltensänderung erreicht.

Typischerweise werden während der Behandlung der Alkoholkrankheit 7 Stadien durchlaufen (Tabelle 9.7).

Als Ergebnis kann die Bereitschaft zu einer stationären Entgiftung und Teilnahme an einer Selbshilfegruppe stehen. Wichtig ist die Notwendigkeit eines von Patient und Arzt akzeptierten Therapieplanes.

Eine stationäre Entwöhnung sollte auch aus Gründen eines vorübergehenden Milieuwechsels ins Auge gefaßt werden.

Tabelle 9.6. Risikofaktoren für eine Gefährdung durch Alkohol

Suspekt	Wahrscheinlich alkoholkrank	Manifester Alkoholismus
Gastritis, Anorexie, Schlaflosigkeit, periphere Neuropathie etc.	Alkoholfahne in der Sprechstunde	Wenn deswegen Hilfe erbeten wird
Gerötetes Gesicht	Klageführung über den Ehepartner	Zirrhose
Morgendliche Symptome (besonders Montags)	Hohe Blutalkoholwerte am Vormittag	Entzugssymptome
Eheliche und sexuelle Probleme	Wiederholte Verletzung des Ehepartners	Klassische somatische oder psychologische Folgen
Probleme am Arbeitsplatz, einschließlich Abwesenheit	Schlechte Leberwerte ohne erkennbaren Grund	Alkoholintoxikation bei der Untersuchung
Depression/Angst Suizidversuch Vernachlässigung von Kindern Anamnese von Ohnmachten, Schlaflosigkeit Tremor Konflikt mit dem Gesetz Risikoberuf		

Tabelle 9.7. Stadien der Behandlung des Alkoholkranken

Stadium 1: Analyse des Alkoholproblems nach seiner Entdeckung
Stadium 2: Der Alkoholkranke bekennt sich zu seinem Problem
Stadium 3: Aufrechterhaltung der Motivation zur Selbsthilfe
Stadium 4: Einbeziehung der Familie
Stadium 5: Erste Schritte, das Trinken zu lassen
Stadium 6: Ist eine Klinikeinweisung nötig – und wohin?
Stadium 7: Nachsorge

Tabelle 9.8. Jellinek-Schema

- *Alpha-Typ:* Problem- und Erleichterungstrinker; kein Kontrollverlust; seelische Abhängigkeit, da diese Angstabwehr die Probleme vergrößert
- *Beta-Typ:* Anpassungs- und Gewohnheitstrinker, um „mitzuhalten" mit den (Trink-)Sitten, an Situationen gekoppelt (Fernsehen, Wochenende, Arbeitswege, Hausarbeit); wenig seelische, aber später körperliche Abhängigkeit.
- *Gamma-Typ:* Eigentlicher Prozeßtrinker mit seelisch-körperlicher Abhängigkeit, Toleranzsteigerung, Kontrollverlust, Abstinenzsymptome, auch wenn Abstinenzzeiten möglich sind.
- *Delta-Typ:* Spiegeltrinker; da über lange unauffällige, schleichende Gewöhnung der Alkoholspiegel sich langsam erhöht, bis er gebraucht wird, hat der Betroffene nie das Gefühl des Kontrollverlustes, und da er sozial überkorrekt ist, ist er bei dieser rauschlosen Dauerimprägnierung besonders schwer zu motivieren.
- *Epsilon-Typ:* Periodischer Trinker (früher Quartalssäufer oder Dipsomanie); auch diese im Alltag überkorrekten Menschen brauchen den Ausbruch ins zerstörerische sozial Unerlaubte, um überbemüht sozial erlaubt leben zu können; maskiert sich lieber mit Hilfe von Ärzten mit der „feineren" Diagnose phasischer Depressionen.

Spätkrisen und Rückfällen muß der Arzt auch bei optimal erscheinendem Ablauf offen gegenüberstehen.

Die Alkoholismusklassifizierung nach Jellinek zeigt Tabelle 9.8.

Medikamentenabhängige

Voraussetzung für eine Medikamentenabhängigkeit ist in vielen Fällen ein ***unkontrolliertes Verschreibungsverhalten der Ärzte***. Immerhin erhalten 6,7 % aller Patienten Medikamente mit Abhängigkeitspotential über so lange Zeit, daß sich eine Abhängigkeit entwickeln kann. Mit rund 75 % sind Frauen besonders betroffen.

Die ***Anspruchshaltung des Patienten***, in einer Konsumgesellschaft jedes Gesundheitsproblem mit einem Medikament zu beseitigen, hat dazu geführt, daß rund 80 % aller Arzt-Patienten-Kontakte in der Praxis mit dem Ausschreiben eines Rezepts verbunden ist. Frauen über 50 Jahre erhalten allein 57 % aller Verordnungen.

Neben einer übersichtlichen, lückenlosen Dokumentation seiner Verschreibungen sollte der Arzt besonders darauf achten, Medikamente mit

Suchtpotential nicht an drogen- oder alkoholabhängige Patienten zu verordnen. Bei Patienten mit einer potentiellen Arzneimittelabhängigkeit empfiehlt es sich, kleinste Packungsgrößen zu verordnen und Verschreibungen mit einem Arztkontakt zu koppeln, d.h. keine „Folgerezepte" zu ermöglichen.

Arzneimittel, die durch Mißbrauch zur Gewöhnung und Abhängigkeit führen können, sind

- auf besonderem Betäubungsmittelrezept zu verordnende, stark wirkende Schmerzmittel wie Morphin-, Pethidin- und Methadonabkömmlinge,
- rezeptpflichtige Hustenmittel mit Codeinanteil,
- rezeptpflichtige Schmerzmittel, häufig Mischsubstanzen mit Koffeinanteilen
- Beruhigungsmittel (sog. „Tranquilizer"), mit den Benzodiazepinen als am häufigsten mißbrauchte Arzneimittelgruppe.

  Eine Abhängigkeit entsteht nach ca. 10 Wochen. Ist in dieser Zeit keine Angstlinderung erreicht, ist sie auch in der Folgezeit nicht zu erwarten. Die weitere Einnahme erfolgt, weil eine Abhängigkeit entstanden ist.

Tabelle 9.9 gibt eine Übersicht über die Fertigarzneimittel, bei deren Verschreibung besondere Vorsicht geboten ist.

Bei den Tranquilizern ist problematisch, daß sie meistens länger als 24 h im Körper wirken und deshalb bei täglicher Einnahme eine Dosiserhöhung erfolgt, ohne daß der Patient dies bemerkt und auf diese Weise der Gewöhnungseffekt ausgeglichen wird. Auch die längere Verweildauer (Halbwertzeit) bei älteren Patienten bedarf bei Medikamenten mit Suchtpotential der besonderen Beachtung. In vielen Fällen sind unklare Schwindelzustände Nebenwirkung dieser Stoffgruppen.

Die beste Form, einer Medikamentenabhängigkeit vorzubeugen, ist die regelmäßige Überprüfung (Auslaßversuch) der Wirksamkeit bei der eindeutig diagnostizierten Krankheit, eine genaue Begründung für jede weitere Einnahme, die Kenntnis von Wirkung und Nebenwirkung und von möglichen Interaktionen (Wechselwirkungen) aller eingenommenen Medikamente.

Darüber hinaus muß im Arzt-Patienten-Gespräch verständlich gemacht werden, daß Befindlichkeitsstörungen, Einsamkeit, Trauer, Lebensleere und normale Symptome des Alterns nicht langfristig mit Medikamenten behandelt werden können. Gesellschaftliche Integration besonders der alten Menschen kann, z.B. über die Aufnahme in Selbsthilfegruppen, eine adäquate Therapie sein.

Im übrigen erfolgt die Behandlung ggf. nach notwendiger Entgiftung wie bei der Alkoholkrankheit.

Tabelle 9.9. Arzneimittel mit Suchtpotential. (Nach Bourmer 1990)

Arzneimittel	Empfohlene maximale Menge der Verschreibung
Clomethiazol (z.B. Distraneurin)	25 Tabletten bzw. Kapseln
• **Barbiturate**	
Secobarbital-Natrium und Cyclobarbital-Kalzium (z.B. Medinox Mono)	20 Kapseln bzw. Tabletten
Pentobarbital (z.B. Repocal oder Norkotral)	20 Tabletten
Secbutabarbital, Aprobarbital (z.B. Resedorm)	20 Tabletten
oder Vesparax Mite	15 Tabletten
• **Kodeinhaltige Mittel**	
Kodeinphosphat: z.B. Codein Phosp.	20 Tabletten bzw. Compretten
oder Codein Phosp. forte	10 Tabletten bzw. Compretten
oder Tricodein retard	40 Dragees
Kodein: z.B. Codicaps	20 Kapseln
Ditrydrokodein: z.B. Paracodin	20 Tabletten bzw. 10 Retardkapseln
oder Remedacen	10 Kapseln
• **Analgetika**	
z.B. Rosimon Neu	10 Tabletten
Tramal-HCl: z.B. Tramal	20 Kapseln, 2 × 10 ml Tropfen
z.B. Valoron N	20 Kapseln, 2 × 10 ml Tropfen
• **Psychopharmaka**	
Anfetaminil: z.B. AN	20 Dragees
Pemolin: z.B. Tradon	30 Tabletten
• **Antihypotonika**	
z.B. Cardanat N	10 ml Tropfen oder
Cardanat N	20 Kapseln
• **Grippemittel**	
z.B. Tempil N	20 Kapseln

Spielsüchtige

Die Einordnung des pathologischen Glücksspiels als Suchtverhalten ist schon alt. Aufgrund der starken Zunahme von Geldspielautomaten und Spielhallen in den Großstädten, des wachsenden Freizeitanteils durch kürzer werdende Arbeitszeit und zunehmende Arbeitslosigkeit hat die Spielsucht in den letzten 10 Jahren kontinuierlich zugenommen.

Diagnostische Kriterien für pathologisches Spielen zeigt Tabelle 9.10. Mindestens 4 Punkte aus der Liste sind nötig, damit ***Spielsucht*** vorliegt.

Im therapeutischen Konzept haben sich Selbsthilfegruppen („Anonyme Spieler") weniger bewährt als bei Alkohol- und Drogenabhängigkeit.

Wichtiges Ziel ist die Abstinenz, die Resozialisierung (Schuldenplan) und die familiäre Integration. Individuell muß entschieden werden, ob ein psychodynamischer (verstehender, konfliktaufdeckender, tiefenpsycholo-

Tabelle 9.10. Diagnostische Kriterien für pathologisches Spielen. (Nach Recklin und Joraschky 1991)

Fehlangepaßtes Spielverhalten, was sich in mindestens vier der folgenden Merkmale ausdrückt:

1. Häufige Beschäftigung mit dem Glücksspiel, oder damit, Geld für das Spiel zu beschaffen.
2. Häufiges Spielen um größere Geldsummen oder Spielen über einen längeren Zeitraum, als beabsichtigt.
3. Das Bedürfnis, die Höhe oder die Häufigkeit der Einsätze zu steigern, um die gewünschte Erregung zu erreichen.
4. Ruhelosigkeit oder Reizbarkeit, wenn nicht gespielt werden kann.
5. Wiederholte Geldverluste beim Spielen und Zurückkehren am anderen Tag, um die Geldverluste wieder wettzumachen.
6. Wiederholte Versuche, das Spielen einzuschränken oder zu beenden.
7. Häufiges Spielen, obwohl das Erfüllen sozialer oder beruflicher Pflichten vorrangig wäre.
8. Aufgeben einiger wichtiger sozialer, beruflicher oder Freizeitaktivitäten, um zu spielen.
9. Fortsetzung des Spielens trotz Unfähigkeit, die wachsenden Schulden zu zahlen, oder trotz anderer bedeutender sozialer, beruflicher oder gesetzlicher Probleme, von denen der Betroffene weiß, daß sie durch Spielen verschlimmert werden.

gisch orienterierter) oder verhaltenstherapeutischer (auf Verhaltensvorgaben bzw. Regeln beruhender) Behandlungsansatz sinnvoll erscheint. Grundsätzlich erscheint eine Kombination beider Verfahren am erfolgreichsten.

Drogen

Die Grenze zwischen den „legalen" Drogen Nikotin, Alkohol, Medikamenten und den „illegalen" Haschisch, Marihuana, LSD, Heroin, Crack und Kokain ist nicht mit pharmakologischer Logik gezogen.

Weder das Kriterium körperlicher Abhängigkeit noch die Schwere der Organschädigung begründen die Festlegung.

Die Rauschgiftbilanz des Bundesministeriums für Jugend registriert für 1991 mit 2026 Drogentoten eine Steigerung gegenüber 1990 von 35,9 %. Die Zahl der polizeilich erfaßten „Erstkonsumenten" lag bei 11.685 Personen.

Trotzdem scheint die Trendanalyse der Bundeszentrale für gesundheitliche Aufklärung bei den 12–25jährigen eine steigende Ablehnung von Drogen zu belegen. (1973 60 %, 1990 75 % völlige Ablehnung).

Auch wenn die Zahl der Drogenabhängigen in Allgemeinpraxen sehr gering ist, bedarf das Problem „Sucht"/„Abhängigkeit" besonders hier großer Aufmerksamkeit, weil Drogensüchtigen mit den Mitteln des Therapeuten und nicht mit denen des Staatsanwaltes geholfen werden muß.

Die Befürwortung der Methadon-Substitution mindert nicht das krasse Mißverhältnis von Therapieplatzangebot und Abhängigenzahl (Abb. 9.2).

Der starke Anstieg der Zahl von Drogentoten zwischen 1990–1991 auf über 2000 pro Jahr erklärt sich bei insgesamt rückläufigen Zahlen von

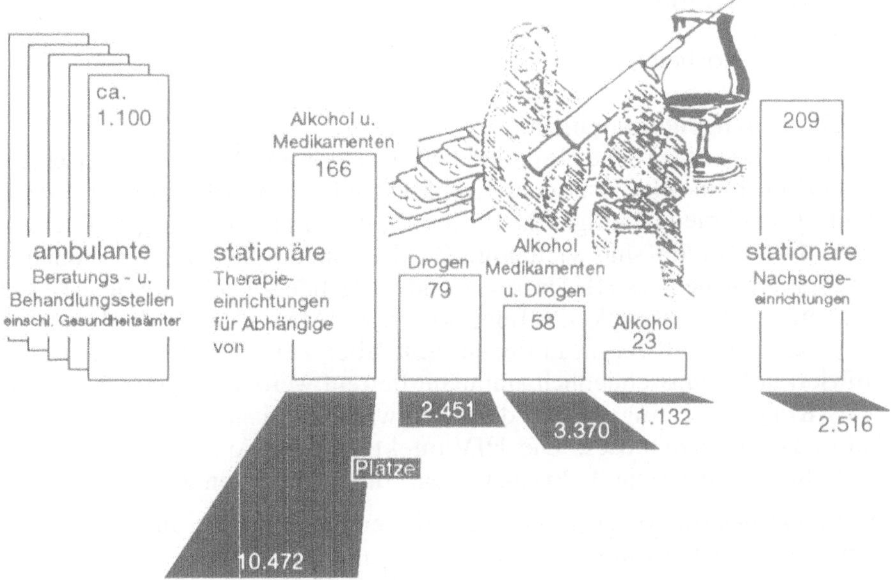

Abb. 9.2. Hilfe für Suchtkranke in der Bundesrepublik Deutschland (Zahlen für 1990; Quelle: DHS)

Abhängigen daraus, daß dem wachsenden Kreis von Abstinenzlern eine Gruppe von Rauschgiftkonsumenten gegenübersteht, die sich immer größere Portionen harter Drogen zumuten.

Da rund ein Viertel der Drogensüchtigen schon im Kindesalter traumatischen Erfahrungen (sozialer Abstieg, zerrüttete Eheverhältnisse) ausgesetzt war, setzen neue Präventionsstrategien bei Kindern mit entsprechender Milieugefährdung an. Hier kann auch der Hausarzt im Rahmen seiner Netzwerkrolle aktiv werden.

Nur durch entsprechende Fortbildung kann er allerdings für diesen Bereich kompetent werden. Auch die generell mögliche Teilnahme (ab 1. 10. 1991) am „Methadon-Programm" ist von solchen Fortbildungsnachweisen abhängig. Im übrigen betrifft dieses Programm als quasi Palliativmaßnahme nur den Teil der Abhängigen, der primär nicht für eine Entzugstherapie in Frage kommt.

Um potentiell oder schon manifest Abhängigen keine ungewollten Anreize zum Diebstahl zu geben, muß besonders bei der Behandlung von Drogenabhängigen darauf geachtet werden, Arztstempel und Rezeptformulare vor Entwendung zu sichern.

Besondere Vorsicht sollte (besonders im Notfalldienst) bei der Verordnung z.B. folgender Fertigarzneimittel geboten sein:

Eatan N, Halcion, Lexotanil, Mogadan, Rohypnol, Tafil, Tavor und Valium.

9.4 Aids-Kranke

M.M. Kochen

Aids und Allgemeinmedizin

Obwohl das erworbene Immunschwächesyndrom Aids in Deutschland immer noch ein relativ seltenes Krankheitsbild ist, werden Allgemeinärzte künftig zunehmend häufiger die Betreuung dieser Patientengruppe übernehmen. Die Gründe sind vielfältig: Bei Personen, die mit dem humanen Immunschwächevirus HIV infiziert sind, vergehen – nach heutigem Kenntnisstand – vom Zeitpunkt der Infektion bis zur Manifestation der Krankheit durchschnittlich 10 Jahre, in denen diese über weite Strecken **symptomlos Infizierten** fast ausschließlich ambulant betreut werden können. Aber auch **Aids-Kranke** verbringen 80% der Zeit zwischen Diagnose und Tod außerhalb des Krankenhauses. Die HIV-Infektion bzw. Aids stellt damit eine langjährige, chronische Erkrankung dar, die allein schon aufgrund ihrer

- *somatischen* (opportunistische Infektionen und Tumoren aufgrund zunehmender Immunsupression; Tabelle 9.11 und 9.12),
- *psychischen* (häufige Depressionen, vielfach erhöhte Suizidrate), aber auch
- *sozialen* Probleme (Probleme beim Versicherungsabschluß, Kündigung von Wohnung und Arbeit)

Tabelle 9.11. Centers for Disease Control (CDC)-Klassifikation der HIV-Infektion. Die Gruppen I–IV sind hierarchisch geordnet, eine Rückstufung ist nicht möglich. Innerhalb der Gruppe IV können mehrere Manifestationen gleichzeitig nebeneinander bestehen. (Aus Jäger 1989)

I	Akute Infektion	
II	Asymptomatische Infektion	
	A	Unauffällige Laborbefunde
	B	Laborauffälligkeiten
		Lymphopenie, Thrombozytopenie, CD4/CD8 <1.0
III	Persistierende generalisierte Lymphagenopathie	
	A	Unauffällige Laborbefunde
	B	Laborauffälligkeiten
		Lymphopenie, Thrombozytopenie, CD4/CD8 <1.0
IV	Manifestationsstadium	
	A	Konstitutionelle Erkrankung
		Fieber (>1 Monat),
		Diarrhoe (>1 Monat),
		Gewichtsverlust (um mehr als 10% des Ausgangsgewichtes)
	B	Neurologische Manifestationen
		Demenz, Myelopathie, periphere Neuropathie
	C	Sekundärinfektionen
		1. Opportunistische Infektionen im Sinne der CDC-Falldefinition
		2. Andere Sekundärinfektionen
	D	Opportunistische Malignome
	E	Andere Manifestationen

in das Tätigkeitsfeld des Primärarztes fällt. Aber auch die Überfüllung der wenigen Spezialkliniken und -ambulanzen macht es nötig, daß sich Hausärzte hier künftig stärker engagieren.

Tabelle 9.12. Aids-Diagnose bei nachgewiesener HIV-Infektion (CDC-Falldefinition). (Aus Jäger 1989)

- Aids liegt vor, wenn eine der folgenden Indikatorerkrankungen definitiv (Erregernachweis, typische Histologie) diagnostiziert wird:
  1. Wiederholtes Auftreten einer der folgenden bakteriellen Erkrankungen bei einem Kind vor dem 14. Lebensjahr oder Auftreten mindestens zweier verschiedener innerhalb von 2 Jahren:
     Septikämie, Pneumonie, Meningitis, Infektion von Knochen oder Gelenken oder Abszeß eines inneren Organs oder einer Körperhöhle (nicht Otitis media, oberflächliche Haut- oder Schleimhautabszesse), verursacht durch Hämophilus, Streptokokken (einschl. Pneumokokken) oder andere pyogene Bakterien
  2. Disseminierte Kokzidiomykose (nicht bei ausschließlichem Befall der Lunge, der zervikalen oder hilären Lymphknoten)
  3. HIV-bedingte Enzephalopathie
  4. Disseminierte Histoplasmose (nicht bei ausschließlichem Befall der Lunge, der zervikalen oder hilären Lymphknoten)
  5. Isosporiasis mit länger als einem Monat bestehender Diarrhoe
  6. Kaposi-Sarkom
  7. Primäres Lymphom des ZNS
  8. Andere Non-Hodgkin-Lymphome vom B-Zell-Typ oder mit unbekanntem immunologischen Phanotyp sowie folgenden Typen:
     - nicht gelappt, kleinzelliges Lymphom (Burkitt oder Non-Burkitt),
     - immunoblastisches Lymphom (nicht T-Zell-Lymphome, Lymphome ohne histologische Charakterisierung bzw. lymphozytische, lymphoblastische, kleinzellig gelappte und plasmazytoide Lymphome)
  9. Disseminierte atypische Mykobakteriosen (sofern nicht auf Lungen, Haut und/oder zervikale bzw. hiläre Lymphome beschränkt)
  10. Extrapulmonale Tuberkulose (mit oder ohne Lungenbefall)
  11. Rezidivierende Salmonella-Septikämie (außer Typhus)
  12. Auszehrungssyndrom („wasting syndrome")
- Bei folgenden Indikatorerkrankungen ist die klinische Diagnosestellung ausreichend:
  1. Candidose des Osophagus
  2. Cytomegalovirus-Retinitis mit Sehverlust
  3. Kaposi-Sarkom
  4. Lymphoide interstitielle Pneumonie und/oder pulmonale lymphoide Hyperplasie bei Kindern vor Erreichen des 14. Lebensjahres
  5. Mykobakteriose bei Nachweis säurefester Stäbchen ohne Speziesdifferenzierung bei disseminiertem Befall (sofern nicht auf Lungen, Haut und/oder zervikale bzw. hiläre Lymphknoten beschränkt)
  6. Pneumocystis-carinii-Pneumonie
  7. Toxoplasmose des ZNS nach dem 1. Lebensmonat

Epidemiologie

Das Virus HIV wird überwiegend durch Geschlechtsverkehr, aber auch durch perinatale Transmission, Austausch von Spritzen und Nadeln bei intravenösen Drogengebrauch, sowie die Gabe von Blut und Blutprodukten übertragen (Tabelle 9.13). Von den Infizierten erkranken pro Jahr durchschnittlich 4–5 %. Zu den Aids-Betroffenengruppen (das stigmatisierende Wort „Risikogruppen" sollte tunlichst vermieden werden) gehören in den USA und Europa vorwiegend homo- und bisexuelle Männer, intravenös Drogenabhängige, Bluter sowie deren Geschlechtspartner/innen. In Afrika und Asien erfolgt die Virusübertragung fast ausschließlich auf heterosexuellem Weg. Nach Schätzungen der Weltgesundheitsorganisation sind weltweit heute schon über 10 Mio. Menschen (meist zwischen dem 20. und 40. Lebensjahr) infiziert und bis zum Jahr 2000 werden es über 30 Mio. sein.

Fallbericht: Am Freitag abend, kurz vor Ende der regulären Sprechstunde, werden Sie zu einem Hausbesuch gerufen. Der Anrufer gibt an, kein Patient von Ihnen zu sein und seit 3 Tagen hohes Fieber sowie trockenen Husten zu haben. Wesentliche Vorerkrankungen werden verneint. Bei Ankunft in der Wohnung des Patienten sehen Sie einen 25-jährigen, sehr schlanken Mann in deutlich reduziertem Allgemeinzustand. Der Gang zur Wohnungstür hat ihn schon erheblich angestrengt; er hat Mühe, seinen schnellen Atem zu unterdrücken. Bei der körperlichen Untersuchung können Sie außer einer Temperatur von 40,2 °C keinen pathologischen Befund erheben.

In diesem Fall muß der hinzugerufene Allgemeinarzt ohne Kenntnis der Anamnese + Lebensumstände – vorausgesetzt er *denkt überhaupt an diese Möglichkeit* – auch eine opportunistische Infektion (z.B. eine Pneumocystis carinii-Pneumonie) bei möglicher HIV-Infizierung in Betracht ziehen. HIV-Patienten sollten im übrigen körperlich von Kopf bis Fuß untersucht werden – mit besonderer Aufmerksamkeit auf Haut, Schleimhäute und Lymphknoten.

Zu diesem Zeitpunkt kommen – neben der klinischen Differentialdiagnose – grundsätzliche Probleme auf den behandelnden Kollegen zu, die insbesondere den HIV-Antikörper-Test, aber auch eigene und Ängste des Praxispersonals wegen einer möglichen Ansteckung betreffen.

Tabelle 9.13. Weltweite Übertragungswege der HIV-Infektion

	Häufigkeit des Übertragungsweges	Ansteckungsrisiko
Geschlechtsverkehr	70–80 %	0,1–1 %
Perinatale Transmission	10–20 %	20 %
Intravenöser Drogengebrauch	5–10 %	0,5–1 %
Blutransfusionen	3–5 %	>90 %
Arbeit im Gesundheitswesen	<0,01 %	<0,5 %*

* Akzidenteller Nadelstich.

Der HIV-Antikörper-Test

Über die allgemeinen Voraussetzungen und Durchführungsrichtlinien eines HIV-Antikörper-Tests (im folgenden kurz HIV-Test genannt) informiert Tabelle 9.14. Bei der eigentlichen Beratung geht es sowohl um die Einkreisung eines potentiellen Infektionsrisikos (Tabelle 9.15), als auch um die

Tabelle 9.14. Empfehlungen zur Voraussetzung und Durchführung des HIV-Tests

- Gewährleistung von Vertraulichkeit der Patienteninformation, Verschwiegenheit von Arzt und Praxispersonal
- Unterstützung und Betreuung durch den behandelnden Arzt für den Fall einer HIV-Infektion des getesteten Patienten
- Test muß freiwillig und auf Wunsch anonym durchgeführt werden
- Kein Test ohne ärztliche Beratung vor der Blutabnahme ***und*** bei Befundmitteilung
- Keine telefonische Mitteilung des Testresultats
- Mit Labor vereinbaren, keine positiven ELISA-Resultate ohne Bestätigungstest an die Praxis durchzugeben

Tabelle 9.15. HIV-Infektionsrisiken....

Möglich
- Sexualverkehr
- Austausch von Spritzen/Nadeln
- Mutter-Kind während Schwangerschaft, Geburt, Stillen

Unwahrscheinlich
- Kontakt mit Speichel oder Tränen
- Blutkonserven, Plasmaprodukte

Praktisch unmöglich
- Übliche soziale Kontakte
- Tröpfcheninfektion
- Moskitos, Insekten

... anamnestisch einkreisen
Risikokontakte
- Mann: Homosexueller Kontakt?
- Frau: Kontakt mit bisexuellem Mann?
- Aktuell oder ehemals drogenabhängige/r Partner/-in?
- Kontakt mit drogenabhängiger Prostituierten (Preis, Standplatz)?
- Unbekannte Sexualkontakte während Urlaubsreise?
- Kontakt mit Bluter?

Art der Sexualkontakte
- Ungeschützter Vaginalverkehr?
- Ungeschützter Analverkehr?
- Ungeschützter Oralverkehr?

Drogenkonsum
- Jetzt oder früher drogenabhängig?
- Spritzen-/Nadeltausch?

Übermittlung von Informationen über Genauigkeit und Aussagekraft des Tests. Potentielle ***Konsequenzen*** eines ***positiven Testresultats*** für das Sexualverhalten (Schutz des/r Partners/in!) und die allgemeine Lebenssituation, die unsichere Prognose des weiteren Infektionsverlaufs und der Unterschied zwischen einer HIV-Infektion und der Erkrankung an Aids gehören ebenso zu den Beratungsinhalten. Der Hausarzt sollte auch ergründen, wie der Patient mit dem Testergebnis umgehen würde; einen Eindruck von seiner psychischen Stabilität erhalten und erfahren, ob gefestigte Beziehungen zu Familie und Freunden vorhanden sind, die dem Patienten u.U. bei der Verarbeitung eines positiven HIV-Status helfen können.

Nach diesem Gespräch sollte der Patient überzeugt sein, daß das Testergebnis absolut ***vertraulich*** behandelt wird und er auch bei nachfolgenden Problemen ärztliche Hilfe und Beistand erwarten darf. Einem HIV-positiven Patienten sollte man raten, die Infektion nur einem sehr kleinen Personenkreis mitzuteilen, zu dem selbstverständlich der/die Sexualpartner/in gehört. HIV-Infizierte dürfen unter keinen Umständen Blut, Sperma oder Organe spenden.

Testergebnisse sollten im übrigen, auch wenn sie negativ ausgefallen sind, **grundsätzlich nur im persönlichen Gespräch** mit dem Arzt mitgeteilt werden. Denn Personen mit negativem Ergebnis können sich in falsche Sicherheit wiegen: Einmal weil die Aussage des Tests in der Regel nur für die Zeit bis etwa 6 Wochen vor Blutabnahme gilt; und zum anderen weil manche Menschen zu gefährlichem Leichtsinn verführt werden, da trotz riskantem Sexualverhalten eine Ansteckung ausgeblieben ist.

Um zu verhindern, daß ein Patient durch die Mitteilung eines falsch-positiven Testergebnisses in unnötige Ängste versetzt wird, sollte vom Hausarzt sichergestellt werden, daß das **Labor keine positiven Ergebnisse vor Durchführung eines Bestätigungstests an die Praxis durchgibt**.

Natürlich kommen dem Allgemeinarzt die Kenntnisse und Fähigkeiten aus der Testberatung auch in den viel häufigeren Situationen zugute, bei denen es nicht um die Betreuung von Aids-Kranken geht, sondern um präventive Möglichkeiten der täglichen Praxis: z.B. beim Testwunsch von ängstlichen Gesunden, der Impfberatung von Auslandsreisenden (Sextourismus!) oder der Kontrazeptionsberatung von jungen Frauen.

Praxisorganisation

Sowohl für die Präventionsarbeit als auch für die Betreuung HIV-infizierter Patienten kann es notwendig werden, einige organisatorische Abläufe in der Praxis zu verändern (Tabelle 9.16)

Besonders wichtig sind regelmäßige **Information** und **Fortbildung** des Praxispersonals. Dabei sollte neben der strikten Einhaltung der Schweigepflicht und dem Umgang mit potentiell infektiösem Material immer wieder die geringe Infektionsgefährdung zur Sprache kommen (bei der Exposition mit einer HIV-kontaminierten Nadel beträgt das Übertragungsrisiko weniger als 0,5 %, bei einer Hepatitis B kontaminierten Nadel jedoch zwischen 6 und 30 %!).

Tabelle 9.16. Empfehlungen zur Praxisorganisation

- Getrennte Informationsblätter für betroffene Patienten und das Wartezimmer
- Spezielle Adressenliste anlegen
- Falls nötig, „Spezialsprechstunde" einführen
- „HIV-Infektion" und „Aids" nicht auf Praxisformulare etc. notieren
- Praxispersonal auf strikte Einhaltung der Schweigepflicht hinweisen
- Freundlich/neutrales Verhalten gegenüber Patienten anregen
- Beachtung der Hygienevorschriften (tropfsicheres Blutabnahmesystem, Verbot des „Recapping", Gummihandschuhe, sichere Abfallbeseitigung, Hepatitis-B-Impfung aller Praxismitarbeiter)

Ausblick

Solange es noch kein Heilmittel für die Betroffenen und keinen Impfstoff für die Gesunden gibt, bleiben die ***Prävention***, aber auch die Behandlung oder wenigstens die ***Linderung von Komplikationen*** der HIV-Infektion die wichtigsten Aufgaben bei der Bekämpfung der Aids-Epidemie. Die Praxis des engagierten Hausarztes bietet dafür gute Bedingungen. Zu diesem Engagement gehört der Abbau eigener Ängste, der Wille infizierte und kranke Patienten zu behandeln und zu beraten und die Bereitschaft, sich regelmäßig fortzubilden.

10 Gesundheits- und Krankheitsverhalten

S.H. Schug

Krankheitsbilder stellen sich in der klinisch-medizinischen Lehre als jeweils gleichförmige „Idealtypen" dar. Dies entspricht in den meisten Fällen der Ätiologie und Pathogenese und ermöglicht das Einordnen und Verstehen der Krankheiten und damit auch die zielgerichtete Therapie.

Beim einzelnen Patienten sind Krankheitsentstehung und Krankheitsverlauf in seine individuelle Lebensgeschichte und -situation eingebettet und mit diesen verwoben.

Die Persönlichkeit und die Lebensweise des Patienten treten im Rahmen der hausärztlichen Langzeitbetreuung deutlich hervor und müssen hinreichend berücksichtigt werden. Dies gilt auch für die Einschätzung des Patienten hinsichtlich seines Verhaltens zur Erhaltung der Gesundheit und gezielten Vermeidung bestimmter Risiken (s. Kap. 8.7) sowie auch für das eigentliche Krankheitsverhalten.

Begriffliches. Der Begriff „health behavior" (Gesundheitsverhalten) wurde bereits in den 50er Jahren geprägt und umfaßte zunächst alle Verhaltensweisen im Zusammenhang mit *Gesundheit und Krankheit*. Inzwischen wird jedoch differenziert zwischen Gesundheits- und Krankheitsverhalten:

Der Begriff ***Gesundheitsverhalten*** wird danach auf sämtliche zielgerichtete Verhaltensweisen, die sich auf Prophylaxe bzw. Früherkennung von Krankheiten richten, angewandt, wobei sich die betroffenen Personen selbst als gesund einschätzen.

Krankheitsverhalten dagegen bezieht sich auf Handlungsweisen von sich selbst als gesundheitlich beeinträchtigt fühlenden Personen mit dem Ziel, den Gesundheitszustand zu erkennen und ggf. Maßnahmen zur Wiederherstellung der Gesundheit zu ergreifen.

Vor allem in Bezug auf das Gesundheits- und Vorsorgeverhalten existieren differenzierte Modelle. Stellvertretend soll hier das ***Modell gesundheitsbezogener Überzeugungen*** (Health beliefs) dargestellt werden, in dem das Zusammenwirken von Persönlichkeitsfaktoren – einschließlich gesundheitsrelevanter Einstellungen –, von strukturellen Bedingungen des Gesundheitswesens und Mustern der sozialen Interaktion dargestellt wird. In diesem Modell stellt sich z.B. Vorsorgeverhalten als Funktion eines individuellen Entscheidungsprozesses aufgrund einer Kosten-Nutzen-Analyse dar:

- ***Wahrgenommene Gefährlichkeit*** (Schwere und Bedrohlichkeit einer Krankheit): Je größer eine Person die Gefährlichkeit der zu verhindernden

Krankheit insgesamt einschätzt, desto höher ist die Wahrscheinlichkeit, daß sie an einer Vorsorgeaktion teilnimmt.

- ***Wahrgenommene Gefährdung*** (Anfälligkeit) durch die Krankheit: Zur Einschätzung der Gefährlichkeit einer Krankheit muß die Einschätzung für das eigene Krankheitsrisiko hinzukommen, d.h. inwieweit eine Person annimmt, an dieser Krankheit erkranken zu können.
- ***Wahrgenommener Nutzen*** des präventiven Verhaltens zur Vermeidung von Krankheit: Je höher eine Person die Wirksamkeit einer bestimmten präventiven Maßnahme einschätzt, desto größer ist ihre Bereitschaft an ihr teilzunehmen.
- ***Wahrgenommene Barrieren/Kosten***, die dem präventivem Verhalten entgegenstehen: Diese Barrieren können zum einen individueller Art sein, wie zum Beispiel dem Verzicht auf schädigende Verhaltensweisen, zum anderen die dem Gesundheitsystem innewohnenden Systembedingungen wie z.B. Anfahrtswege, Wartezeiten, Belastung, Kosten etc.
- ***Demographische Variablen*** wie Alter, Geschlecht, ethnische Faktoren und soziopsychologische Variablen, Persönlichkeit, soziale Schicht u.a., sowie das Ausmaß der Einschätzung der eigenen Kontrolle (locus of control) spielen eine entscheidende Rolle für eine Teilnahme an einer Vorsorgeaktion. Entscheidend sind ferner die sog. situativen Merkmale der Vorsorgeaktion selbst, die Handlungsanreize (z.B. Einladung zu einer Vorsorgeaktion, Massenmedien).

Krankheitsbewältigung (Kap. 10.1), ***Patientenmitarbeit*** (Kap. 10.2) und subjektive ***Krankheitsvorstellungen*** der Patienten (Kap. 10.3) stehen in enger wechselseitiger Beziehung und bilden gemeinsam einen zentralen Bereich innerhalb der Patienten-Hausarzt-Beziehung: So ist gerade bei eingreifenden und bei Langzeittherapien eine adäquate Mitarbeit des Patienten nur dann zu erwarten, wenn ihm die Zusammenhänge zwischen Krankheit und Therapie begreiflich werden und er auch die persönliche Kraft und soziale Unterstützung zur Befolgung der ärztlichen Anordnungen hat.

Wenn die *Bedeutung* der Krankheit im subjektiven Erleben und im sozialen Kontext des Patienten nicht zumindest ansatzweise erfaßt und berücksichtigt wird, kommen Arzt und Patient auch im Rahmen einer zeitlich ausgedehnten Behandlung nicht zu einer gemeinsamen Verstehensbasis.

Das subjektive Krankheitserleben ist multifaktoriell (z.B. auch durch die vom Arzt vermittelte Bewertung der Symptome und Prognose) bedingt und muß keineswegs in Bezug auf alle Teilbereiche der Krankheit einheitlich sein: So kann ein Patient die Gesamtprognose seiner (unheilbaren) Lungenkrebserkrankung durchaus realistisch beurteilen, aber gleichzeitig seine (dadurch bedingte) eitrige Bronchitis als einfachen Infekt bewerten.

10.1 Krankheitsverarbeitung

S.H. Schug

In Anbetracht der Zunahme chronisch kranker Patienten in der Allgemeinpraxis müssen auch Prozesse der *Krankheitsverarbeitung* zunehmend beachtet und aktiv in die ärztliche Behandlung einbezogen werden.

Chronische Krankheit bedeutet für den Patienten, daß eine vollständige Wiederherstellung der Gesundheit und damit eine von Schmerzen oder anderen Beeinträchtigungen freie Lebensgestaltung nicht mehr möglich ist und sein wird. Als weiterer entscheidender Belastungsfaktor ist die häufig ungewisse Prognose bzw. verkürzte Lebenserwartung zu nennen, die sich gleichfalls an das Bestehen einer chronischen Krankheit knüpft.

Der damit verbundenen emotionalen Belastung kann sowohl durch den Einsatz personaler Ressourcen (individuelle Krankheitsbewältigung) als auch durch soziale Unterstützung begegnet werden.

Krankheitsbewältigung. Der Begriff der Krankheitsbewältigung ist eine Weiterentwicklung des Ansatzes der Streßwahrnehmung und -bewältigung, der zu einem umfassenden ***Belastung-Bewältigungs-Modell*** erweitert wurde. Innerhalb dieses Ansatzes stellt die Krankheit eine Belastung dar, für deren Verarbeitung die lebensgeschichtlich gewachsenen Bewältigungsmöglichkeiten benötigt werden. Ein Gelingen der Bewältigung ermöglicht die Wiederherstellung eines persönlichen Gleichgewichts, ein Mißlingen drückt sich in emotionaler Instabilität, inadäquatem Inanspruchnahmeverhalten in Bezug auf ärztlich-medizinische Maßnahmen etc. aus.

Soziale Unterstützung ist eine weitere wichtige Voraussetzung für eine gelingende Krankheitsverarbeitung. Sie setzt ein funktionierendes *soziales Netzwerk* von Bezugspersonen voraus, die den Patienten bei notwendigen Veränderungsprozessen (z.B. Akzeptieren veränderter Ernährungsgewohnheiten bei Diabetes), bei der Alltagsbewältigung und durch die Verfügbarkeit als Gesprächspartner unterstützen können.

Dem Hausarzt kommt hier neben Familienmitgliedern, Arbeitskollegen und Freunden häufig die Rolle einer ***primären Bezugsperson*** zu. Die Gewährung bzw. das Vorhandensein ausreichender sozialer Unterstützung ist nicht selbstverständlich. Auf der einen Seite nehmen familiäre Bezüge quantitativ ab, auf der anderen Seite verlangen die durch fortgeschrittene Behandlungsmethoden ermöglichten langen und komplizierten Krankheitsverläufe dem Patienten mitunter ein Maximum an Ausdauer und Mitarbeit ab, das auch funktionierende soziale Bezüge überfordern kann.

Als hilfreich haben sich in diesem Zusammenhang ***Selbsthilfegruppen*** erwiesen, in denen Patienten bestimmter Erkrankungsgruppen (z.B. Multiple Sklerose) oder auch Angehörige bei bestimmten krankheitsbedingten Problemlagen (Angehörige jugendlicher Schizophrener, Angehörige von Demenzkranken) zusammenkommen.

Der Einbezug von Selbsthilfegruppen – wo vorhanden – in das Betreuungskonzept des Hausarztes kann sich einerseits positiv auf die Krankheitsverarbeitung des Patienten, andererseits auch entlastend auf die Patienten-Arzt-Beziehung auswirken.

Familienmedizinische Aspekte der Krankheitsverarbeitung. Der Patient und seine Familie folgen bei der Krankheitsbewältigung typischerweise zunächst der Art, in der (familien)biographisch Probleme des familiären Alltags bewältigt wurden. Ein Beispiel veranschaulicht dies: Die Zubereitung des Essens fällt in vielen Ehen in die Zuständigkeit der Frau, die dann nach der Diagnose Diabetes zunächst auch die Verantwortung für die Einhaltung der Diät ihres erkrankten Mannes übernimmt. Dies kann zu Problemen führen, wenn sich der Mann von seiner Frau ohnehin bevormundet fühlt und sich nun mit regelmäßigen Diätverstößen dagegen auflehnt.

In derartigen Situationen haben die aus einer langjährigen hausärztlichen Tätigkeit heraus erwachsenen Kenntnisse der familiären Situation und eine entsprechend vertrauensvolle Beziehung eine zentrale Bedeutung. Einfühlsame Gespräche mit den Betroffenen – ggf. auch unter Hinzuziehung weiterer psychosozialer Helfer – können den Betroffenen die Ursachen aufzeigen und Lösungen ermöglichen.

Die Wiederherstellung des inneren und sozialen Gleichgewichts des chronisch und/oder lebensbedrohlich erkrankten Patienten ist über die psychosoziale Bedeutung hinaus eine wichtige Voraussetzung für ein adäquates Krankheitsverhalten, d.h. für eine kooperative Mitarbeit des Patienten bei notwendigen diagnostischen und therapeutischen Maßnahmen. Der Unterstützung des Patienten im Hinblick auf die Krankheitsverarbeitung kommt daher in vielen Fällen der Rang eines Therapieziels aus eigenem Recht zu.

10.2 Patientenmitarbeit (Compliance)

S.H. Schug

Compliance im engeren Sinne ist definiert als Befolgung ärztlicher Anordnungen (z.B. Einnahme von Tabletten in richtiger Dosis zum richtigen Zeitpunkt, pünktliches Erscheinen zu Kontrolluntersuchungen). Im weiteren Sinne wird darunter die – teilweise eigenverantwortliche – Mitarbeit des Patienten im Behandlungsprozeß insgesamt verstanden. Im Falle eines jugendlichen Diabetikers schließt die Patientenmitarbeit u.a. die Durchführung von Blutzuckerbestimmungen und die jeweilige Anpassung der Insulindosis ein.

Ausmaß und Qualität der Patientenmitarbeit stehen in engem Zusammenhang mit der Krankheitsverarbeitung (s.o.) einerseits und mit der Patienten-Arzt-Beziehung (vgl. Kap. 11) andererseits.

Die Bedeutung der Patientenmitarbeit bzw. des Krankheitsverhaltens insgesamt ist nicht auf die Befolgung ärztlich-therapeutischer Anordnungen beschränkt, vielmehr spielt sie bei allen Teilschritten des medizinischen Diagnose- und Therapieprozesses eine wichtige Rolle.

Dies wird bereits am Beispiel der Anamnese deutlich, wo persönliche Eigenheiten des Patienten bei der Beschwerdeschilderung im Sinne einer Informationsverzerrung wirksam werden können. Wir unterscheiden hier ***Aggravation***, d.h. der Patient übertreibt bestehende Beschwerden und erfindet ggf. noch welche hinzu und ***Dissimulation***, d.h. der Patient untertreibt seine Beschwerden und läßt einige völlig unerwähnt. Zwar kann der aufmerksame Arzt versuchen, durch eine entsprechende Befragungstechnik offenkundige Verzerrungen des Patienten auszugleichen, jedoch bleibt in diesen Fällen die Gefahr einer fehlerhaften Anamnese groß, da Hinzufügungen und Weglassungen dem Patienten meist nicht bewußt sind (Fälle bewußter Täuschung wurden hier ausgeklammert).

Das ***Problem ungenügender Patientenmitarbeit*** wird häufig nicht ausreichend berücksichtigt. Oft gehen wir wie selbstverständlich davon aus, daß Patienten

- sich bei Ärzten wohlfühlen,
- Ärzten zuhören und verstehen, was sie sagen,
- ärztlichen Anweisungen folgen und
- regelmäßig zu Kontrolluntersuchungen kommen.

In einer Reihe von Studien wurde jedoch festgestellt, daß

- die Begegnung zwischen Patient und Arzt am stärksten von allen Begegnungen zwischen Laien und Experten mit Angst verknüpft ist,
- die Hälfte aller ärztlichen Mitteilungen bereits nach 5 Minuten wieder vergessen sind,
- je nach Art der Erkrankung kurzzeitige Medikationen teilweise nur von weniger als der Hälfte, die Verordnungen bei chronischen Erkrankungen nur von der Hälfte der Patienten korrekt befolgt werden,
- eine Vielzahl von Patienten trotz bekanntem hohem Blutdruck über Jahre nicht zum Arzt kommt.

Das Problem fehlender Compliance ist ein Problem der klinischen Medizin insgesamt. Bedauernden Äußerungen über die Verschwendung von ärztlich-medizinischen Ressourcen werden Beispiele entgegengehalten, in denen fehlende Compliance bei der Medikamenteneinnahme Patienten vor Schädigungen durch Überdosierung und Nebenwirkungen bewahrt hat.

Diese Kontroverse ist jedoch bei Zugrundelegung und Anwendung zeitgenössischer Konzepte der Patientenmitarbeit überholt. Der Aufbau einer partnerschaftlichen Patienten-Arzt-Beziehung (vgl. Kap. 11) unter Einbezug der individuellen Gesundheitskonzepte und Bewältigungsstrategien des Kranken ermöglicht die Aufstellung realistischer und gemeinsam getragener Behandlungspläne, für deren Einhaltung der Patient dann im Regelfall gut motiviert sein wird.

Regeln zur Einhaltung therapeutischer Anweisungen. Darüber hinaus ist im Hinblick auf die Einhaltung von therapeutischen Anweisungen die Berücksichtigung einer Reihe von einfachen Regeln hilfreich:

- Bei kontrollbedürftigen Patienten stets einen konkreten Termin für die Wiedervorstellung vereinbaren.
- Regelmäßige Kontrolle der Medikamenteneinnahme durch verständnisvolles Nachfragen („Viele Leute haben Probleme, so viele Tabletten gleichzeitig einzunehmen, wie ist es bei Ihnen?")
- Die Notwendigkeit für die langzeitige Einnahme von Medikamenten regelmäßig überprüfen (z.B. Reduktion von Hochdruckmedikamenten nach Gewichtsabnahme).
- Einfache Medikationspläne aufstellen, d.h. gemeinsam mit dem Patienten die verordneten Medikamente ansehen, Einnahmeschemata vereinfachen, auf gute Unterscheidbarkeit der verschiedenen Tabletten (Farbe, Größe) achten.
- Eindeutige mündliche und ggf. schriftliche Anweisungen erteilen, dabei angstbeladene Mitteilungen vermeiden.
- Kompliziertere Eingriffe in die Lebensgewohnheiten des Patienten (wo notwendig) schrittweise aufbauen und Teilschritte überprüfen.
- Tabletteneinnahme mit individuellen Lebensgewohnheiten (z.B. morgens nach dem Zähneputzen, in der Kaffeepause) verknüpfen.
- Regelmäßig nach Nebenwirkungen fragen.
- Die Kosten des Patienten berücksichtigen (z.B. Zuzahlungen), bei Langzeittherapie Großpackungen verordnen.

10.3 Krankheitsvorstellungen des Kranken

G.C. Fischer

Jede Krankheit wird vom Patienten als Bestandteil seines persönlichen Schicksals erlebt. Krankheit wird somit immer begleitet von einer Spiegelung im Bewußtsein des Patienten. Die Beziehungen zwischen dem subjektiven Krankheitserleben einerseits und dem objektiven medizinischen Befund andererseits sind keineswegs schlüssig und eng. Der standardisierten medizinischen Interpretation stehen eine Fülle persönlicher Empfindungen, Bewertungen und Deutungen gegenüber, die von einfachen Kausalerklärungen wie Streß bis hin zu schweren Schuldkomplexen reichen können. Die Gesamtheit solcher Vorstellungen ergibt sich aus lebensgeschichtlichen Erfahrungen, aus der aktuellen Lebenssituation des Kranken, seiner Persönlichkeitsstruktur, seiner Stellung im sozialen Umfeld, den Facetten seines Selbstwertkonzeptes und dem antizipierend gedachten Lebensentwurf. Dieses individuelle Erlebnisfeld, das sich um die Krankheit aufbaut, verleiht ihr den persönlichen Stellenwert für den jeweiligen Kranken.

Vor allem für den Hausarzt ist es wichtig zu begreifen, daß Krankheitsvorstellungen des Patienten, auch mit der Fülle z.T. ihrer abwegig erscheinenden Facetten, nicht die seltene Ausnahme darstellen, sondern lebensimmanente Prozesse bilden, die bei jedem Kranken in der einen oder anderen Form ablaufen.

Formen der Krankheitsvorstellung

Folgende Formen von Krankheitsvorstellungen lassen sich unterscheiden:

- ***Krankheitsentstehung:*** Vielfach unterliegen Patienten einem gewissen Zwang, gedanklich immer wieder den Weg bis zum Beginn der Krankheit zurückzugehen, in jene Situation, wo „alles angefangen hat". Dies kann z.B. den ersten Tag der Symptommanifestation einer chronischen Krankheit, Ereignisse um einen Unfall oder die Situation einer vermuteten oder wirklichen Ansteckung betreffen.
- ***Fehlinterpretationen:*** Der Patient möchte verstehen, warum er krank geworden ist. Sein Kausalbedürfnis bezieht sich dabei sowohl auf medizinische Sachverhalte, als auch auf eine biographisch kontextuelle Deutung. Oft hat der Patient bereits seine Erklärung gefunden, bevor er den Arzt aufsucht. Besonders häufige und typische „medizinische" Angebote dieser Art sind „Allergie", „Durchblutung", „Ernährungsfaktoren" und „Streß", wobei bei der heutigen Patientenschaft vielfach gutes Wissen über die Möglichkeiten solcher Zusammenhänge vorausgesetzt werden kann. Dies macht es häufig schwer, im Einzelfall, in dem solche gängigen Interpretationen nicht zutreffen, die Vorstellungen des Patienten zu korrigieren. Beispielsweise wird ein Zusammenhang zwischen erhöhtem Blutdruck und Streß vom Hypertoniepatienten problemlos akzeptiert. Daraus zieht er dann den Schluß, bei Nichtvorhandensein von Streß könne auch auf die antihypertone Medikation verzichtet werden. Auch die allgemein anerkannte Tatsache, daß „Aufregung" auf das Herz „schlage", kann zu unkontrollierter Medikamenteneinnahme führen. Typisch sind ferner Kausalzuweisungen aus individuellen psychosozialen Begebenheiten. Magen-Darm-Beschwerden einer Hausfrau z.B. werden dem Rauchen ihres berenteten Ehemannes zugeschrieben, Gelenkbeschwerden als Folge der Klimaanlage am Arbeitsplatz gedeutet. Vielfach werden normale Krankheitsfolgen als Anzeichen schwerer Komplikationen oder anderer Erkrankungen (Krebs, Aids) gewertet. Typische Beispiele aus der Hausarztpraxis sind Abgeschlagenheit und Müdigkeit in der Rekonvaleszenzphase nach Grippe oder schwerer Enteritis. Keineswegs immer gelingt es in solchen Fällen, Patienten von ihren fixen Vorstellungen abzubringen.
- ***Symbolwert medizinischer Diagnosen:*** Viele, auch dem Laien bekannte Diagnose, repräsentieren in der Vorstellungswelt einen bestimmten Symbolwert. So wird Grippe z.B. mit harmloser Unpäßlichkeit, die Diagnose Krebs dagegen mit Tod und Siechtum assoziiert. Unterschiedlicher Symbolgehalt kommt auch verschiedenen Organen zu. Erkrankungen des Herzens werden naheliegenderweise als bedrohlicher empfunden

als z.B. des Verdauungstraktes. Besondere Beachtung verdient in diesem Zusammenhang der Symbolwert der Haut als Kontaktorgan mit den möglichen Folgen negativer sozialer Stigmatisierung.

- ***Subjektiver Krankheitswert:*** Erlebt der Patient sich als „deutlich kränker" als nach der objektiven Befundlage nötig, so steht dahinter häufig Angst oder Depression. Diese wiederum färben die mit der Krankheit sonst verbundenen Vorstellungen in negativer Weise. Die Krankheit kann so zum „Beweis" für die eigene Benachteiligung oder Wertlosigkeit werden. Vorstellungen wie: „Immer ich", „auch das muß gerade jetzt noch passieren" usw. können für den Arzt ein Indiz für eine u.U. insgesamt fatalistische Lebensinterpretation bilden: Der Patient sieht sich einem scheinbar sinnlosen wechselhaften Schicksal hilflos ausgeliefert und eigene Einflußmöglichkeiten werden nicht erkannt. Hilflosigkeit und Verlorenheit (z.B. „keiner versteht mich", „keiner kann mir helfen") führen zu dem Gefühl, das „eigentliche" Leben spiele sich nur bei den anderen ab. Der Patient selbst erlebt sich als quasi „außen vor" geblieben.

  Die Bagatellisierung kann Ausdruck überhöhter Selbstansprüche sein, die Schwäche, Makel, Hinfälligkeit und mangelhaftes Funktionieren nicht zulassen.

Folgerungen für das ärztliche Verhalten

Folgende allgemeine Gesichtspunkte für den Umgang mit dem Kranken ergeben sich: (vgl. hierzu auch Kap. 11 und 12.2):

- Erläuterung des Krankheitsgeschehens unter Einbeziehung der persönlichen Deutungen des Kranken
- Vorstellungen des Patienten zum Symbolgehalt von Diagnosen, Befunden oder erkrankten Organen hinterfragen und ggf. bearbeiten.
- Nicht zu früh und zu einseitig nur die geschilderte Körpersymptomatik aufgreifen, sondern auch entsprechende Zusammenhänge aus des Patienten Sicht und sein „eigentliches Anliegen" aufdecken (nur 47 % der Patienten einer amerikanischen Studie geben an, der Arzt hätte wirklich erfaßt, worum es ihnen geht).
- Den Patienten ermutigen und unterstützen, sich Emotionen, die sich bei ihm mit der Krankheit verbinden, einzugestehen und zu äußern.
- Soweit möglich, Eliminierung krankheitsschädlicher Vorstellungen z.B. durch Entlastung von Schuldgefühlen, Ermutigung des Patienten durch Herausstellen seiner Kräfte und Fähigkeiten, Trost gewähren und Hoffnung aufbauen.
- Steigerung der Selbstaktivität des Kranken, d.h. zu der Vorstellung beitragen, daß nicht die Krankheit den Patienten, sondern der Patient die Krankheit beherrscht.

Abschließend sei noch bemerkt, daß selbstverständlich nicht jeder Praxiskontakt einer eingehenden Aufarbeitung der Krankheitsvorstellungen des Patienten bedarf. Angesichts der Intimität und Fragilität der hier berührten Bereiche werden sie immer im großen Umfang ein „noli me tangere" bleiben. Wichtig ist jedoch, daß der Hausarzt sich einen orientierenden Eindruck darüber verschafft, inwieweit solche Vorstellungen die Krankheitsdynamik oder die Lebensentfaltungsmöglichkeiten des Patienten negativ beeinflussen. Hierauf orientierte Hilfsangebote dürfen dem Patienten genauso wenig vorenthalten bleiben wie die Anwendung sonstiger therapeutischer Verfahren.

11 Patienten-Arzt-Beziehung

W. Picker-Huchzermeyer

Eine tragfähige Patienten-Arzt-Beziehung bildet die unabdingbare Grundlage der hausärztlichen Patientenversorgung.

Spezifische allgemeinärztliche Aufgaben wie Langzeitbetreuung, psychosoziale Grundversorgung und soziale Integrationsfunktion setzen eine breite beiderseitige Vertrauensbasis, die einen offenen und vorbehaltlosen Umgang mit den Problemen des Patienten ermöglicht, voraus.

Dabei ist die Beziehung zwischen Patient und Arzt im Sinne einer Dienstleistung professionell und vorwiegend zweckorientiert.

Im Gegensatz zum Geschäftsleben beinhaltet die Begegnung zwischen Patient und Arzt notwendigerweise rationale und emotionale Erwartungen.

Es ist somit eine ärztliche Aufgabe, die Beziehung zu dem Patienten so aufzubauen, daß innerhalb des zweckgerichteten professionellen Rahmens sowohl die sachlichen als auch die gefühlsmäßigen Bedürfnisse der Partner beachtet werden und so eine vertrauensvolle und tragfähige Beziehung entsteht.

Traditionellerweise gelingt das Handeln mit den „objektiven" Anteilen der Beziehung scheinbar problemlos (klassische Diagnostik und Therapie). Beim Umgang mit den emotionalen Bedürfnissen des Patienten besteht jedoch die Gefahr, daß die gegenseitigen Erwartungen zugunsten einer angestrebten „professionellen Neutralität" ausgeblendet werden.

11.1 Erwartungen des Patienten an den Arzt

Die Erwartungen an den Arztbesuch (Tabelle 11.1) enthalten auch spezielle Vorstellungen über die Situation und den Umgang des Arztes mit dem Kranken und seiner Krankheit (Tabelle 11.2).

Die Schwerpunkte der Erwartung variieren nach den individuellen Bedürfnissen und der jeweiligen psychosozialen Situation (Alter, Beruf, Vorbildung, Persönlichkeit).

Tabelle 11.1. Erwartungen des Patienten an den Arztbesuch

- Entscheidung, ob und in welchem Ausmaß eine „Krankheit“ vorliegt
- Benennung der „Krankheit“ (Diagnose)
- Wertung des Eigenkonzeptes von der Krankheit
- Wertung des bisherigen Umganges mit der Krankheit
- Behandlung der „Krankheit“ (Therapie)
- Hilfe bei der Bekämpfung der Angst vor der „Krankheit“
- Hilfe durch menschliches Verständnis in krankheitsbedingten Krisensituationen

Tabelle 11.2. Erwartungen des Patienten an den Arzt

• hohe fachliche Kompetenz	• Zartgefühl
• Sorgfalt	• Verständlichkeit
• Offenheit und Ehrlichkeit	• Vertrauenswürdigkeit
• Gesprächsbereitschaft	• Ausreichende Zeit
• Verständnis	• Verständnis für die persönlichen Probleme
• Unterstützung	• Beratung und Hinweise für die Gesundheit
• Höflichkeit	• „Ständige“ Erreichbarkeit des Arztes
• Freundlichkeit	

11.2 Erwartungen des Arztes an seine Patienten

Der Arzt besitzt ebenfalls (sozialisationsbedingte) Vorstellungen über das ideale Verhalten des Patienten (Tabelle 11.3).

Diese „traditionellen“ Erwartungen werden mit einem notwendigen Problemlösungsverhalten begründet. Die arztzentrierte Beschäftigung mit dem Patienten transformiert das Phänomen „Krankheit“ zu einem Fall, der primär losgelöst vom leidenden Menschen betrachtet und behandelt wird (ähnlich einem Kriminal„fall“).

Sieht der Arzt sich so als alleinigen Akteur und Wissenden, als Heiler und allgewaltigen Führer des Patienten aus der Krankheit (Tabelle 11.4), so riskiert er durch diese Überhöhung seiner Möglichkeiten und durch Fehleinschätzung der autonomen Fähigkeiten des Patienten eine erhebliche beidseitige Enttäuschung und das Scheitern der Beziehung.

Tabelle 11.3. Traditionelle Erwartungen des Arztes an den Patienten

- Offenheit
- Ehrlichkeit
- Folgsamkeit (Compliance)
- Präzise und kurze Darstellung der Befindensstörung und der Wünsche
- Anpassung des Gesprächsablaufes an die Konzeption des Arztes
- Bereitschaft zum Ertragen diagnostischer und therapeutischer Maßnahmen
- Akzeptanz von Diagnose und Prognose

Tabelle 11.4. Typische Vorstellungen des Arztes vom Patienten

- Regressives Verhalten
- Problemlösungsinaktiv
- Emotional unfähig zur dialogischen Problemauseinandersetzung
- Tendenziell (magisch) auf die väterlich fürsorgende, omnipotente Aktivität des Arztes hoffend

Die autokratische Einstellung (arzt- und krankheitszentriert) versäumt den Einbezug der individuellen Gesundheitskonzepte und Bewältigungsstrategien des Kranken und seiner sozialen Umgebung.

Die Überwindung dieser arztzentrierten und autokratischen Verhaltensweisen zugunsten eines patientenzentrierten Vorgehens ist mit einer erheblichen Änderung des tradierten ärztlichen Selbstbildes verbunden.

11.3 Austausch der Erwartungen

Die Erwartungen der beiden Handlungspartner Patient und Arzt sind als „Vor-Urteil" angelegt, dieses wird in der Begegnung präzisiert, gefestigt und selten korrigiert. Die Informationen (sowohl über Sachen als auch über Emotionen) werden mittels „Signalen" zwischen dem jeweiligen „Sender" und „Empfänger" ausgetauscht (durch Sprache und nonverbal durch Gestik, Mimik, Tonfall, Sprechgeschwindigkeit etc.).

Die Leistung des Empfängers besteht darin, diese vielfältigen Informationen aufzunehmen, sie zu sortieren und zu bewerten. Im Sinne der „Ökonomie" werden dabei diejenigen Signale am ehesten weiterverarbeitet, die dem eigenen Konzept von der Situation am nächsten kommen. Unerwartete Äußerungen werden tendenziell überhört bzw. übersehen, nicht beachtet oder vergessen. So besteht die Gefahr, die Welt des Gesprächspartners nur „mit den eigenen Augen" zu sehen und nicht seinen Standpunkt wahrzunehmen – Grundlage von Mißver„ständ"nissen.

Nur mittels des „Zu"-hörens und einer dem Neuen, auch dem Unerwartetem gegenüber offenen Haltung, ist der gemeinsame Bedeutungshorizont zu erkennen, der auf der Grundlage des gegenseitigen Verstehens eine tragfähige, „erwachsene" und patientenzentrierte reflexive Beziehung bildet.

11.4 Anteilnahme versus Empathie

Schwierigkeiten bereitet in der Beziehung zwischen Patient und Arzt der Umgang mit Emotionen, die durch Leiden ausgelöst werden. Das Erleben von Schmerz, die Veränderungen der Lebensgewohnheiten, der Verlust biologischer, psychischer und sozialer Sicherheit ist mit negativen Gefühlen verbunden.

Gewohnheitsmäßig reagieren Mitmenschen auf emotionale Äußerungen mit dem Mittel der ***Anteilnahme***, die bestimmten Grundregeln folgt (Bestätigung des Außergewöhnlichen, Glaubensbekundung, Mitleidsbekundung, Erkundung des Sachverhaltes, Identifikation, Ratschlag). Auch vom Arzt erwartet der Patient eine entsprechende Reaktion. Enttäuschung entsteht, wenn dieser scheinbar nur rational diagnostiziert und therapiert, ohne auf die emotionalen Aspekte des Krankheitserlebens einzugehen. Jedoch ist die alltagsweltliche Anteilnahme im Rahmen der ärztlichen Beziehung nicht hilfreich genug, da sie die Situation des Patienten nur bestätigt bzw. ihm nichteigene Ratschläge oder Identifikationsmuster aufzwingt.

Die ***Empathie*** (= einfühlendes Verstehen), die häufig mit Anteilnahme verwechselt wird, ist eine spezifische Leistung in der Patienten-Arzt-Beziehung. Sie vermittelt dem Patienten vorwiegend sprachlich, in der eigenen Gefühls- und Wahrnehmungswelt verstanden zu werden. Zum Beispiel überwindet die spezielle Technik der „patienten-zentrierten Gesprächsführung“ nach Rogers die Muster der Anteilnahme und ermöglicht einen partnerschaftlichen und reflexiven Dialog.

So entsteht eine gemeinsame (unvoreingenommene) Betrachtung der „Erlebens-Welt“ des Patienten. Sie zeigt ihm eigene Lösungsmöglichkeiten zur Überwindung der belastenden Emotionen auf und erleichtert so die Auseinandersetzung mit der Krankheit und ihren psychosozialen Begleiterscheinungen.

11.5 Positive Wertschätzung und Echtheit

Die Akzeptanz des Patienten in allen seinen Äußerungen als ernstzunehmende Person ist eine weitere Basis der patientenzentrierten Beziehung. Vor allem Kinder und alte Menschen erleben häufig, daß ihre Bemerkungen nicht für wahr genommen werden, daß sie „miß“-achtet werden (P.: „mir tut das weh“ – A.: „das kann doch gar nicht sein“).

Diese Haltung gilt als ein Auslöser der somatischen Fixierung und Chronifizierung von Krankheitserleben, da der Kranke immer wieder und nachdrücklicher versucht, die Aufmerksamkeit und persönliche Zuwendung des Arztes zu erreichen.

Die positive Wertschätzung der Patientenäußerungen durch den Arzt darf aber nicht im Sinne einer notgedrungen unechten Identifikation bzw. Solidarisierung mißverstanden werden. Der Therapeut ist im Rahmen einer auf Ehrlichkeit und Vertrauen basierenden Beziehung auch gehalten, seine eigenen Gefühle, sein aktuelles Erleben und seine Erfahrungen im Sinne der Echtheit (= Kongruenz) zu äußern, ohne dabei die Individualität des Gesprächspartners zu verletzen oder zu manipulieren.

11.6 Beziehungsstile

Die Grundprinzipien des kommunikativ-reflexiven Zuganges zum Patienten (Empathie, positive Wertschätzung, Echtheit) werden durch spezifische Beziehungsmuster gefährdet.

Die autoritäre Beziehung. Die Beziehung autokratisch zu gestalten („Ich bin die Autorität, die alles weiß"), schränkt die Möglichkeiten der Selbstentfaltung des Patienten erheblich ein. Auf das einfühlende Verstehen der psychosozialen Bedingungen des Kranken wird verzichtet, die ärztliche Dogmatik wird ihm als alleingültig vermittelt.

„Der Kunde ist König". Die patientenzentrierte Zugangsweise soll nicht das Aufgeben jeglicher arzteigener Meinungen und Einstellungen (Verletzung des Echtheitsprinzipes) bewirken, wie es z.B. für das Beziehungsmuster „der Kunde ist König" typisch ist. Daraus resultierende unsichere und inkonsequente ärztliche Vorstellungen und Handlungsweisen (z.B. medizinisch nicht begründete Verordnungen) verhindern die eigenverantwortliche Auseinandersetzung des Patienten zwischen seinen eigenen und den ärztlichen Vorstellungen.

Die Kompromißbeziehung. Sind die Erwartungen von Arzt und Patient trotz allen Bemühens nicht in Deckung zu bringen, so kann die Beziehung mittels eines Kompromisses zwischen den beiderseitigen Vorstellungen fortgeführt werden.

Zwangsläufig werden beide Partner dabei Erwartungen und Ansprüche reduzieren. Der Patient könnte den Arzt z.B. seltener aufsuchen oder der Arzt könnte bestimmte (unangenehme) Fragen ausblenden. Dabei besteht durch die einseitige, ausschließlich somatische Krankheitsbearbeitung die Gefahr einer Krankheitsfixierung. In der Kompromißbeziehung kommt es daher häufig zur Verordnung überflüssiger Maßnahmen.

Somit ist die Beachtung der positiven Akzeptanz und Wertschätzung der Gedanken- und Fühlwelt des Patienten durch den Arzt besonders gefragt, damit er den Patienten nicht (in einem verdeckt autoritären Stil) bevormundet.

Die Kampfbeziehung. Sind Patient und Arzt nicht in der Lage, die gegenseitigen Erwartungen und Vorstellungen akzeptierend wahrzunehmen und verharren sie jeweils auf den eigenen Standpunkten, so entstehen ausweglose Kampfbeziehungen mit entsprechenden Gefühlen von Hilflosigkeit, Enttäuschung und Aggression.

11.7 Die Wandlung

Die charakteristische Langzeitbeziehung zwischen dem Hausarzt und seinen Patienten bedarf der patientenzentrierten Zugangsweise, die dem Patienten eigene Wege aufzeigt und mittels Empathie, Akzeptanz und Echtheit ein aufgeklärtes Verhältnis schafft. Die tradierten ärztlichen Verhaltensweisen, die arzt- (und klinik-)zentriert erworben wurden, führen zu erheblichen Enttäuschungen und Spannungen zwischen den Partnern.

Durch Reflexion über die eigenen und fremden Erwartungen und Kommunikationsweisen (z.B. in Balint-Gruppen) kann hier eine Wandlung vollzogen werden, die die Patienten-Hausarzt-Beziehung neu und befriedigend gestaltet.

Der patientenzentrierte Zugang zum Patienten erfordert die Fähigkeit zum Zuhören und die Annahme des Patienten als ein selbstverantwortliches Individuum. Einfühlendes Verstehen (= Empathie), positive Wertschätzung der Patientenäußerungen und die Echtheit im Umgang mit den eigenen Gefühlen sind Grundbedingungen der positiven Gestaltung der Patienten-Hausarzt-Beziehung.

12 Allgemeinärztliche Arbeitsweise

12.1 Systematik allgemeinärztlichen Entscheidens und Handelns

G.C. Fischer, V. Busse, F. Krause, W. Schlopsnies, S.H. Schug

Im Gegensatz zu den meisten anderen Fachgebieten ist die Patientenschaft des Allgemeinarztes unselektiert, d.h. eine Vorbehandlung, vor allem Vordiagnostik hat noch nicht stattgefunden, wenn der Patient die Sprechstunde wegen einer neuen Gesundheitsstörung erstmalig aufsucht. Das diffenentialdiagnostische Spektrum ist somit in seiner gesamten Breite offen. Eine Zuordnung zu einem ICD (International Classification of Diseases) definierten Krankheitsbild gelingt keineswegs immer sofort und ist auch nicht in jedem Fall, besonders im ersten Schritt, sinnvoll und nötig. Andererseits erfordern auch diagnostisch unklare Beschwerden eine Therapie und Beratung des Kranken.

Eine weitere Besonderheit der Beschwerdebilder in der Praxis besteht darin, daß es sich vielfach um Befunde handelt, die einerseits leichte, vorübergehende und spontan abklingende Störungen (wie z.B. eine einfache Rhinitis, vorübergehende Kopfschmerzen, unspezifische harmlose Hautveränderungen u.ä.) darstellen, andererseits aber auch Erstmanifestationen einer ernsthaften Erkrankung bedeuten können. Durch diese mangelnde Spezifität vieler Beschwerden in der Allgemeinpraxis bildet die ***Verlaufsbeobachtung*** hier ein wichtiges diagnostisches Kriterium. Sie muß sorgfältig geplant und, von klaren Fragestellungen geleitet, genutzt werden.

Sozialmedizinische Folgen einer Erkrankung, wie Arbeitsunfähigkeit, Berentung oder Rehabilitationserfordernisse sind ebenso zu beachten, wie biographische, psychische und soziale Einflußfaktoren auf den Gesundheitszustand.

Diese Vielfalt der Möglichkeiten und Gesichtspunkte zwingt den Allgemeinarzt zu einer systematischen Vorgehensweise, die schrittweise abläuft und sich – trotz aller sachgegebenen Abweichungen und vielfältigen Variationen – auf folgende Grundmaßnahmen zurückführen läßt (Abb. 12.1):

1. Schilderung des ***Patientenanliegens*** und Ergänzung desselben durch anamnestische Fragen des Arztes.

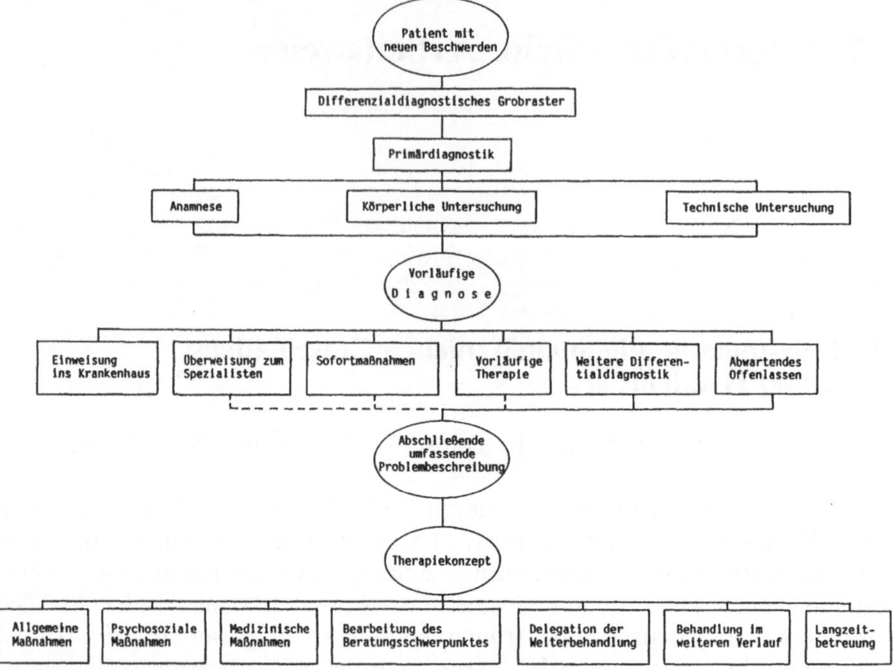

Abb. 12.1. Systematik allgemeinärztlichen Entscheidens und Handelns

2. Der Arzt baut aus diesen Angaben zunächst eine Art ***differentialdiagnostisches*** und prognostisches ***Grobraster*** auf. So kann das Symptom Schwindel auf eine neurologische, eine otogene oder eine Herz-Kreislauf bedingte Krankheit hinweisen. Schmerzen im Schultergelenk z.B. können Ausdruck einer lokalen, d.h. im Schultergelenk selbst liegenden Erkrankung, die Folge von Veränderungen der Wirbelsäule oder auch Ausstrahlschmerzen aus anderen Körperregionen (Abdomen, Thorax) darstellen.
3. Es folgt dann eine ***primäre Diagnostik***, bei der die Anamnese hinsichtlich des differentialdiagnostischen Grobrasters ergänzt wird und eine darauf bezogene körperliche, u.U. auch apparative bzw. laborchemische Untersuchung erfolgt. Wichtig ist, daß der Allgemeinarzt sich in diesem Stadium bereits ein Bild macht von Art und Ausmaß des Leidens des Kranken, seinen persönlichen Vorstellungen, Erwartungen und Bedürfnissen, ggf. auch von den aktuellen biographischen, psychologischen und sozialen Begleitumständen.

   Die Primärdiagnostik hat vor allem den Sinn, eine realistische Einschätzung der Krankheitslage hinsichtlich Gefährdung, Akutheitsgrad, ursächlicher Faktoren, weiterer diagnostischer Schritte und der jetzt erforderlichen Maßnahmen zu erlangen.

   Nach Abschluß der Primärdiagnostik liegt eine ***vorläufige Diagnose*** vor, die der Beantwortung folgender Fragen dient:

- Akutheitsgrad des Krankheitsbildes (z.B. hochakutes Krankheitsbild bei plötzlich auftretenden massiven Schmerzen im Lumbalbereich und Bewegungsunfähigkeit nach Anheben schwerer Last)
- Gefährlichkeit (z.B. geringfügige Gefährdung bei Biß durch Kopfläuse, hochgradige Gefährdung bei Insektenstich und bekannter entsprechender Allergie bzw. einschlägiger Anamnese)
- Leidensdruck des Patienten

4. Der Arzt muß nun über das weitere Vorgehen und die nachfolgenden Maßnahmen entscheiden.
   - Ergeben sich und wenn welche Akutmaßnahmen?
   - Kann die Weiterbehandlung vom Allgemeinarzt selbst erfolgen oder ist Ein- bzw. Überweisung erforderlich?
   - Bedarf die Störung überhaupt einer weiteren Diagnostik und wenn in welcher Richtung?
   - Wann ist dieselbe durchzuführen? Eine für die Praxis sehr wichtige Frage, wenn z.B. erst nach Ablauf bestimmter Zeiten mit diagnostischem Nachweis gerechnet werden kann (z.B. ASL-Titer nach Erysipel), wenn Spontanremission abgewartet werden kann, wenn vorher bestimmte Medikamente abzusetzen sind usw.
   - Sind und wenn welche vorläufigen therapeutischen Maßnahmen erforderlich?
   - Welche Krankheitsfolgen im individuellen Lebenskontext des jeweiligen Patienten bedürfen einer Intervention (z.B. Pflegehilfe für einen alten Patienten bei Erkrankung der pflegenden Ehefrau)?
5. Es folgt dann, soweit erforderlich, im Rahmen weiterer Sprechstundentermine, die ***differentialdiagnostische Abklärung***. Inwieweit sie voranzutreiben ist, hängt ab von
   - der Notwendigkeit einer Behandlung (z.B. immer gegeben bei Funktionsstörungen der Schilddrüse, nur bedingt gegeben bei degenerativen Skelettveränderungen),
   - den Möglichkeiten der Behandlung (Diagnose nur dann hilfreich, wenn sich ***Konsequenzen*** ergeben, seien sie unmittelbar therapeutischer, präventiver, sozialmedizinischer oder psychologischer Art),
   - der Notwendigkeit einer Abgrenzung gegenüber anderen Krankheiten,
   - der Lebenssituation und Gesamtprognose des Patienten. Diese individuellen Faktoren sind z.B. besonders wichtig bei Multimorbidität. Hier muß eine Prioritätenbildung vorgenommen werden, aus der sich die relative Notwendigkeit zur Differentialdiagnose innerhalb des Zusammenwirkens aller vorliegenden Erkrankungen ergibt. Besonders bei alten Patienten spielen zudem die geistig-seelische Verfassung, der Versorgungsstatus sowie eigene Vorstellungen und Wünsche eine behandlungsbestimmende Rolle.

Bevor die gezielte Suche nach bestimmten Erkrankungen einsetzt, sollte geklärt werden, inwieweit Faktoren vorliegen, die Krankheitssymptome hervorrufen oder verändern können. Solche ***allgemeinen Gesichtspunkte zur Differentialdiagnose*** sind:

- Ernährungsgewohnheiten (unzureichende Flüssigkeitszufuhr im Alter, einseitige Ernährungsformen/Diäten)
- Suchtverhalten (Alkohol, Medikamente, auch Selbstmedikation, Rauschmittel)
- Psychische Faktoren wie endogene Psychosen, Neurosen, Depressivität, besondere psychosoziale Belastungen, Anspruchshaltung, Krankheitsgewinn und persönliche Krankheitsbedeutung
- Umweltfaktoren (hierzu Kap. 17)
- Nebenwirkungen bereits bestehender Medikationen
- Frage, inwieweit es sich um Symptome einer bereits bestehenden, u.U. auch weit zurückliegenden Erkrankung (z.B. späte Malignommetastasen) oder um eine neue Erkrankung handelt

6. Nach Abschluß der Differentialdiagnostik kann eine zusammenfassende Bewertung der Krankheitssituation erfolgen. Dies geschieht im Sinne einer ***umfassenden Problembeschreibung***. Sie enthält sowohl objektive Gesichtspunkte der diagnostischen Ergebnisse, als auch individuelle Gesichtspunkte bezüglich der jeweiligen Situation des Patienten und dessen subjektive Bewertung sowie der persönlichen Bedeutung der Sachlage für ihn. Eine solche Problembeschreibung könnte z.B. lauten: „Chronische Gastritis mit akutem Schmerzzustand bei psychosozialer Überlastungssituation."

   Die ***Therapie*** setzt überwiegend bereits vor Abschluß der Differentialdiagnostik ein. Sie wird entsprechend deren Ergebnis modifiziert und findet erst damit ihre endgültige Gestaltung. Zu den einzelnen Therapieformen s. Kap. 12.3.3. Therapeutische Konzepte in der Allgemeinpraxis sind häufig mehrgleisig. Sie betreffen sowohl eine medikamentöse Therapie, als auch allgemeine Maßnahmen etwa in Form von Verhaltensänderung. Gleichzeitig kann eine vorübergehende Arbeitsruhe erforderlich sein.

   Der Allgemeinarzt muß die Auswirkungen der Therapie für den Patienten im Auge haben, bevor er die Behandlung festlegt. Dies geschieht

   - hinsichtlich der ***Auswirkungen der Krankheit*** selbst wie:
     - Schmerz
     - Behinderung
     - soziale Folgen (z.B. Arbeitsverlust/wechsel)
     - körperliche Gefährdung
     - seelische Folgen
   - hinsichtlich der ***Auswirkungen der Therapie*** selbst wie:
     - unerwünschte Arzneimittelwirkungen und deren Folgen
     - aufwendige Umstände für die Therapie (z.B. Wege und Wartezeiten in Klinikambulanz, bei Fachspezialisten, Physiotherapie, Psychotherapie)
     - eingeschränkte Lebensfreude (z.B. bei einschneidenden Diätempfehlungen usw.)

- seelische Folgen, wie Angst, verändertes Selbstbild und Selbstwertgefühl
- Krankheitsfixierung/Chronifizierung.

Die therapeutische Entscheidung bedarf somit eines sorgfältigen Abwägens. Sie muß die persönliche Situation des Kranken ebenso berücksichtigen wie medizinische Sachverhalte. Die Therapie sollte zu einer auch für den Patienten nachvollziehbaren bzw. erlebten Verbesserung seiner Beschwerden und deren Folgen führen. Wegen der großen quantitativen Bedeutung sei als Beispiel der dargestellten Überlegungen auf die Problematik einer Arzneimittelverordnung im höheren Alter hingewiesen: Eine Vielzahl im Alter häufig verordneter Medikamente (z.B. Antihypertonika) können zu einer orthostatischen Dysregulation führen. Der alte Patient ist vor allem bei nächtlichem Aufstehen (z.B. Diuretikaverordnung, Prostataadenom) durch den einsetzenden Schwindel erheblich sturzgefährdet. Stürze wiederum führen hier leicht zu Frakturen, nicht selten wird Krankenhauseinweisung erforderlich (Hüftgelenkfraktur), womit vielfältige Gefahren bis hin zur pseudodementen Entgleisung gegeben sind. Der Verlust eigenständiger Lebensführung kann u.U. für ein altes Ehepaar die Folge sein. Der Hausarzt muß deshalb nicht selten bei Arzneimittelverordnungen auch veranlassen, daß häusliche Gefahrenquellen ausgeschaltet werden und daß die Versorgung und Unterstützung des alten Patienten sowie dessen Compliance sichergestellt sind. Interaktionen mit bestehenden Medikamenten sind zu bedenken und schließlich muß erkennbar sein, daß der Patient von der Behandlung wirklich profitiert.

Zur therapeutischen Entscheidung gehört auch die Planung der Behandlung im weiteren Verlauf wie stufenweises Vorgehen, Engmaschigkeit der Wiedereinbestellung, Gesamtbehandlungsdauer und eine mit dem Patienten einvernehmlich festgelegte *Bestimmung des Therapieziels*.

Im Falle der oben gegebenen umfassenden Problembeschreibung könnte das Therapieziel z.B. lauten: Zunächst kurzfristige Beseitigung der Magenschmerzen, dann Erhaltung der Schmerzfreiheit über längere Zeiträume. Parallel dazu wäre anzustreben, daß die Patienten ihre persönlichen Probleme auf andere Weise sehen und erleben lernen, so daß die krank machende Belastung nachläßt.

Vielfach ergeben sich bereits zu Beginn der Erkrankung Faktoren, die für die Langzeitbetreuung wichtig sind. Dies gilt z.B. für sozialmedizinische Maßnahmen wie Umschulung bei Allergenen am Arbeitsplatz, die frühzeitige Einleitung konsequenter Übungsverfahren bei vielen chronischen bzw. chronisch-degenerativen Leiden. In die Langzeitversorgung gehen auch Erwägungen über die Wahrscheinlichkeit eventueller Krankheits(spät)komplikationen ein (z.B. Atrophie und Malignomentwicklung bei chronischer Gastritis, oder Entwicklung einer chronischen Bronchitis bei unzureichend behandeltem Atemwegsinfekt). Bestimmte Diagnosen aber auch Verhaltensformen des Patienten wie Compliance, ängstliche Abwehr, Neigung zu Somatisierung bei psychosozialer Belastung u.ä. müssen bei jedem späteren Kontakt mit dem Patienten abrufbar sein, damit nicht späte Krankheitsfolgen übersehen werden und der Patient entsprechend seinen individuellen Bedürfnissen beraten werden kann.

12.2 Hausärztliche Beratung

G.C. Fischer

Die Beratung eines Patienten und seiner Bezugspersonen stellt das Kernstück der allgemeinmedizinischen, hausärztlichen Tätigkeit und damit eine der essentiellen medizinischen Basisleistungen des Gesundheitswesens überhaupt dar. Sie wird in ihrer Tragweite für den Patienten und hinsichtlich ihrer steuernden und strukturierenden Funktionen der gesamten primärärztlichen Versorung häufig verkannt.

In der Beratung vollzieht sich der entscheidende Schritt ärztlicher Berufsausübung, die medizinische Erkenntnis in eine dem Patienten verständliche, für ihn plausible und in ihren Konsequenzen nachvollziehbare Wirklichkeit und Anschauung zu transformieren.

Dies setzt einen streng individuellen Ansatz der Beratung und damit zugleich eine subtile Kenntnis der Persönlichkeit des Kranken einschließlich seiner jeweiligen Lebensumstände voraus.

Individuelle Momente bestimmen den Stil der Beratung. Nicht jeder Patient wünscht eine „mitbestimmende" Diskussion der Behandlung. Der Wunsch nach vertrauensvoller „Führung" seitens des Arztes ist gleichermaßen zu beachten. Auch der wirkliche Informations- und Aufklärungsbedarf des Patienten muß sorgfältig registriert und berücksichtigt werden. Entscheidend ist, daß mit jeder Beratung beim Patienten eine klare Vorstellung und eine Erklärung für die Situation erzeugt wird. Hierbei kommt es nicht in erster Linie darauf an, daß sie medizinisch erschöpfend und wissenschaftlich einwandfrei begründbar ist (selbstverständlich ohne jemals irreführend zu sein). Der Wert solcher Erklärungen, wie scheinbar banal oder unscharf sie auch sein mögen, liegt darin, daß die dem Patienten eine Deutung des Geschehens liefern, die in seiner Vorstellungswelt Sinn und Bedeutung hat.

Mit der Beratung wird Motivation und Akzeptanz gebahnt, die sich auf die unmittelbar anstehenden Maßnahmen, aber auch auf den Arzt und schließlich auf das Medizinsystem als Ganzes richtet. Der Allgemeinsarzt übt hier als ***erster***, lebensweltnaher ***und langfristiger Ansprechpartner*** eine Art Stellvertreterfunktion aus, die das Vertrauen des Patienten auch in alle weiteren Instanzen des Gesundheitswesens sehr wesentlich beeinflußt.

Bei der Beratung greift der Arzt – meist unbewußt – auf eigene Haltung, Wertmaßstäbe und seine verinnerlichten Berufs- und Lebenskonzepte zurück. Seine Fähigkeit, Hoffnung aufzubauen und durchzuhalten, sein eigener Glaube an die Wirksamkeit der Medizin, an die Einflußfaktoren auf die Krankheitssituation und Prognose, eine mehr sachlich bilanzierende oder mehr existenziell gefärbte Problemverarbeitung und vieles mehr teilen sich dem Patienten, zumal in der Langzeitversorgung, mit und beeinflussen vermutlich auch seine Haltung und Einstellung.

Die qualifizierte Beratung setzt voraus, daß der Arzt sich über den Patienten und sein Anliegen Gedanken macht und diese Überlegungen als einen gesonderten Akt seiner Tätigkeit versteht.

Inhalt der Beratung

Die ***Inhalte*** der Beratung umfassen das gesamte Spektrum der allgemeinärztlichen Tätigkeit. Häufige und typische Inhalte sind:

- Erörterung der Krankheitssituation
- Erläuterung zu Diagnose und Therapie
- Anleitung zur Behandlung (z.B. Blutdruck-Selbstmessung)
- Vermittlung weiterer Hilfen (z.B. sozialmedizinische Maßnahmen)
- Auffangen psychologischer Bedürfnisse wie Trost, Angstabbau, Vertrauensbildung, Motivation
- Allgemeine Gesundheitsberatung
- Allgemeine Lebensfragen

Die ***Beratung bei allgemeinen Lebensfragen*** sei als spezifisch hausärztliche Beratungsform gesondert angesprochen: Sie ist von einer gezielt psychotherapeutischen Gesprächsführung zu unterscheiden. Der Hausarzt kann sich nicht immer, wie von psychotherapeutischer Seite gefordert, enthalten, direkte Ratschläge zu Konflikten und Entscheidungen zu erteilen. Häufig erwarten Patienten auch hier eine Beurteilung der Situation, etwa unter der Vorstellung: Was würde der Arzt an meiner Stelle tun? Für den Arzt ist entscheidend, den Einfluß seiner Stellungnahme richtig einzuschätzen und oberflächliche, auf Gemeinplätze zurückgreifende, unpersönliche Äußerungen zu vermeiden, die eine verhängnisvolle und schädigende ärztliche Fehlleistung darstellen. Sie untergraben die Glaubwürdigkeit des Arztes auch dort, wo er aus begründetem medizinischen Sachverhalt urteilt und verschlechtern die Kooperationsbereitschaft des Patienten mit allen negativen Auswirkungen auf die Krankheitslage.

Ziele der Beratung

Wesentliche ***Ziele*** der Beratung sind:

- Information des Patienten
- Verhinderung der somatischen Fixierung

Information des Patienten. Der Patient ist entsprechend seinen Informationswünschen in einer für ihn verständlichen Weise über die Krankheitslage zu informieren. Diese scheinbar so selbstverständliche Forderung ist in der Praxis sowohl im stationären als auch im ambulanten Versorgungsbereich keineswegs immer erfüllt. Aus verschiedenen Umfragen geht hervor, daß Patienten mit für sie unverständlichen Fremdworten und unklaren Zusammenhängen konfrontiert werden und sich folglich medizinischen Maßnahmen gegenüber schutzlos und ausgeliefert vorkommen.

Für die Praxis kann folgendes Schema gelten. Es zeigt an, was der Patient, der die Sprechstunde wegen Beschwerden aufsucht, nach Verlassen derselben wissen muß:

- ***Was habe ich?*** (Diagnose bzw. Erläuterung der Störung)
- ***Woher kommt es?*** (Medizinische und ggf. erweiterte Erklärung)
- ***Wie ist es einzuschätzen?*** (Prognose, Dauer, evtl. Komplikationen, Gefahren)
- ***Was muß getan werden?*** (Therapie, wann wirksam? Woran ist Wirksamkeit zu erkennen? evtl. Nebenwirkungen)
- ***Was habe ich selbst zu tun?*** (Maßnahmen der Schonung, Ernährung, bestimmte Übungen, ggf. sinnvolle Anwendung von Hausmitteln usw.)
- ***Wer hilft mir?*** (Zuständigkeit und Bereitschaft ggf. auch außerhalb der Sprechstunde des Hausarztes oder sonstiger Helfer wie Spezialist, andere medizinische Fachberufe, soziale Hilfsdienste, Selbsthilfegruppen)
- ***Wie geht es weiter?*** (Soll Patient und ggf. wann, die Praxis wieder aufsuchen?)
- ***Was ist wenn ...?*** (Wann ist der Arzt zu rufen, was ist zu tun bei möglichen Krankheitsbegleiterscheinungen wie Schmerzen, Fieber o.ä., Ansprechen von Befürchtungen des Patienten)

Ergänzend zum Punkt „Woher kommt es?“ sei erläutert, daß der Patient erfahrungsgemäß meist eine ***kausale Erklärung*** seiner Erkrankung sucht, wobei die Erklärung unterschiedliche Ebenen der Beurteilung betreffen kann. Hierzu gehören einfache mechanistische Vorstellungen wie Ernährung, „übergangene Grippe“, Ansteckung u.ä., aber auch komplexe Fragen wie z.B. nach dem Einfluß beruflicher Überanstrengung oder Streß bis hin zu Schuld-, Sühne- und Schicksalsfragen. Der Patient erlebt es als äußerst unbefriedigend und irritierend, wenn diese Fragen offenbleiben. Eine sorgfältige Erläuterung, was u.U. mit einem einzigen Begriff hinreichend sein kann, sollte immer sorgfältig erfolgen. Bei unbekannter medizinischer Ursache wird dies dem Patienten erläutert, aber dennoch wird der Arzt auf andere Aspekte, die der Patient anspricht, eingehen.

Bei der allgemeinärztlichen Beratung erfährt nicht nur der Patient im Sinne von Information und Anleitung etwas vom Arzt, sondern auch der Arzt gewinnt wichtige Hinweise für die weitere Behandlung und den Umgang mit seinem Patienten. Solche Eindrücke ermöglichen es, den individuellen Hilfsbedarf zu erkennen. In der Allgemeinpraxis behandelte Gesundheitsprobleme zeichnen sich häufig durch besondere ***Komplexität*** aus (Multimorbidität, chronische Verläufe mit sozialen Auswirkungen, funktionelle Einbußen und Behinderung, psychosoziale Einflußfaktoren usw.). In der Allgemeinpraxis gestellte Indikationen gründen zwar auf wissenschaftliche Erkenntnisse, darüber hinaus sind jedoch weitere Faktoren zu berücksichtigen bzw. wirken sich auf die Entscheidung für oder gegen eine Maßnahme aus. Dies bedeutet, daß der Behandlungsweg trotz gleicher medizinischer Sachlage im Hinblick auf die Begleitumstände der Krankheit von Patient zu Patient unterschiedlich sein kann und muß. Der resultierende ***individuelle Hilfsbedarf*** setzt sich zusammen aus

- dem medizinischen Befund einschl. Prognose,
- den Krankheitsfolgen wie Funktionseinschränkungen und Behinderung,
- der Individualität des Patienten,
- der Familiensituation bzw. des persönlichen Beziehungsnetzes und
- der beruflichen und sonstigen Lebenssituation.

Im einzelnen ergibt sich aus dieser mehrdimensionalen Erfassung der Situation des Kranken ein differenziertes Verständnis für die Defizite und Einschränkungen, die daraus resultierenden Bedürfnisse und schließlich den jeweils angemessenen Lösungsweg.

Abbildung 12.2 zeigt, wie es im Spannungsfeld zwischen Krankheit und Person darum geht, das Verhältnis zwischen Belastungen und Tragfähigkeit zu erfassen.

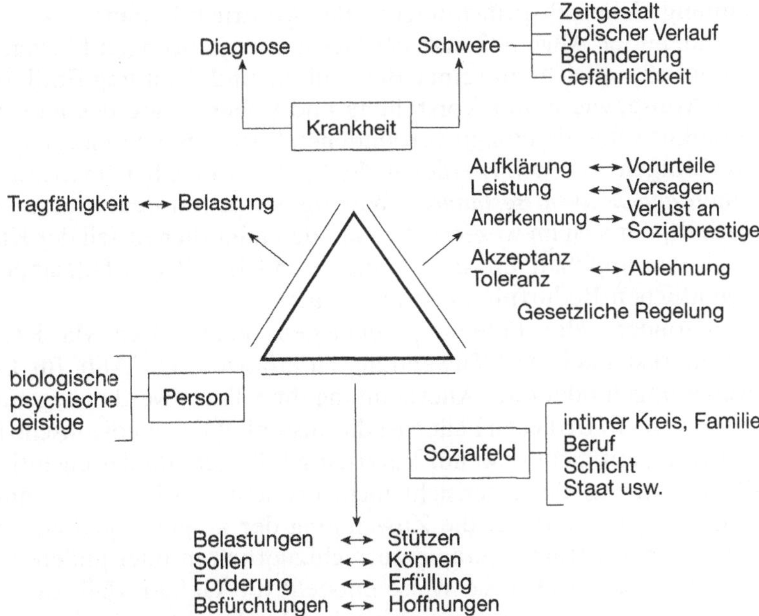

Abb. 12.2. Ermittlung des individuellen Hilfsbedarfs. (Mod. nach Bochnik et al. 1989)

Beispiel: Bei einer 56jährigen Patientin ergibt sich die Indikation zur Operation einer diffusen euthyreoten Struma. Die Patientin ist dem Hausarzt als ein ängstlicher Mensch mit vielen Vorbehalten gegenüber der modernen Medizin bekannt. Während der Abklärung ihres Befundes erlebt sie, daß eine Arbeitskollegin an den Folgen eines operativen Eingriffes stirbt. Die eigene Operation hätte zu diesem Zeitpunkt die Belastbarkeit der Patientin wahrscheinlich überschritten. Der Eingriff wird deshalb nach eingehendem Beratungsgespräch mit der Patientin auf einen neu festgelegten späteren Zeitpunkt verschoben.

Die Betrachtung der Person im Rahmen ihres Sozialfeldes (s. Abb. 12.2) deckt die Diskrepanzen zwischen den Zielvorstellungen des Patienten (Sollen, Erfüllen, Hoffung) und der Realität (Können, Förderung usw.) auf.

Verhinderung der somatischen Fixierung. Mit dem Begriff „somatische Fixierung" wird ein besonders für die Allgemeinmedizin wichtiger Vorgang bezeichnet, der darin besteht, daß durch falschen ärztlichen Umgang mit Gesundheitsstörung und Patient eine unangemessene Fixierung an die Krankenrolle und das medizinische Versorgungssystem erfolgt. So kann die Medizin selbst dazu beitragen, daß weitgehend „... gesunde Menschen zu Patienten werden ..." und dies in ihrem eigenen Verständnis zu lange bleiben. Beispiele verbergen sich hinter einer Fülle von Renten- und Kuranträgen, in denen ***Krankheit zum Mittel*** wird. Namentlich Patienten, die durch Arbeitsunfälle zu Schaden kamen, leiden u.U. noch nach Jahrzehnten unter einer unbewältigten Beschädigung ihres Selbstwertes und dem Gefühl, Opfer eines ungerechten Faktums oder mangelnder Sorgepflicht des Arbeitgebers zu sein, was in anhaltender Fixierung an die Krankheitsfolgen und häufig umfangreichen Begutachtungen zum Ausdruck kommt.

Indem der Allgemeinarzt bei Gesundheitsstörungen hinzugezogen wird, nimmt er zugleich mit seiner Behandlung und Beratung Einfluß auf die Art und Weise, wie in der Vorstellung und Lebensphäre des Patienten mit der Krankheit und den damit verbundenen Spannungen umgegangen wird. Das Vorbringen von Beschwerden in der Sprechstunde hat einen inhaltlichen und einen ***appellativen Bestandteil.*** Wichtig ist, neben dem medizinischen Sachverhalt, der sich im wesentlichen auf den inhaltlichen Teil der Klage bezieht, auch den appellativen, d.h. Umfang und Inhalt des Hilfsappells oder des eigentlichen Bedürfnisses zu erfassen.

Besonders alte Patienten versuchen nicht selten via Krankheit z.B. Aufmerksamkeit und Zuwendung zu erlangen, ein Alibi für Leistungsverweigerungen oder eine Anerkennung ihrer Beschwerden gegenüber Dritten zu gewinnen. In diesen Fällen ist die ausschließlich medizinische Bearbeitung der Situation nicht bzw. nur kurzfristig hilfreich, da das eigentliche Ziel der Krankheit aus Patientensicht nicht erreicht wurde. Der Kranke ist sogar „gezwungen", um z.B. die Zuwendung der Angehörigen zu erreichen, die Symptomatik trotz Therapie aufrechtzuerhalten oder andere Beschwerden vorzubringen. Auf diese Weise entsteht die Gefahr, daß sog. „Problempatienten" mit chronisch rezidivierenden Beschwerden oft ohne entsprechende objektivierbare medizinische Befunde, mit Wiederholungszwang von Diagnostik und Therapie bei gleichzeitiger Frustration von Patient und Arzt erzeugt werden.

In gleicher Weise kann der Patient auch durch einseitige Bearbeitung der psychologischen Zusammenhänge an Beschwerden fixiert werden. Bleibt nämlich deren medizinische Abklärung und Behandlung unangemessen, so erweckt dies wiederum den falschen Eindruck, die – vermeintlich ausschließlich – psychische Ursache müsse noch intensiver bearbeitet werden. Abgesehen von der vernachlässigten Behandlung der körperlichen Störung ist damit auch noch ein in psychopathologische Richtung weisendes Krankheitsbild entstanden.

Bereits beim Erstkontakt muß der Allgemeinarzt versuchen, möglichst alle Facetten eines Beschwerdebildes zu erfassen und so klar anzusprechen und zu bearbeiten, bis er und sein Patient eine übereinstimmende Sicht und Bewertung erreicht haben.

Eine Reihe weiterer Faktoren wie die Art der Beziehung zwischen Patient und Arzt (s. Kap. 11), die Technik der Gesprächsführung (s. Kap. 12.3.3) oder auch die Qualität der Verlaufsdokumentation spielen bei der Entstehung der somatischen Fixierung eine Rolle.

Anamnestische Hinweise darauf, daß somatische Fixierung droht oder bereits eingetreten ist, wurden von Grol und Mitarb. erarbeitet (Tabelle 12.1).

Die Zusammenstellung macht deutlich, daß bereits eine Fülle vergeblicher diagnostischer und therapeutischer Maßnahmen erfolgt sind und daß beim Patienten auch Bedürfnisse jenseits der unmittelbaren Krankheitsbehandlung bestehen.

Prävention der somatischen Fixierung:
- **Bearbeitung aller Faktoren des Krankheitsgeschehens einschl. der subjektiven Bewertung des Patienten.**
- **Für jede – auch scheinbar belanglose – ärztliche Handlung hat eine strenge Indikation zu bestehen.**
- **Jede nicht indizierte Maßnahme – Untersuchung oder Behandlung – birgt die Gefahr der Krankheitsfixierung.**
- **Entscheidend ist die Vermeidung überflüssiger und die Gewährung notwendiger Maßnahmen.**
- **Eindeutige Beendigung einer Behandlung und unmißverständliche Erläuterung, daß eine Krankheit vorbei ist.**

Langzeitaspekte der Beratung

Der Allgemeinarzt behandelt die Mehrzahl seiner Patienten über viele Jahre, nicht selten Jahrzehnte. Dabei lernt er ihre Persönlichkeit, ihre Anschauungen und Belastbarkeit, ihr Durchhaltevermögen, die allgemeine körperliche und seelische Disposition, typische Gefährdungen, Ängste und Bedürfnisse kennen. Diese eröffnet die Chance, längerfristig wirksame bzw. sich wiederholende Beratungselemente einfließen zu lassen. Hierzu gehören z.B. die Stärkung des Selbstwertgefühls, Angstabbau, angemessenes Risikover-

Tabelle 12.1. Anamnetische Hinweise auf drohende oder eingetretene somatische Fixierung. (Nach Grol 1985)

- Unklare weitschweifige Schilderung
- Langfristig bestehende Beschwerden
- Neue Beschwerden am Gesprächsende
- Bezug auf Medien oder medizinische Literatur
- Krankheit im Umfeld
- Wunsch nach genauester Erläuterung
- Häufiges Vorbringen funktioneller Beschwerden
- Große Vielfalt der Beschwerden in kurzer Zeit
- Viele Überweisungen zu verschiedenen Fachärzten
- Umfangreiche Facharztbefunde

halten und Erzeugung einer ausreichenden Compliance. Bei vielen Patienten kommen somit bei jeder Konsultation bestimmte Beratungsfaktoren, welche die personentypischen Begleit- und Verarbeitungsumstände der Krankheit widerspiegeln, immer wieder zum Tragen. Der Allgemeinarzt verfolgt somit neben der Bearbeitung aktueller Gesundheitsprobleme eine langzeitige Beratungstendenz, mit der er streng individuell orientiert versucht, das Gesundheitsverhalten des Patienten zu beeinflussen und schädigenden Einflüssen aus der Krankheitsverarbeitung vorzubeugen.

12.3 Diagnostische und therapeutische Verfahren

12.3.1 Diagnostische Verfahren einschließlich Screening

Anamnese

G.C. Fischer, J.R. Meyer, S.H. Schug

Inhalte der Anamnese. Das Anamnesegespräch gibt nicht nur über die unmittelbare Symptomatik Auskunft, sondern während der Anamneseerhebung ***„erlebt“*** der Arzt den Kranken, d.h. er gewinnt Informationen über die ***Persönlichkeit*** des Patienten, wie sie etwa aus dem gesamten Audrucksverhalten, Gestik, Mimik, Psychomotorik und Wortwahl hervorgehen.

Die Inhalte der Anamnese richten sich auf die Erfassung von:

- Symptomatik und Diagnose (80 % aller allgemeinmedizinischen Diagnosen werden aus der Anamnese gestellt)
- Schweregrad der Krankheitssituation
- Einflußfaktoren aus Lebensweise, psychologischen Vorgängen, Verhältnis am Arbeitsplatz und sozialem Umfeld
- Stellenwert der Krankheit für den Patienten (z.B. Alibi für Leistungsverweigerung, Zuwendungswünsche, Kuren, Frühberentung usw., u.U. auch

schwerwiegende soziale Folgen wie Arbeitsplatzverlust, Behinderung, Lösung persönlicher Beziehungen u.ä.)

- Krankheitsverarbeitung des Patienten und Belastbarkeit (wichtig z.B. bei ernsthaften Diagnosen, der Frage, inwieweit symptomatische Therapie erforderlich ist u.ä.)
- Compliance des Patienten
- Aktueller Leidensdruck

Durchführung der Anamnese. Wenn auch in der Praxis häufig vermischt, so lassen sich doch theoretisch folgende Schritte voneinander abgrenzen:

1. ***Vorstellung, Begrüßung:*** Die Begrüßung ist der erste Akt konzentrierter Zuwendung zum Patienten. Für die Allgemeinpraxis ist wichtig, daß Praxisassistenten oder auch Hospitanten und Famuli namentlich, aber auch in ihrer Funktion und Status, vorgestellt werden.
2. ***Gestalten einer günstigen Situation:*** Bei ängstlichen, z.B. bei neuen Patienten werden zunächst Nähe und Vertrauen hergestellt und eine möglichst angstfreie Atmosphäre geschaffen. Hierfür kann z.B. ein kurzes Gespräch über nichtmedizinische Sachverhalte im Sinne alltäglicher Feststellungen hilfreich sein.
3. ***Erfassung der Beschwerden:*** Der Patient wird mit einer „offenen" Frage, z.B. „Bitte ....." oder „Wie fühlen Sie sich?" (bei bereits bekannter Erkrankung), zur Schilderung seiner Beschwerden aufgefordert. Offene Fragen gewähren dem Patienten die Auswahl über Schwerpunkte seiner Beschwerden, deren Reihenfolge und lassen eine Ausgestaltung durch Ergänzung häufig sehr wichtiger psychologischer, biografischer und sozialer Gegebenheiten zu.

   Bei der Betrachtung des Symptoms ist zu achten auf: Qualität, Intensität, Lokalisation einschließlich eventueller Ausstrahlung, Begleitzeichen, Umstände, die das Symptom verschlimmern oder mildern, und Umstände, unter denen das Symptom auftritt.

   Medizinische Ausdrücke wie „Kolik", „Ohnmacht" usw., müssen sorgfältig hinterfragt werden.
4. Die Symptomatik wird ergänzt durch ***Informationen über die Lebenssituation*** des Patienten einschließlich Arbeitswelt. Insbesondere können situative Hinweise in bezug auf die Symptomatik für die Diagnose, aber auch für die Therapie, wichtig sein (z.B. schwierige Wohnverhältnisse, einseitige körperliche Belastung zu Hause oder am Arbeitsplatz, Vereinsamung, drohende Arbeitslosigkeit, Streit mit Angehörigen).
5. ***Fragen des Patienten:*** Zum Abschluß des Anamnesegespräches erhält der Patient noch einmal Gelegenheit, selbst Fragen zu stellen oder Dinge zu ergänzen, die bisher nicht zur Sprache kamen. Hierbei werden auch häufig seine eigenen Erklärungsversuche und Vorstellungen zur Krankheitssituation deutlich.

Verlaufsbeobachtung

G.C. Fischer, J.R. Meyer

Die Verlaufsbeobachtung stellt eine unabdingbare Diagnosebereicherung der Allgemeinpraxis dar. Da sich die Beoachtungs- und Untersuchungszeiten beim ambulanten Patienten nur auf die zeitlich eng begrenzten Sprechstunden- bzw. Hausbesuchskontakte beschränken und im Gegensatz zur Klinik die Möglichkeit einer kontinuierlichen, täglichen Beobachtung der Krankheitsdynamik fehlt, muß die Verlaufsbeobachtung sorgfältig und systematisch geplant werden.

Folgende Bereiche der Diagnostik werden durch gezielte Verlaufskontrolle wesentlich unterstützt:

- Beim Auftreten von ***Symptomen***, die als solche ungefährlich sind, die jedoch zugleich Ausdruck weiterreichender, ***gefährlicher Erkrankungen*** sein können, sollte grundsätzlich eine Verlaufskontrolle erfolgen. So kann das Symptom „Husten" im Rahmen eines grippalen Infektes ausschließlicher Bestandteil dieser vorübergehenden Gesundheitsstörung sein. Klingt es jedoch nicht zeitgemäß ab, muß eine weiterführende Diagnostik erfolgen. Praktisch bedeutet dies, daß alle Patienten ab dem mittleren Erwachsenenalter mit Husten im Rahmen grippaler Infekte klar zu informieren sind, daß sie die Sprechstunde wieder aufsuchen müssen, sofern sie länger als 3 Wochen husten.
- Viele Krankheiten zeigen ***charakteristische Verlaufskriterien*** von erhellendem Diagnosewert. Dies trifft z.B. zu für die klassischen Kinderkrankheiten. Auch ein einseitiger Brustwandschmerz, der sich zunächst der diagnostischen Klärung entzieht, kann sich durch das häufig erst Tage später auftretende charakteristische Exanthem als Herpes zoster entlarven.
- Manche Beschwerdebilder ergeben bei einmaligem Auftreten eine eindeutige in sich abgeschlossene Diagnose. Tritt das gleiche Beschwerdebild jedoch rezidivierend auf, erhält es eine andere diagnostische Wertigkeit und kann auf ein übergeordnetes, meist ernsthafteres Leiden hinweisen. Das einmalige Auftreten einer infektiösen Erkrankung der Mundhöhle im Kindesalter z.B. ist als solches nicht Besonderes. Tritt dieses Krankheitsbild beim gleichen Kind jedoch mit überdurchschnittlicher Häufigkeit auf, muß eine übergeordnete Diagnose, wie z.B. eine hämatologische Systemerkrankung, erwogen werden. Ein anderes Beispiel: Ein kleines am Arbeitsplatz zugezogenes Trauma beim Jugendlichen wird als allfällige Erscheinung behandelt. Treten jedoch auffallend häufig arbeitsbedingte Verletzungen auf, muß an eine generell belastete Arbeitssituation, fragliche Berufseignung oder -freude oder neurotische Fehlhaltung gedacht werden.
- Die rechtzeitige Erkennung der ***Krankheitsprogredienz*** ist nur durch Verlaufsbeobachtung möglich. Insbesondere bei geriatrischen oder chro-

nisch Kranken (z.B. Diabetes mellitus) können zutreffend diagnostizierte Erkrankungen einen gefährlichen Verlauf nehmen. Solche bereits durch Vorerkrankung geschädigte Risikopatienten bedürfen besonders engmaschiger Verlaufskontrollen.

- Die richtige Einschätzung des ***Schweregrades einer Erkrankung*** stellt ein wichtiges diagnostisches Kriterium dar. In der Praxis reicht hierzu ein einmaliger Sprechstundenkontakt häufig nicht aus. Dies trifft insbesondere für psychische Befindensstörungen zu. Zur Frage der Überschätzung solcher Symptome s. Kap. 12.2. Aus der Tatsache, daß etwa 70% aller Suizidpatienten sich zuvor in ärztlicher Behandlung befanden, geht die Gefahr der Unterschätzung des Schweregrades psychischer Störungen hervor, insbesondere bei schwerwiegender Depression, auch unmittelbar nach Therapiebeginn (s. Kap. 14.5). Beim leisesten Verdacht auf Suizidgefahr müssen engmaschige Verlaufskontrollen erfolgen.
- Die durch den Langzeitversorgungsauftrag des Allgemeinarztes gegebene Verlaufsbeobachtung eröffnet ihm besondere Chancen der Krankheitsfrüherkennung. Sie knüpfen an die bisherige Kenntnis des Patienten an und zeigen z.B. ***Veränderungen im gesamten Zustand des Patienten***. Solche können sich in verändertem Allgemein- und Kräftezustand, in der Veränderung bereits bekannter Symptombilder sowie in Veränderung des Verhaltens äußern. Auf diese Weise kann z.B. der Beginn ernsthafter somatischer oder psychischer Erkrankungen oder eine Lebenskrise deutlich werden.

Abwartendes Offenlassen

G.C. Fischer, J.R. Meyer

Nach der Definition des Gegenstandskatalogs „Allgemeinmedizin" bezeichnet dieses Verfahren den „zeitlichen Verzicht auf eine weitergehende Diagnostik, um durch Verlaufsbeobachtung eine Klärung herbeizuführen". Die Anwendung setzt voraus, daß Beobachtung in der gegebenen Sachlage gegenüber anderen Diagnosemaßnahmen das bessere Mittel zur Klärung der Krankheitssituation darstellt. Es liefert insbesondere durch spontanes Sistieren von Symptomen, durch deren Fortbestand und Verlaufstendenz oder durch das Hinzutreten weiterer Krankheitserscheinungen wesentliche, oft diagnosesichernde Hinweise.

Kontraindikationen für abwartendes Offenlassen bestehen in

- akuter Bedrohung,
- Möglichkeit einer gefährdenden Weiterentwicklung,
- stärkeren Beschwerden des Patienten, auch bei scheinbar harmloser Symptomatik,
- fehlender Sicherheit, daß der Patient, auch ohne daß eine Intervention vorausgegangen ist, den Kontrolltermin einhält.

Durchführung des abwartenden Offenlassens. Die Maßnahme ergibt nur einen Sinn, wenn festgehalten wird, ob und ggf. unter welchen Bedingungen und wann der Patient wieder in die Sprechstunde kommt. Lediglich bei harmlosen Erscheinungen kann bei deren spontanem Sistieren auf eine Wiedereinbestellung verzichtet werden. In allen anderen Fällen muß der Patient wissen, beim Auftreten welcher Symptome und, wann er wiederkommen soll. Der Zeitpunkt der ***Wiederbestellung*** muß sinnvoll mit den differentialdiagnostischen Überlegungen in Einklang stehen. Eine Dokumentation über die differentialdiagnostischen Erwägungen und das Entscheidungsziel bei Wiedervorstellung sollte erfolgen. Die Vorteile des Verfahrens liegen auf der Hand: Es ist für den Patienten schonend und wirtschaftlich. Indem man auf einen u.U. inadäquaten Diagnoseaufwand zum falschen Zeitpunkt verzichtet, wird einem unangemessenen Krankheitsbewußtsein mit der Gefahr somatischer Fixierung beim Patienten vorgebeugt.

Körperliche Untersuchung

In der Allgemeinpraxis ist nicht bei jedem Sprechstundenkontakt eine körperliche Untersuchung sinnvoll und nötig und wird auch vom Patienten nicht immer erwartet. Findet sie jedoch statt, trägt sie über ihren unmittelbaren diagnostischen Gewinn hinaus auch zur ***Vertrauensbildung*** zwischen Patient und Arzt bei. Der Patient sieht sein Anliegen wirklich ernstgenommen. Unbegründete Ängste können durch die Untersuchung wesentlich besser abgebaut werden als durch eine – wenn auch aus ärztlicher Sicht ausreichende – Erläuterung. Die körperliche Untersuchung beinhaltet eine besondere Zuwendung des Arztes, die sich z.B. auch im dabei erfolgenden Körperkontakt ausdrückt. Beim Schwerkranken oder Sterbenden z.B. wird damit auch vermittelt, daß der Arzt den Patienten noch nicht aufgegeben hat, daß er noch an der Krankheitssituation „interessiert" ist.

In der Praxis werden Untersuchungssituationen vielfach genutzt, um quasi nebenbei, sei es durch den Arzt oder durch den Patienten selbst Fragen zur Lebenssituation und eventuelle Zusatzprobleme anzusprechen. Auf diese Weise gelingt es gut, von vornherein die Möglichkeit psychosozialer Einflußfaktoren auf das Krankheitsgeschehen offen anzusprechen, ohne den Befund selbst zu vernachlässigen.

Vielfach erfolgt die körperliche Untersuchung in der Praxis nur ausschnitthaft, d.h. auf die jeweilige Symptomatik bezogen. Um so wichtiger ist es, das Untersuchungsspektrum bei entsprechendem differentialdiagnostischen Verdacht im Rahmen der Verlaufskontrolle (s. oben) rechtzeitig zu erweitern.

Selbst die noch so sorgsam durchgeführte körperliche Untersuchung hat begrenzte Erkenntnismöglichkeiten und muß gegebenenfalls rechtzeitig von differentialdiagnostischen Erwägungen geleitet durch weiterführende apparative Maßnahmen ergänzt werden.

Andererseits muß gerade der Allgemeinarzt bedenken, daß auch apparative Diagnostik einer strengen Indikation bedarf. Diese wird in Form der

Fragestellung dem Kollegen, der die jeweilige Untersuchung durchführt, auf dem Überweisungsschein mitgeteilt.

Jede technische Untersuchung, die sich am Patienten vollzieht (EKG, Sonographie usw.), kann das Krankheitsbewußtsein des Patienten fördern. Zur Verhinderung von Krankheitsfixierung und Chronifizierung von Beschwerden ist deshalb streng darauf zu achten, keine unbedachte oder „routinemäßige" Apparatediagnostik (z.B. EKG) zu betreiben. Die Qualität allgemeinärztlichen Arbeitens zeigt sich nicht selten gerade in der Unterlassung überflüssiger Maßnahmen.

Screening

S.H. Schug

Der Begriff „Sreening" bezeichnet die systematische Durchführung einer oder einer Reihe von diagnostischen Maßnahmen bei Personen, die den Arzt nicht wegen entsprechender Beschwerden aufgesucht haben. In diesem Fall spricht man auch von einem ***Bevölkerungsscreening***.

Nimmt ein Arzt regelmäßig bei jedem Patienten-Arzt-Kontakt bestimmte Untersuchungen ohne Bezug zum Patientenanliegen vor, z.B. eine Blutdruckmessung, so sprechen wir von ***„case finding"***.

Auf diese Weise werden Gesundheitsrisiken oder Krankheiten in einem Frühstadium entdeckt, das eine Frühbehandlung möglich macht (sekundäre Prävention, vgl. Kap. 8.7).

Typische Beispiele für Screeninguntersuchungen:

- ***Kindervorsorge*** (9 Untersuchungstermine zwischen dem ersten Lebenstag und ca. 6. Lebensjahr, s. Kap. 7.1)
- ***Jugendschutzuntersuchung*** (vor Berufsaufnahme, vgl. Kap. 7.1.2)
- ***Gesundheitsuntersuchung:*** Jeder Versicherte der gesetzlichen Krankenkassen, der ein Alter von 35 Jahren erreicht hat, hat Anspruch auf eine regelmäßige „Gesundheitsuntersuchung" im 2jährigen Abstand. Diese Untersuchung dient der Aufdeckung von Erkrankungen des Herzens, der Niere und des Stoffwechsels. Wie dem Befunddokumentationsbogen (Abb. 12.3) entnommen werden kann, schließt sich im Bedarfsfall eine Gesundheitsberatung mit der Vermittlung entsprechender präventiver Angebote an. Wie bei der Aufdeckung einer Hypercholesterinämie zu verfahren ist, veranschaulicht Abb. 12.4. Da hier auch Risikofaktoren ohne gegenwärtigen Krankheitswert erfaßt werden, kann diese Untersuchung auch als sogenanntes Gesundheitsscreening eingeordnet werden.
- ***Krebsfrüherkennung:*** Jede weibliche Versicherte der gesetzlichen Krankenkassen, die ein Alter von 20 Jahren erreicht hat, und jeder männliche Versicherte ab 45 Jahren, hat Anspruch auf eine regelmäßige „Krebsvorsorge", die korrekterweise als Krebsfrüherkennung zu kennzeichen ist, da hier Frühstadien von Krebserkrankungen aufgedeckt, jedoch keine präventive Strategien für Krebserkrankungen vermittelt werden.

Berichtsvordruck Gesundheitsuntersuchung

Beleg nicht knicken!

Teil a (mit der Abrechnung der KV zuleiten)

Beleg-Nr. 07720489

Krankenkasse

AOK ☐ BKK ☐ IKK ☐
Landwirtsch. Krankenkasse ☐ Bundes-knappschaft ☐
VdAK ☐ AEV ☐

Alter

unter 35 ☐ 50–54 ☐ 70–74 ☐
35–39 ☐ 55–59 ☐ 75–79 ☐
40–44 ☐ 60–64 ☐ 80 u. älter ☐
45–49 ☐ 65–69 ☐

Geschlecht weiblich ☐ männlich ☐

Es wird gleichzeitig eine Krebsfrüherkennungs-untersuchung durchgeführt? ja ☐

Anamnese

Es wurde bereits eine Gesundheitsuntersuchung nach den Richtlinien durchgeführt? ja ☐

Vorbestehende Krankheiten

	in der Eigen-anamnese	in der Familien-anamnese
Hypertonie	☐	☐
koronare Herzkrankheit	☐	☐
sonst. arter. Verschlußkrankheit	☐	☐
Diabetes mellitus	☐	☐
Hyperlipidämie	☐	☐
Nierenkrankheiten	☐	☐
Lungenerkrankung	☐	☐

Persönliche Risikofaktoren

Nikotinabusus ☐ Adipositas ☐
dauerhafte emotionale Belastungsfaktoren ☐ Alkoholabusus ☐
Bewegungsmangel ☐

Arztstempel

Befunde

krankhafte Veränderungen (ohne interkurrente Befunde)

Brustkorb (Inspektion) ☐ Bewegungs-apparat ☐
Herzauskultation ☐ Haut ☐
Lungenauskultation ☐ Sinnesorgane ☐
Abdomenpalpation (einschl. Nierenlager) ☐ Nervensystem ☐
Fußpulse ☐ Psyche ☐
Karotisauskultation ☐

Blutdruck

bis 140/90 mmHg ☐ bis 180/105 mmHg ☐
bis 160/95 mmHg ☐ über 180/105 mmHg ☐

Der relativ höhere Wert (systolisch oder diastolisch) bestimmt die Klassenzugehörigkeit (z.B.: 150/100 mmHg = bis 180/105 mmHg). Bei Werten über 140/90 mmHg ist eine zweite Messung durchzuführen und der Mittelwert aus beiden Messungen für die Klassenzuordnung zugrunde zu legen.

Labor

Blut

Gesamtcholesterin:
bis 200 mg/dl ☐
201 bis 220 mg/dl ☐
221 bis 250 mg/dl ☐
251 bis 300 mg/dl ☐
über 300 mg/dl ☐

Bestimmung des HDL/LDL-Cholesterins veranlaßt? ja ☐
Glukosewert auffällig? ja ☐
Harnsäurewert auffällig? ja ☐
Kreatininwert auffällig? ja ☐

Harn

Eiweiß positiv ☐ Ery/Hb positiv ☐ Leukozyten positiv ☐
Glukose positiv ☐ Nitrit positiv ☐

Dieser Beleg kann manuell oder maschinell ausgefüllt werden.
Den Beleg nur mit schwarzem oder blauem Kugelschreiber ausfüllen.

☒ Bitte so ausfüllen

Ruhe-EKG

durchgeführt ☐ nicht durchgeführt ☐

Gründe für die Durchführung:

arterielle Hypertonie ☐ Herzschlagunregel-mäßigkeiten in der Anamnese ☐
Thoraxschmerzen in der Anamnese ☐ sonstige Gründe ☐

Befund

Herzrhythmus auffällig (ohne resp. Arrhythmie) ☐ Schenkelblock (ohne physiol. RSB) ☐
Extrasystolen ☐ V. a. koronare Herzkrankheit ☐
SA- oder AV-Blockierung ☐ andere patholo-gische Befunde ☐
Hypertrophiezeichen ☐

Neue Diagnose / Verdachtsdiagnose

(ohne interkurrente Erkrankungen)

	neu gestellte Diagnose	davon behandlungs-bedürftig	Abklärungs-diagnostik bei Verdacht auf bisher unbekannte Erkrankung eingeleitet
Hypertonie	☐	☐	☐
koronare Herzkrankheit	☐	☐	☐
arterielle Ver-schlußkrankheit	☐	☐	☐
Diabetes mellitus	☐	☐	☐
Hyperlipidämie	☐	☐	☐
Nieren-erkrankung	☐	☐	☐
Lungen-erkrankung	☐	☐	☐
orthopädische Erkrankung	☐	☐	☐
Haut-erkrankung	☐	☐	☐
Erkrankung des Nervensystems	☐	☐	☐
Erkrankung der Psyche	☐	☐	☐
andere Krankheiten	☐	☐	☐

Folgende Maßnahmen wurden veranlaßt

Ernährungs-umstellg./Diätber. ☐ neu verordnete medikamentöse Therapie ☐
Nikotin-entwöhnung ☐ sonstiges ☐
Bewegungs-training ☐ keine speziellen Maßnahmen ☐
Entspannungs-techniken ☐

Abb. 12.3. Berichtsvordruck Gesundheitsuntersuchung

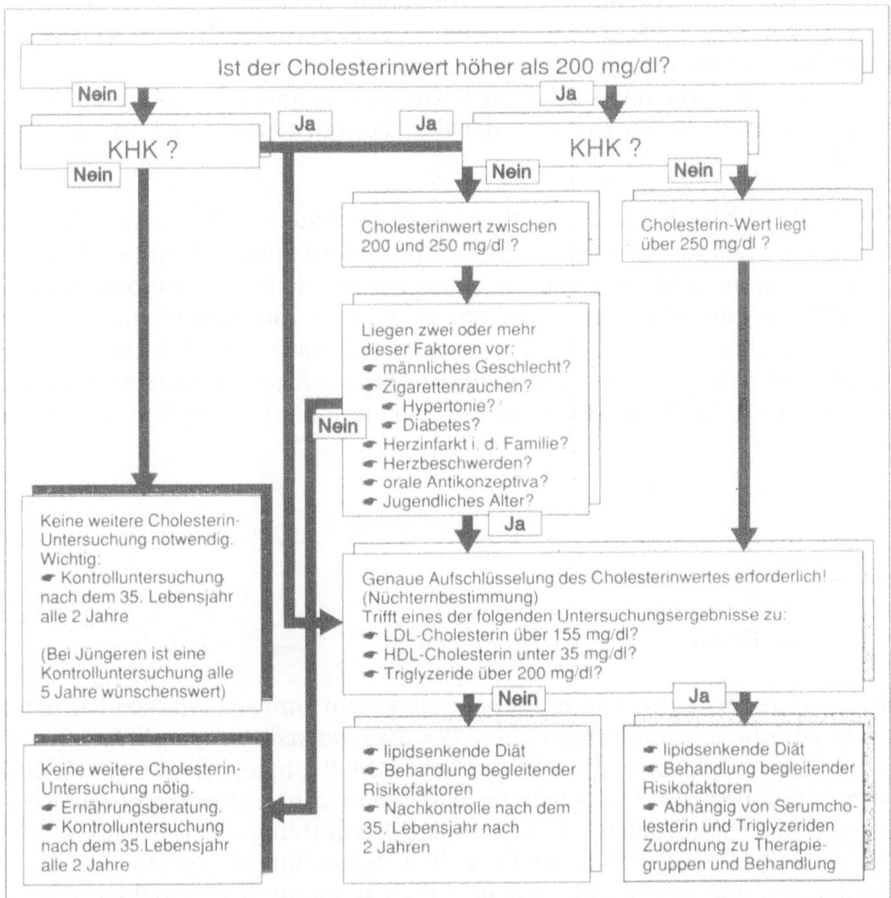

Abb. 12.4. Strategie zu Diagnostik und Therapie der Hypercholesterinämie. Europas Ärzte beginnen im Durchschnitt erst mit der Behandlung, wenn Patienten Cholesterin-Spiegel zwischen 250 und 270 Milligramm pro Deziliter Serum haben. Doch das sind Einstiegswerte auf zu hohem Niveau. Wie die Strategie-Grafik für Diagnostik und Therapie zeigt, die sich an den Angaben der deutschen Cholesterin-Initiative orientiert, sollte schon ab 200 mg/dl ein Risikoprofil erstellt werden. Ab 250 mg/dl Gesamtcholesterin im Serum sollten die Werte immer genau aufgeschlüsselt werden, um dann ganz gezielt behandeln zu können. (aus Ärztezeitung, nach dem Schema der Deutschen Cholesterin-Initiative)

Die Krebsfrüherkennung richtet sich auf häufige Krebserkrankungen, die folgende Merkmale aufweisen:
- erkennbare Frühstadien (Frühdiagnostik),
- ausreichend lange Latenzzeit, d.h. Bestehen der entdeckbaren Frühstadien für einen längeren Zeitraum, in dem die Entdeckung erfolgen kann,
- Vorhandensein von akzeptablen therapeutischen Möglichkeiten, die die Heilungschancen oder die Überlebenszeit entscheidend bessern.

Die Krebsfrüherkennung in Deutschland beschränkt sich dementsprechend derzeit auf Krebserkrankungen der Zervix, der Brust, der Haut, des Kolonrektums und der Prostata.

Weitere Screeningmaßnahmen wie eine 2jährige Mammographie bei Frauen im höheren Erwachsenenalter befinden sich in der Erprobungsphase.

Im Ausland (Großbritannien) gibt es darüberhinaus inzwischen Vorschriften, die einen regelmäßigen Besuch von Mitarbeitern einer Allgemeinpraxis bei hochbetagten Menschen über 75 Jahre zur Aufdeckung von Gesundheits- und Versorgungsdefiziten vorsehen. In diesem Zusammenhang bestehen auch Überlegungen zur Einführung eines ***Geriatrischen Screenings*** durch Ärzte, das sich auf krankheitsbedingte Behinderungen und Beeinträchtigungen sowie soziale Unterstützungsmöglichkeiten der Betroffenen zu konzentrieren hätte.

12.3.2 Psychodiagnostik

B. Rossa

Psychodiagnostik und Psychotherapie sind beim Umgang mit dem Patienten nicht zu trennen, sondern im Sinne des ***diagnostisch-therapeutischen Zirkels*** als Einheit zu betrachten. Alle ärztlichen Maßnahmen dienen gleichzeitig dem Erkennen der Krankheitszusammenhänge und der Symptombeseitigung durch Entlastung des Patienten und Vermittlung von Einsichten in die Krankheit. Sie sind Teil des umfassenden Behandlungskonzeptes des Allgemeinarztes und setzen eine genaue Einschätzung und Behandlung organischer Mitbeteiligung voraus. Die hier vorgenommene Trennung von Psychodiagnostik und -therapie entspricht deshalb nicht praktischer ärztlicher Handlungsweise, sondern folgt lediglich didaktischen Vorgaben.

Allgemeine Gesichtspunkte

Psychodiagnostik erfaßt und berücksichtigt seelisches Erleben als Bestandteil von Krankheit. Sie wird patientenbezogen als unverzichtbarer Baustein umfassender allgemeinärztlicher Diagnostik zwecks vollständiger Beschwerdenerfassung, Krankheitseinordnung und adäquater effektiver Behandlung durchgeführt.

Folgende ***Krankheitsgruppen*** können mit psychodiagnostischen Methoden erkannt und klassifiziert werden:

- Psychosen
- Suchtkrankheiten
- Psychoneurosen
- Psychosomatische Krankheitsbilder

- Konversionsneurosen
- Funktionelle oder psychovegetative Syndrome
- Psychosomatische Erkrankungen im engeren Sinne
- Sekundär-psychosomatische Erscheinungen und Krankheiten (somatopsychische Störungen)

Die wichtigsten ***psychodiagnostischen Methoden*** in der allgemeinärztlichen Praxis sind:

- Psychosomatisches patientenorientiertes Erstgespräch
- Gesprächsergänzende Fragebogendiagnostik
- Verlaufsbeobachtung bei weiterführender Behandlung

Diese Methoden werden in der Regel nebeneinander angewendet und ergänzen sich gegenseitig. Sie werden sowohl zur psychiatrischen Diagnostik als auch im Rahmen der psychosomatischen Grundversorgung eingesetzt.

Psychosomatisches patientenorientiertes Erstgespräch. Der Patient sucht den Arzt mit seinem ***konkreten Anliegen*** auf und berichtet über Art, Umfang und Dauer seines körperlichen oder seelischen Problems. Da der Hausarzt den Patienten in der Regel bereits längere Zeit kennt und deshalb umfangreiche Informationen über dessen Vorgeschichte und Lebenssituation hat, müssen nur aktueller Symptom- und Konfliktbezug ergänzt werden. Die Erfassung der vollständigen Nachricht des Patienten mit Sachinhalt, Selbstoffenbarungs- und Beziehungsaspekt sowie der Appell um Hilfe müssen durch aktives Zuhören, durch Wahrnehmung der szenischen Information sowie durch Beachtung von Übertragung und Gegenübertragungen vervollständigt werden. Auf diese Weise kann der Arzt das Anliegen des Patienten, Dringlichkeit, Leidensdruck, Bedrohlichkeit und Gefährdung rasch analysieren, um eine ***diagnostische Einordnung*** vornehmen und eine adäquate Ersttherapie einleiten zu können.

Gesprächsergänzende Fragebogendiagnostik. Fragebögen dienen dem ***Screening*** psychischer Erkrankungen. Wenn sie auch für den Kundigen eine wirkungsvolle, gesprächsergänzende diagnostische Methode darstellen, ist ihre Anwendung in der allgemeinärztlichen Praxis jedoch nicht obligatorisch. Bevorzugt werden hier Screeningfragebögen mit geringem Zeitaufwand und effektiver Aussage (Beschwerden- und Verhaltensfragebogen nach Hoeck und Hess, Depressionsfragebogen nach Kielholz, Family-APGAR nach Smilkstein u.a.). Sie helfen, die im Gespräch gewonnene Verdachtsdiagnose zu sichern und larvierte Krankheitszustände (z.B. Depressionen) zu erkennen.

Verlaufsbeobachtung bei weiterführender Behandlung. Die Beobachtung des Krankheitsverlaufes ist ein unverzichtbares diagnostisches Instrument in der allgemeinmedizinischen Praxis, da gerade bei psychischen Erkrankungen eine exakte diagnostische Zuordnung oft erst nach längerer ***Beobachtungsphase*** möglich ist. Die Erkennung von psychogenen Krankheitsursachen wird besonders durch die ***Wahrnehmung der szenischen Information*** sowie der Übertragung und Gegenübertragung von Gefühlen in der Arzt-Patienten-Beziehung unterstützt. Die szenische Information ist die bewußte Wahrnehmung der Szene „Patienten-Arzt-Begegnung" durch den Arzt. Sie umfaßt alle verbalen und nonverbalen Signale, die der Patient im Sprechzimmer des Arztes bewußt oder unbewußt aussendet. Die Art der Gestaltung der Zweierbeziehung zwischen dem Patienten und dem Arzt ermöglicht Diagnostik und Therapie der Kommunikations- und Verhaltensstörung beim Patienten. Der Patient offenbart durch die Art und Weise seines Umgangs mit dem Arzt immer auch wichtige Probleme, Konflikte und Hemmungen im Kontakt mit anderen Beziehungspersonen seiner Umgebung. Er vermittelt dem aufmerksamen Arzt hier Informationen, die einen unverzichtbaren Teil der Befunderhebung darstellen.

Neben der Verlaufskontrolle körperlicher Befunde des Patienten muß deshalb vom Arzt ständig registriert werden, wie er den Patienten erlebt, welche Gefühle der Patient auf ihn überträgt ***(Übertragung)*** und welche Gefühle, Gedanken, Impulse und Handlungen der Patient in ihm auslöst ***(Gegenübertragung)***. In einem informierenden Gespräch wird der Patient angeregt, darüber nachzudenken, inwieweit ähnliche Probleme, wie jene zwischen Arzt und Patienten, in seinem persönlichen Lebensumfeld auftreten und Bezug zu seinen Beschwerden haben.

Bei rezidivierenden oder chronischen psychischen Beschwerden sollten auch ***wichtige Bezugspersonen*** des Patienten in die Diagnostik und Verlaufsbeobachtung mit einbezogen werden, insbesondere der Ehepartner.

Psychiatrische Diagnostik

Die psychiatrische Diagnostik dient dem Ausschluß oder der Bestätigung des Verdachts einer Erkrankung aus dem psychiatrischen Formenkreis, insbesondere eines hirnorganischen Psychosyndroms, einer endogenen Psychose oder Suchtkrankheit. Sie umfaßt folgende diagnostische Schritte:

- Symptom- und problemorientiertes Gespräch
- Groborientierende Untersuchung spezieller Funktionen und seelischer Bereiche (Bewußtsein, Orientierung, Wahrnehmung, Auffassungsvermögen, Denken, Antrieb, Grundstimmung, affektive Ansprechbarkeit, mnestische Funktionen, Intelligenz, Sexualität, neurologischer Status)
- Ausschluß besonderer psychopathologischer Symptome (z.B. Ängste, Depressionen, manische Zustände, Halluzinationen, Wahnideen, Illusionen, Zwangssymptome, Persönlichkeitsveränderungen, Suchtmittelabusus).

Bei Verdacht auf Vorliegen einer psychiatrischen Erkrankung sollte ein Psychiater in die Diagnostik einbezogen werden. Der ***psychiatrische Notfallpatient*** muß ***hospitalisiert*** werden, um Gefahren für das Leben des Betroffenen oder seine Umgebung möglichst abzuwenden. Das gilt vor allem für Patienten mit Suizidgefahr oder ausgeprägten gefährlichen Zwangshandlungen, Angst-, Erregungs- oder Verwirrtheitszuständen.

Psychosomatische Grundversorgung

Die ***Psychosomatische Grundversorgung*** (Tabelle 12.2) ist ***Basistherapie*** in einem umfassenden Sinn unter gleichzeitiger Berücksichtigung von somatischen, psychischen und sozialen Faktoren in Diagnostik und Therapie. Sie wird besonders bei komplexen Krankheitszuständen mit unklaren Krankheitsursachen sowie uncharakteristischen therapieresistenten oder rezidivierenden Beschwerden angewendet und ist definiert durch

Tabelle 12.2. Psychosomatische Grundversorgung im Rahmen allgemeinmedizinischer Basisbehandlung

1. ***Diagnostisch-therapeutisches Gespräch***
   - Patientenanliegen und Erwartungen an den Arzt
   - Jetzige Erkrankung: Entstehung, Verlauf
   - Krankheits- und biographische Vorgeschichte
   - soziales Umfeld (Beruf, Familie, Partner)
   - Erleben der eigenen Situation, Probleme, Konflikte
2. ***Körperliche Gesamtuntersuchung***
3. ***Zusatzdiagnostik***
   - Fragebogendiagnostik
   - Labor
   - apparative Zusatzdiagnostik
   - Spezialistenkonsil
4. ***Information und Beratung des Patienten***
   - Untersuchungsergebnisse
   - Therapieempfehlung
   - Motivation zur Akzeptanz und Mitarbeit
5. ***Weiterbehandlung und Verlaufsbeobachtung***
   - Somatotherapie
   - psychotherapeutische Gespräche (verbale Intervention)
   - Autogenes Training oder andere übende, suggestive Technik
6. ***Überweisung sofort oder bei Therapieresistenz***
   - zum Psychotherapeuten (Neurosen, schwere Psychosomatosen)
   - zum Psychiater (Psychosen)
7. ***Einweisung***
   - stationäre psychiatrische Behandlung (Psychosen, Suizid)
   - stationäre Psychotherapie (Neurosen, schwere psychosomatische Störungen)
   - stationäre Rehabilitation (Psychosen, Suchten)
8. ***Vermittlung psychosozialer ambulanter Hilfen***
   - Selbsthilfegruppe
   - Maßnahmen der beruflichen Rehabilitation
   - Maßnahmen nach dem Sozialhilfegesetz

- Diagnosestellung,
- Indikationsstellung,
- begrenzte Zielsetzung,
- Therapiemethoden.

Diagnostische Funktionen der Psychosomatischen Grundversorgung
- Frühzeitige differentialdiagnostische Klärung komplexer, d.h. somatischer, psychischer oder psychosomatischer Krankheitszustände
- Erkennung und Bewertung ursächlicher Zusammenhänge zwischen seelischen und körperlichen Krankheitsfaktoren hinsichtlich ihrer pathogenen Bedeutung
- Differentialdiagnostische Abklärung
- Erhebung einer Gesamtdiagnose unter Berücksichtigung aller ätiologischen Faktoren und differentialdiagnostischen Erwägungen.

Das ***praktische ärztliche Handeln*** in der Basisversorgung des zur psychosomatischen Grundversorgung qualifizierten Hausarztes erfolgt patientenbezogen und umfaßt:

- Diagnostisch-therapeutisches Gespräch:
  - Jetzige Beschwerden, Patientenanliegen und Erwartungen an den Arzt
  - Krankheitsanamnese, Familienanamnese
  - Lebensgeschichte und jetzige Lebenssituation (Probleme, Konflikte)
  - Soziales Umfeld (Beruf, Familie, Partner)
- Orientierende körperliche Gesamtuntersuchung unter besonderer Berücksichtigung betroffener Organsysteme
- Zusatzdiagnostik zum Ausschluß körperlicher und psychischer Erkrankungen unter Berücksichtigung differentialdiagnostischer Überlegungen.

Die aus der Diagnostik im Rahmen psychosomatischer Grundversorgung resultierende Gesamtdiagnose erfaßt und benennt neben körperlichen Ursachen auch seelische sowie soziale auslösende und chronifizierende Faktoren. Das können belastende Ereignisse in der Kindheit, aber auch berufliche Probleme und Konflikte im sozialen Umfeld sein, besonders mit Eltern oder Partner. Sie bilden die Basis für eine effektive Therapie.

- **Psychodiagnostik und Psychotherapie sind beim Umgang mit dem Patienten nicht zu trennen, sondern als Einheit zu betrachten.**
- **Psychodiagnostik erfaßt und berücksichtigt seelisches Erleben als Ursache oder Folge von Krankheit. Sie ist unverzichtbarer Bestandteil allgemeinmedizinischer Basistherapie als Psychosomatische Grundversorgung und dient der Erkennung neurotischer, psychosomatischer und psychiatrischer Erkrankungen.**
- **Ziel Psychosomatischer Grundversorgung ist frühzeitige ganzheitliche Diagnostik und Differentialdiagnostik komplexer Leidenszustände beim Patienten mit Formulierung einer Gesamtdiagnose als Basis für effektive Therapie.**

12.3.3 Therapeutische Verfahren

Zuhören

U. Schirmer

Sitzanordnung. Bevor es zum Zuhören und darauffolgenden Gespräch kommt, muß der Patient einen Sitzplatz bekommen. In vielen Praxen hat man den Eindruck, daß die Sitzgelegenheit mit Absicht recht einfach gewählt wird, damit der Patient nicht zu lange bleibt. Ein leichter, hart gepolsterter Sessel mit Armlehnen ist nicht nur bequemer als ein einfacher Stuhl, die Armlehnen sind außerdem Gebrechlichen oder Bewegungsbehinderten beim Hinsetzten und Aufstehen dienlich.

Die Aufstellung des Patientensessels neben dem Schreibtisch, am besten links davon, wenn der Arzt mit der rechten Hand schreibt, hat sich mit folgenden Vorteilen bewährt:

- Patient und Arzt sehen einander vom Eintreten an in voller Größe. Der Arzt sieht die Bewegungsabläufe des Patienten.
- Der Schreibtisch steht nicht trennend zwischen beiden.
- Der Patient kann den Sessel beliebig nah zum Arzt ziehen.
- Der Arzt kann als ersten Körperkontakt den Blutdruck ohne unruheerzeugendes Aufstehen messen.
- Kleine Untersuchungen der Füße, Beine, Hände, Inspektion und Palpation des Kopfes kann der Arzt ausführen, während der Patient bequem sitzen bleiben kann. Das gibt zunächst kleine Kontakte ohne die für manchen Patienten beklemmende Atmosphäre einer Untersuchung auf der Liege mit Entkleiden.
- Beim Skizzieren o.ä. muß das Papier nicht hin- und hergedreht werden, sondern beide können gleichzeitig lesen.

Funktion des Zuhörens. Der Zuhörer richtet seine Aufmerksamkeit zum anderen hin und beschränkt sich nicht auf die Funktion des Hörens. „Geteiltes Leid ist halbes Leid", sagt der Volksmund, und mitgeteilte sind geteilte Probleme; der Zuhörer teilt sie mit dem Sprecher, so daß die Last des Problems nicht mehr nur auf zwei Schultern liegt. Indem man jemandem etwas mitteilt, teilt man es bereits mit ihm.

Je stärker und je länger eine Angelegenheit den Sprecher bedrückt, desto eingehender und bestimmter ist seine Vorstellung von dem, was er dem Zuhörer vortragen möchte, und umso weniger möchte er bei der Wiedergabe unterbrochen werden. Das gilt besonders für seelische Probleme, zu denen der Sprecher einen stillen Zuhörer benötigt.

Anteilnahme. Wesentliches Rüstzeug zum stillen Zuhören und Gespräche ist *echte* Anteilnahme, die eine entsprechende Körpersprache auf natürliche Weise zur Folge hat. Inwieweit beides beim Gegenüber vorhanden ist, merkt der Patient sehr wohl, meist unbewußt. Hier beginnt bereits die Therapie ohne Worte. Das Wissen darum, daß da jemand ist, der Anteil nimmt, kann den Sprechenden bereits erleichtern. Voller theraupeutischer Nutzen ist nur möglich, wenn echte Aufmerksamkeit und Anteilnahme vorliegen, die nicht vom Zuhörer nur durch bewußte Anwendung der Körpersprache vorgetäuscht werden. Körpersprache ist der individuelle natürliche Ausdruck von Stimmung, Geistestätigkeit und Anteilnahme. Vielerorts wird die Körpersprache bewußt mißbraucht, indem Personal geschult wird, durch bewußte Anwendung Freundlichkeit, Aufmerksamkeit usw. vorzutäuschen, soweit sie nicht aus der Persönlichkeit heraus aufgebracht werden können. Wer echte Anteilnahme auch nach Erwerb von Wissen und Können nicht aus seinem Inneren heraus leisten kann, sollte sich – besonders als (Allgemein)arzt – ein Betätigungsfeld suchen, auf welchem er seine vorhandenen Qualitäten wertvoller anwenden kann.

Der Übergang zum Gespräch. Wenn der Arzt vom stillen Zuhörer zum Gesprächspartner wird, hängt nicht von der verstrichenen Zeit ab, sondern davon,

- ob der Patient eine Frage stellt. Ist der Bericht noch nicht beendet, so sollte die Antwort des Arztes recht kurz sein und am Schluß mit einer Frage zur Fortsetzung des Berichtes auffordern.
- ob der Patient in Erwartungshaltung mit seinem Bericht innehält. Hier ist der Zeitpunkt, zu dem der Arzt die Führung der Unterhaltung übernimmt und mit gezielten Fragen den Bericht des Patienten für die Anamnese ergänzt.
- ob der Patient aufgrund von Schwatzhaftigkeit vom Thema abschweift. Auch ungehemmter Redefluß kann Aufschluß über die Psyche geben und sollte nicht zu zeitig abgebrochen werden. Danach ist je nach Stand des Berichtes wie unten zu verfahren.

Physiotherapie

E. v. Pezold

Die Verfahren der Physiotherapie, die sich physikalischer Energieformen bedienen, haben in der Therapie, der Prävention und der Rehabilitation fast aller medizinischer Disziplinen ihren Platz. Sie stellen dabei keine Alternative zu medikamentöser, operativer oder diätetischer Therapie dar, sondern ergänzen, unterstützen und erweitern diese. Ihre gezielte Anwendung setzt eine exakte Diagnose mit Beurteilung des zu behandelnden Organes, einschließlich benachbarter Regionen, der kardiopulmonalen Belastbarkeit, komplizierender Begleiterkrankungen und der individuellen Reaktionslage des Patienten voraus. Die Ziele und die Dosierung der Physiotherapie richten sich aus an den Symptomen der jeweiligen Erkrankung, ihrer Ätiopathogenese, den Begleiterkrankungen sowie der individuellen Ausgangslage und Verträglichkeit, die bestimmt wird, z.B. durch Alter, Konstitution, Ernährungszustand, Gefäßreagibilität, vegetative Tonuslage und Allergieneigung.

Der Arzt delegiert durch seine Verordnung an dafür ausgebildete Therapeuten (Krankengymnasten, Masseure, med. Bademeister). Die Behandler übernehmen für die fachgerechte Durchführung der Verordnung die Verantwortung. Der Arzt selbst behält grundsätzlich die Verantwortung für die Behandlungsindikation, die Verlaufskontrollen, die Beurteilung des Behandlungsergebnisses und für evtl. Korrekturen des therapeutischen Vorgehens. Dem Therapeuten muß durch den Arzt eine eindeutige, schriftliche Verordnung in Form eines Rezeptes übermittelt werden, die folgende Angaben enthalten muß:

- Diagnose und relevante Begleiterkrankungen
- Sich daraus ergebende Behandlungsziele
- Art der Anwendungen
- Genaue Lokalisation der Anwendungen
- Gesamtzahl der Anwendungen sowie Zahl der Anwendungen pro Woche bzw. pro Tag, ggf. weitere Dosierungsangaben wie Temperatur oder Zeitdauer

Die Physiotherapie der Praxis ist eine ***symptomatische Therapie***, die krankheitsübergreifend ähnliche Behandlungsziele verfolgt, die mit unterschiedlichen Behandlungsmethoden erreicht werden können. Physiotherapie kann darüber hinausgehend regulativ in den Organismus eingreifen.

Folgende Behandlungsziele (formuliert als Indikation) können mit den genannten physiotherapeutischen Methoden behandelt werden:

- Entzündungshemmung mit:
  - Kälte } angepaßte Indikationsstellung,
  - Wärme } besonders in der Rheumatologie
  - Lagerung
    - überwachte Ruhigstellung
    - hydrotherapeutische Verfahren
    - elektrotherapeutische Verfahren
- Schmerzlinderung mit:
  - Kälte } angepaßte Indikationsstellung,
  - Wärme } besonders in der Rheumatologie
  - Hydrotherapie
  - Lagerung
  - Methoden der manuellen Therapie (siehe dort)
  - spezielle krankengymnastische Methoden
  - Elektrotherapie
- Lösung von Spasmen glatter Muskulatur (z.B. Ureter, Gallenblase, Kolon) mit:
  - Wärme
  - Kolonmassage
  - systemische Bindegewebsmassage (Stadium beachten)

- Lösung von Skelettmuskulaturverspannungen mit:
  - Wärme/Kälte
  - Lockerungsmassage
  - Krankengymnastik (z.B. postisometrische Muskelrelaxation)
  - Lösungstherapie
- muskuläre Insuffizienz, Muskelatrophie, Muskeldystrophie mit:
  - Krankengymnastik (Methoden je nach Ursache)
- Wiederherstellung bzw. Verbesserung einer gestörten Wirbelsäulen- und Gelenkfunktion mit:
  - funktionsgerechter Lagerung
  - passive, unterstützte, aktive krankengymnastische Behandlung
  - Übungen von Ersatzfunktionen
  - KG auf neurophysiologischer Basis
  - manuelle Therapie
  - Ergänzung durch Ergotherapie (beachte besondere Gegebenheiten nach Unfall und postoperativ)
- Knochenstoffwechselstörungen (z.B. Osteoporose, Dialysepatienten) mit:
  - Lagerung
  - Krankengymnastik: Isometrie, Koordinationsübungen, analgesierende elektrotherapeutische Verfahren,
  - Cave: Massage (nur vorsichtig)
- Wiederherstellung bzw. Verbesserung bei gestörter Nervenfunktion (z.B. systemische neurologische Erkrankungen wie MS, Parkinson und andere), periphere Nervenlähmung, (schlaff, spastisch) kindliche Entwicklungsstörungen mit:
  - Lagerung
    krankengymnastischen Methoden, je nach Krankheitsbild (neurophysiologische Verfahren nach Bobath, Vojta, propriorezeptive, neuromuskuläre Facilitationstechnik)
  - je nach Krankheitsbild Massagetechniken, Elektrotherapie
- Regulation gestörter Kreislauffunktion (hypoton bzw. hyperton) mit:
  - Hydrotherapie
  - Bürstenmassage
  - aktive Bewegungen
  - Sporttraining (vor medikamentöser Therapie)
  - in der Prävention körperliche Bewegung, Gewichtsreduktion, CO_2-Bäder
- Koronare Herzerkrankung präventiv mit:
  - aktiver Bewegungstherapie
  - Sporttraining
  - Gewichtsreduktion
  - Raucherentwöhnung
  - diätetischen Maßnahmen

- Myokardinfarkt mit:
  - dem Stadium angepaßter Krankengymnastik
  - Anschlußheilverfahren mit Intervalltraining und Ausdauertraining, fortgesetzt in koronarer Sportgruppe am Wohnort
- Herzklappenfehler, postoperative Rehabilitation mit:
  - Unterstützung des Abhustens
  - Thromboseprophylaxe
  - Mobilisierung durch Krankengymastik
  - kontrollierte und dosierte Belastung
- Pulmonale Erkrankungen mit:
  - Atemübungen mit Ökonomisierung der Hustentechnik
  - Lagerung
  - mukelentspannende Massagegriffe, unterstützt durch Wärmeapplikation, gg. Abklatschen mit Eiswasser (Atemvertiefung bei Pneumonie)
- Vorbeugung von Funktionsverlust bei Bettlägerigkeit mit:
  - Krankengymnastik zur Aufrechterhaltung der kardiopulmonalen Funktionen
  - Thromboseprophylaxe
  - krankengymnastischen Übungen zur Aufrechterhaltung der Wirbelsäulen- und Gelenkfunktion und zur Vorbeugung der Muskelatrophie
  - Lagerung
- Arterielle Durchblutungsstörungen, angepaßt an den Schweregrad mit:
  - Ausschaltung von Risikofaktoren
  - Bewegungstherapie (Wandern, Skiwandern, Schwimmen)
  - Intervalltraining zur Ausbildung eines Kollateralkreislaufes
  - Bindegewebsmassagen im Segment
  - CO_2-Gasbäder
  - Cave: Wärmebehandlung distal des Verschlusses
- Verbesserung einer venösen Insuffizienz mit:
  - Lagerung
  - Hydrotherapie (druckloser Kaltabguß, Wassertreten)
  - Bindegewebsmassagen im Segment
  - aktiver Krankengymnastik zur Kräftigung der „Muskelpumpe“
  - Thromboseprophylaxeübungen
  - Kompressionsmaßnahmen
  - diagnoseangepaßte Lymphdrainage
- Lymphabflußstörungen mit:
  - manueller Lymphdrainage
  - angepaßter Kompression
- Onkologie mit:
  - allgemein roborierenden Verfahren
  - Behandlung örtlicher Operationsfolgen, (z.B. Lymphstauung)
- Psychiatrie/Psychosomatik mit:
  - Ergotherapie
  - Entspannungsverfahren

- Übungsbehandlung: Gymnastik, Intervall- und Ausdauertraining, Terrain „kuren"
- Sportarten/Spiel

Pharmakotherapie

B. Schmalz

Eines der wichtigsten therapeutischen Instrumente des Allgemeinarztes ist das ***Pharmakon***. Entsprechend dem Verständnis der Griechen kann dieses eine Wort für ihn sowohl „Heilmittel" als auch „Gift" bedeuten.

Aus der Zuständigkeit des Allgemeinarztes für den „ganzen kranken Menschen" ohne Ausgrenzung wegen Alter oder Geschlecht, ergibt sich die Pflicht, die für den Menschen nützlichen und schädlichen Eigenschaften chemischer und biologischer Substanzen möglichst umfassend zu kennen; unter gebotener Berücksichtigung biologischer Kriterien der verschiedenen Lebensalter (Kenngrößen von Kindheit und Alter) und des Geschlechts (Schwangerschaft, Laktation).

Es ist auch Aufgabe eines qualifizierten Allgemeinarztes, dem Wissen aus der allgemeinen Pharmakologie Erkenntnisse aus der Langzeitbeobachtung eines Arzneimittels unter Praxisbedingungen hinzuzufügen (***„drug monitoring"***).

Pharmakokinetik. Pharmakokinetik werden Konzentrationsveränderungen von Pharmaka in Abhängigkeit von der Zeit genannt: Wo und wie schnell wird ein Arzneistoff resorbiert, wie verteilt er sich im Organismus, wie verändern die Enzyme des Organismus seine Molekülstruktur, wo, in welcher Weise und wie rasch wird er eliminiert? Die Wirkung eines Arzneimittels ist das Ergebnis zahlreicher, sehr komplexer Vorgänge im Organismus.

Reaktionskette:
- Pharmazeutische Phase:
  - Zerfall der Arzneiform
  - Auflösung der Arzneistoffe (Wichtig: Galenische Eigenschaften des Arzneimittels!)
- Pharmakokinetische Phase:
  - Invasion (Resorption, Verteilung)
  - Elimination (Evasion)
  - Konzentrationsabnahme (Biotransformation, Ausscheidung)
- Pharmakodynamische Phase:
  - Pharmakon-Rezeptor-Wechselwirkung bis zum pharmakologischen Effekt

Die Wirkung eines Arzneimittels hängt zusätzlich ab von:
- der Arzneiform und den verwendeten Hilfsstoffen,
- der Art und dem Ort der Applikation,

- der Resorbierbarkeit und der Resorptionsgeschwindigkeit,
- der Verteilung im Organismus,
- der Bindung und Lokalisation im Gewebe,
- der Biotransformation (Metabolisierung),
- der Ausscheidbarkeit bzw. Ausscheidungsgeschwindigkeit, also pharmazeutischen und pharmakokinetischen Parametern (biologische Verfügbarkeit: bioavailability, Biotransformationsreaktionen, Ausscheidungsvorgängen, Dosisfindung, pharmakokinetischen Interaktionen).

Applikation. Unter Applikation versteht man:

- Aufbringen auf die Körperoberfläche (Haut, Schleimhaut)
- Einbringen in das Körperinnere (mit Hilfe perforierender Instrumente)

Applikationsort, Applikationsart und Arzneiform richten sich nach

- den physikalischen und chemischen Eigenschaften des Arzneistoffs,
- dem gewünschten Wirkungseintritt und Wirkungsdauer (rasch, protrahiert),
- dem Ort, an dem das Pharmakon wirken soll (topische, gezielte Applikation/systemische Wirkung),
- dem Zustand des Patienten (Alter, Bewußtlose).

Galenische Maßnahmen sind notwendig für:
- **schwer lösliche Substanzen: Lösungsvermittler;**
- **ionisierbare Gruppen: durch Salzbildung in lösliche, injizierbare Form;**
- **säureempfindliche Stoffe: magensaftresistente Überzüge für orale Applikation.**

Eingeschränkte Applikation für Pharmaka mit Polypeptid- oder Eiweißcharakter (nur parenteral).

Es gibt folgende ***Applikationsorte*** und ***-arten***

- Topische Applikation:
  - Lokalbehandlung von Hauterkrankungen
  - Orale Gabe von Adsorbentien oder Adstrigentien
  - Anwendung von Broncholytika in Form von Aerosolen
  - Injektion von Lokalanästhetika in ein Gewebe
  - Lokale Applikation von Zytostatika (z.B. in die Harnblase).

  Vorteil: Niedrige Dosis, geringe systemische Wirkung.
  Nachteil: Größere Allergisierungsgefahr.
- Parenterale Applikation: Intravasale, meist intravenöse Injektion.
  - *Vorteil:* Exakte Dosierbarkeit (100 % bioverfügbar), rasche Verdünnung im Blut (Pufferkapazität, Isotonie, Isohydrie) Arzneistoff ist rasch am Wirkort (Wichtig: Zeitfaktor bei Notfällen, intravenöser Narkose).
  - *Nachteil:* Höherer Aufwand, Belastung des Patienten (Angst), erhöhtes Risiko (paravenöse Injektion von stark alkalischen Injektionsmitteln, zu hohe Wirkstoffkonzentration, zu rasche Injektion, Hämolyse nach Injektion konzentrierter Lösungen, Verschleppung von Keimen).

- Bei intramuskulärer, subkutaner Injektion: Vorsicht vor Isohydrie/Isotonie der Injektionslösung (lokale Unverträglichkeitsreaktionen wie Schmerzen/Nekrosen).
- Orale Applikation:
  - *Vorteil:* Leichtere Herstellung der Arzneiformen, Bevorzugung durch den Patienten.
  - *Nachteil:* Schlechte Resorbierbarkeit aus dem Magen-Darm-Kanal (Strophanthin, Tubocurarin), Irritation der Magenschleimhaut (ASS).
- Rektale Applikation:
  - *Cave:* Beschränkung auf Fälle, bei denen ein bestimmter Wirkspiegel nicht unbedingt erforderlich ist oder keine bedrohliche Situation vorliegt (sehr unterschiedliche/niedrige Resorptionsquote).

Keine antibiotikahaltigen Suppositorien! Dagegen Anwendung von Analgetika bzw. Antipyretika bei Säuglingen und Kleinkindern sinnvoll, auch Patienten mit Erbrechen/Magenstörungen

Bei der Beurteilung von Applikationsform und Bioverfügbarkeit muß berücksichtigt werden:

- Problem der Bioverfügbarkeit: alle Applikationsformen, bei denen sich ein Resorptionsprozeß an die Applikation anschließt
- Herabsetzung der Bioverfügbarkeit: fehlerhafte galenische Herstellung (z.B. Nichtbeachtung der Teilchengröße oder der Kristallmodifikation, Resorptionsbehindernde Hilfsstoffe, schlechte Zerfallbarkeit der Arzneiform)
- Weitgehend herabgesetzte Biotransformation bei der ersten Magen-Darm-Passage und Leberpassage (sog. First-pass-Effekt)

Resorption. Darunter versteht man die Aufnahme eines Stoffes von der Körperoberfläche (auch Schleimhaut des Magen-Darm-Traktes) oder aus örtlich begrenzten Stellen im Körperinnern in die Blutbahn oder in das Lymphgefäßsystem. Von hier aus Verteilung in den Gesamtorganismus. Ausreichende Resorption eines Pharmakons ist Voraussetzung für einen therapeutischen Effekt (Konzentration am Wirkort!).

Resorptionsbarrieren sind die Oberflächenmembranen der Zellen (Transport durch Membranen wichtig für Resorption, Verteilung, Ausscheidung). Nach dem Fluid-Mosaik-Modell (Lenard u. Singer) stehen für den Stoffdurchtritt zwei sich qualitativ prinzipiell unterscheidende Membranstrukturen zur Verfügung:

1. Lipidschicht für die Aufnahme lipophiler Stoffe;
2. die wassergefüllten Poren für die Penetration hydrophiler Substanzen.

Resorptionsmechanismen sind:

- Diffusion (rein passiv): Der Stofftransport ist direkt proportinal dem Konzentrationsgradienten, der Membranfläche, dem Verteilungskoeffizienten der betreffenden Substanz sowie dem Diffusionskoeffizienten und umgekehrt proportinal der Membrandicke (Ficksches Gesetz). (Wichtige Rolle für die Lipidlöslichkeit der zu resorbierenden Substanz).
- Erleichterte (Carrier-vermittelte) Diffusion: Als Schlepper oder Träger fungieren Membranproteine (hydrophile Moleküle, durch Stoffwechselgifte nicht hemmbar).
- Aktiver Transport: Bergauftransport entgegen dem Konzentrationsgefälle; energieverbrauchender Prozeß; ternärer Komplex zwischen Substanz, Carrier und Natriumionen. Energie wird indirekt durch die Natriumpumpe über ATP-Spaltung geliefert.
- Pinozytose, Phagozytose, Persorption: Vesikulärer Einschluß extrazellulären Materials durch Einstülpung der Oberflächenmembran bei Pinozytose (Flüssigkeitströpfchen) und Phagozytose (Feststoffpartikel). Persorption: Interzellulärer (zwischen den Epithelzellen hindurch) Durchtritt von festen Teilen bzw. ganzen Zellen (Vitamin D; generalisierte Pilzinfektionen nach landdauernder Antibiotikamedikation; allergische Erkrankungen).

Die Resorption der meisten Arzneistoffe erfolgt passiv durch Diffusion. Bei der Resorption von Arzneimitteln ist die Applikationsform zu beachten:

- Resorption bei bukkaler bzw. sublingualer Applikation:
  - *Vorteil:* Gut vaskularisierte Schleimhaut der Mund- und Rachenhöhle, für lipophile, nicht ionisierte Stoffe gute Resorptionseigenschaften, rascher Wirkungseintritt, Einwirkung von Verdauungssäften des Magen-Darm-Kanals entfällt, kein First-pass-Effekt.
  - *Nachteil:* Nur leicht resorbierbare Substanzen (geringe Resorptionsfläche), guter Geschmack erforderlich.
  - *Wichtige Indikation:* Angina-pectoris-Anfälle mit Nitroglycerin in Zerbeißkapseln oder als Aerosol. Beim Tumorschmerzen: Buprenorphin.
- Resorption bei oraler Applikation: Einfachste und am häufigsten angewandte Applikationsart: Resorption im Gastro-Intestinal-Trakt. Stark saurer pH-Wert: Resorption vor allem schwacher Säuren und lipophiler Neutralstoff. (Aber auch Möglichkeit des Übertritts von Substanzen – besonders schwachen Basen – aus der Magenschleimhaut in das Magenlumen!).

  Dauer der Magenpassage (Verweilzeit des Arzneistoffes im Magen) ist abhängig vom Füllungszustand und der im Magen befindlichen sonstigen Inhaltsstoffe. Rasche Entleerung beim leeren Magen; beschleunigte oder vezögerte Abgabe bei gleichzeitiger Nahrungszufuhr. Veränderung der Magenpassagezeit (Invasionskinetik) durch Beeinflussung der Magenmotilität oder der Magensaftproduktion durch das Pharmakon. Ethanol beschleunigt die Resorption gleichzeitig verabfolgter Substanzen.

Der Dünndarm ist nicht nur für Nahrungs-, sondern auch für Arzneistoffe das wichtigste Resorptionsorgan (Oberflächenvergrößerung: Schleimhautfalten, -zotten und -krypten, Mikrovilli). pH-Wert: Schwach sauer im Duodenum; schwach alkalisch in tieferen Dünndarmabschnitten. ***Verkürzung der Passagedauer:*** Gabe von dünndarmwirksamen Laxantien. Bei Diarrhoe (Resorptionsquote ↓). Wichtig bei Vergiftungen! Resorptionsverhältnisse im Dickdarm entsprechen qualitativ denen des Dünndarms (jedoch: Resorptionsfläche durch Wegfall der Zotten geringer).

- Resorption bei rektaler Applikation: Primäre Leberpassage wird großenteils umgangen (die in den unteren zwei Dritteln des Rektums resorbierten Anteile gelangen direkt in die untere Hohlvene und nicht in die Pfortader). Resorptionsquote erheblich niedriger als bei oraler Applikation. (Außerdem: starke intra- und interindividuelle Schwankungen).
- Resorption bei nasaler Applikation: Nasenschleimhaut für topische Anwendung schleimhautabschwellender Arzneimittel bei Rhinitis geeignet.
  - *Cave:* Systemische Effekte, z.B. Blutdruckanstieg und Tachykardie bei Säuglingen nach Anwendung von Nasentropfen, die α-Sympathomimetika enthalten: Buserelinacetat (Suprecur®).

  Nutzung: Adiuretinhaltige Schnupfenpulver zur Therapie des Diabetes insipidus. Das Oligopeptid Adiuretin würde im Magen-Darm-Kanal bei oraler Applikation zerstört.
- Pulmonale Resorption: Gasförmige Stoffe besonders geeignet (vgl. Narkose). Auch Flüssigkeiten und feste Stoffe: Alveolaroberfläche ist groß (70–100 m^2). Aeorosole für lokale Therapie (z.B. Astma brochiale). *Nachteil:* Auch systemische Wirkung möglich.
- Resorption bei Applikation auf die Haut: Resorption durch die Haut: transepidermal, transfollikulär, aber geringer als durch die Schleimhaut. Stratum corneum: Nicht kapillarisiert, niedriger Wassergehalt (10 %) = Resorptionsbarriere und gleichzeitig Resorptionsreservoir. ***Höchste Resorptionsquote:*** Lipidlösliche Substanzen, die gleichzeitig noch eine gewisse Wasserlöslichkeit aufweisen. (Hydrophile Stoffe, Fette und Öle werden nur wenig kutan resorbiert.) ***Beeinflussende Faktoren*** für die Hautresorption: Erhöhung der Hauttemperatur durch äußere Wärmeeinwirkung: ↑, hyperämisierende Reize, einige Lösungsmittel: z.B. Dimethylsulfoxid: ↑, entzündete Hautgebiete, mechanische, chemische und thermische Schäden der Hautoberfläche: ↑ (Verletzungen, Verätzungen, Verbrennungen).

Lebensalter bedingt unterschiedliche kutane Resorbierbarkeit: Säuglinge/Kleinkinder: Stratum corneum noch sehr wenig ausgebildet = Resorptionsquote ↑.

- *Cave:* Topische Applikation glukokortikoidhaltiger Salben beim kindlichen Ekzem und im Greisenalter haben dieselbe Gesetzmäßigkeit: Stratum corneum dünn = Papierhaut.

- *Beachte:* Transkutane Applikationsformen für systemisch wirkende Substanzen wie Nitroglyzerin, Nikotin, Estradiol, Scopolamin: Haut als Resorptionsorgan. Systemische Nebenwirkungen bei großflächiger Anwendung: z.B. Glukokortikoide. Die perkutane Anwendung von hyperämisierenden Arzneistoffen und Antirheumatika in Form von Einreibungen sind umstritten wegen der zu geringen objektivierbaren therapeutischen Erfolge.

- Resorption bei parenteraler Applikation in die Haut, das subkutane Bindegewebe oder in den Muskel: Resorptionsgeschwindigkeit ist abhängig von der Durchblutung des Gewebes.
  - *Cave:* Schock: Resorption ↓. Kapillarwände stellen eine schwächere Resorptionsschranke dar als eine Ephithelschicht.

Verteilung. Das Pharmakon gelangt in die Blutbahn und wird mit dem Blutstrom im Gefäßsystem weitertransportiert. Infolge seines Konzentrationsgefälles vom Blut zum Gewebe verläßt der Arzneistoff die Blutbahn und verteilt sich im Gesamtorganismus.

Beeinflussende Variablen: Molekülgröße, Bindung an Plasma- und Gewebeproteine, Löslichkeit, chemische Eigenschaften, Durchblutung der einzelnen Organe und Gewebe. Durchlässigkeit der Membranen, pH-Differenz zwischen Plasma und Gewebe.

Als ***Verteilungsräume (Kompartimente)*** sind zu unterscheiden:

- Intrazellulärraum
- Extrazellulärraum:
  - Plasmawasser
  - Interstitieller Raum
  - Transzelluläre Flüssigkeit

Hinsichtlich der Verteilung (abhängig von ihren physiko-chemischen Eigenschaften) lassen sich 3 Arzneistofftypen unterscheiden:

- Nur im Plasma
- Im Plasma und im restlichen Extrazellulärraum
- Sowohl im Extra- als auch im Intrazellulärraum

Der Blutspiegel (Konzentration eines Stoffes im Plasma, exakt: Plasmaspiegel) ist eine wichtige Kenngröße. Permeationshindernis: Blut-Hirn- und Blut-Liquor-Schranke. Lipidlösliche Stoffe können die Schranke gut, lipidunlösliche schlecht überwinden.

Wesentlicher Faktor für die Verteilung eines Pharmakons ist die ***Bindung an Eiweiße***; insbesondere an Plasmaeiweiße, Gewebeproteine und Erythrozyten.

Biotransformation. Der Organismus besitzt Enzymsysteme, die lipophile Xenobiotika in hydrophile, leichter ausscheidbare Stoffe umwandeln können. Die Umwandlungsprozesse von Fremdsubstanzen werden als Biotransformation bezeichnet (hauptsächlich in der Leber, untergeordnet in: Darm, Niere, Milz, Muskulatur, Haut, Blut). Enzyme (strukturgebunden in Membranen des endoplasmatischen Retikulums: z.B. Monooxygenasen, Glucuronyltransferasen und Mitochondrien lokalisiert, und strukturungebunden, löslich: z.B. Esterasen, Amidasen, Sulfotransferasen) sind substratspezifisch.

Wichtige Vorgänge bei der Biotransformation sind:

- ***Phase-I-Reaktionen:*** Oxidationsreaktionen (Cytochrom P-450/Cytochrom P-448 enthaltene mikrosomale Monooxygenasen). Reduktionen; Bichydrolysen.
- ***Phase-II-Reaktionen:*** Koppelung („Konjugation“) des Pharmakonmoleküls bzw. eines bereits durch Phase-I-Reaktion entstandenen Metaboliten mit einer körpereigenen Substanz. Spezifische Transferasen.
  Die wichtigsten Phase-II-Reaktionen sind die Konjugation mit:
  - aktivierter Glucuronsäure,
  - Aminosäuren (insbesondere Glycin),
  - aktivem Sulfat und
  - aktivierter Essigsäure.
  - Bildung von Mercaptursäure-Derivaten.
  - (Methylierung/Acetylierung).
- ***First-pass-Effekt:*** Dieser chrakterisiert den Anteil eines Stoffes, der bei der ersten Passage (via Pfortader durch die Leber) metabolisiert oder von der Leber zurückgehalten wird. Der First-pass-Effekt ist groß bei: Betablokker Propranolol und Alprenolol; Lokalanästhetikum bzw. Antiarrhythmikum Lidocain; Chemotherapeutikum Nitrofurantoin; Koronartherapeutikum Nitroglycerin (perlingual, weil schneller Wirkungseintritt und großer First-pass-Effekt!).
- ***Enzyminduktion*** durch Pharmaka (lipidlösliche Verbindung/lange Verweildauer in der Leber), die eine vermehrte Bildung von Enzymen, welche an der Biotranformation beteiligt sind, induzieren. Folge: Abbaukapazität/Biotransformationsrate ↑ des Enzyminduktors, anderer Pharmaka, körpereigener Wirkstoffe (z.B. Steroidhormonen) oder essentieller Substanzen (z.B. Vitamin D).
  Konsequenzen für die medikamentöse Therapie:
  - Erniedrigung der zu Beginn der Behandlung mit einer bestimmten Dosis erreichbaren Arzneistoffkonzentration im Plasma.
  - Plasmaspiegel körpereigener Wirkstoffe kann unter den Normalwert abfallen.
  - Bei gleichzeitiger Verordnung anderer Medikamente: Gefahr von u.U. gefährlichen Arzneistoffwechselwirkungen: Blutkonzentration des Zweitpharmakons ↓; nach Absetzen des Induktors möglicher Wiederanstieg über einen kritischen Wert.

- *Enzyminhibition* durch Arzneistoffe, die Biotransformationsprozesse hemmen und damit eine Wirkungsverlängerung und -steigerung anderer Substanzen hervorrufen können (verminderte Synthese, verstärkter Abbau von Enzymen des endoplasmatischen Retikulums; oder kompetitive Hemmung des Abbaus).
- *Bioinaktivierung und Bioaktivierung:* Biotransformationen laufen unabhängig davon ab, ob die gebildeten Metaboliten wirksam oder unwirksam, schädlich oder unschädlich für den Organismus sind. Sie können somit zu einer Wirkungsabschwächung bzw. vollständigen Inaktivierung (Entgiftung) oder aber zu einer Bioaktivierung und zu einer Giftung führen.

Biotoxifizierungsvorgänge und sog. chemische Läsionen führen zu irreversiblen Veränderungen in der Struktur von essentiellen Zellbestandteilen: Karzinogenese, mutagene oder teratogene Wirkungen, beschleunigtes Altern, Sensibilisierungen, Zelluntergänge, Nekrosen.

Bei der Biotransformation ist besonders das *Alter* des Patienten zu beachten.

Beim *Neugeborenen* ist die Ausstattung mit Enzymen, die an der Biotransformation beteiligt sind, noch unzureichend: Glucuronyltransferasen werden erst zum Zeitpunkt der Geburt gebildet, deshalb z.B. verzögerte Glucuronidierung von Chloramphenicol.

Im Alter von *1–8 Jahren* ist die Biotransformationsrate erhöht (Verhältnis von Lebergewicht/Körpergewicht ↑).

Im *höheren Alter* nimmt die Biotransformation ab: metabolisierende Enzyme in der Leber ↓, Proteinbiosynthese ↓, Leberdurchblutung ↓: First-pass-Effekt für Propranolol ↓, Ausscheidung von Hydroxylierungsprodukten bei Barbituraten ↓ Phenylbutazon ↓, Diazepam ↓. Eiweißbindung im Alter ↓: Plasmaalbuminkonzentration ↓, freier Anteil des Arzneistoffs dadurch ↑, Biotransformationsrate kann deshalb aber auch ↑.

Ausscheidung. Die Ausscheidung führt zur Abnahme der Wirkstoffkonzentration im Körper. Sie kann in Abhängigkeit von den physikalisch-chemischen Eigenschaften (Molekulargewicht, pK_a-Wert, Löslichkeit, Dampfdruck) der auszuscheidenden Substanz erfolgen:

- renal (mit dem Urin)
- biliär und intestinal (mit den Fäzes) oder
- pulmonal (mit der Ausatmungsluft)
- transdermal (nur geringe Bedeutung)
- durch die Muttermilch (*Cave:* Intoxikation beim Säugling!).

Veränderungen der Kinetik bei pathologischen Zuständen. Das kinetische Verhalten der meisten Arzneistoffe wurde am gesunden Probanden untersucht; obwohl Arzneimittel für die Behandlung von Kranken bestimmt sind

(Einfluß der Herzinsuffizienz, Leber- und Nierenerkrankungen auf die Pharmakokinetik).

- Resorptionsstörungen: Gastrointestinale Durchblutung ist bei Stauung im großen Kreislauf (Herzinsuffizienz) ↓: Bioverfügbarkeit für Procainamid, Chinidin, Hydrochlorothiazid ↓.
- Veränderungen in der Verteilung: Minderperfusion peripherer Organe bei Herzinsuffizienz: Verteilungsvolumen von Lidocain, Procainamid und Chinidin. Bei Störungen der Eiweißsynthese oder Eiweißverlusten (Eiweißbindung): nephrotisches Syndrom. Fortgeschrittene Niereninsuffizienz (Verdrängung von Arzneistoffen aus der Proteinbindung durch retinierte harnpflichtige Substanzen). Lebererkrankungen (Eiweißsynthese). Gewebebindung.
- Beeinflussung der Metabolisierung: Bei Lebererkrankungen (Zirrhose): Eliminationsgeschwindigkeit metabolisch eliminierter Arzneistoffe ↓ (Meprobamat, Triamteren, Lidocain)
- Renale Ausscheidung in Abhängigkeit von der Nierenfunktion: Abnehmende Kreatinin-Clearance = renale Ausscheidungsgeschwindigkeit ↓.
  Beachte: Lebensalter! (Neugeborene und Säuglinge: Renale Ausscheidungsrate in den ersten Lebenswochen um den Faktor 2 bis 3 kleiner als beim Erwachsenen). Mit höherem Lebensalter nimmt die Kreatinin-Clearance wieder ab (beim 70jährigen etwa die Hälfte des normalen Erwachsenenwertes)
  Cave: Niereninsuffizienz (verlängerte Eliminationshalbwertszeit): Dosisreduktion oder Dosisintervall verlängern (vgl. Herzglykoside vom Digoxin-Typ!). Nephrosen (Ausscheidungsgeschwindigkeit kann erhöht sein): Einzeldosen erhöhen oder Dosisintervalle verkürzen!
- Biologische Verfügbarkeit (biovailability, Bioverfügbarkeit) eines Arzneistoffes aus einer Zubereitung = die Geschwindigkeit und das Ausmaß mit denen dieser (in unveränderter Form) in die Blutbahn bzw. an den Wirkort gelangt.

Die Bioverfügbarkeit und damit die Wirksamkeit eines Arzneistoffes kann von Handelspräparat zu Handelspräparat stark schwanken! (Acetylsalicylsäure, Allopurinol, Chloramphenicol, Digoxin, Tetracyclin, Nifedipin u.a.

Die Bioverfügbarkeit einer Substanz hängt ab von:
- der Schnelligkeit und
- dem Prozentsatz der Wirkstofffreisetzung aus der Arzneiform,
- der Resorptionsquote und
- der Resorptionsgeschwindigkeit des freigesetzten Wirkstoffs sowie
- der Größe des First-pass-Effekts.

Pharmakodynamik. Pharmakodynamik bezeichnet die Pharmakawirkungen am Wirkort: Wo, wie und warum kommt ein pharmakologischer Effekt zustande?

Es müssen ***strukturspezifische*** und ***strukturunspezifische Wirkungen*** unterschieden werden

- Unspezifische wirkende Substanzen
  - reagieren nicht mit spezifischen Rezeptoren,
  - wirken daher nur in relativ hohen Dosen,
  - rufen trotz unterschiedlicher Struktur ähnliche Effekte hervor und
  - verändern sich kaum in ihrer Wirkung.

  Die Wirksamkeit ist in den meisten Fällen mit den lipophilen Eigenschaften korreliert. Wirkungsunterschiede sind durch unterschiedliche Verteilungskoeffizienten erklärt. Wirkung beruht auf der Interaktion mit lipophilen Sturkturen, insbesondere Membranstrukturen: z.B. Inhalationsanästhetika, einige Desinfektionsmittel.
- Spezifisch wirkende Substanzen: Interaktion mit spezifischen Rezeptoren. Effekt hängt ab von:
  - der chemischen Struktur und damit
  - von der Form, Größe und stereochemischen Anordnung des Moleküls,
  - von der Lage funktioneller Gruppen und
  - Elektronenverteilung.

  In niedrigen Konzentrationen wirksam. Geringfügige Änderungen ihrer chemischen Struktur können die pharmakologische Wirksamkeit erheblich beeinflussen. An denselben Rezeptoren angreifende Stoffe besitzen vielfach gemeinsame Strukturelemente, sog. pharmakophore Gruppen, z.B. direkte Parasympathomimetika.

Pharmakodynamik ist von den Rezeptoren (spezifische Makromoleküle – Biopolymere – oder Teile davon im Organismus, sog. biologisch aktive Stellen, an denen die Pharmaka angreifen) anhängig.

Voraussetzung für eine ***Pharmakon-Rezeptor-Wechselwirkung*** ist die Bildung eines Pharmakon-Rezeptor-Komplexes.

Die ***Affinität*** des Pharmakons zum Rezeptor bestimmt, ob und in welchem Ausmaß dieser Komplex gebildet wird ***„Intrinsic activity*** nennt man die Fähigkeit eines Pharmakons, nach der Bildung des Komplexes mit dem Rezeptor einen Reiz und dadurch einen Effekt auszulösen; sie bestimmt die Größe des Maximaleffektes, der mit der jeweiligen Substanz zu erreichen ist.

Ein ***Agonist*** ist ein Pharmakon, das sowohl Affinität als auch „intrinsic activity“ besitzt (relative intrinsic activity α, maximale relative „intrinsic activity“; volle Agonisten, partielle Agonisten).

Antagonisten sind Substanzen, die einen agonistischen Effekt verringern oder ganz verhindern. Folgende Typen sind bekannt:

- Kompetitive Antagonisten
- Nichtkompetitive Antagonisten
- Funktionelle und physiologische Antagonisten
- Chemische Antagonisten

Von ***Synergismus*** spricht man, wenn bei der gleichzeitigen Anwendung von zwei oder mehr Wirkstoffen der Effekt eines Einzelwirkstoffes durch die anderen Substanzen verstärkt wird (additiver Synergismus, überadditiver Synergismus – sog. Potenzierung).

Bei der Veränderung der Rezeptorenzahl sind folgende Gründe möglich:

- Pharmakabedingte Änderung der Rezeptorenzahl:
  - Medikamentöse Therapie kann eine Änderung der Rezeptorenzahl induzieren: β-Rezeptoren: Stimulation mit β-Sympathomimetika → Zahl der β-Rezeptoren ↓.
    Blockade mit β-Blockern → Zahl der β-Rezeptoren ↑.
  - Asthma brochiale: β-Sympathomimetika → Rezeptorendichte ↓, Wirksamkeit ↓.
  - Rebound-Phänomene: Absetzen von Clonidin (RR ↑) oder β-Blockern (Angina-pectoris-Anfälle ↑): während der Behandlung: Rezeptorenzahl ↑, am Behandlungsende: Hypersensitivität.
- Krankheitsbedingte Änderungen der Rezeptorenzahl: Myasthenia gravis, insulinresistenter Diabetes mellitus, Morbus Basedow

Bei den Pharmakonwirkungen zugrunde liegenden biochemischen bzw. biophysikalischen Vorgängen ***Struktur-Wirkungsbeziehungen*** gibt es folgende Grundmechanismen:

- Hemmung oder Aktivierung körpereigener Enzyme
- Beeinflussung von Transportprozessen (Änderung der Permeabilität biologischer Membranen, Beeinflussung des Carrier- oder des aktiven Transports)
- Beeinflussung von Biosynthesen in Mikroorganismen
- Osmotische Effekte
- Komplexbildung
- Neutralisationsreaktionen

Dosierung und Dosis- bzw. Konzentrations-Wirkungs-Beziehungen. Voraussetzung einer sinnvollen medikamentösen Therapie ist eine adäquate ***Dosierung***, d.h. eine Dosierung, bei der der gewünschte Effekt ohne Überdosierung und daher ohne vermeidbare toxische Nebenwirkungen erreicht wird.

Das Körpergewicht ist zu berücksichtigen, da der Pharmakon-Effekt bei gegebener Dosis abhängt von der Konzentration am Wirkort und dem Körpergewicht (wichtig bei Substanzen mit geringer therapeutischer Breite). Bei Erwachsenen wird von einem Durchschnittsgewicht von 70 kg ausgegangen (Vereinfachung der Dosierungsrichtlinien).

Säuglinge/Kleinkinder: Im ersten Lebensjahr erhebliche Abweichung von der Erwachsenendosis (verzögerte Elimination). Über 1 Jahr: Kinderdosis aus der Erwachsenendosis (mit Einbeziehung der Körperoberfläche) errechnen nach der Formel:

$$ND_{Kind} = ND_{Erwachsener} \cdot \frac{KO}{1{,}73}$$

KO = Körperoberfläche des Kindes (m^2) · KO = 0,09 · W.
W = Körpergewicht (Kg).

Richtgrößen (z.B. 1/4 der Erwachsenendosis für ein 1jähriges Kind) gelten nur für durchschnittlich entwickelte Kinder. Bei vielen Arzneistoffen gilt die Oberflächenregel nicht (z.B. Antiepileptika, die so ermittelte Dosis ist zu niedrig). Kodein soll gewichtskonstant dosiert werden (0,5 mg/kg KG).

Die ***Beziehung zwischen Dosis und Wirkung*** einer Substanz ist in Dosis- bzw. Konzentrations-Wirkungs-Kurven festgehalten. Daraus lassen sich erkennen:

- die Schwellendosis (= kleinste Dosis, bei der ein Effekt sichtbar wird),
- der erreichbare Maximaleffekt,
- die zur Erreichung des Maximaleffektes erforderliche (minimale) Dosis und
- die Steigung der Kurve (Maß für den Dosisbereich zwischen Wirkungseintritt und maximaler Wirkung: bei geringer Steigung ist dieser groß, bei großer Steigung klein).

Eine ***Gewöhnung*** an Arzneimittel ist möglich. Es muß unterschieden werden:

- ***Toleranzentwicklung:*** Nach wiederholter Zufuhr eines Arzneistoffes muß die Dosis erhöht werden, um die gleiche Wirkung zu erreichen.
  - Pharmakokinetische Toleranzentwicklung: Wirkungsabnahme durch Enzyminduktion (Barbiturattyp).
  - Pharmakodynamische Toleranzentwicklung: Veränderung der Rezeptorenempfindlichkeit und/oder Änderung der Rezeptorendichte (Morphintyp).
- ***Tachyphylaxie:*** Es kommt sehr rasch (Minuten bis Stunden) zur Toleranzentwicklung. Nach Absetzen des Arzneistoffs ist nach kurzer Zeit die normale Wirkung wieder auslösbar (indirkete Sypathomimetika, z.B. Ephedrin).

Kleine Chirurgie

V. Busse

Je nach Ausbildung, Weiterbildung und Fortbildung gehört die sog. „kleine Chirurgie" in unterschiedlichem Umfang immer noch in den Leistungskatalog einer Allgemeinpraxis. Für die Kostenstruktur des ambulanten Operierens ist, wenn der dafür vorgesehene Gebührenordnungszuschlag abgerechnet werden soll, eine erhebliche räumliche und instrumentelle Einrichtung notwendig (getrennte septische und aseptische Operationsmöglichkeiten).

Diese Ausstattung erfordert einmal eine Praxisbesonderheit mit chirurgischem Schwerpunkt und zum anderen eine zeitliche und finanzielle Rentabilität.

Chirurgische Maßnahmen in der Allgemeinpraxis. Im allgemeinen werden folgende diagnostische und therapeutische chirurgische Maßnahmen zum Leistungsvolumen einer normalen Allgemeinpraxis gehören:

- Behandlung von ***kleineren bis mittleren Verletzungen*** der Körperoberfläche mit und ohne Naht, falls keine Sehnen, Gefäße Nerven und Muskeln verletzt sind, also Schnitt-, Riß-Quetsch-, Platz- unmd Schürfwunden, ebenso Verbrennungen I. und II. Grades. Für die Primärnaht gilt, daß die Versorgung innerhalb von 6-8 h erfolgt sein muß. Tier- und Menschenbißverletzungen sollten wegen der großen Infektionsgefahr nicht mit einer Primärnaht versorgt werden. Neben der chirurgischen Behandlung von verletzten Hautoberflächen ist die Ruhigstellung der betroffenen Bereiche dringend erforderlich, damit sichergestellt ist, daß es nicht zu einer Sekundärinfektion kommt und der Lymphabfluß ungehindert erfolgen kann. Sekundärheilende und infizierte Wunden sind täglich zu inspizieren. Daneben ist für einen optimalen Schutz gegen Tetanusinfektionen zu sorgen (in Form von Auffrischimpfungen oder von Simultanimpfungen mit angereicherten Gammaglobulinen).
- ***Finger- und Zehen-Panaritien*** sind im Stadium des pulsierenden Schmerzes (Puckern) großzügig zu in- bzw. zu exzidieren mit anschließender Ruhigstellung auf einer Schiene (Hand) oder Hochlagerung des Fußes. Die Wundkontrolle erfolgt auch hier mindestens jeden 2. Tag.
- ***Furunkel, Abszesse und sekundär infizierte Atherome*** oder ***Epidermiszysten*** können in der Allgemeinpraxis inzidiert werden, wenn wegen der Größe keine Narkose oder Neuralanästhesie erforderlich ist. Allenfalls ist die Vereisung oder selten die intrakutane Infiltrationsanästhesie gestattet. Wichtig ist die Erregerbestimmung und ggf. die histologische Untersuchung. Konsequente Drainagebehandlung und Tamponadeeinlage fördern die Granulation vom Wundgrund aus bis zum völligen Wundschluß.
- ***Kleine Hauttumore***, wie Warzen, Fibrome, Xantelasmen, Xanthome, Atherome und Nävi werden mit Elektrokauter, Laser oder mit dem Skalpell exzidiert und durch primären Wundverschluß versorgt. Das Exzidat wird in jedem Fall histologisch untersucht.
- Nagelextrationen sollten möglichst unterbleiben, weil ***der Nagel*** den besten Infektionsschutz darstellt und die Gefahr bei Nagelbettverletzungen und Infektion groß ist. Bei Nagelmykosen ist die chemische Ablösung und die nachfolgende oder gleichzeitige antimykotische Behandlung sinnvoller; Hämatome werden besser mit einer Nageltrepanation und nachfolgendem sterilen Verband mit Ruhigstellung versorgt. Nagelbettvereiterungen, sofern es vom Lokalbefund verantwortlich erscheint, sollten mit einer sparsamen Teilresektion behandelt werden.

- ***Distorsionen der Finger, Handgelenke, Sprunggelenke*** und des Fußes müssen nach sicherem Ausschluß von Bandrupturen und Frakturen (durch Röntgen und konsiliarische Begutachtung durch einen Chirurgen) konsequent je nach Schwere mit Zinkleim, Gipsverband oder anmodellierter Castschiene ruhiggestellt werden, um eine schnelle Entödematisierung zu erzielen. Die Schienenbehandlung kann bis zu mehreren Wochen besonders bei Distorsionen der Fußgelenke betragen. Einfache Salbenverbände sind hier wenig hilfreich. Schneller schmerzbefreiend wirkt oft die akute Kälteapplikation. In späteren Stadien ist die Durchflutung mit diadynamischen Strömen angezeigt.

Psychosomatische Grundversorgung (therapeutische Aspekte)

B. Rossa

Die psychosomatische Grundversorgung basiert auf der Erfahrung, daß jede ***Krankheit mit seelischen Vorgängen*** verbunden ist und daß ihre Dynamik und Bedeutung erst im individuellen inneren und äußeren Lebenskontext des jeweiligen Patienten verstehbar wird. Für den Hausarzt bedeutet dies, die Leidenssituation eines Patienten grundsätzlich als ***mehrdimensionales Geschehen*** anzuerkennen, auf das nicht nur die biologischen Vorgänge, sondern auch psychische, familiäre, lebensgeschichtliche und soziale Faktoren einwirken. Die Trennung zwischen somatischer und psychischer Seite des Krankheitsgeschehens wird ebenso wie eine eingleisige, vom psychischen in Richtung des somatischen wirkende Kausalvorstellung der komplexen Wirklichkeit nicht gerecht.

Beim praktischen Vorgehen des Arztes wird es im ersten Schritt darauf ankommen, den gesamten Beschwerdegehalt einschließlich aller möglichen Komponenten zu erfassen. Nach einer sich anschließenden partiellen (d.h. die Einzelaspekte beachtenden) und einer integrativen Bewertung wird entsprechend den objektiven und subjektiven Prioritäten diagnostisch und therapeutisch weiterverfahren. Körperliche Symptome verlieren dabei nichts an ihrer medizinisch differentialdiagnostischen Bedeutung, der immer sorgfältig nachzugehen ist. Sie gelangen aber in einer integrativen Deutung in einen für den Patienten nachvollziehbaren Lebensbezug und psychologischen Zusammenhang, aus dem sich ggf. ein entscheidendes therapeutisches Potential gewinnen läßt. Es sei darauf hingewiesen, daß der Ansatz einer grundsätzlich mehrdimensionalen Erfassung des Krankheitsgeschehens keineswegs bedeutet, daß seelische Komponenten immer im Detail zur Sprache gebracht oder gar behandelt werden sollten. Auch hier hat vor dem Einsatz der psychosomatischen Grundversorgung eine Bewertung von Schweregrad und Prognose zu erfolgen (s. hierzu auch Kap. 8.1).

Sofern seelische Komponenten für das Anliegen im Augenblick ohne Bedeutung sind, können Patient und Arzt sich erfahrungsgemäß in der Regel, oft ohne viele Worte, hierüber rasch und einvernehmlich verständigen.

Die ***Psychosmatische Grundversorgung*** ist die in der allgemeinärztlichen Praxis am häufigsten angewandte Psychotherapieform. Sie orientiert sich am akuten Leidenszustand des betroffenen Patienten.

Weitere in der Hausarztpraxis häufig angewandte Psychotherapiemethoden sind ***supportive Gesprächstherapie*** zur Entlastung, Unterstützung und Begleitung in akuten und chronischen, schwer beeinflußbaren Krisen-, Krankheits-, Konfliktsituationen und beim Sterben, sowie ***verhaltensthera-peutisch orientierte Einzel- und Gruppenbehandlung*** bei gezielter, umschriebener Indikation, wie z.B. systematische Desensibilisierung bei Phobien, Selbstsicherheitstraining und Gruppen für Diabetiker, adipöse Hypertoniker, Koronargefährdete und Raucher.

Indikationsstellung

Psychosomatische Grundversorgung ist indiziert, wenn neben körperlichen Beschwerden seelische Not als Ursache oder Folge von Krankheit zu vermuten ist und eine somatische Behandlung allein vermutlich ineffektiv wäre, oder wenn ausschließlich seelische Symptome vorliegen. Häufig handelt es sich um die in Tabelle 12.3 zusammengestellten Patientengruppen.

Zielsetzung:

Die seelische Krankenbehandlung erfolgt in der psychosomatischen Grundversorgung mit begrenzter Zielsetzung. Sie umfaßt ***3 Behandlungsschritte:***

- Syptombeseitigung
- Vermittlung von Einsicht in die pathogene Bedeutung des auslösenden Konflikts
- Motivation des Patienten zur prophylaktischen Änderung seiner Lebensweise

Sie wird deshalb nur beim Vorliegen von Beschwerden, d.h. in der akuten Krankheitssituation angewandt, die jedoch sowohl durch akute seelische Krise als auch durch chronische Krankheit oder Behinderung verursacht sein kann.

Tabelle 12.3. Patienten, bei denen eine psychosomatische Grundversorgung indiziert sein kann

- Patienten, die über Beschwerden klagen, für die sich keine organischen Ursachen finden lassen (sog. Organneurosen, z.B. Herzneurose)
- Patienten, die immer wieder den Arzt in unregelmäßigen Abständen aufsuchen und unklare Beschwerdebilder zeigen (z.B. sog. vegetative Dystonie)
- Patienten mit akuten emotionalen Krisenzuständen
- Patienten mit Verhaltensauffälligkeiten
- Patienten mit Minimalbefund, der in Mißverhältnis zur Stärke der Beschwerden steht
- Patienten mit neurotischen Erkrankungen, mit Angst- und Zwangssymptomatik (z.B. Angstneurose, Zwangsneurose)
- Patienten mit sog. psychosomatischen Erkrankungen im engeren Sinne

Behandlungsmethoden

Die psychosomatische Grundversorgung umfaßt, wie Abb. 12.5 zeigt, in polarer Gleichrangigkeit Somatotherapie und seelische Krankenbehandlung.

Die verwendeten ***psychotherapeutischen Verfahren*** sind:

- Verbale Intervention
- Übende und suggestive Techniken

Verbale Intervention. ***Die verbale Intervention*** ist eine besondere Form psychosomatisch orientierter ärztlicher Gesprächsführung, die besonders bei Patienten angewandt wird, die die psychosomatischen Zusammenhänge ihrer Krankheit nicht selbst erkennen können. Sie wird als Einzelbehandlung (mindestens 20 min) in Abhängigkeit vom Leidensdruck des Patienten bei akuten seelischen Krisen 1–2 × wöchentlich für die Dauer ihrer Bewältigung (bis zu 6 Wochen) durchgeführt. Bei chronischer Krankheit und Behinderung können die Gespräche über einen längeren Zeitraum durchgeführt werden.

Verbale Intervention hat eine umfassende diagnostisch-therapeutisch-präventive Zielstellung und verläuft in 3 Schritten:

- ***Anregung der Introspektion des Patienten:***
  Zuerst wird der Patient aufgefordert, darüber nachzudenken, ob er selbst Ursachen für seine Beschwerden kennt, ob er irgendwelche Schwierigkeiten oder Probleme hat und inwieweit er mit seiner Lebensgeschichte und

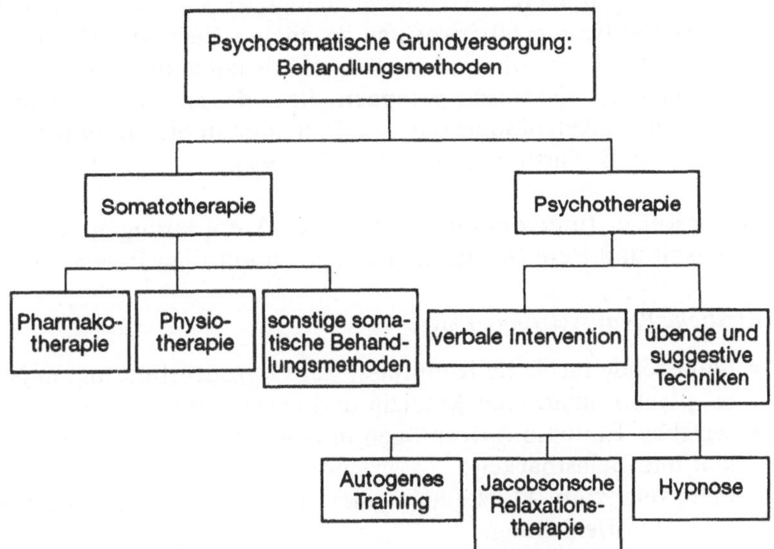

Abb. 12.5. Behandlungsmethoden bei psychosomatischer Grundversorgung

jetzigen Lebenssituation zufrieden ist. Die Beschäftigung des Patienten mit seinen Gefühlen, seinem Lebensweg und der gegenwärtigen Situation soll Krankheitsursachen in Denken, Fühlen und Verhalten des Patienten sowie in resultierenden Problemen und Konflikten mit der sozialen Umwelt erkennbar werden lassen. Trotz behutsamer, geduldiger Gesprächsführung gelingt das durchaus nicht bei allen Patienten. Bewußte und unbewußte Abwehrmechanismen beim Patienten und Arzt behindern oft die ursächliche Klärung und Behandlung. Fördernd wirken sich Kenntnis des Patienten und seiner Familie über längere Zeit, ein gewachsenes Vertrauensverhältnis zum Patienten und Bearbeitung der unbewußten Abwehrmechanismen in einer Balintgruppe aus.

- ***Vermittlung von Einsicht in die psychosomatischen Zusammenhänge des Krankheitsgeschehens:***
  In einem 2. Schritt muß dem Patienten geholfen werden, die Zusammenhänge zwischen seinen Beschwerden und der auslösenden oder chronifizierenden Lebenssituation zu erkennen und zu akzeptieren. Selbstbeobachtungsbögen, die der Patient führt und in die er jeweils auftretende Beschwerden und aktuelle Lebenssituationen, Gedanken oder Gefühle notiert und in der Praxis nachbespricht, werden effektiv eingesetzt.
- ***Verdeutlichung der Bedeutung krankheitsverursachender persönlicher Konflikte:***
  In einem 3. Schritt wird versucht, dem Patienten zu verdeutlichen, wann und in welcher Weise eigenes Verhalten und resultierende Konflikte mit der Umwelt Beschwerden bei ihm auslösen. Wenn der Patient die Zusammenhänge zwischen Beschwerden und auslösendem Konflikt erkannt hat, wird er angeregt, krankheitsförderndes Verhalten und Gewohnheiten zu ändern, um dem Wiederauftreten der Beschwerden vorzubeugen. Falls ihm das nicht gelingt, ist bei starkem Leidensdruck und guter Motivation Überweisung zu analytischer oder tiefenpsychologisch fundierter Psychotherapie indiziert. Als behandlungswirksam erweist es sich häufig, nahe Bezugspersonen, die in das Konfliktgeschehen verstrickt sind, im Einverständnis mit dem Patienten in die Gespräche mit einzubeziehen (z.B. Partner, Eltern oder Kinder).

Die verbale Intervention stellt hohe Anforderungen an die ärztliche Fähigkeit und Bereitschaft zum Gespräch mit dem Patienten.

Ärztliche Voraussetzungen sind

- umfassende fachliche Kenntnisse zur Gesprächsführung, in Neurosenlehre, psychosomatischer Medizin und Psychiatrie,
- sensibles Einfühlungsvermögen in den Patienten, seine Erkenntnisfähigkeit und Belastbarkeit,
- Fähigkeit zum Herstellen einer tragfähigen vertrauensvollen Arzt-Patienten-Beziehung,

- Tolerieren von aggressiven oder ablehnenden Verhaltensweisen des Patienten,
- Fähigkeit, Fehlverhalten des Patienten in der szenischen Information wahrzunehmen und dem Patienten zu verdeutlichen, um es für den diagnostisch-therapeutischen Prozeß zu nutzen,
- behandlungsfördernder Umgang mit unbewußtem Festhalten des Patienten an seiner Krankheit als Möglichkeit zur Konfliktbewältigung, z.B. als Schutz, als Rückzug, als Sicherung wesentlicher Lebenspositionen oder als Flucht vor existenzieller Bedrohung,
- Erkennen und geduldiges, vorsichtiges, einfühlsames Bearbeiten von krankheitsförderndem Fehlverhalten unter Vermeidung massiver Konfrontation, Entlarvung und Kränkung des Patienten,
- Fähigkeit zum Einbezug des Patienten in den Entscheidungsprozeß,
- Aufbau und Stabilisierung der Fähigkeiten des Patienten zur Krankheits- und Konfliktbewältigung,
- Motivation des Patienten, für sich selbst Verantwortung zu übernehmen und sich seine Bedürfnisse und Wünsche möglichst im Einverständnis mit seiner Umgebung zu erfüllen, Freude zu erleben und zu schenken.

Übende und suggestive Techniken. Die übenden und suggestiven Techniken sind Behandlungsmethoden, die in Einzel- oder Gruppentherapie erlernt werden. Bei regelmäßigem Üben mit Eigen- oder Fremdsuggestion führen sie durch neurovegetative Umschaltungsprozesse zu körperlicher und seelischer Entspannung. In der allgemeinmedizinischen Praxis werden

- das ***Autogene Training***
- die ***Jacobsonische Relaxationstherapie*** und
- ***Hypnose***

durchgeführt.

Das ***Autogene Training*** soll wegen seiner weiten Verbreitung kurz erläutert und dargestellt werden. Es ist eine psychotherapeutische Methode, die mittels Einführung in die Methode, Autosuggestion und Übung zumeist in Gruppen erlernt und selbständig täglich geübt wird. Durch konzentrative Selbstentspannung in freischwebender Aufmerksamkeit mit aktiver innerer Hingabe und Versenkung in die Übung wird eine vegetative Umschaltung des gesamten Organismus erreicht. Sie führt von Anspannung und Leistung zu Entspannung, Ruhe und Erholung mit Bereitstellung neuer Leistungsreserven und stärkt gesunde Funktionen des Körpers. Bei regelmäßiger täglicher Anwendung des Übungsprogrammes der Unterstufe und Nutzung formelhafter Vorsatzbildungen über lange Zeit werden Selbstruhigstellung, vorbeugende Ruhepausen, rasches Umschalten des vegetativen Nervensystems entsprechend der Funktionsanforderungen, Behandlung von körperlichen und seelischen Störungen und Harmonisierung des Lebensgefühls gefördert. Das gilt besonders für die große Gruppe von Patienten mit ***funktionellen oder psychovegetativen Störungen***.

Hauptbehandlungsgebiet

Das *funktionelle Syndrom* ist ein somatisches Krankheitserscheinungsbild mit gestörten Organfunktionen ohne nachweisbare organpathologische Befunde, das von seelischem Erleben ausgelöst und unterhalten wird. Die diagnostische Abgrenzung ist in Anbetracht der Vielfältigkeit der Symptomatik oft schwierig. Ein positiver Nachweis seelischer Verursachung sollte unbedingt geführt werden. Synomnym werden u.a. die Begriffe funktionelle oder psychovegetative Syndrome, vegetative Dystonie, psychovegetative Störung und allgemeines psychosomatisches Sydrom verwendet.

Exakte Häufigkeitsangaben schwanken wegen unscharfer Abgrenzungsmöglichkeiten bei wissenschaftlichen Studien in der Normalbevölkerung und in Arztpraxen zwischen 20 und 80 %. In der allgemeinärztlichen Praxis leiden ca. 50 % aller Patienten unter funktionellen Beschwerden. Jüngere Patienten sind häufiger betroffen als ältere. Alle Organsysteme können funktionell gestört sein, am häufigsten sind es jedoch das kardiovaskuläre und das gastrointestinale. Das Symptombild variiert in außerordentlicher Vielfalt in Abhängigkeit von Patientenindividualität und auslösenden Situationen. Häufige funktionelle Symptome sind Schlafstörungen, Kopfschmerz, Herz-, Magen- und Darmbeschwerden, allgemeine Schwäche, Angstzustände und Schwindel. Typische Symptomkombinationen und Syndrome zeigt Tabelle 12.4.

Über Entstehungsursachen bestehen verschiedene Theorien. Sie gehen zumeist von einer Umsetzung bewußter und unbewußter Affekte in vegetative Spannungen aus, die körperliche Dysfunktionen bewirken (***Resomatisierung***). Affektauslösung und Fehlverarbeitung können unterschiedlich verursacht sein, z.B. durch bewußte oder unbewußte Angst (Angstkorrelat oder

Tabelle 12.4. Häufige Symptomkombinationen bei funktionellen Syndromen

Organsystemstörung	Häufige Symptome
• Funktionelles Kopfschmerzsyndrom:	Kopfschmerz, Schwindel, Benommenheitsgefühl, Übelkeit, Störungen der Sinnesorgane und des Nervensystems
• Funktionelles Atmungssyndrom:	Hyperventilation, Angstgefühl, Steifheitsgefühl, Kribbeln in den Händen und Beinen, Schwächegefühl
• Funktionelles kardiovaskuläres Syndrom:	Herzschmerzen, Herzrasen, Arrhythmie, Zittern, Schweißausbruch, Todesangst, Panikgefühl, Schwindel
• Funktionelle Störungen des oberen und unteren Verdauungstraktes:	Globusgefühl, Dys-, Aerophagie, Erbrechen, Inappetenz, diffuse Bauchschmerzen, Meteorismus, Obstipation und Diarrhoe im Wechsel
• Allgemeines funktionelles Syndrom	leichte Ermüdbarkeit, Schlaflosigkeit, Schwindel, Schweißausbrüche, Kopfschmerz, Zittern, Blässe, Herzklopfen, Erröten, Unruhe, Ängstlichkeit, Konzentrationsstörungen, Magenschmerzen

Angstäquivalent) sowie verstärkte Hinwendung zum Körper als Folge verringerter Bezugsfähigkeit zur Umwelt. Im Rahmen mißglückter, inadäquater Konfliktlösung mit Vernachlässigung der Warhnehmung seelischen Erlebens zugunsten der begleitenden körperlichen Störungen wird vom Patienten symptom- und körperzentriert statt konfliktzentriert wahrgenommen.

Das funktionelle Syndrom kann reaktiv entstehen, rasch und spontan heilen, aber auch chronifizierend verlaufen. Letzteres ist charakterisiert durch langen Verlauf, häufigen Arztwechsel, fehlende Ausdrucksmöglichkeiten des Patienten, eine Vielzahl auch wechselnder vegetativer Symptome mit deutlicher Diskrepanz zwischen subjektiven Beschwerden bei hohem Leidensdruck des Patienten und objektiv nachweisbarem organpathologischen Befunden sowie gestörte Arzt-Patienten-Beziehung. Folgen sind inadäquate organdiagnostische Überaktivität mit iatrogen geförderter Fehlverarbeitung. Neurotisierung und Chronifizierung der Krankheit, insbesondere bei funktionellen Schmerzsyndromen. Adäquate Diagnostik und Therapie erfolgt durch psychosomatische Grundversorgung und verständliche umfassende Information des Patienten unter Berücksichtigung und Abklärung differentialdiagnostischer Überlegungen.

- **Die psychosomatische Grundversorgung ist eine unverzichtbare Methode zur Behandlung psychosomatischer Krankheitszustände in der Praxis des Allgemeinarztes.**
- **Die verwendeten psychotherapeutischen Verfahren sind verbale Intervention sowie übende und suggestive Techniken.**

Die Bedeutung sogenannter alternativer Heilweisen in der Allgemeinpraxis

H. Kühndahl

Naturheilverfahren erfreuen sich in allen Schichten der Bevölkerung und in der Ärzteschaft einer stetig zunehmenden Akzeptanz. Naturheilkundliche Behandlungsverfahren zielen auf eine Selbstheilung des Organismus durch Anwendung genuiner Naturfaktoren wie Wärme und Kälte, Licht und Luft, Wasser und Erde, Bewegung und Ruhe, Ernährung und Nahrungsenthaltung, Heilpflanzen und heilsame seelische Einflüsse. Die naturwissenschaftliche Medizin dagegen weist dem Organismus mehr eine passive Rolle zu, indem sie die Beseitigung krankhafter Veränderungen oder ihrer Ursachen durch operative oder durch medikamentöse Intervention anstrebt. Die Domäne naturheilkundlicher Behandlungsverfahren sind die chronischen Krankheiten. Schulmedizinische Behandlungsweisen sind vor allem in der Notfallmedizin und bei Akuterkrankungen inidziert. Beide Behandlungsprinzipien sind für den Allgemeinarzt unverzichtbar und ergänzen sich in idealer Weise. ***Die wichtigsten Naturheilverfahren*** werden im folgenden beschrieben.

Hydrotherapie. Die dem Organismus mittels Hydrotherapie (Wasserheilkunde) vermittelten Wärme- und Kältereize beeinflussen sowohl direkt die Blut- und Lymphzirkulation der behandelten Körperregionen als auch die segmental zugeordneten inneren Organe über die Headschen Reflexzonen. Hydrotherapie beschränkt sich nicht nur auf den Kranken, sondern sie ist auch eine der besten Abhärtungs- und Vorbeugemaßnahmen des Gesunden. Im Vordergrund stehen die ***Kneippschen Wasseranwendungen:*** Waschungen, Bäder, Güsse, Druckstrahlmassagen, kalte Wickel, heiße Packungen, Dämpfe. Die wesentlichen Indikationen der Hydrotherapie sind fieberhafte Infekte, Durchblutungsförderungen der peripheren arteriellen und venösen Gefäße, rheumatischer Formenkreis, funktionelle abdominelle Beschwerden, neurovegetative Regulationsstörungen.

Thalassotherapie. Unter Thalassotherapie versteht man therapeutische Bäder mit ***Meerwasser.*** Kuren an Küsten sind durch Reize von Wind, Sonne, Temperatur, Feuchtigkeit sowie Salz-Jod-Gehalt und Staub- und Pollenarmut der Luft gekennzeichnet. Indikationen sind vor allem Erkrankungen der Atemwege. Für Kuren auf Nordseeinseln ist besonders das allergische Asthma eine Indikation. Weitere Indikationen der Thalassotherapie sind chronische Otitiden und Sinusitiden. Die Neurodermitis und die Psoriasis sind wegen der intensiven UV-Bestrahlung zur Thalassotherapie geeignet. Auch andere Hauterkrankungen, wie die Ichthyosis, die Akne coglobata, Mykosis fungoides und Lichen ruber können durch Thalassotherapie günstig beeinflußt werden.

Massagetherapie. Alle an Haut, Unterhaut und Muskulatur ansetzenden Massagegriffe (Streichungen, Knetungen, Reibungen, Klopfungen, Vibrationen) beeinflussen neben der unmittelbar behandelten Körperregion auf nervalreflektorischem Wege auch die jeweils segmental angeordneten inneren Organe sowie den Stoffwechsel und den Kreislauf. Mit der klassischen Massage sind therapeutische Effekte vor allem auf folgenden Gebieten zu erzielen: Regulierung des Muskeltonus, Ermüdung der Muskulatur, Entstauungen im Venen- und Lymphbereich, Steigerung der örtlichen Durchblutung, Lösung von Narben und Gewebsverklebungen, Schmerzauflösung, neurovegetative Äquilibrierung, psychische Entspannung. Die wichtigsten Indikationsfehler der klassischen Massage sind statisch und funktionell bedingte Muskelüberlastungen, narbige und andere gewebliche Strukturveränderungen, posttraumatische Zustandsbilder, Erkrankungen des rheumatischen Formenkreises, schlaffe Lähmungen, Emphysen-Bronchitis, Herzleiden und psychovegetative Syndrome.

Ernährungstherapie. Mit einer weitgehend naturbelassenen ***Vollwert-Grunddiät*** können viele unspezifische Grundfunktionen des Organismus wirksam beeinflußt werden. Fasten, Teilfasten oder streng vegetabile Rohkost können als einleitende oder intermittierende ernährungstherapeutische Maßnahmen eingesetzt werden. Die wesentlichen Einsatzfelder der Ernährungstherapie sind die Normalisierung des Körpergewichtes, die Regelung der Darmtätigkeit, die Normalisierung gestörter Stoffwechselfunktionen und die Stabilisierung biologischer Abwehrfunktionen.

Phytotherapie. Phytotherapie oder ***Pflanzenheilkunde*** ist die Wissenschaft, die sich mit der Anwendung pflanzlicher Heilmittel beim kranken Menschen befaßt. Für die tägliche Praxis der Phytotherapie existieren etwa 250 relevante Pflanzen. Vereinfachend dargestellt, unterscheidet sich ein Phytopharmakon im engeren Sinne primär dadurch von einem „chemischen Arzneimittel", daß es als arzneilich wirksamen Stoff anstelle einer chemisch-synthetischen Substanz eine Pflanzenzubereitung als Wirkstoff enthält. Dabei überwiegt bei weitem die Pflanzenzubereitung „Extrakt". Charakteristisch für ein Phytopharmakon ist die Einheit von wirksamkeitsrelevanten Inhaltsstoffen, Begleitstoffen und Ballaststoffen.

Phytopharmaka sind im allgemeinen keine Arzneimittel der akut- und Notfallmedizin. Für den niedergelassenen Allgemeinarzt spielen sie aber insofern eine bedeutende Rolle, als ein ganz erheblicher Anteil seiner Patienten mit leichteren und vieldeutigen Krankheitserscheinungen seine Praxis aufsucht; 40 % aller Patienten in der Allgemeinpraxis sind ***chronisch krank***. für diese Klientel bietet sich der Einsatz von Phytopharmaka an. Die ***Haupteinsatzfelder*** sind:

- Psychovegetative Erkrankungen (psychovegetatives Syndrom)
- Katarrhalische Erkrankungen der Atmungsorgane
- Herz- und Kreislauferkrankungen, wobei besonders das kontrovers diskutierte sog. Altersherz (NYHA-Stadium I bis II) gut mit Phytopharmaka therapiert werden kann
- Hirnleistungsstörungen
- Chronische periphere arterielle Durchblutungsstörungen (Stadium I bis II nach Fontaine)
- Venenerkrankungen
- Erkrankungen der Verdauungsorgane und andere Beschwerden im Gastrointestinaltrakt
- Erkrankungen im Urogenitaltrakt, beispielsweise dysurische Beschwerden der Frau, Reizblase beim Kind oder zur konservativen Behandlung von Miktionsstörungen bei der benignen Prostatahyperplasie (Stadium I bis II)
- Hauterkrankungen

Die Mehrzahl der Phytopharmaka zeichnet sich durch eine große therapeutische Breite aus und ermöglicht damit eine zumeist nebenwirkungsarme Therapie.

In der Bundesrepublik Deutschland gibt es zur Zeit schätzungsweise 130000 verkehrsfähige Arzneimittel auf dem Markt, von denen etwa 2/3 der Phytotherapie, der Homöopathie und der Anthroposophie zuzuordnen sind. Von diesen 2/3 entfallen auf die Phytopharmaka etwa 80 %, auf die Homöopathika etwa 30 % und auf die anthroposophischen Arzneimittel etwa 4%, wobei Überschneidungen vorkommen, da es auch gemischte Präparate aus verschiedenen Therapierichtungen gibt.

Ordnungstherapie. Unter Ordnungstherapie versteht man die ***Lebensordnung*** im somatischen wie im psychischen Bereich. Sie beinhaltet die Hinführung des Patienten zu selbständiger Gesundheitspflege und Anwendung bestimmter therapeutischer Maßnahmen. Ordnungstherapeutische Maßnahmen umfassen vor allem den ausgewogenen Wechsel von Ruhe und Bewegung, den maßvollen Umgang mit Speisen und Getränken, die Regulierung des Stoffwechsels und die Kultivierung der Gemütsbewegungen.

Neuraltherapie. Die Neuraltherapie baut auf der Hypothese auf, daß durch die Ausschaltung von irgendwo im Körper befindlichen ***Störfeldern*** mittels gezielter Injektionen von Procain, Lidocain oder anderer Lokalanästhetika entweder in das Störfeld selbst oder in diesen übergeordnete Nervenzentren regulationstherapeutisch und dadurch krankheitsbeseitigend eingegriffen werden kann.

Akupunktur. Akupunktur – so genannt nach acus (lateinisch: Nadel) und punctura (lateinisch: einstechen) – beinhaltet wesentliche Elemente der chinesischen Philosophie. Das Wesen der Akupunktur beruht auf Einstich mit Nadeln an genau festgelegten Hautpunkten, den sog. ***Organmeridianen***. Da ganz bestimmte Punkte auf der Haut mit bestimmten Organen zusammenhängen und einen Einfluß auf diese haben, können durch das Einstechen von Nadeln in diese Punkte die diesen zugeordneten Organe therapeutisch beeinflußt werden. Es gibt Organmeridiane, die spiegelbildlich gleich auf der rechten und linken Körperhälfte angeordnet sind. Die 12 Meridiane sind in Abhängigkeit zur Organzuordnung in je 6 Yin-Meridiane und 6 Yang-Meridiane aufgeteilt. Die Chinesen verwandten zur Beschreibung der Energie gleichnishaft Yin und Yang, welche in einer engen Wechselwirkung und in einem Gleichgewicht zueinander zu stehen haben. Zur Akupunktur werden Gold- und Silbernadeln verwendet. Erstere besitzen mehr tonisierende Wirkungen, während Silbernadeln eher sedierend wirken. Die Haupteinsatzbereiche der Akupunktur sind die Kopfschmerzbehandlung einschließlich der Migräne, die verschiedenen Schmerzzustände im Wirbelsäulenbereich, z.B. Hexenschuß oder Ischiasbeschwerden, ferner Funktionsstörungen im Magen-Darm-Bereich, Hauterkrankungen, Durchblutungsstörungen, Arthroseschmerzen u.a.

Bereich und Zusatzbezeichnung Naturheilverfahren. Ein approbierter Arzt, der für den Bereich Naturheilverfahren eine Zusatzbezeichnung erwerben möchte, muß hierzu folgende Voraussetzungen erfüllen:

- Eine mindestens 2jährige klinische Tätigkeit
- Teilnahme an 4, von der Ärztekammer anerkannten Kursen über naturgemäße Heilweisen von je 1 Woche Dauer
- 3 Monate Weiterbildung im Bereich Naturheilverfahren

Homöopathie. Das Wort Homöopathie kommt aus dem Griechischen: „homoion“ = ähnlich und „pathos“ = Leiden.

Die Homöopathie, die auf Samuel Christian Hahnemann (1755–1843) zurückgeht, beruht auf 3 Prinzipien:

- Ähnlichkeitsregel
- Arzneimittelprüfungen
- Dosierungslehre

Die ***Ähnlichkeitsregel*** („Simila similibus currentur“ = „Ähnliches kann durch ähnliches geheilt werden“) bedeutet, das das Arzneimittelbild (Symptombild eines gesunden Menschen nach Applikation der Substanz) und das Krankheitsbild (Symptombild des zu behandelnden Patienten) möglichst ähnlich sein müssen. Der homöopathisch behandelte Kranke bekommt also ein Medikament, das im Versuch am gesunden Menschen ähnliche Symptome auslöst, wie sie bei ihm vorliegen.

Die ***Dosierungslehre*** stützt sich darauf, daß die zur Herstellung der homöopathischen Arzneimittel verwendeten Grundsubstanzen pflanzlichen, tierischen oder mineralischen Ursprungs nach einem Verfahren verarbeitet werden, das man Potenzierung nennt. Dabei werden feste Stoffe mit Milchzucker und flüssige Grundstoffe mit Weingeist jeweils im Verhältnis 1:10 weiterverarbeitet. Damit entstehen die sog. Dezimalpotenzen. So bedeutet z.B. Acidum hydrocyanicum D 6, daß hier die 6. Dezimalpotenz dieses Heilmittels vorliegt. Bei den in Deutschland weniger üblichen Centesimalpotenzen wird eine Weiterverarbeitung der Grundsubstanz mit Milchzucker bzw. mit Weingeist jeweils im Verhältnis 1:100 vorgenommen.

Hauptindikationsfelder sind chronische Erkrankungen, insbesondere Krankheitsbilder des rheumatischen Formenkreises, aber auch akute Erkrankungen wie Infekte, Eiterungen, Hautausschläge.

Über die Bedeutung homöopathischer Arzneimittel im Gesamtkontext des deutschen Arzneimittelmarktes s. oben.

Zusatzbezeichnung Homöopathie. Der approbierte Arzt hat die Möglichkeit, für den Bereich Homöopathie eine Zusatzbezeichnung zu erwerben. Hierzu sind folgende Voraussetzungen zu erfüllen:

- Eine mindestens 2jährige klinische Tätigkeit
- Theoretische und praktische Beschäftigung mit dem homöopathischen Heilverfahren während der Dauer von mindestens 1½ Jahren oder eine halbjährige Weiterbildung an einem Krankenhaus

- Teilnahme an 3 von der Ärztekammer anerkannten Kursen von je einer Woche Dauer mit 40 h oder wahlweise an einem von der Ärztekammer anerkannten vierteljährigen Lehrgang in der homöopathischen Therapie.

12.4 Sozialmedizinische Aufgaben

12.4.1 Prävention

E.V. Grosch

Definition. In der Medizin wird die Bemühung, das Auftreten einer Krankheit durch das Treffen geeigneter Maßnahmen zu verhindern, Prävention (lat. das Zuvorkommen, das Verhüten) genannt.

Formen der Prävention
Heute werden 3 Formen der Prävention unterschieden:

- Die ***Primärprävention*** wendet sich an die gesunde Person. Hier gilt es, durch geeignete Maßnahmen die Inzidenzrate von Erkrankungen, deren Ursachen genau bekannt sind, (z.B. Maßnahmen der Desinfektion und Hygiene), wie auch durch Verhaltensänderungen (z.B. Verzicht auf Alkohol, Nikotin wie auch übermäßiges Essen) zu senken, um so Einfluß auf das Auftreten der sog. Zivilisationskrankheiten zu nehmen.
- Die ***Sekundärprävention*** umfaßt die Situation des nicht mehr gesunden, sich im Frühstatium einer Krankheit befindenden Menschen. Hier liegt im Sinne des WHO-Schemas (WHO 1980) von Impairment, Disability und Handicap (also Schaden, funktionelle Einschränkung und soziale Beeinträchtigung) vor allem der Schaden vor, wobei die drohende, dauerhafte Einschränkung und Beeinträchtigung hinzukommen müssen. So sind es Früherkennungsmaßnahmen und Versorgeuntersuchungen, wie auch ein Teil der rehabilitativen Maßnahmen im stationären oder auch ambulanten Bereich, so z.B. die offene Badekur und die Müttergenesungskur, die diesen Bereich kennzeichen. Ziel ist die Sicherstellung der frühestmöglichen Diagnostik und somit auch Therapie von Krankheiten.
- Der Bereich der ***Tertiärprävention*** dient vor allen Dingen der Verhütung der Ausbildung von Folgeschäden wie auch deren Verschlimmerungen und Rückfällen ins akute Krankheitsgeschehen, also Maßnahmen der Schadensbegrenzung. Es handelt sich hier um Maßnahmen der Rehabilitation im eigentlichen Sinne. Sie werden im Kapitel 13.4.2 abgehandelt.

Primärprävention. Von altersher beinhaltet die ärztliche Diätetik in der Regelung der Lebensbedingungen und -umstände präventive Maßnahmen. Es war immer das Maßhalten in jeder Beziehung, das gesundheitsbewußtes Verhalten ausgezeichnet hat. Gelebt wurde und wird es von Menschen, die sich um das Verstehen ganzheitlicher Zusammenhänge bemühen und durch die weitgehende Unabhängigkeit von den materiellen Dingen des Lebens freier von Risikofaktoren und Streß in seiner ungesunden Form sind. Das bedeutet, daß sich die Prävention nicht in der Ausschaltung von Risikofaktoren erschöpfen kann, sondern daß ein neuer Lebensstil zu finden ist, eine Philosophie des Lebens und des Leibes. Bei aller Zustimmung besteht aber die Erfahrung, wie schwierig es ist, Verhaltensänderungen zu erreichen. Dies stellt wohl das Hauptproblem in der sogenannten Gesundheitsbildung oder auch -erziehung dar. Offensichtlich ist der angestrebte, so schwer erreichbare Erfolg keine alleinige Frage der Art der angewandten Didaktik, sondern vielmehr eine der Haltungen und Einstellungen.

Je nach Art der Präventivmaßnahme sind Abstufungen der Akzeptanz zu verzeichnen. Maßnahmen der Hygiene, so in einem Operationssaal, zur Verhinderung einer Infektion sind sozial akzeptiert, ja absolut gefordert. Dem Schutz des Individuums dienende Maßnahmen der Arbeitsplatzssicherung sind dagegen oft nur solange akzeptiert, wie sie als nicht zu hinderlich und störend empfunden werden. Die Schutzimpfung, z.T. wegen der möglichen Komplikationen gefürchtet, z.T. aber wegen der Mühe des Arztbesuches bzw. der Furcht vor der Injektion nicht in Anspruch genommen, weist auf die Bereiche Angst und Unlust hin. Angst und Unlust lassen sich allein durch Haltungen überwinden, diese aber setzen Bewußtheit voraus.

Aus diesen Ausführungen ergibt es sich, daß nahezu alle Maßnahmen der Primärprävention große Mühe und Aufwand beinhalten bei zum Teil fraglicher Effizienz. Trotzdem werden derzeit gerade seitens der Kostenträger große Anstrengungen unternommen, hier Programme anzubieten wie praktische Diätunterweisungen, Raucherentwöhnungskurse, Rückenschule, aber auch Förderung von Sportvereinen bei Breitensportbemühungen. Auch an den Allgemeinmediziner wird von den verschiedensten Seiten wiederholt der Wunsch herangetragen, Stellung zu grundsätzlichen Fragen der Gesundheit zu beziehen, sei es in Form von Vorträgen oder in der Einzelberatung.

Sekundärprävention. Maßnahmen der ***Sekundärprävention*** sind im Gegensatz zu denen der Primärprävention z.T. auch in dem Leistungskatalog der Gebührenordnung genau bezeichnet und fest verankert. Sie dienen der Feststellung bestehender Krankheiten und dies möglichst zu einem Zeitpunkt, zu dem sich diese noch in einem Frühstadium befinden und es noch nicht zur Ausbildung dauerhafter Behinderungen gekommen ist, bzw. das Ausmaß unabwendbarer Behinderungen nach Möglichkeiten gering gehalten wird. Der Begriff der Prävention ist insofern korrekt, als das Ziel der Maßnahme eben nicht nur die Bekämpfung einer bestehenden Krankheit ist, sondern auch deren möglichst frühzeitige Erkennung im Sinne einer dann möglichen Schadenminimierung. Zu nennen sind folgende ***Vorsorgeuntersuchungen***:

- Die Untersuchungen während einer Schwangerschaft.
- Die Erstuntersuchung eines Neugeborenen und dann folgend die Basisuntersuchung am 3. bis zum 10. Lebenstag.

- Entsprechend den Ausreifungsschritten des Säuglings und Kleinkindes folgen weitere 4 Untersuchungen innerhalb des 1. Lebensjahres und 3 weitere gegen Ende des 2., 4. und 5. Lebensjahr (U1 bis U9).
- Frauen haben vom 20. Lebensjahr an Anspruch auf eine einmal jährliche Untersuchung zur Früherkennung von Krebserkrankungen (Brust, Genitale, Rektum, Niere, Harnwege und der Haut).
- Für Männer gilt dieser Anspruch vom 45. Lebensjahr an. Er umfaßt Erkrankungen des Rektums, der Prostata, des äußeren Genitales, der Nieren, der Harnwege und der Haut.
- Jedes 2. Jahr haben Versicherte ab dem 35. Lebensjahr Anrecht auf eine weitere ärztliche Gesundheitsuntersuchung (sog. Check-up), die insbesondere der Früherkennung von Herz-, Kreislauf- und Nierenerkrankungen wie auch der Zuckerkrankheit dienen.
- Als weitere, letztendlich der Prävention dienende Maßnahme ist die Untersuchung nach §§ 32 bis 35 und 42 des Jugendarbeitsschutzgesetzes zu nennen.

Außerhalb standardisierter Vorsorgeprogramme ergibt sich aus der Funktion der ersten Anlaufstelle für den Allgemeinarzt im Rahmen der Sekundärprävention eine besondere Veranwortung für die Früherkennung von Krankheiten. Tabelle 12.5 zeigt eine Zusammenstellung von Frühsymptomen häufiger Malignome. Angesichts der Gefährlichkeit der in Frage stehenden Diagnosen ist hier im Zweifelsfall stets für die Durchführung einer weiterführenden Diagnostik (z.B. Röntgen Thorax usw.) zu entscheiden. Angesichts der überwiegenden Häufigkeit leichterer Erkrankungen wird sich das Vorgehen zunächst an der Wahrscheinlichkeit einer solchen Diagnose orientieren. Somit steht die Gefahr einer unangemessenen diagnostischen Polypragmasie der Gefahr des Übersehens von Frühsymptomen ernsthafter Erkrankungen gegenüber. Als Anhaltspunkt kann hier gelten, daß immer dann, wenn sich allfällige Symptome nicht erwartungsgemäß zurückbilden unter der üblichen Therapie, die Diagnose nicht kritiklos fortgeschrieben werden darf, sondern an das Vorliegen von Frühsymptomen einer schwereren Erkrankung gedacht werden muß. Angesichts der Ernsthaftigkeit entsprechender differentialdiagnostischer Erwägungen müssen viele Normbefunde gerechtfertigtermaßen in Kauf genommen werden.

12.4.2 Rehabilitation

A. Wasmus

Gemäß Definition der Weltgesundheitsorganisation (WHO 1980) umfaßt Rehabilitation alle Maßnahmen, die geeignet sind, die Wirkung funktionsmindernder und benachteiligender Kräfte zu reduzieren und die soziale ***Integration*** funktionsgeminderter und benachteiligter Menschen zu errei-

Tabelle 12.5. Frühsymptome häufiger Malignome

Diagnose	*Früh*symptomatik	Diagnostik
Bronchialkarzinom	• Bronchitits, Pneumonie oder Pleuritits, vor allem im mittleren Erwachsenenalter bei Männern oder rauchenden Frauen • Atemnot oder keuchende Atmung bei Belastung (Dyspnoe/Orthopnoe) • Unklare Thoraxschmerzen • Länger als 4 Wochen andauernder Husten • Anhaltende Appetitlosigkeit und gestörte Verdauung • Unklare Müdigkeit • Therapieresistente Rücken- oder Knochenschmerzen	Röntgen Thorax, Sputumcytologie Bronchoskopie Sonographie Skelettszintigrapie
Magenkrebs	• Jedes, nicht in angemessener Zeit abheilende Ulkus • Beim Patienten ohne gastrointestinale Anamnese: unklare Übelkeit, Oberbauchschmerzen, plötzliche Abneigung gegen bestimmte Speisen (z.B. Fleisch) • Müdigkeit • Anämie	Gastroskopie
Kolon- und Rektumkarzinom	• Plötzlich einsetzende Veränderungen des Stuhlgangs wie Obstipation oder Schmerzen bei der Defäkation • Intermittierend auftretener Durchfall, Blut im Stuhl • Unklare rezidivierende Bauchkoliken, Brechreiz	Rektale Untersuchung Hämoccult® oder entsprechende Stuhluntersuchungen auf Blut Rektoskopie, Sigmoidoskopie, Koloskopie, Röntgen (Karzinom im Frühstadium kann röntgenologisch u.U. verborgen bleiben)
Tumor des Uro-Genitaltraktes (mehr männl. als weibl.)	• Miktionstörungen • Mikrohämaturie	Untersuchung der Prostata Urinstatus, saure Serumphosphatase, alkalische Phosphatase, Prostata spezifische Amylase (PSA), Röntgen der Lendenwirbelsäule und des Beckens, Sonographie, weiterführende Röntgenuntersuchungen, Zystoskopie
Hypernephrom	• Unklare Schmerzen in Lenden- oder Bauchgegend, Hämaturie, oft Intermittierend • Unklare Rückenschmerzen, Rippenfraktur ohne adäquates Trauma • Plötzlich aufgetretene Varikozele bei Männern im mittleren Alter • Unklares Fieber	i.v.-Pyelographie CT
Hämatologische Systemerkrankung	• Unklare Müdigkeit • Infektanfälligkeit • Blutbildveränderungen • Lymphknotenvergrößerungen	großes Blutbild, Elektrophorese, Immunophorese, Sonographie, Lymphknoten und Knochenmark-Zytologie, Histologie
Unterleibskarzinom bei Frauen	• Regelunregelmäßigkeit • Menopausenblutungen • unklare abdominelle Beschwerden • Harninkontinenz	Weiterführende gynäkologische Untersuchung Sonographie, i.v.-Pyelographie
Mammakarzinom	• Änderung des Palpationsbefundes	Mammographie

chen. Rehabilitation zielt nicht nur darauf, funktionsgeminderte und benachteiligte Menschen zu befähigen, ihr Leben auf ihre Umwelt abzustimmen, sondern auch auf Intervention und Vermittlung innerhalb ihrer unmittelbaren Umgebung sowie in der Gesellschaft als Ganzes, um ihre Integration zu erreichen.

Neben dieses Rehabilitationskonzept stellte die WHO das ***Modell der Krankheitsfolgen*** (consequences of disease):

- Impairment – Schaden
- Disability – Funktionsminderung
- Handicap – Benachteiligung

Diese Kategorien sind individuen- und positionsspezifisch anzuwenden, z.B. kann ein Diabetes mellitus bei einer 35jährigen Pilotin zu einer erheblichen Benachteiligung führen, während die gleiche Erkrankung bei einem 73jährigen Rentner möglicherweise eine nur leichte Funktionsminderung zur Folge hat.

Neben anderen Wissenschaften und den sie anwendenden Institutionen nehmen die Medizin und die Träger medizinischer Versorgung eine zentrale Position bei der Rehabilitation ein. Es ist ihre Aufgabe, ***medizinische Rehabilitation*** durchzuführen. Sie ist ein Teilgebiet der Rehabilitation, und sie ist eine Teilaufgabe des medizinischen Versorgungssytems, dessen Hauptaufgaben das Erkennen von Krankheiten (Diagnostik) und die Behandlung von Kranken (Therapie) sind. Medizinische Rehabilitation konkurriert nicht mit den Inhalten dieser beiden Arbeitsfelder, sondern schließt sich ihnen an. Sie zielt auf die o.g. Krankheitsfolgen, auf das was bleibt, wenn es nicht möglich war, mit krankheitsspezifischen Behandlungsmaßnahmen völlige Gesundheit zu erreichen.

Das Rehabilitationskonzept der WHO ist unabhängig von nationalen medizinischen Versorgungssystemen und Sozialgesetzen entstanden. Es hat damit einen allgemeineren und weiteren Anwendungsbezug, als dies innerhalb der existierenden Versorgungssysteme der Fall ist.

Sozialrecht ist auf nationaler Ebene unterschiedlich ausgestaltet. Für die Bundesrepublik Deutschland ist es im Recht des Sozialgesetzbuches (SGB) niedergelegt. „Das Recht des Sozialgesetzbuches soll zur Verwirklichung sozialer Gerechtigkeit und sozialer Sicherheit Sozialleistungen ... gestalten," (SGB I, § 1). „Wer körperlich, geistig oder seelisch behindert ist oder wem eine solche Behinderung droht, hat unabhängig von der Ursache der Behinderung ein ***Recht auf Hilfe***, die notwendig ist, um

1. die Behinderung abzuwenden, zu bessern, ihre Verschlimmerung zu verhüten oder ihre Folgen zu mildern
2. ihm einen seinen Neigungen und Fähigkeiten entsprechenden Platz in der Gemeinschaft, insbesondere im Arbeitsleben, zu sichern" (SGB I, § 10)

In weiteren Sozialgesetzbüchern ist festgelegt, welche Träger welche Leistungen zu erbringen haben (z.B. SGB V: Gesetzliche Krankenversicherung, SGB VI: Gesetzliche Rentenvesicherung) und welche medizinischen und versicherungsrechtlichen Voraussetzungen die/der Betroffene erfüllen muß, damit bestimmte Träger Leistungen zur Rehabilitation erbringen können.

Die praktische Durchführung kann grundsätzlich ambulant, teilstationär oder stationär erfolgen. In der BRD wird medizinische Rehabilitation noch ganz ***überwiegend stationär*** durchgeführt, was u.a. darauf zurückzuführen ist, daß sie sich zu einem großen Teil im Terrain der Kurmedizin entwickelt hat. Dies hatte den Vorteil, daß auf eine vorhandene Infrastruktur zurückgegriffen werden konnte und den Nachteil, daß die Abgrenzung gegenüber der weniger spezifischen Kurmedizin bis heute noch nicht vollständig möglich war.

Der Inhalt medizinischer Rehabilitation gliedert sich in zwei Hauptbereiche:

- ***Funktionale Behandlung:*** Hier werden Bewegungstherapie, psychotherapeutische Maßnahmen und physikalische Anwendungen mit dem Ziel eingesetzt, Funktionsdefizite zu beseitigen, zu reduzieren oder zu kompensieren.
  Beispiele: Aktivierende Bewegungsbehandlung bei muskulären Defiziten nach Immobilisation, stabilisierende Krankengymnastik bei strukturellen Defiziten nach einer Bandscheibenoperation, kontrolliertes körperliches Training zur schrittweisen Steigerung der Leistungsfähigkeit nach einem Myokardinfarkt.
- ***Gesundheits (Erkrankungs) Pädagogik:*** Mit Einzel- und Gruppenunterricht, Seminaren und Übungen kann Wissen vermittelt, erworben und angewandt, Fertigkeiten können trainiert werden.
  Beispiele: Vermeidung schädigenden Verhaltens durch Ernährungsumstellung bei Übergewichtigen mit koronarer Herzkrankheit, Befähigung zur Übernahme von Eigenverantwortung durch Erwerb von Kenntnissen über Wirkungen und Nebenwirkungen von Medikamenten, um diese bedarfsgerecht einnehmen und ggf. selbst dosieren zu können, Erlernen krankheitsspezifischer Techniken wie Insulininjektion oder Blutdruckmessung, Förderung gesundheitsorientierten Verhaltens durch Freizeit- und Kulturtherapie.

Beide Bereiche sind nicht primär auf den Zeitpunkt ihrer Anwendung und einen unmittelbaren Effekt ausgerichtet. Sie zielen auf eine krankheitsadaptierte und gesundheitsorientierte Lebensführung während eines längeren, zukünftigen Zeitraumes.

Medizinische Rehabilitation kann ***einmalig*** notwendig sein, wenn nach durchgemachter Krankheit restierende Funktionseinschränkungen abzubauen sind, z.B. zur Wiedererlangung einer normalen Gehfähigkeit nach Implantation einer Hüftgelenksendoprothese.

Sie kann ***initial*** eingesetzt werden, um bei Erstmanifestation einer chronischen Erkrankung die/den Betroffenen zu befähigen, mit der Krankheit umzugehen, z.B. Schulung bei einem Asthma bronchiale.

Rehabilitation kann ***intermittierend*** erforderlich sein, wenn bei einer fortschreitenden, chronischen Erkrankung neue Probleme bewältigt werden müssen oder Kenntnisse und Fertigkeiten aufzufrischen sind, z.B. Hilfestellungen für den Umgang mit den Folgen von Gefäßkomplikationen bei einem Diabetes mellitus.

Sie muß neben der primären Therapie bei solchen Krankheiten ***kontinuierlich*** eingesetzt werden, die Zeichen aktiver Krankheit und Funktionsdefizite stets gleichzeitig aufweisen, z.B. zum Abbau von Bewegungseinschränkungen bei chronisch entzündlichen rheumatischen Erkrankungen.

Aufgaben des Allgemeinarztes in der Rehabilitation ergeben sich in folgenden Bereichen:

- ***Erkennen eines Rehabilitationsbedarfs***, z.B. bei Suchtverhalten, bei Gefahr der Chronifizierung von Erkrankungen (Bewegungsapparat, Herz-Kreislauf), Gefährdung der Berufstätigkeit (z.B. inadäquate Streßverarbeitung und -belastung, körperliche Überlastung – auch Hausfrauen –, Behinderung), als poststationäre rehabilitative Nachsorge, sofern keine unmittelbar von der Klinik aus eingeleitete Maßnahme erfolgte (z.B. onkologische Erkrankungen, Zustand nach schweren allgemeinen Erkrankungen oder Operationen)
- ***Einleiten von Reha-Maßnahmen*** über Zusammenarbeit mit Sozialarbeitern, Kurklinik, Rehabilitationsträgern (Kurantrag). Es besteht z.B. die Möglichkeit, mit der Ausstellung einer Arbeitsunfähigkeitsbescheinigung zugleich durch Ankreuzen auf dem Vordruck auf die Notwendigkeit einer Reha-Maßnahme hinzuweisen.
- ***Poststationäre Sicherung des in einer Reha-Klinik erreichten Reha-Erfolges***; z.B. weiterführende Betreuung, Vermittlung von Bewegungstraining, Selbsthilfegruppe (Alkoholiker, psychisch Kranke), Teilnahme an betrieblichen Angeboten
- Besondere Bedeutung kommt der ***ambulanten Rehabilitation alter***, zu Hause lebender ***Patienten*** zu. Hierbei geht es um Verhinderung von Abhängigkeit und Kompetenzverlust durch die Vermittlung entsprechender Unterstützung und Prävention, z.B. Sicherung der Wohnung gegen Sturzgefahr, Hilfe bei alltäglichen Verrichtungen, vor allem nach Erkrankung und nach Krankhausentlassung, Verordnung von Bewegungstraining, Teilnahme an Ernährungsberatung. Auch die Sorge um pflegende Angehörige (z.B. entlastende Kurmaßnahmen) sowie Einschaltung sozialer Hilfsdienste gehört zu den hausärztlichen Rehabilitationsaufgaben bei alten Patienten.

Rehabilitationsaufgaben werden in Zukunft auch im ambulanten Versorgungssektor an Bedeutung gewinnen. Sie erfordern vom Allgemeinarzt neue Kompetenzen wie

- allgemeines Wissen um die Möglichkeiten und Leistungen der Rehabilitation,
- Wissen um entsprechende Angebote der Reha-Leistungsträger (z.B. Einbeziehung des Rehabilitationsberaters), sozialer Hilfsdienste und rehabilitationsförderliche Initiativen (Selbsthilfegruppen, Trainings- und Schulungskurse durch verschiedene Anbieter) in der Praxisregion und Kenntnisse darüber, wie die verschiedenen Angebote für den Patienten zugänglich gemacht werden können,
- systematische Zusammenarbeit mit Vertretern anderer Berufsgruppen (z.B. soziale Hilfsdienste, Ergo-, Physiotherapeut),
- Einführung von Beratungs- und Trainingsangeboten in der Praxis,
- Einführung eines diagnostischen Inventars zur Aufdeckung des Rehabilitationsbedarfes (z.B. Test zur Erkennung von Sturzgefahr im Alter),
- wohldurchdachte Beratung und Motivation des Patienten zur Teilnahme an Rehabilitationsangeboten.

12.4.3 Weitere sozialmedizinische Aufgaben

H.-D. Klimm

Der Allgemeinarzt, oft auch als „Sozialanwalt" seiner Patienten apostrophiert, muß in seiner täglichen Arbeit eine Fülle unterschiedlichster sozialer Hilfen veranlassen, kontrollieren und koordinieren.

Seine besondere Situation – Leben und Arbeiten an der Schnittstelle zwischen Medizin und Gesellschaft – provoziert solche Leistungen. Die Liste der ***vom Hausarzt zu veranlassenden sozialen Hilfen*** ist lang. Erwähnt seien nur die wichtigsten:

- Untersuchung und Attest für behördliche Zuschüsse und Hilfen (z.B. Diäten, Fahrkostenbefreiung etc.)
- Untersuchung und Atteste für Patienten zur Aufnahme in soziale Einrichtungen (z.B. Kindergärten, Kindertagesstätten, Heime etc.)
- Untersuchung und Atteste zur Befreiung von Schicht-, Akkord- oder Schwerstarbeit
- Untersuchung und Atteste für Arbeitsplatzwechsel oder Umschulungsmaßnahmen
- Antrag, Untersuchung und Gutachten für Kur- und Rehamaßnahmen (Landesversicherungsanstalten, Bundesversicherungsanstalt Berlin (s. Kap. 12.4.2)
- Antrag, Untersuchung und Attest für Berufs- oder Erwerbsunfähigkeitsrente

- Untersuchung und Attest zur Anerkennung als Schwerbehinderter
- Verordnung von häuslicher Pflege schwerkranker und bettlägriger Patienten

Solcherlei Verordnungen gehen zu Lasten teils privater, meist öffentlichrechtlicher Kostenträger mit erheblichen sozialen wie ökonomischen Folgen.

Arbeitsunfähigkeit

Die wohl schwerwiegendste „soziale" Maßnahme hausärztlicher Tätigkeit ist die ***Feststellung von Arbeitsunfähigkeit***. Diese wird zu etwa 70 % vom Allgemeinarzt attestiert.

Mit Ausstellung einer Arbeitsunfähigkeitsbescheinigung entsteht ein Dokument von Rechtsverbindlichkeit: Der Arbeitgeber darf den Krankgeschriebenen nicht beschäftigen. Er ist zur Lohnfortzahlung bis maximal 6 Wochen verpflichtet, danach zahlt die Krankenkasse das ca. 80 % des Lohnes betragende Krankengeld.

Die Arbeitsunfähigkeit darf nur auf der Basis einer persönlichen Untersuchung durch den Arzt festgestellt werden. Rückdatierungen sind – abgesehen von eindeutig plausiblen Fällen (z.B. Unfall – Notfallbehandlung – Krankenhauseinweisung am unmittelbar vorausgehenden (Feier-)Tag) nicht erlaubt.

Kosten. Die aus der Attestierung resultierenden Kosten sind vielschichtig und belasten unterschiedliche Kostenträger.

- Arbeitgeber: 6wöchige Lohnfortzahlung (1990: 48 Mrd. DM)
- Krankenkassen: Krankengeld (1989 ca. 30 Mrd. DM)
- Volkswirtschaft: Produktionsausfall (Auswirkung auf das Bruttosozialprodukt – nach offiziellen Schätzungen – mehr als 40 Mrd. DM jährlich) – (Angaben beziehen sich auf die alte BRD)

Was ist Arbeitsunfähigkeit? Arbeitsunfähigkeit liegt vor, wenn der Versicherte aufgrund von Krankheit seine (zuletzt) ausgeübte Tätigkeit nicht mehr oder nur unter der Gefahr der Verschlimmerung der Erkrankung ausführen kann. Arbeitsunfähigkeit liegt auch vor, wenn aufgrund eines bestimmten Krankheitszustandes, der für sich alleine noch keine Arbeitsunfähigkeit bedingt, absehbar ist, daß aus der Ausübung der Tätigkeit für die Gesundheit oder die Gesundung abträgliche Folgen erwachsen, die die Arbeitsunfähigkeit unmittelbar hervorrufen.

Der Ratschlag, sich körperlich zu schonen und die Berufstätigkeit vorübergehend einzuschränken bzw. einzustellen, gehört zur „Therapie".

So wird der Vorgang im allgemeinen als ***„Krankschreibung"*** bezeichnet. Sozialgesetzlich versteht man unter „Krankschreibung" die ärztliche Attestierung, daß ein Patient aus Krankheitsgründen nicht arbeitsfähig ist.

Die ***Arbeitsunfähigkeitsbescheinigung*** (Abb. 12.6) muß enthalten:

- Befund
- Diagnose
- Angabe über die Dauer der Arbeitsunfähigkeit
- Eigenhändige Unterschrift des Arztes

Darüber hinaus sind weitere Aufgaben – je nach Sachlage – möglich. Besondere versorgungs- und versicherungsrechtliche Bedeutung kommt der Feststellung eines Arbeitsunfalls (bzw. dessen Folgen) zu. Die Bescheinigung gibt dem ausstellenden Arzt auch die Möglichkeit, eine Überprüfung der Notwendigkeit der Arbeitsruhe zu veranlassen (VäD) oder eine Rehabilitationsmaßnahme einzuleiten.

Außer der jeweiligen Erkrankung selbst beeinflussen folgende Faktoren die Indikationsstellung für eine Krankschreibung:

- besondere zusätzliche bestehende Krankheiten (z.B. Diabetes mellitus, onkologische Erkrankung, Schwangerschaft)
- Psychosoziale Faktoren (z.B. Konstitution, Familienverhältnisse, Arbeitsklima, Wohnverhältnisse, etc.)

AOK	LKK	BKK	IKK	VdAK	AEV	Knappschaft

Name des Versicherten Vorname geb. am

Mitgl.-Nr.

Wohnung des Patienten

● Bitte sofort dem Arbeitgeber vorlegen!

Arbeitsunfähigkeitsbescheinigung
zur Vorlage beim **Arbeitgeber**

Erstbescheinigung ☐ *)

Folgebescheinigung ☐

Arbeitsunfähig seit

Voraussichtlich arbeitsunfähig bis einschließlich

Arbeitsunfall, Arbeitsunfallfolgen, Berufskrankheit ☐ *)

Der oben angegebenen Krankenkasse wird unverzüglich eine Bescheinigung über die Arbeitsunfähigkeit mit Angaben über den Befund sowie die voraussichtliche Dauer der Arbeitsunfähigkeit übersandt.

Festgestellt am:

Arztstempel Unterschrift des Arztes

SPF 4/91

*) Zutreffendes bitte ankreuzen Muster 1 a (1.1988)

Befund:

Diagnose:

Dem Durchgangsarzt zugewiesen ☐ *)

Sonstiger Unfall, sonstige Unfallfolgen ☐

Versorgungsleiden ☐

Es wird die Einleitung folgender besonderer Maßnahmen durch die Krankenkasse für erforderlich gehalten (z. B. Badekur, Heilverfahren, VäD)

(Arztstempel)

*) Zutreffendes bitte ankreuzen Muster 1 b (1.1988)

Abb. 12.6. Formular einer Arbeitsunfähigkeitsbescheinigung

- Betriebliche Faktoren (z.B. Beschäftigungsart, Akkordarbeit, technische Situation am Arbeitsplatz, Einwirkung durch Lärm etc.)
- Epidemiologische Faktoren (z.B. klimatische Bedingungen, Zugehörigkeit zu Risikogruppen, gesellschaftliche Normen)

Warum arbeitsunfähig? Wie die Abb. 12.7 zeigt, sind Erkrankungen der Atmungsorgane sowie des Muskel- und Skelettsystems dominierend, wobei hingegen Erkrankungen des Herzens und Kreislaufs mit ca. 5 % eher eine untergeordnete Rolle spielen. 1989 fehlte in der BRD ein Industriearbeiter durchschnittlich 115 Stunden (3 Wochen) wegen Erkrankung.

Abb. 12.8 zeigt, daß insbesondere Erkrankungen der Psyche sowie des Herzens und des Kreislaufes für die *langen* Fehlzeiten verantwortlich sind

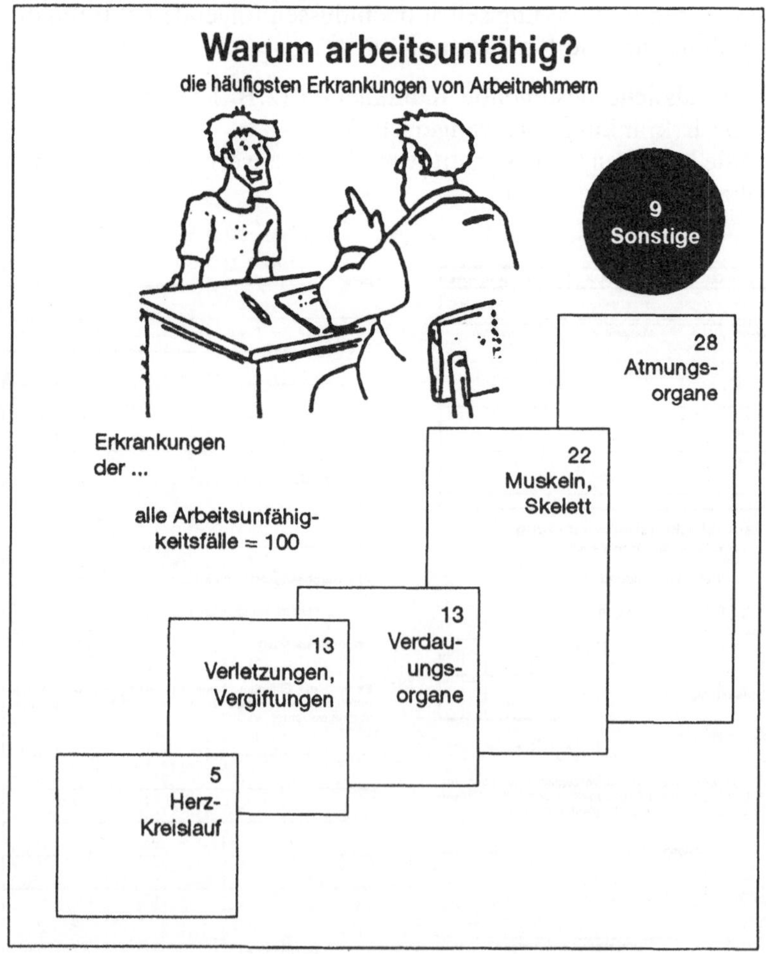

Abb. 12.7. Gründe für die Arbeitsunfähigkeit von Arbeitnehmern nach Angaben der Betriebskrankenkassen für 1989

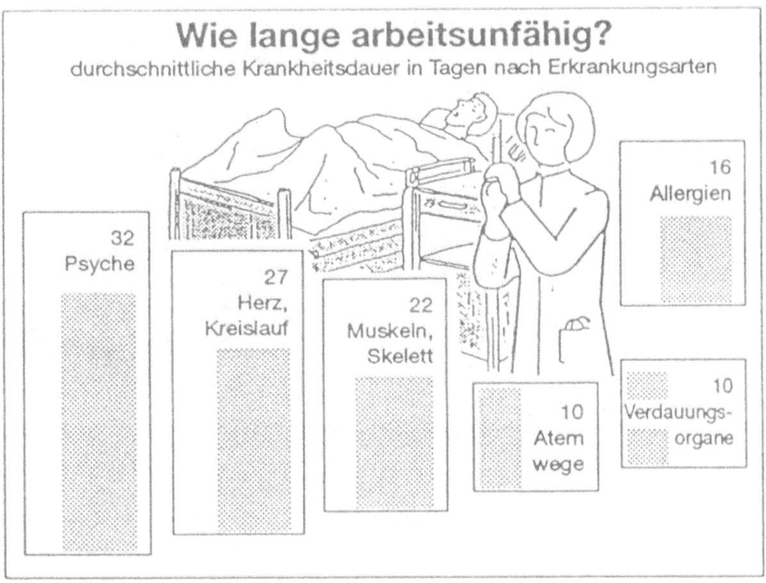

Abb. 12.8. Dauer der Arbeitsunfähigkeit von Arbeitnehmern je nach Erkrankungsart. (Angaben der Betriebskrankenkassen)

und daß die *häufigsten* Erkrankungen, die Erkrankungen der Atemwege nur relativ kurzfristige Arbeitsunfähigkeitsfolgen nach sich ziehen.

Daß neben kontreten Krankheitsbildern soziale und wirtschaftliche sowie arbeitsplatzbedingte Faktoren entscheidend sind, erkennt man z.B. daran, daß bei einem durchschnittlichen Gesamtkrankenstand von 5,03 % (1990) die Versicherten der Arbeiterersatzkassen einen Prozentsatz von 4,02 % aufbringen, während Arbeiter der Knappschaft auf einen Krankenstand von 8,27 % kommen. Wie die jeweilige Wirtschaftslage sich positiv oder negativ auf die Anzahl der wegen Krankheit ausgefallenen Arbeitsstunden auswirkt, zeigt Abb. 12.9.

Daraus wird deutlich: je schlechter die Wirtschaftslage, desto weniger Krankmeldungen und umgekehrt.

Eingeschränkte Arbeitsfähigkeit. Während bisher die „Alles oder Nichts"-Regel galt, d.h. entweder arbeitsfähig oder arbeitsunfähig, gibt es seit 03.09.91 die gesetzlich geregelte ***Maßnahme zur stufenweisen Wiedereingliederung arbeitsunfähig erkrankter Patienten***. Zwischen der Krankheit und der dadurch bedingten Unfähigkeit zur Fortsetzung der ausgeübten Tätigkeit muß ein kausaler Zusammenhang erkennbar sein. Der Arzt muß den Versicherten über Art und Umfang der tätigkeitsbedingten Anforderungen und Belastungen befragen, um dann im Anschluß entscheiden zu können, ob 100 %ige Arbeitsunfähigkeit besteht oder ob die Möglichkeit einer stufenweisen Wiederaufnahme der Arbeit durch langsame Heranführung an die

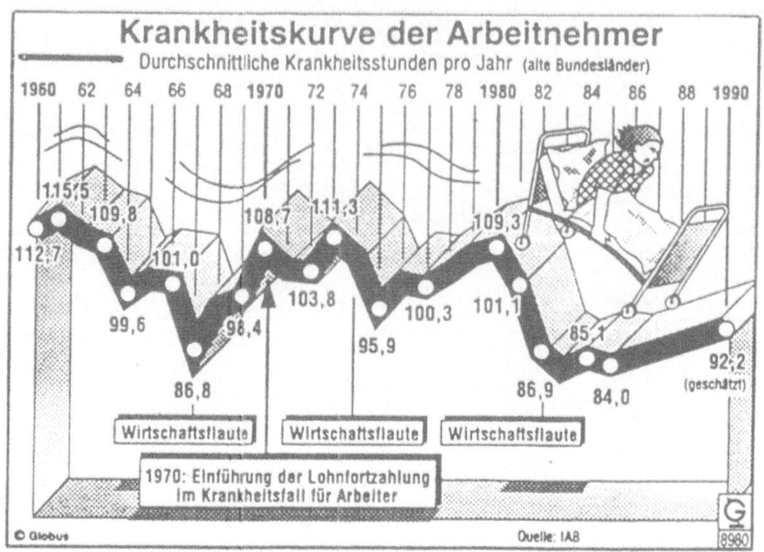

Abb. 12.9. Zusammenhang zwischen krankheitsbedingter Arbeitsunfähigkeit und Wirtschaftslage. Ein Blick weit zurück in die Statistik des Krankenstandes wird gleich mit vier Erkenntnissen belohnt. Erste Erkenntnis: Die Durchschnittszahl der wegen Krankheit ausgefallenen Arbeitsstunden steigt seit 1985 Jahr für Jahr. Zweite Erkenntnis: Dennoch ist der 1990 erreichte Stand mit 92,2 Stunden im historischen Vergleich niedrig. Dritte Erkenntnis: Die Einführung der Lohnfortzahlung im Krankheitsfall auch für Arbeiter im Jahre 1970 führte nur vorübergehend zu einer Steigerung des Krankenstandes. Vierte Erkenntnis: In jeder Wirtschaftsflaute – die ja mit steigender Arbeitslosigkeit verbunden zu sein pflegt – gehen die Krankmeldungen deutlich zurück. (Statistische Angaben: Institut für Arbeitsmarkt- und Berufsforschung)

volle Arbeitsbelastung möglich ist. Solch ein Wiedereingliederungsversuch soll einen Zeitraum von 6 Monaten nicht überschreiten. Voraussetzung dafür ist jedoch eine vertrauensvolle Zusammenarbeit zwischen Versicherten, behandelndem Arzt, Arbeitgeber, Arbeitnehmervertretung, Betriebsarzt, Krankenkassen sowie dem medizinischen Dienst, eine Fülle von Instanzen, die diesen Weg äußerst schwierig gestalten können, zumal eine standardisierte Betrachtungsweise nicht möglich ist.

12.5 Hausbesuchstätigkeit

W. Schlopsnies

Stellenwert der Hausbesuchstätigkeit in der Allgemeinpraxis

Der Hausbesuch ist ein unverzichtbarer Bestandteil der allgemeinärztlichen Tätigkeit – er ist gleichzeitig „Stärke und Schwäche des Allgemeinarztes“. ***Stärke***, weil der Kontakt mit dem Patienten in dessen eigener Umgebnung sehr direkt und aufschlußreich ist; ***Schwäche***, weil beim Hausbesuch technisch-differentialdiagnostisch am wenigsten geleistet werden kann im Vergleich zu den Möglichkeiten in Praxis und Klinik.

In Westdeutschland wurden pro Jahr ca. 48 Mio. Hausbesuche von Ärzten durchgeführt, davon über 90 % durch Allgemeinärzte. Statistisch errechnen sich Zahlen von 3,2 bis 5,7 Hausbesuchen pro Allgemeinarzt täglich. Nach einer Rostocker Studie liegt z.B.. der Inanspruchnahmequotient der nur durch Hausbesuche betreuten Rentner bei 89,2 %. In ländlichen Gebieten mit weniger günstigen verkehrstechnischen Gegebenheiten und nicht so ausgeprägter Infrastruktur hat der Hausbesuch durch den Arzt schon durch den höheren Zeitaufwand einen noch größeren ideellen Stellenwert bei der Versorgung bettlägeriger oder aus anderen Gründen nicht geh- oder transportfähiger Patienten. Auch in Zukunft bleibt der Hausbesuch wesentliche Aufgabe des Allgemeinarztes.

Besuchsarten

Je nach Erfordernis unterscheidet man den ***normalen***, den ***Routinebesuch*** und den ***dringenden Besuch***, der auch aus der Sprechstunde akut angefordert notwendig sein kann. Unter Routinebesuchen wird die wiederholte häusliche Verlaufskontrolle bei chronisch Kranken, vor allem multimorbiden älteren Patienten verstanden. In städtischen Gebieten werden Nacht- und Sonn- bzw. Feiertagsbesuche zum großen Teil durch einen organisierten ärztlichen Notdienst abgewickelt. In der ärztlichen Gebührenordnung werden die unterschiedlichen Besuchsarten mit entsprechend differenzierter Belastung für den Arzt berücksichtigt. Besonders in Städten kam in den letzten Jahren eine regelmäßige Besuchstätigkeit der Allgemeinärzte in Alten- und Pflegeheimen hinzu. Diese erfolgt in Form von Visiten mit festgelegten zeitlichen Intervallen oder auch als dringende Einzelvisiten. Der Zeitbedarf der letztgenannten ärztlichen Tätigkeit wird größer und muß bei der Praxisorganisation wegen der Zunahme von Pflegeeinrichtungen berücksichtigt werden.

Indikationen zum Hausbesuch

Zur ärztlichen Versorgung nicht geh- oder transportfähiger Patienten sind regelmäßige Verlaufskontrollen einschließlich notwendiger Labor- und auch technischer Untersuchungen zu empfehlen; die psychische Betreuung und Koordinierung der Pflegemaßnahmen gehört mit zu den Aufgaben. Bei dringenden Besuchen werden schnelle Entscheidungen erwartet, ob ein bedrohliches Krankheitsbild eine Einweisung in klinische Behandlung erforderlich macht oder ob diagnostische und therapeutische Maßnahmen allgemeinärztlicher Möglichkeiten ausreichen. Vitale Indikationen, wie schwere Traumen, Schocksymptome, akutes Abdomen, Status asthmaticus etc., zwingen zum Sofortbesuch. Relative Indikationen, wie Rhythmusstörungen, Hochdruckkrisen, Pneumonie, Thrombosen, Frakturen, machen ebenso schnellen ärztlichen Einsatz notwendig. Etwa 1/3 der Hausbesuche werden aus fraglicher Indikation vorgenommen, wobei eine Einschätzung der

Anlässe erst nach dem Hausbesuch vorgenommen werden kann. Krebspatienten bedürfen einer intensiven Betreuung bis ins Finalstadium.

Organisation des Hausbesuchs
Normale und Routinebesuche werden in regelmäßigen Intervallen bzw. nach Anmeldung durchgeführt. Eine erfahrene Arzthelferin nimmt die Besuchsanmeldungen entgegen und stellt in etwa folgende Fragen:

- Mit wem spreche ich?
- Seit wann bestehen die Beschwerden?
- Wo wohnt der Patient genau?
- Wo kann ich evtl. anrufen?
- Haben Sie Fieber gemessen? etc.

Die Arzthelferin gibt diese Informationen an den Arzt zur Entscheidung über die Notwendigkeit des Hausbesuchs weiter. Eventuelle Anordnungen bis zum Eintreffen des Arztes sollten nur von diesem selbst vorgenommen werden. die Reihenfolge der Hausbesuche wird nach Dringlichkeit und in zweiter Linie nach den örtlichen Gegebenheiten bestimmt; sie sollte möglicherweise in der Praxis mit Telefonnummern notiert werden, um den Arzt zu erreichen. Ein Funkgerät ist im ländlichen Bereich vorteilhaft.

Notwendige Ausrüstung
Am günstigsten verwendet man zwei Arztkoffer: einen ***Notfallkoffer*** mit Beatmungsgerät, Absaugmöglichkeit, Intubationsbesteck und Infusionszubehör und einen ***zweiten Koffer***, der die üblichen Instrumente ***zur Routineuntersuchung***, wie Stethoskop, Bludruckmeßgerät, Spritzen und Kanülen, Einweghandschuhe, Einmalkatheter, Taschenlampe, Verbandsmaterial, Ampullen sowie Formulare enthält.

Diagnostische und therapeutische Möglichkeiten
Durch die Trockenchemie sind wichtige Laborparameter auch bei einem Hausbesuch möglich, insbesondere die Blutzuckerbestimmung ist erheblich vereinfacht worden. In den meisten Fällen wird aber die morgendliche Blutabnahme zur Weiterbearbeitung im Großlabor sinnvoll sein. Heute können viele technische Untersuchungen auch am Krankenbett durch den Hausarzt durchgeführt werden, z.B. gibt es tragbare Geräte zur elektrokardiographischen Untersuchung, zur spirometrischen Untersuchung und auch zu dopplersonographischen Untersuchung.

Die rechtliche Situation
„Lieber einen Hausbesuch mehr fahren!“ (Zitat aus ARZT UND RECHT). Mit zunehmender ***Anspruchshaltung*** bestimmter Patienten und durch entsprechende fehlinterpretierte Veröffentlichungen in der Laienpresse muß zunehmend mit Haftungsansprüchen gegenüber dem Arzt und evtl. Kunstfehlerprozessen gerechnet werden. Dies kann der Fall sein, wenn der Arzt

nicht oder zu spät zu dem angeforderten Besuch erscheint oder auch wegen möglicher ***Unterlassung ärztlicher Hilfeleistung***. Es empfiehlt sich, in allen unklaren Fällen einen Besuch zu machen, besonders nachts.

Unbedingte Gründe für die Ablehnung eines Besuches sind
- weite Entfernung und andere Ärzte in Wohnnähe des Patienten,
- wenn die Grenze der Zumutbarkeit überschritten ist (z.B. völlige Übermüdung, stärkerer Alkoholeinfluß des Arztes).

Bedingte Gründe für die Ablehnung eines Hausbesuches sind eingeschränkte Fahrtüchtigkeit sowie gleichzeitige Notfälle in der Praxis. Berufsrechtlich kann ein Normalbesuch abgelehnt werden, wenn der Patient in Behandlung anderer Ärzte ist.

Allgemeines
Es ist unbetritten, daß eine breite klinische Weiterbildung des Allgemeinarztes verbunden mit Erfahrung und Umsicht notwendig ist, um die verantwortungsvolle Hausbesuchstätigkeit aufzunehmen; insbesondere auf dem Lande wird der Allgemeinarzt häufig zur Erstversorgung von Verunfallten gerufen, wobei auch intensivmedizinische Maßnahmen erforderlich werden können. Unbestritten ist es ein Vorteil für die allgemeinmedizinische Beurteilung des Patienten, diesen bei einem Hausbesuch in seiner Welt, bei seiner Lebensgestaltung und in seiner Beziehung zur Familie zu sehen. Die Anwesenheit des Arztes zu Hause hat stets eine meist angstmindernde ***psychologische*** Wirkung. Besonders bei der Betreuung schwer oder chronisch Kranker, Sterbender oder vereinsamter alter Patienten gewinnt die bloße Anwesenheit des Arztes mit der Vermittlung menschlicher Nähe, Trost, Hoffnung und Anerkennung große Bedeutung. Die Hausbesuchstätigkeit hat eine nicht zu unterschätzende ***sozialökonomische*** Bedeutung durch Abkürzung stationärer Behandlung, Vermeidung von Heimeinweisungen etc., Voraussetzung ist aber eine gute Zusammenarbeit mit sozialen Hilfsdiensten.

12.6 Familienmedizin

G.C. Fischer

Der Begriff ***Familienmedizin*** hat im deutschen Sprachraum 3 Bedeutungen:

- Er stellt die Übertragung des amerikanischen Begriffs „Family Medicine" ins Deutsche dar und bedeutet damit sinngemäß ***Hausarztmedizin***.
- Der Begriff wird als Sonderbereich psychotherapeutischer Ansätze gebraucht und bedeutet hierbei ***Familientherapie*** im engeren Sinne.
- Familienmedizin als Teilaufgabe der Allgemeinmedizin in der BRD wird von der DEGAM wie folgt definiert (1981):

„Die Familienmedizin ist Teil der Allgemeinmedizin. Sie umfaßt die hausärztliche Behandlung und ***gesundheitliche Betreuung von Familien*** oder familienähnlichen Gruppen in somatischer, psychischer und sozialer Hinsicht. Wesentliche Voraussetzung ist die Kenntnis der Beziehung der Familienmitglieder untereinander und zu ihrer Umwelt."

12.6.1 Funktionen der Familie

Die Familie erfüllt bis heute unersetzbare Funktionen für die Entwicklung des Individuums innerhalb unserer Gesellschaft. Im einzelnen lassen sich diese wie folgt beschreiben:

- ***Reproduktion:*** Fortpflanzung, Aufzucht der Nachkommen
- ***Sozialisation:*** Vermittlung von Verhaltensnormen im Rahmen der gültigen Gesellschaftsordnung
- ***Soziale Plazierung:*** Die Familie bildet durch ihre Zugehörigkeit zu einer bestimmten Gesellschaftsschicht auch heute noch wichtige Rahmenbedingungen für die Entwicklung der Kinder. Dies tritt besonders deutlich hervor bei sozial unterprivilegierten Familien. Die soziale Stellung trägt vor allem dazu bei, daß bestimmte Wertvorstellungen, z.B. über soziales Prestige, die Beziehung zum Besitzstand, beruflicher Ehrgeiz, aber auch Einflüsse aus den jeweiligen Berufsfeldern der Eltern und ggf. Geschwister, vermittelt werden.
- ***Gemeinsame Lebensführung:*** Jede Familie verfügt über ein ihr eigenes Muster der Alltagsgestaltung, in dem sich wiederkehrende Gebräuche, Verhaltensformen und Rituale, etwa bei Geburtstagen u.ä., darstellen. Auch gesundheitsrelevante Faktoren, wie Ernährung, Körperpflege, Schlafzeiten, Umgang mit Gesundheitsstörungen oder Sport, sind hier zu nennen. Wichtig ist ferner die Offenheit einer Familie nach außen, d.h. der Umgang mit Freunden, Nachbarn und Verwandten.
- ***Spannungsausgleich:*** In der Familie werden zum einen Spannungen und belastende Faktoren, die von außen an einzelne Familienmitglieder herangetragen werden, abgeleitet, ausgeglichen oder kompensiert, wobei diese Vorgänge keineswegs immer problemlos ablaufen. Zum anderen lernen Kinder, in der Familie entstandene Konflikte dort auszutragen, sich einzubringen, zu Wehr zu setzen, anzupassen und abzuwägen.
- ***Bildung:*** Der Erwerb früher Fertigkeiten, die Interpretation von Erfahrungen, das Erlernen der Sprache und damit eines Grundbestandes an Wortschatz, die Art und Weise der Betrachtung und des Urteilens werden dem Kind bereits im Vorschulalter wesentlich in der Familie vermittelt. Der entscheidende bildungsmäßige Einfluß dürfte jedoch davon ausgehen, inwieweit überhaupt Bildungswerte in der Familie als solche erkannt und anerkannt werden bzw. welche Wertbemessung ihnen zukommt. Vermutlich werden bereits hiermit frühe Impulse für die spätere Ausprägung eigener Wertmaßstäbe und Lebensideale im positiven wie negativen Sinne gesetzt.

12.6.2 Lebenszyklus der Familie

Abbildung 12.10 zeigt die wesentlichen Stadien im Leben einer Familie. Die zeitproportionale Kreiseinteilung macht deutlich, daß nur rund die Hälfte der „Familienzeit" mit klassischen Familienaufgaben durch das Zusammenleben mit Kindern geprägt wird.

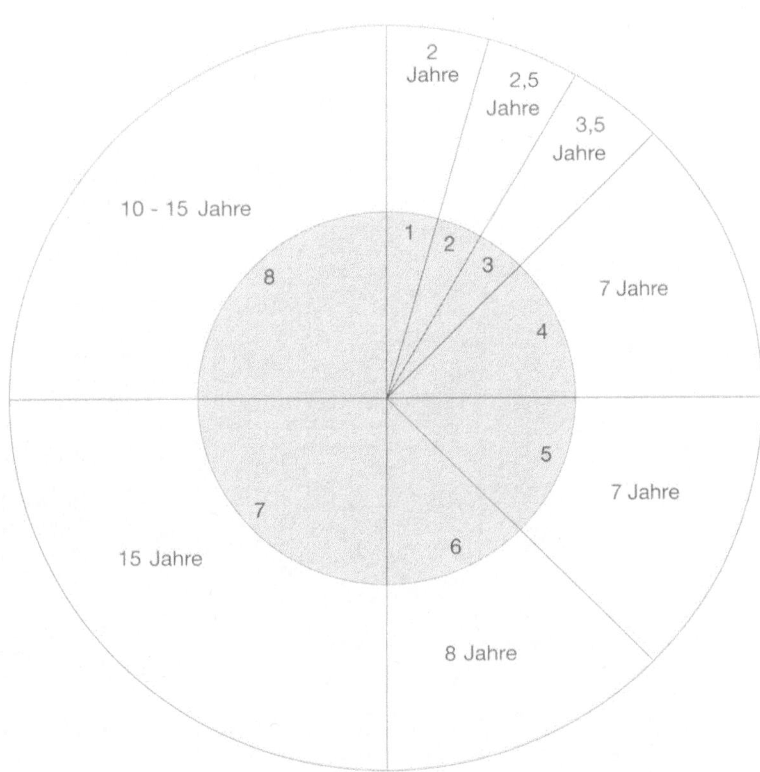

Abb. 12.10. Lebenszyklus der Familie. (Nach Duvall 1977) □ Dauer, Stadium
Stadien:
1. Ehepaar ohne Kinder
2. Familie, in der Kinder geboren werden (bis 30. Lebensmonat des ältesten Kindes)
3. Familie mit Kindern im Vorschulalter (ältestes Kind 6–13 Jahre)
4. Familie mit Teenagern (ältestes Kind 13–20 Jahre)
5. Familie, die junge Erwachsene ernährt (erstes Kind außer Haus bis zum Auszug des letzten Kindes)
6. Eltern mittleren Alters („leeres Nest" bis zum Ruhestand)
7. Alternde Familie (Ruhestand bis zum Tod beider Eheleute)
8. Alternde Familienmitglieder (Witwe/Witwer)

Tabelle 12.6. Aufgaben der Mitglieder während des Lebenszyklus der Familie

Stadium im Familienlebenszyklus	Stellungsmerkmale der Familie	Aufgaben im Rahmen der Familienentwicklung
1. Ehepaar	Ehefrau Ehemann	Gegenseitig zufriedenstellende Partnerschaft, Planung von Schwangerschaft und Elternschaft, Sich-einfügen in das familiäre Netzwerk
2. Geburt	Ehefrau/Mutter Ehemann/Vater Sohn oder Tochter	Aufzucht der Kinder, Schaffung eines Zuhauses für Eltern und Kinder
3. Vorschulalter	Ehefrau/Mutter Ehemann/Vater Tochter/Schwester Sohn/Bruder	Sich-einstellen auf die typischen Bedürfnisse des Vorschulkindes, Förderung seiner Entwicklung, Umgang mit dem Verlust an persönlichem Freiraum als Eltern
4. Schulalter	Ehefrau/Mutter Ehemann/Vater Tochter/Schwester Sohn/Bruder	Konstruktives Sich-einfügen in die Gemeinschaft von Familien mit Schulkindern, Unterstützung der schulischen Erziehung
5. Teenager	Ehefrau/Mutter Ehemann/Vater Tochter/Schwester Sohn/Bruder	Ausgleich zwischen Freiheit und Verantwortung für die eigenständige Entwicklung des Teenagers, Ausschau nach eigener Weiterentwicklung der Eltern nach Beendigung der elterlichen Aufgaben
6. Familie als „Eß- und Schlafplatz“	Ehefrau/Mutter/Großmutter Ehemann/Vater/Großvater Tochter/Schwester/Tante Sohn/Bruder/Onkel	Den jungen Erwachsenen freigeben für das Berufsleben oder eigene Partnerbindung, dabei Unterstützung auch durch traditionelle rituelle Verhaltensformen
7. Eltern im hohen Erwachsenenalter	Ehefrau/Mutter/Großmutter Ehemann/Vater/Großvater	Erneutes Sich-hinwenden zum Ehepartner enge Verbindung zur alten und jungen Generation
8. Alternde Familienmitglieder	Witwe Witwer Ehefrau/Mutter/Großmutter Ehemann/Vater/Großvater	Bewältigung von Verlusten und Alleinleben, Aufgabe des Familienheims oder dessen Anpassung an Ruhestand und Zurückgezogenheit

12.6.3 Funktionen und Aufgaben der Familienmitglieder

Im Laufe der Entwicklung der Familie ergeben sich für die einzelnen Mitglieder typische Rollen und Aufgaben, wie sie in Tabelle 12.6 dargestellt sind.

12.6.4 Familie und Krankheit

Einfluß der Familie auf Krankheit ihrer Mitglieder

Genetische/konstitutionelle Faktoren. Bei Verwandtschaft 1. Grades besteht z.B. für folgende Erkrankungen ein mehr als 5mal erhöhtes Erkrankungsrisiko: Tuberkulose, Migräne, Zyklothymie, jugendlicher Diabetes mellitus, genuine Epilepsie, koronare Herzkrankheit. Ein etwa 2-5fach erhöhtes Risiko zeigen z.B. rheumatoide Arthritis, Hochdruck, Diabetes mellitus des Erwachsenen, Darmkrebs, Ulcus duodeni, Schizophrenie.

Frühkindliche Entwicklung. Das „schlechte Funktionieren" der Familie, insbesondere eine körperliche/geistige und emotionale Vernachlässigung des Kindes gelten als häufigste Ursachen psychosozialer Fehlentwicklung und werden als zumindest mitauslösende Faktoren vielfältiger frühkindlicher Gesundheitsstörungen, wie Enuresis, häufige Infekte – auch im Magen- und Darmbereich – und Unfälle gesehen.

Familienspezifische Faktoren. Aus durchgeführten Langzeitstudien an holländischen Familien geht hervor, daß sich einzelne Familien untereinander in der Häufigkeit von Krankheitsraten über Zeiträume bis zu 20 Jahren deutlich unterscheiden. Dabei ließen sich Beziehungen zur emotionalen Stabilität der Familie, jedoch nicht zu sozialen Faktoren wie Einkommen, sozialer Status, Hygiene u.ä. herstellen. Es fand sich außerdem eine signifikante Häufung bestimmter Krankheitsgruppen in bestimmten Familien, die sich ebenfalls über Landzeitperioden von 20 Jahren verfolgen ließen. Hierunter fallen z.B. Erkrankungen der Haut, des Respirations- und Gastrointestinaltraktes, des Nervensystems sowie Unfälle.

Eine Studie an 405 Familien zeigt eine erhöhte Krankheitsrate bei Kindern, deren Eltern folgende Verhaltsauffälligkeiten zeigten:

- Ihre Eltern neigten zur Konfliktvermeidung.
- Die Mutter war kaum in soziale Netze außerhalb der Familie integriert.
- Die Eltern neigten zu körperlichen Beschwerden.
- Die Eltern hatten ein unterdurchschnittliches Wohlbefinden.
- Die Mutter neigte dazu, die Krankenrolle anzunehmen.
- Die Kenntnis der Beschwerden des Partners war zwischen Mutter und Vater unterschiedlich.

Infektionskrankheiten. Die Ausbreitung von Infekten innerhalb der Familie ist durch das enge Zusammenleben, vor allem auch unter Geschwistern, gegeben. Als häufigste familiäre Infektionsquelle gelten Kinder im frühen Schulalter.

Familienereignisse und -verhältnisse. Folgende Bedingungen bzw. Ereignisse im Leben einer Familie gelten als ***Risikofaktoren für Krankheit***:

- Verlust eines Familienmitglieds
- Krankheit und Behinderung eines Familienmitglieds
- Scheidung der Eltern
- Armut
- Entwurzelung (geografisch, sozial)
- Arbeitslosigkeit
- Aufnahme eines Gebrechlichen oder Behinderten
- Aufnahme von Familienmitgliedern bei Überforderung der Anpassungskräfte der Eltern
- Begrenzte Problemlösungskapazität der Familie.

Einfluß von Krankheit auf die Familie

Abgesehen von den krankheitsbedingten Risikofaktoren (s. oben) hat jede Krankheit in der Familie Auswirkungen auf die übrigen Familienmitglieder.

Soziale Folgen. Längerfristige oder wiederholte Erkrankungen eines berufstätigen Familienmitglieds können zum Arbeitsverlust führen. Durch häufige Erkrankungen von Kleinkindern wird vor allem die außerfamiliäre Berufstätigkeit junger Mütter sehr belastet. Bei Kindern und Jugendlichen können Schul- bzw. Ausbildungsschwierigkeiten auftreten.

Psychologische Auswirkungen. Krankheit trägt zur Offenlegung des Beziehungsgefüges zwischen den Familienmitgliedern bei. Im positiven wie negativen Sinne kann sie z.B. die Mutter-Kind-Beziehung beeinflussen (Vertrauensbildung, Zuwendung, Vernachlässigung). Gleiches gilt für Hilfsbereitschaft und Zueinanderstehen zwischen den Eltern und Geschwistern. Negative Entwicklungen können sich aus einer unangemessenen Krankheitsrolle ergeben, wenn Krankheit z.B. als Alibi für Zuwendung, Leistungsverweigerung, Aufopferung u.ä. fungiert.

Die Stigmatisierung eines Familienmitglieds durch Krankheit kann die Kontakte vor allem von Geschwistern nach außen erschweren (Angst vor Ansteckung, Belastung durch Unheil etwa bei bösartigen Erkrankungen, Ekel bei Hauterkrankungen).

Gesundheitsverhalten. Der Umgang mit Krankheit wird (s. oben) wesentlich in der Familie erworben. Hierzu gehören z.B. auch Art und Inanspruchnahme des Arztes, Selbsthilfekapazität, Bewältigungsformen, Umgang mit

Medikamenten, aber auch die Art und Weise gegenseitiger Hilfe und Unterstützung.

12.6.5 Familienmedizinische Intervention

Die Art und Weise und der Umfang, in dem der Allgemeinarzt Familienmedizin im engeren Sinne betreibt, läßt sich in 5 Stufen einteilen:

- 1. Stufe: Geringfügiges bis fehlendes familienmedizinisches Engagement
- 2. Stufe: Vermittlung von Information und Beratung: Hierbei handelt es sich vor allem um die Kommunikation mit übrigen Familienmitgliedern im Erkrankungsfalle eines Angehörigen
- 3. Stufe: Einbeziehung familiendynamischer Aspekte in die hausärztliche Entscheidung und Kenntnis entsprechender Zusammenhänge: Hierdurch erfolgt bereits ein Eintriff in das emotionale Klima der Familie mit entsprechender psychologischer Unterstützung bei der Krankheitsbewältigung des Patienten selbst, aber auch der übrigen Familienmitglieder
- 4. Stufe: Systematische Untersuchung der Familienfunktion und planvoller Einsatz entsprechender komplexer Interventionen, die dem Ziel dienen, der Familie als ganzes zu helfen
- 5. Stufe: Familientherapie: Hierbei handelt es sich (s. oben) um psychologisch-psychotherapeutische Interventionen im System Familie. Sie können im Rahmen der psychosomatischen Grundversorgung durch den Allgemeinarzt selbst, häufiger jedoch durch entsprechende Spezialisten, durchgeführt werden.

Zum Verständnis der familienmedizinischen Aufgabe trägt folgende Unterscheidung bei: Die ***„Person in der Familie“*** spiegelt das Beziehungsmuster der Gruppe Familie, deren Bestandteil sie ist. Die ***„Familie in der Person“*** spiegelt die persönlichen Erfahrungen, Erlebnisse und die Auswirkungen der familiären Prägung des Individuums.

> **Während die Person sich nur während der Kindheits- und Jugendjahre in der Familie befindet, bleibt die Familie andererseits lebenslänglich *„in“* jeder Person.**

Eine familienmedizinische Behandlung im engeren Sinne, d.h. die stets die Familie als ganzes im Blick und im Ziel hat, trägt überwiegend präventive oder auch rehabilitative Züge. Als Auslöser für familienmedizinische Interventionen können grundsätzlich alle Krankheitszustände eines Familienmitgliedes fungieren, dennoch lassen sich bestimmte Problembereiche erkennen, die die Aufmerksamtkeit des Allgemeinarztes besonders häufig auf familienmedizinische Aspekte lenken.

Tabelle 12.7 stellt beispielhaft einige solcher Ausgangssituationen und die Möglichkeiten einer entsprechenden familienmedizinischen Behandlung dar:

Tabelle 12.7. Beispiele familienmedizinischer Interventionen und deren Anlässe

Situation	Intervention
Perinatalperiode des Kindes	• Entwicklungsüberwachung des Kindes • Beachten des Umgangs der Mutter mit dem Kind • Beratung der Familie
Krankheit im Vorschulalter	• Beachtung der psychosozialen Entwicklungsvoraussetzung in der Familie • Beratung bei Erziehungsfragen • Anleitung zum sinnvollen Umgang mit Hausmitteln • Ggf. Infektionsschutz der Familie
Scheidung der Eltern	• Meist wiederholte intensive Gespräche vom drohenden Zerwürfnis bis zur Trennung • Herausfinden von Ursachen und Hilfe für gefährdete Kinder. Dabei auch: – Zusammenarbeit mit Lehrern – Vermittlung von Hilfe für Schulaufgaben – Aufrechterhaltung und Bildung von Freundschaften – Einbeziehung in soziale Gruppen • Eltern beraten, wie sie mit ihren Kindern über Scheidung sprechen sollen • Auseinandersetzung mit Problemen und Wünschen des Alleinerziehenden
Krankheit in der Familie	• Beachtung des „verborgenen Patienten“ • Erschließung von Hilfen aus dem professionellen sozialen Netzwerk
Sterbender in der Familie	• Angehörige zur Pflege anleiten • Leistung und Einsatz der Angehörigen anerkennen • Einzelne Familienmitglieder vor Überforderung schützen • Kommunikation der Familienmitglieder untereinander und mit dem Sterbenden anregen • Angehörige über den Zustand des Kranken aufklären, erläutern, daß Patient keine Schmerzen hat, usw. • Angehörigen verdeutlichen, daß „alles“ getan wird • Vorsichtig auf Zeit nach dem Tod vorbereiten
Zustand nach einem familiären Sterbefall	• Häufige Kontakte und Gespräche anbieten • Besondere Gefährdung bezüglich neuer Erkrankungen beachten • Auch in größeren Zeitabständen nach dem Todesfall nach Folgeproblemen fragen
Entwurzelung (z.B. Um- oder Aussiedlung)	• Vermittlung sozialer Hilfen bei geografischer und sozialer Entwurzelung • Hilfe beim Zurechtinden in einem für die Familie neuen Gesundheitswesen • Kennenlernen evtl. Selbsthilfepraktiken des Ursprungslandes • Vermittlung von Kontakten zu ähnlichen Betroffenen, evtl. Selbsthilfegruppen, Experten für jeweilige Volksgruppe
Arbeitslosigkeit	• Erhöhte Krankheitsgefährdung beachten • Beachtung rechtlicher Regelungen, wie z.B. weiterhin Arbeitsunfähigkeitsbescheinigung im Krankheitsfall • Zuarbeiten für Arbeitsamt und Rententräger im Falle der beruflichen Rehabilitation wie Umschulung u.ä. • Beratung bei Fragen einer eventuellen Frühberentung • Familienstabilisierende Beratung • Evtl. Vermittlung psychotherapeutischer Hilfen

In der ***Perinatalperiode*** gelten folgende Bedingungen als Risikofaktoren für eine mangelhafte körperliche/geistige Entwicklung des Kindes: Frühgeburt, kindliche Behinderung, ungewollte Kinder, sehr viel schreiendes Baby. Hieraus erklärt sich die besondere Bedeutung, die der Beachtung der Interaktion zwischen Mutter und Kind zukommt.

Im ***Vorschulalter*** der Kinder deutet die wiederholte Krankheit mehrerer Familienmitglieder auf funktionelle Syndrome in der Familie und überdurchschnittlich gehäufte Krankheitsfälle des Kindes selbst auf innerfamiliäre Konflikte. Dem Allgemeinarzt begegnen dann fast kontinuierlich, meist mit Infekten der oberen Luftwege erkrankte, überwiegend weinerliche, „unleidliche“ Kinder.

Abgesehen von den in der Tabelle aufgeführten Maßnahmen nach ***Scheidung*** sei noch ein relativ häufiges Anliegen erwähnt:

Der Hausarzt wird gebeten, eine Art Attest darüber auszustellen, daß das Zusammensein mit dem geschiedenen Partner dem Kind „schadet“. Diese relativ häufige Konstellation geht in den seltensten Fällen auf ein reales Schädigungspotential des Kindes durch das Zusammensein mit dem getrennten Elternteil zurück. Meist handelt es sich um Verlustängste, Eifersucht, Angst vor Offenlegungen und ähnliche psychologische Konflikte des nunmehr alleinerziehenden Elternteils.

Der in der Tabelle 12.7 angesprochene ***„verborgene Patient“*** bezeichnet entweder jene Familienmitglieder, die unter der Krankheit des Hauptpatienten am meisten leiden, oder solche, die selbst krank sind, deren Leiden jedoch durch ausschließliche Zuwendung zum Hauptpatienten unerkannt bleibt.

Bei einem ***Sterbenden in der Familie*** kommt dem Miteinander-Sprechen mit dem Sterbenden und innerhalb der Familie eine große Bedeutung zu. Danach bereitet eine unzureichende Kommunikation dem Sterbenden selbst, aber auch den übrigen Familienmitgliedern mehr Leid als jedwedes andere gesundheitliche Problem – starke Schmerzen des Patienten ausgenommen.

Patientenanliegen

13 Allgemeine Befindlichkeitsstörungen

13.1 Appetitlosigkeit

G.C. Fischer

Vorbemerkung

Appetitlosigkeit stellt ein Symptom dar, das allenfalls bei Kindern, jedoch selten bei Erwachsenen zum ausschließlichen Anlaß eines Arztbesuches wird. Meist wird die Appetitlosigkeit im Rahmen anderer Beschwerden als zusätzlich vorhandene Erscheinung angesprochen. Zur Objektivierung und Gewichtung von Appetitlosigkeit sollte immer das Körpergewicht, ggf. durch Kontrollen in der Praxis herangezogen werden. Anamnestisch hilft der Hinweis auf weiter gewordene Kleidungsstücke (Gürtel, Rock-, Hosenbund).

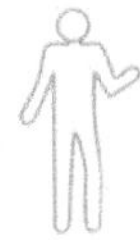

13.1.1 Fallbeispiel

Eine 26jährige Patientin, Mutter dreier lebhafter Kinder im Kleinkind- und frühen Schulalter, sucht die Praxis wegen einer Erkältungskrankheit auf. Im Rahmen der Beschwerdedarstellung klagt sie darüber, daß sie in letzter Zeit keinen rechten Appetit mehr habe und kaum noch etwas essen könne. Die ohnehin sehr schlanke Patientin habe dadurch bereits wieder etwas an Gewicht verloren.

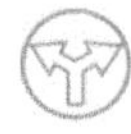

13.1.2 Differentialdiagnostisches Grobraster

Appetitlosigkeit kann auf ein breites Spektrum sehr unterschiedlicher Erkrankungen zurückgehen. Bei vielen akuten Erkrankungen wie z.B. fieberhaften Infekten, akuten Affektionen des Magen-Darm-Traktes usw. stellt Appetitlosigkeit ein allfälliges Begleitsymptom dar. Eine besondere differentialdiagnostische Bedeutung kommt dem Symptom hierbei angesichts hervortretender anderer Symptome nicht zu. Appetitlosigkeit kann jedoch auch Begleitsymptom zunächst weniger hervortretender Erkrankungen sein und somit einen u.U. wichtigen differentialdiagnostischen Stellenwert erhalten. In Frage kommen:

- Chronische Infekte (z.B. Tbc)
- Erkrankungen der Mundhöhle und des Ösophagus (z.B. schmerzhafte Erkrankungen von Mundhöhle und Rachen bei Kindern)
- Magen-Darm-Erkrankungen (z.B. chronische Gastritis, intestinale Malignome, Darmparasiten)
- Verschlechterung bereits bestehender Vorerkrankungen (z.B. chronische Hepatitis, Malignomrezidive oder Metastasen, kardiale Dekompensation)
- Medikamentennebenwirkungen (z.B. Digitalis, Nicht-steroidale-Antirheumatika, besonders Salicylate)
- Sucht (z.B. Alkohol, Drogen, Weckamine, Tranquilizer, Nikotinabusus)
- Psychische Ursachen (Depression, Anorexia nervosa, psychosoziale Überlastung)

13.1.3 Primärdiagnostik

Anamnese

Liegt generelle Appetitlosigkeit oder nur Abneigung gegen bestimmte Speisen vor? Ferner: Allgemeinbefinden, Fieber, Schluckbeschwerden (Rachen, Ösophagus), Erbrechen, Übelkeit, Durchfall, Obstipation. Bestehen abnorme Eßgelüste (Darmparasiten)? Sehr wichtig ist für die Anamneseerhebung auch, sich die längerfristige Vorgeschichte des Patienten (z.B. Malignome, chronische Hepatitis usw.) zu vergegenwärtigen. Auch die Medikamentenanamnese ist sorgsam zu überprüfen, sowie Rauch- und Trinkgewohnheiten, Einnahme von Schlaftabletten u.ä. sorgfältig zu hinterfragen. Die Frage nach belastenden Lebensereignissen und seelischem Befinden runden die Anamnese ab. Der Verdacht auf eine Anorexia nervosa ergibt sich in der Regel nicht daraus, daß die Patientin selbst über Appetitlosigkeit klagt, sondern durch die Anzeichen des Gewichtsverlustes oder durch entsprechende Klagen seitens Dritter, meist der besorgten Mutter.

Körperliche Untersuchung

- Objektivierung von Allgemeinzustand und Körpergewicht.
- Orientierende Ganzkörperuntersuchung mit sorgfältiger Inspektion der Mundhöhle und besonderer Beachtung des Abdominalbefundes, der Schilddrüse und der Haut

Bei uncharakteristischen Symptomen wie Appetitlosigkeit ist es für den Allgemeinarzt hilfreich, seinen bisherigen klinischen Eindruck des Patienten mit dem jetzigen Zustand zu vergleichen:

Hat sich an Vitalität, Allgemeinzustand, gesamtem Erscheinungsbild und psychomotorischem Ausdrucksverhalten gegenüber früher etwas verändert?

Technische Untersuchungen
Sie dienen einerseits der Objektivierung der Appetitlosigkeit und zum anderen der Aufdeckung von Krankheitszuständen. BKS, Körpertemperatur, Blutbild, Elektrolyte, Serumeiweiß, Elektrophorese, Schilddrüsenparameter, Blutzucker, Nierenfunktion, Leberwerte, Pankreasfermente. Bei nicht eindeutigem klinischen Abdominalbefund kann als Primäruntersuchung eine Abdominalsonographie weiterhelfen.

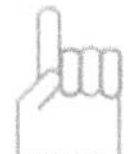

13.1.4 Entscheidung über nachfolgende Maßnahmen

In der Regel wird bei dem isolierten Symptom Appetitlosigkeit die weitere Diagnostik und Verlaufskontrolle beim Allgemeinarzt bleiben. Im Falle hervortretender Verdachtsmomente auf besondere Erkrankungen erfolgt die jeweilige Weiterüberweisung (z.B. Verdacht auf Magenkarzinom, Schilddrüsenerkrankungen, hormonelle Störungen usw.).

13.1.5 Differentialdiagnostik

Mögliche Ursachen für eine Appetitstörung sind in Tabelle 13.1 zusammengefaßt.

Tabelle 13.1. Ursachen von Appetitlosigkeit. (Aus Heisig 1985)

- *Erkrankungen des Verdauungstrakts*
  - Entzündliche Erkrankungen von Mundhöhle und Rachen
  - Akute Gastritis, Ulcus ventriculi, Magenkarzinom, Magenausgangsstenose
  - Gastroenteritis, Appendizitis, floride Kolitis, Morbus Crohn, Ileus, akutes Abdomen
  - Akute Pankreatitis, chronisch-rezidivierende Pankreatitis, Cholezystitis, akute und chronische Hepatitis, Pankreaskarzinom
- *Allgemeinerkrankungen*
  - Fieber
  - Alkoholabusus
  - Maligner Hypertonus
  - Stoffwechselstörungen (Urämie, Praecoma diabeticum, Hyperparathyreoidismus
  - Anämie (Vitamin-B_{12}-, Eisenmangel)
  - Endokrine Störungen (Morbus Addison, Hypophysenvorderlappensuffizienz)
- *Exogene Ursachen*
  - Toxine
  - Medikamente (Digitalis, Weckamine, Appetitzügler)
- *Psychogene Ursachen* (Zerebralsklerose, Depression, Anorexia nervosa)

Quelle: Heisig N (1985), Innere Medizin in der Ärztlichen Praxis, Thieme

Hepatitis B

Ätiologie/Pathogenese. Erreger: Hepatitis B-Virus (HBV), das parenteral (Bluttransfusionen, Plasma, Nadelstiche u.ä.) oder oral (Blut, Speichel, Sexualsekret) übertragen wird. Inkubationszeit: 50–180 Tage. Perinatal kann eine Übertragung des HBV durch infizierte Mütter auf das Neugeborene erfolgen.

Epidemiologie. Der sexuelle Übertragungsweg gilt heute als der häufigste. Als gefährdete Personen werden medizinisches Personal, Partner chronisch Infizierter, Drogensüchtige, Homosexuelle und Personen mit häufig wechselndem Geschlechtsverkehr angesehen.

Klinik. ***Die akute Hepatitis B*** zeigt Symptome wie bei Hepatitis A (s. Kap. 22.7). Häufiger hier jedoch Gelenkbeteiligung und Glomerulonephritis. Rund 2/3 der akuten Hepatitis B-Fälle verlaufen asymptomatisch. 90 % aller Fälle heilen unter Hinterlassung einer lebenslangen Immunität gegen das HBV-Virus aus. Als typische Komplikationen (10 % der Fälle) ergeben sich:

Chronizität (chronisch persistierende, chronisch aggressive Hepatitis evtl. mit Zirrhosebildung) und ***asymptomatischer Carrier-Status*** (klinisch gesunde Personen, die jedoch eine Infektionsgefahr darstellen). Chronische Hepatitiden bilden einen Risikofaktor für die Entstehung des primären Leberzellkarzinoms.

Sicherung der Diagnose. Der Nachweis von HBsAg im Blut beweist die Infektion des Organismus mit dem Hepatitis B-Virus. Ein gegen den Kern des Virus gerichteter Antikörper (Anti-HBc) beweist ebenfalls die Hepatitisinfektion und erscheint zu Beginn der klinischen Symptomatik. 3–4

Tabelle 13.2. Befundkonstellation bei Hepatitis B

	Akute Hepatitis B			Chronische Hepatitis B		Gesunde HBs-Träger
Erklärung Befund	Beginn	Höhepunkt	Ausheilung	persistierend	aggressiv	
HBsAg	+	+	∅	+	+	+
anti-HBs	∅	∅	+	∅	∅	∅
anti-HBc (IgM)	∅/+	+	–	+	+	∅
anti-HBc (IgM + IgG)	∅/+	+	+	+	+	+
HBeAg	∅/+	+/∅	∅	+	+	∅
anti-HBe	∅	∅/+	+	∅	∅	+

Quelle: Deutscher Ärztekalender 1992, Urban & Vogel, München

Monate nach überstandener Infektion tritt der Antikörper Anti-HBs auf, der die Ausheilung der Infektion anzeigt und vor Zweitinfektionen mit Hepatitis B Virus schützt (Tabelle 13.2).

Therapie und Verlaufskontrolle. Die Therapie der akuten Hepatitis B entspricht der einer Hepatitis A.

Prophylaxe. Zur passiven Immunisierung siehe Tabelle 13.3. Die aktive Impfung mit Hepatitis-Vakzine (Wiederimpfung nach 1 und 6 Monaten) bringt in 95 bis 98 % aller Fälle eine Antikörperbildung mit Schutzwirkung.

Psychosoziales Überlastungssyndrom

Ätiologie/Pathogenese. Auch seelisch gesunde Personen können, meist aufgrund vielfältiger, unterschiedlicher, gleichzeitig bestehender Anforderungen in den Zustand einer Überlastung geraten.

Epidemiologie. Angaben hierzu liegen in der Literatur nicht vor. Angesichts geschätzter Werte von 40–60, z.T. auch mehr Prozent psychischer Störungen unter allgemeinärztlichen Patienten, muß davon ausgegangen werden, daß psychische Überlastungssyndrome hieran einen nicht unbedeutenden Anteil haben.

Klinik. Die Erscheinungen können sich unmittelbar auf die Belastungssituation richten und hier das Gefühl auslösen, „es nicht mehr zu schaffen", bzw. ständig ruhe- und pausenlos hinter den Anforderungen herlaufen zu müssen. Der Patient gewinnt so zunehmend das Gefühl einer Fremdbestimmtheit durch ein Netz aus Leistungserwartungen und Anforderungen, aus dem kein Entrinnen möglich scheint. In anderen Fällen wird die Belastung als solche nicht anerkannt, bzw. der Patient will sich und anderen die Überforderung nicht eingestehen. Diese äußert sich dann indirekt z.B. in Form von Schlafstörungen, dem Wiederaufleben alter Versagensängste und -situationen oder in gereizter Stimmung und Ungeduld gegenüber anderen. Auch ein resignatives Aufgeben begleitet von persönlichen Insuffizienzgefühlen u.U. sogar Schuldgefühlen kann die Folge sein.

Tabelle 13.3. Passive Immunisierung bei Hepatitis B. (Mod. nach Zöllner 1991)

Wie?	5 ml Hepatitis B-Immunglobulin i.m., Wiederimpfung nach 4 Wochen
Wann?	Innerhalb 6 bis 12 h nach Inokulation Beachte: Vor Immunisierung Blutentnahme zur Bestimmung der HBV-Marker
Wer?	Nur Personen mit negativer Hepatitis B-Serologie Nach Nadelstich oder Mucosakontakt mit infektiösem Material Partner von HbsAg-positiven Personen Evtl. Kombination mit der aktiven Hepatitis B-Impfung

Sicherung der Diagnose. Ausschluß organischer Erkrankungen mit reduziertem Allgemeinzustand und verminderter körperlicher Belastbarkeit sollte erfolgt sein. Ansonsten Anamnese, die hier dem Ausschluß eines Angstsyndroms, einer neurotischen Fehlhaltung, einer Depression bzw. Psychose gilt. Ferner ist anamnestisch typisch die de facto gegebene nachvollziehbare Überlastung und der häufig bereits aus der Voranamnese gefestigte Eindruck einer intakten Persönlichkeit.

Therapie und Verlaufskontrolle

- Klärendes, stützendes Gespräch, das es dem Patienten gestattet, die Situation quasi als Außenstehender zu betrachten. In der Regel ist keine weiterführende Therapie erforderlich.
- Hilfreich können insbesondere bei innerer Unruhe und Schlaflosigkeit das autogene Training oder ähnliche Entspannungsverfahren sein.
- In seltenen Fällen kann kurzfristig – nach entsprechender eingehender Erörterung und Belehrung des Patienten – die Verordnung eines Tranquilizers oder Schlafmittels zur Aufrechterhaltung der im Alltag geforderten Leistungsfähigkeit nötig werden.
- Verabredung mindestens eines Kontrolltermins, der im wesentlichen folgenden Zielen dient:
  - Überprüfung der Diagnose bzw. des Eindrucks einer nicht behandlungsbedürftigen Situation bei ausreichenden eigenen Kräften der Situationsbewältigung
  - Überprüfung einer ggf. eingesetzten Medikation
  - Beurteilung der Prognose sowohl der äußeren Gegebenheiten als auch deren Auswirkungen auf die Persönlichkeit, evtl. die Familie
  - Festlegung weiterer Maßnahmen bzw. abschließende Besprechung mit dem Patienten, wann ggf. eine ärztliche Intervention angezeigt scheint

Zum Fallbeispiel

Bei der Patientin ergab die Anamnese und die bereits langzeitige Kenntnis der Familienverhältnisse das Vorliegen eines Überlastungssyndroms. Es zeigte sich, daß sie neben dem Haushalt und der Versorgung der eigenen 3 Kinder noch die Kassen- und Buchführung des Fußballvereins, in dem ihr Mann spielte, übernommen hatte. Außerdem hatte sie, um nebenbei noch etwas Geld zu verdienen, eine Anleitung für Schularbeiten ausländischer Schulkinder organisiert. Insbesondere nachdem in der Kasse des Fußballvereins ein kleiner Betrag fehlte, hatte sich bei ihr das Gefühl eingestellt, die Anforderungen wüchsen ihr über den Kopf, und sie fühlte sich zunehmend unter Druck gesetzt. Im Gespräch konnte unter Hinzuziehung von Ehemann und Schwiegermutter vereinbart werden, daß die Schwiegermutter 2mal wöchentlich nachmittags ihre Enkel zu sich nimmt, daß die Schulaufgabenbetreuung der am Ort sehr zahlreichen ausländischen Kinder durch eine weitere Kraft unterstützt wurde und daß nach dem bevorstehenden Halbjahresabschluß der Buchführung und Kasse des Fußballvereins, der mit dem Beginn der Schulferien zusammen fiel, eine Kur über das Müttergenesungswerk durchgeführt werden sollte, wobei auch die Kinder mitgenommen werden konnten. Bei dieser Kurmaßnahme, bei der die Patientin selbst weitgehend von der Erziehungsaufgabe der Kinder befreit war, dennoch Kontakt mit ihnen hatte, an einer Selbsterfahrungsgruppe und vielfältigen sportlichen und kulturellen Angeboten des Kurortes teilnahm, hatte sie sich sehr gut erholt.

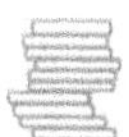

Literaturhinweise

Heisig N (Hrsg) (1985) Innere Medizin in der ärztlichen Praxis, 2. Aufl. Thieme, Stuttgart New York

Kess H, Commerell B, Lienhart P, Nikulicz-Radecki J, Fleiderer T (1985) Gastroenterologie. In: Schettler G (Hrsg) Taschenbuch der praktischen Medizin, 10. Aufl. Thieme, Stuttgart New York

Vogl H (1981) Differentialdiagnose der medizinisch-klinischen Symptome, 2. Aufl. Reinhardt, München Basel

Zöllner N (Hrsg) (1991) Innere Medizin. Springer, Berlin Heidelberg New York Tokyo

13.2 Erkältung

A. Hattendorf

Vorbemerkung

Akute katarrhalische Infekte der oberen Luftwege, oftmals als „Erkältungskrankheiten" bezeichnet, machen eines der häufigsten Krankheitsbilder in Allgemeinpraxen aus. Sie sind zu 95 % durch Viren verursacht, können jedoch, besonders bei Patienten mit chronischen Atemwegserkrankungen, durch sekundäre bakterielle Infekte kompliziert werden.

Nicht zu unterschätzen ist der sozialmedizinische Aspekt der respiratorischen Infekte. Sie sind mit über 30 % aller Krankschreibungen der häufigste Grund für Arbeitsunfähigkeit und somit aus ökonomischer Sicht eine der „teuersten" Krankheiten der Bevölkerung.

Grippale Infekte gehören zu den sogenannten banalen Erkrankungen und bieten in der Regel wenig diagnostische Schwierigkeiten.

Da auch Infektionen mit einer Reihe von seltenen und teilweise sehr gefährlichen Erregern mit einer grippalen Frühsymptomatik einhergehen, müssen die differentialdiagnostischen Erwägungen bei entsprechenden Verdachtsmomenten sofort erweitert werden.

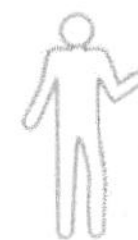

13.2.1 Fallbeispiel

Eine 60jährige Patientin klagt seit 2 Tagen über Fieber mit Schüttelfrost, Appetitlosigkeit, Abgeschlagenheit, Kopf- und Kreuzschmerzen. Weiterhin besteht ein leichter, wäßriger Schnupfen, Husten mit spärlichem, manchmal blutigem Auswurf sowie ein vermehrter Tränenfluß. Ähnliche grippale Beschwerden in ihrer Umgebung bestehen nicht. Bei der Untersuchung finden sich gerötete Konjunktiven, eine erhebliche Rötung des Pharynx und der Zunge, außerdem zervikale Lymphknotenschwellungen. Die Lunge ist auskultatorisch unauffällig. Der Puls ist tachykard (120/min), der Blutdruck erniedrigt (110/80 mmHg).

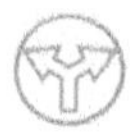

13.2.2 Differentialdiagnostisches Grobraster

Wie aus Tabelle 13.4 ersichtlich ist, sind von den akuten viralen Infekten der oberen Luftwege zahlreiche andere Infektionskrankheiten und Erkrankungen mit grippalen Beschwerden abzugrenzen. Die Wahl der Begriffe ist vielfältig, jedoch darf man nicht alle unklaren Fieberzustände als grippalen Infekt bezeichnen; außerdem sollte man den Begriff „Grippe" (= Influenza, echte Virusgrippe) meiden, weil er in der Laiensprache gewöhnlich als Oberbegriff für fieberhafte Infekte gebraucht wird.

Tabelle 13.4. Differentialdiagnostisches Grobraster bei „grippalen Beschwerden"

Virusinfekt der oberen Luftwege/ akute respiratorische Erkrankung (ARE)	• akute Rhinitis, Pharyngitis, Laryngitis, Bronchitis • akute Bronchiolitis • Pharyngokonjunktivalfieber • Influenza
Viruserkrankungen, die (im Frühstadium) unter dem Bild eines grippalen Infekts verlaufen	• infektiöse Mononukleose • Zytomegalie • akute Virushepatitis • Bornholmsche Erkrankung • Poliomyelitis • Frühjahr-Sommer-Meningoenzephalitis (FSME)
Viruserkrankungen mit grippalen Beschwerden und Effloreszenzen der Haut/Mundschleimhaut	• Masern, Röteln, Windpocken • Stomatitis aphthosa • Herpangina
Bakterielle Infekte, die (im Frühstadium) mit grippalen Beschwerden einhergehen	• Keuchhusten (Pertussis) • Epiglottitis • Pontiac-Fieber • Lyme-Borreliose • Ornithose • Q-Fieber
Rezidivierende Atemwegsinfekte	• chronische Rhinitis/chronische Bronchitis • Immunmangelkrankheiten

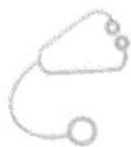

13.2.3 Primärdiagnostik

Anamnestische Angaben

- Positive ***Familien- oder Umgebungsanamnese*** bei endemischen Virusinfekten
- ***Heiserkeit und trockener Husten*** bei Laryngitis; bellender Husten bei stenosierender Laryngotracheitis.
- ***Krampfhustenanfälle*** (Stakkatoserien) bei Keuchhusten (Pertussis)
- ***Atemabhängige Schmerzen*** im Thorax bei schwerer Bronchitis und Pneumonie
- ***Muskelschmerzen*** im unteren Brustbereich und Bauch bei Bornholmscher Erkrankung (Coxsackie Virus B)
- ***Hohes Fieber***, länger als 3 Tage anhaltend, oder erneuter Temperaturanstieg bei bakterieller Superinfektion
- ***Subfebrile Temperaturen*** mit Müdigkeit, Gliederschmerzen und Appetitlosigkeit können das Prodromalstadium einer akuten Virushepatitis kennzeichnen
- ***Sputum*** weiß-gelblich bei akuten Virusinfekten; gelb-grünlich bei bakterieller (Super-)Infektion; braunes Sputum bei hämorrhagischen bakteriellen Infekten, differentialdiagnostisch ist hier an ein Bronchialkarzinom oder eine schwere Herzinsuffizienz zu denken

Bei unklaren Infekten stets die Umgebungsanamnese erheben, z.B.:
- **Zeckenbiß → FSME (Frühsommer-Meningoenzephalitis), Lyme-Borreliose**
- **Schwimmbadbesuch → Pharyngokonjunktivalfieber**
- **Vogelzüchter → Ornithose**
- **Landwirte → Q-Fieber**

Untersuchungsbefunde

- ***Rötung des Rachens*** bei akuter Pharyngitis;
  grau-weißliche Beläge bei Mononukleose,
  Hämorrhagien (gesprenkelte, dunkelrote Schleimhaut) bei Influenza
- ***Himbeerzunge*** typisch für Scharlach, wird jedoch auch bei Influenza und Pharyngokonjunktivalfieber gesehen
- Vesikuläre/ulzeröse ***Läsionen der Mundschleimhaut*** bei Herpangina oder Stomatitis aphthosa
- ***Koplikische Flecken*** bei Stadium katarrhale der Masern
- ***Konjunktivitis*** bei Pharyngokonkunktivalfieber, Influenza
- ***Lymphknotenschwellungen*** häufig bei Influenza (zervikal) und Röteln (nuchal); generalisiert bei Mononukleose und Zytomegalie
- ***Rasselgeräusche*** bei akuter Bronchitis (grobblasig), Bronchiolitis, Pneumonie (fein- bis mittelblasig, klingend)
- Zunehmende ***Dyspnoe*** bei Pneumonie, stenosierender Laryngitis, Epiglottitis oder Bronchiolitis

- ***Meningismus*** bei Masernenzephalitis, FSME, Poliomyelitis, Infekte mit Coxsackie-Viren (Sommergrippe, M. Bornholm)
- ***Verwirrtheit*** bei Legionärskrankheit, Pontiac-Fieber
- Typische ***Exantheme*** bei Röteln, Masern, Scharlach
- Wanderrötung (Erythema chronicum migrans): Frühsymptom der Lyme-Borreliose
- ***Kreislaufstörungen*** mit Blutdruckabfall und Bradykardie bei Influenza

Technische Untersuchungsbefunde
- Leukozytose eher bei bakteriellen Infekten
- Leukopenie und Lymphozytose sprechen für einen viralen Infekt
- Typische Lymphoidzellen kommen bei der Mononukleose vor.

Unauffälliges Differentialblutbild und normale BKS schließen eine bakterielle Superinfektion nicht aus.

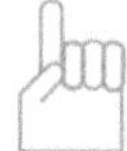

13.2.4 Entscheidungen über nachfolgende Maßnahmen

- ***Sofortige Krankenhauseinweisung*** bei meningealer Reizung sowie bei Kindern mit deutlichen dyspnoeischen Einziehungen (Transport im Notarztwagen!)

Vorläufige therapeutische Maßnahmen
- Akute respiratorische Erkrankungen werden im allgemeinen symptomatisch behandelt.
- Nur bei bakteriellen (Super-)Infektionen und bei Patienten mit chronischen Atemwegserkrankungen sind Antibiotika indiziert.

Weitere differentialdiagnostische Maßnahmen
- Antikörpernachweis bei Verdacht auf FSME, Lyme-Borelliose und andere bakterielle Infekte; ansonsten sind Erreger- und Antikörpernachweis ohne praktische Bedeutung
- Oberbauch-Sonographie bei Erkrankungen, die mit Splenomegalie und/oder Hepatomegalie einhergehen (Scharlach, Mononukleose, Zytomegalie, Virushepatitis)
- Thoraxröntgenaufnahme bei Verdacht auf Pneumonie sowie bei allen bronchitischen Beschwerden, die länger als 3 Wochen bestehen (Cave: stenosierendes Bronchialkarzinom)
- Bestimmung der Transaminasen bei Verdacht auf Virushepatitis, Mononukleose und Zytomegalie
- Bei länger bestehender Heiserkeit Vorstellung beim HNO-Arzt

DD

13.2.5 Differentialdiagnostik

Akuter Virusinfekt der oberen Luftwege

Ätiologie. Rhinoviren mit über 100 verschiedenen Serotypen, Adenoviren, RS-Virus, Parainfluenza-Virus, Coxsackie-Viren u.a.

Epidemiologie. Erwachsene erkranken 2–3 mal, Kleinkinder sogar bis zu 10 mal im Jahr, vielfach im Rahmen einer Endemie in der kalten Jahreszeit, an akuten Atemwegsinfekten. Die Übertragung erfolgt durch Tröpfcheninfektion, Inkubationszeit 1–4 Tage.

Klinik. Frösteln, ggf. Fieber, Abgeschlagenheit, Kopf- und Gliederschmerzen, Rhinitis und Husten mit weiß-gelblichem Auswurf, Gefühl des wunden Halses, geschwollene und gerötete Schleimhaut im Nasen-Rachen-Raum. Die Beschwerden klingen nach ca. 1 Woche wieder ab. Wichtigste Komplikationen sind bakterielle Superinfektionen sowie Fieberkrämpfe bei Kindern.

Sicherung der Diagnose. Typische Anamnese und klinischer Befund.

Therapie und Verlaufskontrolle. Symptomatische Behandlung (z.B. antipyretisch wirksame Analgetika, Sekretolytika und Nasenvasokontriktiva), jedoch keine „Grippemittel" mit sedierender, kreislaufanregender und hustenstillender Komponente. Weiterhin ist auf eine ausreichende Flüssigkeitszufuhr zu achten. Wadenwickel und Inhalationen mit Kamillen- oder Salbeitee sind zu empfehlen. Prophylaktisch wirksam sind regelmäßige Warm-Kalt-Reize (Sauna, Wechselduschen).

Influenza (Syn.: Grippe, „echte Virusgrippe")

Ätiologie. Influenzavirus Typ A, B oder C.

Epidemiologie. Typ A verursacht durch Antigenvariationen alle 2–3 Jahre kleinere und alle 10–15 Jahre große Epidemien mit einer hohen Mortalitätsrate, besonders bei Patienten mit Diabetes, Herz-Kreislauf- u. chronischen Atemwegserkrankungen.

Klinik. Nach einer Inkubationszeit von 1–3 Tagen plötzlich hohes Fieber, Schüttelfrost, schweres Krankheitsgefühl mit Kreislaufstörungen, Appetitlosigkeit, Katarrh der oberen Luftwege mit dunkelroter Schleimhaut, Himbeerzunge, oft generalisierter Weichteilschmerz und Halslymphknotenschwellung. Der Husten ist meist trocken und quälend mit spärlichem, evtl. blutigem Auswurf. Manchmal kommen gastrointestinale Beschwerden hinzu. Als mitunter lebensbedrohliche Komplikationen werden schwere Superinfektionen, Myokardbeteiligung und Dekompensation bei bestehenden Vorerkrankungen (Diabetes, Herzinsuffizienz), bei Kindern auch akute Atemnot durch Laryngitis oder Bronchiolitis angesehen.

Sicherung der Diagnose. Sie wird in der Regel klinisch gestellt; Laborparameter haben aufgrund des plötzlichen Verlaufes nur eine geringe Bedeutung.

Therapie und Verlaufskontrolle. Wichtig sind Bettruhe und ausreichende Flüssigkeitszufuhr, ansonsten erfolgt die Therapie symptomatisch. Häufig sind Hustensedativa und Sympathomimetika (z.B. Etilefrin) erforderlich. Bei sehr schweren Verläufen Krankenhauseinweisung. Eine Chemoprophylaxe mit Amantadin ist bei nichtgeimpften Risikopatienten, auch innerhalb der ersten 48 Stunden nach Krankheitsbeginn, möglich.

Bei unkompliziertem Verlauf kommt es nach wenigen Tagen zur Entfieberung; allerdings besteht oft eine mehrwöchige Rekonvaleszenzphase mit verminderter physischer Belastbarkeit.

Stenosierende Laryngotracheobronchitis (Syn.: „Pseudokrupp")

Ätiologie. Parainfluenza – u.a. Viren; Eine hohe Schadstoffbelastung der Luft begünstigt die Manifestation.

Epidemiologie. Am häufigsten erkranken Kinder im Alter von 6 Monaten bis 6 Jahren, oft im Anschluß an einen banalen Atemwegsinfekt.

Klinik. Leitsymptome sind Atemnot, deutlich hörbarer inspiratorischer Stridor, trockener, bellender Husten, Heiserkeit und Unruhe. Auskultatorisch hört man trockene Nebengeräusche.

Sicherung der Diagnose. Die Diagnose wird anhand des klinischen Bildes gestellt; abzugrenzen sind andere Krankheitsbilder (Masernkrupp, Epiglottitis und Diphterie).

Therapie und Verlaufskontrolle. Beruhigung, feuchte, kühle Luft (offenes Fenster, laufende Dusche), Antitussiva, Expektorantien. Bei zunehmender Dyspnoe Glukokortikoide (z.B. Suppositorien) und ggf. Adrenalin-Dosier-Aerosol. Mit einem bedrohlichen Verlauf muß gerechnet werden: bei Atemnot mit jugulären, sternalen und interkostalen Einziehungen sowie deutlicher Zyanose (sofortiger Notarztwagen-Transport in eine Kinderklinik indiziert).

Zum Fallbeispiel

Es handelt sich um eine Influenza.

13.2.6 Allgemeine anliegenbezogene Maßnahmen

Wichtigste prophylaktische Maßnahme zur Vermeidung von Komplikationen und Todesfällen bei akuten respiratorischen Infekten ist die jenseits des 60. Lebensjahres sowie bei Risikopatienten alljährlich durchzuführende Grippe-Schutzimpfung. Zu den Risikogruppen gehören Patienten mit chronischen Herz-, Atemwegs- oder Stoffwechselerkrankungen; außerdem Personal im medizinischen Bereich, in Altenheimen, Lehrer usw.

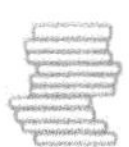

Literaturhinweise

Ernst E (1990) „Abhärten gegen Erkältung" – ist das möglich?. Fortschritte der Medizin 108: 586–587

Finch KT (ed) (1987) Prevention, Management and Control of Influenza. The American Journal of Medicine 82 (suppl 6A)

Hamm H (1988) Allgemeinmedizin, 4. Aufl. Thieme, Stuttgart New York

Heisig N (Hrsg) (1985) Innere Medizin in der ärztlichen Praxis, 2. Aufl. Thieme, Stuttgart New York

Palitzsch D (Hrsg) (1990) Pädiatrie, 3. Aufl. Enke, Stuttgart

Schettler G, Greten H (Hrsg) (1990) Innere Medizin, 8. Aufl. Thieme, Stuttgart New York

Schrömbgens HH (1974) Der sogenannte „leichte" Fall in der Allgemeinpraxis. In: Brandlmeier P (Hrsg) Hausärztliche Versorgung. Springer, Berlin Heidelberg New York

13.3 Fieber

F. Krause

Vorbemerkung

Nach Robert N. Braun ist Fieber eines der häufigsten Patientenanliegen. Fieber kann als eins der wichtigsten und doch zugleich der unspezifischen Symptome, die dem Allgemeinarzt begegnen, verstanden werden. Am häufigsten werden dem Allgemeinarzt die sog. fieberhaften grippalen Infekte begegnen. Sie stellen auch volkswirtschaftlich einen wichtigen Faktor dar, da es aufgrund dieser Erkrankungsgruppe am häufigsten zu Krankschreibungen kommt. Im Rahmen dieser Erkrankungsgruppe kann es auch zu schwereren Folgen wie Bronchitiden oder Pneumonien kommen. Auf der anderen Seite muß der Allgemeinarzt beim Krankheitssymptom Fieber mitunter an seltene und seltenste Krankheitsbilder denken. Dies ist besonders wichtig im Zeitalter des Ferntourismus und beim ständigen Zuzug ausländischer Patienten.

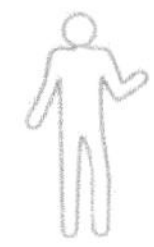

13.3.1 Fallbeispiel

Eine 45jährige Hausfrau erscheint wegen eines seit ca. 2 Tagen verschlechterten Allgemeinbefindens. Sie klagt über einen deutlichen Leistungsabfall sowie über ein diffuses Schwindelgefühl, eine leichte Antriebsschwäche und einen leichten Verstimmungszustand. Als körperliche Beschwerden gibt sie diffuse Muskelschmerzen, besonders in den oberen und unteren Extremitäten, aber auch im Nacken- und Schulterbereich an. Weiterhin berichtet sie über ein leichtes Kratzen im Hals und über zeitweises profuses Schwitzen, das bei körperlicher Betätigung, aber auch spontan nachts auftrete. Wegen der genannten Beschwerden habe sie axillär ihre Temperatur gemessen, diese sei mit 38,9 °C abends erhöht gewesen. Die Eigenanamnese ist völlig leer, beiläufig erwähnt sie aber noch eine kürzlich stattgehabte Erkältung ihres Ehemannes.

Befund: Tachykardie von 100/min., leicht feuchte Haut. Rachenschleimhäute angedeutet gerötet, der übrige Befund ist regelrecht.

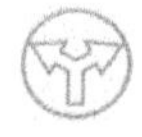

13.3.2 Differentialdiagnostisches Grobraster

- Fieber bei Infekten:
  - Akute Infekte
  - Chronische Infekte
- Onkologische Erkrankungen:
  - Solide Malignome
  - Malignome des hämopoetischen Systems
- Unterschiedliche Erkrankungen mit Fieberzuständen:
  - Fieber durch physikalische Ursachen
  - Temperaturerhöhung durch biochemische oder chemische Ursachen
  - Vegetative Hyperthermie
  - Hormonal bedingtes Fieber
  - Simuliertes Fieber
  - Allergische Prozesse mit Fieber
  - Fieber bei Gewebsschäden
  - Fieber durch Blutungen in Körperhöhlen

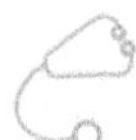

13.3.3 Primärdiagnostik

Anamnestische Angaben

- Bei ***viralen Infekten*** Fieberzustände häufig mit verschlechtertem Allgemeinzustand und verminderter körperlicher Leistungsfähigkeit, vegetative Symptome, wie Schwitzen und Tachykardien, häufig Angaben von Beschwerden im Respirationstrakt (z.B. Brennen im Nasen-Rachen-Raum, Schluckbeschwerden, Kopfschmerzen)
- Bei ***bakteriellen Infekten*** mehr körperliche Symptome, die aber auch häufig von allgemeinen und vegetativen Zeichen begleitet werden können, Husten mit Schleimauswurf von gelblich bis gelblich-grünlicher Farbe weist auf eine bakterielle Infektion hin, Heiserkeit bis Aphonie, Druckgefühl auf den Ohren oder auch starke Ohrenschmerzen und viele weitere mehr organbezogene Symptome, Fieber verschiedenen Ausmaßes in wechselnder Höhe
- Bei ***chronischer bakterieller Infektionskrankheit*** (z.B. Tuberkulose) oder ***Malignoma***, seit längerer Zeit bestehende (Wochen bis Monate), mäßig fieberhafte Zustände, Schwitzen, Gewichtsabnahme, Auswurf, Leistungsminderung, manchmal ausgeprägte Nachtschweiße, ohne daß ein punktueller Beginn angegeben werden kann.

- Bei ***Malaria*** periodische Fieberanfälle in mehrtägigen Abständen oder auch täglich mit plötzlichem Fieberabfall nach einer Reise in tropische Gebiete oder auch in Mittelmeerländer.
- Bei Erkrankung des ***rheumatischen Formenkreises*** oder ***Kollagenkrankheiten*** Fieber mit deutlichen Schmerzen in den Fingergelenken oder auch in größeren Gelenken, Bewegungseinschränkungen und eventuell Überwärmung, manchmal Hautveränderungen.

Untersuchungsbefunde

- Allgemeiner Eindruck und Inspektion: Leichter bis mittelschwer erkrankter Patient, eventuell gerötete Schleimhäute des Rachens, Kopfschmerzen, physikalischer Untersuchungsbefund (Auskultation und Perkussion) jedoch unauffällig bei viralen ***grippalen Infekten***
- Allgemeiner Eindruck: mittelschwer bis schwer erkrankter Patient. Inspektion: Häufiger schweißige Haut. Physikalischer Untersuchungsbefund: trockene Rasselgeräusche mit oder ohne Spastik, Perkussion unauffällig bei ***Bronchitis***, feuchte (klingende) mittelblasige, evtl. feinblasige Rasselgeräusche und evtl. verkürzter Klopfschall bei der Perkussion bei ***Pneumonien***
- Manchmal reduzierter Allgemeinzustand. Inspektion i.allg. unauffällig, u.U. Untergewicht und Blässe. Physikalischer Untersuchungsbefund oftmals unauffällig. Wichtig ist hier die Anamnese der Fieberzustände und des gesamten Krankheitsbildes. Bei Verdachtsdiagnose ***chronischer bakterieller Infekt***, (z.B. Tuberkulose) oder ***Karzinom***
- Tachykardie, evtl. Strumabildung, Exophthalmus, feuchte Haut bei ***Hyperthyreose***
- Schmerzhafte Rötung und Schwellung meist der Fingergelenke, evtl. auch anderer Gelenke, mitunter dermatologische Veränderungen bei Erkrankung des ***rheumatischen Formenkreises*** oder bei ***Kollagenosen***.
- Tastbar vergrößerte, nicht schmerzhafte Lymphknoten axillär, im Halsbereich, oder auch inguinal, evtl. Splenomegalie und Hepatomegalie bei ***onkologischer Erkrankung*** (z.B. Hodykin- und Non-Hodykin-Lymphome)

Technische Untersuchungsbefunde

BKS und Leukozyten bei Infekten häufig erhöht, ebenso bei onkologischen Erkrankungen. Eisen und Hämoglobin häufig erniedrigt.

13.3.4 Entscheidungen über nachfolgende Maßnahmen

- Behandlung durch den Allgemeinarzt bei unkompliziertem viralen grippalen Infekt. Verlaufskontrollen.
- ***Röntgenologische Untersuchung*** bei Verdacht auf Pneumonie oder Tuberkulose, danach ggf. Überweisung zum Lungenfacharzt.
- ***Blutuntersuchung*** mit BKS, Blutbild und Eisenspiegel bei protrahiertem Verlauf

- Bei Verdacht auf rheumatologische Erkrankung oder Kollagenosen zusätzliche Blutuntersuchungen: Rheumafaktoren, antinukleäre Faktoren, Harnsäure, Antistreptolysintiter, nötigenfalls Vorstellung beim Rheumatologen
- Bei Hinweisen auf Hyperthyreose zusätzlich Blutuntersuchungen von T_3, T_4 und TSH
- Bei Annahme einer onkologischen Erkrankung erfolgt ***Krankenhauseinweisung***

Vorläufige therapeutische Maßnahmen
- Bei banalem ***Virusinfekt*** Bettruhe, symptomatische medikamentöse Behandlung
- Bei ***bakteriellen Infekten*** antibiotische Behandlung je nach Organbefund, ggf. physikalische Behandlung wie Mikrowellenbestrahlung und Atemgymnastik
- Bei ***rheumatischen Erkrankungen*** nichtsteroidiale Antirheumatika

Weitere therapeutische Maßnahmen richten sich jeweils nach der Grundkrankheit.

Weitere differentialdiagnostische Maßnahmen
- Bei progredienten Beschwerden
- Sofern bisher keine sichere diagnostische Zuordnung möglich ist

DD 13.3.5 Differentialdiagnostik

Fieber, das als sehr allgemeines Symptom in der täglichen Praxis betrachtet werden kann, zieht eine Fülle differentialdiagnostischer Überlegungen nach sich. Es ist für den Allgemeinarzt sehr wichtig, beim Symptom Fieber auch an seltenere Differentialdiagnosen zu denken, diesen nachzugehen und entsprechende Maßnahmen einzuleiten.

Weitere Differentialdiagnosen
- Fieber nach Impfung
- Allergische Purpura (Schoenlein-Henoch)
- Autoimmunkrankheiten (Thyreoiditis, Arteriitis temporalis)
- Morbus Boeck
- Infekte der Nieren und der ableitenden Harnwege (besonders Pyelitis, Pyelonephritis)
- Cholezystitis, Cholangitis, Gallenblasenempyem
- Endocarditis lenta
- Polymyalgia rheumatica (nur mäßiges Fieber)
- Osteomyelitis

Seltene Differentialdiagnosen

- Vegetatives Fieber
- Familiäres Mittelmeerfieber (FMF)
  Bei Patienten aus dem östlichen Mittelmeerraum, Beginn meist im Kindesalter
- Steroidfieber
- Aids

Zum Fallbeispiel

Fieberhafter Virusinfekt mit vegetativer Begleitsymptomatik ohne spezifischen Organbefund (vgl. Kap. 13.2).

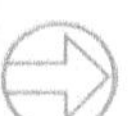

13.3.6 Allgemeine anliegenbezogene Maßnahmen

Notwendige Arbeitsunfähigkeitszeiten sollten so gewählt werden, daß bei banalen Infekten eine sichere Ausheilung erzielt werden kann und somit Komplikationen vorgebeugt wird. Trotz eines banal erscheinenden Krankheitsbildes ist eine häufige Kontrolle des Patienten dringend erforderlich, damit schwerwiegendere Erkrankungen nicht übersehen werden.

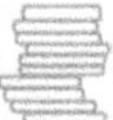

Literaturhinweise

Braun RN (1986) Lehrbuch der Allgemeinmedizin. Kirchheim, Mainz

Losse H, Wetzels E (1982) Rationelle Diagnostik in der inneren Medizin, 3. Aufl. Thieme, Stuttgart New York

Siegenthaler W, Kaufmann W, Hornbostel H (1987) Lehrbuch der Inneren Medizin, 2. Aufl. Thieme, Stuttgart New York

Siegenthaler W (Hrsg) (1988) Differentialdiagnose innerer Krankheiten, 16. Aufl. Thieme, Stuttgart, New York

13.4 Juckreiz

D.H. Pullwitt

Vorbemerkung

Juckreiz ist ein häufiges Symptom verschiedener Krankheiten und kann durch eine Vielzahl innerer und äußerer Faktoren ausgelöst werden. Er wird über die Schmerzsinnesorgane der Haut vermittelt. Ähnlich dem Schmerz kann Juckreiz auch selbst Krankheitswert besitzen, da er einen erheblichen Leidensdruck verursachen und trotz erfolgreicher Therapie der Grundkrankheit persistieren kann.

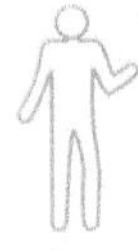

13.4.1 Fallbeispiel

Ein 72jähriger Rentner klagt über seit Tagen anhaltenden quälenden Juckreiz am ganzen Körper. Hautveränderungen habe er nicht bemerkt und auch die Hautpflege und tägliche Hygiene habe er nicht geändert. Die Medikation der bekannten Herzinsuffizienz (Digitalis und Diuretikum) wurde seit einem Jahr nicht umgestellt.

Befund: Ein sehr schlanker Mann in altersentsprechendem Allgemeinzustand bei kompensierter Herzinsuffizienz. Trockene Haut mit deutlichen Kratzspuren vor allem am Stamm und den Waden.

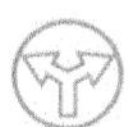

13.4.2 Differentialdiagnostisches Grobraster

- „Idiopathischer" Pruritus (Pruritus cutaneus simplex)
- Psychogener Pruritus (Pruritus sine materia)
- Pruritus bei Erkrankungen innerer Organe, z.B.
  - Erkrankungen des Blutbildungssystems
  - Stoffwechselerkrankungen
  - Leber- und Nierenerkrankungen
  - viszerale Neoplasien
- Pruritus bei Hautkrankheiten

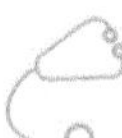

13.4.3 Primärdiagnostik

Anamnestische Angaben

- Gemessen am Hautzustand zu ***starkes bzw. zu häufiges Entfetten*** der Haut (meist bei älteren Patienten) bei Exsikkationsekzematik
- ***Juckreiz ohne Einbeziehung des Kopfes***, vor allem ausgelöst durch Bettwärme; Familienangehörige ebenfalls betroffen, bei Skabies (Krätze)
- Kontakt mit einfachen chemischen Stoffen (z.B. neues Waschmittel) bei allergischem Kontaktekzem
- Juckreiz in den letzten 3 ***Schwangerschaftsmonaten*** bei Pruritus gravidarum
- Juckreiz vor allem im ***Winter*** beim Betreten warmer Räume:
  - Pruritus hiemalis (Winterjucken)
  - Exsikkationsekzematid
- ***Juckreiz punktförmig*** über den ganzen Körper verteilt bei Prurigoerkrankungen

Untersuchungsbefunde

- ***Stark juckende Ekzeme*** vor allem in den großen Gelenkbeugen bei Neurodermitis
- Flüchtige (Stunden) ***beetartige Erhabenheiten*** der Haut (Quaddeln) bei Urtikaria

- ***Randbetonte, scharf begrenzte Ekzemherde*** an umschriebener Lokalisation (d.h. bei Befall des Fußes: typischerweise nur ein Fuß betroffen) bei Mykosen
- ***Kleiner hämorrhagischer Punkt*** in der Mitte eines ansonsten per Glasspatel wegdrückbaren Herdes bei Insektenstichen
- ***Erythrodermie*** (generalisiertes Erythem) und ***Lymphknotenschwellung:***
  - bei Lymphomen der Haut
  - bei maligner Lymphogranulomatose
- ***Generalisierte Lichenifikation*** (vergröberte, verdickte Haut) mit Kratzeffekten und Pigmentverschiebung bei maligner Lymphogranulomatose
- ***Ödeme, Gewichtsanstieg*** bei Niereninsuffizienz

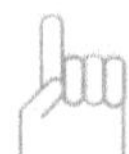

13.4.4 Entscheidungen über nachfolgende Maßnahmen

- ***Krankenhauseinweisung*** bei Erythrodermie
- Dermatologisches Konsil bei unklaren Hautveränderungen
- Tumorsuche bei Hinweisen auf Neoplasie wie z.B. Gewichtsabnahme, „chronischer" Husten etc.
- Pilzabstrich, Allergietestung, Histologie bei Verdacht auf entsprechende Hautveränderungen
- Bestimmung von Bilirubin, AP, LAP, Gamma-GT, GOT, GPT, Hepatitis-Serologie bei Verdacht auf Cholestase
- Bestimmung von T3, T4, TSH bei Verdacht auf Schilddrüsendysfunktion
- Bestimmung von Harnstoff und Kreatinin im Blut bei Verdacht auf Niereninsuffizienz
- Bestimmung des Differentialblutbildes und gegebenenfalls weiterführende Diagnostik bei Verdacht auf maligne Granulomatose, Non-Hodgkin-Lymphome, Chronische Lymphadenose, Polyzythämia vera
- Blutzuckerbestimmung und oraler Glukosetoleranztest bzw. Blutzuckertagesprofil bei Verdacht auf Diabetes mellitus

Vorläufige therapeutische Maßnahmen

Dem jeweiligen Hautzustand angepaßte antipruriginöse Externa:

- Puder, Lotio zur Austrocknung, Kühlung und Entzündungshemmung bei feuchter, fettiger Haut
- Cremes, Öle zur Pflege bei normaler Haut
- Salben zur Nachfettung und Entzündungshemmung bei trockener Haut
- Antihistaminika per os bei starkem Leidensdruck

DD

13.4.5 Differentialdiagnostik

Exsikkationsekzem

Ätiologie. Austrocknung der Hornschicht, meist durch übermäßige Entfettung der Haut.

Epidemiologie. Gehäuft bei Sebostatikern und wegen der nachlassenden Fettproduktion bei Älteren.

Klinik. Insgesamt sehr trockene Haut. Besonders an den Streckseiten der Unterschenkel finden sich unscharf begrenzte schuppende, zum Teil auch gerötete Herde und oberflächliche Hornhautrisse.

Sicherung der Diagnose. Anamnese und Klinik. Eventuell Bestimmung der Alkaliresistenz.

Therapie. Vermeidung der weiteren Austrocknung und Fetten der Haut. Bei schwerwiegenden Fällen initial kurzfristig niedrig dosierte kortikosteroidhaltige Externa.

Flohstiche

Ätiologie. Befall mit Menschenfloh, einem flügellosen blutsaugenden Insekt von 2–3 mm Länge. Auch der Befall mit Hunde-, Ratten- und Katzenfloh ist möglich, da nur eine partielle Wirtsspezifität besteht.

Epidemiologie. Wieder ansteigende Häufigkeit, Vorkommen der Flöhe innerhalb von Wohnungen in Teppichböden, Klimaanlagen etc.. Begattete Weibchen legen monatelang täglich 2–5 Eier. Die Entwicklung über Larve und Puppe bis zum Insekt dauert etwa 4 Wochen.

Klinik. Heftig juckende, rötlich-urtikarielle Läsionen, häufig in Dreiergruppen („Frühstück, Mittag-, Abendessen“) meist an kleiderbedeckten Körperteilen, da sich die Flöhe in der Kleidung aufhalten.

Sicherung der Diagnose. Anamnese (z.B. Kontakt mit von Flöhen befallenen Tieren), Klinik, Ausscheidungen der Flöhe z.B. auf dem Bettlaken (kleine dunkle Krümel).

Therapie. Antipruriginöse Externa, Wechsel von Wäsche und Oberbekleidung, eventuell zusätzlich Entwesung der Wohnung oder Gebrauch von Insekten-Repellents.

Kopfläuse

Ätiologie. Befall mit Kopfläusen (Pediculosis capitis), 2–3 mm lange, sich schnell vermehrende Parasiten, die Eier in Form von Nissen am Haarschaft festkleben.

Epidemiologie. Starke Zunahme in den letzten Jahren.

Klinik. Prädilektionsstellen der Ekzeme, die aufgrund des Juckreizes häufig aufgekratzt werden, sind der Nacken und die Retroaurikularregionen. Sekundärinfektionen und Lymphadenitiden sind möglich. Bei sehr starkem Befall Verfilzung der Haare.

Sicherung der Diagnose. Nachweis der Nissen.

Therapie. Lokal Hexachlorcyclohexan.

Skabies (Krätze)

Ätiologie. Leicht übertragbare Epizoonose. Krätzmilben (Acarus scabiei) bohren Gänge in der Oberhaut und legen dort Eier ab (Weibchen) bzw. leben auf der Haut.

Epidemiologie. Übertragung meist bei engem körperlichen Kontakt in der Bettwärme. Seit einigen Jahren wieder zunehmende Häufigkeit.

Klinik. Generalisierter Juckreiz vor allem bei Bettwärme. Bei Erwachsenen meist unter Aussparung des Kopfbereiches. Ekzemähnliche Morphen. Bei genauem Hinsehen kann man Milbengänge erkennen: Mehrere Millimeter lange, gewundene Gänge mit einer Erhabenheit an einem Ende, unter der sich die Milbe befindet. Prädilektionsstellen: Fingerzwischenräume, Handgelenk- und Ellenbeugen, Axillen, Bauchnabel- und Brustwarzenregion sowie Genitalbereich.

Variante: ***Gepflegte Skabies***, z.B. bei Vorbehandlung mit Kortikosteroiden. Hier gibt es nur wenige Hautmorphen bei scheinbar grundlosem Juckreiz.

Sicherung der Diagnose. Mikroskopischer Nachweis der Milben. Klinik.

Therapie. Hexachlorcyclohexan über mindestens 3 Tage. Anschließend symptomatische Behandlung der Ekzeme. Mitbehandlung der Kontaktpersonen.

Atopisches Ekzem (endogenes Ekzem, Neurodermitis)

Ätiologie. Letztlich unbekannt bei polygen determinierter Diathese.

Epidemiologie. Familiär gehäuftes Auftreten bei 1–3 % aller Kinder. Neuerkrankungen auch im Erwachsenenalter. Bei Kindern Spontanheilungen häufig.

Klinik. Rezidivierende papulöse Ekzeme. Lichenifikationen und Exkoriationen.

Prädilektionsstellen: Gesicht, Nacken und Beugeseiten der großen Gelenke. Starker Juckreiz. Insgesamt trockene und blasse Haut.

Sicherung der Diagnose. Klinik. Serum-IgE erhöht, Eosinophilie.

Therapie. Behandlung der Sebostase auch in erscheinungsfreien Intervallen: wenig waschen, dabei Verwendung rückfettender Zusätze, Auftragen fettender Externa je nach Hautzustand. Therapie der Ekzemmorphen: Extern Kortkosteroide *so viel wie nötig und so wenig wie möglich* (z.B. Intervallbehandlung), jeweils nur wenige Tage lang. Bei Bedarf Antihistaminika per os.

Verlaufskontrolle. Engmaschige Begleitung und Beratung der Patienten. Für eine erfolgreiche Behandlung ist die Kenntnis der individuellen Reaktionsweise der Haut des Patienten wichtig.

Weitere Ursachen für Juckreiz

Kontaktekzeme, Exantheme, Urtikaria, Prurigoerkrankungen, Pruritus sine materia, Pruritus cutaneus simplex, Pruritus gravidarum, Polymorphe Lichtdermatose, Lichen ruber, Lichen vidal, Follikulitiden, Dyshidrosen, Mykosen, Diabetes mellitus, Niereninsuffizienz, Hyperurikämie, Hypo- und Hyperthyreose, Chronisch lymphatische Leukämie, Morbus Hodgkin, Polyzythämia vera.

Zum Fallbeispiel

Im Fallbeispiel konnte per Blickdiagnose und aufgrund einer speziell auf die Hygiene ausgerichtete Anamnese ein Exsikkationsekzematid als Vorstufe eines Exsikkationsekzems festgestellt werden. Neben den unten dargestellten allgemeinen Maßnahmen wurde dem Patienten empfohlen, bei der Körperpflege auf Seife weitgehend zu verzichten und besonders bei Vollbädern rückfettende Zusätze zu verwenden. Zum Einfetten der Haut verwendete der Patient zunächst Salben und nach dem schnellen Abklingen der akuten Beschwerden handelsübliche Cremes.

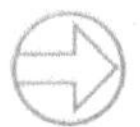

13.4.6 Allgemeine anliegenbezogene Maßnahmen

Allen Patienten mit Juckreiz kann empfohlen werden, die Fingernägel kurz und sauber zu halten, um Exkoriationen und Infektionen entgegenzuwirken. Genußmittel mit vasodilatierenden Eigenschaften, wie Kaffee, Alkohol und Gewürze, sollten gemieden werden, falls sie zu einer Verstärkung des Juckreizes beitragen. Eine Austrocknung der Haut durch Baden sollte vermieden werden, stattdessen sollten die Patienten kurz duschen. Wollkleidung hat sich oftmals als juckreizverstärkend erwiesen, weshalb Baumwolle bevorzugt werden sollte. Die Befeuchtung der Raumluft kann zu einer Linderung des Juckreizes beitragen.

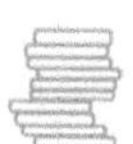

Literaturhinweise

Altmeyer P, Holzmann H (1986) Lexikon der Dermatologie. Springer, Berlin Heidelberg New York Tokyo

Fritsch P (1990) Dermatologie, 3. Aufl. Springer, Berlin Heidelberg New York Tokyo

Goroll AH, Lawrence AM, Mulley AG Jr. (eds) (1987) Primary Care Medicine. J.B. Lippincott, Philadelphia London

Marghescu S (1981) Dermatologie und Venerologie. Springer, Berlin Heidelberg New York

Zöllner N (Hrsg) (1991) Innere Medizin. Springer, Berlin Heidelberg New York Tokyo

13.5 Müdigkeit

W. Schlopsnies

Vorbemerkung

Müdigkeit ist ein in der allgemeinärztlichen Sprechstunde relativ häufig geklagtes Symptom. Ein ausgesprochenes Leitsymptom ist es jedoch nicht, differentialdiagnostisch ist es selten führend. Die Müdigkeit und damit relativ häufig verbunden ein allgemeines Schwächegefühl kann physiologische, pathologische und psychologische Ursachen haben. Stehen Schlafmangel, körperliche und geistige Überarbeitung im Vordergrund – dies ist anamnestisch relativ leicht zu erfragen –, dann hat das Symptom Müdigkeit keinen Krankheitswert, sondern es handelt sich um ein physiologisches Geschehen. Wie bei dem Allgemeinsymptom Kopfschmerzen so gibt es auch bei der „Müdigkeit" zahlreiche als pathologisch zu bezeichnende Ursachen. Es kann hinweisen auf Stoffwechsel-, endokrine Erkrankungen, Infektionen, Tumoren oder Intoxikationen, es kann auch Hinweise auf Nebenwirkungen von Medikamenten geben.

Eine psychogen bedingte Müdigkeit wird häufig in enger Beziehung zur Depression stehen.

Allgemein wird dieser Beschwerdekomplex von Patienten verschiedener Altersgruppen vorgetragen. Häufig aber von jungen Menschen des asthenischen oder leptosomen Konstitutionstyps, aber auch von Frauen in den Wechseljahren sowie nicht selten von Männern mittleren Alters bei ausgeprägter beruflicher Überforderung. Von den Patienten wird das Symptom Müdigkeit immer dann als ernster angesehen, wenn das Leistungsvermögen im beruflichen und privaten Bereich auffällig nachläßt und besonders, wenn eine erhebliche Diskrepanz zu dem sonstigen Leistungsvermögen besteht. Ein wichtiger Hinweis für den Arzt ist es, wenn dieser Beschwerdekomplex von dem Partner bzw. anderen Menschen aus der Umgebung des Patienten bestätigt wird.

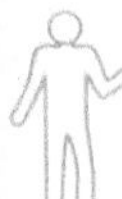

13.5.1 Fallbeispiel

Ein 17jähriges, nicht sehr lebhaftes Mädchen kommt in die Sprechstunde; sie gibt an, daß sie morgens große Schwierigkeiten beim Aufstehen habe, obwohl sie jede Nacht mindestens 8–9 Stunden schlafe. Sie gibt auch Konzentrationsschwierigkeiten am Arbeitsplatz im Büro und in der Berufsschule an, besonders in der 2. Vormittagshälfte. Die sportliche Leistungsfähigkeit habe im Vergleich zur Schulzeit deutlich nachgelassen. Der Appetit sei mäßig, das Essen in der Betriebskantine schmecke ihr auch nicht besonders. Die Regelblutung sei in den letzten Monaten häufiger aufgetreten, im allgemeinen schon nach 21 Tagen. Eine verstärkte Regelblutung könne sie nicht feststellen. Die Antibabypille nehme sie schon seit über 2 Jahren und vertrage sie gut. Bei der Untersuchung fällt der asthenische Konstitutionstyp auf, eine ausgeprägte Gesichtsblässe, die sichtbaren Schleimhäute sind mäßig durchblutet, die Handinnenflächen sind feucht, die Thorax- und Abdominalorgane sind klinisch unauffällig, RR 100/70, die Reflexe sind nicht besonders lebhaft. Von der Psyche her finden sich keine Auffälligkeiten, sie hat ein freundliches zugewandtes Wesen, ihre Lebensfreude sei nicht beeinträchtigt.

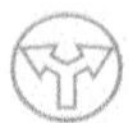

13.5.2 Differentialdiagnostisches Grobraster

Krankhafte Veränderungen folgender Organsysteme können Müdigkeit verursachen:

- Herz-Kreislauf-System (z.B. Orthostasesyndrom)
- Anämien (z.B. Blutungsanämie bei Hypermenorrhoe)
- Zerebrale Störungen (z.B. Hypoxie, Atemnot)
- Depression
- Chronisch konsumierende Erkrankungen (z.B. Malignome, Herz-, Kreislauf- u. Lungenerkrankungen)
- Mangelzustände durch einseitige Ernährung
- Endokrine Störungen (z.B. Schilddrüsenfehlfunktion)
- Berufliche Fehlbelastung, z.B. durch Bildschirmarbeit, Sauerstoffmangel durch unzureichende Klimatisierung am Arbeitsplatz oder auch toxische Einflüsse
- Schleichende Infektionskrankheiten (z.B. Tuberkulose)
- Stoffwechselkrankheiten (z.B. Diabetes mellitus, Nierenversagen)

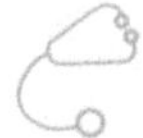

13.5.3 Primärdiagnostik

Anamnese

Bei der Erhebung der Anamnese sollte nach familiären Belastungen im Hinblick auf Stoffwechselkrankheiten, schweren Infektionen, Tumorleiden oder auch psychischen Erkrankungen gefragt werden. Bei der Eigenanamnese sind die zeitlichen Bezüge im Hinblick auf das Symptom Müdigkeit wichtig, Fragen nach Ernährungsgewohnheiten, beruflichen Belastungen, Änderungen des Körpergewichtes, Medikamenteneinnahme, Schlafgewohnheiten und bei Frauen Fragen nach Regelstörungen.

Körperliche und technische Untersuchungen
Neben einer gründlichen körperlichen Untersuchung wird ein orientierender Blutstatus mit Blutbild, Blutsenkung, Elektrolytstatus und den üblichen Stoffwechselparameter sowie Schilddrüsenüberprüfung notwendig sein.

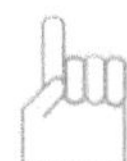

13.5.4 Entscheidungen über nachfolgende Maßnahmen

Bei entsprechendem Verdacht wird eine Röntgenaufnahme der Lungen veranlaßt, möglicherweise auch ein EKG mit Steh- und Belastungsversuchen.

- Weisen Körpertemperaturmessung und Blutveränderungen auf einen Entzündungsprozeß hin, ist eine weiterführende Diagnostik von fachärztlicher bzw. klinischer Seite notwendig.
- Eine mögliche Eisenmangelanämie läßt sich therapeutisch leicht beeinflussen, Regelstörungen sollten von einem gynäkologischen Facharzt behandelt werden.
- Bei deutlichen psychischen Auffälligkeiten sollten ergänzend eine psychosomatische Grundversorgung erfolgen.
- Gravierende Schlafstörungen sollten ggf. im Schlaflabor abgeklärt werden.
- Müdigkeit als Haupt- oder Nebensymptom von Medikamenteneinwirkungen wird genau eruiert und ggf. durch Umstellung oder Absetzen korrigiert.
- Müdigkeit auf der Grundlage gestörten Nachtschlafs ergibt sich bei Geräuschbelästigung durch Auto- und Schienenverkehr sowie durch Industrielärm.
- Im Hinblick auf Intoxikationen durch Umweltgifte kann Müdigkeit zum führenden Leitsymptom werden (s. Kap. 17). Wegweisende anamnestische Hinweise ergeben sich außer durch die Berufsanamnese auch aus Veränderungen der Wohnsituation (Umzug, Renovierung etc.).

DD

13.5.5 Differentialdiagnostik

Chronisches Müdigkeitssyndrom (chronic fatigue Syndrom)

Ätiologie/Pathogenese. Nicht ganz geklärt. Bereits vor 100 Jahren hat Sigmund Freud ein fast identisches Krankheitsbild beschrieben, 1988 legte Holms in Atlanta eine Arbeitsdefinition fest. Diskutiert wird eine Immunschwäche im Anschluß an Virusinfektionen oder auch eine komplexe Regulationsstörung der psycho-neuro-immunologischen Achse. Zumindest ist es auch eine gravierende psychogene Störung mit sehr vielgestaltiger Symptomatik.

Epidemiologie. In den USA wird vermutet, daß ca. 1,6 Mio. Menschen derzeit von dem Syndrom betroffen sind.

Klinik. Es findet sich eine schwere Abgeschlagenheit mit Reduktion der üblichen Aktivität um 50 % für die Dauer von mindestens 6 Monaten. Manchmal liegen eine Temperaturerhöhung im subfebrilen Bereich, eine Lymphadenopathie, allgemeine Muskelschwäche, Myalgien und vormals nicht erlebte Erschöpfungszustände vor. Kopfschmerzen können gepaart sein mit Arthralgien ohne auffällige Gelenkschwellungen sowie mit Parästhesien und Schwindelzuständen. Die Schlafstörungen betreffen besonders die Einschlafphase, häufig ist ein Pavor nocturnus.

Sicherung der Diagnose. Da bei einem Symptom, wie ausgeprägter Müdigkeit, sehr viele verursachende Krankheitsbilder in Frage kommen, müssen zur Sicherung der Diagnose eine ganze Reihe anderer Müdigkeitsursachen ausgeschlossen werden. Das übliche Labor (s. oben) muß helfen, einen Entzündungsprozeß auszuschließen, Funktionsprüfungen des Pankreas, der Niere, der Leber, des Darms und der Nebenniere müssen durchgeführt werden. Maligne Erkrankungen sind auszuschließen. Schwerere Infektionen an den inneren Organen und im übrigen Körper, wie Tuberkulose, Hepatitis, Colitis, Morbus Crohn, Osteomyelitis, verursachen ein ähnliches Müdigkeitssyndrom. Wichtig ist der Ausschluß von Intoxikationen, besonders mit Schwermetallen, pflanzlichen Toxin, Nahrungsmitteln (wie z.B. Pilze) oder berufsbezogenen Schadstoffen. Auch allergische Erkrankungen sollten ausgeschlossen werden.

Therapie. Therapeutisch ist in der allgemeinärztlichen Sprechstunde die intensive Beratung wichtig, wobei es entlastend für den Patienten wirkt, daß bei über 70 % der Betroffenen das chronische Müdigkeitssyndrom zumeist in einem Zeitraum von 6 Monaten von allein verschwindet. In der ausgeprägten Krankheitsphase haben sich Immungluboline, Interferon und auch Thymuspeptide bewährt; wichtig ist eine Substitution fehlender Vitamine und Mineralien. Wegen der Komplexität des Krankheitsbildes ist allerdings eine standardisierte Therapie nicht bekannt. Häufig wird besonders bei ausgeprägter Angstsymptomatik eine psychotherapeutische Mitbehandlung notwendig sein. Auch entsprechende Selbsthilfegruppen haben zum Teil gute Erfolge aufzuweisen.

Leukämien

Die häufigsten Leukämien beschreibt Tabelle 13.5.

Zum Fallbeispiel

Die Anamnese und der körperliche Untersuchungsbefund lassen schnell den Verdacht auf eine Anämie aufkommen, was sich durch entsprechende Laboruntersuchungen (Blutbild, Ferritin- u. Eisenspiegelbestimmung) nachweisen ließ. Entzündliche und neoplastische Erkrankungen wurden ausgeschlossen. Ausgelöst wurde die Anämie durch die verstärkte Regelblutung

Tabelle 13.5. Häufige Leukämien

	Akute lymphatische Leukämie (ALL)	Akute myeloische Leukämie (AML)	Chronisch-lymphatische Leukämie (CLL)	Chronische myeloische Leukämie (CML)
Ätiologie/Pathogenese Kennzeichen	Hämatologische Neoplasie mit unkontrollierter Proliferation unreifer Lymphozyten. Bei ca. 1/2 der Patienten Chromosomenabnormitäten nachweisbar.	Proliferation unreifer Zelltypen aus der granulozytären und monozytären Reihe. Auf der Basis morphologischer, zytochemischer und immunzytologischer Kennzeichen werden 7 Subtypen unterschieden (M 1 – M 7).	Neoplastische Proliferation und Akkumulierung relativ ausgereift erscheinender Lymphozyten. Klonale Vermehrung von B-Lymphozyten.	Neoplastische Knochenmarkserkrankung mit starker Vermehrung aller granulopoetischen Zellen im Knochenmark, Blut und anderen Organen (Hepatosplenomegalie). In mehr als 90 % der Fälle ist eine Chromosomenaberration (Philadelphia-Chromosom) nachweisbar.
Epidemiologie	Ca. 80 % Kinder, 20 % Erwachsene betroffen. Inzidenz: 1/100.000/Jahr.	Überwiegendes Vorkommen im Erwachsenenalter.	Trifft überwiegend das höhere Lebensalter. Männer etwa doppelt so häufig wie Frauen betroffen. Häufigste Leukämieform in Europa und Nordamerika.	Inzidenz: 1/100.000/Jahr. Durchschnittliches Manifestationsalter 45–50 Jahre. Männer erkranken häufiger als Frauen. Mittlere Überlebenszeit 3–4 Jahre.
Klinik	Eingeschränkte Leistungsfähigkeit. Müdigkeit und Krankheitsgefühl. Häufig Fieber mit und ohne Infekt. Häufig Purpura oder andere Blutungszeichen. Gelenk-, Knochenschmerzen, häufig ZNS-Beteiligung. Splenomegalie, Lymphknotenschwellungen, Hepatomegalie.	Allgemeines Krankheitsgefühl, Leistungsrückgang, gelegentlich Hautinfiltrate, Zahnfleischinfiltrate, rezidivierende Infekte, Ulzera der Mundschleimhaut, Gerinnungsstörung. Hepato- und Splenomegalie möglich.	Schleichender Beginn mit anfangs nur mäßiger Beeinträchtigung des Allgemeinbefindens. Häufig symetrische Lymphknotenschwellungen, oft erhebliche Splenomegalie. Bei ca. 1/2 der Patienten Antikörpermangel und bei rund 1/4 eine Coombs-posive hämolytische Anämie.	Frühzeitige Beeinträchtigung des Allgemeinbefindens mit Leistungsrückgang, Müdigkeit und Krankheitsgefühl. Spleno- und Hepatomegalie, selten Anämie, Thrombozytopanie oder Lymphknotenvergrößerungen.
Sicherung der Diagnose	Leukozytose im peripheren Blutbild (bei ca. 60 %), bei rund 1/3 verminderte Leukozytenzahlen. Differentialblutbild: unreife, blastenähnliche Zellen. Neutropenie, Anämie, Thrombozytopenie. Knochenmarkzytologie: Vorherrschender Zelltyp: Blasten. Differentialdiagnose gegenüber anderen Leukämien durch Zytochemie und Immunzytologie.	Peripheres Blutbild: Leukozytenzahl vermehrt (bei ca. 50 %) oder vermindert (bei ca. 30 %), meist Granulopenie, Anämie und Thrombozytopenie. Knochenmarkspunktion: Weitgehende Durchsetzung mit Blasten bei Fehlen der Zwischenstufen der Granulopoese (Hiatus leucaemicus).	Blutausstrich: Vermehrung kleiner reif erscheinender Lymphozyten auf 70–90 % mit Gumprecht'schen Kernschatten. Oft extrem hohe Leukozytenwerte (bis 500.000 n/ml). Im Knochenmark Invasion durch kleine typische Lymphozyten von unterschiedlichem Ausmaß.	Im peripherem Blutbild typische Leukozytose mit pathologischer Linksverschiebung mit dem Nachweis granulozytärer Vorstufen bis zu Myeloblasten. Alkalische Leukozytenphosphatase erniedrigt. Im Knochenmark gesteigerte Granulopoese mit extrem zellreichem Bild.
Therapie und Verlaufskontrolle	Chemotherapie (Vincristin, Prednison und Anthrazyklin) führt bei 90 % bzw. 80 % (Erw.) zu einer vollen Remission. Danach sequentielle Chemotherapie, ferner zur Prophylaxe des ZNS-Befalls intrathekale Chemotherapie oder Schädelbestrahlung. Sorgfältige Infektionsprophylaxe und rechtzeitige antibiotische Therapie bei Infekten.	Kombinierte zytostatische Chemotherapie, womit in 50–80 % der Fälle Remission von Monaten bis max. ca. 2 Jahre Dauer erreicht wird. Allogene Knochenmarkstransplantation bei entsprechenden Voraussetzungen bedenkenswert.	Häufig sehr protrahierter Verlauf. Zurückhaltung mit zytostatischer und Kortikosteroidtherapie wird empfohlen. Therapiebedürftigkeit liegt vor bei Anämie, Thrombozytopenie und tumorhaftem Verlauf. (Chlorambucil (Leukeran) und Prednison). Nicht selten über Jahrzehnte hin gutartige Verläufe.	Bei jungen Patienten wird Knochenmarkstransplantation empfohlen, sonst zytostatische Therapie u.U. in Kombination mit Milzbestrahlung. Damit Besserung des Krankheitsbildes, jedoch keine Lebensverlängerung erreichbar.

und die asthenische Konstitution mit einer Hypotonie verstärkten die Beschwerden in gleicher Richtung. Die Therapie der Wahl war eine Eisensubstitution und eine Korrektur der Hormonbehandlung durch einen Gynäkologen. Hiernach verlor sich das Symptom Müdigkeit schnell.

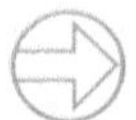

13.5.6 Allgemeine anliegenbezogene Maßnahmen

Das Symptom Müdigkeit fordert den Allgemeinarzt in seiner Sprechstunde in all seinen Funktionen. Es verlangt Genauigkeit der Anamnese, gründliche allgemeine Untersuchung, auch Empathie und Führungsstärke. Da es sich, wie oben erwähnt, fast immer um jüngere bzw. Patienten mittleren Alters handelt, hat das allgemeinärztliche Handeln direkten Bezug zur beruflichen Leistungsfähigkeit und Lebensqualität des Patienten. In der Sprechstunde wird versucht, eine Krankheitsfixierung bzw. eine Chronifizierung derartiger Symptome zu vermeiden. Gerade hierbei wird sich auch eine gute kollegiale Zusammenarbeit innerhalb der verschiedenen Fachdisziplinen positiv für den Patienten auswirken.

Literaturhinweise

Hamm H (1986) Allgemeinmedizin-Familienmedizin, 2. Aufl. Thieme, Stuttgart New York

Loch K (1989) Notfallmedizin nach Leitsymptomen. Deutscher Ärzte-Verlag, Köln

MSD - Manual (1988) der Diagnostik und Therapie, 4. Aufl. Urban & Schwarzenberg, München

Müller F, Seifert O (1989) Taschenbuch der medizinisch-klinischen Diagnostik, 72. Aufl. Springer, Berlin Heidelberg New York Tokyo

Schettler G, Greten H (Hrsg) (1990) Innere Medizin, 8. Aufl. Thieme, Stuttgart New York

13.6 Schwindel

S.H. Schug, A. Hattendorf

Vorbemerkung

Das Beratungsanliegen Schwindel oder „mir ist so schwindelig“ entspricht einer breiten Palette von Störungen der Aufmerksamkeit, des Lage- und Bewegungsempfindens, nicht unbedingt dem enger definierten Symptomenkomplex Schwindel (Vertigo).

Ein gestörtes Lage- und Bewegungsempfinden ist stark mit subjektiver Verunsicherung verknüpft und beunruhigt den Patienten. Andererseits drücken manche Patienten mit der Angabe von Schwindel ein unbestimmtes Unsicherheitsgefühl aus, das auf eine allgemeine Störung der Stimmungslage oder der Aufmerksamkeit gründet. Bei jüngeren Menschen ist hier an psychosomatische Zusammenhänge zu denken, bei älteren Menschen stehen kardiale oder zerebrovaskulär bedingte Störungen der Hirndurchblutung im Vordergrund.

Die Angabe von Schwindel steht damit für eine vieldeutige Allgemeinsymptomatik, deren Bedeutung und Wertigkeit beim individuellen Patienten durch sorgfältige Anamnese- und Befunderhebung aufzuklären ist.

Auch bezüglich seiner Häufigkeit als Beratunganliegen ordnet sich Schwindel zwischen andere Allgemeinsymptome wie Husten, Rückenschmerzen, Kopf- und Bauchschmerzen ein: In der EVaS-Studie (vgl. Kap. 4 und 5) stehen die Nennungen von Schwindel mit 3 % aller Kontakte an 4. Stelle der häufigsten Patientenanliegen. Bei den Kontakten älterer Patienten (ab 65 Jahre) mit Allgemeinärzten ist Schwindel die häufigste geschilderte Beschwerde. Jede 10. Frau über 75 gibt beim Arztbesuch Schwindel an.

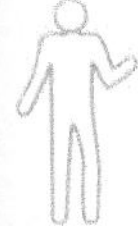

13.6.1 Fallbeispiel

Eine 28jährige Frau berichtet von mehrmals täglich auftretenden Schwindelzuständen. Sie fühle sich dann ganz taumelig und würde wohl hinfallen, falls sie sich nicht hinsetzen oder irgendwo festhalten könne. Sie sei bislang jedoch noch nicht gestürzt. Beim Auftreten des Schwindels würden die Beine kraftlos und könnten sie nicht mehr tragen. Außerdem fühle sich ein Bein mitunter taub an. Aufgrund der Beschwerden traue sie sich kaum noch aus dem Haus, sie könne keiner regelmäßigen Arbeit nachgehen.

Anamnestisch besteht eine Schilddrüsenunterfunktion, die z.Zt. unter Substitution gut eingestellt ist. Neurologische, otologische und kardiovaskuläre Erkrankungen können in der Vorgeschichte nicht erfragt werden. Kein Hinweis auf Alkohol-, Drogen oder Medikamentenmißbrauch. Bei der körperlichen Untersuchung finden sich außer einer leichten Struma (I°) keine Auffälligkeiten, insbesondere kein Spontan- oder Blickrichtungsnystagmus sowie eine unauffällige Bewegungskoordination (Romberg, Unterberger, Seiltänzergang), keine sichere Sensibilitätsstörung. Die Pulsfrequenz beträgt 72/min, der Blutdruck 115/75 mmHg beidseits.

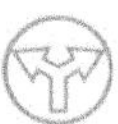

13.6.2 Differentialdiagnostisches Grobraster

Die Diagnosefindung bei Schwindel ***gründet sich sehr stark auf die Anamnese***. Neben der ***Art der Beschwerden*** ist auch deren ***Dauer*** von entscheidender Bedeutung. Zunächst ist zu unterscheiden zwischen Allgemeinschwindel und systematischem Schwindel, wie er für Störungen des vestibulären Systems typisch ist.

Systematischer Schwindel ist gekennzeichnet durch abnorme Bewegungsempfindungen wie

- scheinbare Drehbewegungen der Umgebung,
- scheinbare Schwankbewegungen des Untergrundes,
- Liftgefühl,
- Kipp- und Seitwärtsbewegungen u.a.

Ungerichteter oder ***Allgemeinschwindel*** ist gekennzeichnet durch diffuse Störungen wie

- Taumelkeit
- Schwarzwerden vor den Augen
- Benommenheit,
- Kopfleere oder
- „nicht so richtig wach werden"

mit einer vielfältigen Ätiologie.

Besonders eindringlich wird das Symptom Schwindel auch beim Vorliegen eines ***Hyperventilationssyndroms*** und bei anderen ***psychosomatischen, neurotischen*** oder ***psychotischen Beschwerdebildern*** geschildert.

Daneben wird Schwindel bei ***visuellen Wahrnehmungsstörungen*** wie beim verletzungs- oder entzündungsbedingt neu neuaufgetretenen Schielen gesehen.

Eine Einordnung der wichtigsten Schwindelformen zeigt Tabelle 13.6.

Tabelle 13.6. Differentialdiagnostisches Grobraster bei Beratungsanlaß Schwindel

Systematischer Schwindel (Bewegungs-, vestibulärer Schwindel)
• *Peripher-vestibulärer Schwindel (meist Drehschwindel)*
– transitorischer Lagenystagmus
– Morbus Ménière (Labyrinth-Hydrops)
– Neuronitis vestibularis (bei Virusinfekt oder Hörsturz)
– entzündlich (Labyrinthitis, Lues)
– traumatisch (Contusio labyrinthi, Felsenbeinfraktur)
– toxisch (Alkohol, Aminoglykoside, Salicylate, Diuretika u.a.)
– Akustikusneurinom (Kleinhirnbrückenwinkeltumor), hierbei Schwindel nicht diagnostisch wegweisend (einseitige Hypakusis!)
• *Zentral-vestibulärer Schwindel (meist Schwank- und Kippschwindel)*
– Hirnstammprozesse (vertebrobasiläre Insuffizienz, Multiple Sklerose
– bei zerebralen Krampfleiden (Epilepsie)
– Kleinhirnerkrankungen (hier Gleichgewichtsstörungen führend)
– toxisch (Alkohol, Medikamente [s.o.], Schwermetalle)
Ungerichteter Schwindel (Allgemein-, nichtvestibulärer Schwindel)
• *Kardiovaskulärer Schwindel*
– orthostatische Dysregulation
– arterielle Hypo- und Hypertonie
– Herzrhythmusstörungen
– Anämien
– Zerebralsklerose (v.a. Schwindel bei Blutdruckschwankungen)
• *Sonstige Ursachen*
– visueller Schwindel (z.B. Erkrankung der Augenmuskeln)
– stoffwechselbedingt (z.B. Hypoglykämie, Niereninsuffizienz, Hypovitaminosen)
– Genußmittel (Koffein, Nikotin)
– Hyperventilationssyndrom
– psychogen im Rahmen von Neurosen und Psychosen

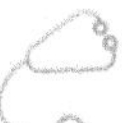

13.6.3 Primärdiagnostik

Bei der Primärdiagnostik des Schwindels stehen ***sorgfältige Anamnese*** und ***einfache Funktions- und Bewegungstests*** im Vordergrund. Daneben ist auch eine gründliche körperliche Untersuchung bezogen auf das Herz-Kreislauf- und das Nervensystem durchzuführen.

Anamnestische Hinweise

Die Kombination von Angaben zur ***Symptomdauer*** und zur ***Schwindelcharakteristik*** ist in den meisten Fällen bereits diagnostisch wegweisend. Tabelle 13.7 gibt eine systematische Übersicht, die einerseits nach zunehmender Dauer und andererseits nach Spezifität der Schwindelsymptomatik (vestibulär-peripherer, vestibulär-zentraler und nicht-vestibulärer Schwindel) angeordnet wurde.

Untersuchungsbefunde

Der ***Leitbefund*** bei Schwindel ist der ***Nystagmus,*** d.h. rhythmische, ruckartige Bewegungen der Augäpfel:

- ***Spontannystagmus*** wird beim Blick nach geradeaus, nach rechts, nach links, nach oben und nach unten geprüft und ist ein pathologisches Zeichen.
- ***Richtungsbestimmter Spontannystagmus*** spricht für eine periphere Vestibularisschädigung
- Mit der Blickrichtung wechselnder ***Blickrichtungsnystagmus*** spricht eher für eine zentrale Schädigung (Hirnstammbereich).
- Hiervon zu unterscheiden ist der ***Endstellungsnystagmus*** beim extremen Blick zur Seite, dem keine krankhafte Bedeutung zukommt.
- Die ***Koordination*** wird durch den Armhalteversuch nach Romberger, den Unterbergschen Tretversuch und den Seiltänzergang (mit offenen und geschlossenen Augen) überprüft. Deutliche seitengerichtete Abweichungen weisen jeweils gleichseitig auf das befallene Vestibularisorgan hin.
- Eine einfache ***Hörprüfung*** kann mit Flüstersprache durchgeführt werden. Der Befund einer Hypakusis muß immer mit anamnestischen Angaben ergänzt werden (neuaufgetreten, einseitiger Ausfall?). Er weist auf eine Reihe otogener und neurologischer Störungen hin.
- Sehr hoher oder sehr niedriger ***Blutdruck*** weisen auf eine akute Störung der Kreislaufregulation hin (denke an: orthostatische Dysregulation, Linksherzinsuffizienz bzw. hypertone Krise).
- Eine ***Pulsuntersuchung*** über eine Minute gibt bereits verwertbare Hinweise auf Herzrhythmusstörungen. Sehr langsamer Puls weist auf Erregungs- oder Überleitungsstörungen hin (z.B. AV-Blockierung). Schneller und ggf. unregelmäßiger Puls (cave: Pulsdefizit) findet sich etwa bei supraventikulärer Tachykardie oder Tachyarrhythmia absoluta.

Tabelle 13.7. Anamnestische Angaben bei Schwindel. Lokalisation: ***p-v*** = peripher-vestibulär; ***z-v*** = zentral-vestibulär; ***and.*** = andere Lokalisationen

Symptomdauer	Symptomcharakteristik	Lokalisation	Spricht für/am ehesten bei
Einige Sekunden	Lagerungsschwindel mit Nystagmus bei Körperbewegungen mit bestimmter Kopfhaltung	p-v	transitorischer (benigner paroxysmaler) Lagerungsnystagmus bei Kupulolithiasis
	Drehschwindel bei Kopfbewegungen	z-v & and.	Schwindel bei Halswirbelsäulenveränderungen: • direkte Nervenreizung (zentral-vestibulär) • Irritation des Halssympathikus • Einengung der Aa. vertebrales
	vorausgehende Aura, dann akuter Bewegungsschwindel mit anschließender Bewußtseinstrübung	and.	epileptischer Krampfanfall im Temporallappenbereich
Sekunden bis Minuten	Schwankschwindel im Stehen	and.	orthostatische Dysregulation
	geringer Schwankschwindel	and.	visueller Schwindel bei Störungen (Parese) der Augenmuskulatur
Minuten bis Stunden	unregelmäßig rezidivierende Schwindelattacken mit Erbrechen, Ohrgeräuschen und Hörminderung	p-v	Morbus Meniere
	Schwindelattacken mit Erbrechen, einseitige Parästhesien, Hypakusis, Bewußtseinsstörung	z-v	Transitorische Ischämische Attacke (TIA) im vertebrobasilären Stromgebiet
	geringer Schwankschwindel, leichte Bewußtseinsstörung	and.	Hypoglykämie, Hyperventilationssyndrom
Stunden bis Tage	Schwindel mit starker vegetativer Begleitsymptomatik	p-v	Bewegungskrankheiten (Kinetosen), z.B. Seekrankheit
	Lageschwindel und Lagenystagmus	z-v	Intoxikation, z.B. Alkohol, Barbiturate
Tage bis Wochen	andauernder Drehschwindel mit Erbrechen, evtl. Hörminderung	p-v	Labyrinthitis bei Innenohrentzündung
	heftiger Drehschwindel mit Erbrechen	z-v	Wallenbergsyndrom (vertebrobasiläres Stromgebiet), Ischämie der Aa. cerebelli inferior u. superior
Wochen	Drehschwindel, evtl. Hypakusis	p-v	chronische Labyrithitis bei chronischer Otitis media
	Ohrschmerzen, Drehschwindel, Erbrechen, Bläschen im Gehörgang	p-v	Herpes zoster oticus
Wochen bis Monate	Drehschwindel mit Erbrechen, *keine* Hörstörung	p-v	Neuronitis vestibularis
	Drehschwindel mit Erbrechen, evtl. Hypakusis	p-v	Ischämie der A. Labyrinthi
	Lage- oder Lagerungsschwindel	p-v	Contusio labyrinthi
	Drehschwindel, Schwankschwindel, Lageschwindel	z-v	Multiple Sklerose mit Entzündungs- bzw. Entmarkungsherden im Stammhirnbereich
Lang anhaltend	gering ausgeprägter Schwindel, Gangunsicherheit, Taumeligkeit	and.	zerebrovaskuläre Insuffizienz, Multiinfarktsyndrom
	geringer Schwankschwindel	and.	Schwindel bei Anämie oder Stoffwechselstörungen
	unspezifisch, im Zusammenhang mit psychosozialen Belastungen	and.	Schwindel als Symptom einer psychoreaktiven Störung.

Technische Untersuchungsbefunde

- Leukozytose und Senkungsbeschleunigung weisen auf entzündliche Prozesse im Mittel- oder Innenohr hin.
- Im Ruhe-EKG ergänzt durch einen Rhythmusstreifen (üblicherweise 1 min bei 25 mm/s) können Hinweise auf das Vorliegen weiterer kardiopulmonaler Funktionsstörungen (Blockbilder, Rechtsherzbelastung etc.) gewonnen und Herzrhythmusstörungen weiter differenziert werden.

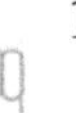

13.6.4 Entscheidungen über nachfolgende Maßnahmen

- ***Sofortige Krankenhauseinweisung*** bei
  - Verdacht auf akute kardiovaskuläre Krankheitsbilder (Apoplex, TIA, neuaufgetretene bzw. höhergradige AV-Blockierungen (Schrittmacherversorgung!) oder
  - neuaufgetretenem systematischem Schwindel mit ausgeprägten Gleichgewichtsstörungen oder starker vegetativer Symptomatik.
- Weiterverweisung zum ***HNO-Arzt*** bei systematischem Schwindel mit Spontannystagmus (oder Provokationsnystagmus bei entsprechenden eigenen Untersuchungsmöglichkeiten)
- Weiterverweisung zum ***Neurologen*** bei Verdacht auf oder Nachweis von neurologischen Ausfällen
- Weiterverweisung zum ***Kardiologen*** bei Hinweisen auf passagere Rhythmusstörungen, koronare Herzkrankheit, bei der Erstdiagnose eines schweren Hypertonus und bei unklaren kardiopulmonalen Befunden (z.B. Verdacht auf rezidivierende Lungenembolien)
- Erweiterte psychosoziale Anamnese und ggf. Beratung oder Weiterverweisung an ärztliche oder psychologische ***Psychotherapeuten*** bei Hinweisen auf schwere psychische Belastungen und neurotische Persönlichkeitsstörung
- Weiterverweisung zum ***Psychiater*** oder ***Nervenarzt*** bei Hinweisen auf psychotisches Erleben
- Verordnung von Antivertiginosa oder Antiemetika bei Kinetosen oder chronischen Schwindelzuständen. Gleichfalls zur kurzfristigen symptomatischen Linderung (jedoch immer kausale Abklärung und entsprechende Therapie anstreben)
- ***Physikalische Therapie*** (Gleichgewichtstraining) bei chronischen Schwindelzuständen nach Erkrankungen des Innen- oder Mittelohres bzw. bei vertebrobasilärer Insuffizienz im Alter
- ***Abwartendes Offenlassen*** bei einmaligen, diffusen Beschwerdebildern ohne eindeutige Hinweise auf systematischen Schwindel

DD **Differentialdiagnostik**

Morbus Ménière

Ätiologie/ Pathogenese. Die Symptomentrias des Morbus Ménière (Schwindel, Ohrgeräusche, Schwerhörigkeit) beruht auf einer komplexen Störung des Innenohres, als deren Ursache Durchblutungsstörungen angenommen werden. Daneben wird auch die Entstehung durch Autoimmunprozesse diskutiert.

Störungen der Endolymphproduktion bzw. -resorption führen zu einem Hydrops des häutigen Labyrinths. Durch Membraneinrisse kommt es zu Veränderungen der endolymphatischen Strömung mit Irritationen der Cupula (Schwindel, Nystagmus) und Störungen des gesamten Cortischen Organs (Ohrgeräusche, Schwerhörigkeit).

Epidemiologie. Die Erkrankung beginnt typischerweise im Alter zwischen 40 und 60 Jahren und verläuft wechselhaft mit Erholungsphasen und Rückfällen.

Männer und Frauen erkranken gleich häufig.

Die Erkrankung tritt in 10(–30 %) der Fälle beidseits auf.

Klink. Die Symptomentrias des Ménière-Syndrom besteht aus

- ***Drehschwindelanfällen*** oder auch Schwankschwindelanfällen mit Übelkeit und Erbrechen, die Minuten bis Stunden andauern,
- ***einseitigem Ohrgeräusch*** (Sausen), Druck u. Völlegefühl im Ohr,
- ***einseitiger Schwerhörigkeit***, häufig verbunden mit Diplakusis (die Töne werden im kranken Ohr höher empfunden).

Zusätzlich besteht je nach Ausprägung des Krankheitsbildes begleitend eine Allgemeinsymptomatik mit

- Brechreiz/Erbrechen,
- Schweißausbruch,
- Bradykardie und
- Kollapsneigung.

Sicherung der Diagnose. (Überweisung zum HNO-Arzt!)

- Spontannystagmus (meist zunächst zur kranken, später zur gesunden Seite)
- Innenohrschwerhörigkeit mit typischer wannenförmiger Hörschwellenkurve im Tonaudiogramm („Hydropskurve")
- Gelegentlich zu Beginn der Erkrankung zunächst Tieftonschwerhörigkeit und erst später typische Schwindelanfälle (monosymptomatischer Menière)
- Positives Recruitment (Lautheitsausgleich)

Befund im Intervall:

- Vestibularisprüfung anfangs normal, später Untererregbarkeit des betroffenen Vestibularorgans
- Schwerhörigkeit wird von Anfall zu Anfall stärker, schließlich kann das betroffene Ohr ertauben.
- Das Ohrensausen ist im Anfall stärker als im Intervall.

Besonders unter dem Einfluß des quälenden Ohrensausens und der Isolierung durch Schwerhörigkeit werden die Patienten häufig zunehmend reizbar, ängstlich oder aggressiv, d.h. die Erkrankung erfordert auch entsprechende psychische Führung des Patienten.

Therapie und Verlaufskontrolle. Im Anfall Bettruhe, symptomatische Therapie durch Gabe von Antivertiginosa und/oder Antiemetika (Tabelle 13.8).

Daneben bewährt sich im akuten Stadium wie als Anschlußbehandlung zur Verhinderung weiterer Anfälle auch eine rheologische Behandlung per infusionem (s. 13.6.6).

Nachbehandlung. Allgemein wird zur Stabilisierung der Durchblutung die Einschränkung von Nikotin, Alkohol, Kaffee empfohlen.

Ggf. medikamentös orale Gabe von Betahistin, Naftidrofuryl, Pentoxyfyllin, Gingkopräparationen oder Nimodipin.

Vertebrobasiläre Insuffizienz

Ätiologie/Pathogenese. Vertebrobasiläre Syndrome entsprechen pathophysiologisch einer vorübergehenden Mangeldurchblutung im Bereich des Hirnstamms und des Kleinhirns im Sinne von Transitorischen Ischämischen Attacken (TIA) oder kompletten Hirnstamminfarkten mit typischer „ge-

Tabelle 13.8. Symptomatische Vertigo-Nausea-Therapie

Generic Name	Handelsnamen	Wirkprinzip	Nebenwirkungen
Dimenhydrinat	Vomex A® (u.a.)	Antihistaminikum, Antiemetikum	Sedierung
Diphenhydramin	Emesan® (u.a.)	Antihistaminikum, Antiemetikum	Sedierung, gastroinst. Störungen
Flunarizin	Sibelium®	Kalziumantagonist	Gewichtszunahme, Depression, Parkinsonoid
Meclozin	Peremesin®, Diligan®	Antiemetikum, Sedativum	Sedierung
Phenothiazine	Psyquil®		Sedierung, Parkinsonoid

kreuzter“ Symptomatik auf der Grundlage von kurzzeitigen Durchblutungsausfällen bzw. Verschlüssen der Aa. vertebrales bzw. der A. basilaris.

Vorübergehender Schwindel und eine Reihe weiterer neurologischer Ausfälle können auch durch eine hämodynamische Insuffizienz ausgelöst werden, wie sie besonders häufig im Alter beim Zusammenwirken arteriosklerotischer Veränderungen und einer gestörten Kreislaufregulation (orthostatische Hypotonie, Herzinsuffizienz, Nebenwirkung bei antihypertensiver Therapie) beobachtet wird.

Entsprechend werden vertebrobasiläre Durchblutungsstörungen durch allgemeine vaskuläre Risikofaktoren begünstigt: Hypertonie, Nikotinabusus, Diabetes mellitus, Fettstoffwechselstörungen, Medikamenten- und Drogeneinnahme (Ovulationshemmer, Östrogene, Ergotaminpräparate, Methysergid, Kokain).

Über 95 % aller stenosierenden Prozesse der extrakraniellen Hirngefäße sind arteriosklerotischer Genese. Daneben werden in Einzelfällen auch knöcherne Veränderungen der Halswirbelsäule oder atlanto-okzipitalen Übergangs angeschuldigt. Eine Seltenheit ist das „subclavian steal syndrome“ bei Subklaviaverschluß, bei dem es zu retrogradem Blutfluß in der A. vertebralis kommt.

Epidemiologie. Hirnstamminsulte (Durchblutungstörungen) im hinteren Hirnkreislauf machen als Makroangiopathie 20 %, als Mikroangiopathie 50 % der zerebralen Insulte aus. Latente Durchblutungsstörungen im vertebrobasilären Stromgebiet gelten als häufigste Schwindelursache des älteren Menschen.

Klinik. Die Symptome variieren stark. Es ist die ganze Spanne von leichten Schwindelanfällen (isoliert oder kombiniert mit anderen Symptomen) und plötzlichen Todesfällen bei einer Thrombose der A. basilaris anzutreffen:

- Schwindel (gerichtet oder ungerichtet) 73 %
- Vegetative Symptome (v.a. Schwitzen, Übelkeit, Erbrechen, Herzklopfen) 44 %
- Sehstörungen (Amaurose, homonyme Hemianopsie, Farbwahrnehmungsstörungen u.a.) 35 %
- Kopfschmerzen (Hinterkopf, diffus, einseitig, beidseitig) 31 %
- Sensible Störungen (Parästhesien, Hypästhesien) 29 %
- Hörstörungen (Hypakusis, Tinnitus) 27 %
- Schluck- und Sprechstörungen 11 %
- „drop attacks“ (plötzliches Hinstürzen ohne Bewußtseinsverlust) 10 %
- Synkopen 8 %
- Amnestische Episoden 5 %
- Epileptische Anfälle 2 %

Die wichtigsten Hirnstammsymptome sind Hinterkopfschmerzen, Doppelbilder, Nystagmus, Schwindel, Gefühlsstörungen der Hände, Ataxie und Sprechstörung (Dysarthrie). Beim „subclavian steal“ löst intensive Armbetätigung Schwindel und andere neurologische Symptome aus.

Sicherung der Diagnose. Bei klinischem Verdacht auf vertebrobasiläre Insuffizienz ist eine dopplersonographische Untersuchung der extra- und intrakraniellen Vertebralis- und Karotisstrombahn zur Festlegung des weiteren Vorgehens erforderlich.

Bei Verdacht auf Stenose der A. subclavia wird zunächst eine seitenvergleichende Blutdruckmessung durchgeführt.

Eine Röntgenaufnahme der HWS in 2 Ebenen zeigt ggf. Spondylophyten im Bereich der Unkovertebralgelenke, die zur Einengung der Aa. vertebrales führen können. Allerdings führen Kopfbewegungen bei nachgewiesener knöcherner Vertebralis-Einengung in der HWS nur äußerst selten zu einer relevanten Drosselung der Blutzufuhr zum Hirnstamm.

Weiterführende Untersuchungen sind Angiographie, kraniale Computer-Tomographie (CCT) und Magnetresonanztomographie (MRT).

Therapie und Verlaufskontrolle. Die Behandlung vollständiger Hirninsulte (s.a. Kap. 27.2 Schlaganfall) erfolgt durch Hämodilution mit HAES,ggf. Pentoxifyllin, bei hochgradigen Verschlüssen (auch der Aa. vertebrales, A. basilaris) 2 Wochen lang stationäre Vollheparinisierung. Eine anschließende Marcumarisierung wird kontrovers diskutiert.

Dopplersonographisch gesehene *asymptomatische* Abgangsstenosen der A. vertebralis müssen weder operiert noch dilatiert werden.

Erkrankungen der proximalen Aa. vertebrales haben infolge einer guten Kollateralisierungspotenz insgesamt eine günstigere Prognose als Erkrankungen im Karotisstromgebiet. Treten nur die typischen Symptome Schwindel, „drop attacks", Diplopie und Dysarthrie auf, so ist die Prognose gut. Auch bei lakunären Infarkten im Rahmen von Mikroangiopathien bilden sich die neurologischen Ausfälle meist vollständig zurück.

Nachbehandlung. Im Vordergrund steht die Korrektur und Überwachung der vaskulären Risikofaktoren (Korrektur einer Hypotonie oder Hypertonie, Herzinsuffizienz, Rhythmusstörung, Polyzythämie, Lungenfunktionsstörung).

Medikamentöse Behandlung mit Thrombozytenaggregationshemmern (ASS 100–300 mg/d), Kalziumantagonisten mit vorwiegend zentralem Angriffspunkt (z.B. Flunarizin) und Durchblutungsfördernden Stoffen (z.B. Pentoxifyllin)

Zur Behandlung der Schwindelsymptomatik s. oben (M. Ménière)

Zum Fallbeispiel

Bei der jungen Patientin wurden bei einer gründlichen Untersuchung einschließlich Schilddrüsendiagnostik und neurologischer Spezialuntersuchungen keine von der Norm abweichenden Befunde erhoben. Bei weiteren Gesprächen berichtet die Patientin, die ursprünglich Lebenskonflikte verneint hatte, von einer Partnerproblematik, in der sie sich in einem schwerwiegendem Entscheidungskonflikt befinde. Der Gedanke, daß sie offenbar buchstäblich „die Orientierung verloren" habe, wird von der Patientin dankbar angenommen. Es erfolgte schließlich eine längere psychotherapeutische Behandlung, unter der sich die Symptomatik weitgehend zurückbildete.

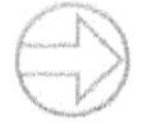

13.6.6 Allgemeine anliegenbezogene Maßnahmen

Sowohl bei vestibulärem Schwindel (z.B. benigner Lagerungsschwindel bei Kupulolithiasis) als auch bei ungerichtetem Schwindel bewährt sich krankengymnastische Behandlung (z.B. Laufen auf einer Matraze).

Bei den häufigeren vaskulär bedingten diffusen Schwindelformen ist für den Behandlungserfolg und die weitere Prognose entscheidend, daß zugrundeliegende Stoffwechselstörungen und kardiovaskuläre Erkrankungen optimal eingestellt bzw. behandelt werden: Bei Diabetes und Fettstoffwechselstörungen ist zunächst eine Intensivierung der Diätbehandlung zu empfehlen. Diese sollte durch wiederholte Diätberatung (evtl. in Gruppen oder externe Diätberatung) und regelmäßige Kontrolle und Rückmeldung der Stoffwechselparameter unterstützt werden. Wenn diätisch keine zufriedenstellende Stoffwechseleinstellung erreicht werden kann, werden orale Antidiabetika (bei Sekundärversagern Kombination mit Insulin) bzw. Lipidsenker (z.B. Colestyramin, Xantinol-Nicotinat, Fibrate und Cholesterinsynthesehemmer wie Simvastatin) gegeben.

Eine Herzinsuffizienz wird abgeklärt und medikamentös mit Diuretika, ACE-Hemmern, Nitropräparaten und ggf. Digitalis eingestellt.

Die prophylaktische Wirkung von Thrombozytenaggregationshemmern (ASS 100–300 mg) ist inzwischen empirisch gut belegt.

Bei akuter Verschlimmerung der Symptomatik empfiehlt sich eine Verbesserung der Fließeigenschaften des Blutes durch rheologische Maßnahmen (intravenös: Infusionsbehandlung mit Hydroxyäthylstärke (HAES) mit Zusätzen wie Pentoxyfyllin, Naftidrofuryl).

Zur allgemeinen Durchblutungsförderung und damit zur Linderung der ungerichteten Schwindelempfindungen bei zerebrovaskulärer Insuffizienz im Alter können u.a. Gingkopräparate gegeben werden.

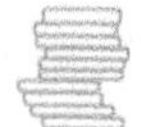

Literaturhinweise

Boenninghaus H-G (1990) Hals-Nasen-Ohrenheilkunde, 8. Aufl. Springer, Berlin Heidelberg New York Tokyo

Delank H-W (1991) Neurologie, 6. Aufl. Enke, Stuttgart

Hazzard WR, Andres R, Bierman EL, Blass JP (1990) Principles of geriatric medicine and gerontology. McGraw-Hill, New York

Poeck K (1992) Neurologie, 8. Aufl. Springer, Berlin Heidelberg New York Tokyo

Zöllner N, Hadron W (Hrsg) (1986) Vom Symptom zur Diagnose, 8. Aufl. Karger, Basel München Paris

13.7 Übelkeit

G.C. Fischer

Vorbemerkung

Die Erscheinung Übelkeit wird meistens im Zusammenhang mit Beschwerden wie Schwindel, Erbrechen oder Durchfall genannt.

Als isoliertes Beschwerdebild klagen über Übelkeit nicht selten ältere Schulkinder, junge Mädchen sowie multimorbide, meist ältere Patienten, die einer umfangreichen Arzneimitteltherapie bedürfen. Patienten drücken das Symptom Übelkeit in der Regel in der Weise aus, daß sie sagen, es sei ihnen immer so schlecht.

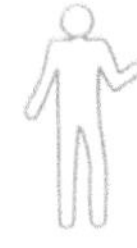

13.7.1 Fallbeispiel

Ein 18jähriges Mädchen aus einer dem Hausarzt insgesamt gut vertrauten Familie wurde bisher gelegentlich wegen Infekten der oberen Luftwege behandelt. Heute klagt sie erstmals darüber, daß es ihr vor allem morgens unmittelbar nach dem Aufstehen so „schlecht" sei und daß sie meistens vor der Schule kein Frühstück zu sich nehmen könnte. Die Beschwerden lassen im Verlauf des Vormittags allmählich nach und sind in der zweiten Tageshälfte meist völlig vergessen.

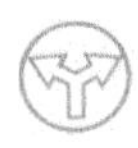

13.7.2 Differentialdiagnostisches Grobraster

Folgende Erkrankungen bzw. Erkrankungsgruppen sind bei Übelkeit in Erwägung zu ziehen:

- Erkrankungen des Magen-Darm-Traktes (z.B. Ulcus ventriculi/duodeni, Gastroenteritis, Magenkarzinom)
- Affektionen von Leber und Gallenblase (z.B. Cholelithiasis/-zystitis, verschiedene Hepatitisformen, vor allem aber auch Metastasen in der Leber)
- Chronische Pankreatitis
- Erkrankungen der Niere (z.B. Niereninsuffizienz, Glomerulonephritis)
- Fehlernährung (z.B. Vitaminmangel bei älteren Patienten)
- Onkologische Erkrankungen
- Medikamentennebenwirkungen (z.B. nicht steroidale Antirheumatika, Antibiotika, Östrogene, Gestagene)
- Frühgravidität
- Zerebrale Affektionen (z.B. Z.n. Commotio, Raumforderungen)
- Infektionskrankheiten

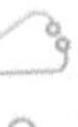

13.7.3 Primärdiagnostik

Anamnese

Die Anamnese konzentriert sich vor allem auf die Erfassung weiterer Symptome wie ***Erbrechen, Stuhlanomalitäten, Schwindel***, allgemeine ***Müdigkeit bzw. Abgeschlagenheit, Gewichtsverlust, Schmerzen*** oder ***Fieber***.

Wichtig ist ferner, bei jungen Frauen nach der Möglichkeit einer ***Schwangerschaft*** zu fragen und beim älteren Patienten eine sorgfältige ***Medikamentenanamnese*** einschließlich Selbstmedikation zu erheben.

Körperliche Untersuchung

Eine sorgfältige ***Ganzkörperuntersuchung*** sollte durchgeführt werden bei Kindern, bei ausländischen Patienten, bei denen der Begriff „schlecht" vielfältige Bedeutung haben kann, und bei unklarer Sachlage bei älteren Patienten.

Sofern nicht andere Symptome, wie z.B. Durchfall und Erbrechen die Diagnose nahelegen, wird auch bei Erwachsenen vielfach eine Ganzkörperuntersuchung erforderlich sein.

Wichtig ist es, den Allgemeinzustand, insbesondere im Vergleich zum vorherigen Eindruck des Patienten, zu erfassen. Eine Untersuchung des ***Abdomens***, Erfassung von ***Blutdruck*** und ***Körpertemperatur*** sollten in jedem Fall erfolgen.

Technische Untersuchungen

Laboruntersuchungen bei klinischem Verdacht oder unklarem Beschwerdebild: BSG, Blutbild, Elektrolyte, Leberwerte, Kreatinin, evtl. Pankreasfermente.

Bei entsprechendem Verdacht (z.B. Cholelithiasis) wird die Primärdiagnostik durch eine ***Abdominalsonographie*** ergänzt.

Bei jungen Frauen ***Schwangerschaftstest***.

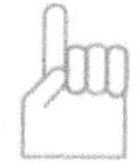

13.7.4 Entscheidung über weitere Maßnahmen

- ***Krankenhauseinweisung*** kann erforderlich werden bei unklarem bzw. suspektem Abdominalbefund (z.B. akute Appendizitis), wobei vor allem Kinder und ausländische Patienten im Zweifelsfall eher eingewiesen werden sollten.
- Eine weiterführende Diagnostik unter Einbeziehung entsprechender Fachkonsile ergibt sich je nach Verdacht.
- Insbesonders bei älteren Patienten ist es sinnvoll, zunächst eine kritische Überprüfung der Medikation vorzunehmen, möglichst keine weiteren Medikamente zu verordnen und kurzfristig abzuwarten.
- Eine ***forcierte Diagnostik*** ist in jedem Fall bei ***Kindern*** zu betreiben.
- Die Mehrzahl aller Patienten, die isoliert über Übelkeit klagen und sonst keine Abhaltspunkte für eine Erkrankung bieten, werden zunächst

kurzfristig beobachtet und unter gezielter *Verlaufskontrolle* wiederholt untersucht.

DD 13.7.5 Differentialdiagnostik

Bezüglich der im differentialdiagnostischen Grobraster angesprochenen Erkrankungen des Gastrointestinaltraktes wird auf die einschlägigen Anliegen verwiesen (Kap. 23.1. Bauchschmerzen, Kap. 23.2. Lähmungen, 23.5. Durchfall, 23.6. Erbrechen, 23.8. Magenschmerzen).

Commotio cerebri

Ätiologie/Pathogenese. Folge einer stumpfen Schädelverletzung mit reversiblen zerebralen Funktionsstörungen ohne morphologisches Substrat.

Epidemiologie. Es wird vermutet, daß die Diagnose „Commotio cerebri" zu häufig fehlerhaft gestellt wird, d.h. ohne daß Anhaltspunkte für eine Hirnbeteiligung vorliegen. Bevorzugte Patientengruppen: Kinder, Handwerker (Baugewerbe), ältere Patienten.

Klinik. Unmittelbar nach dem Trauma Bewußtseinsverlust bzw. Trübung kurzfristig (Sekunden bis Minuten), ferner Übelkeit, Brechreiz evtl. Erbrechen und Blutdruckschwankungen. Retrograde Amnesie für die Zeit unmittelbar vor dem Ereignis und anterograde Amnesie für die Ereignisse kurz nach dem Trauma. Für eine kurze Übergangszeit sind Orientierungsstörungen und psychomotorische Unruhe möglich. Typisch für die Symptomatik ist deren Flüchtigkeit und vollständige Rückbildung. Hält eine Bewußtlosigkeit länger als eine Stunde an oder treten neurologische Herdsymptome oder gar eine Anisokorie hinzu, liegt keine Commotio mehr vor.

Sicherung der Diagnose. Typische Anamnese, Reversibilität der Erscheinungen.

Therapie und Verlaufskontrolle. Je nach Schwere des Krankheitsbildes Bettruhe für Stunden oder etwa 2–3 Tage. Fühlt der Patient sich wohl und treten beim Aufstehen keinerlei Beschwerden auf, braucht der Patient nicht daran gehindert zu werden. Bei anhaltenden Beschwerden oder bei nach Intervall erneut aufgetretenen Kopfschmerzen ist weiterführende Diagnostik erforderlich.

Zum Fallbeispiel

Bei der Patientin ergaben sich keine Hinweise auf das Vorliegen einer besonderen Erkrankung oder Schwangerschaft. Obwohl sich der Blutdruck bei mehrfachen Messungen in der Praxis als noch normal erwies, ergab die Anamnese, daß vermutlich ein orthostatisches Syndrom mit Blutdruckabfall unmittelbar nach dem Aufstehen und Anhalten einer hypotonen Kreislaufsituation am Vormittag vorliegt. Die biografische Situation war zu diesem

Zeitpunkt durch Schulschwierigkeiten und Differenzen mit dem Freund überschattet. Mögliche Zusammenhänge wurden mit der Patientin erörtert. Auf eine vorübergehend angesetzte blutdrucksteigernde Medikation, die unmittelbar mit dem Aufstehen eingenommen wurde, besserte sich die Symptomatik. Die Patientin wurde angehalten, sich bei erneutem Auftreten von Übelkeit sofort wieder in der Praxis vorzustellen.

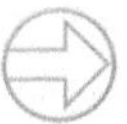

13.7.6 Allgemeine anliegenbezogene Maßnahmen

Besondere diagnostische Aufmerksamkeit verdient das Symptom Übelkeit bei Patienten, bei denen die Anamneseerhebung erschwert ist, d.h. vor allem Kinder, ausländische Patienten und ggf. Ältere. Trotz der Unspezifität kann Übelkeit, vor allem wenn sie persistiert, wonach bei weiteren Kontakten auch wegen anderer Ursache zu fragen ist, Anzeichen einer ernsthaften z.B. onkologischen Erkrankung sein. Das Symptom muß demnach diagnostisch so lange verfolgt werden, bis es entweder verschwunden ist oder zufriedenstellend interpretiert werden kann.

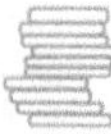

Literaturhinweise

Heisig N (1985) Innere Medizin in der ärztlichen Praxis, 2. Aufl. Thieme, Stuttgart New York

Finke J (1981) Neurologische Erkrankungen. In: Klaus D, Tetzlaff D, Vogler W (Hrsg.) Praxis in der Allgemeinmedizin. Urban & Schwarzenberg, München

Poeck K (1992) Neurologie, 8. Aufl. Springer, Berlin Heidelberg New York Tokyo

Zöllner N, Hadorn W (Hrsg.) (1986) Vom Symptom zur Diagnose, 8. Aufl. Karger, Basel München Paris

Zöllner N (1991) Innere Medizin, Springer, Berlin Heidelberg New York Tokyo

14 Seelische Befindlichkeitsstörungen

14.1 Angst

W. Sohn

Vorbemerkung

Das Erleben von Angst ist ein natürlicher Bestandteil jeden menschlichen Lebens. Ausmaß und Form wie Angst erlebt und zwischenmenschlich mitgeteilt wird, variieren in Abhängigkeit von individuellen und kulturellen Maßstäben. Dies muß vor allem zum Verständnis von Patienten fremder Kulturkreise berücksichtigt werden. So sprechen beispielsweise depressive türkische Patienten selten von Angst, jedoch häufig von Kopfschmerzen.

Aus allgemeinärztlicher Sicht läßt sich bei etwa 30 % aller Patienten „Angst" beobachten. Eine Münchener Studie kommt zu dem Ergebnis, daß 14 % der Untersuchten wenigstens einmal im Leben an einer Angststörung und 8 % an einfachen Phobien gelitten und mehr als 2 % mindestens einmal eine Panikstörung erlebt haben. Angst verbirgt sich in der Sprechstunde häufig hinter Somatisierungen und vegetativen Störungen.

Gängige Definitionen von „Angst" werden wesentlich vom Standort des Betrachters (Psychologie, Philosophie, Theologie) bestimmt. Aus ärztlicher Sicht wurde Angst als „ein unangenehmer emotionaler Zustand mit meist physiologischen Begleiterscheinungen, hervorgegangen aus einem Gefühl der Bedrohung, entweder konkret oder nicht objektivierbar" definiert.

14.1.1 Fallbeispiel

Ein 45jähriger Filialleiter einer Lebensmittelkette kommt Freitag am frühen Nachmittag in die Praxis und klagt über Herzschmerzen. Er habe Angst, einen Herzinfarkt zu erleiden. Die Schmerzen beschreibt er als Druckgefühl über dem ganzen Brustkorb mit schmerzhafter Ausstrahlung in den linken Arm. Ein etwa gleichaltriger Kollege habe kürzlich zunächst ähnliche Beschwerden gehabt und kurz darauf einen Herzinfarkt erlitten.

Nach einer kurzen körperlichen Untersuchung werden in der Praxis ein EKG und eine trockenchemische Bestimmung der CK durchgeführt, die unauffällig sind.

Nach der Mitteilung dieser Befunde fängt der Patient an, sich seine Sorgen „von der Seele" zu reden und berichtet von finanziellen und familiären

Nöten, die in Anbetracht der drohenden Auflösung seines Filialbetriebes zu erwarten sind. Die Anspannung sei in letzter Zeit so groß geworden, daß er beinahe regelmäßig jeden Abend ein alkoholisches „Schlafmittel" einnehme. Seine Frau ziehe sich zunehmend von ihm zurück.

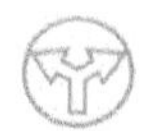

14.1.2. Differentialdiagnostisches Grobraster

Bei der Verwendung differenzierter Schemata zur Einteilung von Angstformen ist zu bedenken, daß in der Praxis fließende Übergänge zwischen diesen Formen zu beobachten sind. ***Angst*** kann episodisch anfallsartig, panisch, generalisiert, mit Depressionen gemischt oder rein, primär oder sekundär auftreten. Die Einordnung in behandlungsbedürftige oder in normale (Real-) Angst ist schwierig und sollte sich zuvorderst am Leidensdruck des Patienten orientieren.

Wird Angst durch eine plötzlich auftretende Situation von realer oder vermeintlicher Gefahr ausgelöst, handelt es sich um einen ***Schreck***.

Bei zielgerichteter, situations- oder objektabhänfiger Angst spricht man von ***Furcht***, in der krankhaft gesteigerten Form, die das Alltagsleben beeinträchtigt jedoch von einer ***Phobie*** (Klaustrophobie, Höhen-, Brücken-, Flugphobie, Spinnen-, Schlangenphobie etc.).

Steigert sich das Ausmaß von Angst bis zu einem Zusammenbruch des geordneten Denkens und Handelns, entsteht der Zustand von ***Panik***.

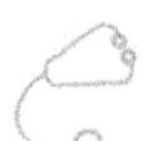

14.1.3 Primärdiagnostik

Voraussetzung einer sinnvollen Angstdiagnostik ist es, Angst als Thema in der Kommunikation mit dem Patienten überhaupt zu ermöglichen und die fließenden Grenzen zwischen normaler (begründeter) und krankhafter (neurotischer) Angst zu erkennen und zu akzeptieren.

Unter Angst zu leiden, gibt niemand gerne zu; deshalb wird ein Arzt-Patienten-Gespräch häufig von verdeckter Angst bestimmt.

Versagensängste, Kränkungsängste oder Unterlegenheitsgefühl sind Reaktionen unsicherer, meist defensiv schweigender Patienten gegenüber der Autoritätsperson Arzt. In dem Bestreben, nichts Falsches oder Unangemessenes zu sagen, betonen Patienten mit einer solchen Struktur in der Regel ausdrücklich, daß „alle. in Ordnung" sei.

Gerade wegen der Verschlüsselung von Angstsignalen und der langen Skala individueller Verleugnungs- und Verdrängungsmechanismen bedarf es auf Seiten des Arztes besonderer Aufmerksamkeit. Häufig werden jedoch bewußt oder unbewußt gerade derartige Anzeichen übergangen (bloß keine schlafenden Hunde wecken) weil Angstgespräche zeitintensiv sind und an die Kompetenzgrenze führen. Insgesamt ein (angstmachendes) Risiko. Auch die Bagatellisierung eines Angsteingeständnisses durch den Arzt (so schlimm wird es doch wohl nicht sein) macht den Patienten chancenlos, sich dem Grund seiner Angst zu nähern.

Schon die normale ***Realangst***, bei der die Gefahr bekannt ist (Prüfungsangst, Angst vor Schmerzen etc.), kann je nach Ausprägung ihrer beiden Reaktionen „Angstausbruch" und „Schutzhandlung" ärztlicher Hilfe bedürfen.

In der Kindheit durchgemachte Situationen seelischer Gefahr können, wenn seinerzeit eine Traumatisierung erfolgt ist, in analogen Situationen beim Erwachsenen entsprechende Ängste auslösen.

Ein Charakteristikum der ***neurotischen Angst*** ist das infantile Verhalten dieser Menschen gegenüber Gefahr, aufgrund nicht überwundener Angst vor Liebesentzug und als ein Zeichen ihrer inneren Abhängigkeit.

Nicht verarbeiteter Objekt- oder Liebesverlust oder auch die chronische Angst vor einem solchen Verlust gelten als häufige Ursachen für neurotische Angst. Dabei ist die Fähigkeit, mit Angst durch Flüchten, Verdrängen, Verleugnen oder Projezieren aktiv umzugehen, aufgehoben und durch völligen Antriebsverlust ersetzt.

Vorstufen dieses Prozesses sind Umwandlung von Angst in Symptome als Zeichen der Hemmung, den zugrundeliegenden Konflikt ausdrücken zu können. Eine Vielzahl vegetativer Symptome wie unklare Schweißausbrü-

Tabelle 14.1. Strategien gegen die Angst (Nach Geisler 1987)

Ängste vermeiden!
- Keine Angst induzierende, sondern verstehende und erklärende Sprache
- Anonymität, Undurchschaubarkeit vermeiden
- Keine Verobjektivierung oder Isolation des Patienten
- Kommunikationsbarrieren beseitigen
- Eigene Ängste erkennen und reflektieren

Ängste erkennen und differenzieren
- „Masken" der Angst erkennen:
  - „schwieriges" Verhalten
  - Compliance-Probleme
  - Abwehrmechanismen (Verleugnung, Rationalisierung, Vermeidung usw.)
  - Alkohol- und Medikamentenabusus
- Angst differenzieren:
  - „normale" Angst?
  - organisch bedingte Angst?
  - Phobie?
  - neurotische Angst?
  - psychotische Angst?

Angst abbauen
- Angst annehmen
- Angst aussprechen (nicht „ausreden")
- Angst erklären
- Ängste zu Ende denken lassen
- Metakommunikation
- Abwehrmechanismen nicht unterbrechen
- Verbale und nonverbale Kommunikationsmöglichkeiten ausschöpfen

che, Tachykardie, Blutdruckangstieg, Schwindel, Rhythmusstörungen, Diarrhoe, Appetit- und Schlaflosigkeit, Reduktion von Libido und Potenz können in der Allgemeinpraxis bei sorgfältiger Anamneseerhebung und Verlaufsbeobachtung häufig auf Angstursachen zurückgeführt werden.

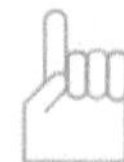

14.1.4 Entscheidung über nachfolgende Maßnahmen

- Im Sinne der Psychosomatischen Grundversorgung sollten Beratungs- und Therapiegespräche durch das Angebot sog. übender Verfahren (progressive Muskelrelaxation nach Jacobsen, Autogenes Training oder ggf. Yoga) ergänzt werden.
- Beim Vorliegen tiefergehender und längerdauernder Angstzustände ist nach einfühlsamer Abklärung der Patientenwünsche die ***Überweisung zum ärztlichen*** oder ***psychologischen Psychotherapeuten*** anzustreben.
- Beim Verdacht auf das Vorliegen wahnhafter bzw. psychotischer Ängste ist eine ***Überweisung zum niedergelassenen Nervenarzt*** oder ***Psychiater*** indiziert.
- Bei hochakutem Leidensdruck (Patient macht trotz beruhigenden Gesprächs und leichter Medikation einen gehetzten oder verfolgten Eindruck) ist die Indikation zur stationären ***Einweisung in eine psychiatrische Fachabteilung*** zu prüfen. Eine Übersicht zum ärztlichen Umgang mit Angst zeigt Tabelle 14.1.

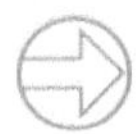

14.1.5 Differentialdiagnostik

Eine Übersicht über die verschiedenen Formen der pathologischen Angst gibt Abbildung 14.1.

14.1.6 Allgemeine anliegenbezogene Maßnahmen

Um effektiv auf die Ängste seiner Patienten reagieren zu können, ist es wichtig, daß sich der Arzt seiner eigenen Angst bzw. Ängste bewußt wird: Der Arzt selbst kann ein strukturell ängstlicher Mensch sein. Dies steht in engem Bezug zu seiner Selbstsicherheit bzw. Selbstunsicherheit. Wird derartige Ängstlichkeit aus Unsicherheit im einen Fall durch Übervorsichtigkeit kompensiert, kann im umgekehrten kontraphobischen Fall unerschütterliches Selbstbewußtsein zur Schau getragen werden. Dabei kommt es zur Selbstschädigung oder Schädigung des Patienten aufgrund mangelnder Fähigkeit, Fehler anzuerkennen und zu korrigieren. Dieses Verhalten wird durch eine irreale Einschätzung ärztlicher Fähigkeiten (Kurpfuscher, „Halbgott in Weiß") von außen gefährlich unterstützt. Selbsterfahrungs- und Balintgruppen sind für die Bewußtmachung der Angst bei professionellen Helfern notwendige Institutionen.

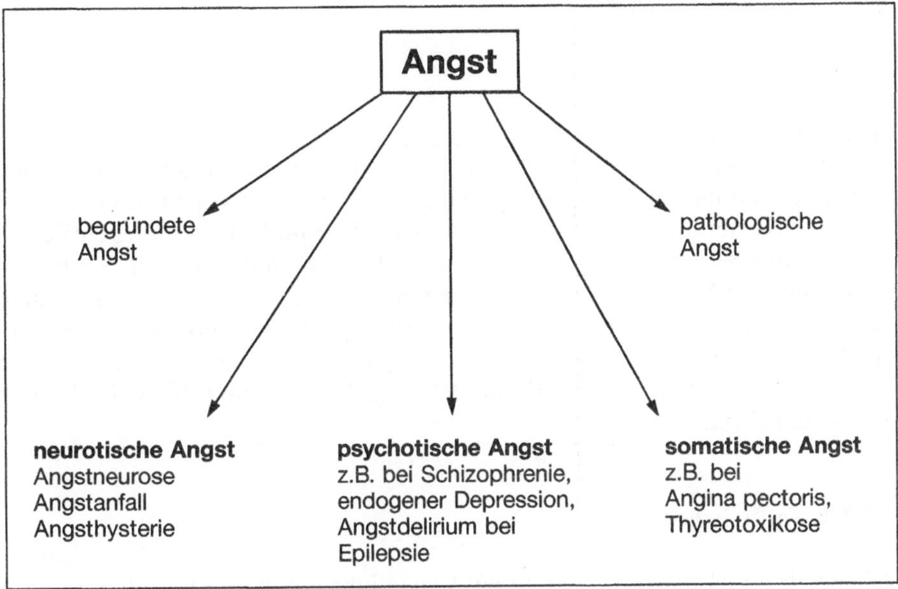

Abb. 14.1. Verschiedene Untergruppen von Angst

Bei der Behandlung von Angst dürfen sich die Angebote zur Angstbewältigung nicht auf die Gabe bzw. Verschreibung von Medikamenten beschränken. Mit der alleinigen Verschreibung von Psychopharmaka legitimiert der Arzt indirekt auch die populärste Form der Selbsthilfe bei Ängsten und Konflikten: Den Alkoholkonsum bis hin zum Alkoholismus.

Eine medikamentöse Behandlung kann sich an den Vorgaben der Übersichten im Anhang des Kapitels zum Patientenanliegen „Verzweiflung" (Kap. 14.5) orientieren.

Literaturhinweise

Cavalli F et al. (1984) Angst des Patienten – Angst des Arztes. Forum Galenus Mannheim Nr. 12. Springer, Berlin Heidelberg New York Tokyo

Geisler L (1987) Arzt und Patient – Begegnung im Gespräch. Pharma, Frankfurt

Helmich P et al. (1991) Psychosoziale Kompetenz in der ärztlichen Primärversorgung. Springer, Berlin Heidelberg New York Tokyo

Klein HE, Hippius H (1983) Angst – Diagnostik und Therapie. Leitfaden für die tägliche Praxis. Adam Pharma, Essen

Kramarz S (1992) Türkische Patienten – Kopfschmerzen ein Leitsymptom für Depressionen. Therapie der Gegenwart 131, Feb. 1992, Nr. 2

Richter HE (1992) Umgang mit Angst. Hoffmann & Campe, Hamburg

14.2 Innere Unruhe

P.A. Kluge

Vorbemerkung

Das Symptom Innere Unruhe wird vom Patienten in der allgemeinen Sprechstunde meist im Zusammenhang mit Angst. Nervosität und anderen vegetativen Beschwerden beklagt (s.a. Kap. 14.1 und 14.3). Gelegentlich ist Innere Unruhe auch der alleinige Grund, den Arzt aufzusuchen. Sie hat im Gegensatz zur Nervosität bzw. allgemeinen Unruhe oder Unruhigsein keinen für den Patienten erkennbaren Realitätsbezug. Deshalb kommt er damit in die Sprechstunde. Eine Mutter, die unruhig wird, weil sich der Sohn mit dem Auto verspätet, erkennt den Realitätsbezug ihrer Unruhe. Sie geht deshalb nicht zum Arzt.

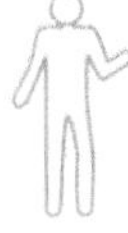

14.2.1 Fallbeispiel

Ein 57jähriger Ingenieur, seit einem Vierteljahr durch den Sozialplan seiner Firma von der Arbeit freigestellt, beklagt innere Unruhe. Angefangen habe sie etwa 8 Wochen, nachdem er aufgehört habe zu arbeiten. Er habe früher durchschnittlich 10 Stunden täglich gearbeitet, wenig Zeit für seine Hobbys Jagen, Tennisspielen und Haus und Garten gehabt. Jetzt, wo er doch für alles Zeit habe, fühle er sich von innerer Unruhe getrieben. Fämiliär bedingte Probleme bestünden zur Zeit nicht. Er könne sich die innere Unruhe einfach nicht erklären und leide darunter.

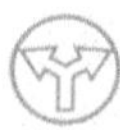

14.2.2 Differentialdiagnostisches Grobraster

Auslöser innerer Unruhe sind organische und/oder psychische Erkrankungen (s. auch Kap. 14.3).

- Körperliche Ursachen
  - Hyperthyreose
  - Phäochromozytom
  - Schläfenlappenepilepsie
  - Cushing-Syndrom
  - Hypoglykämie
  - Entzugssymptom

- Psychische Ursachen
  - situationsbedingte Unruhe
  - neurotisch bedingte Unruhe
  - psychotisch bedingte Unruhe

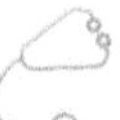

14.2.3 Primärdiagnostik

Körperliche Ursachen der inneren Unruhe können häufig anamnestisch bzw. durch Rückgriff auf bereits vorliegende Laborbefunde ausgeschlossen werden.

Wir finden das Symptom Innere Unruhe zusammen mit Nervosität Rastlosigkeit, Reizbarkeit bei Überforderung im Beruf, in der Familie bzw. in der Partnerschaft und bei chronischer Krankheit. Sie kennzeichnet ***Konfliktreaktionen***, wie sie als quantitative Ausweitung normaler psychischer Erlebnisreaktionen bei stärkerer Belastung oder verminderter Belastbarkeit auftreten kann.

Wenn weitere Symptome wie Angst, Zwang oder abnorme Erlebnisverarbeitung gefunden werden, muß an eine ***neurotische Entwicklung*** gedacht werden.

Schließlich findet sich innere Unruhe im Zusammenhang mit Agitiertheit und Rastlosigkeit in Abwechslung mit Phasen der Antriebschwäche, Müdigkeit, Traurigkeit und suizidalen Tendenzen bei der ***endogenen Depression***.

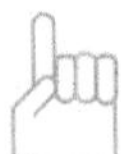

14.2.4 Entscheidung über nachfolgende Maßnahmen

Vorläufige therapeutische Maßnahmen

Ärztliches Gespräch (eventuell als Flash im Sinne von Balint). Im Gespräch sollten sog. Life events wie schwere Krankheit, Verlust naher Angehöriger, Berufsaufgabe etc. besonders berücksichtigt werden. Krisenhafte Übergänge fordern die Bewältigungsmöglichkeit des Individuums heraus und können im Falle der Überforderung neurotische oder gar psychotische Kompensationen auslösen.

Medikamentöse Therapie. Vor der unkritischen Verordnung von Psychopharmaka in der Allgemeinpraxis wird zu Recht gewarnt. In Zeiten krisenhafter Zuspitzung mit fehlenden anderen Kompensationsmöglichkeiten kann jedoch im Einzelfall die Indikation für die Verordnung von begrenzten Mengen kurzwirkender Sedativa bestehen.

Psychotherapie. Weist das Symptom der Inneren Unruhe auf eine tiefergehende Persönlichkeitsstörung hin, sollte dem Patienten die Möglichkeit einer adäquaten psychotherapeutischen Behandlung eröffnet werden.

Weitere differentialdiagnostische Maßnahmen

Nur bei Weiterbestehen der inneren Unruhe erforderlich.

14.2.5 Differentialdiagnostik

Zum Fallbeispiel

Im Fallbeispiel handelt es sich um eine situativ bedingte Innere Unruhe. Eine medikamentöse Therapie, etwa mit einem sog. Tagestranquilizer, war bei der intellektuellen Einsichtsfähigkeit des Patienten nicht indiziert. Psychotherapie bot sich wegen fehlender Neurotisierung nicht an. Daher wurde als Flash im Sinne von Balint folgende Lösung angeboten:

Ein Lebensabschnitt voller Arbeit und durchsetzt mit Entwicklung und Gesundheit bedrohenden Situationen bei sich selbst und den Familienangehörigen ist zu Ende gegangen. Zur Zeit bestehen keine Befürchtungen existenzieller Art. Es ist diesbezüglich ein Vakuum entstanden, dessen Nichtbewältigung innere Unruhe auslöst.

Die Therapie bestand in der Empfehlung, sich z.B. als Gasthörer bei der hiesigen Universität einzuschreiben. Bei einer weiteren Routinekonsultation wurde berichtet, die innere Unruhe sei verschwunden und das Studium der neueren Geschichte mache viel Spaß.

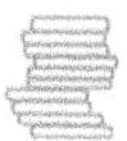

Literaturhinweise

Balint E, Norell JS (1978) Fünf Minuten pro Patient. Suhrkamp, Frankfurt/M

Bräutigam W (1985) Reaktionen, Neurosen, Abnorme Persönlichkeiten, 5. Aufl. Thieme, Stuttgart New York

14.3 Nervosität

P. A. Kluge

Vorbemerkung

Klagen über Nervosität sind in der allgemeinmedizinischen Sprechstunde so häufig, daß sie täglich 1–2mal vorkommen. Nicht immer ist die Nervosität dem Patienten selbst bewußt. Gelegentlich beklagen sich die Angehörigen, der Patient sei nervös. Insbesondere beklagen Mütter die Nervosität ihrer Kinder. Es ist dann aber so, daß sie der Bewegungsdrang der Kinder nervös macht. Synonym ist auch Gereiztheit.

Äußere Zeichen der Nervosität sind häufig die des Sympatikotonus des vegetativen Nervensystems wie Herzklopfen, Tachykardie, Schwitzen und Kältegefühl, Mißempfindungen an diversen Organen, Stimmversagen, Affektinkontinenz. Zeichen der Autoaggression wie Nägelkauen, Haareraufen oder Kratzen können das Bild vervollständigen, oder auch für sich alleine Nervosität kennzeichnen. Oft ist Nervosität von innerer Unruhe begleitet (s. Kap. 14.2).

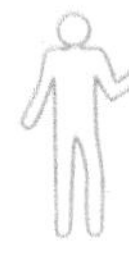

14.3.1 Fallbeispiel

Eine 23jährige Studentin der Graphik klagt über Nervosität, die sich in besonders leichter Erregbarkeit mit Wutausbrüchen, Weinen, Zittern, Herzklopfen, Schwitzen, Konzentrationsmangel und fehlendem Antrieb äußert.

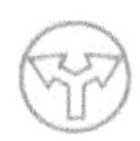

14.3.2 Differentialdiagnostisches Grobraster

Siehe Kap. 14.2.

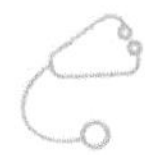

14.3.3 Primärdiagnostik

In der weiteren Befragung und Untersuchung des „nervösen" Patienten, ist auch an körperliche Ursachen der Nervosität zu denken. Im folgenden sind differentialdiagnostische Hinweise zum Leitsymptom *Nervosität* zusammengestellt.

Körperliche Ursachen

- ***Hyperthyreose:*** Hiernach wird beim „nervösen" Patienten am häufigsten gesucht, die Ausbeute ist jedoch gering (Tabelle 14.2).
- Schwitzen, Herzklopfen, Atemnot, Brechreiz, später auch Angst als Zeichen der Überschwemmung mit Adrenalin und Noradrenalin bei Phäochromozytom.
- Anfallsartige Störungen wie Angst, Wutempfindungen, Beklemmungsgefühle, abnormes EEG bei Schläfenlappenepilepsie.
- Emotionale Labilität, Verwirrungen, erregte Stimmungen, klinisch erhöhter Blutdruck, Facies lunata, Gewichtszunahme, Striae distensae bei Cushing-Syndrom.

Tabelle 14.2. Unterscheidungsmerkmale zwischen Hyperthyreose und Nervosität. (Nach Adler und Hemmeler 1989)

Unterscheidungsmerkmale	Hyperthyreose	Nervosität
	Patient fühlt sich durch die Symptome befremdet	Patienten empfindet Symptome als passend
Appetit	erhöht	meist erniedrigt
Schwitzen	am ganzen Körper	an Händen und Füßen
Akren	überwärmt	kühl
Temperaturempfinden	fühlt sich warm	fröstelt oft
Tachykardie	auch im Schlaf	episodisch
Tremor	fein	mittel bis grobschlägig

- Entzug von Genußgiften und Medikamenten, auch physiologischer Entzug von Sexualhormonen im Klimakterium, von Psychopharmaka und Hypnotika können zum Gesamtbild von Nervosität mit der oben geschilderten Symptomatik führen.

Psychische Ursachen
- Situationsbedingte Nervosität: Eigentlich müßte der Patient hier selbst die Ursachen seiner Nervosität erkennen. In unserem Kulturkreis werden Gefühle jedoch meistens mißachtet und infolgedessen nicht ernstgenommen und mitgeteilt. Der Arzt wird dann nur noch wegen der körperlichen Begleitsymptomatik aufgesucht. Der in der Anamneseerhebung Ungeschulte und in der Psychotherapie Unerfahrene wird körperliche Symptome zu diagnostizieren und behandeln versuchen, ggf. mit dem Einsatz von Psychopharmaka.
- Neurotisch bedingte Nervosität: Auch hier stehen körperliche Symptome im Vordergrund, während Angst und Wut nur episodisch verspürt werden. Die äußeren auslösenden Situationen erscheinen dem Patienten eher bagatellhaft zu sein. Sie werden erst durch weitere Exploration von in der Entwicklungsgeschichte des Patienten markanten Erlebnissen evident.
- Psychotisch bedingte Nervosität: In der Ausbruchsphase eines psychotischen Syndroms (z.B. Schizophrenie) können Patienten sehr „nervös" sein.

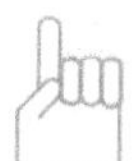

14.3.4 Entscheidung über nachfolgende Maßnahmen

Beratung und Gespräche, eventuell erweitert im Sinne einer Gesprächstherapie stehen vor jeder sonstigen Maßnahme. Bei körperlichen Erkrankungen entsprechende Therapie, bei längerdauernder „allgemeiner" Nervosität empfehlen sich Autogenes Training, Progressive Muskelrelaxation und andere übende Verfahren (z.B. auch Yoga, wie heute in den meisten Volkshochschulen angeboten).

DD 14.3.5 Differentialdiagnostik

Zum Fallbeispiel
Bei der weiteren Befragung der Patientin ergaben sich Hinweise auf eine situationsbedingte Nervosität.

Sie war dabei, ihre Diplomarbeit zu erstellen. Gleichzeitig sollte sie eine größere Anzahl Zeichnungen fertigstellen, wozu ihr aber die Ideen fehlten. Hinzu kam Ärger mit dem Vater, der ihr ständig vorwarf, zu faul zu sein und sich auf seine Kosten ein angenehmes Leben zu machen. Auf diese Vorwürfe konnte sie nicht mit ihren Gefühlen reagieren. Es blieben die beklagten körperlichen Symptome der Nervosität. Eine neurotisch oder psychotisch bedingte Nervosität konnte ausgeschlossen werden. Mit der Patientin wurde im Rahmen der Sprechstunde der situative Charakter ihrer Störung besprochen und auf einen Circulus vitiosus verwiesen, der darin bestand, daß die beklagte Nervosität sie am Arbeiten hinderte und sich so durch Zunahme des terminlichen und väterlichen Druckes weiter verstärkte. Eine Unterbrechung dieses Fehlerkreises wurde durch das Erlernen des Autogenen Trainings in Kursform erreicht.

Literaturhinweis

Adler R, Hemmeler W (1989) Praxis und Theorie der Anamnese, 2. Aufl. Fischer, Stuttgart

14.4 Traurigkeit

P.A. Kluge

Vorbemerkung

Traurigkeit wird uns in der Sprechstunde nicht so häufig als Einzelsymptom angeboten wie Innere Unruhe oder Nervosität.

Erst im Verlauf des Gesprächs stellen wir fest, daß die vom Patienten geklagten Beschwerden – häufig die gleichen wie bei Nervosität – auf Trauer beruhen. Auch hier gilt, daß in unserem Kulturkreis Gefühle meist unterdrückt und dem Arzt nur die vegetativen Auswirkungen präsentiert werden. Vermutet man jedoch eine Trauerreaktion dahinter und spricht den Patienten darauf an, werden die Affekte frei und die Traurigkeit beklagt.

Wir sprechen von Trauerreaktion, – Freud nannte sie Trauerarbeit –, und beschreiben damit die Veränderung eines Menschen, der einen schweren Verlust durch den Tod eines Nahestehenden erlitten hat, in deren Verlauf er allmählich den Verlust akzeptiert, sich emotional von dem verlorenen Menschen ablöst und sich – bei erfolgreicher Trauerarbeit – in der neuen Situation zurechtfindet.

Trauerarbeit ist nach Temperament und kulturellem Brauchtum mehr nach außen gewandt und dramatisierend in kurzer Zeit abreagierend (z.B. Mittelmeerländer) oder introvertiert, verzögert, in manchen Völkern auch ritualisiert (Indien).

Verläuft Trauerarbeit nicht innerhalb der kulturellen und persönlichen Normen, sprechen wir von einer krankhaften Trauerreaktion.

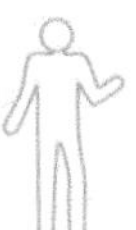

14.4.1 Fallbeispiel

Eine 67jährige Patientin beklagt seit einigen Tagen vermehrt Einschlafstörungen, Lustlosigkeit, Appetitlosigkeit, sie möchte gerne ein Beruhigungsmittel einnehmen. Sie trägt schwarz. Vor 5 Monaten ist ihr Ehemann gestorben, der ebenfalls Patient der Praxis war und nach langer schwerer Krankheit und Pflegebedürftigkeit durch Herzversagen von seinen Leiden erlöst wurde. Dankbar wurde der Tod des Patienten von seinen Kindern und auch von seiner Ehefrau akzeptiert.

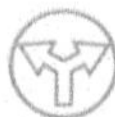

14.4.2 Differentialdiagnostisches Grobraster

- Normale (selbstbegrenzte) Trauer
- Pathologische Trauer (Tabelle 14.3)
- Endogene Depression
- Neurotische Depression

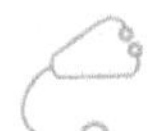

14.4.3 Primärdiagnostik

Abgrenzung der Traurigkeit gegen

- ***endogene Depression***, die etwa in 15 % der Anlässe Ursachen in der Lebensgeschichte haben kann, wobei Todesfälle an erster Stelle stehen. In der Anamnese bzw. Fremdanamnese finden sich schon vor dem Todesfall depressive Phasen;
- ***neurotische Depression***, bei der sich ein durch vorbestehende Reaktionsmuster geprägte „neurotische" Überreaktion zeigt (kann nur bei eingehender Kenntnis der Person des Patienten und der persönlichen Umstände von der „normalen" Trauerreaktion abgegrenzt werden).

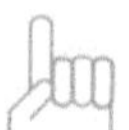

14.4.4 Entscheidung über nachfolgende Maßnahmen

Dem Betroffenen muß Gelegenheit gegeben werden, über den Tod seines Angehörigen zu sprechen – auch ein Verständnis für die Krankheitsprozesse, die den Tod herbeiführten, hilft diesen zu verstehen und zu verarbeiten.

Tabelle 14.3. Krankhafte Trauerreaktion. Erscheinungen bei 130 Patienten

	%	n
Übermäßige Feindseligkeit	63	82
Schwere körperliche Symptome mit organischen Veränderungen	40	52
Schwere körperliche Reaktionen ohne organische Veränderungen	25	32
Dauernder Verlust gewohnter Arten von Tätigkeiten	43	56
Veränderungen im Wesen	12	16
Schwere anhaltende Gemütsdrepression	6	8
Übertriebene Betätigung	8	10
Verzögerte Reaktionen	14	18

14.4.5 Differentialdiagnostik

Pathologische Trauer
Unterschiedliche Motivationen führen zu einer verfehlten Trauerarbeit:

- ***Ambivalenz zum Toten:*** Oft besteht ein versteckter Haß. Der Zurückgebliebene ist eigentlich erleichtert, ohne es sich eingestehen zu können. Aus diesem Konflikt heraus macht er sich Selbstvorwürfe, die wiederum Schuldgefühle hervorrufen, die aber verdrängt werden.
- Reale ***Selbstvorwürfe***, am Tode schuld zu sein (etwa durch Verursachung eines Unfalls), können normale Trauerarbeit erheblich erschweren. Dies gilt auch für den vermeintlichen oder realen Vorwurf der Vernachlässigung (z.B. der alten Eltern).
- Sehr starke ***Bindung*** an den Toten führt zu seiner Verherrlichung, Idealisierung (z.B. bleibt am Tisch der Platz für ihn frei). So wird der Tod verleugnet.
- Ist der Tote kaum faßbar, etwa bei einer Totgeburt, oder wie es bei den im Kriege schnell geschlossenen Ehen sich nur kurz Kennender der Fall war, kommt es ebenfalls zur gestörten Trauerarbeit. Es bleibt für den Hinterbliebenen unfaßbar. So kommt Trauerarbeit nicht in Gang.

Zum Fallbeispiel
Die Patientin hatte sich während der finalen Phase ihres Ehemannes erstaunlich stark gezeigt. Auch gegenüber den Kindern betonte sie immer wieder, daß sie froh sei, wenn der Vater (Ehemann) endlich von seinen schweren Leiden erlöst würde. Die beim Tode vergossenen Tränen schienen auch Erlösung auszudrücken. In einem eingehenden Gespräch wurde ihr ihre Ambivalenz zum Tod des Mannes aufgezeigt, die eben darin bestand, daß sie ihn einerseits herbeiwünschte, weil keine Lebensqualität mehr vorhanden war, andererseits sie eben doch durch den Verlust schwer getroffen war und dies vor allem vor den Kindern nicht zeigen konnte. Hier fing sie nun erstmalig an, aus Trauer zu weinen. Auf die Frage, ob sie noch ein Beruhigungsmittel wünsche, verneinte sie.

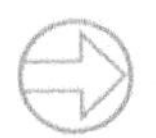

14.4.6 Allgemeine anliegenbezogene Maßnahmen

Im Verlauf weiterer Patientenkontakte Kontrolle des Trauerverhaltens: Wird noch immer Trauerkleidung getragen? Wie gestalten sich frühere oder auch neue soziale Kontakte? Werden z.B. Schauplätze gemeinsamen Erlebens gemieden oder wieder aufgesucht? Werden Feiern wieder mit Freude wahrgenommen?

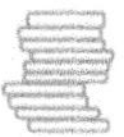

Literaturhinweise
Bräutigam W (1985) Reaktionen, Neurosen, Abnorme Persönlichkeiten, 5. Aufl. Thieme, Stuttgart New York
Tölle R (1991) Psychiatrie, 9. Aufl. Springer, Berlin Heidelberg New York Tokyo

14.5 Verzweiflung

W. Sohn

Vorbemerkung

Angst, Traurigkeit oder Verzweiflung können immer auch Symptom eines depressiven Syndroms sein.

Verzweiflung kann eine affektive Reaktion auf eine vermeintliche oder tatsächliche Ausweglosigkeit sein, in der Hoffnung nicht mehr gerechtfertigt erscheint. Völliges Verzagen und Aufgabe jeder positiven Erwartung haben von dem Menschen Besitz ergriffen und drücken den Zustand einer schweren Krise an der Grenze der Belastbarkeit aus. Wird diese Grenze überschritten, kann eine depressive (von lat. deprimere = bedrücken, niederschlagen) Symptomatik und auch die Gefahr von Suizidalität (Selbsttötungsabsicht) entstehen.

Da etwa jeder 6. Patient, der zum Hausarzt kommt, unter depressiven Verstimmungen leidet und die meisten Betroffenen auch langfristig dort behandelt werden, weil die Überweisung zum Nervenarzt von Patientenseite häufig noch als Stigmatisierung empfunden wird, vorwiegend aber auch Patienten höheren Alters erkrankt sind, stellen verzweifelte und depressive Patienten eine für die Allgemeinpraxis relevante Gruppe dar. Frauen sind im übrigen doppelt so häufig wie Männer betroffen, allerdings liegt die Suizidzahl bei den älteren Männern höher.

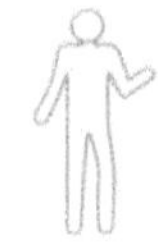

14.5.1 Fallbeispiel

Die 49jährige Mutter zweier Töchter, Ehefrau eines Facharbeiters ist seit einiger Zeit ernst und unberührt, fast leer in ihren Reaktionen, schweigsam und entscheidungsschwach, trotzdem voll innerer Unruhe und Angespanntheit; zusätzlich treten seit längerem diffuse Unterleibsschmerzen auf. Die Töchter – erfolgreich in ihren Berufen und zufrieden mit ihren Partnern sind vor kurzem ausgezogen, der Mann ist durch zusätzliche Kurse zeitlich stark belastet, aber durch den damit verbundenen beruflichen Aufstieg zufrieden und ausgeglichen. Nur die Frau paßt nicht ins Bild. Alle helfen ihr und nehmen ihr nach und nach alles ab. In letzter Zeit hat die Frau mehrmals das Haus ohne erkennbaren Grund verlassen und wurde von Nachbarn zurückgebracht, nachdem sie scheinbar ziellos durch die Gegend gelaufen war. Vermutlich hatte sie Selbsttötungsabsichten.

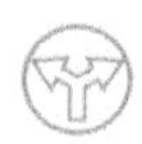

14.5.2 Differentialdiagnostische Grobraster

- „Normale" Verzweiflung als nachvollziehbar angemessene Reaktion auf bestimmte Ereignisse
- Verzweiflung mit akuter Hilfebedürftigkeit

- Unangemessene Erlebnisreaktion bei pathologischer Persönlichkeitstruktur
- Depression
- Organische Erkrankungen (z.B. thyreotoxische Entgleisung, Intoxikation)

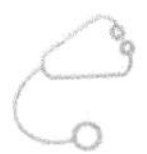

14.5.3 Primärdiagnostik

Anamnese

Verzweifelte Patienten sind einer Anamneseerhebung u.U. nicht unmittelbar zugänglich und wehren evtl. die Kontaktversuche des Arztes ab, vor allem wenn der Arzt ohne Wissen des Patienten von Dritten gerufen wurde. Hier kann eine sehr zugewandte, empathische Haltung evtl. auch mit körperlichen Ausdrucksformen (z.B. den – meist bekannten – Patienten in den Arm nehmen o.ä.) beruhigend wirken und einen Zugang herstellen. Mitunter ist auch ein fordernd autoritäres Verhalten hilfreich, um den Patienten aus seiner ausweglosen Verstrickung in das Leid in die Realität zurückzubringen.

Wichtig und hilfreich kann die Fremdanamnese sein.

Die Anamnese dient
- der Klärung des auslösenden Ereignisses bzw. Situation,
- der Klärung der Reaktionsform bzw. des Kräftepotentials des Patienten im Sinne einer Belastungs-/Bewältigungsbilanz (Dies ist bei meist gegebener Langzeitkenntnis des Patienten in der Allgemeinpraxis oft möglich.),
- dem Ausschluß einer primären Depression,
- dem Ausschluß einer suizidalen Gefährdung,
- der Klärung des Beziehungsgefüges: Stehen für die nächsten Stunden Ansprechpartner zur Verfügung? Ist der Patient evtl. alleine?
- der Information über evtl. eingenommene Medikamente (Psychopharmaka),
- dem Hinweis auf organische Erkrankungen.

Körperliche und technische Untersuchung

Bei bestimmten Grunderkrankungen und gezieltem Verdacht u.U. erforderlich (z.B. Hochdruck, Diabetes mellitus). Ferner kann die Bestimmung der Schilddrüsenfunktion angezeigt sein.

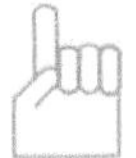

14.5.4 Entscheidung über nachfolgende Maßnahmen

Die energiereiche Form der Verzweiflung ist durch beruhigenden Zuspruch und Relativierung der individuell erlebten Bedeutungen oft überraschend wirksam zu behandeln. Nur Formen hysterischer, unkontrollierbarer Erregungszustände rechtfertigen eine „Beruhigungsspritze“ bzw. eine sedierende Dauermedikation. Vorübergehende Fassungslosigkeit darf nicht *weggespritzt* werden. Die Chance, aus einer scheinbar hoffnungslosen Situation selber ein Konzept der Bewältigung zu entwickeln, sollte nicht vorschnell aus falscher Ungeduld genommen werden.

Im Gegensatz zur *lauten* Verzweiflung ist die *stille* Form für Umgebung und Arzt viel schwerer einzuschätzen. Haben Gefühle von Erniedrigung, Rache, Wut, Angst, Bedrohung kein Ventil nach außen, sind die Reaktionen und Handlungen des Betroffenen kaum vorhersehbar und bedürfen frühzeitiger *Vorsichtsmaßnahmen*.

Ist anfänglich keine Kommunikation über die Ursachen und das Erleben der Verzweiflung möglich, muß hier wie auch bei einem suizidalen Patienten möglichst permanent ein ansprechbarer, nahestehender Mensch die Betreuung übernehmen.

Ist dies bei tiefer Verzweiflung nicht gewährleistet und stehen andere ambulante Hilfen (Psychotherapie, Gruppen, Beratungsstellen u.ä.) nicht zur Verfügung (Wochenende), so sollte die vorsorgliche stationäre Einweisung erwogen werden.

DD 14.5.5 Differentialdiagnostik

Depression

Ätiologie/Pathogenese. Die Ursachen von Depressionen kann man in 3 Gruppen einteilen (modifiziert nach Fontheim 1991):

- ***Somatogene Depressionen***, die organisch oder symptomatisch bedingt aufgrund von Hirnveränderungen entstanden sind. Beispiel: Hirnorganisches Psychosyndrom nach Traumata, Intoxikationen, Atrophien oder Begleitdepressionen bei thyreotoxischer Krise, ausgeprägter Eisenmangelanämie, aber auch chronischen Altersleiden, die psychosozial belastend sind und zu vielfältigen Dysfunktionen führen, die auch zur Pathogenese depressiver Syndrome beitragen. Wichtig für die Diagnose ist die zeitliche Übereinstimmung von körperlicher Erkrankung und Beginn der Depression.
- ***Psychogene (neurotische, reaktive) Depressionen*** zeigen als Ursache in der Biographie häufig ein Verlust- oder ***Trennungserlebnis***, das nicht normal (mit Trauer, Angst, Verzweiflung) kompensiert, sondern mit Selbstwertverlust-Gefühlen verbunden ist. Neurotische Depressionen können aus solchen frühkindlichen Erlebnissen entstehen, die sich „einer Reifung und Weiterentwicklung seelischer Verarbeitungsmechanismen versperren". Die lange Dauer, ein mangelndes Selbstwertgefühl und eine nie zugelassene Aggressivität sind charakteristisch für solche Depressionen.
- ***Endogene Depressionen*** sind in den meisten Fällen Ausschlußdiagnosen von organischen und psychogenen Depressionen. Man ordnet sie den Psychosen zu (endogen = von innen, was nicht „grundlos" bedeutet). Typisch ist hierbei ein periodisches Auftreten, Tagesschwankungen mit

Morgentief und abendlicher Remission und dem möglichen Auftreten von manischen Phasen. Ein „Grund" für ein depressives Syndrom schließt im übrigen eine „endogene" Ursache nicht aus (s. hierzu Kap. 27.4).

Epidemiologie. Depressive Erkrankungen werden insgesamt je nach Altersgruppe mit einer Häufigkeit von ca. 25–30 % bezogen auf die Bundesrepublik angegeben.

Klinik. Der Psychiater nennt einen Zustand „depressiv", wenn er als Beobachter folgende Symptome wahrnimmt

- ***Stimmung depressiv***, d.h. leer, tot, ausgebrannt, gleichgültig, hoffnungslos; je tiefer die Depression desto stärker wird betont, daß kein Schmerz, keine Angst, keine Trauer bestünden.
- ***Antrieb gehemmt***, d.h. keine Initiative, kein Schwung, gelähmt, gebunden, kraftlos, entscheidungsunfähig, Nichtwollenkönnen; die Selbstblockierung des Antriebs (Patient ist nicht antriebslos) führt zu einer innerlich quälenden Unruhe und Angestrengtheit, Gespannheit äußerlich gelegentlich zu sinnlosem Hin-und-Her (agitierte Depression) oder endlosem Klagen (Jammerdepression)
- ***Denken und Fühlen*** sind von bestimmten Inhalten ***besetzt***; die Angst vor Schuld, Erkrankung, Verarmung, Versagen und Wertlosigkeit

Sicherung der Diagnose. Anamnese bzw. Exploration. Für die Unterstützung der Diagnostik steht eine Reihe von Skalen zur Verfügung, die auch geeignet sind, in der Allgemeinpraxis angewandt zu werden (s. Kap. 13.3.2 S. 238). Insbesondere auch bei Kindern und Jugendlichen müssen spezifische Hinweise auf mögliche Suizidalität wie

- Irritabilität und Überempfindlichkeit gegenüber Kritik,
- Impulsivität, Launenhaftigkeit und Unbeständigkeit,
- eingeschränkte Kommunikationsfähigkeit,

Tabelle 14.4. Regeln für das Verhalten des Arztes bei der Behandlung Depressiver

Der Arzt soll nicht:	Der Arzt soll:
• Depressive in Ferien oder Erholungsaufenthalte schicken	• Den Patienten und seine Krankheit akzeptieren
• Depressive wichtige Entscheidungen fällen lassen	• Günstige Prognose der Krankheit betonen
• Den Patienten auffordern, sich zusammenzureißen	• Den Behandlungsplan erklären
• Behaupten, es gehe schon besser (wenn es nicht stimmt)	• Auf Nebenwirkungen von Medikamenten hinweisen
	• Auf vorübergehende Stimmungsschwankungen vorbereiten
	• Kurzfristige Therapieziele setzen, damit der Patient Erfolge erlebt

Tabelle 14.5. Indikation für stationäre Behandlung

- Schwere Depressionszustände
- Akute Suizidgefahr
- Fehlende Krankheitseinsicht (Wahn, Stupor)
- Fehlende Familienbetreuung
- Therapieresistenz, (Chronifizierung)

- Nichtunterdrückbarkeit bestimmter unsinniger Handlungen und Vorstellungen (perfektionierter Anankasmus)

zu großer Aufmerksamkeit veranlassen. Da Schulleistungsstörungen sehr oft Frühsymptome depressiver Syndrome im Kinder- und Jugendalter sind, bedürfen Sie ebenfalls besonderer Beachtung.

Therapie und Verlaufskontrolle. Bei der Therapie von „Verzweiflung" und „Depression" scheint die Kombination von Gesprächstherapie und ggf. medikamentöser Behandlung notwendig. Dabei hat die (vorübergehende) Gabe von Antidepressiva bei über 60 % der Betroffenen Erfolg (s. Anhang zu diesem Kap., S. 286). Regeln für das Verhalten des behandelnden Arztes zeigt Tabelle 14.4. Die Grenzen des Hausarztes sind abhängig von der sehr unterschiedlichen Kompetenz. Schwierig ist es in jedem Fall, seine eigene wie aber auch die Kompetenz der stationären Behandlungsmöglichkeit nicht zu überschätzen (Tabelle 14.5).

Bezüglich der Suizidalität muß die Tatsache ernst genommen werden, daß 70 % der Patienten, die durch Suizid sterben, innerhalb der letzten Monate vorher einen niedergelassenen Arzt aufsuchen.

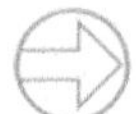

14.5.6 Allgemeine anliegenbezogene Maßnahmen

Der Hausarzt wird vielfach Zeuge schicksalhafter Lebenseinbrüche, die bei Patienten zunächst Verzweiflung auslösen. Der Patient erwartet in solchen Situationen vermutlich vom Arzt weniger eine medizinische Intervention, auch Beruhigungsmittel sind aus seiner Sicht oft nicht gewünscht und sinnlos, lösen sie doch nicht das eigentliche Problem. Überwiegend wird beim Arzt Trost, Zuspruch und Verstehen gesucht, auch das Sichaussprechen-Können ist hierbei wichtig.

Grundsätzlich sollte jeder Patient nach der Erstintervention mindestens noch einmal gesehen werden. Oft ist es angebracht, den Patienten auch längerfristig hinsichtlich seiner psychischen Stabilität zu beobachten und ihm immer wieder Gelegenheit zu geben, sich über den Fortgang der Dinge auszusprechen. Dies trifft besonders zu bei Zustand nach plötzlichen Verlusten wie Tod des Ehepartners oder eines Kindes oder auch einer Scheidung bzw. Trennung vom Partner/in.

Die in akuten Lebenskrisen über den Patienten gewonnenen Eindrücke des Allgemeinarztes sollten nach Möglichkeit nicht verloren gehen. Die meisten Hausärzte verfügen über eine Art individueller „Klartext-Dokumentation", in der Wesensmerkmale und Verhaltensformen des Patienten für den internen Gebrauch festgehalten werden. Solche Informationen stellen wichtige Hilfen für die Langzeitbetreuung dar und erleichtern eine Einschätzung der Bewältigungsfähigkeit und Belastbarkeit des Patienten für einen evtl. späteren Bedarf.

Literaturhinweise

Woltersdorf M (1991) Depression bei körperlicher Krankheit - Therapeutische Crux für den Allgemeinarzt. Therapiewoche 41, 51

Wesiak W (1984) Grundzüge der psychosomatischen Medizin, 2. Aufl. Springer, Berlin Heidelberg New York Tokyo

Frontheim K (1992) Das depressive Syndrom in der Praxis. Symbiose 4. Jg-Nr. 1/1992

Dörner K, Plog U (1989) Irren ist menschlich, 5. Aufl. Psychiatrie, Bonn

Nissen G, Trott G-E (1989) Suizidales Verhalten von Kindern und Jugendlichen. Dt. Ärztebl. 86, Heft 49

Anhang zu Kap. 14.5: Pharmakotherapie beim Patientenanliegen „Verzweiflung"

(H. Becker, S.H. Schug)

- Psychoreaktive Störungen
  Bei psychoreaktiven Störungen wie akuten Belastungsreaktionen, depressiven Reaktionen bzw. bei neurotischen Fehlentwicklung und z.T. bei Persönlichkeitsstörungen kann eine psychotherapeutische Krisenintervention durch die Gabe der in Übersicht 1 und 2 genannten Neuroleptika und Tranquilizer unterstützt werden.
- Verzweiflung im Zusammenhang mit depressiven Verfassungen
  Bei neurotischer Depression, leichteren depressiven Syndromen empfiehlt sich gleichfalls die in Übersicht 1 beschriebene Vorgehensweise.

  Bei hirnorganisch bedingter oder mitbedingter depressiver Verstimmung und Verzweiflung bietet sich neben der psychotherapeutischen eine pharmakologische „Krisenintervention" mit niedrigdosierten Tranquilizern an: z.B. Oxacepam: Beginn mit 1–3 × 5 mg. Gleichfalls ist ein Behandlungsversuch mit niederpotenten Neuroleptika (Übersicht 1) gerechtfertigt.

Übersicht 1. Nieder- bis mittelpotente Neuroleptika

per os: Thioridazinhydrochlorid (Melleril®) oder Chlorprothixen (Truxal®)

intramuskulär: Fluspirilen (Imap®)

Diese nieder- bis mittelpotenten Neuroleptika wirken sedierend, affektiv entspannend, nicht antidepressiv, bergen kein Abhängigkeitspotential in sich, haben aufgrund eines breiten Toleranzbereiches bei Intoxikationen (z.B. in suizidaler Absicht) relativ leichter beherrschbare Komplikationen.

Nebenwirkungen:
- Stark anticholinerg (delirante Bilder möglich)
- Relativ geringe extrapyramidale Nebenwirkungen
- selten Herzrhythmusstörungen, Blutbildveränderungen
- Endokrine Störungen
- Senken der zerebralen Krampfschwelle

Strenge Indikationsstellung bei Schwangerschaft

Dosierung:

• bei „leichteren Verzweiflungszuständen"	
Thiroidazinhydrochlorid	2–3 × 25 mg
Clorprothixen	2 × 15 mg
• bei mäßig schweren Verfassungen:	
Thioridazinhydrochlorid	2–3 × 50 mg
Chlorprothixen	2 × 30 mg ret. ggf. zusätzlich zur Nacht 1 ×
Fluspirilen	1 ×/Woche i.m.

Übersicht 2. Tranquilizer

Oxacepam (Adumbran®) oder bei ausgeprägter Anspannung, begleitender Angst Lorazepam (Tavor®) bzw. zur Gewährleistung des Nachtschlafes Temazepam (Remestan®).

Diese Tranquilizer wirken nicht antidepressiv, bewirken jedoch eine allgemeine Sedierung und kopieren so Angst und innere Unruhe, wodurch es zu einer gewissen affektiven Entlastung kommt. Bezüglich Intoxikationen besteht ebenfalls ein relativ breiter Toleranzbereich.

Cave: Insbesondere beim Lorazepam relativ ausgeprägtes Abhängigkeitspotential, d.h. Tranquilizer keinesfalls länger als 4–6 Wochen verabreichen und dabei in kleinen Packungsgrößen rezeptieren.

Nebenwirkungen:
- Konzentrationsschwäche
- Einschränkung der Aufmerksamkeit (herabgesetzte Fahrtüchigkeit)
- Einschränkung der visomotorischen Koordination
- Insbesondere bei höherdosierter i.v.-Gabe Atemdepression
- Sehr selten Überempfindlichkeitsreaktion, hepatotoxische und hämatologische Nebenwirkungen
- Muskelrelaxation
- Paradoxe (unruhesteigernde) Wirkung (vor allem bei alten Menschen) möglich

Strenge Indikationsstellung bei Schwangerschaft
Kontraindikation: Abhängigskeitsproblematik

Dosierung:

• bei „leichteren Verzweiflungszuständen“:	
Oxacepam	1–3 × 5–10 mg ggf. z.N.
• bei mittlerer bis starker Beeinträchtigung:	
Oxacepam	3–4 × 10 mg
Lorazepam	2–3 × 0,5–1 mg
• bei ausgeprägteren begleitenden Schlafstörungen	
Flunitrazepam	z.N. ½–1 Tbl.

- Verzweiflung bei depressiver Grunderkrankung (endogene Depression) Bei tiefergehenden endoformen bzw. endogenen depressiven Verfassungen mit Verzweiflung empfehlen sich primär Antidepressiva (Übersicht 3) – ggf. daneben vorübergehende begleitende Gabe von Tranquilizern (Übersicht 2) zur Anxiolyse.

Übersicht 3. Antidepressiva

Neben der Standardsubtanz Amitriptylin (Saroten®) haben sich auch Clemiprancin (Anafranil®) oder/und („Kielholz-Schema") Maprotilin (Ludiomil®) sowie Mianserin (Tolvin®) oder Trazodon (Thombran®) bewährt.

Es handelt sich um trizyklische (Doxepin, Amitriptylin, Clomipramin) und tetrazyklische (Ludiomil, Mianserin) bzw. nicht klassifizierbare (Trazodon) Antidepressiva. Eine Abhängigkeit ist nicht zu erwarten. Mit einem Wirkungseintritt (zumeist erst Antriebssteigerung, danach erst Stimmungsaufhellung) ist nicht vor 21 Tagen zu rechnen. Eine Umstellung auf ein anderes Präparat sollte daher erst nach 6 Wochen konsequenter Behandlung in korrekter Dosierung erfolgen.

Bei Intoxikationen ist mit schwerwiegenden kardialen Nebenwirkungen (Überleitungsstörungen, Arrhythmien) ebenso zu rechnen wie mit Bewußtseinstörungen und Krampfanfällen.

Eine differenziertere medikamentöse antidepressive Behandlung, insbesondere bei Therapieresistenz mit den o.g. Standardpräparaten sollte vom Spezialisten (Nervenarzt, Psychiater) eingeleitet und überwacht werden. Bei Suizidalität ist die Indikation zur Einweisung zur stationären Behandlung genau zu prüfen.

Nebenwirkungen:
- Anticholinerge Nebenwirkungen insbesondere bei den trizyklischen Antidepressiva
- Vorrangig kardiovaskuläre Störungen und orthostatische Hypertonie (EKG-Kontrollen)
- Allergische Reaktionen
- Endokrine Begleitwirkungen (Galaktorrhoe, Erektionsstörung u.a.)
- Blutbildveränderung (Diff-BB-Kontrollen)

Kontraindikationen:
- Störungen der Harnentleerung
- Engwinkelglaukom
- Pylorusstenose
- Prostatahypertrophie
- Tremor (selten)
- Insbesondere in Kombination mit Anticholinergica delirante Bilder

Strenge Indikationsstellung bei Schwangerschaft

Dosierung:
- Bei agitierten Depressionen mit Verzweiflung: Amitryptilin oder Maprotilin initial abends 25–50 mg, allmählich vorsichtig steigern, ambulant bis 100 mg (Hauptgabe abends, um sedierenden Effekt zum Schlafanstoß zu nutzen).
- Bei gehemmten Depressionen mit Verzweiflung: Anafranil: Beginn morgens mit 25–50 mg, evtl. steigern. Auch nach „Kielholz-Schema" mit Ludiomil kombinierbar (*Cave:* Suizidrisiko, stationäre Behandlung anstreben)
- Bei älteren Patienten mit Herzrhythmusstörungen oder anderen Kontraindikationen bieten sich folgende Antidepressiva an mit relativ geringerer anticholinerger Wirkung an:

• Trazodon (sedierend, angstlösend):	initial abends 50 mg, allmählich steigern auf 200 mg, ambulant in 2–3 Portionen
• Mianserin (sedierend/angstlösend):	Beginn mit 3 × 10 mg täglich, bis auf 100 mg steigerbar.

15 Vegetative Störungen

15.1 Blässe

M. Weiß-Plumeyer

Vorbemerkung

Blässe tritt gelegentlich isoliert, häufiger jedoch in Kombination mit anderen Beschwerden wie Müdigkeit, Abgeschlagenheit, Blutungen, Schwindelgefühl, Bewußtlosigkeit, Schmerzen, Fieber und anderen Anzeichen von Infektionskrankheiten auf (vgl. 15.1.6). Diese stehen dann für das subjektive Empfinden des Patienten im Vordergrund, so daß die Verminderung der normalen Hautfarbe in diesen Fällen zuerst der Umgebung des Patienten oder dem Arzt auffällt.

Die Feststellung einer Blässe kann erschwert sein durch eine Maskierung, durch andere Pigmente wie z.B. Bilirubin, Hämosiderin, Melanin oder Harnchromogene. Diese können entweder die Blässe überdecken oder der blassen Haut einen besonderen Farbton verleihen, der ggf. diagnostisch wegweisend ist.

Blässe kann auf eine breite Palette von pathogenetischen Ursachen zurückgehen – von einer physiologischen sog. „konstitutionellen Blässe" (Scheinanämie), die besonders bei Kindern leicht als Anämie fehlgedeutet wird, über die Blässe des „Stubenhockers", echte Anämien, Störungen der Schilddrüsen- oder Hypophysenfunktionen bis hin zu Tumoranämien.

15.1.1 Fallbeispiel

Ein 43jähriger Patient klagt über Konzentrationsschwäche, Müdigkeit, Schwindelgefühl und berichtet, seine Frau habe ihm gesagt, daß er seit einiger Zeit recht blaß aussehe. Die Beschwerden seien nicht plötzlich aufgetreten, und er „schleppe sich schon längere Zeit damit herum". Gleichzeitig beschreibt er wiederkehrende Schmerzen im Oberbauch, die vor allem nach dem Essen auftraten und berichtet auf Nachfrage, zweimal eine auffällige Dunkelfärbung des Stuhls bemerkt zu haben.

Tabelle 15.1. Differentialdiagnostisches Grobraster bei Beratungsanlaß Blässe

Farbstoffmangel

- Hämoglobinmangel (Anämien)
  - Eisenmangelanämie
  - Blutungsanämie
  - Infektanämie
  - Tumoranämie
  - hämolytische Anämie
  - renale Anämie
  - sideroachrestische Anämie
  - aplastische Anämie
  - perniziöse Anämie
- Melaninmangel (Mangel an Hautfarbstoff)
  - konstitutionelle Blässe („Scheinanämie")
  - fehlende Stimulation der Melaninproduktion (Stubenblässe), Hypothyreose, Panhypopituitarismus
  - angeborener, rezessiv vererbter Pigmentmangel – Albinismus
  - umschriebener Pigmentmangel (Vitiligo)

Verminderte Hautdurchblutung

- Kardiovaskuläre Erkrankungen
  - Synkope, Kollaps, Schock
  - Hypotonie
  - Lungenembolie
  - Aortenfehler
  - maligner Hypertonus
  - umschriebene Blässe bei AVK
- Intoxikationen
  - Schlafmittelvergiftungen
  - Bleivergiftungen
- Akut und chronisch entzündliche Erkrankungen
  - Rheumatoide Arthritis
  - Leberzirrhose
  - Pyelonephritis
  - Peritonitis
  - Perikarditis
  - Nephritis
  - Tuberkulose
  - Pertussis
  - Diphtherie
  - Pneumonie

Ödematöse Auflockerung der Haut

- Nierenerkrankungen
- Hypothyreose (Myxödem)

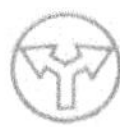

15.1.2 Differentialdiagnostisches Grobraster

Tabelle 15.1 zeigt eine Zusammenstellung der verschiedenen für Blässe verantwortlichen pathogenetischen Faktoren mit Zuordnung zu den wichtigsten Krankheitsbildern.

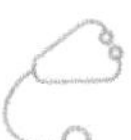

15.1.3 Pirmärdiagnostik

Tabelle 15.2 zeigt wichtige Bereiche der Anamnese auf, die im Hinblick auf pathologische Blässeursachen zu erfragen sind.

Anamnestische Angaben

- ***Akut*** tritt Blässe – oft mit Abkühlung der Haut, kaltem Schweiß, Zittern und Benommenheit – bei schweren Kreisstörungen (starke Blutung, Herzinfarkt, Lungenembolie, Schock u.a.) auf und ist dann eine Indikation zur Notfallbehandlung (s. dort).
- Allmählich sich entwickelnde ***chronische Blässe*** kann bei allen 3 Ursachenkomplexen vorkommen, häufig unter Kombination der verschiedenen Faktoren. Am häufigsten ist die Anämie, wobei hier vor allem die Schleimhäute von Augen, Lippen, Mundhöhle und Rachen sowie Nagelbetten und Handteller betroffen sind. Für eine Anämie sprechen zusätzliche Symptome wie Müdigkeit, Konzentrationsschwäche, Schwindelgefühl, anginöse Herzbeschwerden, Herzklopfen, Parästhesien und Ohrgeräusche.

Tabelle 15.2. Wichtige anamnestische Aspekte bei Blässe

Anamnestischer Aspekt	Gründe für pathologische Blässe
• Farbveränderung des Stuhls und des Urins	Blutungen
• Resektion von Magen- oder Darmteilen	Resorptionsstörungen
• Sub- oder Anazidität des Magensaftes	Mangel an Intrinsicfaktor bei atropischer Gastritis, Eisenresorptionsstörungen
• Alkoholismus	atropische Gastritis, Vitaminmangel
• Familienanamnese	erbliche Störung der Hb-Synthese, z.B. Sichelzellenanämie
• Berufsanamnese	mögliche Einwirkung von Giften, z.B. Blei
• Eßgewohnheiten	mangelhafte Eisenzufuhr
• Gynäkologische Erkrankungen	Blutungen
• Schwangerschaft	erhöhter Bedarf
• Neurologische Störungen	perniziöse Anämie

- Konstitutionsanomalien bei erblichen hämolytischen Anämien (z.B. Turmschädel, Polydaktylie bei Sphärozytose)
- Blässe verbunden mit Gewichtsabnahme und Leistungsabfall bei konsumierenden Prozessen
- Erhöhter Bedarf / Eisenmangelanämie bei Schwangerschaft, Laktation oder in Wachstumsphasen von Kind und Jugendlichem
- Blutungen (Petechien, Hämatome) und/oder erhöhte Infektanfälligkeit bei Leukämien
- Körperliche Schwäche, Muskelzuckungen, Kopfschmerzen, Erbrechen bei Urämie
- Verstärkte Regelblutung, häufiges Nasenbluten, Bluterbrechen, Teerstühle, Blut im Stuhl bzw. Hämaturie bei Blutungsanämie
- Vorausgegangene Angina tonsillaris, Fieber, schmerzhafte Gelenkschwellung bei akutem rheumatischen Fieber
- Fieber, Schüttelfrost, Subikterus, Erbrechen und allgemeine Schwäche bei akuten Hämolysen
- Abgeschlagenheit, Zungenbrennen, strohgelbe Hautfarbe, Parästhesien sowie glatte rote Zunge (Hunter-Glossitis) bei perniziöser Anämie (Vit. B_{12}-Mangel) oder Folsäuremangel
- Starke Durchfälle ggf. mit Blut und Schleimbeimengungen, Fieber, Gewichtsverlust bei chronisch entzündlichen Darmerkrankungen (Colitis ulcerosa, M. Crohn)
- Wächserne Bleichheit, Leistungsschwäche und Blutungsneigung bei idiopathischer Panmyelophthise (aplastische Anämie)
- Einnahme von/oder Exposition zu bestimmten chemischen Verbindungen und Giften (z.B. Sulfonamide, Phenol, Phenylhydrazin, Trichloräthylen, Phenazetin, Arsenwasserstoff, Schwefelwasserstoff, Anilin, Chinin, Pilzgifte, Schlangengifte, Spinnengifte, Bienengifte, Blei, Kupfer, Penicillin, Methyldopa bei exogen-toxischer hämolytischer Anämie.

Körperliche Untersuchungsbefunde

- Benommenheit, Kußmaulatmung, Foeter uraemicus bei Urämie
- Strohgelbes, ikterisches Hautkolorit bei hämolytischer Anämie
- Bräunlich blasses Hautkolorit bei Anämie mit Met- oder Sulfhämoglobinbildung
- Bronzefarbener oder schmutzigbrauner Hautton bei Hämochromatose und sideroachrestischen Anämien
- Braungelbliche, sog. Café au lait-Verfärbung bei chronischer Niereninsuffizienz
- Lidödeme, Hämaturie, Hypertonus bei Nephritis
- Chronischer Alkoholismus, Ikterus bei Zievesyndrom
- Verzögerter Fontanellenschluß, Brustkorb- und Skelettdeformationen bei Rachitis
- Apathie, Gesichtsödem mit periorbitalen Ödemen, kühle trockene Haut, verlangsamte Reflexe, heisere Stimme, periphere Ödeme, Obstipation, muskuläre Schwäche bei Hypothyreose

- Sichtbare, z.B. rektale Blutungen bei Blutungsanämie
- Trophische Störungen der Haut mit Rhagaden an den Mundwinkeln, Brüchigkeit der Nägel, Zungenbrennen, Wachstumsstörungen der Haare, atrophische Rhinitis, Plummer-Vuson-Syndrom bei Eisenmangelanämie
- Fahle, alabasterfarbene Blässe, Oligo-Amenorrhoe, Libido- und Potenzstörungen, Geroderm, pathologische Kälteintoleranz, Müdigkeit, Obstipation, Hypothermie, monoton heisere Stimme, allgemeine Verlangsamung, auffallend trockene, schuppende, leicht pastöse Haut bei Panhypopituitarismus
- Teerstuhl, Hämaturie und/oder sichtbare Blutungen bei Blutungsanämie

Technische Untersuchungsbefunde
- Positiver Hämokulttest bei innerer Blutung
- Leukozytose, BKS-Erhöhung und andere Entzündungszeichen im Blut bei Infektanämie
- RR-Abfall, Pulsanstieg, Zentralisation bei kardiovaskulärer Ursache
- Anstieg des Kreatinin und des Harnstoffs, erniedrigte Osmolarität des Urins (vermindertes Harnkonzentrierungsvermögen) bei renaler Anämie
- Übelkeit, Erbrechen, Bauchschmerzen, Krankheitsgefühl, Fieber, RR-Abfall, Ikterus mit Stunden-Tage-Verzögerung, keine Splenomegalie, evtl. Nierenversagen bei akuter Hämolyse
- Gesamt-T_4 erniedrigt, TSH erhöht bei Hypothyreose, Thyreoiditis
- Hypochrome Anämie, LDH-Erhöhung, Retikulozytose, erniedrigtes Haptoglobin, erhöhtes indirektes Bilirubin, Splenomegalie bei chronischer hämolytischer Anämie
- Serum-B_{12}-Spiegel erniedrigt, megalozytäre Anämie mit verminderter Retikulozytenzahl, starke BSG-Erhöhung bei perniziöser Anämie
- Folsäurespiegel im Serum erniedrigt bei Folsäuremangelanämie
- Normochrome, normozytäre Anämie mit Leuko- und Thrombopenie bei aplastischer Anämie durch Markfibrose oder -veränderung
- Gesamt-T_4 erniedrigt, TSH erhöht bei Hypothyreose, Thyreoiditis

15.1.4 Entscheidungen über nachfolgende Maßnahmen

- ***Krankenhauseinweisung*** bei Verdacht auf Herz-Kreislaufversagen (Herzinfarkt, Lungenembolie, Schock), starken äußeren oder inneren Blutungen, Verdacht auf Leukämie, Urämie, akuten hämolytischen Anämien, hypothyreotischem Koma, akuter HVL-Insuffizienz, Panmyelophthise
- Hämatologisch-onkologische Abklärung bei Verdacht auf Malignom, chronisch hämolytische Anämie, sideroachrestische Anämie, Verdacht auf Wärme- oder Kälteagglutininkrankheit
- Endokrinologische Abklärung bei chronischer Hypothyreose bzw. HVL-Insuffizienz
- Nephrologische Abklärung bei renaler Anämie
- Neurologische Abklärung bei funikulärer Myelose

- Gynäkologische Abklärung bei starken oder pathologischen Blutungen des Genitaltraktes
- HNO-ärztliche Abklärung bzw. Behandlung bei starker Epistaxis

Vorläufige therapeutische Maßnahmen

Eine symptomatische Behandlung ist außer in Blutungsnotfällen bzw. bei Herz-Kreislaufversagen erst nach differentialdiagnostischer Abklärung sinnvoll. An dieser Stelle ist darauf hinzuweisen, daß Anämien zwar die häufigsten Ursachen von nichtkonstitutionell bedingter Blässe sind, daß aber keineswegs jede Blässe Anämie bedeutet.

Nicht indiziert ist die vorschnelle Therapie einer mikrozytären hypochromen Anämie mit Eisenpräparaten. Beim Vorliegen von chronischen Entzündungen oder Tumoren verbirgt sich hinter dem Bild einer Eisenmangelanämie häufig eine Eisenverwertungsstörung (Ferritinbestimmung!).

Bei Verdacht auf exogen toxische Ursache einer Hämolyse muß jede weitere Exposition mit dem verdächtigen Stoff vermieden werden. Diese Maßnahme dient neben dem Schutz des Patienten zusätzlich auch der Diagnosesicherung.

Weitere differentialdiagnostische Maßnahmen

- Kreatininclearance u.a. Verdacht auf renale Anämie
- Gastroskopie, Koloskopie, Röntgendiagnostik bei Verdacht auf gastronintestinale Blutung
- TRH-Test, LH-RH-Test, Lysin-Vasopressin-Test, Insulin-Hypoglykämie-Test bei Verdacht auf HVL-Insuffizienz
- Nachweis von Schilddrüsen-Antikörpern bei Thyreoiditis
- Differentialblutbild mit Bestimmung von MCV und MCH bzw. Serumeisen und Ferritin (Tabelle 15.3).
- Eryhtrozytenmorphologie (... z.B. Sichelzellenanämie, Kugelzellanämie, Thalassämie, Bleiintoxikation ...)
- Bestimmung von Bleispiegel im Blut und Urin bei Verdacht auf Bleiintoxikation
- Eisenresorptionstest bei Verdacht auf Eisenresorptionsstörung

Tabelle 15.3. Anämiedifferenzierung nach ausgewählten Blutbefunden

Serumeisen	Ferritin	zusätzlich	Krankheitsbilder
↓	↓		Eisenmangelanämie
↓	↑	BSG-Beschleunigung	Tumoranämie, Infektanämie
↑	↑		sideroachrestische Anämie
↑/n	↑/n	Hämolysezeichen	Hämolytische Anämie
↑/n	↑/n	Hämolysezeichen u. pathologische Hb-Elektrophorese	Hb-Anomalie

- Knochenmarkshistologie bei Verdacht auf Panmyelopthyse bzw. aplastische Anämie
- Sonographie (z.B. Hepatosplenomegalie, Nierenmorphologie)
- Diagnostik von Tuberkulose und anderen Infektionskrankheiten
- Schilling-Test, Magensaftanalyse, Gastroskopie, Antikörperbestimmung gegen Parietalzellen zur Abklärung der perniziösen Anämie

DD 15.1.5 Differentialdiagnostik

Eisenmangelanämien – Blutungsanämien
Eisenmangelanämien (EMA) sind charakterisiert durch eine Störung der Hämoglobinbildung und damit auch der Erythrozytenproduktion. Eisenmangelanämien zeigen sich als mikrozytäre Anämien mit einem mittleren korpuskulären Volumen (MCV) von unter 80 fl. Bei Männern wird bei Hämoglobinwerten unter 14,0 g/dl und bei Frauen unter 12,5 g/dl von einer Anämie gesprochen.

80 % der Patienten mit EMA sind Frauen im gebärfähigen Alter; der Anteil der Weltbevölkerung mit Eisenmangel beträgt zwischen 10 und 50 %, wobei der Eisenmangel vor allem in tropischen und unterentwickelten Ländern die häufigste Anämieform ist. Sehr oft stellen Blutungen die Ursache dar.

Ätiologie/Pathogenese. Ursachen eines echten Eisenmangels, d.h. einer „essentiellen" hypochromen Anämie können in ungenügender Eisenzufuhr, Eisenresorptionsstörungen oder in erhöhtem Eisenbedarf bestehen. Differentialdiagnostisch davon abzugrenzen sind Anämien, die mit einem Eisenmangel wegen erhöhten Verlustes durch Blutungen einhergehen.

Alle Eisenverlustanämien lassen sich durch ihre Ätiologie von den essentiellen Eisenmangelanämien abgrenzen und unterscheiden sich nicht nur hinsichtlich der diagnostischen Erfordernisse sondern auch bezüglich der Befunde (eine akute Blutung ruft z.B. zunächst eine normochrome normozytäre Anämie hervor) sowie der Therapie (im Vordergrund steht nicht Substitution von Eisen sondern Sanierung der Blutungsquelle bzw. Blutersatz).

Klinik. Anamnestisch Müdigkeit, Schwindel, allgemeine Schwäche, Konzentrationsschwäche, Ohnmachtsanfälle, Schlaflosigkeit, Atemnot, Herzkopfen, eventuell Angina pectoris, Appetitlosigkeit, Durchfälle oder Obstipationen, Schmerzen im Epigastrium, Zungenbrennen, Schluckbeschwerden, Flatulenz, dystrophe Haare und Fingernägel, kalte und blasse Extremitäten, selten Parästhesien, Libido- und Potenzverlust sprechen für mangelhafte Sauerstoffversorgung innerer Organe bei Hb-Werten <8 mg/dl.

Untersuchungsbefunde: Blässe, trockene und rissige Haut, Glossitis mit Papillenatrophie, Plummer-Vinson-Syndrom (Dysphagie mit Ösophagusstriktur, selten), Mundwinkelrhagaden, Vitiligo, gelegentlich geringe Unterschenkelödeme, Ozäna (Atrophie der Nasenschleimhaut), Querrillen der

Nägel, systolische Herzgeräusche, Herzvergörßerung, EKG-Veränderungen.

Sicherung der Diagnose. Nachweis einer mikrozytären hypochromen Anämie (MCV <80 fl, MCH <30 pg), Aniso-, Poikilo-, Anulozytose der Erytozythen, erniedrigtes Speichereisen (Ferritin), erniedrigtes Serumeisen, erhöhtes Transferin, Retikulozytenzahl wenig oder nicht erhöht, Thrombozytenzahl oft erhöht, Achlorhydrie (kann sowohl Ursache als auch Folge des Eisenmangels sein)

Differentialdiagnostik. Wichtig ist die Abgrenzung einer essentiellen Anämie (ungenügende Zufuhr, erhöhter Bedarf) von der Blutungsanämie. Dafür können eine genaue diesbezüglich Anamnese, Stuhl- und Urinuntersuchungen auf Eisen oder Blut sowie endoskopische und röntgenologische Untersuchungen erforderlich sein. Blutungsanämien können sowohl durch schwere akute Blutungen (Unfälle, vor allem mit Milz- oder Leberruptur, Ösophagusvarizenblutung, hämorrhagische Diathese) als auch durch chronische Blutverluste (vor allem aus dem Genital- und Magen-Darmtrakt durch Tumoren, Hämorrhoiden, Mallory-Weiss-Syndrom, Medikamente wie Glukokortikoide, Salizylate, Antirheumatika, Antikoagulantien) entstehen.

Während bei chronischen Blutverlusten sowohl Symptome als auch Blutbefunde denen einer essentiellen Eisenmangelanämie stark ähneln, wird die Symptomatik bei akuter schwerer Blutung vor allem durch Störungen im Herz-Keislaufsystem hervorgerufen wie z.B. Blutdruckabfall, kalter Schweiß, Kollaps, Schock, Nierenversagen. Die Laborbefunde zeigen zunächst gar keine Änderung von Hb, HK und Erythrozytenzahl oder -größe an, da Plasma und zellulläre Blutbestandteile in gleicher Menge verloren gehen. Dann tritt nach Stunden durch den Einstrom interstitieller Flüssgikeit eine normochrome und anfangs normozytäre, später zunehmend makrozytäre Anämie ein. Erst nach Tagen geht sie in eine hypochrome mikrozytäre Form über.

Therapie

- Bei essentieller EMA Eisentherapie, möglichst oral, Tagesdosis: 100 bis 200 mg zweiwertiges Eisen (!) über 2–3 Monate p.o. (täglicher Hb-Anstieg 0,1–0,3 g/dl, Retikulozytenanstieg ebenfalls als Erfolgskontrolle sinnvoll). Ausnahmesweise kann bei schlechter Verträglichkeit oder Resorption der oralen Präparate eine parenterale Eisentherapie mit dreiwertigem Eisen durchgeführt werden, die sich jedoch durch eine deutlich höhrere Nebenwirkungsrate auszeichnet.
- Bei akuten starken Blutverlusten sind Bluttransfusionen oder Infusionen von Plasmaexpandern erforderlich sowie eine endoskopische bzw. operative Sanierung der Blutungsquelle.
- Die Ausschaltung der Blutungsursache steht auch bei chronischen Blutungsanämien im Vordergrund der therapeutischen Bemühungen (z.B. Myomenukleation oder Hysterektomie bei Uterus myomatosus).

Prognose und Verlauf. Diese ist im allgemeinen günstig, richtet sich jedoch nach dem Grundleiden. Bei Ansprechen auf die Eisentherapie sollten sich die Hb-Werte nach ca. 2 Monaten normalisiert haben. Zur Auffüllung der Eisenspeicher empfiehlt sich eine Fortsetzung der Therapie noch 2–3 Monate darüber hinaus.

Renale Anämie

Ätiologie/Pathogenese. Im Zustand der Niereninsuffizienz ist neben der exkretorischen auch die endokrine Nierenfunktion (RFE – Renaler Erythropoetischer Faktor) eingeschränkt. Bei der chronischen Niereninsuffizienz findet sich daher regelmäßig eine meist normochrome Anämie. Die Blässe der renalen Anämie ergibt zusammen mit den retinierten und in die Haut eingelagerten Urochromen ein typisches fahlgraues Hautkolorit (sog. Café au lait-Farbe). Eher gelblich grau ist die Hautfarbe von Patienten mit Analgetikanephropathie. Erst die gentechnische Herstellung von rekombinantem Erythropoetin hat in den letzten Jahren eine kausale Therapie der renalen Anämie ermöglicht.

Zum renal bedingten Erythropoetinmangel kommen als Ursachen der renalen Anämie toxische Wirkungen von retinierten harnpflichtigen Substanzen auf das blutbildende Knochenmark hinzu. Urämie und Dialysebehandlung verkürzen darüber hinaus die Lebensdauer der Erythrozyten. Auch die urämische Gastritis und Kolitis führen zu Blutverlusten in den Magen-Darmtrakt.

Klinik und Diagnostik. Unbehandelte Patienten mit chronischer Niereninsuffizienz haben häufig Hb-Werte unter 10 g/dl. Auch Werte von 6-7 g/dl sind keine Seltenheit. Erstaunlicherweise fühlen sich jedoch manche Patienten verhältnismäßig wenig beeinträchtigt. Dies ist darauf zurückzuführen, daß die Anämie über einen längeren Zeitraum hinweg entsteht und daß der Körper Anpassungsmechanismen entwickelt. Es handelt sich in den meisten Fällen um eine normochrome normozytäre, bei Eisenmangel auch hypochrome Anämie.

Therapie. Die renale Anämie des Dialysepatienten wird heute üblicherweise mit rekombinatem Erythropoetin behandelt, wobei Hb-Werte oberhalb von 10 g/dl angestrebt werden. Bluttransfusionen werden nur bei sehr niedrigen Hb-Werten (unter 7 g/dl) gegeben. Neben den Infektionsrisiken (HIV, HBV, HCV u.a.) führen Transfusionen auch zu einer Eisenbelastung des Organismus und begünstigen die Bildung von Antikörpern im HLA-System (Transplantation!).

Anämie bei konsumierenden Prozessen

Ätiologie/Pathogenese. Ebenso wie bei chronischen Infekten kommt es bei Tumoren zu einer Abwanderung von Eisen in das RHS und damit zu einer Erniedrigung der Serumeisenwerte bei normalem Gesamteisenkörperbestand. Hier liegt eine Eisenverteilungsstörung mit der Folge mangelnder Verfügbarkeit vor. Weitere Ursachen liegen in chronischen Blutverlusten durch Gefäßarrosion von Tumoren z.B. des Magen-Darmtraktes, wobei diese Blutungen nicht immer makroskopisch sichtbar sind.

Die Knochenmarksmetastasierung von Tumoren anderer Organe sowie von Lymphomen und alle malignen Erkrankungen des Knochenmarks selbst (***Hämoblastosen***) sowie Panmyelopathien, Knochenmarksfibrosen und Myelodysplasien führen durch Verdrängung der normalen Hämopoese zu meist normochromen, normozytären Anämien (***aplastische Anämie***). Gleichzeitig ist auch an eine toxische Schädigung des Knochenmarks oder an eine Hämolyse durch Stoffwechselprodukte der Tumoren sowie an einen Folsäuremangel zu denken. Schließlich kann auch die knochenmarksdepressive Nebenwirkung vieler Zytostatika sowie Strahlentherapien während der Behandlung des Tumorleidens eine Anämie induzieren.

Klinik und Diagnostik. Die Tumoranämie ist häufig anzutreffen bei fortgeschrittenen Stadien von Tumorerkankungen. Sie ist eine Begleiterscheinung der Tumorkachexie, kann aber auch isoliert auftreten.

Bei der Infekt- und Tumoranämie liegen charakteristischerweise erniedrigte Eisenwerte bei erhöhtem Ferritin vor. Letzterer Wert ist auch das entscheidende differentialdiagnostische Kriterium zur Unterscheidung von einer Eisenmangelanämie.

Tumoren mit chronischen Blutverlusten führen zu einer Blutungsanämie mit den typischen Befunden wie bei Eisenmangelanämie. Von großer Bedeutung ist der Nachweis der Blutungsquelle z.B. durch Hämoccult-Test.

Eine normochrome, normozytäre Anämie in Form einer aplastischen Anämie liegt vor bei Verdrängung der roten Blutbildung durch Knochenmarksmetastasen und bei anderen Knochenmarkserkrankungen.

Therapie und Verlaufskontrolle. Sowohl Therapie als auch Prognose sind abhängig von Art und Dignität der Grunderkrankung. In Frage kommen Substitution von Eisen, v.a. bei Blutungsanämien oder ggf. von Folsäure. In schweren Fällen werden je nach Prognose Bluttransfusionen erforderlich. Im Zentrum der therapeutischen Bemühungen steht allerdings die kurative oder palliative Behandlung des ursächlichen Tumors.

Weitere seltene Differentialdiagnosen

Weitere Erkrankungen, die mit hämatologischen Auffälligkeiten einhergehen können, sind: Salmonellosen, Tuberkulose, Cholera, Malaria, Toxoplasmose, Gasbrand, chronische Nierenerkrankung mit metabolischer Azidose, Eklampsie, Kollagenosen, großflächige Verbrennungen, chronische Lebererkrankungen, Infektionen mit Hämophilus influencae oder Kokkensepsis.

Zum Fallbeispiel

Der Patient zeigt eine mikrozytäre hypochrome Anämie mit erniedrigtem Serumeisen und Ferritin. Der Hämoccult-Test war wiederholt positiv. Es besteht der Verdacht auf eine chronische Blutungsquelle im Magen-

Darmtrakt. Zur weiteren Diagnostik sind eine gastrointestinale Endoskopie und ggf. eine Röntgendiagnostik des Magen-Darmtraktes erforderlich.

Völlige Diagnose: Blutungsanämie bei Verdacht auf Ulcus ventriculi bzw. Malignom.

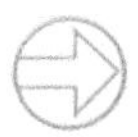

15.1.6 Allgemeine anliegenbezogene Maßnahmen

Vor dem Hintergrund des breiten differentialdiagnostischen Spektrums sollte bei jeder Form von auffälliger Blässe abgeklärt werden, ob ihr konstitutionelle bzw. in der individuellen Lebensführung begründete oder pathologische Ursachen zugrunde liegen.

Einfachste ***Blutuntersuchungen*** (kleines Blutbild und Blutsenkung) lassen eine rasche und kostengünstige Abklärung der Fragestellung Anämie zu und steuern das weitere Vorgehen.

Die ***Beratung des Patienten*** mit konstitutioneller Blässe kann sich heute nicht mehr an der populären Vorstellung von der *gesunden* braunen Hautfarbe orientieren. Weltweit werden steigende Erkrankungshäufigkeiten für Melanome berichtet. Eine Verschärfung dieser Problematik ist bei weiterem Abbau der Ozonschicht und damit zunehmender UV-Exposition zu erwarten (in Australien bestehen bereits entsprechende Verhaltensmaßregeln für die Bevölkerung). Inzwischen ist bekannt, daß die Erkrankungswahrscheinlichkeit des individuellen Patienten wesentlich vom Hauttyp mitbestimmt wird. Daher sollten Patienten mit blassem Hauttyp, die zu Sonnenbränden neigen, zu intensive Besonnung vermeiden und stark wirksame Sonnenschutzcremes verwenden. Ggf. ist eine vorsichtige UVA-Bestrahlung (Sonnenstudio) der direkten Besonnung vorzuziehen.

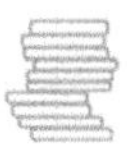

Literaturhinweise

Braun RN (1976) Diagnostische Programme in der Allgemeinmedizin. Urban & Schwarzenberg, München Berlin Wien

Hadorn W, Zöllner N (Hrsg) (1986) Vom Symptom zur Diagnose, 8. Aufl. Karger, Basel München

Kaufmann W (Hrsg) (1991) Internistische Differentialdiagnostik/Entscheidungsprozesse in Flußdiagrammen, 2. Aufl. Schattauer, Stuttgart New York

Schettler G, Greven U (Hrsg) (1990) Innere Medizin, 8. Aufl. Thieme, Stuttgart New York

Schroeder SA et al. (eds) (1991) Current medical diagnosis and treatment, 30th ed. Appleton and Lang Medical Book, Norwalk San Mateo

Siegenthaler W, Kaufmann W, Hornbostel H, Waller HD (Hrsg) (1987) Lehrbuch der Inneren Medizin, 2. Aufl. Thieme, Stuttgart New York

Vogl H (1978) Differentialdiagnose der medizinisch-klinischen Symptome Bd. 1, 2. Aufl. UTB Reinhardt, München Basel

15.2 Gewichtsabnahme

G.C. Fischer

Vorbemerkung

Die Frage nach einem möglichen Gewichtsverlust gehört zum Standardinventar jeder allgemeinmedizinischen Basisanamnese. Gemessen an der großen Häufigkeit von Klagen bezüglich Übergewicht spielt das Patientenanliegen Gewichtsabnahme mengenmäßig eine untergeordnete Rolle. Wichtig ist es, entsprechende Angaben des Patienten zu objektivieren, was idealerweise durch Gewichtskontrollen (durchgeführt in der Praxis) geschieht. Auch indirekte Hinweise, wie die Tatsache, daß Kleider zu weit werden, Gürtel enger geschnallt werden müssen usw. erleichtern dem Hausarzt die Einschätzung eines Gewichtsverlustes. Zweckdienlich ist auch, dem Patienten eine kleine Tabelle vorzufertigen, auf der er dann bei den vorgegebenen Terminen sein selbst gemessenes Körpergewicht einträgt.

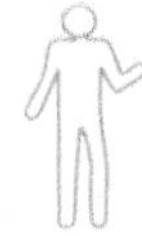

15.2.1 Fallbeispiel

Bei einem 42jährigen Patienten, der den Hausarzt über längere Zeit nicht mehr konsultiert hatte, fällt angesichts eines Praxiskontaktes wegen eines grippalen Infektes gegenüber früher ein deutlich verschlechterter Allgemeinzustand auf. In einer darauf bezogenen Anamnese wird vom Patienten ein Gewichtsverlust bestätigt, wonach er innerhalb der letzten 3 Monate etwa 5–6 kg abgenommen haben soll. Der Patient klagte außerdem über Appetitlosigkeit, verminderte Kraftreserven, gelegentlich leichtes Druckgefühl im Oberbauch und gelegentliche Übelkeit.

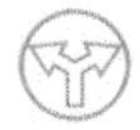

15.2.2 Differentialdiagnostische Grobraster

- Intestinale Erkrankungen (z.B. chronische Pankreatitis, Leberzirrhose, Malabsorptionssyndrom)
- Malignome
- Chronische Infekte (z.B. Tuberkulose, Aids)
- Endokrinologische Erkrankungen (vor allem bei Kindern und Jugendlichen: Diabetes mellitus, sonst: Hyperthyreose, Nebennierenrindeninsuffizienz)
- Wurmerkrankung
- Psychische Erkrankungen (z.B. Depression, Sucht, Anorexia nervosa, Psychosen)

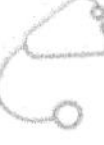

15.2.3 Primärdiagnostik

Anamnese

Genaue Feststellung der tatsächlichen Ernährungsgewohnheiten, Zeitraum und Umfang des Gewichtsverlustes, Hinweise auf Medikamentenabusus bzw. sonstiges Suchtverhalten, Hinweise auf seelische Belastungen. Ferner ist es wichtig, weitere Symptome zu erfragen, wie z.B. Schmerzen, Übelkeit, Brechreiz, Müdigkeit, Husten oder Belastungsdyspnoe sowie Stuhlgewohnheiten.

Bezüglich der Langzeitanamnese muß der Hausarzt ein evtl. Fortschreiten bzw. Entgleisen bereits vorliegender Erkrankungen (z.B. Malignome in der Vopgeschichte, Diabetes mellitus) beachten.

Körperliche Untersuchung

Sorgfältige Ganzkörperuntersuchung. Dabei auch besondere Berücksichtigung des Allgemein- und Kräftezustands des Patienten, Hautkolorit, evtl. Belastungsdyspnoe, psychomotorisches Ausdrucksverhalten, besonders auch im Hinblick auf Eindrücke aus der bisherigen Kenntnis des Patienten.

Technische Untersuchung

- Labor: BKS, Blutbild, Leberwerte, Kreatinin, Elektrophorese, Elektrolyte, Schilddrüsenparameter, Stuhluntersuchung (Blut, ggf. Wurmeier), Urinstatus
- Bei erheblichem Gewichtsverlust und unklarer Sachlage kann ein Bauchsonogramm und die Röntgenuntersuchung des Thorax in die Primärdiagnostik eingeschlossen werden.

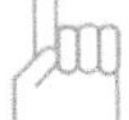

15.2.4 Entscheidung über nachfolgende Maßnahmen

Bei einem objektivierten Gewichtsverlust, der nicht Folge eines veränderten Ernährungsverhaltens ist, muß in jedem Falle eine diagnostische Klärung, meist unter Hinzuziehung entsprechender Spezialisten, soweit vorangetrieben werden, bis eine befriedigende Interpretation vorliegt.

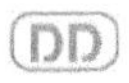

15.2.5 Differentialdiagnostik

Entsprechende Erkrankungen des Intestinaltraktes finden sich unter Kap. 22. Zu psychischen Erkrankungen siehe unter Kap. 14. und Kap. 26.4.

Hyperthyreose

Ätiologie/Pathogenese. Überwiegend hervorgerufen durch Thyreoidea-stimulierende Antikörper (Morbus Basedow), sonst sekundär durch Einnahme zu hoher Mengen von Schilddrüsenhormonen oder autonome Anteile der

Schilddrüse. Bei der Verursachung durch Thyreoidea-stimulierende Antikörper liegt ein genetisch bedingter Defekt der Lymphozyten vor. Entsprechende Autoantikörper-Thyreoidea-stimulierende Immunglobuline (TSI)-aktivieren die Thyreozyten. Das dadurch vermehrt gebildete Schilddrüsenhormon bewirkt das klinische Bild der Hyperthyreose.

Epidemiologie. Morbus Basedow ca. 1 % der Bevölkerung, Überwiegen des weiblichen Geschlechts.

Klinik. Feinschlägiger Tremor, Herzklopfen mit Tachykardie, Gewichtsabnahme, Schlaflosigkeit, „Nervosität", erhöhte Körpertemperatur. Bei Morbus Basedow zusätzlich Orbitopathie. Typisch ferner starkes Schwitzen, Neigung zu Diarrhoe und Haarausfall, vermehrter Appetit und Durst bei rascher Ermüdbarkeit. Bei der Untersuchung u.U. Schwirren über der Struma, Vergrößerung der Schilddrüse. Bei geriatrischen Patienten fehlen klassische Symptome meist. Hinweise bieten tachykarde Herzrhythmusstörungen und Gewichtsreduktion.

Sicherung der Diagnose. Erhöhter Hormonspiegel im peripheren Blut bei supprimiertem TRH-Test. Mitunter isolierte Erhöhung des T3. Weitere Hinweise geben Schilddrüsensonogramm und Szintigramm.

Therapie und Verlaufskontrolle. Bei Morbus Basedow primär Thyreostatika für 1–2 Jahre je nach Verlauf. Bei größeren Strumen und Knotenbildung Operation. Bei eingeschränkter Operabilität und höherem Lebensalter wird Radiojodtherapie empfohlen. Zur Minderung subjektiver Beschwerden und Förderung der euthyreoten Stoffwechsellage wird der Beta-Rezeptoren-Blocker Propanolol als Adjuvans empfohlen.

Patienten mit thyreostatischer Therapie bedürfen der regelmäßigen Kontrolle bezüglich evtl. Nebenwirkungen (Leukopenie, Allergie).

Leberzirrhose

Ätiologie/Pathogenese. Chronisch degenerative Lebererkrankung mit Untergang von Leberzellgewebe, Regeneration und Bindegewebsproliferation mit knötchenförmigem Umbau des Organes. Der normale Läppchenaufbau wird zerstört, es bilden sich Bindegewebsepten zwischen den Periportalfeldern und den Zentralvenen. Hauptsächliche Ursachen: Alkohol, Virushepatitis, Cholangitis, ideopathische Formen.

Epidemiologie. 50–60 % der Leberzirrhosen sind durch Alkohol bedingt. Zirrhosegefährdung liegt vor, wenn 15–20 Jahre mindestens 60–80 g Alkohol eingenommen wurden. Bei Alkoholabstinenz kann mit einer 5-Jahresüberlebensrate von 50 % gerechnet werden. Bei Ösophagusvarizenblutung ist mit 50 %iger Mortalität nach der 1. Blutung, mit 10–20 %iger nach der 2. Blutung zu rechnen.

Klinik. Nicht selten entwickelt sich die Leberzirrhose unbemerkt über längere Zeiträume. Eine Erstmanifestation in Form einer Ösophagusvarizenblutung oder auch eines unerwartet aufgetretenen Aszites kommen vor. Allgemeine Symptome bestehen in Inappetenz, Meteorismus, Leistungsminderung, Blutungsneigung. Klinisch finden sich Hepato- und Splenomegalie, sog. Abdominalglatze, Palmarerythem, Weißfleckelung der Nägel, papierdünne Haut, Spider-Naevi an belichteten Hautpartien. Bei fortgeschrittener Zirrhose: Aszites, portaler Hochdruck mit Ösophagusvarizenblutung, portosystemische Enzephalopathie mit entsprechender Wesensänderung. Gestörte endikrine Funktion mit Hodenatrophie, Impotenz und Gynäkomastie bei Männern, Regelstörungen bei der Frau.

Sicherung der Diagnose. Beweisend Laparoskopiebefund mit Histologie. Deutliche Hinweise durch Szintigraphie, CT und Sonographie.

Labor: Transaminasenerhöhung, Dysproteinämie, Erhöhung der Immunglobuline vom Typ IgG, vom Typ IgA bei alkoholischen Zirrhosen, Typ IgM bei biliärer Zirrhose.

Elektrolytverschiebung: Hyponatriämie, Hypokaliämie.

Therapie und Verlaufskontrolle. Ausschaltung der Noxen, d.h. Alkoholkarenz. Vermeidung stärkerer auch sporadischer Überlastung, ausreichende Ruhephasen, vollkalorische und vitaminreiche Kost, bei Hämochromatose und Morbus Wilson entsprechende Behandlung, bei sekundär biliären Zirrhosen Sanierung der Gallenwege, evtl. langfristige Antibiotikabehandlung. Bei akuten dystrophischen Schüben absolute körperliche Schonung, Reduktion des Nahrungseiweißes auf 20–50 g/die, die Anwendung von Prednison ist umstritten, scheint jedoch bei dystrophischen Schüben ohne Aszites bei jüngeren Patienten hilfreich. Die Wirksamkeit sog. Leberschutzpräparate (Vitaminpräparate und Anabolika) gilt als nicht erwiesen.

Zum Fallbeispiel

Bei dem Patienten hatten sich aus der weiterführenden Anamnese, einer ausführlichen körperlichen Untersuchung, üblichen Laborparametern, einem Abdominalsonogramm und einer Röntgenuntersuchung des Thorax zunächst keine pathologischen Befunde ergeben. Da die Gewichtsreduktion nach wie vor objektivierbar blieb, wurde die Anamnese erneut aufgerollt. Bei eingehender Befragung und Darstellung des Eßverhaltens sowie der Beziehung zur Nahrungsaufnahme stellte sich schließlich eine immer wieder durchdringende Abneigung gegenüber der Nahrungsaufnahme insgesamt und leichte Übelkeit sowie ein geringes Druck- und Oppressionsgefühl im Oberbauch heraus. Eine daraufhin durchgeführte Gastroskopie ergab ein histologisch bestätigtes Magenkarzinom. Der Patient wurde umgehend operiert und befindet sich heute (2 Jahre nach OP) in relativ gutem Allgemeinzustand.

15.2.6 Allgemeine anliegenbezogene Maßnahmen

Eine objektivierte Gewichtsabnahme bedarf stets sorgfältiger differentialdiagnostischer Klärung. Dabei ist zu bedenken, daß vorübergehend durch Veränderung der Ernährung ein Gewichtsverlust kompensiert werden kann. der Hausarzt muß deshalb die Chance der längerfristigen Betreuung nutzen, um z.B. Patienten in malignomgefährdeten Altersgruppen, ältere Kranke und psychisch Auffällige wiederholt bezüglich Körpergewicht zu befragen bzw. zu kontrollieren.

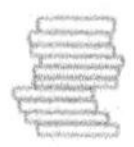

Literaturhinweise

Heisig N (1985) Innere Medizin in der ärztlichen Praxis, 2. Aufl. Thieme, Stuttgart New York

Kess H, Kommerell B, Liehnhart P, Mikulicz-Radecki J, Pfleiderer T (1987) Gastroenterologie. In: Schettler G (Hrsg) Taschenbuch der Praktischen Medizin, 10. Aufl. Thieme, Stuttgart New York

Zöllner N (Hrsg) (1991) Innere Medizin. Springer, Berlin Heidelberg New York Tokyo

Zöllner N, Hadorn W (Hrsg) (1986) Vom Symptom zur Diagnose, 8. Aufl. Karger, Basel München Paris

15.3 Gewichtszunahme

M. Weiß-Plumeyer, S.H. Schug

Vorbemerkung

Einer längerfristigen Gewichtszunahme im Erwachsenenalter liegt in den meisten Fällen ein Nahrungsüberangebot und/oder eine Bewegungsarmut mit konsekutiver Vermehrung des Körperfetts zugrunde. Vor allem bei kurzfristiger Gewichtszunahme ist auch an eine Vermehrung des Körperwassers (Ödeme) zu denken.

Das sog. Idealgewicht stellt das aufgrund epidemiologischer Analysen von Morbiditäts- und Mortalitätsdaten ermittelte relative Körpergewicht mit der größten statistischen Gesundheits- bzw. Lebenserwartung dar. Eine Adipositas oder Fettsucht besteht bei einer Überschreitung des Idealgewichts um mehr als 20%.

Häufigkeit und Ausmaß von Übergewicht stehen in positivem Zusammenhang mit der wirtschaftlichen Lage eines Landes. In der Bundesrepublik Deutschland überschreiten derzeit etwa 17% der Bevölkerung das Idealgewicht um mehr als 20% und sind daher als adipös zu bezeichnen.

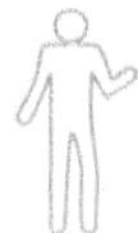

15.3.1 Fallbeispiel

Eine 30jährige Patientin kommt in die Praxis und berichtet, daß sie in letzter Zeit ständig zunehme. In Kindheit und Jugend sei sie normalgewichtig gewesen, leide jedoch seit der Geburt des ersten Kindes vor 5 Jahren unter zunehmenden Gewichtsproblemen, die sich trotz wiederholter Diätversuche und während einer 2. Schwangerschaft wieder verstärkten. Eine Freundin habe sie darauf hingewiesen, daß die Gewichtszunahme wahrscheinlich durch Hormonstörungen verursacht würde.

Die Patientin wiegt 70 kg bei einer Körpergröße von 164 cm und mittelschwerem Körperbau. Bei der weiteren körperlichen Untersuchung findet sich eine deutliche Adipoitas mit Striae distensae der Bauchhaut, leichter Varikosis. Blutdruck 145/90 mmHg.

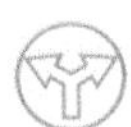

15.3.2 Differentialdiagnostischer Grobraster

Das gemessene Gewicht wird mit einem Referenzgewicht verglichen. Neben der Broca-Formel empfiehlt sich der Körper-Massen-Index (Körpergewicht/[Körperlänge in Metern]^2, Norm für Frauen: 19–24, Norm für Männer 20–25). Zusätzlich sollten Alter, Geschlecht, Größe und Körperbau berücksichtigt werden. Daneben kann bei der Festlegung eines Übergewichts auch die Hautfaltendicke als Kriterium verwandt werden.

Die folgende Übersicht zeigt eine Zusammenstellung der verschiedenen für eine Gewichtszunahme verantwortlichen pathogenetischen Faktoren mit Zuordnung zu den wichtigsten Krankheitsbildern:

- Primäre Adipositas (Adipositas simplex)
- Sekundäre Adipositas
  - endokrinologische Störungen: Morbus Cushing, Cushing-Syndrom, Hypothyreose (60 % haben Übergewicht), Insulinom, hypothalamische Fettsucht (Schädigung des Zwischenhirns durch Entzündungen, Tumoren, Hirndruck, Traumen ggf. zusammen mit Diabetes insipidus und/oder Hypogonadismus), ovarielle Unterfunktion, Stein-Leventhal-Syndrom
  - medikamenteninduziert: Kortikosteroide, Phenothiazine, trizyklische Antidepressiva, hormonelle Kontrazeptiva, Cyproheptadin
  - kongenitale Grunderkrankungen (Prader-Labhart-Willi-Syndrom u.a.)
- Sonstige Ursachen
  - Ödeme
  - Vermehrung der Muskelmasse (Krafttraining)
  - Schwangerschaft
  - Tumore (z.B. Ovarialkystom)

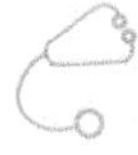

15.3.3. Primärdiagnostik

Anamnestische Angaben

Bei der Anamneseerhebung sind die folgenden Aspekte von zentraler Bedeutung:

- Zeitlicher Beginn und Verlauf: bei kurzem Verlauf ist an kardio- oder nephrogene Ödeme zu denken, selten auch an eine sekundäre Adipositas bei längerem Verlauf liegt meistens eine primäre Adipositas vor, selten eine langsam anlaufende Herz- oder Niereninsuffizienz, sehr selten ein Tumor
- Familienanamnese (sind beide Eltern übergewichtig, ist auch bei 80 % der Kinder mit Übergewicht zu rechnen)
- Gewichtsentwicklung in Kindheit, Jugend und Erwachsenenalter
- Vorausgegangene Diätversuche
- Aktuelle Eßgewohnheiten (präzise Beschreibung aller an einem Tag eingenommenen Nahrungsmittel, ggf. Nahrungstagebuch!)
- Medikamenteneinnahme
- Stuhlgang (Obstipation, Meteorismus, Diarrhoe, Laxantiengebrauch)
- Nikotinabusus
- Antriebsschwäche, Kälteempfindlichkeit, Obstipation etc. bei Hypothyreose

Bei bestehender Adipositas werden vermehrt beobachtet:
- Einschränkung der Leistungsbreite (Belastungsdyspnoe, Herzrasen, vermehrtes Schwitzen)
- Oberbauchschmerzen (Gallenkoliken)
- Schmerzen in der Brust und in der unteren Extremität
- Menstruationsstörungen (bei 40 % der Frauen mit Adipositas; kann Ursache [sekundäre Adipositas) aber auch Folge der Adipositas sein)
- Kardiovaskuläre Erkrankungen (Hypertonus, koronare Herzkrankheit, periphere arterielle Verschlußkrankheit u.a.)
- Stoffwechselstörungen (Fettstoffwechselstörungen, Diabetes mellitus, Gicht u.a.)

Körperliche Untersuchungsbefunde

Neben der Bestimmung des Gewichts und der Körpergröße geben Körperbau, Fettverteilung und Hautfaltendicke wesentliche Aufschlüsse über Art und ggf. Ursache der Gewichtszunahme:
- Symmetrische Knöchel- oder Unterschenkelschwellungen bei kardial oder nephrogen bedingten Ödemen
- Indurierte Umfangsvermehrung der unteren Extremität (Myxödem) ggf. sichtbare Schilddrüsenvergrößerung (Struma) bei Schilddrüsenunterfunktion/Hypothyreose
- Vorwölbung in Unter- oder Mittelbauch bei massiver Hepatomegalie, Aszites oder Tumorbildung (Ovarialkystom)
- Stammfettsucht und Vollmondgesicht bei Morbus Cushing oder Cushing Syndrom
- Proportionierte Fettsucht („Rubens-Typ“) bei Adipositas simplex
- Unproportionierte Fettsucht („Reithosentyp“, vor allem bei Frauen) bei Adipositas simplex
- „Mehlsackform“ bei Prader-Labhart-Willi-Syndrom

Sonstige Untersuchungsbefunde

- Eingeschränkte Atembreite, Zwerchfellhochstand, Hypoventilation, evtl. zentrale Zyanose bei Pickwick-Syndrom
- Blutdruckerhöhung bei ausgeprägter Adipositas (in 70 % der Fälle)
- Herzvergrößerung bei relativer Herzinsuffizienz aufgrund des vergrößerten Blutvolumens
- Apfelsinenhaut, Striae distensae, Hirsutismus, Fettschürzenbildung mit intertriginösen Ekzemen und Mykosen bei Adipositas permagna
- Degenerative Skelettveränderungen bei Adipositas permagna
- Vermehrte Hernienbildung bei Adipositas permagna

Technische Untersuchungsbefunde

- EKG-Veränderungen bei 1/3 der Patienten mit Adipositas
- Hypercholesterinämie bei 1/4 der Patienten mit Adipositas
- Hypertriglyzeridämie bei 1/3 der Patienten mit Adipositas
- Hyperurikämie 2–3 × häufiger als bei normalgewichtigen Patienten
- Bei einem Übergewicht von mindestens 30 % über mehr als 25 Jahre ist mit dem Auftreten eines Diabetes mellitus Typ II zu rechnen.

15.3.4 Entscheidungen über nachfolgende Maßnahmen

Bei Verdacht auf eine endokrinologische, kardiogene oder nephrogene Ursache der Gewichtszunahme bzw. auf sekundäre Adipositas (1% der Fälle) sind weitere differentialdiagnostische Maßnahmen einzuleiten. Bei der Durchführung endokrinologischer Untersuchungen ist zu bedenken, daß eine Minderproduktion von Geschlechtshormonen sowohl Ursache wie Folge einer Adipositas sein kann. Durch die Mitteilung entsprechender Befunde kann die irrige Annahme großer Patientengruppen bezüglich hormoneller Störungen als Ursache der Adipositas zusätzlich bestärkt werden, was wiederum die Motivation für Diätversuche u.ä. herabsetzt.

- Elektrolyte, harnpflichtige Substanzen, Eiweißelektrophorese u.a., EKG, Niedersonografie, Echokardiographie u.a. bei Verdacht auf kardiogene/nephrogene Ödeme.
- 17-Hydroxykortikosteroide und freies Kortisol im 24-Stunden-Urin, 17-Ketosteroide im 24-Stunden-Urin, Plasma- oder Speichelkortisol-Tagesprofil und Dexamethason-Suppressionstest mit ACTH-Bestimmung bei Verdacht auf Cushing Syndrom.
- T_3 und/oder T_4-Bestimmung, ggf. FT_3 und FT_4, TSH-Spiegel, TRH-Test, MAK und TAK (Mikrosomale bzw. Thyreoglobulin-Antikörper), Schilddrüsensonographie, ggf. Szintigraphie bei Verdacht auf Hypothyreose.
- Blutzuckertagesprofil, ggf. auch kombiniertes Tagesprofil für Blutzucker und Insulin, Hungerversuch bei Verdacht auf Hyperinsulinismus bzw. Insulinom.

- ADH-Bestimmung, Urinosmolarität im Durstversuch bei Verdacht auf Diabetes insipidus.
- TRH-Test, LH-RH Test, Lysin-Vasopressintest, Insulinhypoglykämietest bei Hypophysenvorderlappeninsuffizienz, hypothalamischer Insuffizienz.

DD

15.3.5 Differentialdiagnostik

Primäre Adipositas

Definition. Übergewicht von mehr als 20 % über dem Referenzgewicht durch Hyperalimentation/Hyperphagie.

Ätiologie. Es besteht ein Ungleichgewicht zwischen der Kalorienzufuhr und dem Energiebedarf des Organismus durch inadäquate Ernährungsgewohnheiten. Diese wiederum resultieren aus der Interaktion physiologischer, psychologischer und sozialer Faktoren. Adipositas kann ihrerseits außer physiologischen auch psychische und soziale Störungen hervorrufen, so z.B. anhaltende Störungen des Körper- und Selbstwertgefühls sowie soziale Isolation und Stigmatisierung. Eine gestörte Körperwahrnehmung persistiert häufig auch nach erfolgreicher Gewichtsreduktion.

Grundlegende Störungen des Hungerempfindens sowie ein gestörtes Körperbild sind wichtige ätiologische Faktoren des Übergewichts. Vor allem die Patienten, deren Übergewicht sich bereits in der Kindheit bzw. Jugend manifestiert hat, haben Schwierigkeiten, ein echtes Hungergefühl von anderen körperlichen oder emotionalen Bedürfnissen zu unterscheiden. Teilweise verbergen sich hinter dem Übergewicht schwere Persönlichkeits- und Entwicklungsstörungen.

Übergewicht, das sich erst im Erwachsenenalter entwickelt, kann gelegentlich auf ein spezifisches psychisches Trauma zurückgeführt werden. Dies können etwa eine enttäuschende Partnerbeziehung, ein unerfüllter Kinderwunsch sowie schwere Unfälle oder Operationen sein, die zur Einschränkung körperlicher Funktionen und zu einem gestörten Körpergefühl geführt haben.

Ein gestörtes Eßverhalten kann auch positiv als Versuch aufgefaßt werden, Streß und Frustrationen zu kompensieren. In diesem Sinne kann einem bestehenden Übergewicht eine zentrale Bedeutung für die Aufrechterhaltung der psychischen Homoöstase zukommen. Starke Gewichtszunahme kann Stärke und Schutz in einer als feindlich wahrgenommen Umgebung symbolisieren.

Über genetische Ursachen des Übergewichts wird diskutiert. Ob die immer wieder zu beobachtende familiäre Häufung von Adipositas nur auf exogene Faktoren, d.h. familienspezifische Lebensbedingungen zurückzuführen ist, bleibt fraglich. Zwar konnte eine Vererbung bisher nicht eindeutig nachgewiesen werden, jedoch weisen z.B. Beobachtungen an unmittelbar nach der Geburt adoptierten eineiigen Zwillingen auf eine genetische Komponente hin.

Darüber hinaus konnte in neueren Untersuchungen an adipösen Patienten – gestützt durch biochemische Befunde – eine Verminderung der sog. Thermogenese festgestellt werden, also eine Unfähigkeit, sich überschüssiger Nahrungsenergien durch Wärmeabgabe zu entledigen. Diese effektive Methode des Abbaus von im Körper vorhandenen Energieträgern verleiht offenbar normalgewichtigen gesunden Menschen die Möglichkeit, auch bei einer überkalorischen Ernährung einen vermehrten Fettansatz zu vermeiden. Diese Störung ist auch noch nach erfolgreicher Gewichtsreduktion nachzuweisen.

Epidemiologie. Auf die Prävalenz in der Bundesrepublik Deutschland wurde bereits oben hingewiesen. In einer Ernährungsstudie in 10 Staaten der USA von 1970, wurden 11–39 % der weißen männlichen Erwachsenen und 9–19 % der weißen weiblichen Erwachsenen als übergewichtig bezeichnet. Bei der schwarzen Bevölkerung waren 5–25 % der Männer und 10–55 % der Frauen betroffen. Bei den Männern war, unabhängig von der Hautfarbe, die Prävalenz des Übergewichts größer bei Angehörigen der mittleren und oberen sozialen Schichten, während für die Frauen das Gegenteil festgestellt wurde.

Klinik. Das klinische Erscheinungsbild der Adipositas wird durch komplexe Krankheitserscheinungen bzw. Komplikationen geprägt. Neben den vor allem bei ausgeprägter Adipositas mechanischen bzw. funktionellen Beeinträchtigungen durch die Körperfülle und kosmetischen Folgen stehen Beschwerden von Seiten der belasteten Organsysteme im Vordergrund wie

- verminderte Leistungsfähigkeit (60 %),
- Kurzatmigkeit (53 %),
- Rücken- und Gelenkbeschwerden durch degenerative Skelettveränderungen (50 %),
- Herzbeschwerden (48 %),
- Konzentrationsschwierigkeiten (45 %),
- Obstipation (28 %),
- Atemnot,
- Menstruationsstörungen,
- starke Gewichtsschrankungen,
- Einschlafen im Sitzen tagsüber (17 %).

Auf weitere im Zusammenhang mit Übergewicht festgestellten Befunde wurde bei der Primärdiagnostik hingewiesen:

Insgesamt ist neben einer erhöhten Morbidität auch mit einer gesteigerten Mortalität übergewichtiger Patienten im Vergleich mit Normalgewichtigen zu rechnen, wobei die Sterblichkeitsrate mit dem Ausmaß des Übergewichts korreliert ist. Bei Männern und jüngeren Patienten ist dieser Effekt ausgepärgter zu beobachten als bei Frauen bzw. älteren Patienten. Die Adipositas führt bei Unfällen, Operationen und Schwangerschaften zu erhöhten Komplikationsraten wie respiratorischer Insuffizienz, erhöhter Thrombosegefahr, Wundheilungsstörungen, Narbenhernien, vermehrtem Auftreten aller wichtigen Schwangerschafts- und Geburtskomplikationen sowie zu einer erhöhten perinatalen Mortalität.

Bei Frauen geht Adipositas zudem mit einem erhöhten Risiko für maligne Tumoren des Endometriums, des Pankreas, der Gallenblase und der Brust einher.

Sicherung der Diagnose. Die Sicherung der Diagnose primärer Adipositas erfolgt durch Messung des Körpergewichts, eventuell ergänzend der Hautfaltendicke mit Hilfe von Kalipern, sowie durch Ausschluß organischer Erkrankungen, die mit einer sekundären Adipositas einhergehen.

Therapie und Verlaufskontrolle. Das Ziel der Therapie des Übergewichts besteht in der Prävention der Komplikationen und Folgeerkrankungen der Adipositas durch konsequente Gewichtsreduktion. In nicht seltenen Fällen kann es jedoch auch die Aufgabe des Allgemeinarztes sein, dem Patienten dabei zu helfen, sich mit seinem Übergewicht akzeptieren zu lernen. Dies kann für solche Fälle zutreffen, in denen eine dauerhafte Gewichtsreduktion nicht erzielt werden kann oder in denen ein Abbau des Übergewichts schwere psychische Konflikte „freilegt" und damit ein empfindliches Gleichgewicht stört.

Vor Beginn der Therapie ist die ***Motivation*** des Patienten zu prüfen, denn ein Gefühl des Therapieversagens kann u.U. sehr negative Folgen für den weiteren Verlauf haben. Die meisten Patienten geben als Motivation eher kosmetische Gründe an, die meist durch soziale Anlässe wie eine neue Partnerbeziehung oder eine berufliche Veränderung verstärkt werden. Eher ungewöhnlich ist der Wunsch, den Folgekrankheiten des Übergewichts vorbeugen zu wollen.

Die Therapie des Übergewichts besteht in einer Reduktion der Kalorienzufuhr (etwa 1200 bis 1400 Kalorien für Männer und 1000 bis 1200 Kalorien für Frauen). Der zentrale Ansatz für eine dauerhafte Gewichtsreduktion besteht dabei in einer ***Verhaltensänderung*** der Patienten bezüglich ihrer Eßgewohnheiten. Dabei spielen allgemeine Modifikationen des eigenen Verhaltens (Probleme nicht mehr mit Essen lösen) ebenso eine Rolle wie Veränderungen der Umstände während des Essens (Benutzung kleiner Teller, Verbot des Essens im Bett oder vor dem Fernseher).

Die ***Ernährung*** sollte abwechslungsreich und ausgewogen sein und viel ballaststoffreiches Gemüse enthalten, so daß ein Gefühl der Sättigung erfolgt. Die Diät sollte in ihrer Zusammensetzung so gestaltet sein, daß sie über längere Zeit hinweg durchgeführt werden kann, denn die Patienten müssen von einer dauerhaften Ernährungsumstellung überzeugt werden. Spezialdiäten wie z.B. hocheiweißhaltige Diäten haben zwar z.T. den Vorteil einer anfänglich schnellen Gewichtsreduktion, gehen jedoch mit stärkeren Nebenwirkungen oder der größeren Gefahr einer späteren Gewichtszunahme einher.

Medikamente zur Gewichtsreduktion (Appetitzügler, Amphetamine) sollten wegen ihrer zentralnervös stimulierenden Wirkung und der damit verbundenen Gefahr der Abhängigkeit sowie wegen anderer Nebenwirkungen wie Durchfall und Depressionen nur in seltenen Ausnahmefällen mit dringender Indikationsstellung verordnet werden, jedoch nie als Langzeittherapie (ca. 6 bis 8 Wochen). Vor allem bei psychisch instabilen oder psychiatrisch auffälligen Patienten sollte diese Form der Therapie vermieden werden.

In Fällen extremer Adipositas sollten nach erfolgloser Diät- und medikamentöser Behandlung aufgrund des erhöhten Mortalitätsrisikos auch chirurgische Verfahren erwogen werden (z.B. Gastrojejunostomie, temporäre Magen-Ballon-Sonde). Neben einer ca. 4 %igen Operationsletalität ist hier mit Vitaminmangelzuständen sowie Übelkeit und Erbrechen zu rechnen.

10–60 % der Patienten, die sich einer Reduktionsdiät unterziehen, erzielen eine deutliche Gewichtsabnahme während der Therapie. Die Langzeitergebnisse sind weniger günstig; 10–20 % der Patienten halten das Gewicht auch nach Abschluß der Diät und weniger als 5 % der Patienten erreichen ihr Idealgewicht. Die restlichen Patienten kehren nach der Diät zu ihrem Ausgangsgewicht zurück oder werden sogar noch schwerer.

Cushing Syndrom/Morbus Cushing

Ätiologie/Pathogenese. Die bei einem Cushing-Syndrom vorliegende chronische Hyperkortisolämie kann durch eine gesteigerte Produktion von ACTH hervorgerufen werden, die entweder hypothalamische (60–70 % der Fälle) oder ektopisch paraneoplastische Ursachen haben kann. In 30 % der Fälle liegt ein ACTH-unabhängiger Tumor der Nebennierenrinde vor. Eine Steroidtherapie kommt als iatrogene Ursache in Frage. Dem seltenen Morbus Cushing liegt eine hypophysäre Produktion von ACTH durch ein basophiles Hypophysenadenom zugrunde.

Epidemiologie. Es handelt sich um ein verhältnismäßig seltenes Krankheitsbild, von dem vorwiegend Frauen im mittleren Alter betroffen sind und das in 80–90 % der Fälle von einer Hypertonie begleitet wird.

Klinik. Häufig anzutreffende Symptome und Befunde sind:
- Schwäche (90 %)
- Hautathrophie (84 %)
- Mäßige Adipositas, Vollmondgesicht (fehlt häufig bei paraneoplastischem Syndrom)
- Mittelgradige Hypertonie
- Menstruationsstörungen, Hirsutismus
- Impotenz
- Stammfettsucht (51 %)
- Striae
- Muskelschwäche
- Ödeme

- Osteoporose mit pathologischen Frakturen
- Endokrines Psychosyndrom (80 %)
- Hyperglykämie (Steroiddiabetes)
- Rückenschmerzen
- Akne
- Hypokaliämie
- Erhöhte Kapillarbrüchigkeit mit positivem Rumpel-Leede-Test
- Vermehrte Hautpigmentierung (fehlt bei paraneoplastischem Syndrom, Nebennierenrindenadenomen und -karzinomen)
- Pyodermien
- Nagelmykosen
- Gynäkomastie
- Wachstumsstillstand bei Kindern
- Augensymptome (Exophthalmus, Lidschwellung, Katarakt, diabetische Retinopathie)
- Aseptische Knochennekrosen (nur beim iatrogenen Cushing Syndrom)

Sicherung der Diagnose. 17-Hydroxykortikosteroide und freies Kortisol im 24-Stunden-Urin sind fast immer erhöht. 17-Ketosteroide sind beim Nebennierenrindenadenom möglicherweise erniedrigt, bei Nebennierenkarzinom oder paraneoplastischem Syndrom stark erhöht. Ein aufgehobener Tag-Nacht-Rhythmus des Plasmakortisols und eine fehlende Suppression durch Dexamethason sind deutliche Zeichen eines Hyperkortisolismus. Die weitere Differentialdiagnostik der verschiedenen Formen des Cushing-Syndroms (adrenale, hypophysäre, hypothalamisch-hypophysäre, ektopische Form) erfolgt zum einen durch die quantitative Bestimmung des ACTH-Spiegels, zum anderen durch eine Lokalisationsdiagnostik mittels bildgebender Verfahren (z.B. Sella-Zielaufnahme).

Therapie und Verlaufskontrolle. In den meisten Fällen erfolgt die Therapie durch die chirurgische Entfernung des Adenoms oder Tumors bzw. totale bilaterale Adrenalektomie bei hypothalamisch hypophysärem Cushing-Syndrom ohne Hypophysenadenom. Im letzteren Fall wird eine lebenslange Steroidsubstitution erforderlich. Außerdem treten bei 10–20 % der totaladrenalektomierten Patienten Hypophysenadenome auf. Patienten mit inoperablem Nebennierenkarzinom oder ektopem paraneoplastischem Tumor werden mit Medikamenten behandelt, die die Kortisolsynthese hemmen bzw. blockieren (Adrenostatika).

Zum Fallbeispiel

Bei der Patientin besteht eine Adipositas simplex. Auf Hormonuntersuchungen wurde bei völlig unauffälliger gynäkologischer Anamnese und normalem Fettverteilungsmuster verzichtet. Nach einer ausgiebigen Beratung wurde die Patientin in ein Gruppenprogramm für adipöse Patienten vermittelt. Nach einer Gewichtsabnahme von zunächst sieben Kilogramm wurden mit Werten zwischen 120/80 und 130/85 mmHg normale Blutdruckwerte gemessen.

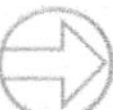

15.3.6 Allgemeine anliegenbezogene Maßnahmen

Wird eine Gewichtszunahme als Patientenanliegen vorgetragen, liegt häufig der Wunsch nach einer medizinischen Erklärung für ein bestehendes Übergewicht zugrunde, die jedoch nur in seltenen Fällen tatsächlich bestätigt werden kann.

In der überwiegenden Zahl der Fälle (99 %) besteht das weitere Vorgehen in einer Aufklärung des Patienten über die ernährungsbedingten Ursachen seines Übergewichts. Weiterhin sollten die Art sowie die psychischen bzw. sozialen Bedingungen eines falschen Eßverhaltens eruiert werden (Steuerung des Eßverhaltens durch Außenreize, reaktive Hyperphagie nach emotionaler Belastung, bewußte Hyperalimentation aufgrund falscher Informationen über eine gesunde Ernährung z.B. „Essen für zwei" in der Schwangerschaft, familiäre Eßgewohnheiten). Bevor als Therapie eine gezielte Reduktionsdiät angestrebt wird, sollte die Motivation des Patienten zur Gewichtsabnahme, auch bezüglich einer dauerhaften Ernährungsumstellung geprüft werden, um weitere Frustrationen durch gescheiterte Diätversuche zu vermeiden.

Unterstützende Funktionen durch Kontrolle und Verstärkung der Motivation haben Selbsthilfegruppen mit regelmäßigen Treffen sowie häufige Wiedervorstellungen beim Hausarzt.

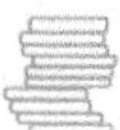

Literaturhinweise

Branch WT (1987) Disorders of Eating. in: Branch WT (Ed.) Office practice of Medicine. Saunders, Philadelphia, pp. 1390–1406

Siegenthaler (1984) Differentialdiagnose Innerer Krankheiten, Thieme

Sobal J, Muncie HL (1990) Obesity. In: Rakel RE (Ed.) Textbook of Familiy Practice, 4th Edition. Saunders, Philadelphia, pp. 1241–1249

15.4 Schlafstörungen

H. Sandholzer

Vorbemerkung

Da nahezu jeder äußere Anlaß den Schlaf beeinträchtigen kann, sind leichtere und gelegentliche Störungen weit verbreitet: bis zu 50 % der über 16jährigen gegen diese bei Umfragen an. Dem steht die Seltenheit von Schlafstörungen als dokumentierter Behandlungsgrund gegenüber (5 ‰ aller Anlässe). Dies erklärt sich aus der Tatsache,

- daß über 85 % der schlechten Schläfer keine professionelle Hilfe in Anspruch nehmen,
- daß Schlafstörungen meistens im Rahmen von anderen Erkrankungen auftreten und behandelt werden und
- daß nur schwere Störungen dem Arzt berichtet werden.

Arbeitslosigkeit, alleinstehender Familienstand, höheres Alter und weibliches Geschlecht begünstigen Schlafstörungen: 40% der über 60jährigen Frauen leiden an schlechtem Schlaf.

Tabelle 15.4. Differentialdiagnose der Schlafstörungen

Psychogene Schlafstörungen	
• Psychoreaktive Belastungsfaktoren:	Familiäre Probleme, Trennungsituationen, sexuelle Störungen, Zukunftsangst, Konfliktreaktionen, schulische/berufliche Überforderung
• Streß:	Hohes Erregungsniveau durch berufliche Belastungen, Operationen, Verkehrslärm
• Umweltfaktoren:	Zeitverschiebung bei Interkontinentalflügen, Schichtwechsel, Lärm, klimatische Belastung, Milieuwechsel (Krankenhausaufenthalt)
• Schlechte Schlafhygiene:	Ungenügender Abschluß des Tages, schlafbehinderndes Grübeln, fixierte, überbesorgte Einstellung dem Schlafen gegenüber, Einschlafen vor dem Fernseher, schlechte Schlafumgebung (Qualität der Matratze)
Organische Schlafstörungen	
• Körperliche Grundkrankheit:	Herzinsuffizienz (Nykturie), Asthma, nächtliche Hypoglykämien, Rhythmusstörungen, Hyperthyreose, schmerzhafte Krankheiten (Arthrose, Pankreatitis, Migräne etc.)
• Neurologische und psychiatrische Erkrankungen	Epilepsie, frühkindliche Hirnschädigung, Hirntumoren, Enzephalitits oder andere Infektionen des ZNS, Epilepsie, Narkolepsie, nächtlicher Verwirrtheitszustand, früherer Alkoholismus, M. Alzheimer, Schizophrenien, Neurosen, Depressionen
– spezielle Syndrome	Schlaf-Apnoe- Syndrom, Nächtlicher Myoklonus, „restless-legs"-Syndrom, familiäre Schlagparalyse
• Medikamente und Genußmittel:	
– Nebenwirkungen	Schilddrüsenpräparate, Kortison, Zytostatika, Alpha-Methyldopa, Appetitzügler, Antiasthmatika, antriebssteigernde Antidepressiva und Nootropika (z.B. Pirazetam)
– Absetzsyndrome	Rebound-Effekte von Hypnotika, Antihypertensiva, Drogen- und Alkoholentzug
– Genußmittelabusus, Sucht:	Alkohol, Nikotin, Kaffee, Benzodiazepine, Drogen
• Entwicklungsbedingte Dyssomnien:	Alpträume, Schlafwandeln (Somnambulismus), Pavor nocturnus, Enuresis, Iactatio capitis nocturna

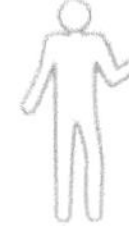

15.4.1 Fallbeispiel

Eine 38jährige Sonderpädagogin kommt in die Sprechstunde, weil sie nachts nicht einschlafen könne, bis in die frühen Morgenstunden grübele und sich tagsüber so gerädert fühle, daß sie ihren Unterricht nicht gut halten könne. Dabei bräuchten ihre Schüler - Jugendliche mit schweren sozialen und emotionalen Störungen - ihren vollen Einsatz; sie stehe ihnen auch privat immer als Ansprechpartner in Krisenfällen zur Verfügung. Neben ihrer hauptberuflichen Tätigkeit erteilt sie Nachhilfestunden, um eine erhöhte finanzielle Belastung durch den Kauf eines Eigenheims zu tragen. Auf Nachfrage errechnet sie unter Einschluß der Hausarbeit für ihre dreiköpfige Familie eine durchschnittliche tägliche Arbeitszeit von etwa 16 Stunden. Um abends einschlafen zu können, habe sie schon alles versucht, angefangen vom Lesen bis hin zum Rotwein. Die Einnahme von Medikamenten wird verneint. Sie raucht stark und trinkt reichlich Espresso. Die letzte Regel war vor etwa 3 Wochen. In ihrer Vorgeschichte gab es mehrere Episoden von Harnwegsinfekten, ansonsten liegen keine Krankheiten vor.

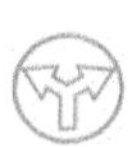

15.4.2 Differentialdiagnostisches Grobraster

- Zuviel Schlaf: Hypersomnie (4–9 % der Bevölkerung)
- Zuwenig Schlaf: Hyposomnie, Insomnie (13–35 % der Bevölkerung)
- Qualitative Veränderungen: Para, Dyssomnien, z.B. Angstträume (4–23 % der Bevölkerung), Schlafwandeln (0,4–2 % der Bevölkerung)

Nach Ursache unterscheidet man
- psychogene Schlafstörungen
- organische Schlafstörungen
- entwicklungsbedingte Schlafstörungen.

Die Differentialdiagnose von Schlafstörungen zeigt Tabelle 15.4.

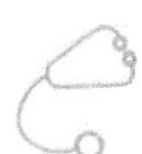

15.4.3 Primärdiagnostik

- Säuglinge: Zahnen, akute Krankheit, äußere Unruhe, überbesorgte Eltern
- (Klein)-Kinder, Jugendliche: Verlustängste, instabile häusliche Verhältnisse (Scheidung), entwicklungsbedingte Alpträume, Pavor nocturnus (nächtliche Panikzustände), Enuresis nocturna (nächtliches Einnässen), schulische Überforderung, physiologische Umstellung der inneren Uhr in der Adoleszenz
- Mittleres Alter: Psychische Belastungen in Beruf oder Beziehung, v.a. bei depressiver, zwanghafter oder ängstlicher Persönlichkeitsstruktur
  - Frauen: Klimakterium

- Männer: mit Schnarchen: obstruktives Schlafapnose-Syndrom, Alkoholabusus
- Ältere Menschen: Physiologische Abnahme der Gesamtschlafzeit zu Lasten der erholsamen REM- und Tiefschlafphasen, körperliche und geistige Inaktivität, Einsamkeit, Depression, körperliche Grundkrankheiten, Hirnorganisches Psychosyndrom

Anamnese

- ***Schlafqualität- und Dauer:*** Abgrenzung der Insomnien von Dyssomnien und Hypersomnien
- ***Bisheriger Verlauf:***
  - akute Störung (wenige Tage andauernd): häufiger bei exogenen Ursachen
  - chronische Insomnie (über 3 Wochen): häufiger bei primären Insomnien, Suchtproblemen oder Verhaltensstörung
- ***Art der Schlafstörung:***
  - Einschlafstörungen eher bei funktioneller/psychogener Verursachung
  - Durchschlafstörungen bei organischer Verursachung; psychotischer Depression; in höherem Alter
- ***Ursache der Schlafstörung***

15.4.4 Entscheidungen über nachfolgende Maßnahmen

- ***Abwartendes Offenlassen*** ist bei akuten Insomnien angebracht, wenn man keine Grundkrankheit vermutet und eine reaktive Störung wahrscheinlich ist. Bei Verdacht auf bzw. bereits bekannter psychiatrischer Erkrankung ist eine ausführliche Exploration erforderlich.
- Die gezielte ***körperliche Untersuchung*** fahndet nach unregelmäßigem Puls bei Herzrhythmusstörungen, Zyanose und pulmonaler Spastik bei Asthma oder Bronchitis, Zungenbiß bei Epilepsie, Ursachen von Schmerzen (z.B. aktivierte Arthrose) sowie anderen Symptomen behandelbarer Grundkrankheiten. Bei entsprechenden Hinweisen ist eine ***diagnostische Abklärung*** bzw. ***Überweisung*** erforderlich.
- Zur ***erweiteren Diagnostik*** gehören Laborwerte (z.B. bei Verdacht auf Hyperthyreose), Langzeit-EKG, EEG, Schlafentzugs-EEG, CCT, Lungenfunktion, Blutgasanalyse u.a.
- Bei Hypersomnien infolge pulmonaler Erkrankungen sowie bei Schlafapnoe- Syndromen kommen nächtliche Messungen der Sauerstoffsättigung und Herzfrequenz (z.B. mit Mesam-Box, ggf. Schlaflabor) in Betracht.
- Nur sehr selten ist eine notfallmäßige Behandlung der entsprechenden Grundkrankheit oder ***Krankenhauseinweisung*** erforderlich, z.B. bei Suizidalität, Delir oder nächtlichem Asthmaanfall.

DD 15.4.5 Differentialdiagnostik

Reaktive und funktionelle Schlafstörungen

Ätiopathogenese. Depressionen, Angst oder belastende Lebensereignisse oder Streß bei mehr als der Hälfte *aller* Schlafstörungen beteiligt. Ferner spielen Begleiterkrankungen (Kreuzschmerzen, Infekte etc), störende Umgebungseinflüsse und ein inadäquates Gesundheitsverhalten oft eine mitverursachende Rolle (schlechte Matratze, unregelmäßiges Zubettgehen, üppige Spätmahlzeiten, Einschlafen vor dem Fernseher, Kaffee, Nikotin und Alkoholabusus). Akute Konflikte in Beruf oder Partnerschaft bringen das Faß zum Überlaufen und führen zum Aufsuchen des Arztes nicht selten mit Medikationswunsch.

Klinik. Akute Einschlafstörung mit dem positiven Nachweis einer psychischen Überlastung. Schlafbehindernde Gedanken, z.B. Grübeln über unerledigte Aufgaben, Ängste vor dem nächsten Arbeitstag.

Therapie. Psychische Entlastung des Patienten durch geduldiges Zuhören, Akzeptanz des Patienten in seiner Krankenrolle. Überlastungssituationen möglichst kausal angehen (z.B. Urlaub bei pflegenden Angehörigen, ggf. Verordnung von Arbeitsruhe). Beratung über schlafhygienische Maßnahmen. Bei akuten Störungen mit hohem Leidensdruck ist die kurzzeitige Verordnung eines Benzodiazepins vertretbar. Bei Durchschlafstörungen Oxazepam (z.B. Adumbran), bei Einschlafstörungen Lormetazepam (Noctamid), Temazepam (Planum, Remestan). Siehe auch Tabelle 15.5.

Chronische Insomnie

Ätiopathogenese. Länger als 3 Wochen andauernde Schlaflosigkeit infolge chronischer Grundkrankheit (z.B. Depression, chronische Schmerzen), chronifizierter akuter Störung durch Konditionierung, neurotische Fehlentwicklung oder iatrogen durch zu lange Verordnung von Schlafmitteln. Häufig sind ältere Menschen mit „Nickerchen" tagsüber, zu frühem Zubettgehen, zu frühem Aufwachen betroffen, d.h. mit einem nicht rhythmisiertem Schlafverhalten.

Therapie. Behandlung der Grundkrankheit, z.B. mittels Psychotherapie, sedierenden Neuroleptika, sedierenden Antidepressiva bei psychiatrischen Krankheiten. Überbesorgte Einstellung abbauen, Benzodiazepine absetzen, ggf. vorübergehend sedierende Antidepressiva. Nichtmedikamentöse Schlafhilfen (Matratze, Oropax, heißes Bad, leichte Mahlzeit vor dem Zubettgehen). Bei Älteren Aufklärung über physiologische Schlaf- und Aktivitätsbedürfnisse im Alter, Rhythmisieren der inneren Uhr mit regelmäßigem, späteren Zubettgehen, ggf. Pseudoplacebotherapie mit Baldrian/Hopfenpräparaten bei Medikationswunsch.

Tabelle 15.5. Auswahl von Hypnotika, Sedativa sowie sedierender Psychopharmaka

Gruppe	Substanzen/ Präparate	Dosierung	Therapeutische Überlegungen
Pflanzliche Präparate	Baldiran u.a. (z.B. Sedaselect)	15–20 Tropfen	bei geringem Leidensdruck und Medikationswunsch Einsatz als „pseudoplazebo", da keine Nebenwirkungen und geringer Preis
Benzodiazepine	Oxazepam (Adumbran)	1 Tbl. à 10 mg	geeignet für akute Durchschlafstörungen mit starkem Leidensdruck, Einnahme 2–3 h vor dem Zubettgehen, anxiolytische Wirkung am Tage
	Lormetazepam (Noctamid) oder Temazepam (Planum, Remestan)	1 Tbl à 0,5–2 mg 1 Tbl à	bei akuten Einschlafstörungen mit starkem Leidensdruck
			Spezielle Indikationen
Antihistamika	Prometazin (Atosil)	1–2 Drg à 25 mg	bei Allergie, Erbrechen und Erregungszuständen, in der Geriatrie
Andere chemisch definierte Hypnotika	Chloralhydrat (Chloraldurat)	1–2 KPS à 0,5 g	physiologisches Schlafmuster erhalten, zur Kurzzeitverordnung, bei nächtlichen Unruhezuständen in der Geriatrie, nicht bei dekompensierter Herz-, Nieren- und Leberinsuffizienz
Antidepressiva (sedierende)	Amitryptilin (Saroten)	(z.B. 25 mg)	sinnvoll bei depressiven Patienten mit Schlafstörungen
	Doxepin (Aponal)	(z.B. 25 mg)	anticholinerge Nebenwirkungen beachten
Neuroleptika	Melperon (Eunerpan)	(1–3 Drg à 25 mg)	Reservepräprate, bei psychotischen Störungen (z.B. Delir). Extrapyradidale Nebenwirkungen/Dyskinesien beachten!

Bei chronischer Insomnie in der Regel keine Verordnung von Schlafmitteln. Wirkungsverlust tritt innerhalb von wenigen Wochen durch Toleranzentwicklung ein und führt zu Gefahr einer Arzneimittelabhängigkeit. Benzodiazepine mit ultrakurzer Wirkdauer scheinen in dieser Hinsicht besonders problematisch zu sein.

In seltenen Fällen mit extremer Beeinträchtigung muß die Langzeitverordnung eines Benzodiazepins oder auch der ansonsten obsoleten Barbiturate in Kauf genommen werden.

Zum Fallbeispiel
Da sie unter diesen Einschlafstörungen schon seit fast einem Jahr leidet, liegt eine chronifizierte funktionelle Schlafstörung vor. Von einer medikamentösen Behandlung wird abgesehen, da die Gefahr einer Arzneimittelabhängigkeit groß ist. Hierauf deutet der bereits erhebliche Genußmittelkonsum hin, mit dem die Patientin auf die chronische Überforderung in Beruf und Haushalt reagiert. Durch eine schlafhygienische Beratung, Streßreduktionstraining, und gezielten Verhaltenstherapie, die von einer psychotherapeutischen Stützung begleitet war, ließ sich eine Besserung der Symptomatik innerhalb eines halben Jahres erzielen. Bis zu einer wesentlichen Minderung der Überforderungssituation vergingen jedoch noch 8 Jahre, in der die Patientin häufig des ärztlichen Beistands bedurfte.

15.4.6 Allgemeine anliegenbezogene Maßnahmen

Akute Schlafstörungen haben meistens eine gute Prognose und der Anteil an spontanen Besserungen ist hoch. Man hat jedoch nur einen guten Erfolg bei diesen Patienten, wenn man ihre Beschwerden ernst nimmt und eine chronische Arzneimittelabhängigkeit vermeidet. Die meisten Patienten mit schwerem Leidensdruck greifen schon von sich aus zu Selbsthilfemaßnahmen, unter anderen zur Einnahme von Alkohol (22%) oder rezeptfreien (15%) und rezeptpflichtigen Medikamenten (9%). Hypnotika werden in Deutschland zu häufig verordnet und zu lange konsumiert: jeder 4. Schlafmittelkonsument nimmt diese länger als 2 Wochen, jeder 10. mehr als einmal pro Woche. Man muß die Patienten darüber aufklären, daß Alkohol und die meisten Schlafmittel das natürliche Schlafverhalten negativ beeinflussen und das anfangs verspürte leichtere Einschlafen nach wenigen Wochen nachläßt.

Sucht ein Patient den Arzt mit akuten Schlafstörungen auf, ist die Gelegenheit für präventive Gesundheitsberatung über eine ausgeglichenere Lebensführung zu ergreifen. Bei rezidivierenden oder chronischen Schlafstörungen entspricht die Behandlung meistens einer psychotherapeutisch gefärbten Langzeitbetreuung.

In Schlafambulanzen wurde im Rahmen von Verlaufsstudien bei 62% der Patienten eine Besserung, bei 30% keine Veränderung und bei 8% eine Zunahme der Beschwerden im Zeitverlauf gesehen.

15.5 Schweißausbrüche

F. Krause

Vorbemerkung

Das Patientenanliegen Schweißausbrüche wird dem Allgemeinarzt häufig vorgestellt. Es ist ein Symptom, daß bei sehr verschiedenartigen Erkrankungen vorkommen kann. Dabei ist sowohl an eine vererbte vegetative Disposition, als auch bei ausreichenden Hinweisen an ein Malignom zu denken. Auch psychische Ursachen können profuses Schwitzen hervorrufen. Als vegetative Funktion wird die Schweißsekretion über den Sympathikus gesteuert. Obwohl bei vielen Patienten die Ursache für das Symptom „Schweißausbrüche" schon durch die Anamnese und durch die körperliche Untersuchung herausgefunden werden kann, so wird doch bei unklaren Fällen eine ausgeprägte Differentialdiagnostik erforderlich.

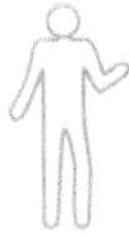

15.5.1 Fallbeispiel

Ein 55jähriger, sehr adipöser Patient erscheint in der Praxis und berichtet über übermäßiges Schwitzen, das bei Zimmertemperatur häufig schon im Ruhezustand auftrete. Schon bei leichterer körperlicher Betätigung komme es zu profusen Schweißausbrüchen, die dann häufig mit Herzklopfen einher gingen. In der warmen Jahreszeit seien diese Beschwerden wesentlich deutlicher. Durch diesen Zustand fühle er sich in seiner Leistungsbreite eingeschränkt. Als Risikofaktoren bestehen ein Nikotin- sowie ein mäßiger Alkoholabusus. Er gehe einer sitzenden Tätigkeit nach und sei beruflich sehr angespannt. Es besteht ein Übergewicht von 27 kg.

Befund: Bei der Inspektion fällt eine schweißig feuchte Haut auf. Die Körpertemperatur ist jedoch nicht erhöht. Der übrige physikalische Untersuchungsbefund ist regelrecht. Die Herzfrequenz liegt mit 95/min. im oberen Grenzbereich. Der Blutdruck ist mit 175/110 erhöht.

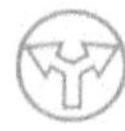

15.5.2 Differentialdiagnostisches Grobraster

Ursächlich kommen unterschiedliche Erkrankungen in Frage:

- Adipositas verschiedenen Ausmaßes mit eingeschränkter Leistungsbreite
- Psychische Erkrankungen (meist reaktiv)
- Kardiale Erkrankungen
- Pulmonale Erkrankungen
- Hormonale Störungen
- Stoffwechselerkrankungen
- Regulationsstörungen des Kreislaufsystems
- Vergiftungen

- Als indirekter Hinweis bei einigen onkologischen Erkrankungen (meist lymphatisches System)

15.5.3 Primärdiagnostik

Anamnestische Angaben

- Schon seit langer Zeit bestehende Neigung zum Schwitzen und zu profusen Schweißausbrüchen bei körperlicher Betätigung bei gleichzeitig bestehender Adipositas, sonst keine anamnestischen Auffälligkeiten bis auf Übergewicht und Trainingsmangel
- Seit einiger Zeit bestehende profuse Schweißausbrüche in Begleitung von Herzklopfen, starker Nervosität, häufige Durchfälle, gelegentlich Klage über eine Vergrößerung des Halsumfanges (Kragen wird zu eng) bei mit Hyperthyreose einhergehenden Schilddrüsenerkrankungen
- Akut auftretende enorme Schweißausbrüche zusammen mit pulsierenden Kopfschmerzen, Blutdruckanstieg, Tachykardie, in einigen Fällen auch Bradykardie bei Phäochromozytom
- Akut aufgetretene Schweißausbrüche bei intrathorakalen Schmerzen (retrosternal, in den linken Arm oder in den Hals oder in den Rücken ausstrahlend) bei Herzinfarkt
- Schweißausbrüche, besonders bei körperlicher Belastung, sich einschränkende Leistungsbreite und Dyspnoe bei kardialer Insuffizienz
- Vor einigen Tagen Beginn eines grippalen Infektes, jetzt Verschlechterung des Allgemeinzustands, Schweißausbrüche, Husten bei bakteriellem Infekt
- Bei emotionaler Erregung Ohnmachtsanfälle mit starken Schweißausbrüchen durch Kreislaufregulationsstörungen.
- Unregelmäßig in psychischen Belastungssituationen auftretende, Schweißausbrüche bei ängstlichen oder depressiven Verstimmungen.

Untersuchungsbefunde

- Deutliche Adipositas und mäßige Blutdruckerhöhung bei sonst unauffälligem physikalischen Untersuchungsbefund bei eingeschränkter Leistungsbreite durch Übergewicht
- Belastungsdyspnoe, Knöchelödeme, grob- bis mittelblasige Rasselgeräusche über der Lungenbasis, vermehrte Füllung der Jugularvenen (evtl. hepato-jugularer Reflux), Galopprhythmus, Geräusche einer relativen AV-Klappeninsuffizienz, mäßige Hepatomegalie bei Myokardinsuffizienz
- Klingende mittel- bis feinblasige Rasselgeräusche über einem Lungenfeld bei Pneumonie, trockene Rasselgeräusche bei Bronchitiden (bakterielle Infekte)
- Strumabildung, Tachykardie, evtl. Schwirren über der Schilddrüse, feuchtwarme Haut bei hyperthyreoten Schilddrüsenerkrankungen
- Ohnmächtig aufgefundener Patient mit Schweißausbruch, stark erniedrigtem Blutdruck bei Kreislaufdysregulation

Technische Untersuchungsbefunde
BSG, Leukozyten erhöht bei Infektionserkrankungen, Eisen erniedrigt. Bei Infarkt entsprechende EKG-Veränderungen. Bei Verdacht auf Myokardinsuffizienz ebenfalls Durchführung eines EKGs.

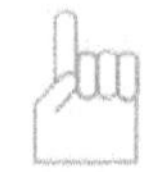

15.5.4 Entscheidung über nachfolgende Maßnahmen

- ***Sofortige Krankenhauseinweisung*** bei klinischem, evtl. elektrokardiographischem Verdacht auf Herzinfarkt oder bei Lungenembolie. Bei der nicht akuten Myokardinsuffizienz Veranlassung von Röntgenaufnahmen, Bestimmung der Herzgröße, ggf. Vorstellung beim Kardiologen
- Bei Verdacht auf Schilddrüsenerkrankung laborchemische Bestimmung von T_3, T_4, TSH, evtl. Schilddrüsenantikörper
- Bei Verdacht auf Phäochromozytom Bestimmung von Adrenalin und Noradrenalin im Urin
- Schellong-Test und Steh-EKG bei Annahme einer Kreislaufdysregulation
- Überweisung zum HNO-Arzt bei Annahme einer Erkrankung des Kochleären oder des vestibulären Apparates
- Bei Hinweisen auf eine Tuberkulose erfolgt die Überweisung zum Pulmologen

Vorläufige therapeutische Maßnahmen
- Gewichtsabnahme und Ernährungsumstellung bei Adipositas
- Antibiotische Behandlung bei bakterieller Infektion, bei Virusinfekt symptomatische Behandlung
- Thyreostatische Behandlung bei gesicherter Hyperthyreose
- Betablocker bei hypertoner Kreislaufregulationsstörung
- Psychologische Beeinflussung, evtl. Psychopharmaka bei psychogen bedingten Schweißausbrüchen
- Hydroergotamin bei hypotoner Kreislaufdysregulation
- Diuretische Behandlung, ggf. ACE-Hemmer oder Digitalisierung bei Myokardinsuffizienz

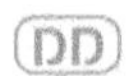

15.5.5 Differentialdiagnostik

Schwere vegetative Dystonie

Ätiologie. Funktionelle Störung der Sympathikus- und Parasympathikusregulation. Vermutlich angeborene Disposition. Verstärkung durch äußere Einflüsse (Krankheit oder psychische Belastungen).

Epidemiologie. Bei Frauen häufiger als bei Männern; meist im jüngeren bis mittleren Erwachsenenalter.

Klinik. Ständiges Schwitzen mit auffällig schweißbedeckter Haut. Besonders bei körperlicher oder seelischer Belastung profuse Schweißausbrüche, in vielen Fällen eine ausgeprägte Tachykardie bis zu 160/min. (Hyperkinetisches Herzsyndrom, hypotone Kreislaufdysregulationsstörung). Gelegentlich vagovasale Synkopen.

Sicherung der Diagnose. Ausschlußdiagnostik (Schilddrüsenerkrankung, Herzerkrankung, Infekte)

Therapie. Mit einschleichender Dosierung Gabe eines β-Blockers.

Verlaufskontrolle. Häufiges Messen von Blutdruck, Puls, EKG-Kontrollen, Beobachtung, Verbesserung des Allgemeinzustandes einschl. der Schweißneigung.

Weitere Differentialdiagnosen

- Hyperhidrosis (axillär der Hände und Füße), Ursache evtl. bei Akromegalie, bestimmten Arzneimitteln, wie Cholinergika, Kortikoiden, Nikotin, Salizylsäure. Hyperhidrosis palmae manuum: Kalkwellenflüssigkeitseinwirkung bei Friseuren

Seltene Differentialdiagnosen

- Hemihyperhidrosis: einseitige übermäßige Schweißsekretion meist einer Gesichtshälfte oder einer ganzen Körperhälfte bei Erkrankungen, wie: Affektion des Halssympathikus, Syringomyelie, Tabes dorsalis, Zwischenhirntumoren
- Hemihyperhidrosis cruciata: betroffen eine Gesichtshälfte und die gegenseitige Rumpfhälfte
- Paradoxe Hemihyperhidrosis: ungewöhnliche Ursache, z.B. auf Kältereiz hin.

Zum Fallbeispiel

Hier liegt eine vegetative Fehlsteuerung bei Trainingsmangel und deutlichem Übergewicht vor. Dem Patienten werden die Zusammenhänge erläutert und entsprechend vor allem zu Gewichtsabnahme und zunächst leichter sportlicher Betätigung geraten. Weiterhin wurde auch über die negativen Auswirkungen des Nikotinabusus gesprochen.

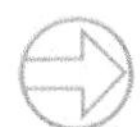

15.5.6 Allgemeine anliegenbezogene Maßnahmen

Als allgemeine Maßnahme kommen besonders bei vegetativer Dystonie Kurmaßnahmen in Frage sowie eine längere psychische Führung des Patienten. Zur Umstimmung des vegetativen Nervensystems kann auch sportliches Training empfohlen werden.

Literaturhinweise

Schettler G, Greten H (Hrsg) (1990) Innere Medizin, 8. Aufl. Thieme Stuttgart New York

Siegenthaler W (Hrsg) (1988) Differentialdiagnose innerer Krankheiten, 16. Aufl. Thieme, Stuttgart New York

Harnack GA von, Heimann G (1990) Kinderheilkunde, 8. Aufl. Springer, Berlin Heidelberg New York Tokyo

16 Durch Umweltbelastungen bedingte Anliegen

W. Baur

Vorbemerkung

Die Sorge um Gesundheitsschäden durch Umweltbelastungen ist zu einem häufigen Anliegen von Patienten der allgemeinärztlichen Sprechstunde geworden. Das liegt zum einen daran, daß das ökologische Bewußtsein zugenommen hat, zum anderen daran, daß Katastrophen, wie Bhopal, Tschernobyl oder Harrisburg uns auf völlig neue Gefahren aus der industrialisierten Umwelt aufmerksam gemacht haben (Tabelle 16.1). Aber auch umweltbewußte Organisationen haben bei bestimmten Krankheitssymptomen immer wieder darauf gedrängt, Umweltursachen in das diagnostische Denken einzubeziehen. Beispielsweise bei rezidivierenden asthmoiden Symptomen bei Kleinkindern ohne allergische Dispositionen, bei dem viel umstrittenen Pseudokrupp, bei Neurodermitis sowie bei vielfältigen anderen Allergien.

Zu den ökologischen Problemen mit Beziehung zur menschlichen Gesundheit gehören:

- Die Zerstörung der Ozonschicht mit Anstieg von Hautkrebsen und schweren Augenerkrankungen durch zunehmende UVB-Strahlung
- Verschmutzung des Wassers durch Industrie, Pflanzenschutzmittel, Überdüngung, Ab- und Sickerwässer, Haushaltschemikalien
- Verschmutzung der Luft durch Kraft- und Fernheizwärmeerzeugung, industrielle Emissionen, Verkehr, private Haushalte.
- Belastung der Böden durch Schwermetalle, organische Chemikalien, Säuren, Überdüngung, Pflanzenschutzmittel.

Die Zunahme der ökologischen Problembereiche korrelliert mit der Zunahme der gesundheitlichen Belastung des Menschen. Das bedeutet, daß ein präventiver Umweltschutz dringend erforderlich ist, um Gesundheits- und Umweltschäden abzuwenden.

Was ist Umwelt? Umwelt im toxikologischen Sinne ist das gesamte uns umgebende Lebensfeld mit seinen Medien Wasser, Boden und Luft.

Bei der toxikologischen Betrachtung wird normalerweise das soziopsychologische Feld ausgeklammert. Schwierigkeiten gibt es bei der Abgrenzung gegenüber dem individuellen Umweltverhalten, wie z.B. Rauchen, da dies eine Umweltschädigung ist, die auf eine private Entscheidung zurückzuführen ist und nicht einer Umweltexposition entspricht.

Tabelle 16.1. Wichtige Fälle von Umweltkrankheiten (Massenvergiftung). (Aus Daunderer 1990)

Ort/Jahr	Umweltgefahr	Art der Krankheit	Zahl der Betroffenen
London, GB 1952	Starke Luftverschmutzung durch Schwefeldioxid und Staub	Anstieg von Herz- und Lungenerkrankungen	3000 Tote
Toyama, Japan 1950	Kadmium im Reis	Nieren- und Knochenschädigungen: Itai-Itai-Krankheit	200 mit schweren Erkrankungen, weitaus mehr mit leichten Beeinträchtigungen
Südost-Türkei 1956–61	Hexachlorbenzol im Saatgut	Porphyrie	3000
Minamata, Japan 1956	Methylquecksilberverbindungen im Fisch	Nervenschädigungen, „Minamata"-Krankheit	200 schwere Fälle, 2000 Verdachtsfälle
Mehrere Städte in den USA ca. 1960–70	Blei in Farben	Anämie, Verhaltens- und psychische Störungen	viele Tausende
Fukouoka, Japan 1968	Polychlorierte Biphenyle in Speiseöl	Hauterkrankungen, generelle Schwäche	mehrere Tausende
Irak 1972	Methylquecksilberverbindungen im Saatgut	Nervenschädigungen	500 Tote, 6500 stationär Behandelte
Madrid, Spanien 1981	Anilin oder ein anderes Gift im Speiseöl	verschiedene Krankheitssymptome	340 Tote, 3000 Erkrankungsfälle
Bhopal, Indien 1985	Methylisocyanat	akute Lungenerkrankungen	3000 Tote, 300 000 Vergiftete
Seveso 1976	Dioxine	Chlorakne, Karzinome, Psychosyndrome	Tausende
Tschernobyl 1986	Radioaktive Strahlung	Tschernobyl-AIDS, Leukämien, Tumore, Abwehrschwäche	Zehntausende

Was ist Umweltmedizin? Dies ist die Medizin, die sich mit den Einflüssen auf den Menschen durch eine antropogen veränderte Umwelt befaßt. Die Belastungspfade sind üblicherweise Wasser, Boden, Luft, Strahlung, Lärm, Lebensmittel.

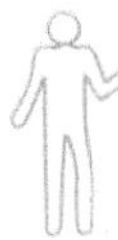

16.1 Fallbeispiel

Ein 25jähriger Mann klagt über Müdigkeit, Schwindel, Abgeschlagenheit, einen „Leistungsknick". Die körperliche Untersuchung, der psychische Befund, die umfassenden Laborparameter einschließlich technischer Untersuchungen sind unauffällig.

Die Anamnese ist durch jahrelange Betreuung als Hausarzt bekannt und unauffällig.

Der Patient geht über einige Spezialärzte eigene Wege, wird über Wochen in zwei Kliniken behandelt. Eine wegweisende Diagnose gibt es nicht.

Schließlich kommt er – wieder zu Hause – mit der gleichen Symptomatik. Während der „Behandlung" in der Klinik waren die Symptome verschwunden.

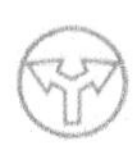

16.2 Differentialdiagnostisches Grobraster (zum Fall)

Alle allgemeinen und schweren inneren Krankheiten sowie eine psychische Grundkrankheit konnten ausgeschlossen werden.

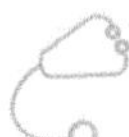

16.3 Primärdiagnostik (zum Fall)

Erst nach Aufsuchen der Fachärzte (mit folgender Klinikeinweisung) gibt der Patient den Umzug in ein neues Haus an (Fertighaus). Er hatte dem Umzug keinerlei Bedeutung beigemessen. Die Nachfrage über Baumaterial, Isolierung, Oberflächenbehandlung ergibt noch keine Besonderheiten, da der Hersteller kaum Aussagen macht. Die Bestimmung von Pentachlorphenol (PCP)-, Lindan-, Formaldehyd- und Isocyanat-AKs (Arbeitsplatzkonzentrationen) durch ein Speziallabor sowohl in der Raumluft, den Materialien als auch im Blutserum und Urin zeigt eine schwere Belastung über allen Richtwerten.

Fragen nach der Region, der Wasser-, Luft- oder Bodenbelastung, der Beschwerden und Symptomatik anderer Personen im Wohnumfeld, der Nahrungsgewohnheiten sowie Forschung nach anderen Inhalationsstoffen waren in diesem Fall nicht nötig.

Die wichtigste Aufgabe für Allgemeinmediziner beim Erkennen von Umwelterkrankungen besteht darin, eine ausführliche Anamnese über das ***Lebensumfeld*** zu machen. Zu fragen ist nach:

- *Gebiet* (z.B. Smoggebiet, nahe an Fabriken oder Halde oder Deponie, Verkehrsknotenpunkten, Flugplatz, Atomkraftwerken, Hochöfen, Müllverbrennungsanlagen, Hütten, Bergwerken, intensiv landwirtschaftlich genutzten Gebieten.)

- *Wohnung* (Bausubstanz, Innenraumbearbeitung mit Holzschutzmitteln, Lacken, Klebern, Lösungsmitteln, Schädlingsbekämpfungsmittel, Gase vom Herd, vom Baugrund, Radon, Asbest, Formaldehyd aus Möbeln und Spanplatten, Wasserversorgung, Gartennutzung.)

Bei vielen Allgemeinärzten wird die genaue Anamnese deshalb gar nicht nötig sein, weil der Allgemeinarzt ja im gleichen Wohnumfeld lebt wie die Patienten und damit eine Kenntnis der toxikologischen Bedeutung des Raumes hat. Außerdem kann er sich ohne großen Aufwand ein Bild von der häuslichen Umgebung durch den Hausbesuch machen. Damit ist diese Art von Umweltmedizin eine Domäne des Hausarztes.

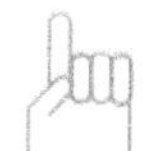

16.4 Entscheidung über nachfolgende Maßnahmen

Es ist wichtig, ein umweltmedizinisch erfahrenes Labor zu kennen. Diese Labors geben sorgfältige Hinweise auf Probengewinnung, auf Versand und zeigen dem in der Umwelttoxikologie unerfahrenen Arzt die unendlich analytischen Möglichkeiten zum Aufspüren von toxikologisch bedeutsamen Substanzen.

In manchen Fällen kommt eine Überweisung zu einem Tokikologen infrage, der zu sehr speziellen Fragen Gutachten erstellen kann. Dieser Weg wird in der heutigen Medizin noch viel zu wenig beschritten. Das liegt daran, daß die Toxikologen auch lange Zeit nur mit den arbeitsmedizinisch relevanten Expositionen und Konzentrationen geurteilt haben, obwohl in den niederen Konzentrationen der Arbeitsstoffe durchaus auch schon subchronische, subklinische Erscheinungen auftreten können. An der Erarbeitung dieser Symptomenkomplexe können Allgemeinmediziner in der näheren Zukunft mitarbeiten und müssen ihre Erfahrungen an der Basis mit einbringen.

Das neue Chemikaliengesetz vom März 1990 hat einen sehr interessanten Ansatz über eine Verordnung der Mitteilungspflicht. § 16e zur Vorbeugung und Information bei Vergiftungen heißt sinngemäß, daß die Mitteilung (Abb. 16.1) mindestens die Angaben zu den Ziffern 1 bis 4 des Formblattes umfassen muß. Sie hat unverzüglich zu erfolgen

- bei akuten Erkrankungen nach Abschluß der Behandlung,
- bei chronischen Erkrankungen nach Stellung der Diagnose,
- bei einer Beratung im Zusammenhang mit einer Erkrankung nach Abschluß der Beratung und
- sofern im Falle einer Erkrankung mit Todesfolge eine Obduktion durchgeführt wird, nach deren Abschluß.

1430 Bundesgesetzblatt, Jahrgang 1990, Teil I

Anlage 3
(zu § 3)

Bitte deutlich lesbar ausfüllen.

An das
Bundesgesundheitsamt
Max-von-Pettenkofer-Institut
Dokumentations- und Bewertungs-
stelle für Vergiftungen
Postfach 33 00 13

1000 Berlin 33

Stempel und Unterschrift des Arztes mit Datum

Mitteilung bei Vergiftungen
(nach § 16e Abs. 2 des Chemikaliengesetzes)

1. Angaben zur/zum Patientin/en

Alter: ________ Jahre, ________ Monate (bei Kindern unter 3 Jahren)

Geschlecht ☐ weiblich ☐ männlich

2. bekannter ☐ oder vermuteter ☐ Auslöser der Erkrankung; ggf. nach Patientenangaben

Name der Zubereitung (auch Handelsname, soweit bekannt)	aufgenommene Menge	Hersteller, Verpackungs-Code
1.		
2.		
3.		

3. Exposition; ggf. nach Patientenangabe

☐ oral ☐ percutan ☐ inhalativ ☐ sonstige ________

☐ einmalig am ☐ mehrmalig/chronisch

– Häufigkeit ________

– Zeitraum ________

4. Symptome

a) Zielorgane (1 = leicht, 2 = mittel, 3 = schwer)

b) nähere Angaben (z.B. Verlauf, Laborparameter, allergische Reaktionen, Folgeschäden)

☐ ZNS/peripheres Nervensystem ________

☐ Auge ________

☐ Respirationstrakt ________

☐ Kardiovaskuläres System ________

☐ Hämatopoetisches System ________

☐ Gastrointestinaltrakt ________

☐ Leber ________

☐ Niere/Harnweg ________

☐ endokrines System ________

☐ Haut ________

☐ psychischer Zustand ________

☐ sonstige ________

Abb. 16.1. Meldeformular für Mitteilung bei Vergiftungen

Zusätzliche Angaben, die für die Beurteilung des Vergiftungsfalles von Bedeutung sind (freiwillig)

5. Exposition

☐ unbeabsichtigt ☐ absichtlich ☐ fraglich

☐ beruflich ☐ in der Schule ☐ im privaten Bereich

6. ☐ Die Patientin war bei der Intoxikation schwanger in der ______ Woche

7. Wohnort der/des Patientin/en, erste Stelle des Postleitzahlencodes ______

8. ☐ Es wurde ein Nachweis des Stoffes ______

in ______ (Blut, Harn, etc.) durch das Labor

______ durchgeführt.

☐ qualitativ

☐ quantitativ, Konzentration ______

9. Therapie

☐ keine ☐ ambulant ☐ stationär, wo ______

10. Verlauf

☐ vollständige Wiederherstellung ☐ Tod

☐ bleibende Schäden ☐ unbekannt

11. Weitere Angaben (z.B. relevante Vorbefunde, Gewicht des Patienten, berufliche Tätigkeit des Patienten, Vergiftungshergang einschließlich Ort, Art der Therapie, Registriernummer beim Arzt/in der Klinik)

______

______

______

Wenn zur Beratung ein Informations- und Behandlungszentrum für Vergiftungen hinzugezogen wird, ist eine Mitteilung nur von dem behandelnden Arzt vorzunehmen.

Dieser innovative Ansatz im Chemikaliengesetz würde bei wirklicher Einhaltung zu einer intensiven Erfassung von Umweltintoxikationen führen. Leider ist dieses Gesetz in der Ärzteschaft noch viel zu wenig bekannt, leider wird die Mitteilungspflicht von keiner Interessengruppe unterstützt bzw. überprüft.

DD 16.5 Differentialdiagnostik

Wann sollte der Allgemeinarzt an umweltbedingte Krankheiten denken? Immer dann, wenn unklare Befindlichkeitsstörungen bestehen, die nicht eindeutig einzuordnen sind.

Diese Aussage klingt sehr allgemein, wird aber durch das folgende Verzeichnis, welches aus dem Lehrbuch und seinen Erklärungen übernommen ist, klarer. Die Gliederungsziffern in Klammern entsprechen der Gliederung dieses Buches:

- ***Allgemeine Befindlichkeitsstörungen*** (13)
  - *Appetitlosigkeit* (13.1)
    Immer in Verbindung mit Müdigkeit, Schwindelgefühl, Übelkeit, Benommenheit an einen Umweltsyndromkomplex denken. Zum Beispiel oft bei Smogwetterlagen (SO_2, NO_x und Stäube) bei Sommersmog (Ozon erhöht) häufig auch bei Formaldehydexpositionen oder Kohlenmonoxyd
  - *Erkältung* (13.2)
    Immer Abklärung ob wirklich BKS verändert, Leukos verändert sind, oder ob nicht vielleicht eine Umweltreizung vorliegt, häufig durch SO_2, NO_x, Stäube, HCl, HF, Ozon
  - *Juckreiz* (13.4)
    Klären, ob Allergie/Pseudoallergie vorliegt; oft mit Begleitung bei toxisch-allergischer Rekation auf Reinigungszusätze
  - *Müdigkeit* (13.5)
    Siehe oben zusammen mit 13.1
  - *Schwindelgefühl* (13.6)
    Siehe oben zusammen mit 13.1
  - *Übelkeit* (13.7)
    Siehe oben zusammen mit 13.1

- ***Seelische Befindlichkeitsstörungen*** (14)
  - *Angst*
  - *Gereiztheit*
  - *Innere Unruhe*
  - *Nervosität*
  - *Traurigkeit*
  - *Verzweiflung*

  Sämtliche hier beschriebenen Symptome kommen typischerweise bei subchronischen Blei- und Kadmiumintoxikationen, wie auch bei Quecksilberintoxikationen vor. Welches Symptom überwiegt, hängt von der individuellen Disposition ab. Die psychovegetative Reizwirkung dieser Stoffe scheint klar. Auffällig ist, daß eine Vielzahl von Noxen mit einer ähnlichen zentralen (vegetativ überlagerten) Reizantwort verbunden sind.

- ***Vegetative Störungen*** (15)
  - *Blässe*
  - *Gewichtsabnahme*
  - *Gewichtszunahme*
  - *Schlafstörungen*
  - *Schweißausbrüche*

  Sämtliche hier beschriebenen Symptome kommen in typischer Weise bei Blei- und Kadmium- und Quecksilberintoxikationen vor, werden aber auch bei einer Fülle von anderen Umweltschadstoffen beschrieben. Das vegetative Nervensystem scheint eine primäre Angriffsstelle von Umweltgiften zu sein

- ***Den Kopf betreffende Anliegen*** (17)
  - *Augenentzündungen* (17.1)
    Typischerweise als Reizkonjunktivitis bei Smoglagen, bei Ozonwetterlagen, aber auch bei reiner Einwirkung von SO_2/NO_x. Es finden sich dann keine typisch viralen oder bakteriellen Genesen.
  - *Gedächtnisstörungen* (17.2)
    Viele Umweltgifte, insbesondere Quecksilber, wirken auf die höheren zerebralen Funktionen, auch bei Blei sind solche Zustände beschrieben. Neuerdings werden die Symptome auch bei Dioxin und Dibenzofluranexposition, vor allem auch bei Holzschutzmitteleinwirkung (PCP, Lindan, PCB) beschrieben.
  - *Kopfschmerzen* (17.3)
    Kopfschmerzen treten ebenso wie der Symptomenkomplex Müdigkeit, Schwindel und Übelkeit als häufigste Auswirkung von Umweltintoxikationen auf. Ganz typisch bei Kadmium, Quecksilber, aber natürlich

auch bei Toluol, Xylol, Benzol, organischen Lösungsmitteln, sowie Smogperioden (vor allem Sommersmog mit Ozon)

- *Nasenbluten* (17.4)
  Als Reizzustand durch solche Gase beschrieben, die in wässriger Lösung Säuren bilden, SO_2 u.a.; Symptome sind sehr häufig bei Kleinkindern durch Verschluß der Tuba eustachei; auch durch Umweltreiz bei Smoglagen beschrieben
- *Schwerhörigkeit* (17.8)
  Schwerhörigkeit muß immer auch an Umweltbelastung in der Nähe von Flughäfen, Verkehrsstraßen oder in Tiefflugschneisen denken lassen. Die Einwirkung von Discolärm geht auf eine individuelle Entscheidung zurück.
- *Verstopfte Nase* (17.9)
  Nasensymptome häufig bei Auswirkungen von toxischen Gasen

- ***Den Hals (obere Luftwege) betreffende Anliegen*** (18)

Reizungen der oberen Luftwege sind typischerweise oft Reizerscheinungen durch Umweltgase bzw. durch Stäube; oft kann keine wirkliche Entzündung viral oder bakteriell nachgewiesen werden.

- ***Den Brustraum betreffende Anliegen*** (19)

  - *Atemnot*
  - *Herzklopfen*
  - *Herzrasen*
  - *Herzstiche*
  - *Husten*
  - *Schmerzen in der Brust*

  Atemnot, Husten als Auswirkung von Reizzuständen, aber auch mit der dahinter liegenden Diagnose der asthmoiden Bronchitis sind häufigst NO_x- und Staubexpositionen zugeordnet. Herzklopfen, Herzrasen, Herzstiche sowie Schmerzen in der Brust werden oft als vegetative Reizzustände bei Smogwetterlagen beschrieben.

- ***Das blutbildende System betreffende Anliegen*** (20)

An dieser Stelle müßten die Auswirkungen von radioaktiver Strahlung (und vor allem auch von Niedrigstrahlung) sowie von Pestiziden erwähnt werden. Auf die Literatur von Kuni und Bödecker sei hier hingewiesen.

- *Blutdruckerhöhung* (20.1)
  Wird Blei- und Kadmiumbelastungen zugerechnet. Amerikanische Studien sprechen in dem Zusammenhang auch von einer erhöhten Apoplexrate.

- ***Den Bauchraum betreffende Anliegen*** (22)

  Bauchschmerzen, Blähungen sind überhäufig in blei- und kadmiumbelasteten Gegenden, genauso wie Durchfall, Erbrechen sehr oft Intoxikationen auch durch die verminderte Abwehrlage bei Dauereinwirkung widerspiegel kann. Magenschmerzen, Sodbrennen, Verstopfung sind Blei zugeordnet.

- ***Die Harnorgane betreffende Anliegen*** (23)

  Nierensymptome haben typischerweise Kadmiumbezug.

- ***Den Bewegungsapparat betreffende Anliegen*** (25)

  Beinschmerzen, allgemein Bewegungsapparat-Schmerzen sind in Gegenden mit hoher Umweltbelastung häufiger, ein rheumaähnlicher Zustand ist beschrieben worden. Die pathophysiologische Ableitung dafür ist schwierig bis unmöglich. Extremform ist die Itai-Itai-Krankheit durch Kadmiumintoxikation.

- ***Das zentrale Nervensystem betreffende Anliegen*** (26)

  Symptome: Nach einer amerikanischen Studie ist der Schlaganfall in umweltbelasteten und vor allem bleibelasteten Gegenden wesentlich häufiger als in nichtbelasteten Gegenden. Verwirrtheit, Wesensänderungen und Zittern sind typische Quecksilbervergiftungssymptome, auch bei Blei- und Kadmiumexpositionen sind sie beschrieben.

- ***Das periphere Nervensystem betreffende Anliegen*** (27)

  Bei den Lähmungen fällt bei der wirklichen beruflichen Bleivergiftung die Radialisparese ein. Aber lähmungsähnliche Zustände und Parästhesien sind in Gegenden mit umweltbedingten Bleibelastungen häufiger beschrieben. Neuerdings wird auf die irreversible Beeinflussung durch Insektizide und Pestizide, insbesondere durch Pyrethroide hingewiesen.

- ***Anliegen zur Frage Allergie*** (29)

  Bei den Anliegen zur Frage Allergie muß man etwas weiter ausholen. In Expertenkreisen wird in der Öffentlichkeit die zunehmende Verbreitung von Allergien auch mit der Umwelt in Zusammenhang gebracht, verschiedene Mechanismen sind denkbar:

  - Einige Schadstoffe besitzen allergene Eigenschaften und lösen selbst Antikörperreaktionen aus.
  - Blütenpollen, die mit Schadstoffen befrachtet und dadurch auch in ihrer Oberflächenstruktur verändert sind, können allergische Reaktionen intensivieren/auslösen.

- Haut- und Schleimhäute werden direkt durch Luftschadstoffe geschädigt und öffnen dadurch die Pforte für Allergene.
- Durch dauernde Schadstoffeinwirkungen können auch ehemalige genetisch Gesunde zu Allergikern werden (Induktionshypothese).

In den bisherigen Ausführungen sind folgende im Alltag auftretende Umweltbelastungen noch überhaupt nicht berücksichtigt:

- Belastungen der Haut über Textilien,
- Belastungen des Körpers über Nahrungsmittel bzw. Nahrungsmittelzusätze und nicht, die schon oben abgehandelten toxischen Begleitprodukte wie Kadmium, Blei, Quecksilber, Arsen.
- Belastungen aus der Arbeitswelt (Arbeitsmedizin)
- Belastungen, die Krebs auslösen könnten

  Gemeint sind z.B. sogenannte Emulgatoren, Haltbarkeitszusätze, die ja einer strengen Nahrungsmittelkontrolle unterliegen, dennoch aber in ihrem allergisierenden Potential ganz offensichtlich unterschätzt worden sind. Nicht behandelt ist auch das Stillproblem, welches lange Zeit und noch immer fast unlösbar ist für Mutter und Arzt. Ganz offensichtlich ist die Belastung mit Pestiziden, Dioxinen, Benzofuranen in einen ubiquitären Bereich gerückt, der das Stillen aus toxikologischen Gesichtspunkten verbieten müßte. Aus soziologischen und psychologischen Gründen kann aber der Arzt diese Position nicht einnehmen und muß, wie oft in der Umweltmedizin einen Kompromiß zwischen Anliegen der Mutter, Anliegen des Kindes und Anliegen ärztlicher toxikologischer Wissenschaft suchen. Ein verbindliches Konzept bzw. Rezept gibt es dafür nicht.
- Häufiges *Schreien* beim *Kind* (31.1)
  Oft beschrieben bei sogenannten hyperaktiven Kindern, Phosphathypothese sehr unsicher

- ***Kinder betreffende Anliegen*** (31)

- ***Die Sexualität betreffende Anliegen*** (32)

  Es wird Impotenz unter Blei beschrieben, es werden Fertilitätsstörungen in belasteten Gegenden erwähnt.

Vollkommen außer acht gelassen sind in der bisherigen Betrachtungsweise auch Probleme der Geruchsbeeinflussung. In vielen Wohngebieten ist die – durch Industrie oder Massentierhaltung oder Deponien – verursachte Geruchsbelästigung so stark, daß sie durchaus auch zu psychosomatischen Schäden führt. Eine Objektivierung dieser Sachlagen ist nahezu unmöglich.

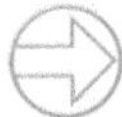

16.6 Allgemeine anliegenbezogene Maßnahmen

Aus den kurzen Beispielen wird klar, daß der Allgemeinarzt in einer außerordentlich günstigen Lage zur Erkennung von Umwelterkrankungen ist:

- Er kennt normalerweise das gesamte Wohnumfeld und Arbeitsumfeld.
- Er kann die Symptome frühzeitig im normalen Hausarztkontakt erfahren.
- Er mag für die infrage kommenden Bereiche sensibilisiert sein durch seine Umwelterfahrung und kann dadurch frühzeitige Hinweise auf Umwelteinwirkungen geben.

Aufklärung und Information des Patienten über die Sachverhalte sind in den täglichen Praxisablauf integriert, setzen aber eine umweltmedizinische Schulung der Ärzte voraus. Die objektive, geschulte Beratung kann dann Ängste beim Patienten abbauen (Ernährung, Wohnung, Gebiet, Arbeitsplatz, Stillproblematik etc.), aber auch kritisch nachbilden und zu einer Verhaltensänderung führen.

Sehr selten wird der Allgemeinarzt eine Entgiftung im Sinne von Ausschleusung bestimmter Materialien aus dem Körper selbst vornehmen. Die Behandlung der Bleivergiftung zum Beispiel mit EDTA oder die Behandlung der Quecksilbervergiftung mit DMPS kann zwar notfalls in der Praxis durchgeführt werden, sollte aber doch wegen der vielfältigen Risiken dafür spezialisierten Kliniken vorbehalten bleiben.

Die wichtigste Maßnahme wird noch immer der Versuch der ***Expositionsunterbrechung*** sein. Somit steht eher symptombezogene Therapie an.

Aus den bisherigen Abhandlungen wird klar, daß die Umwelt in ihrer toxikologischen Bedeutung in der Allgemeinpraxis ein kaum beherrschbares Problem zu sein scheint. Eine Fülle von Stoffen induzieren eine Fülle von Symptomen, die im allgemeinärztlichen Alltag derzeit noch zu bewältigen sind. Hilfreich in dieser so unübersichtlichen und überfordernden Situation könnte ein EDV-Lexikon sein, welches kürzlich vom Bielefelder Noxenindex-System auf den Markt gebracht worden ist. Dieses Noxenindex-System (NIS), das vom Bielefelder Institut für Dokumentation und Information zur Sozialmedizin (IDIS) und öffentlichen Gesundheitswesen erarbeitet worden ist, integriert von den weltweit 5.000 existierenden Datenbanken etwa 650 und ist per Abfrage eines Schlagwortes in der Lage, Hinweise zu geben. Das System wird im Augenblick in Nordrhein-Westfalen von den Gesundheitsämtern auf Brauchbarkeit geprüft.

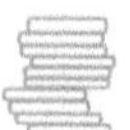

Literaturhinweise

Bödeker W, Dümmler C (Hrsg) Pestizide und Gesundheit. Müller, Karlsruhe

Brüser E (1991) Allergien. Stiftung Warentest, Berlin

Bundesminister für Umwelt, Naturschutz und Reaktorsicherheit (1987) Umweltpolitik: Auswirkungen der Luftverunreinigungen auf die menschliche Gesundheit

Daunderer M (1990) Handbuch der Umweltgifte. Ecomed, München

Dokumentation Forschungsvorhaben der ökologischen Medizin in der Bundesrepublik Deutschland (1986). IDIS, Bielefeld

Gesellschaft für Gesundheitsbildung (1989) Luftverschmutzung und Gesundheit. VUD, Freudenstadt

Hallenbeck WH, Cunningham-Burns KM (1985) Pesticides and human health. Springer, Berlin Heidelberg New York Tokyo

Koch ER, Vahrenholt P (1983) Die Lage der Nation: Umweltatlas der Bundesrepublik. Gruner & Jahr, Hamburg

Koch ER, Klopfleisch HA, Wald A (1986) Die Gesundheit der Nation. Kiepenheuer & Witsch, Köln

Moeschlin S (1986) Klinik und Therapie der Vergiftungen, 7. Aufl. Thieme, Stuttgart New York

Schmidt M, Mampel U, Neumann U (1987) Gesundheitsschäden durch Luftverschmutzung. Wunderhorn, Heidelberg

Wassermann O, Alsen C, Simon U (1989) Die schleichende Vergiftung. Fischer Taschenbuch, Frankfurt/Main

17 Den Kopf betreffende Anliegen

17.1 Augenentzündungen

W. Schlopsnies

Vorbemerkung

In der allgemeinärztlichen Sprechstunde erscheinen Patienten mit den typischen Entzündungszeichen im Augenbereich – Schmerz, Schwellung, Rötung, häufig Juckreiz – relativ oft. Die wichtigste Entscheidung, die unmittelbar getroffen werden muß, ist die, ob wegen der Schwere des Befundes eine Überweisung in fachärztliche oder möglicherweise klinische Behandlung erfolgen soll. Eine Verlaufsbeobachtung kann dabei helfen, es darf sich aber nur um sehr kurze Zeiträume handeln (Stunden bis max. 2 Tage). Bei zunehmenden Sehstörungen erfolgt Krankschreibung und Fahrverbot, bei Kindern und Rentnern zumindest auch Ruhigstellung.

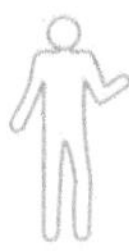

17.1.1 Fallbeispiel

Eine 28jährige Frau kommt morgens um 8.00 Uhr in die Sprechstunde und gibt an, gegen 6.00 Uhr habe sie nach dem Erwachen die Augen nicht öffnen können. Sie seien stark verklebt gewesen, und an beiden Augen habe sie einen „juckenden Schmerz" gespürt. Ihr Ehemann habe mit warmem Wasser vorsichtig die Verklebungen abgewischt, und es sei dann eine starke Rötung beider Augen und eine erhebliche Lichtscheu aufgefallen. Am Vortage hätten beide eine Radtour gemacht und wohl auch Staub in die Augen bekommen.

Bei der Erstuntersuchung fand sich eine Schwellung der Ober- und Unterlider beiderseits, eine ausgeprägte konjunktivale Injektion beider Augen mit schmierig glasig-gelblichem Sekret und Berührungsempfindlichkeit ohne Bulbusdruckschmerz und nur geringer Sehstörung.

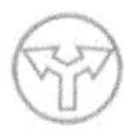

17.1.2 Differentialdiagnostisches Grobraster

- Augenentzündung bakterieller oder viraler Genese
- Allergische Reaktion im Augenbereich
- Verletzung oder Verätzung im Augenbereich oder Fremdkörper

- Akuter Glaukomanfall
- Sinus cavernosus-Thrombose
- Mitreaktion des Auges bei Allgemeinerkrankung

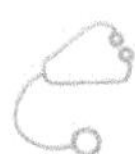

17.1.3 Primärdiagnostik

Anamnese
Fragen nach dem Verlauf: Wann die ersten Beschwerden, mögliche Verletzungen, Einwirkung von Fremdkörpern oder Flüssigkeiten, Juckreiz, Medikamenteneinnahme, Fieber, sonstigen allgemeinen Krankheitszeichen, Kopfschmerzen, Sehvermögen?

Untersuchung
Inspektion der Lider im Hinblick auf Schwellungen und Seitenbezug, auch der Lidkanten; die Tränensackgegend wird palpiert, evtl. Tränengangsexprimat; die Lider werden ektropioniert und die bulbäre und tarsale Bindehaut einschließlich der Fornices nach Fremdkörpern, Entzündungszeichen oder anderen Veränderungen abgesucht.

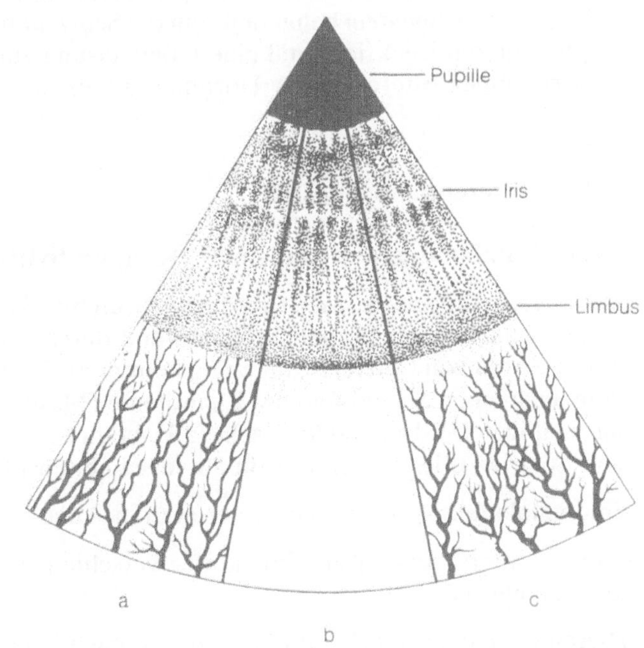

Abb. 17.1a–c. Schema der konjunktivalen und ziliaren Injektion. **a** Konjunktivale Injektion. **b** Ziliare Injektion. **c** Gemischte konjunktivale und ziliare Injektion. (Aus Leydhecker 1990)

- ***Beurteilung der Injektion*** – ziliar oder konjunktival (Abb. 17.1) –, der Größe und Form der Pupillen, Eintrübungen und vorsichtige Palpation des Bulbus bei geschlossenem Auge.
- Groborientierende ***Prüfung der Sehfähigkeit*** (monokular und binokular), des ***Geschichtsfeldes*** und der ***Bulbusmotilität***.
- Allgemeine orientierende Untersuchung mit Blutdruck- und Temperaturkontrolle.

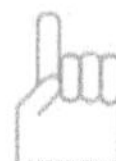

17.1.4 Entscheidung über nachfolgende Maßnahmen

- Bei jeder Art von Verletzungen, insbesondere perforierender oder gröberer Fremdkörper, erfolgt ***sofortige Einweisung in augenchirurgische Behandlung***; eine Notfallversorgung erfolgt durch Schmerzbekämpfung, Antibiotikagabe, allgemein und mit Augentropen (Cave Augensalben bei Bulbusverletzungen!) und sterilem Verband. Wegen der Gefahr mykotischer Superinfektionen sind kortikosteroidhaltige Präparate kontraindiziert!
- Bei Verätzungen erfolgt ausgiebige ***Spülung mit Wasser*** oder anderer blander Flüssigkeit, möglicherweise ebenfalls umgehende Überweisung zum Augenarzt bzw. Augenklinik.
- In den ersten 24 h werden stumpfe Verletzungen der Lider („Blaues Auge“) mit ***Eisbeuteln*** behandelt, um die Schwellung zu hemmen. Im Falle einer ziliaren Injektion muß eine Überweisung zum Augenarzt erfolgen, da von einer Alteration der Hornhaut auszugehen ist!

17.1.5 Differentialdiagnostik

Akute Entzündung der Bindehaut (Konjunktivitis)

Ätiologie/Pathogenese. Meist verursacht durch Bakterien, Viren oder allergische Reaktion; ein Bindehautreizzustand durch Wind, Staub, Rauch und andere Arten von Luftverschmutzung kommt oft hinzu. Eine Konjunktivitis kann auch einen Schnupfen und Exantheme (Masern) begleiten oder Folge übermäßiger UV-Einstrahlung sein (z.B. beim Schweißen, durch Heimsonnen, Solarien oder Lichtreflexion an verschneiten Flächen).

Epidemiologie. Häufigste Form der akuten Augenentzündung.

Klinik. Unterscheidungsmerkmale der verschiedenen Konjunktivisformen zeigt Tabelle 17.1.

Therapie. Grundsätzlich hat der Arzt sich nach jeder Untersuchung gründlich die Hände zu waschen und die Instrumente zu desinfizieren, um eine Weiterverbreitung der Infektion zu vermeiden. Antibiotikatherapie in Tropfenform im Laufe des Tages und zur Nacht möglichst in Salbenform.

Tabelle 17.1. Unterscheidungsmerkmale der verschiedenen Formen akuter Konjunktivitis

Ätiologie	Sekret Zelltyp	Lidschwellung	Lymphknoten-beteiligung	Juckreiz
Bakteriell	eitrig; polymorphkernige Leukozyten	mäßig	keine	keiner
Viral	wäßrig; mononukleäre Zellen	gering	ja	keiner
Allergisch	wäßrig oder muköszäh; Eosinophile	mäßig bis schwer	keine	erheblich

Kortikosteroide sollten vermieden werden, da die mögliche Anwesenheit von Herpes-simplex-Viren dann zu einem Befall der Hornhaut mit schweren Folgen führen kann. Ein Antibiogramm kann die Behandlung präzisieren. Wenn eine allergische Genese nach Anamnese und Befund wahrscheinlich ist, kann mit einer lokalen Steroidbehandlung für einen kurzen Zeitraum begonnen werden.

Dakrozystitis (Tränensackentzündung)

Ätiologie/Pathogenese. Meist Folge eines Tränenkanalverschlusses z.B. durch Traumen, eine Septumdeviation oder eine Rhinitis.

Klinik. Typische Symptome sind Schmerz, Schwellung und Rötung der Tränensackgegend, eitriges Exprimat bei Druck unterhalb der Tränenpünktchen, Epiphora (Tränenträufeln), konjunktivale Injektion und Lidrötung. Bei länger dauernder Entzündung kann sich der Tränensack erheblich aufweiten und eine große Mukozele bilden, evtl. mit Empyembildung und Perforation.

Therapie. Die Dakrozystitis sollte augenärztlich behandelt werden, bei Abszedierung oder Empyembildung durch Inzision und evtl. Drainage, durch systemische Antibiotika und durch lokale Antibiotika, um sekundäre Hornhautinfektionen zu vermeiden. Die Ursache des Tränengangverschlusses sollte ebenfalls behandelt werden.

Blepharitis (Lidrandentzündung)

Ätiologie/Pathogenese. Entstehung durch bakterielle Infektion der Wimpernfollikel und Meibomschen Drüsen. Leichte, nur schuppende Formen sind oft allergisch bedingt.

Klinik. Verdickung, Brennen, Rötung, Schuppen- oder Krustenbildung am Lidrand manchmal mit kleinen Ulzerationen, Zilienverlust mit Bindehautreizung und Epiphora. Nach Ablösen der zähen Krusten kann es zu einer blutenden Oberfläche kommen; rezidivierende Gersten- und Hagelkörner sind manchmal die Folge.

Therapie. Lokale Therapie mit Anwendung antibiotischer Augensalben, auch in der akuten Entzündungsphase in Kombination mit Kortikosteroiden. Die Behandlungsdauer erstreckt sich über einen Zeitraum von 1–2 Wochen.

Gerstenkorn (Hordeolum), Hagelkorn (Chalazion)

Ätiologie/Pathogenese. Entstehung durch eine zwar begrenzte, aber akute eitrige Entzündung meist einzelner Zeisscher-, Mollscher- oder Meibomscher Drüsen. ***Staphylokokken*** sind die häufigsten Erreger.

Epidemiologie. Häufiger Augenbefund.

Klinik und Verlauf. Beim typischen Verlauf bildet sich zunächst eine schmerzhafte Schwellung mit Rötung am Ober- oder Unterlid aus, später eine lokalisierte Induration mit zentral gelegenem Eiterpunkt als Ausdruck einer kleinen Abszedierung und schließlich spontaner Perforation. Nach Eiterentleerung lassen die Beschwerden nach.

Therapie. Im frühen Stadium erfolgt Behandlung mit Antibiotikasalben, bei Abzeßbildung Eröffnung und Exprimierung des Inhalts. Nachbehandlung mit lokalen Antibiotika.

Keratitis (Hornhautentzündung)

Ätiologie/Pathogenese. Epitheldefekt viraler oder bakterieller Genese, auch nach UV-Verbrennungen oder am häufigsten nach Verletzungen und Fremdkörper.

Klinik. Erhebliche ziliare Injektion verbunden mit starken Schmerzen, Lichtscheu, Blepharospasmus und Epiphora.

Therapie. Sofortige Überweisung in augenärztliche Behandlung nach Notversorgung mit sterilem Verband.

Uveitis (Entzündung der Aderhaut, der Iris, des Ziliarkörpers, der Chorioidea)

Ätiologie/Pathogenese. Vielseitige Formen, häufig Begleiterkrankung bei Spondylitits ankylosans, Reiter-Syndrom, Toxoplasmose, Tuberkulose, Syphilis und Sarkoidose.

Klinik. Unterschiedlich je nach Form (Tabelle 17.2): starke Schmerzen, Lichtscheu, herabgesetzter Visus oder Schleiersehen, Kammerwassertrübung und Pupillenverengung. Schnelle Progredienz, hoher Leidensdruck beim Patienten.

Therapie. Sofortige Überweisung in augenärztliche Behandlung.

Tabelle 17.2. Differentialdiagnose bei akuten Augenerkrankungen

	Akute Iritis	Glaukomanfall	Akute Konjunktivitis
Schmerz	mäßig stark	sehr stark	geringes Brennen
Visus	mäßig herabgesetzt	stark herabgesetzt	normal
Spannung des Augapfels	meistens normal oder weich	hart	unverändert
Epiphora	ja	ja	schleimiges oder eitriges Sekret
Gefäßinjektion	ziliar/gemischt	gemischt	konjunktival
Hornhaut	evtl. Rückflächenpräzipitate, sonst transparent	milchig-trüb	klar
Vorderkammertiefe	normal	flach	normal
Iris	verwaschen	gestaut, vorgewölbt	normal
Pupille	eng, entrundet	mittelweit	normal

Zum Fallbeispiel
Es lag eine akute bakterielle Konjunktivitis vor, die auf lokale Antibiotikabehandlung gut ansprach.

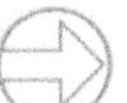

17.1.6 Allgemeine anliegenbezogene Maßnahmen

Wenn ein Patient mit einer akuten Augensymptomatik in die allgemeinärztliche Sprechstunde kommt, muß er bevorzugt versorgt werden – die Prognose im Hinblick auf spätere Sehschäden hängt sehr oft von einer Behandlung in den ersten Stunden ab. Das gilt insbesondere für perforierende Verletzungen und Hornhautalterationen. Entsprechende Kenntnisse gehören auch in die Ausbildung der Arzthelferinnen. Engmaschige Kontrolltermine gehen vor bei Augenkranken. Da bei einer Reihe von krankhaften Augenbefunden die eigentliche Ursache in einer Allgemeinkrankheit zu suchen ist, ergibt sich eine enge Zusammenarbeit mit dem Ophthalmologen.

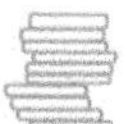

Literaturhinweise

Hamm H (1986) Allgemeinmedizin, Familienmedizin, 2. Aufl. Thieme, Stuttgart New York

Leydhecker W (1990) Augenheilkunde, 24. Aufl. Springer, Berlin Heidelberg New York Tokyo

MSD Manual der Diagnostik und Therapie (1988), 4. Aufl. Urban & Schwarzenberg München

17.2 Störungen von Gedächtnis und Merkfähigkeit

K.-H. Bründel

Vorbemerkung

Ein Mensch mit einem guten Gedächtnis erinnert sich an nichts, weil er nichts vergißt. (S. Beckett)

10^{12} Nervenzellen mit 10^{15} synaptischen Verbindungen machen das menschliche Gehirn aus. Jede Synapse hat 100 Freiheitsgrade. Das Gehirn als Netzwerk betrachtet, hat eine unbegrenzte Kapazität. 100 unterschiedliche Nervenzellen lassen sich morphologisch identifizieren. Sie alle erzeugen spezifische Transmitter und Neuropeptide und sind mit anderen Nervenzellen in spezifischer Weise verknüpft. Der Stoffwechsel des Gehirns hängt von der Sauerstoffzufuhr ab, es verbraucht 20% des insgesamt vom Organismus aufgenommenen Sauerstoffs. Der Energiestoffwechsel besteht im Umsatz von Glukose. Daneben findet sich ein ausgeprägter Aminosäurestoffwechsel.

Hauptfunktion des Gehirns ist Aufnahme, Speicherung und Verarbeitung von Information. Nukleinsäuren speichern Information durch lineare Anordnung ihrer Basen. Die heutigen Gehirnmodelle sind funktions- und systemorientiert. Das Gehirn ist funktionsplastisch, d.h. es gibt keine lokalisierbaren Informationsspeicher. Es gibt integrierte Funktionskreise der Kognition, in denen Wahrnehmen, Erinnern, und Schlußfolgern in der Gesamtheit des kognitiven Prozesses betrachtet werden Hirnstrukturen sind in den Gedächtnisprozeß einbezogen ohne jedoch Sitz des Gedächtnisses zu sein.

Gedächtnisstörungen lassen sich als globale und oder partielle Beeinträchtigung der Aufnahme, Speicherung und/oder Wiedergabe von Information definieren. Störungen des Kurzzeitgedächtnisses sind von Störungen des Langzeitgedächtnis abzugrenzen.

Zu unterscheiden sind:
- Amnesie: zeitlich begrenzte Gedächtnisstörungen
- Paramnesie: Erinnerungsverfälschung
- Hypermnesie: Steigerung der Erinnerungsfähigkeit

Gedächtnisstörungen können das erste Symptom einer Demenz sein.

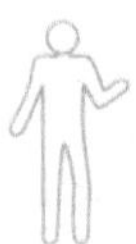

17.2.1 Fallbeispiel

Ein 52jähriger Tischler kommt am Spätnachmittag leicht schwankend mit ataktischem Gang in die Praxis. Der Händedruck ist kraftlos, der Blick leer, die rechte Hand ist feucht. Er klagt mühsam über Rückenschmerzen. Fragen nach dem Namen seines Vorgesetzten, ob man ihm wegen seines Alkoholtrinkens am Arbeitsplatz schon Vorhaltungen gemacht habe, ob er schon einmal abgemahnt worden sei wegen unentschuldigten Fehlens werden nicht oder nur stockênd beantwortet. An Wochenendaktivitäten wie Einkaufen o.ä. kann er sich nicht erinnern. Im Verlauf des Gesprächs nimmt das Händezittern zu, auf die Stirn treten Schweißperlen. Die Skleren sind gelblich verfärbt. Kürzlich habe sich ein Krampfanfall ereignet.

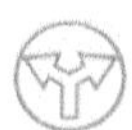

17.2.2 Differentialdiagnostisches Grobraster

Eine Vielzahl neurologisch-psychiatrischer und akuter internistischer Erkrankungen gehen mit Gedächtnisstörungen einher. An erster Stelle zu nennen sind die primären und sekundären Demenzen.

- ***Primäre Demenz:***
  - degenerativer Typ: Demenz vom Alzheimer-Typ mit frühem oder spätem Beginn.
  - vaskulärer Typ: bei dieser Form sind Mikrozirkulationsstörungen nachweisbar.
- ***Sekundäre Demenz:***
  - durch extrazerebrale Erkrankungen (z.B. Herz-Kreislauferkrankungen, Hypothyreose)
  - Infektionen
  - Traumen
  - raumfordernde Prozesse
  - Korsakow-Syndrom als schwere Form der Gedächtnisstörung bei 3–5 % der Alkoholiker

  Ansonsten ist differentialdiagnostisch zu denken an weitere
- exogene Ursachen, wie Intoxikation und Medikamentennebenwirkungen,
- Depression bzw. Psychosen.

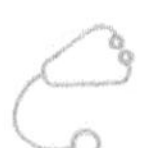

17.2.3 Primärdiagnostik

Anamnese

Sorgfältige Anamnese, auch Fremdanamnese, über Dauer, mögliche Auslöser (Traumata, Medikamente besonders bei alten Patienten, Intoxikationen), Art der Störung, Verlaufscharakter (andauernd, wechselhaft, usw.), Leistungsfähigkeit bei gewohnten Anforderungen (Beruf, Haushalt). Frage nach anderen Symptomen (Stimmung, Schwindel, Übelkeit, motorische Unsicherheit), Familienanamnese.

Körperliche Untersuchung

- Zunächst eingehende Exploration des Patienten möglichst unter Anwendung objektivierender Testverfahren (s. unten)

- Orientierende Ganzkörperuntersuchung mit neurologischem Status.
- Je nach Anamnese (Alkohol) Oberbauchsonographie (Leber)

Technische Untersuchungen

- Labor: Leberfunktion, Schilddrüsenparameter, Blutzucker, Elektrolyte, Kreatinin, BSG, Blutbild, Urinbefund, evtl. Lues-Serologie, Folsäure, Vitamin B_{12}

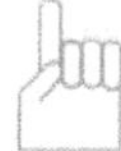

17.2.4 Entscheidung über nachfolgende Maßnahmen

- Bei jüngeren Patienten und Erwachsenen mittlerer Altersgruppe mit neu aufgetretenen Gedächtnisstörungen immer fachärztliche bzw. stationäre Abklärung.
- Beim alten Patienten (ab 65. L.j.) differentialdiagnostischer Ausschluß einer sekundären Demenz insbesondere mit Beachtung der Herz-Kreislaufsituation (z.B. absolute Arrhythmie mit Vorhofflimmern).
- Auch im Alter Alkoholismus und Medikamentenabusus ausschließen. Sorgfältige Überprüfung der Medikamenteneinnahme.

17.2.5 Differentialdiagnostik

Demenz

Ätiologie/Pathogenese. Die Umsatzrate von Glukose im Gehirn ist reduziert. Es liegt ferner eine Glukoseverwertungsstörung vor. Pathologisch-anatomisch sieht man Ablagerungen einer Eiweißsubstanz im Gehirn (Amyloid), die Nervenendigungen zerstört.

Epidemiologie. In der Bundesrepublik leiden 1,2–1,4 Millionen Menschen an Demenz. Pro Jahr rechnet man mit 100000 Neuerkrankungen. Da ein enger Zusammenhang zwischen Lebensalter und Auftreten einer Demenz besteht, ist wegen der Alterspyramide in den nächsten Jahrzehnten mit einer weiteren Zunahme von Demenzkranken zu rechnen. Es überwiegt mit 58 % die Demenz vom ***Alzheimertyp***, die ***vaskulär*** und ***vaskulär-degenerativen Formen*** machen 31,5 % aus. Die restlichen Demenzformen von 10,5 % lassen sich nicht eindeutig zuordnen.

Klinik. Primäre und sekundäre Demenzen sind gekennzeichnet durch die Symptomentrias ***Gedächtnisstörung, Konzentrationsstörung*** und ***Denkstörung***. Die Störungen reichen von leichten Formen (kaum abzugrenzen von der noch sozial adäquaten Altersvergeßlichkeit) über die gutartige Vergeßlichkeit des Seniums („benign senecent forgetfulnes") bis zur Demenz. Diagnostische Kriterien sind Störungen des Kurzzeitgedächtnisses, des Langzeitgedächtnisses, Störung des abstakten Denkens oder des Urteilsvermögens oder hoher kortikaler Funktionen wie Aphasie, Apraxie, Agnosie sowie Persönlichkeitsänderungen. Durch diese Störungen werden soziale Verhaltensweisen und Beziehungen zu anderen Menschen gestört.

Sicherung der Diagnose. Erfolgt durch Klinik, Labor und technische Untersuchungen:
- Kardiovaskulärer Status
- Lungenfunktion
- Labor (s. oben)
- Neurologischer Status
- Ischämiescore, Tests zur zerebralen Leistung

Die neuropsychologische Untersuchung sollte in Zusammenarbeit mit einem Neurologen und Psychiater erfolgen, allerdings erlaubt die Anwendung des Minimal-Mental-Status nach Folstein in der allgemeinmedizinischen Praxis erste Beurteilung der Orientierung, der Aufmerksamkeit und Konzentration, des verbalen Kurzzeitgedächtnisses, des Benennens, Lesens, Schreibens, Nachsprechens, Rechnens und Erkennens.

Therapie und Verlaufskontrolle. Zunächst Behandlung etwaiger Begleiterkrankungen Befunde wie Herzinsuffizienz, Anämie, Hypothyreose, Schwerhörigkeit, Schwachsichtigkeit, Bewegungsschmerz. Dann Therapieversuch mit ***zerebralen Kalziumantagonisten*** (Kalziumanreicherung) in neuronalem Gewebe führt zum Abbau von Rezeptoren und Neurofilamenten. Neurotubuli werden depolymerisiert, das Zytoskeleton ändert sich, um einen weiteren Einstrom von Kalzium in die Zellen zu verhindern. ***Vasodilatantien und Rheologika*** versuchen, durch Weitstellung der Hirngefäße und Verbesserung von Fließeigenschaften des Blutes die Hirnleistung zu beeinflussen.

Die dritte Möglichkeit besteht in der Gabe von ***Nootropika*** (Piracetam, Pyritinol, Mutterkornalkaloide). Sie bewirken als „metabolic enhancer" eine Aktivierung des erniedrigten Nervenzellstoffwechsels. Daneben muß der Patient gefordert werden („Fördern durch Fordern").

Körperliche Tätigkeit fördert die Durchblutung der grauen Substanz.

Weitere seltenere Differentialdiagnosen

Antero- und/oder retrograde Gedächtnisstörungen nach Intoxikationen, Enzephalitis, transitorischer zerebraler Ischämie und phasenabhängig bei endogener Depression. Hirnerschütterung, Kontusion, Endokrinopathie, Hypothyreose, Hyperthyreose, Hypophyseninsuffizienz) und metabolischen Störungen (Leber-, Niereninsuffizienz) und Gedächtnisstörungen bei Schizophrenie.

Zum Fallbeispiel

Der 52jährige Patient hat cs nicht geschafft, seinen Alkoholmißbrauch zu stoppen. Er verwahrloste zusehends, litt an Alkoholhalluzinosen, schloß sich ein und brach den Kontakt zur Außenwelt ab. Da kein soziales Netzwerk vorhanden ist (Verwandte, Arbeitskollegen, Gruppe), wurde der Patient in der Psychiatrischen Landesklinik hospitalisiert. Hier wird er verbleiben.

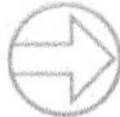

17.2.6 Allgemeine anliegenbezogene Maßnahmen

Der demente Patient sollte möglichst lange in einer gewohnten Umgebung betreut werden. Die Familie muß in die Behandlung einbezogen werden und über Ursache und Verlauf der Erkrankung informiert werden. Regelmäßige Hausbesuche dienen der Kontrolle des geistigen und körperlichen Befundes. Je nach Schweregrad der Demenz sollte der Patient zum Gehirnjogging angehalten werden, einen Alten- oder Seniorenclub besuchen.

Ferner sollten Übungsprogramme zur Realitätsorientierung eingesetzt werden (Anzeigentafeln, Kalender, Uhren, Zeitpläne). Namenschilder und Foto an der Zimmertür erleichtern dem Patienten, sein Zimmer wiederzufinden. Nimmt die Demenz zu, überwiegt die nonverbale Kommunikation. Jetzt kann das Wahrnehmungstraining eingesetzt werden (Resensibilisierung der Sinne). Hinzu kommen Bildbetrachtung, Musik, Singen. Weitere Möglichkeiten bieten Koordinationstraining, Erlebnistraining und psychosoziales Training. Wichtig ist ferner das Bewegungstraining, das der Verbesserung des Gangbildes, des Treppensteigens, der allgemeinen Beweglichkeit dient. Hinzu kommen Spaziergänge und, wenn angeboten, die Teilnahme an einer Gruppentherapie. Die Betreuung Dementer ist so komplex, daß man zunächst die Einführung einer Memory-Sprechstunde überlegen sollte. Ein nächster Schritt wäre die Memory-Klinik, in der Diagnostik und Therapie dementer Patienten in Zusammenarbeit mit dem Hausarzt erfolgen.

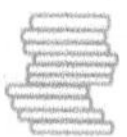

Literaturhinweise

Füsgen J (1991) Demenz. MMV Medizin Verlag, München
Karlson P (1988) Kurzes Lehrbuch der Biochemie, 13. Aufl. Thieme, Stuttgart New York
Kind H (1990) Psychiatrische Untersuchung, 4. Aufl. Springer, Berlin Heidelberg New York Tokyo
Mück H (1990) Hirnleistungsstörungen im Alter. Scher, Stuttgart
Payk TR (1988) Checkliste Psychiatrie. Thieme, Stuttgart New York
Schmidt SJ (1991) Gedächtnis. Suhrkamp, Frankfurt am Main
Stähelin HB, Ermini-Fünfschilling D, Grunder B, Krebs-Roubicek E, Monsch A, Spiegel R (1989) Die Memory-Klinik. Therapeutische Umschau 46: 72–77
Tölle R (1981) Psychiatrie, 9. Aufl. Springer, Berlin Heidelberg New York Tokyo

17.3 Kopfschmerzen

A. Hattendorf

Vorbemerkung

Kopfschmerzen werden meistens ohne Inanspruchnahme ärztlicher Hilfe selbst behandelt. Dennoch gehören sie zu den häufigsten Patientenanliegen in der Allgemeinpraxis. Obwohl objektive Befunde in vielen Fällen fehlen, darf der Kopfschmerz nicht bagatellisiert werden. Vielmehr ist bei chronischen Schmerzen der erhebliche Leidensdruck zu berücksichtigen, so daß eine intensive Patientenbetreuung und -beratung erforderlich ist, während bei akut aufgetretenen Kopfschmerzen zunächst der Ausschluß einer lebensbedrohlichen Ursache im Vordergrund steht.

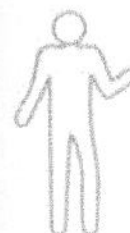

17.3.1 Fallbeispiel

Ein 62jähriger Patient wurde vor 2 Wochen mit Hemiparese bei Zustand nach Apoplexie aus stationärer Behandlung entlassen. Seit einigen Tagen klagt er über anfallsartige, linkstemporale starke Kopfschmerzen, die mit erheblicher Unruhe, Schweißausbrüchen, Augentränen und Lichtempfindlichkeit einhergehen. Die Anfälle treten ein- bis zweimal täglich auf und dauern etwa 1 h. Eigenanamnestisch ergibt sich eine therapiebedürftige Hypertonie und eine generalisierte Arteriosklerose; nur selten bestanden leichte Kopfschmerzen mit diffusem Charakter. Am linken Auge fällt eine Konjunktivalrötung und eine mäßige Ptosis auf, der Neurostatus ist seit der Krankenhausentlassung unverändert, der Blutdruck normoton.

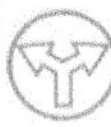

17.3.2 Differentialdiagnostisches Grobraster

- Vasomotorische Kopfschmerzen (z.B. Cephalaea vasomotorea, Migräne, Erythroprosopalgie, Anstrengungskopfschmerz)
- Kopfschmerzen bei vaskulären Erkrankungen im Kopfbereich (z.B. ischämischer zerebraler Insult, intrazerebrale Blutung, Subarachnoidalblutung, Arteriitis temporalis)
- Kopfschmerzen bei anderen intrazerebralen Prozessen (z.B. Hirntumor, Hirnabszeß, Subduralhämatom, Liquordruckveränderungen)
- Zervikale, muskuläre und neuralgische Kopfschmerzen (Spannungskopfschmerzen, HWS-Syndrom, HWS-Schleudertrauma, Trigeminusneuralgie)
- Kopfschmerzen bei anderen Erkrankungen (HNO-, Zahn-, und Augenaffektionen, Meningitis, Blutdruckanomalien, Anämie, Polyglobulie, Stoffwechselerkrankungen, medikamentös bedingte Kopfschmerzen, Intoxikationen u.a.)

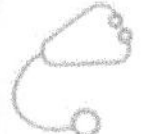

17.3.3 Primärdiagnostik

Anamnese

Der systematische Ablauf der Anamnese mit entsprechenden Hinweisen auf die wichtigsten Krankheitsbilder ist in Tabelle 17.3 dargestellt.

Tabelle 17.3. Anamnestische Angaben bei Kopfschmerzen

Anamnese	Diagnositsche Hinweise
Manifestationsalter	• <30 J. bei Migräne, >50 J. bei Trigeminusneuralgie und Arteritis temporalis
Zeitfaktoren	• sekundenlange Schmerzattacken bei Trigeminusneuralgie • mehrmals täglich ca. einstündige Anfälle, auch nachts, bei Erythroprosopalgie; dabei monatelange anfallsfreie Intervalle • Stunden- bis tagelange Schmerzen bei Cephalaea vasomotorea, Migräne, Hypertonie und HWS-Syndrom • Dauerschmerzen bei Arteritis temporalis und intrakraniellen Raumforderungen
Lokalisation	• halbseitige, temporalbetonte Schmerzen bei Migräne, Arteritis temporalis und Erythroprosopalgie • okzipitalbetont bei HWS-Syndrom, Spannungskopfschmerzen, Phäochromozytom und Meningitis • diffus bei Bluthochdruckkrisen, Anstrengungskopfweh, Raumfordeungen sowie posttraumatischen Kopfschmerzen • umschrieben lokalisierte Schmerzen bei Neuralgien, Sinusitis und Augenaffektionen
Schmerzcharakter	• dumpfes, oft quälendes Druckgefühl bei Spannungskopfschmerzen, zerebraler Ischämie und Raumforderungen • pulsierend, bohrend bei vasomotorischen Kopfschmerzen • langsam zunehmende Schmerzen bei Hirntumor • extrem schlagartig einsetzende, rasende Schmerzen bei Subarachnoidalblutung • messerstichartig, reißende Schmerzen bei Neuralgien
Begleitsymptome	• Übelkeit/Erbrechen bei Migräne, Erythroprosopalgie, Meningitis, Raumforderungen und Hochdruckkrisen • Lichtempfindlichkeit besonders bei Migräne und Meningitis • Sehstörungen bei Migräne (Flimmerskotome!), raumforderungen, Arteritis temporalis und HWS-Syndrom • Fieber bei Meningitis und Arteritis temporalis • Konzentrationsstörungen, Reizbarkeit oder andere psychoorganische Veränderungen bei Raumforderungen • tränende Augen und Nasenfluß bei Erythroprosopalgie
Schmerzauslösende Umstände	• Käse, Rotwein, Sekt, Föhn → Migräne • Streß, Anspannung, Konflikte → Spannungskopfschmerzen • Koitus → koitaler Kopfschmerz oder Subarachnoidalblutung • Lesen, Autofahren etc. → Augenaffektionen
Allgemeine Anamnese	• Trauma? • Stoffwechselerkrankungen? • Medikamente, Genußmittel, Intoxikation? • familiäre Belastungen bezüglich Kopfschmerzen?

Untersuchungsbefunde

- Inspektorisch periorbitale Gesichtsrötung, Ptosis und gerötete Konjunktiven bei Erythroprosopalgie, auffallende Blässe bei Migräne, Anämie und Phäochromozytom
- Lokale Klopf- oder Druckdolenz bei Arteriitis temporalis, Sinusitis und Trigeminusneuralgie
- Schmerzhaft-verspannte Nackenmuskulatur bei Spannungs- und koitalem Kopfschmerz; zusätzlich eingeschränkte Kopfbeweglichkeit bei HWS-Syndrom
- Stark erhöhter Blutdruck (systolisch >200 mmHg) findet man bei Phäochromozytom und Hochdruckkrisen. Kopfschmerzen durch eine orthostatische Hypotonie erfaßt man nur bei Messung nach längerem Liegen (ggf. Schellong-Test)
- Neurologische ***Herdsymptome*** weisen auf organische intrakranielle Prozesse hin, Parästhesien kommen jedoch auch bei komplizierter Migräne vor
- ***Meningeale Syndrome*** vorwiegend bei Meningitis, Enzephalitis und Subarachnoidalblutung; mäßiger Meningismus auch als Begleitbefund des koitalen Kopfschmerzes
- Immer auf ***Hirndruckzeichen*** (z.B. Apathie, Stauungspapille) als Frühsymptome der Raumforderung achten!

Nur durch eine eingehende neurologische Untersuchung inkl. Augenspiegelung lassen sich schwere oder lebensbedrohliche intrakranielle Erkrankungen ausschließen

Technische Untersuchungsbefunde

- BKS-Erhöhung und Leukozytose bei Arteriitis temporalis, Meningitis und Hirnabszeß
- Blutbild zum Ausschluß einer Anämie oder Polyzythämia vera

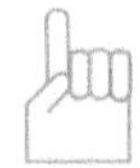

17.3.4 Entscheidungen über nachfolgende Maßnahmen

- ***Krankenhauseinweisung:*** Bei Hirndruckzeichen, schweren Bewußtseinsstörungen, Krampfanfällen und Verdacht auf akute Meningitis sofortige Einweisung mit ärztlicher Transportbegleitung in geeignete Klinik (Computertomographie!).
- ***Überweisung:*** Bei Verdacht auf Augen-, HNO- und Zahnaffektionen Überweisung zum jeweiligen Gebietsarzt. Um keine folgenschweren Krankheitsbilder zu übersehen, sollte bei komplizierter Migräne, Anstrengungs- und koitalem Kopfschmerz sowie bei Unsicherheit bezüglich weiterer Diagnostik eine Überweisung zum Neurologen erfolgen.

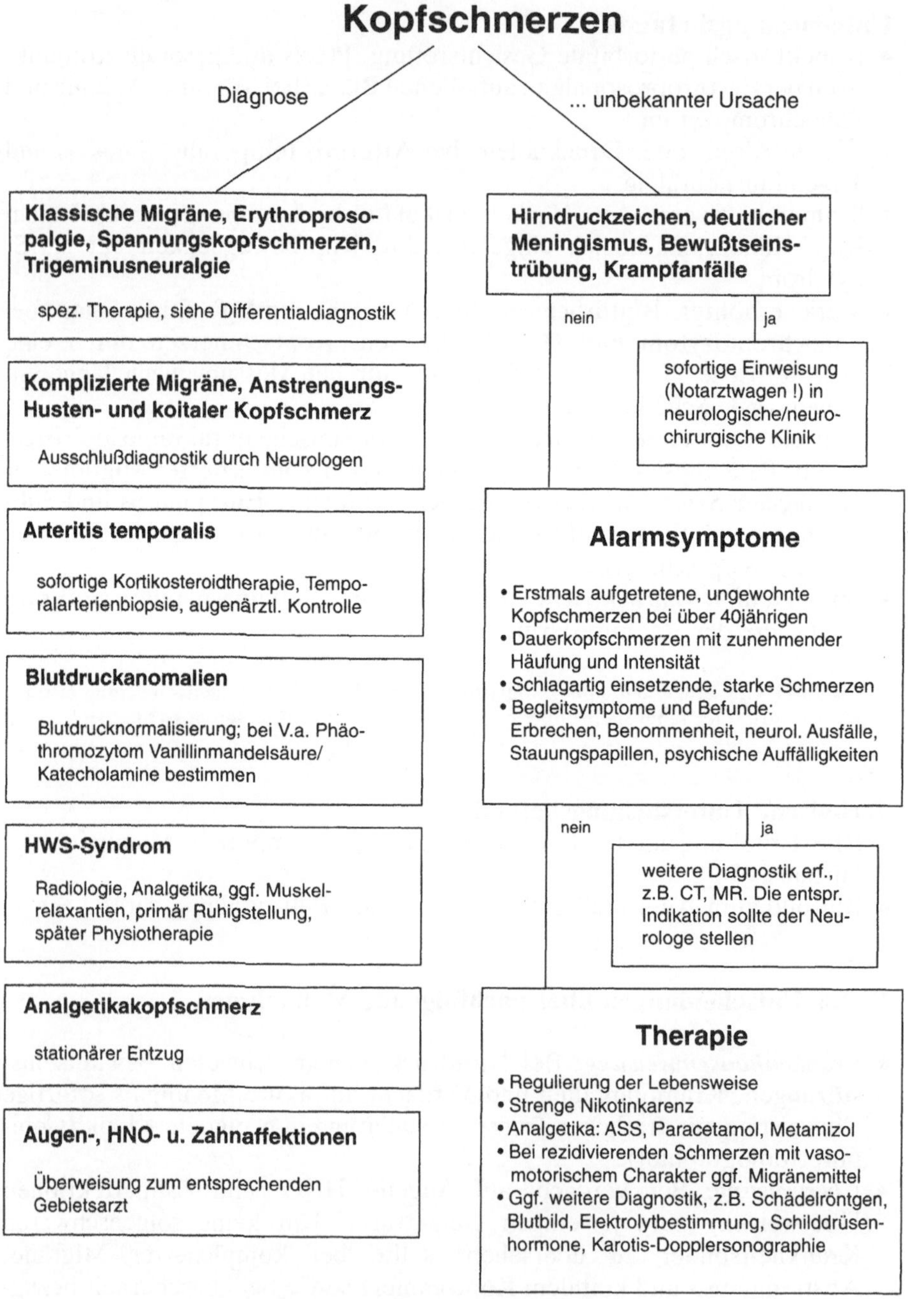

Kopfschmerzen

Diagnose

Klassische Migräne, Erythroprosopalgie, Spannungskopfschmerzen, Trigeminusneuralgie

spez. Therapie, siehe Differentialdiagnostik

Komplizierte Migräne, Anstrengungs-Husten- und koitaler Kopfschmerz

Ausschlußdiagnostik durch Neurologen

Arteritis temporalis

sofortige Kortikosteroidtherapie, Temporalarterienbiopsie, augenärztl. Kontrolle

Blutdruckanomalien

Blutdrucknormalisierung; bei V.a. Phäothromozytom Vanillinmandelsäure/ Katecholamine bestimmen

HWS-Syndrom

Radiologie, Analgetika, ggf. Muskelrelaxantien, primär Ruhigstellung, später Physiotherapie

Analgetikakopfschmerz

stationärer Entzug

Augen-, HNO- u. Zahnaffektionen

Überweisung zum entsprechenden Gebietsarzt

... unbekannter Ursache

Hirndruckzeichen, deutlicher Meningismus, Bewußtseinstrübung, Krampfanfälle

ja: sofortige Einweisung (Notarztwagen !) in neurologische/neurochirurgische Klinik

nein:

Alarmsymptome

- Erstmals aufgetretene, ungewohnte Kopfschmerzen bei über 40jährigen
- Dauerkopfschmerzen mit zunehmender Häufung und Intensität
- Schlagartig einsetzende, starke Schmerzen
- Begleitsymptome und Befunde: Erbrechen, Benommenheit, neurol. Ausfälle, Stauungspapillen, psychische Auffälligkeiten

ja: weitere Diagnostik erf., z.B. CT, MR. Die entspr. Indikation sollte der Neurologe stellen

nein:

Therapie

- Regulierung der Lebensweise
- Strenge Nikotinkarenz
- Analgetika: ASS, Paracetamol, Metamizol
- Bei rezidivierenden Schmerzen mit vasomotorischem Charakter ggf. Migränemittel
- Ggf. weitere Diagnostik, z.B. Schädelröntgen, Blutbild, Elektrolytbestimmung, Schilddrüsenhormone, Karotis-Dopplersonographie

Abb. 17.2. Handlungswege beim Leitsymptom Kopfschmerzen.

Vorläufige therapeutische Maßnahmen
Schmerz- oder Migränemittel nur nach Ausschluß von Erkrankungen, die einer spezifischen Therapie bedürfen; längerfristig dürfen sie nur eingesetzt werden, wenn keine „Alarmsymptome" vorliegen (Abb. 17.2).

Weitere differentialdiagnostische Maßnahmen
Aufgrund der Häufigkeit und Vieldeutigkeit des Symptoms kann nicht in jedem Einzelfall eine Maximaldiagnostik erfolgen. In Zweifelsfällen sind dennoch weitere Untersuchungen wie kraniale Computer- oder Kernspintomographie sowie umfangreiche Laboruntersuchungen angezeigt.

Entscheidungshilfen beim Leitsymptom Kopfschmerz sowie Maßnahmen bei den wichtigsten Diagnosen sind in Abb. 17.2 dargestellt.

DD

17.3.5 Differentialdiagnostik

Migräne

Ätiologie. Es handelt sich um eine ***Störung der zerebralen Vasomotorik*** unklarer Ursache, wobei Serotoninspiegelveränderungen, erbliche Disposition und psychische Faktoren beteiligt sind. Anfallsauslösend wirken thytraminhaltige Nahrung (Käse, Rotwein), Ovulationshemmer und Wetterwechsel.

Epidemiologie. Die Migräne manifestiert sich meistens vor dem 30. Lebensjahr, oft schon im Kindes- oder Jugendalter; zu etwa 75 % ist das weibliche Geschlecht betroffen.

Klinik. Die Häufigkeit der Anfälle ist sehr variabel; in typischen Fällen treten sie 1–4 mal pro Monat auf. Der Schmerz ist pulsierend, bohrend und einseitig temporal betont, wobei die Seite – auch während des Anfalls – wechseln kann.

Begleitend treten Lichtempfindlichkeit, Blässe, Erbrechen und Sehstörungen auf, die bei vielen Patienten dem Anfall als Flimmerskotome vorausgehen.

Eine Sonderform stellt die ***Migräne accompagnée dar***. Sie ist durch neurologische Ausfälle, insbes. Parästhesien, gekennzeichnet.

Sicherung der Diagnose. Sie wird in klassichen Fällen anhand der Symptomenbeschreibung gestellt. Bei erstmals auftretender komplizierter Migräne ist eine neurologische Diagnostik, z.B. EEG, erforderlich.

Therapie. Tabelle 17.4 zeigt ein Schema zur Behandlung des akuten Anfalls. Treten mehr als 3 Anfälle pro Monat auf, so ist eine prophylaktische Intervalltherapie angezeigt. Hierzu kommen β-Blocker, Kalziumantagonisten, Clonidin, Serotoninantagonisten und Antidepressiva in Frage. Auch psychotherapeutische Maßnahmen und Akupunktur können die Anfallshäufigkeit reduzieren.

Tabelle 17.4. Anfallsbehandlung bei Migräne

Akuter Migräneanfall
• Frühzeitig: – ASS oder Paracetamol – Ergotamin (z.B. Aerosol) – Metoclopramid-Supp.
• In schweren Fällen (Anforderung eines Hausbesuches) parenterale Gabe von – ASS oder Metamizol – Dihydroergotamin – Metoclopramid

Erythroprosopalgie

(Syn.: Cluster-Kopfschmerz, neuralgoide Migräne, Bing-Horton-Syndrom)

Ätiologie. Der Entstehungsmechanismus ist weitgehend unklar. Eine wichtige Rolle spielt das Absinken der Serotoninkonzentration während des Anfalls.

Epidemiologie. Vorkommen viel seltener als Migräne; dabei vorwiegend bei Männern (6:1), besonders im Alter von 20–50 Jahren.

Klinik. Durchschnittlich 2mal täglich halbseitiger, temporal und periorbital lokalisierter, unerträglicher Schmerz mit einer Dauer von 1/4–2 h. Er ist mit einer periorbitalen und konjunktivalen Rötung, Augentränen, Nasenfluß und einem partiellen Horner-Syndrom verbunden. Dabei reagiert der Patient außerordentlich agitiert und ist verzweifelt.

Die Anfallsperiode währt mehrere Wochen und wird von einem monate- bis jahrelangen freien Intervall gefolgt.

Sicherung der Diagnose. Sie wird allein anhand des klinischen Bildes gestellt.

Therapie. Zur Kupierung des akuten Anfalls eignet sich Ergotamin in Kombination mit einem Analgetikum sowie die Inhalation reinen Sauerstoffs; entsprechende Geräte können in schweren Fällen verschrieben werden. Zur Prophylaxe kommen – jeweils zu Beginn einer Anfallsperiode – Serotoninantagonisten, β-Blocker, Indometacin, Lithium u.a. in Betracht.

Spannungskopfschmerz

Ätiologie. Streß, psychische Anspannung, emotionale Konflikte wie auch eine starre Kopfhaltung, z.B. bei Bildschirmarbeit, führen infolge einer unbewußten Verspannung der Nackenmuskulatur zu Kopfschmerzen, die mit einem Absinken des Plasmaserotoninspiegels verbunden sind. Eine Abgrenzung zu den typischen vaskulären Kopfschmerzen ist oft nicht möglich.

Klinik. Okzipital betonte Schmerzen mit diffuser Ausbreitung, die meist als dumpf und tiefsitzend beschrieben werden und sich im Liegen bessern. Die Nackenmuskulatur ist druckdolent, neurologische oder vegetative Begleitbeschwerden fehlen.

Therapie. Sie richtet sich nach Schwere, Ursache und Häufigkeit der Kopfschmerzen. Zum Einsatz kommen leichte Analgetika, Tranquilizer oder Antidepressiva, ggf. Migränetherapeutika sowie Psycho- und Physiotherapie (Wärme, Massagen, Gymnastik).

Trigeminusneuralgie

Ätiologie. Kompression der Trigeminuswurzel durch die A. cerebelli superior, selten auch Tumor der hinteren Schädelgrube.

Epidemiologie. Vorkommen praktisch nur bei über 50jährigen dabei überwiegend bei Frauen.

Klinik. Im Bereich der Austrittspunkte des 2. oder 3. Trigeminusastes einseitige, blitz- bzw. messerstichartige intensive Schmerzen. Täglich bis zu hundert Anfälle, die jeweils nur wenige Sekunden dauern. Sie werden durch Berühren des entsprechenden Triggerpunktes, durch Kauen oder Sprechen ausgelöst.

Therapie. Mehrere Wochen bis Monate mit Carbamazepin behandeln, weiterhin eignen sich Baclofen oder Phenytoin; großenteils auch positives Ansprechen auf Akupunktur. Bei atypischen Verläufen Ausschluß einer Raumforderung; bei Versagen der Therapie ggf. neurochirurgischer Eingriff.

Weitere Differentialdiagnosen

Kopf- und Gesichtsschmerzen treten neben den in Abschnitt 17.3.5 genannten Diagnosen bei zahlreichen anderen Erkrankungen als Leitsymptom auf, so z.B. bei Karotidodynie, zerebraler Venenthrombose, Pseudotumor cerebri, Costen-Syndrom, Tolosa-Hunt-Syndrom, Karzinoidsyndrom u.a.

Zum Fallbeispiel

Unabhängig von der zerebrovaskulären Grunderkrankung zeigt der Patient die klassischen Symptome der Erythroprosopalgie (Cluster-Kopfschmerz).

17.3.6 Allgemeine anliegenbezogene Maßnahmen

Die Therapie chronischer Kopfschmerzen ist vielfach ausgesprochen problematisch. So resultiert aus einer regelmäßigen Schmerzmitteleinnahme häufig ein sog. Analgetikakopfschmerz, andererseits kommt es durch die fehlende Compliance bei der prophylaktischen Medikation immer wieder zu therapeutischen Mißerfolgen. Folgende Grundregeln sollten beachtet werden:

- Analgetika nur kurzfristig zur akuten Anfallstherapie einsetzen.
- Regelmäßig ausführliche Gespräche über die Probleme bzw. Fragen der Patienten führen.
- In Zweifelsfällen bezüglich weiterer Diagnostik oder Therapie den Neurologen hinzuziehen.

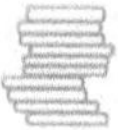

Literaturhinweise

Anthony M, Lance JW (1989) Plasma serotonin in patients with chronic tension headaches. J. Neurol Neurosurg Psychiatry 52: 182–184
Barolin GS (Hrsg) (1984) Kopfschmerz 1984/1. Enke, Stuttgart
Barolin GS (Hrsg) (1985) Kopfschmerz 1984/2-1985, Enke, Stuttgart
Drexler ED (1990) Severe headaches. Postgraduate Medicine 87: 164–180
König B (Hrsg) (1988) Die Allgemeinmedizin. Perimed, Erlangen
Mumenthaler M, Regli F (1990) Der Kopfschmerz, Thieme, Stuttgart New York

17.4 Nasenbluten

F. Krause

Vorbemerkung

Nasenbluten (Epistaxis) ist ein nicht seltenes Patientenanliegen in der Allgemeinpraxis. Obwohl ätiologisch meist lokale Ursachen in Frage kommen, so muß besonders bei häufigen Blutungen an mögliche Systemerkrankungen gedacht werden. Von besorgten Eltern werden häufig Kinder in der Allgemeinpraxis mit Epistaxis vorgestellt, dort liegt dann meistens eine erhöhte mechanische Empfindlichkeit im Nasenschleimbereich vor. Insgesamt darf das Symptom jedoch nicht immer als harmloses Ereignis angesehen werden.

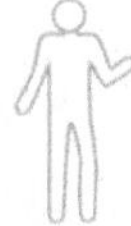

17.4.1 Fallbeispiel

Eine 60jährige Patientin wird von ihrem Ehemann mit starkem Nasenbluten in die Praxis gebracht. Sie berichtet, daß vor ca. einer halben Stunde ein heftiges Nasenbluten spontan begonnen habe. Eigene Versuche, das Nasenbluten zu stillen, seien erfolglos gewesen. An Nasenbeschwerden kann sie sich nicht erinnern. Vor längerer Zeit habe sie aber schon einmal relativ starkes Nasenbluten gehabt, das jedoch durch Eigenbehandlung beherrscht werden konnte. In der Eigenanamnese nennt die Patientin als Risikofaktoren einen mäßigen Hochdruck sowie ein leichtes Übergewicht.

Lokalbefund: Starkes, allerdings nicht pulsierendes Nasenbluten aus dem linken Nasenloch. Die Inspektion der äußeren Nasengegend ist völlig unauffällig, zeigt keinerlei Verletzungszeichen.

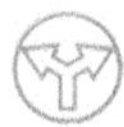

17.4.2 Differentialdiagnostisches Grobraster

Lokale Ursachen für Nasenbluten:

- Konstitutionell bedingte Blutungen (Kinder und Jugendliche)
- Prellungen oder andere Verletzungen der Nase (Nasenbeinfraktur, Frakturen im Bereich der Nasennebenhöhlen oder der Rhinobasis)
- Malignome der Nase und der Nasennebenhöhlen, weniger häufig auch benigne Tumoren
- Tumore des Nasen-Rachen-Raumes (z.B. juveniles Nasen-Rachen-Fibrom)
- Gefäßverletzung im Bereich der vorderen Nasenschleimhaut (Locus Kiesselbach)
- Polypen im Septumbereich

Systemische Ursachen für Nasenbluten (symptomatisches Nasenbluten)

- Infektionen (akute Viruserkrankungen, Grippe, Masern und andere Kindererkrankungen)
- Kardiale Klappenfehler, z.B. Aortenklappenfehler (starke Stauung!)
- Gefäß- und Kreislauferkrankungen, wie z.B. Arteriosklerose bei Hypertonie (mittleres und höheres Alter)
- Gerinnungsstörungen durch Thrombozytopathien
- Leukämien
- Koagulopathien, z.B. Hämophilie A und B, Mangel an Vitamin K (bei Lebererkrankungen), Überdosierung von Antikoagulanzien (z.B. Marcumar)
- Vaskuläre Erkrankungen, z.B. Purpura Schoenlein-Henoch, rheumatische Vaskulitiden, Morbus Wegener, Morbus Osler-Rendu
- Schwere Nieren- und Lebererkrankungen

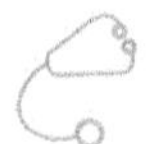

17.4.3 Primärdiagnostik

Anamnestische Angaben

- In unregelmäßigen Abständen Auftreten von Nasenbluten ohne sonstige Beschwerden im Nasen-Rachenbereich und Hochdruckerkrankungen bei Arteriosklerose
- Trauma bei Schädelprellung oder direkter Verletzung des Nasenbereichs
- Abgeschlagenheit, Fieber, Husten bei akuten Infektionserkrankungen (grippaler Infekt)
- Zustand nach Myokardinfarkt oder Lungenembolie bzw. tiefe Venenthrombose und Marcumarbehandlung
- Patient wird wegen einer allgemeinen Blutungsneigung schon behandelt bei Leukämien, Thrombopathien und Koagulopathien oder schwerer Lebererkrankungen

- Schon länger bestehende Beschwerden im Nasen-Rachen-Raum bei Malignomen, evtl. bei seltener auftretenden benignen Tumoren, bei Morbus Wegener, bei Rhinitis sicca, chronischen Schleimhautveränderungen der Nebenhöhlen

Untersuchungsbefunde
- Äußere Verletzungszeichen, wie Hämatome, Fehlstellung der Nase oder Brillenhämatome u.a. bei Zustand nach Verletzung
- Bei der Rhinoscopia anterior ist der blutende Locus Kiesselbachii zu sehen; bei konstitutioneller Blutungsneigung oft in Verbindung mit arteriosklerotischen Gefäßveränderungen bei Hochdruck (Blutdruckmessung wichtig)
- Rhinoskopisch sichtbare Veränderungen im Septumbereich, wie Septumpolyp
- Blutungsquelle kann rhinoskopisch nicht gesehen werden (Blutung aus den hinteren Abschnitten der Nasenhöhle)
- Zusätzliche Symptome einer inneren Erkrankung, wie Leberhautzeichen, Veränderungen des Behaarungskleides, Ikterus, Hämatemesis bei schwerer Lebererkrankung

Technische Untersuchungsbefunde
Bei Verdacht auf systemische Ursache rezidivierenden Nasenblutens BKS und Blutbild

17.4.4 Entscheidungen über nachfolgende Maßnahmen

- ***Sofortige Vorstellung beim Hals-Nasen-Ohrenarzt*** oder einer Hals-Nasen-Ohren-Klinik bei nichtbeherrschbaren Blutungen sowie bei Verdacht auf Fremdkörper bei Kindern, ebenso bei Morbus Rendu-Osler-Weber, bei Zustand nach Verletzungen
- Vorstellung beim Hals-Nasen-Ohrenarzt bei Verdacht auf benigne oder maligne Tumoren sowie bei Verdacht auf Vaskulitiden einschl. Morbus Wegener (Schleimhautbiopsie)
- Blutuntersuchung mit Differentialblutbild und gerinnungsphysiologischen Untersuchungen bei Verdacht auf Blutungskrankheiten und Gerinnungsstörungen, Elektrophorese und Immunelektrophorese im Blut und Urin bei Verdacht auf Immunopathien (z.B. Morbus Waldenström)
- Laborchemische Untersuchung der γ-GT, GPT, GOT, evtl. CHE bei Verdacht auf Lebererkrankungen
- ***Sofortige Krankenhauseinweisung*** (Innere Abteilung) bei Verdacht auf Ösophagusvarizenblutung. Nicht notfallmäßige Krankenhauseinweisung bei Verdacht auf Malignome.

Vorläufige therapeutische Maßnahmen

- Hochlagerung des Oberkörpers, Applikation von Kälte im Nacken
- Druck auf beide Nasenflügel für mehrere Minuten, Versuch einer Kompression der Blutungsquelle
- Bei Hochdruck Blutdrucksdenkung
- Bei eventuell drohendem Kollaps oder Schockzustand intravenöse Flüssigkeitszufuhr, evtl. Plasmaexpander, allgemeine Schockbekämpfung
- Einlegen von gefäßverengenden Mitteln (Privin-Watte) oder hämostyptisch wirkenden Substanzen (Gelantine-Tampons) in die Nase
- Vordere Nasentamponade mit Gazestreifen

17.4.5 Differentialdiagnostik

Tumore des Nasopharynx und des Larynx

Ätiologie. Häufig Plattenepithelkarzinome oder anaplastische Karzinome – bei Afrikanern muß auch an das Burkitt-Lymphom gedacht werden.

Epidemiologie. Männer sind doppelt so oft wie Frau betroffen.

Klinik. Häufig Behinderung der Nasenatmung, Erkrankungen des Mittelohres, Kieferwinkellymphknotenvergrößerungen, Fötor ex ore.

Sicherung der Diagnose. Fach-HNO-Untersuchung, Suche nach Metastasen (CCT, Röntgen-Thorax).

Therapie. Behandlung in der Klinik, meist Strahlenbehandlung, ggf. operative Behandlung.

Weitere Differentialdiagnosen

Fortgeleitete Blutung (nicht aus der Nase selbst stammend) bei Lungenblutungen, Ösophagusvarizenblutungen, Blutungen nach Gefäßverletzungen im Schädelbereich.

Zum Fallbeispiel

Spontane Blutung aus dem Locus Kiesselbachii im Rahmen der alterskonformen allgemeinen Gefäßsklerose. Zusätzlich wird die Blutungsneigung durch Hypertonie begünstigt. Die Behandlung erfolgte durch eine vordere Nasentamponade mit Hilfe einer Clauden®-Nasentamponade.

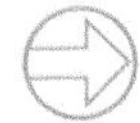

17.4.6 Allgemeine anliegenbezogene Maßnahmen

Für den Allgemeinarzt ist es wichtig, bei Nasenbluten nicht nur an lokale Ursachen zu denken. Bei Menschen mittleren und höheren Lebensalters sollte daran gedacht werden, daß Nasenbluten als Teilsymptom einer allgemeinen Gefäßatheromatose auftreten kann. Zusätzlich zur medikamentösen Behandlung des Grundleidens sind allgemeine Maßnahmen, wie Einhaltung einer cholesterin- und fettarmen Diät, körperliche Bewegung oder Gewichtsabnahme erforderlich. Laufende Kontrollen des Blutdrucks, der Cholesterin- und Fettwerte im Blut, aber auch des Allgemeinzustandes sind notwendig.

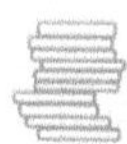

Literaturhinweise

Boenninghaus HG (1990) Hals-Nasen-Ohrenheilkunde, 8. Aufl. Springer, Berlin Heidelberg New York Tokyo

Becker W, Naumann HH, Pfaltz CR (1989) Hals-Nasen-Ohren-Heilkunde, 4. Aufl. Thieme, Stuttgart, New York

Losse H, Gerlach U, Wetzels E (Hrsg) (1986) Rationelle Diagnostik in der inneren Medizin, 3. Aufl. Thieme, Stuttgart New York

Wright V, Harvey AR (1988) Rheumatologie, Edition Medizin, Weinheim

17.5 Ohrgeräusche (Tinnitus)

W. Sander, W. Schlopsnies

Vorbemerkung

Beim Tinnitus handelt es sich um Ohrgeräusche bei fehlendem akustischem Reiz. Man unterscheidet subjektiv vom Patienten allein empfundene Geräusche und objektiv wahrnehmbare, die auch vom Untersucher zu objektivieren sind (z.B. durch Stethoskop auskultierbar). Der Tinnitus kann summenden, klingenden, pfeifenden, rauschenden, pulsierenden oder zischenden Klangcharakter haben; zeitweise ist er auch aus komplexeren Geräuschen zusammengesetzt. Manche Patienten hören ganze Melodienfolgen. Diese Geräusche können vorübergehend auftreten, zeitweise synchron mit dem Herzschlag. Zumeist gehen sie mit einem Hörverlust einher. Sie können einen quälenden und psychisch sehr belastenden Charakter einnehmen.

Die Tinnitus-Entstehung ist ungeklärt. Ein Ohrgeräusch kann nahezu alle Erkrankungen des Ohres als Symptom begleiten.

Etwa 6 Mio. Deutsche leiden z.T. lebenslang unter ständigen Ohrgeräuschen, bei einer halben Million Menschen sind sie so quälend und belastend, daß sie kein normales Leben mehr führen können und sogar in Depressionen verfallen. In den USA sind ca. 37 Mio. Menschen vom Tinnitus betroffen.

17.5.1 Fallbeispiel

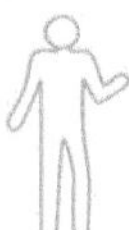

Ein 41jähriger Arbeiter klagt über schrille Ohrgeräusche, die ihn am Einschlafen hindern. Gelegentlich treten die Ohrgeräusche auch tagsüber und am Wochenende auf. Patient ist an der Arbeitsstätte einem erhöhten Lärmpegel ausgesetzt. die Belästigung ist etwa mittelstark. Der Nikotinkonsum ist beträchtlich. Bei Aufregungen sollen sich die Ohrgeräusche stärker bemerkbar machen. Regelmäßige Medikamenteneinnahme wird negiert. Bei der Untersuchung findet sich ein mittelkräftiger Mann, kein Ikterus, keine Zyanose, keine Dyspnoe. Pulmo und Cor sind grob physikalisch unauffällig, der Blutdruck normoton. Deutliche vegetative Stigmata. Das Gebiß ist sanierungsbedürftig; kein Zerumen, keine Fremdkörper. An den Trommelfellen finden sich weder Defekte, noch Narben oder randständige Perforationen. Normale Umgangssprache im ruhigen Ordinationsraum ohne Einschränkungen.

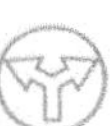

17.5.2 Differentialdiagnostisches Grobraster

- Erkrankungen des Herz-Kreislauf-Systems
- Verlegungen des äußeren Gehörgangs
- Infektiöse Prozesse
- Intoxikationen oder Wirkung von Medikamenten
- Tumoren im Mittelohr oder Kleinhirnbrückenwinkelbereich
- Zervikale Sympathikusreizung bei degenerativen Halswirbelsäulenprozessen
- Folge von akustischen oder direkten Traumata
- Psychische Störungen
- Ohrgeräusche als Begleitsymptom bei Ménière-Syndrom oder Otosklerose

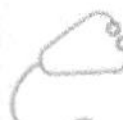

17.5.3 Primärdiagnostik

Anamnese
- Frage nach zeitlichen Bezügen
- Frage nach vorangegangenen entzündlichen Prozessen
- Frage nach beruflichen Belastungen
- Schalltraumen werden zumeist spontan geschildert
- Die Befragung im Hinblick auf Ohrkrankheiten besonders mit Hörstörungen steht im Vordergrund (s. Kap. 17.8).

Untersuchung
- Gründliche körperliche Allgemeinuntersuchung
- Untersuchung des Hals-Nasen-Ohren-Bereichs und der Mundhöhle
- Orientierende Prüfung des Hörvermögens
- Häufige entzündliche Erkrankungen, die als Ursache des Tinnitus in Frage kommen, sind z.B. Otitis externa, Otitis media, ein Tubenkatarrh; seltenere Ursachen sind eine Labyrinthitis oder Meningitis
- Auch eine Verlegung des äußeren Gehörgangs ist relativ schnell festgestellt und zumeist ist auch die Ursache rasch beseitigt, wenn es sich z.B. um einen Zerumenpfropf oder einen Fremdkörper im Gehörgang handelt

- Wenn der Verdacht auf eine chemische Noxe der Ohrgeräusche besteht, sollte besondes nach Einfluß von Salicylaten, Chinin, Aminoglykosiden, Diuretika und Substanzen wie Kohlenmonoxyd, Schwermetallen und Alkohol gefragt werden
- Die speziellere audiologische Untersuchung, evtl. mit Veranlassung eines Computertomogramms des Felsenbeins, obliegt dem Hals-Nasen-Ohren-Facharzt
- Bei pulsierenden Ohrgeräuschen ist die Untersuchung des Gefäßsystems zu intensivieren, insbesondere der Arteria carotis und der Arteria vertebralis.

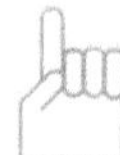

17.5.4 Entscheidung über nachfolgende Maßnahmen

- Bei plötzlichem Auftreten des Tinnitus, besonders im Zusammenhang mit einem akuten Hörsturz, erfolgt ***sofortige Klinikeinweisung***. Dies geschieht auch bei ernsteren entzündlichen Prozessen bzw. bei Tumorverdacht
- Ansonsten wird im Anschluß an die hausärztliche Primärdiagnostik die ***Überweisung zum Hals-Nasen-Ohren-Facharzt*** erfolgen
- Bei auffälliger beruflicher Belastung durch chemische Noxen bzw. Lärmbelastung sollte ein Kontakt zum entsprechenden Arbeitsmediziner des Betriebes gesucht werden
- Bei leichterer Ausprägung der Ohrgeräusche, besonders beim älteren Menschen und im Zusammenhang mit bekannten Begleiterkrankungen (wie Bluthochdruck oder Diabetes, Gefäßsklerose) kann von einer eingehenden Diagnostik zunächst Abstand genommen werden. Möglicherweise ist durch Optimierung der Therapie der Grundkrankheiten schon eine Besserung zu erreichen.

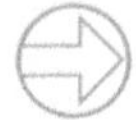

17.5.5 Differentialdiagnostik

Der ***Tinnitus*** stellt an sich kein geschlossenes Krankheitsbild dar. Er ist ein lästiges Begleitsymptom mit verschiedenartiger Ausprägung, was für den Allgemeinarzt Anlaß geben sollte, den Verlauf sehr gut zu beobachten. Die Sicherung der Diagnose und Ausschluß ernsterer Erkrankungen erfolgt in Zusammenarbeit mit verschiedenen Fachkollegen.

17.5.6 Allgemeine anliegenbezogene Maßnahmen

Sicher werden verschiedene Therapieversuche nötig sein, da ein auf Anhieb erfolgversprechendes Therapieprinzip nicht existiert. Allen Patienten mit Tinnitus bzw. lärmabhängiger Hörminderung sollte zur ***„akustischen Schonung“*** geraten werden. Lärm verschlechtert sowohl den Tinnitus als auch das Hörvermögen. Wie oben erwähnt, wird man die Therapie bestehender

Grundkrankheiten möglichst zu optimieren versuchen. Da die individuelle Toleranz der Patienten für ein Ohrgeräsuch sehr stark variiert, muß erwogen werden, ob möglicherweise die Indikation für einen Tinnitusmasker oder auch ein Hörgerät gegeben ist. Medikamentös haben selbst hochdosierte gefäßaktive Substanzen einen nur zweifelhaften Erfolg. Auch eine psychotherapeutische Behandlung, besonders bei reaktiven depressiven Verstimmungen, kann gute Erfolge aufweisen. Wenn die Schulmedizin nichts oder nur wenig auszurichten vermag, sind Versuche mit alternativen Verfahren berechtigt. Hier sind besonders Ohr- und Körperakupunktur zu erwähnen. Physikalische Therapie (wie Wärme-, Reizstrom, Massagebehandlung und Gymnastik) wirkt unterstützend.

Die Tinnitus-Patienten brauchen eine entsprechende Langzeitbetreuung, was besonders bei älteren Patienten mit entsprechenden Grundkrankheiten ohnehin der Fall sein wird. Der Allgemeinarzt wird auch die Mit-, Weiter- oder Anschlußbehandlung zu koordinieren haben, ihm obliegt die wichtige Verlaufskontrolle. Selbstverständlich braucht ein Tinnitus-Patient häufige und wiederholte und teils sehr zeitaufwendige Beratungen. Diese sind aber sehr sinnvoll, um eine Krankheitsfixierung des Patienten verhindern oder abschwächen zu können.

Zum Fallbeispiel

Der Patient wurde dem mit der Praxis kooperierenden HNO-Arzt zugewiesen. Trotz umfangreicher Bemühungen konnte keine befriedigende diagnostische Erklärung gefunden werden. Unter HNO-ärztlichen therapeutischen Maßnahmen mit hochdosierter Infusionstherapie (gefäßaktivierend) kam es zu keiner befriedigenden Besserung. Ein weiteres interdisziplinäres Konsil wurde erwogen. (Nach der Literatur sind nur in 40 % der Fälle therapeutische Besserungen zu erwarten.)

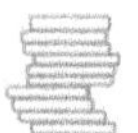

Literaturhinweise

Boenninghaus HG (1990) Hals-Nasen-Ohrenheilkunde, 8. Aufl. Springer, Berlin Heidelberg New York Tokyo

Ganz H (1981) HNO-Heilkunde in der Praxis, Edition Medizin, Weinheim

Hamm H (1986) Allgemeinmedizin – Familienmedizin, 2. Aufl. Thieme, Stuttgart New York

17.6 Ohrenschmerzen

V. Busse

Vorbemerkung

Das Anliegen „Ohrenschmerzen“ wird in unterschiedlichen Ausprägungen, bei Kindern und Erwachsenen, abhängig von der Jahreszeit und in oder ohne Zusammenhang mit anderen Erkrankungen immer wieder als lästiges Symptom geäußert. Entzündlich bedingte Ohrenschmerzen sind bei Kindern als Ausdruck eines viralen oder bakteriellen Infekts häufig, bei Erwachsenen kommen sehr verschiedene Krankheiten als Ursache in Frage.

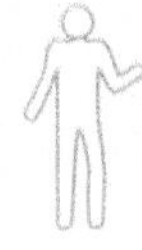

17.6.1 Fallbeispiel

Ein 40jähriger Patient klagt seit 2 Tagen über starke Schmerzen im linken Ohr, Ohrentropfen hätten nicht geholfen; kein Ausfluß, kein nasopharyngealer Infekt; er sei bei sommerlichen Temperaturen als Vertreter bei seinen Besuchen ständig mit offenem Fenster gefahren.

Befund: kein Ausschlag, keine Bläschen, kein Tragus-Druckschmerz, Trommelfell blaß, kein Hörverlust.

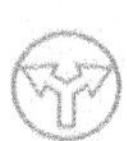

17.6.2 Differentialdiagnostisches Grobraster

- Cerumpfröpfe
- Gehörgangsfurunkel, Otitis externa
- Perichondritis der Ohrmuschel
- Akute Otitis media
- Neuralgien (N. V, IX und X sowie zervikale Nerven)
- Mastoiditis
- Kiefergelenksarthritis
- Parotitis

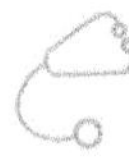

17.6.3 Primärdiagnostik

Anamnestische Angaben
- Zeitlicher Zusammenhang mit ***Nasennebenhöhlen-Infekten*** (Schnupfen, vorangegangene Ohrerkrankung) bei Otitis media, Mastoiditis
- ***Verletzungen*** und ***Insektenstiche bei Perichondritis***
- Benutzung von ***Wattestäbchen*** bei Otitis externa und Cerumenpfropf
- Schwierigkeiten und ***Schmerzen beim Kauen*** bei Kiefergelenksarthritis
- Zusammenhänge mit grippalen ***Infekten, Zugluft***, HWS-Muskelverspannungen bei Neuralgien

Körperliche Befunde
- Obturierende Cerumenpfröpfe
- ***Hochrotes Trommelfell*** z.T. mit Vorwölbung bei Otitis media
- ***Hochrote Schwellung*** des ***äußeren Gehörganges*** bei Gehörgangsfurunkel und Otitis externa
- ***Starke Schwellung der Ohrmuschel*** z.T. mit Nekrosen bei Perichondritis
- Besondere ***Druckpunkte*** an Kiefergelenk, Mastoid und N. occipitalis und im Bereich der Parotis

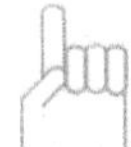

17.6.4 Entscheidungen über nachfolgende Maßnahmen

- Vorstellung bei ***HNO-Kollegen*** bei Furunkel (Inzision sollte vermieden werden!), Otitis media mit starken Schmerzen (Parazentese) und Schwindel (Labyrinthitis) bei Verdacht auf Mastoiditis.
- ***Krankenhauseinweisung*** bei Verdacht auf otogene Meningitis

17.6.5 Differentialdiagnostik

Fremdkörper und Cerumen

Pfröpfe machen in der Regel keine besonderen diagnostischen Schwierigkeiten, da sie leicht erkennbar und instrumental oder durch Spülung entfernbar sind. Bei Kindern mit Fremdkörpern (Perlen, Radiergummi, Bohnen) im Ohr sollte wegen der Verletzungsgefahr nur ein Erfahrener die Extraktion vornehmen.

Otitis externa und Gehörgangfurunkel

Ätiologie/Pathogenese. Bakterieller Infekt des äußeren Gehörganges. Prädisponierend sind mechanische oder chemische Reinigung des Epithels sowie Allergien und Psoriasis.

Klinik. Putrider Ausfluß mit starker Verschwellung des Gehörganges (Schwerhörigkeit), Tragus-Druckschmerz und Schmerzen beim Ziehen der Ohrmuschel.

Therapie. Selten sind systemische Antibiotikagaben notwendig. Behandelt wird mit Lokalantibiotika, Kortikosteroiden und vorsichtigem Absaugen des Detritus. Bei Furunkeln sollte die Spontanentleerung abgewartet werden, da die Inzision zu einer fortschreitenden Perichondritis führen kann; zunächst Analgetika, Wärme und Boralkoholstreifeneinlagen, später Antibiotika-Kortikoidsalbeneinlagen.

Otitis media

Ätiologie/Pathogenese. Zu 90 % durch monimikrobielle Infektion hervorgerufen, meist durch Streptokokken (Jugendliche und Erwachsene) Pneumokokken, Hämophilus influenza und Staphylokokken (Kinder und Säuglinge). Eine virale (Grippe) Otitis wird immer durch die o.g. Keime superinfiziert.

Klinik. Man findet ein hochrotes, z.T. vorgewölbtes Trommelfell und entzündliche Beteiligung des äußeren Gehörganges; z.T. kommt es zur Spontanperforation. Äußeres klinisches Zeichen ist ein typischer Druckschmerz am Warzenfortsatz, akutes Krankheitsgefühl mit Fieber.

Die Gefährlichkeit der Otitis media liegt in lebensbedrohlichen Komplikationen durch die engen Nachbarschaftsbeziehungen von Mittelohr und Gehirn, Innenohr und Schädelknochen (insbesondere Mastoiditis, Labyrinthitis, Fazialisparese, Schalleitungs- und Schallempfindungsstörungen, Epiduralabszeß, Sinusvenenthrombose). Symptome einer drohenden Komplikation sind starke Kopfschmerzen, plötzlicher Hörverlust, Schwindel, Schüttelfrost und Fieber.

Therapie. Wegen der Komplikationsgefahr bei eindeutiger Diagnose frühzeitige systemische Antibiotikagabe bevorzugt als Penicillin G oder V über 10 Tage bei Jugendlichen und Erwachsenen, bei Säuglingen wegen Hämophilus influenza-Infektionen Amoxycillin.

Um die Funktion der Tuba Eustachii zu verbessern, werden lokal abschwellende Nasentropfen verabreicht. Bei Vorwölbung des Trommelfells sollte eine Parazentese durchgeführt werden. Unter keinen Umständen Ohrentropfen mit Watteeinlagen verabreichen. (Bakteriennährboden, Verschleierung des Trommelfellbefundes und wirkungslos.)

Mumps (Parotis epidemica)

Ätiologie/Pathogenese. Akute generalisierte Viruskrankheit mit besonderer Beteiligung von Drüsengewebe. Bevorzugt Karotis, sonst Pankreas und Hoden. Übertragung durch Kontakt und Tröpfcheninfektion.

Epidemiologie. Erkrankung in jedem Alter möglich, Häufigkeitsgipfel zwischen dem 5. und 15. Lebensjahr. Inkubationszeit: 16–18 Tage. Infektiosität erheblich; Dauer: einige Tage vor Krankheitsbeginn bis zum Abklingen der Drüsenschwellung.

Klinik. Anfangs oft Fieber, zuerst einseitige, dann kontralaterale schmerzhafte Parotisschwellung. Ohrmuschel nach außen oben verdrängt. Zunahme der Schmerzen beim Essen. Bei komplikationslosem Verlauf nach 1–2 Wochen Rückbildung der Krankheitssymptome. Bei Erkrankung nach der Pubertät in 20–30 % der Fälle Orchitis und Epididymitis. Pankreasbeteiligung mit Übelkeit und Erbrechen sowie Oberbauchschmerzen möglich. Meningitis (realtiv häufig), Enzephalitis selten.

Sicherung der Diagnose. Klinisches Bild.

Therapie und Verlaufskontrolle. Bei komplikationslosem Verlauf keine besondere Therapie erforderlich. Bei Orchitis/Epididymitis hochlagern, Antibiotikatherapie, evtl. Kortison, nach Möglichkeit hierbei Klinikbehandlung.

Seltene Differentialdiagnosen

Zoster oticus, Zahnerkrankungen, Traumen und Zungengrund- und Kehlkopftumore.

Zum Fallbeispiel
Es handelte sich bei dem Mann bei völlig intakten Nasennebenhöhlen-System und unauffälligem Spiegelbefund des Ohres um neuralgische Schmerzen, die von der oberen HWS ausgingen und durch Zugluft eine Nervirritation auslösten. Nach lokaler Scandicain-Infiltration rasche Besserung.

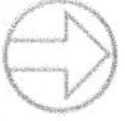

17.6.6 Allgemeine anliegenbezogene Maßnahmen

Die Otitis media stellt eine häufige Erkrankung bei Kleinkindern und Säuglingen dar. Sie äußert sich hier häufig in unspezifischen Symptomen wie Dyspepsie, Erbrechen und Gedeihstörungen sowie evtl. Zeichen eines meningealen Syndroms. Die Otoskopie sollte deshalb Bestandteil jeder klinischen Untersuchung im Kleinkindes- und Säuglingsalter sein.

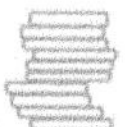

Literaturhinweise

MSD-Manual (1988) der Diagnostik und Therapie, 4. Aufl. Urban & Schwarzenberg, München Wien Baltimore

Becker W, Naumann HH, Pfaltz CR (1989) Hals-Nasen-Orgen-Heilkunde, 4. Aufl. Thieme, Stuttgart New York

Boenninghaus HG (1990) Hals-Nasen-Ohrenheilkunde, 8. Aufl. Springer, Berlin Heidelberg New York Tokyo

17.7 Schmerzen in der Mundhöhle

W. Sander, W. Schlopsnies

Vorbemerkung

Krankhafte Veränderung der Mundschleimhäute werden bei Frauen häufiger beobachtet und treten bei diesen nach der Menopause auf. Die Tatsache, daß benigne und maligne Tumoren, präkanzeröse, Läsionen. Allergien und Entzündungen, dermatologische Grundkrankheiten und Allgemeinerkrankungen, aber auch Veränderungen der Immunsituationen durch das HIV-Virus (Aids) im Rahmen einer einfachen Inspektion und sorgfältigen Anamneseerhebung entdeckt werden können, unterstreicht die Bedeutung einer systematischen Untersuchung der Mundhöhle. Etwa 10 % aller Mundschleimhauterkrankungen sollen medikamentös bedingt sein, in aller Regel durch eine systemische Aufnahme. Für direkte pharmakogene Veränderungen an den Mundschleimhäuten sind in erster Linie zahnärztliche Werkstoffe verantwortlich. Indirekte pharmakogene Schäden treten am häufigsten auf und können von einer fast unübersehbaren Zahl von Medikamenten (Analgetika, Hormone, Hypnotika, Psychopharmaka, Antiepileptika, Chemotherapeutika und Schwermetalle) ausgelöst werden.

Die äußerst vielgestaltigen arzneimittelinduzierten Schäden lassen einen Rückschluß auf die Art des jeweiligen Medikamentes aus dem klinisch-morphologischen Bild allerdings nicht zu.

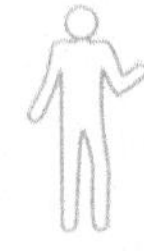

17.7.1 Fallbeispiel

Ein 12jähriges Mädchen erkrankte 3–4 Tage vor der ärztlichen Konsultation an Fieber und leichter Übelkeit. Danach traten „überall im Mund" sehr schmerzhafte Bläschen bzw. Geschwüre auf. Das Zahnfleisch sei auch entzündet gewesen, erschwerte Nahrungsaufnahme. Vor kurzem Menarche. Tabletteneinnahme wird negiert. Die Oma, so wird auf Befragen angegeben, sei zuckerkrank und habe vor einigen Wochen eine Gürtelrose gehabt. Kein Kontakt mit Haustieren.

Allgemeinärztlicher Befund: Normal entwickeltes Mädchen; hat etwas Schwierigkeiten beim Sprechen. Herz und Lunge ohne pathologischen Befund, Blutdruck normoton. Vereinzelt zervikale Lymphknoten palpabel. Auf der Mundschleimhaut und dem Zahnfleisch zahlreiche kleinere ovale und erhabene Erosionen mit entzündlichem Hof. Gebiß intakt. Foetor ex ore. Mundschleimhaut gerötet. Hypersalivation. Zunge frei. Keine Faulecken. Temperatur 37,2 (axillar gemessen).

Markante Allgemeinerscheinungen oder ausgedehnte Hämorrhagien sind nicht vorhanden, ebensowenig Übelkeit oder Gelenkschmerzen.

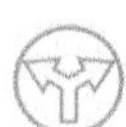

17.7.2 Differentialdiagnostisches Grobraster

- Lokale entzündliche oder andere Alterationen im Bereich der Mundhöhle
- Verätzungen oder Verletzungen
- Mitreaktionen der Schleimhäute in der Mundhöhle bei Allgemeinerkrankungen
- Gut- oder bösartige Neubildungen

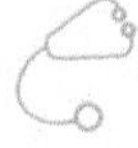

17.7.3 Primärdiagnostik

Anamnese

Hier ist eine allgemeine bzw. anliegenbezogene Anamnese besonders wichtig und aufschlußreich. Fragen nach dem ***Zeitraum der Beschwerden***, nach Kopf- und Gliederschmerzen, ***Fieber***, nach Erkrankungen aus der Umgebung des Patienten, nach ***Allergiebereitschaft, Medikamenteneinnahme*** und aus neuerer Zeit stammenden ***Mundhygienemaßnahmen*** helfen sicher weiter.

Körperliche Untersuchung
Die primäre allgemeinärztliche Untersuchung beginnt mit der Inspektion der äußeren Mundregion und der genauen Inspektion der Mundhöhle mit Hilfe von Spatel und Taschenlampe. Die regionalen Lymphknoten werden palpiert. Bei offensichtlich geringfügigen bzw. solitären Veränderungen und wenn Allgemeinsymptome völlig fehlen, erübrigt sich wahrscheinlich eine gründliche Allgemeinuntersuchung. Bei geringstem Verdacht auf eine Allgemeinerkrankung oder auch bei einer bekannten Allergiebereitschaft ist dies jedoch unumgänglich.

Technische Untersuchungen
BKS und Differentialblutbild; wenn bei der Allgemeinuntersuchung irgendwelche pathologischen Veränderungen an den inneren Organen festgestellt wurden, wird die technische Untersuchung entsprechend erweitert.

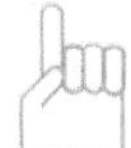

17.7.4 Entscheidung über nachfolgende Maßnahmen

- Offensichtlich ***harmlose Stomatitiden*** oder ***oberflächliche Ulzerationen*** oder Erosionen können sofort ***lokal*** behandelt werden, zumeist mit ***desinfizierenden*** und ***analgisierenden Gurgel- oder Spüllösungen***; manchmal sind auch Haftsalben indiziert
- Bei Verdacht auf Allgemeinerkrankungen oder bei generalisiertem Befund muß zwangsläufig eine genaue Diagnostik erfolgen; es wird zumeist eine Überweisung zum Facharzt für Hals-, Nasen-, Ohrenkrankheiten oder auch zum Zahnarzt veranlaßt
- Bei ***schweren Allgemeinsymptomen*** oder auch bei ***Tumorverdacht*** erfolgt ***Krankenhauseinweisung***
- Eine Verlaufskontrolle sollte jedoch auch bei vermeintlich harmlosen Befunden erfolgen, Verhaltens- und Selbstbeobachtungsinformationen werden dem Patienten mitgegeben.

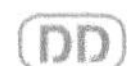

17.7.5 Differentialdiagnostik

Wenn Veränderungen an der Mundschleimhaut evtl. zusammen mit Veränderungen an den Schleimhäuten der Nase oder auch der Gehörgänge, vielleicht auch mit Hauterscheinungen generalisiert oder lokalisiert am übrigen Körper auftreten, kann es sich, besonders wenn Juckreiz dazukommt, um eine generalisiertes allergisches Geschehen handeln. Die gezielte Befragung nach chemischen Kontakten aus der letzten Zeit kann auch hier wichtig sein. Mundschleimhautveränderungen können Frühsymptome für Infektionskrankheiten sein (z.B. Koplik-Flecke bei Masern), sie können auch den Verdacht auf schwerere Erkrankungen – wie z.B. Leukosen – aufkommen lassen. Solitäre Ulcerationen mit bei der Palpation festgestellter Induration der Schleimhautumgebung sind hochverdächtig in Richtung

Tumoren, auch ein luetischer Primäraffekt kann ähnlich verlaufen. In den allermeisten Fällen wird es sich allerdings um relativ harmlose häufige Stomatitiden verschiedener Genese handeln.

Stomatitis aphthosa

Ätiologie/Pathogenese. Infektion mit Herpes Simplex-Virus. Ursache können zusätzlich bestimmte Nahrungsmittel sein, wie Schweinefleisch, rohe Tomaten, gespritzte ungewaschene Weintrauben, Nüsse, Fisch aus Dosen, Schalentiere, Wein aber auch einige Gewürze. Entzündungen im Magen-Darm-Kanal, kariöse Zähne sowie Störungen des Menstruationszyklus können ebenfalls als Verursacher angesehen werden.

Epidemilogie. Gehört zu den häufigsten schmerzenden Entzündungen im Bereich oder Mundschleimhaut.

Klinik. Die Stomatitis aphthosa ist gekennzeichnet durch immer wiederkehrende Aphthen an verschiedenen Stellen der Mundhöhle solitär oder auch multipel. Diese Aphthen sind bis linsengroße oberflächliche, sehr schmerzhafte Ulzerationen; sie sind zumeist graugelblich verfärbt und bilden sich auch unter Behandlung oft erst nach 10–14 Tagen zurück.

Therapie. Spezielle Mundspülungen (z.B. Chlorhexidin, Myrrhentinktur), anästhesierende Lutschtabletten, Haftsalben, ggf. Enzympräparate. Unterstützend wirken auch adstringierende Mittel zur Mundhygiene.

Weitere Differentialdiagnosen

- Primäre akute herpetische Gingivostomatitis
- Bakterielle Stomatitis
- Mykotische Stomatitits
- Aphthoide Polypathie (Pospischill-Feyrter)
- Candidosis (Soor)
- Orale Haarleukoplakie
- Maligne Lymphome
- Parotisentzündungen
- Dentogene Abszesse
- Tumoren
- Crohn
- Behçet

Zum Fallbeispiel

In dem Fallbeispiel handelt es sich um eine herpetiforme Gingivostomatitis. Diese wird rein symptomatisch mit Mundspüllösungen behandelt, die eine analgetische und desinfizierende Wirkung haben. Unterstützend wirkt eine säurearme Ernährung über einige Tage verbunden mit der Gabe von Multivitamin-Präparaten.

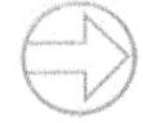

17.7.6 Allgemeine anliegenbezogene Maßnahmen

Die wichtigste Aufgabe für den Allgemeinarzt bleibt es, harmlose Affektionen im Bereich der Mundschleimhaut von ernsteren Erkrankungen zu unterscheiden und diese dann rechtzeitig einer fachärztlichen bzw. klinischen Behandlung zuzuführen. Kurzfristige Verlaufskontrollen sind notwendig.

Wichtige Informationen zu einer angepaßten Ernährung muß der Allgemeinarzt vermitteln, da besonders der Alterungsprozeß zahlreiche physiologische Veränderungen im Zahnmaterial, im parodontalen Gewebe und in den Schleimhäuten mit sich bringt. Im Alter nimmt auch die Toleranz der Mundschleimhaut gegenüber mechanischen, thermischen und chemischen Reizen ab. Neben dem Zahnarzt ist durchaus auch der Allgemeinarzt aufgerufen, Hinweise für eine entsprechende Mundhygiene zu geben. Dies gilt natürlich für alle Altersgruppen. Im Hinblick auf allergische Erkrankungen im Bereich der Mundhöhle wird auf die entsprechenden Abschnitte in diesem Buch verwiesen.

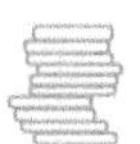

Literaturhinweise

MSD – Manual (1988) der Diagnostik und Therapie, 4. Aufl. Urban & Schwarzenberg, München Wien Baltimore

Hamm H (1986) Allgemeinmedizin – Familienmedizin, 2. Aufl. Thieme, Stuttgart New York

Ganz H (1981) HNO-Heilkunde in der Praxis. Edition Medizin, Weinheim

17.8 Schwerhörigkeit

W. Schlopsnies

Vorbemerkung

Nach der ***Erkrankungsdynamik*** (zeitlicher Ablauf) lassen sich verschiedene Formen der Schwerhörigkeit unterscheiden:

- Akute Schwerhörigkeit (z.B. Hörsturz, akutes Schalltrauma)
- Mittelfristig auftretende Schwerhörigkeit (z.B. ausgelöst durch Infekte oder toxische Schäden)
- Sich langsam entwickelnde Schwerhörigkeit (z.B. Altersschwerhörigkeit, chronische Lärmtraumen, Tumoren, degenerative Veränderungen des ZNS oder chronische Intoxikationen)
- Hereditäre oder frühkindlich erworbene Schwerhörigkeit

Nach dem ***Schädigungsort*** unterscheidet man:

- Schall-Leitungsschwerhörigkeit (Störung im äußeren oder Mittelohr)
- Schall-Empfangsschwerhörigkeit (Störung im Innenohr-Sinneszellorgan bzw. Hörnerven).

Eine angeborene Schwerhörigkeit oder Taubheit besteht zumeist beidseits. Lebensgeschichtlich erworbene Formen sind hingegen größtenteils einseitig betont.

Ist die Sprachentwicklung eines Kindes gestört, muß differentialdiagnostisch neben Aphasie, geistiger Retardierung und Autismus vor allem eine Schwerhörigkeit (kongenitale kochleoneurale Schwerhörigkeit) in Erwägung gezogen werden. Die Früherkennung kindlicher Schwerhörigkeit ist für die Sprachentwicklung von größter Wichtigkeit.

Die häufigste Ursache für eine progrediente Schall-Leitungsschwerhörigkeit bei normalem Trommelfell ist die Otosklerose. Sie tritt familiär auf bei etwa 10% der weißen Bevölkerung. Jede laute Geräuschwelle, chronisch einwirkend oder auch plötzlich als Knalltrauma, kann einen Innenohrschaden verursachen.

Mit der zunehmenden Zahl geriatrischer Patienten mehren sich die Fälle von Altersschwerhörigkeit (Presbyakusis). Hier handelt es sich um eine kochleoneurale Schwerhörigkeit als Teil eines normalen Alterungsprozesses. Sie beginnt bereits jenseits des 20. Lebensjahres und betrifft Männer häufiger als Frauen.

Auch als Teilsymptom von genetisch bedingten Stoffwechselstörungen und Systemerkrankungen kann sich eine zunehmende Schwerhörigkeit entwikkeln.

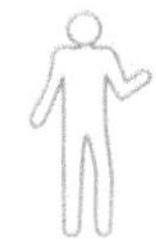

17.8.1 Fallbeispiel

Ein 39jähriger Berufskraftfahrer, der häufig auch plötzlichen, stärkeren Belastungen ausgestzt ist, bemerkt abends gegen 23.00 Uhr akut – „wie aus heiterem Himmel" - Schwindel und Ohrensausen und stellt 1–2 h später einen fast völligen Hörverlust auf dem linken Ohr fest. Der Patient kommt in der Frühe als Notfall in die Sprechstunde und klagt noch über etwas Schwindel und stärkeren Ohrdruck.

Er berichtet, daß er vor etwa 10 Tagen eine „Grippe" hatte. Mit Tabletten aus der Apotheke habe er sich beholfen. Etwas Schnupfen bestehe noch.

Körperlicher Untersuchungsbefund: Kräftiger, muskulöser Mann, kein Ikterus, keine Ödeme, keine Zyanose. Rachenring gerötet, Tonsillen fehlend. Herz- und Lunge unauffällig. Blutdruck 145/80, Puls 80 pro min., Extremitäten frei beweglich. Keine Varizen, Fußpulse beiderseits gut palpabel.

Ohren äußerlich o.B., beide Trommelfelle unauffällig bei der Inspektion, bei dem Weberschen Versuch mit der Stimmgabel wird der Ton im gesunden Ohr vernommen. Die Flüstersprache auf 5 m wird links nicht wahrgenommen. Blutzucker-Schnelltest 92 mg/dl.

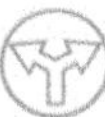

17.8.2 Differentialdiagnostisches Grobraster

- Verlegung des äußeren Gehörgangs (Cerumen obturans)
- Altersschwerhörigkeit (Presbyakusis)
- Herz- und Kreislaufstörungen (z.B. Durchblutungsstörungen)
- Infektionen oder Intoxikationen (z.B. nach Mumps oder Streptomycin)
- Einwirkung äußerer physikalischer Reize (z.B. Schalltrauma, Schädelverletzungen)
- Tumore (z.B. Akustikusneurinom)
- Endokrine Störungen (z.B. Hyperthyreose, Diabetes)
- Degenerative Schäden an der Wirbelsäule mit Einengung von Nervenaustrittöffnungen
- Andere Ursachen: Multiple Sklerose, Autoimmunerkrankungen oder Erbkrankheiten (z.B. kongenitale Schwerhörigkeit)

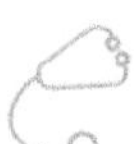

17.8.3 Primärdiagnostik

Anamnese
Stets sollte eine gründliche Anamnese erhoben werden, besonders im Hinblick auf vorgangegangene entzündliche Erkrankungen, toxische Einwirkungen, Verletzungen und berufliche Belastungen. Bei Kindern ist die Familienanamnese im Hinblick auf Erbkrankheiten sehr genau zu erheben, auch im Hinblick auf Entwicklungsverzögerungen. Wie oben schon erwähnt, sollten auch die Zeitabläufe des Eintretens der Hörstörungen genau eruiert werden.

Körperliche Untersuchungen
In der allgemeinärztlichen Sprechstunde wird eine gründliche allgemeine Untersuchung vorgenommen, um Stoffwechsel- oder Kreislaufkrankheiten auszuschließen oder zu bestätigen.

Bei der ***lokalen Untersuchung*** wird der Gehörgang inspiziert, wenn möglich das Trommelfell beurteilt, Nase, Mundhöhle und Rachenraum werden ebenfalls inspiziert. Man versucht, mit den begrenzten Mitteln in der Allgemeinpraxis zu klären, ob es sich um eine Schall-Leitungs- oder eine Schall-Empfindungsschwerhörigkeit handelt.

- Ein ***Gehörgangsverschluß*** in Folge eines Zeruminalpfropfes ist z.B. die häufigste Ursache akuter Hörverschlechterung, ebenso können dies Fremdkörper, Exostose oder auch eine Otitis externa mit starker Schuppen- und Sekretbildung verursachen
- Inspektion des Trommelfells (bei freiem Gehörgang)

Technische Untersuchungen

- Bei Otitis media findet sich eine ***starke Blutgefäßinjektion***, möglicherweise kombiniert mit ödematoser Schwellung und aufgehobenem Lichtreflex und deutlichem Tragus-Druckschmerz
- Auch können ***Defekte am Trommelfell*** vorliegen durch perforierende Verletzungen, Spontanperforationen oder auch Narben, Verwachsungen und Hämatome im Trommelfellbereich
- Der ***Stimmgabelversuch nach Rinne*** zeigt bei derartigen Schall-Leitungsstörungen eine verkürzte Schallempfindung bei Luftleitung gegenüber der Knochenleitung. (Die klingende Stimmgabel wird normalerweise, und in abgeschwächter Form auch bei Schall-Empfindungschwerhörigkeit, über Luftleitung etwa doppelt solange gehört, wie über Knochenleitung)
- Beim ***Stimmgabelversuch nach Weber*** wird, die Stimmgabel auf Kopfmitte gesetzt, der Ton in das kranke Ohr lateralisiert. Wenn der Ton bei dem gleichen Test auf der gesunden Seite verstärkt gehört wird, handelt es sich um eine Schall-Empfindungsschwerhörigkeit
- Wenn ***neurologische Ausfallerscheinungen*** oder überhaupt pathologische Befunde zu erheben sind, sollte an ein Tumorgeschehen oder an eine Systemerkrankung gedacht werden. Eine Überweisung zum neurologischen Facharzt ist zur weiteren Klärung unerläßlich.

Fieber, entzündliche Lokalsymptome, entzündliche Blutbildveränderungen bzw. beschleunigte BSG zeigen einen entzündlichen Prozeß auf, der abgeklärt werden muß.

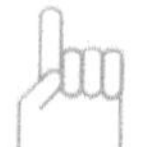

17.8.4 Entscheidung über nachfolgende Maßnahmen

Die Schwerhörigkeit kann zumeist vom Hausarzt nur erst- bzw. mitbehandelt werden.

Zur genauen Differenzierung des Krankheitsbildes, das sehr vielschichtig sein kann, sollte eine ***Überweisung*** zum Hals-Nasen-Ohren-Arzt vorgenommen werden. Dieser kann durch verschiedene audiometrische Untersuchungen und nach Abklärung einer beruflichen Schädigung eine genaue Aussage darüber machen, ob ein Hörgerät notwendig ist.

Erforderlichenfalls sind Pädiater und Neurologen zur Mitbetreuung heranzuziehen.

DD 17.8.5 Differentialdiagnostik

Akuter Hörsturz

Ätiologie/Pathogenese. Pathogenetisch handelt es sich wahrscheinlich um die Folge einer akuten Mikrozirkulationsstörung im arteriellen Endstromgebiet des Innenohres.

Häufig geht dem Hörsturz eine Viruserkrankung voran, zumeist grippale Infekte, das gleiche gilt aber auch für Windpocken, Mononukleose und Adenoviren. Als weitere Ursache kommen eine Hypothyreose, eine diabetische Angiopathie, toxisch-allergische Faktoren, HWS-Schäden in Frage.

Klinik. Kennzeichnend ist eine plötzlich einsetzende einseitige Hörminderung. Als Prodrome treten meist einseitiges Druckgefühl im betroffenen Ohr und ein einseitiger, meist heftiger hochfrequenter Tinnitus auf.

Sicherung der Diagnose. Einfachstes Hilfsmittel für die Abgrenzung gegen einen Tubenkatarrh (häufigste Fehldiagnose) ist der Stimmgabelversuch nach Weber (s. oben). Differentialdiagnostisch kommen eine Ménièresche Erkrankung, ein Akustikusneurinom und neurologische Erkrankungen in Frage. Bei der Ménièreschen Erkrankung ergibt sich meistens die endgültige Abgrenzung aus dem Verlauf.

Der Hörsturz ist in der Regel ein einmaliges Ereignis, rezidivierende Hörstürze, noch dazu mit vestibulären Symptomen, sind Ménière-Anfälle. Eine neurologische Erkrankung ist naheliegend bei doppelseitigem Hörsturz. Auch einseitige plötzliche Innenohrstörungen können neurologische Ursachen haben, wie z.B. Mumps, Zoster Oticus, Multiple Sklerose oder auch eine Virus-Meningoenzephalitits.

Therapie und Verlaufskontrolle. Als therapeutischer Leitsatz gilt: Je früher die Behandlung einsetzt, desto besser. Der Hörsturz ist also als echter ***Notfall*** zu bezeichnen. Dennoch ist die Prognose zumeist günstig, in einem hohen Prozentsatz wird eine Spontanerholungstendenz beobachtet. Um die Mikrozirkulation im Innenohr zu bessern, bieten sich Infusionen mit niedermolekularen Dextranen an oder auch i.v.-Gaben von Pentoxifyllin, Xantinolnicotinat etc. In den meisten Fällen wird eine Einweisung in eine Hals-Nasen-Ohren-Klinik notwendig sein.

Altersschwerhörigkeit (Presbyakusis)

Ätiologie/Pathogenese. Bei der Altersschwerhörigkeit handelt es sich eigentlich nicht um eine Krankheit, sondern mehr um einen Abnutzungsprozeß, der im hohen Frequenzbereich beginnt (s. oben).

Klinik. Typisch sind Klagen über Verstehensschwierigkeiten bei Nebengeräuschen bzw. einer Unterhaltung mehrerer Personen. Kommt ein tieffrequenter Störlärm hinzu, versteht der von Altersschwerhörigkeit Betroffene gar nichts mehr. Dies resultiert in Alltagseinschränkungen durch Angst vor Straßenverkehr, Vortrags- und Tanzveranstaltungen und Theaterbesuch.

Therapie. Nach Ausschluß sonstiger Mittelohr- oder Innenohrprozesse Verordnung eines Hörgerätes.

Diese Patienten sind zumeist ohnehin in allgemeinärztlicher Behandlung wegen anderer Erkrankungen des Alters, wie allgemeiner Gefäßsklerose, Diabetes, Hochdruck degenerativer Wirbelsäulenschäden und sollten im

Rahmen der resultierenden Sprechstundenkontakte regelmäßig nach der Schwerhörigkeit befragt und zum Tragen des Hörgerätes ermuntert werden. Damit können psychosoziale Komplikationen wie Kontaktstörungen mit sozialem Rückzug oder gar die Ausbildung paranoider Denkstörungen bei progredienter Altersschwerhörigkeit vermieden werden.

Zum Fallbeispiel

Aufgrund des akuten Beginns des Krankheitsgeschehens und der Begleitumstände lag der Verdacht auf einen akuten Hörsturz nahe.

Möglicherweise war der vorausgegangene Virusinfekt die Ursache.

Der Patient wurde zur weiteren Diagnostik und Therapie in eine Hals-Nasen-Ohrenabteilung einer nahegelegenen Klinik eingewiesen. Dort erfolgte eine Infusionsbehandlung Hydroxyethylstärke (HAES) und Pentoxifyllin. Das Hörvermögen war anschließend weitgehend wiederhergestellt. Mit dem Patienten wurde über eine Verminderung der beruflichen Belastungen gesprochen, um Rezidiven vorzubeugen.

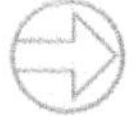

17.8.6 Allgemeine anliegenbezogene Maßnahmen

Die Verordnung eines Hörgerätes ist indiziert bei einer doppelseitigen Hörstörung und wenn das Verstehen von Sätzen auf einen Abstand von weniger als 2 m reduziert ist.

Beim alternden Menschen kann durch die konsekutive abnehmende Kooperationsfähigkeit in Folge einer Altersschwerhörigkeit sehr leicht eine depressive Verstimmung induziert werden, die mit verständisvoller Hinwendung des Hausarztes günstig beeinflußt werden kann.

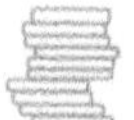

Literaturhinweise

Boenninghaus H-G (1990) Hals-Nasen-Ohrenheilkunde, 8. Aufl. Springer, Berlin Heidelberg New York

Ganz H (1981) HNO-Heilkunde in der Praxis. Edition Medizin, Weinheim

Hamm H (1986) Allgemeinmedizin – Familienmedizin, 2. Aufl. Thieme, Stuttgart New York

MSD-Manual (1988) der Diagnostik und Therapie, 4. Aufl. Urban & Schwarzenberg, München Wien Baltimore

17.9 Verstopfte Nase

F. Krause

Vorbemerkung

Das Patientenanliegen „Verstopfte Nase“ das dem Allgemeinarzt regelmäßig vorgetragen wird, betrifft alle Altersstufen. Ätiologisch kommen sehr verschiedenartige Ursachen in Betracht. Das Symptom kann in verschieden starker Ausprägung und in zeitlich sehr verschieden starker Ausdehnung auftreten.

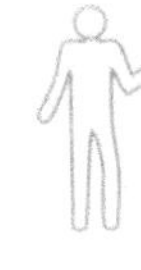

17.9.1 Fallbeispiel

Ein 40jähriger Patient erscheint in der Praxis und berichtet über eine häufig verstopfte Nase. Die Beschwerden treten besonders stark im beginnenden Frühling in Erscheinung und seien dann auch jeweils verschieden stark ausgeprägt. Hinzu kämen auch häufig Niesanfälle und juckende brennende Augen. Das Krankheitsbild habe sich ziemlich plötzlich im 30. Lebensjahr eingestellt. Zuerst habe er an eine langwierige Erkältung geglaubt, sei jetzt aber wegen der immer wieder auftretenden gleichartigen Erscheinung des Krankheitsbildes besorgt und ratlos. Die übrige Anamnese ist völlig unauffällig.

Lokalbefund: Der physikalische Untersuchungsbefund ist unauffällig, bei der Rhinoscopia anterior fallen jedoch blaß livide Schleimhäute mit erhöhter Schleimsekretion auf. Der Schleim erscheint klar. Die Konjunktiven sind leicht gerötet. Der übrige physikalische Untersuchungsbefund ist unauffällig.

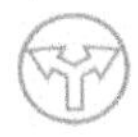

17.9.2 Differentialdiagnostisches Grobraster

- ***Akute Erkrankungen*** mit verstopfter Nase:
  - Akuter Virusinfekt
  - Primärbakterielle Rhinitis
  - Als Begleiterscheinung bei Nebenhöhlenaffektionen
- ***Periodisch auftretende Verstopfung*** der Nase:
  - Vasomotorische Rhinopathie
  - Pseudoallergische Rhinitis
  - Rhinitis bei Medikamentenallergie
  - Saisonale allergische Rhinopathie
- ***Chronische Obstruktion*** der Nase
  - Saisonale allergische Rhinopathie
  - Eosinophile Rhinopathie
  - Chronische Rhinitiden
  - Polyposis nasi
  - Vaskulopathien im Nasenbereich
  - Chronische Schleimhautveränderungen im Nebenhöhlenbereich
  - Fremdkörper in der Nase
  - Stenosen der Nase
  - Angeborene anatomische Veränderungen der Nase
  - Traumatisch bedingte Veränderungen der Nase

17.9.3 Primärdiagnostik

Anamnestische Angaben

- Plötzlich auftretende, dann aber zu bestimmten gleichbleibenden Jahreszeiten auftretende Verstopfung der Nase mit Niesanfällen, häufig mit geröteten juckenden Konjunktiven und Fließschnupfen, Jucken, Brennen im Naso-Pharynx-Bereich, Krankheitsgefühl, Müdigkeit, Abgeschlagenheit bei saisonaler allergischer Rhinopathie
- In unregelmäßigen Abständen auftretende, meist mäßige nasale Obstruktion mit deutlichem Fließschnupfen, häufig mittleres bis höheres Lebensalter, Situationsbedingtheit bei vasomotorischen Rhinopathien
- Seit längerer Zeit bestehende, das ganze Jahr über währende wechselnd starke Obstruktionen der Nase, häufig begleitet von Fließschnupfen, wechselnd starkem Krankheitsgefühl und Niesanfällen, Beschwerden im Naso-Pharynx bei saisonallergischen Rhinopathien
- Meist einseitige Behinderung der Nasenatmung, eitriges oder fötides Sekret bei Fremdkörpern in der Nase (häufig bei Kindern oder bei Imbezilen
- Seit Jahren, manchmal sogar Jahrzehnte bestehende ganzjährige Verstopfung der Nase mit Leistungsminderung, manchmal Neigung zu Depressivität, wechselnd starkes Krankheitsgefühl, Kopfschmerzen, Niesanfällen bei chronischen Rhinopathien
- Behinderung der Nasenatmung nach bekanntem Trauma
- Wechselnd stark verstopfte Nase, meist einseitig, aber mit plötzlichem Beginn, häufig nach grippalen Infekten, einseitiger eitriger Ausfluß, in selteneren Fällen auch beidseits mit Schmerzen im Gesichts- und Stirnbereich sowie auch Kopfschmerzen, deutlich vermehrtes Schwitzen, bei Rumpfbeugung nach vorne Verstärkung der Schmerzen im Gesichtsbereich, Hyposmie, Krankheitsgefühl, Abgeschlagenheit, evtl. Fieber
- Einseitige Verstopfung der Nase, einseitiger chronischer Schnupfen, blutiges Nasensekret, fötide Sekretion, Druckgefühl in der Nasenregion bei Verdacht auf Tumore in der Nase (bei älteren Patienten häufig Malignome)

Untersuchungsbefunde

- Meist einseitige Druckdolenz über einer Kieferhöhle oder Druckdolenz im Stirnhöhlenbereich (Orbitadach), bei der Rhinoskopia anterior kann eine Schleimeiterstraße vom Bereich des mittleren Nasengangs ausgehend sichtbar werden (evtl. Schleimeiterstraße im Rachen sichtbar) bei Nebenhöhlenaffektionen
- Bei der Rhinoskopie sichtbarer Fremdkörper mit entzündlicher Schleimhautreaktion
- Bei der Rhinoskopie sichtbare Stenosen oder Narbenbildungen bzw. Synechien zwischen Nasenscheidewand und Nasenmuscheln
- Eventuell rhinoskopisch sichtbare tumoröse Veränderungen im Naseninnern, bei späteren Stadien evtl. Verdrängung des Bulbus protrusio bulbi,

vergrößerte Lymphknoten im Unterkiefer und Halsbereich bei Malignomen der Nasenhöhle oder der Kieferhöhlen

- Bei der Rhinoscopia anterior sichtbare blaß-livide Schwellung der unteren und mittleren Muscheln, die mit einer hellen dünnflüssigen Schleimtapete überzogen sein können, bei allergischer Rhinitis, vasomotorischer Rhinopathie, eosinophiler Rhinopathie
- Äußerlich sichtbare Veränderungen des Nasenskelettes bei Zustand nach traumatischen Veränderungen, bei der Rhinoskopie sichtbare Septumdeviation mit Leistenbildung im Septumbereich

Technische Untersuchungsbefunde

BKS, Leukozyten erhöht bei Infektionen. Bei allergischen Erkrankungen IgE-Erhöhung und/oder Eosinophilie häufig nachweisbar.

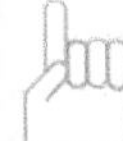

17.9.4 Entscheidungen über nachfolgende Maßnahmen

- Einweisung in die HNO-Klinik bei Verdacht auf Malignom im Nasenbereich
- Intrakutane Allergietestung nach genauer spezieller Anamnese bei Verdacht auf allergische Rhinopathie, evtl. auch zum Ausschluß einer allergischen Ursache
- Veranlassung von laborchemischen Untersuchungen: Gesamt-IgE (PRIST) bei anamnestischer Unsicherheit, Bestimmung von spezifischem IgE (RAST), entweder als Bestätigungstest oder bei Nichtdurchführbarkeit von Hauttesten (z.B. dermatologische Erkrankung). Bei nicht eindeutigen Ergebnissen Überweisung zum Allergologen zur Durchführung von nasalen Provokationstesten (vorderer Rhinomanometrie).

Vorläufige therapeutische Maßnahmen

- Antibiotische Behandlung, abschwellende Nasentropfen, Mikrowellenapplikation, in hartnäckigen Fällen evtl. antiphlogistische Begleitmedikation, Dampfinhalationen mit ätherischen Ölen bei Sinusitiden
- Antibiotische Behandlung, evtl. abschwellende Nasentropfen bei primären bakteriellen Rhinitiden
- Antihistaminika als orale Medikation, Dinatriumcromoglicicum (evtl. als Kombinationspräparat) mit abschwellenden Nasentropfen und Dinatriumchromoglicicum als Augentropfen bei allergischen Erkrankungen
- Anstreben einer Hyposensibilisierungsbehandlung bei eindeutigen Testergebnissen (1 oder 2 ursächliche Allergene) im Hauttest oder RAST-Test.

Weitere differentialdiagnostische Maßnahmen

- Beschwerden können diagnostisch nicht eingeordnet werden
- Bei Persistenz und evtl. Progredienz der Beschwerden

DD

17.9.5 Differentialdiagnostik

Chronische hyperplastische Rhinopathie

Ätiologie. Chronisch hyperplastische Strukturveränderung der respiratorischen Mukosa der Nasenhaupthöhle und der Nasennebenhöhlen einschl. der Siebbeinzellen auf entzündlicher Grundlage, häufig mit begleitender Polyposis aus dem Siebbeinbereich. Die kausalen Faktoren sind sehr vielfältig; chronische Entzündung der Nebenhöhlen, allergische Ursachen, vergrößerte Tonsillen, chronische Reize durch Chemikalien oder Tabakrauch führen zu einer Verletzung der Nasendrainage, was wieder zu einer strukturellen Veränderung im Rahmen einer chronischen Entzündung führt.

Epidemiologie. Vereinzeltes Vorkommen bei Kindern aufgrund konstitutioneller Gegebenheiten, sonst meist nach dem 20. Lebensjahr (häufiger Beginn einer allergischen Rhinitis oder nach protrahierten Infekten), sehr langer Krankheitsverlauf, keine Geschlechtspräferenz.

Klinik. Sehr verschieden stark ausgeprägtes Krankheitsbild. Behinderte Nasenatmung, häufig immer stärker werdend, bis zur Blockierung der Nase, wechselnd stark auf beiden Seiten, farblose flüssige bis zäh eitrige Sekretion meistens in den Nasen-Rachen-Raum, unvermittelt anfangende Niesanfälle, sekundäre chronische Pharyngitis, dauerndes Krankheitsgefühl, ständige Minderung des Leistungsvermögens, Kopfdruck, Kopfschmerzen, Augendruck, manchmal Übelkeit und Brechreiz. Starke Beeinträchtigung der Lebensqualität, manchmal bis zur reaktiven Depression.

Sicherung der Diagnose. Ausgeprägte Langzeitanamnese (bis Jahrzehnte), in späteren Stadien schlechtes Ansprechen auf abschwellende Nasentropfen. Rhinoskopia anterior zeigt dunkelrote oder auch blau-violette Schwellung der unteren mittleren Muscheln und dadurch bedingte Einengung des Nasenlumens. Ausgeprägte Schleimtapete über den Nasenmuscheln, Polyposis bei Siebbeinpolyposis. Siebbeinpolypen bei der einfachen Rhinoskopia anterior häufig nicht darstellbar.

Therapie. Operation in dafür spezialisierter HNO-Abteilung (endoskopische operative Technik zur Wiederherstellung der Nasenbelüftung und dadurch ermöglichter Ausheilung der chronisch veränderten Nasenschleimhaut); zusätzlich Ausschaltung allergischer Noxen.

Verlaufskontrolle. Endoskopische Untersuchung der Nase in regelmäßigen Abständen (1/4- bis 1/2-jährlich) zur Entdeckung von erneuter Polypenbildung und deren Abtragung (Verhindern einer erneuten Obstruktion der Nase und Neuentstehen eines Circulus vitiosus).

Rhinitis sicca anterior

Ätiologie und Pathogenese. Chronische Schädigung der vorderen Schleimhautanteile, durch Staub, toxische Ursachen oder Temperaturschädigung.

Klinik. Krustenbildungen in der Nase, häufiger auftretendes, eher schwaches Nasenbluten, Trockenheitsgefühl, Verlegung der Nasenatmung.

Sicherung der Diagnose. Bei der Rhinoskopia anterior vergröberte rauhe Schleimhautoberfläche, Borkenbildung, manchmal Ulzerationen, insgesamt starke Trockenheit.

Therapie. Schleimhautpflege mit ölhaltigen Nasensalben, bei Septumperforation operative Behandlung.

Morbus Wegener

Ätiologie. Autoimmunerkrankung mit nekrotisierender Vaskulitis. Beginn häufig im Bereich der Nasenschleimhaut, generalisierendes Geschehen.

Klinik. Langsam zunehmende Behinderung der Nasenatmung (verstopfte Nase), immer wieder auftretende Nasensickerblutungen, Borkenbildung der Nase, Allgemeinsymptome wie Krankheitsgefühl, Schweißausbrüche, Fieberschübe. Bei weiterer Generalisierung Symptome der betroffenen Organe (Nieren, Lunge, großflächige Ulzerationen der Haut).

Sicherung der Diagnose. Bei der Rhinoskopie (durch den HNO-Arzt) Schleimhautgranulationen, Borkenbildungen, Neigung zur Perforation des Septums, Probeexzisionen. BSG erhöht, Veränderung in der Elektrophorese (Reduktion der Albumine, Vermehrung der Globuline), Erhöhung von zytoplasmatischen antineutrophilen Antikörpern gegen Proteinase III der Granulozyten.

Therapie. Kortisonbehandlung oder zytostatische Behandlung.

Verlaufskontrolle. Häufige Kontrollen der Blutchemie (Entzündungsparameter), Titer der Antikörper, BSG, Röntgenkontrollen der Lunge, Kontrollen der Nierenfunktion usw.

Polyposis nasi

Ätiologie. Chronische Rhinitiden und Sinusitiden, aber auch bei freier Nasenhöhle, gutartige, in verschiedener Form auftretende Wucherung der Schleimhaut der Nase.

Klinik. Mechanische Verlegung der Nasenatmung, Anosmie, Rhinopathia clausa, später Nebenhöhlenprobleme.

Sicherung der Diagnose. HNO-Untersuchung, Rhinoskopie, Ausschluß einer anderen Erkrankung durch Röntgen, evtl. CT.

Therapie. Polypenabtragung in Lokalanästhesie, beim Nachweis von Allergenen medikamentöse Behandlung (Antihistaminika) oder wenn möglich Hyposensibilisierung.

Weitere seltene Differentialdiagnosen
- Ozäna
- Diphtherie oder Nase
- Tuberkulose der inneren Nase
- Lues der inneren Nase (meist Stadium III)
- Sklerom der Nase
- Morbus Boeck der inneren Nase
- Mykosen der Nase
  (Rhinosporidiose, Parakokkidiose, Actinomykose etc.)
- Malleus
- Granuloma gangraenescens

Zum Fallbeispiel
Saisonal allergische Rhinitis und Konjunktivitis. Durch Prick-Testung konnte eine Hypersensibilität für Haselnuß- und Birkenpollen bestätigt werden. Symptomatisch wurde mit Dinatriumchromoglycinhaltigen Nasen- und Augentropfen behandelt, daneben wurde eine Desensibilisierung eingeleitet.

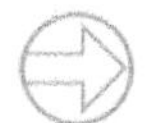

17.9.6 Allgemeine anliegenbezogene Maßnahmen

Obwohl in den meisten Fällen das dem Allgemeinarzt vorgetragene Symptom der verstopften Nase durch sog. banale Virusinfekte hervorgerufen wird, muß der Allgemeinarzt besonders bei länger dauernder Symptomatik auch hierbei an mögliche gefährlichere Erkrankungen denken. Die in der letzten Zeit vermehrt auftretenden allergischen Erkrankungen sollten, wenn möglich, einer kausalen Therapie zugeführt werden (Allergenkarenz, Hyposensibilisierung), damit einer Chronifizierung und einem sog. Etagenwechsel (Asthma bronchiale) vorgebeugt werden kann. Andererseits sollte bei anamnestisch bekannten langen und auch sehr langen Verläufen an chronische Schleimhautveränderungen der Nase mit Nebenhöhlenbeteiligung und Polyposis gedacht werden und dieser dann nach Ausschluß anderer Möglichkeiten einer operativen Therapie in spezialisierter HNO-Abteilung (endoskopische Technik) zugeführt werden.

Der Einsatz allgemeiner Maßnahmen, wie Bäder und Klimakuren, Inhalationen sollte bei chronischen Erkrankungen sowie auch nach operativen Eingriffen nicht versäumt werden.

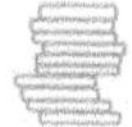

Literaturhinweise
Beck Ch (1989) Differntialdiagnose HNO-Krankheiten, Enke, Stuttgart
Becker W, Naumann HH, Pfaltz CR (1989) Hals-Nasen-Ohren-Heilkunde, 4. Aufl. Thieme, Stuttgart New York
Boenninghaus HG (1990) Hals-Nasen-Ohrenheilkunde, 8. Aufl. Springer, Berlin Heidelberg New York Tokyo

18 Den Hals betreffende Anliegen

18.1 Halsschmerzen einschließlich Schluckbeschwerden

F. Krause

Vorbemerkung

Halsschmerzen und/oder Schluckbeschwerden sind ein Sammelbegriff für Erkrankungen unterschiedlicher Ätiologie. Zahlenmäßig liegt der Schwerpunkt der Ursachen bei den infektiösen Erkrankungen. Ein Gipfel der Erkankungshäufigkeit findet sich naturgemäß in der kalten Jahreszeit. Besonders häufig klagen Kinder über Halsschmerzen und Schluckbeschwerden. Dieses Patientenanliegen ist eine der häufigsten Ursache für Krankschreibungen.

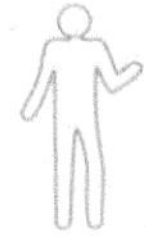

18.1.1 Fallbeispiel

Eine 19jährige Patientin erscheint mit starken Hals- und Schluckbeschwerden in der Praxis. Die Beschwerden hätten mit leichtem Halskratzen vor einigen Tagen angefangen, seien dann aber deutlich schlimmer geworden. Sie fühle sich regelrecht krank, wobei auch Kopf-, Gliederschmerzen und Fieber aufgetreten seien. In der Eigenanamnese sind keine schwerwiegenden Erkrankungen bekannt.

Lokalbefund: Bei der Inspektion des Mund- und Rachenraumes fallen stark vergrößerte, entzündlich gerötete und mit Fibrinbelägen bedeckte Tonsillen auf. Die Pharynxschleimhaut ist stark gerötet und wirkt durch die Schwellung der lokalen Lymphknoten wie grob granuliert. Bei der anschließenden Inspektion und Palpation der äußeren Halspartien fallen deutlich geschwollene Lymphknoten des Nackens, der seitlichen Halspartien und der Unterkiefergegend auf. Diese Lymphknotenpartien weisen eine mäßige Druckdolenz auf und sind nicht mit der Umgebung verbacken. Bei der weiteren Untersuchung zeigt sich auch eine mäßige Betonung der axillären und inguinalen Lymphknoten. Der übrige physikalische Untersuchungsbefund (Auskultation und Perkussion) ist unauffällig. Auf Befragen wird ein leichter Reizhusten angegeben.

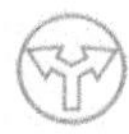

18.1.2 Differentialdiagnostisches Grobraster

- ***Erkrankungen des Pharynx***
  - Virale Infektionen
  - Bakterielle Infektionen
  - Tumoröse Erkrankungen
  - Chronische Veränderung als Begleitsymptom verschiedener Ursachen
  - Psychogene Ursachen
- ***Erkrankungen im Zungenbereich***
  - Makroglossie
  - Angeborene Veränderungen, wie Spaltbildungen
  - Zungengrundstrumen
  - Entzündung verschiedener Ursachen (Glossitis)
- ***Erkrankungen der Tonsillen und des lymphatischen Rachenringes***
  - Virale Infekte
  - Bakterielle Infekte
  - Malignome
  - Konstitutionsbedingte Veränderungen (Hyperplasie)
- ***Erkrankungen des Mundbodens***
  - Infektiös bedingte Erkrankung (Mundbodenabszeß)
  - Hämatome
  - Tuberkulose
  - Malignome
  - Dentogen bedingte Erkrankungen des Mundbodens
- ***Beschwerdeursachen aus benachbarten Regionen***
  - Erkrankungen des Ösophagus
  - Struma
  - HWS-Erkrankungen
  - Neurologische Erkrankungen
  - Dermatologische Erkrankungen

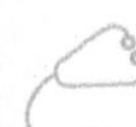

18.1.3 Primärdiagnostik

Anamnestische Angaben

- Neuaufgetretene mäßige ***Halsschmerzen*** mit „Kratzgefühl" und Verstärkung beim Schlucken, fakultativ leichtes Fieber bei viraler Pharyngitis mit oder ohne Beteiligung der Tonsillen und beginnender bakterieller Tonsillitis
- Zunehmende ***Schmerzen im Rachenraum*** mit starken Beschwerden beim Schlucken, deutliches Krankheitsgefühl, mäßiges Fieber bei bakterieller Tonsillitis
- Hohes Fieber häufig bei infektiöser Mononukleose (Morbus Pfeiffer)

- Zunehmende ***Schmerzen im Bereich des Mundbodens*** mit schwerster Schluckbehinderung bei Infektionen des Mundbodenbereichs
- Innerhalb einiger Tage zunehmende ***Heiserkeit***, manchmal Schleimauswurf, Fieber, leichte Halsschmerzen, bei infektiösbedingten Erkrankungen des Pharynx- und Larynxbereichs
- Einige Tage bestehende ***Tonsillitis***, einseitig stark ***zunehmende Schmerzen*** und Schluckbehinderung mit sehr starkem Krankheitsgefühl bei peritonsillärem Abszeß

Untersuchungsbefunde

- Mäßige ***Rötung der Pharynxschleimhaut*** einschl. der Gaumenbögen, manchmal leichte Rötung und Schwellung der Tonsillen, manchmal geringe schmerzhafte Vergrößerung der Halslymphknoten bei viraler Pharyngitis.
- Geschwollene gerötete (Angina catarrhalis) mit Stippchen belegte (Angina follikularis), mit flächenhaften Belägen behaftete ***Tonsillen***, nicht mit der Umgebung verbackene vergrößerte regionale Lymphknoten bei bakteriellen Tonsillitiden.
- ***Einseitige Schwellung und Rötung der Tonsille*** mit Verdrängung des ebenfalls geröteten und geschwollenen Gaumenbogens sowie Verdrängung der Uvula nach der gesunden Seite, deutliche einseitige Schwellung der regionalen Lymphknoten bei Peritonsillarabszeß
- ***Gering gerötete und geschwollene Tonsillen*** mit weißen, ca. linsengroßen Bläschen auch auf den vorderen Gaumenbögen (flüchtige Erscheinung) bei starken Halsschmerzen und hohem Fieber, in einigen Fällen kleine Ulzerationen im Schleimhautbereich bei Herpangina
- Wenig schmerzhafte, nicht abheilende ***Ulzerationen*** im Bereich des Pharynx, der übrigen Mundschleimhaut sowie des Tonsillenbereichs bei malignen Tumoren

Technische Untersuchungsbefunde

- BKS, Leukozyten erhöht bei bakteriellen Infekten
- Oft relative Lymphozytose bei viralen Infekten
- Erniedrigter Serum-Eisenspiegel bei Infekten und bei Eisenmangelanämie sowie bei fortgeschrittenen Malignomen

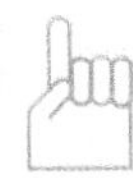

18.1.4 Entscheidungen über nachfolgende Maßnahmen

- ***Einweisung*** in die Hals-Nasen-Ohren-Abteilung eines Krankenhauses bei Peritonsillarabszeß, Mundbodenabszeß oder Verdacht auf Malignome
- Vorstellung beim ***Hals-Nasen-Ohren-Arzt*** bei Verdacht auf chronische Tonsillitis zur Abklärung der Frage einer Tonsillektomie
- Blutabnahme zur Durchführung einer Hanganatziu-Deicher-Reaktion oder eines Paul-Bunnell-Tests, besser noch zur Bestimmung der IgM-Antikörper gegen das Ebstein-Barr-Virus und zur Durchführung eines

Differentialblutbildes (Leukozytose, relative Monozytose) bei Verdacht auf infektiöse Mononukleose (Morbus Pfeiffer)
- Abstriche zur bakteriologischen Diagnostik bei Verdacht auf Scharlach oder Diphtherie bzw. Angina Plaut-Vincenti
- Überweisung zum Gastroenterologen zur Durchführung einer Ösophago-Gastroskopie bei Verdacht einer ösophagealen Erkrankung.

Vorläufige therapeutische Maßnahmen
- Symptomatische Maßnahmen bei viralen Infekten, evtl. Pinselung des Pharynxbereichs mit Schachscher Lösung, bei starken Beschwerden Gabe von Lutschtabletten mit anästhetischer Komponente.
- Systemische antibiotische Behandlung bei bakteriellen Infektionen (evtl. nach Abstrich). Zusätzliche Gabe von Lutschtabletten oder Sprays
- Gabe von antimykotischen Suspensionen oder Lösungen bei Verdacht auf Soorinfektion.

Weitere differentialdiagnostische Maßnahmen
- Bei Progredienz der Beschwerden
- Bei unklarer Befundlage

DD 18.1.5 Differentialdiagnostik

Diphtherie

Ätiologie/Pathogenese. Infektion mit Diphtheriebazillus (Corynebacterium diphtheriae).

Epidemiologie. Bei nicht geimpften Personen, heute sehr selten.

Klinik. Mäßig gerötete Tonsillen, deutlich geschwollen, festhaftende weißliche bis graue konfluierende Beläge, die über die Tonsillen hinausgehend bis auf die Gaumenbögen und den weichen Gaumen übergreifen. Süßlicher Fötor ex ore, deutlich geschwollene druckdolente harte Kieferwinkellymphknoten.

Sicherung der Diagnose. Bakteriologischer Abstrich unterhalb der festhaftenden Tonsillen. Bei gewaltsamem Entfernen der festhaftenden Beläge erscheint eine darunterliegende blutige Fläche.

Therapie. Diphtherie-Antiserum, antibiotische systemische Behandlung, Bettruhe.

Verlaufskontrolle. Klinische Kontrollen (Inspektion), Abstrichkontrollen, Kontrollen der Herz- und Kreislauffunktion sowie der Nierenfunktion.

Scharlach

Ätiologie/Pathogenese. Bakterielle Infektion mit Streptokokken Typ A, die genügend erythrogenes Toxin bilden.

Klinik. Deutlich geschwollene, tiefrot gefärbte Tonsillen und Rachenschleimhaut. Später Angina lacunaris, palpable geschwollene regionale Lymphknoten, starkes Fieber und starkes Krankheitsgefühl. Zunächst weiße, nach Abstoßen des starken weißlichen Belages der Zunge, rote Himbeerzunge, nach 1–2 Tagen Auftreten des typischen Scharlachexanthems mit Aussparung des perioralen Munddreiecks. Ca. 8 Tage später schleierartige Hautschuppung.

Sicherung der Diagnose. Abstrich und bakteriologische Untersuchung auf hämolytische Streptokokken A, Leukozytose mit Linksverschiebung, in ganz unklaren Fällen Dick-Test als Immunitätstest.

Therapie. Hochdosiert Penicillin systemisch. Lokale antiseptische Behandlung.

Verlaufskontrollen. Klinische Kontrollen, Kontrollen des Blutbildes, Ausschluß eines selten vorkommenden toxischen Myokardschadens.

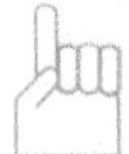

Angina Plaut-Vincenti

Ätiologie. Bakterielle Infektion mit Spirochäten und fusiformen Stäbchen.

Klinik. Einseitig stark vergrößerte Tonsille mit Verdrängung des vorderen Gaumenbogens und großem kraterförmigen, fibrinösbelegten Ulkus. Wenig Schmerzen, evtl. fremdkörperähnliches Gefühl im Rachenraum. Kaum Krankheitsgefühl, fast kein Fieber. Nichtschmerzhafte Schwellung der regionalen Lymphknoten.

Sicherung der Diagnose. Abstrich und bakteriologische Untersuchung.

Therapie. Systemische Penicillinbehandlung, lokale Applikation von stark verdünnter Chromsäure.

Verlaufskontrolle. Häufige Inspektionen des Lokalbefundes, Kontrollabstriche.

Weitere, seltene Differentialdiagnosen

DD

- Neuralgie des Nervus laryngius superior
- Halsrippensyndrom (Kostoklavikuläres Kompressionssyndrom)
- Mediane oder laterale Halszysten
- Plummer-Vinson-Syndrom
- Beteiligung des Pharynx bei der Sklerodermie
- Bursitis pharyngealis
- Pharyngeale Mitbeteiligung bei allergischen Erkrankungen

Zum Fallbeispiel

In dem vorliegenden Falle handelte es sich um eine virusbedingte Pharyngitis, die unter symptomatischer Therapie zeitgerecht abheilte.

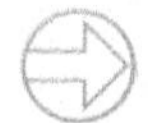

18.1.6 Allgemeine anliegenbezogene Maßnahmen

Obwohl dem sehr häufig vorgetragenen Patientenanliegen Halschmerzen meist eine harmlose Ätiologie zugrunde liegt, können doch in einigen Fällen schwerwiegendere oder sogar bösartige Ursachen für die Krankheitserscheinungen verantwortlich sein. Eine Verlaufskontrolle bei allen unklaren Krankheitserscheinungen oder bei protrahierten Verläufen zur Einleitung adäquater Maßnahmen ist also angebracht. Unter Umständen kann also ein „gesundes Mißtrauen" des Arztes ein Patientenleben retten.

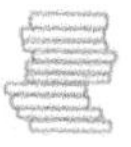

Literaturhinweise

Beck Ch (1989) Differentialdiagnose: HNO-Krankheiten. Enke, Stuttgart

Harnack GA von, Heimann G (Hrsg) (1990) Kinderheilkunde, 8. Aufl. Springer, Berlin Heidelberg New York Tokyo

Weerda H (1989) Hals-Nasen-Ohrenheilkunde, Stuttgart

18.2 Heiserkeit

M. Fischer

Vorbemerkung

Heiserkeit wird als sehr belastend empfunden, zumal durch ihr Bestehen der soziale Kontakt unmittelbar gestört ist. Häufig liegt eine Arbeitsunfähigkeit vor. Heiserkeit ist stets Ausdruck einer Erkrankung bzw. Beteiligung des Larynx und beruht auf einem sehr breiten ätiologischen Spektrum; die wichtigsten Veränderungen sind entzündlicher, nervaler sowie tumoröser Natur. Primäre Untersuchungsmethode ist die indirekte Laryngoskopie, die in der Regel vom HNO-Arzt durchgeführt wird.

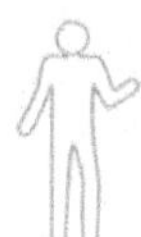

18.2.1 Fallbeispiel

Ein 67jähriger Patient kommt nach langen Jahren erstmals wieder in die Praxis. Er klagt über eine seit etwa 1½ Monaten bestehende, langsam zunehmende Heiserkeit, anfangs ohne, jetzt mit leichten Schluckbeschwerden, und manchmal auftretenden, tendenziell schlimmer werdenden Atembeschwerden. Er müsse sich häufig räuspern, was aber zu keiner wesentlichen Besserung führe.

Der seit Jahren berentete, ehemalige Lackierer in der Automobilindustrie gibt an, seit dem 17. Lebensjahr kontinuierlich geraucht zu haben, zuletzt etwa 20 Zigaretten pro Tag, was er jedoch, um seine Stimme zu schonen, jetzt reduziert habe.

Der Patient befindet sich in einem guten Ernährungszustand, jedoch in einem leicht reduzierten Allgemeinzustand. Er klagt über Antriebslosigkeit, gehe seinem sonst gerne ausgeführten Hobby nun kaum mehr nach und fühle, daß mit ihm „irgendetwas nicht stimmt".

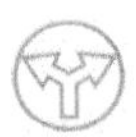

18.2.2 Differentialdiagnostisches Grobraster

Ursächlich kommen in Frage:

- Nicht entzündliche Reizzustände (z.B. inhalierte Reizstoffe)
- Entzündliche Veränderungen
- Intralaryngeale Raumforderungen (z.B. Karzinom, Polyp)
- Extralaryngeale Raumforderungen (z.B. Struma, Ösophagusprozesse)
- Neurogene Ursachen (z.B. Rekurrensparese bei Aortenaneurysma, Mediastinaltumor)
- Medikamentennebenwirkungen (z.B. hormonelle Therapie, Diuretika)
- Erkrankungen anderer Organe (Bronchialkarzinom, chronische Bronchitis)

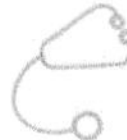

18.2.3 Primärdiagnostik

Anamnese

Richtungsweisend für die Verdachtsdiagnose sind bereits anamnestische Angaben, welche zusammen mit weiteren Informationen wie Alter, Geschlecht, Beruf, Alkohol- und Nikotinkonsum sowie der Medikamentenanamnese wertvolle Hinweise geben können.

- ***Akut auftretende Heiserkeit*** (fakultativ mit Husten, Fieber, Halsschmerzen) spricht für eine akute Laryngitis im Rahmen einer Infektion der oberen Luftwege (meist viraler Genese, mit und ohne bakterieller Superinfektion).
- Nach ***Überbeanspruchung*** (z.B. lautes Reden, Singen) ergibt sich der Verdacht auf einen zur Heiserkeit führenden Reizzustand der Stimmbänder. Chronische und physiologische Beanspruchungen können zur Ausbildung sog. „Sänger"- (bei Kleinkindern: „Schreier"-) -Knötchen führen.
- ***Unvermittelt aufgetretene Heiserkeit*** lenkt den Verdacht grundsätzlich in Richtung eines neoplastischen Geschehens, dessen Hauptsymptomatik anfangs isolierte, oft 3–4 Wochen bestehende Heiserkeit darstellt.

Die Anamnese richtet sich weiter auf Schluckbeschwerden (Ösophagusprozeß), Grunderkrankungen (z.B. Lymphschilddrüsenerkrankungen oder -Operationen) und Medikamente (z.B. Diuretika).

Körperliche Untersuchung
Um die Ursache der Heiserkeit festzustellen, bedarf es grundsätzlich des *Spiegelbefunds*. Er ist neben der sorgfältig erhobenen Anamnese der wichtigste Schlüssel für die Diagnosestellung bzw. -sicherung. Dieses bedeutet meistens, den Patienten zur endgültigen Klärung an den HNO-ärztlichen Kollegen zu überweisen: weiterhin Allgemeinzustand, Hinweise auf Dyspnoe, Stridor, Fieber.

Inspektion der Mundhöhle und des Rachens. Inspektion und Palpation der Halsregion (Schilddrüse, Lymphome, obere Einflußstauung), Thoraxorgane, insbesondere Lungenbefund (chronische Bronchitis, Hinweise auf Karzinom).

Technische Untersuchungen
Bei unauffälligem Kehlkopfspiegelbefund:
Rö-Thorax, Schilddrüsendiagnostik, ggf. Ösophagoskopie veranlassen.

18.2.4 Entscheidung über nachfolgende Maßnahmen

- Eine ***Überweisung*** sollte grundsätzlich dann geschehen, wenn sich gemäß der anamnestischen Angaben des Patienten keine hinreichenden Verdachtsmomente für einen akuten entzündlichen Prozeß bzw. Reizzustand ergeben und der Allgemeinmediziner eventuell laryngoskopisch auf unklare Befunde trifft bzw. sich nach einigen Tagen nach Therapieeinleitung keine signifikante Besserung einstellt. Bei der weiteren Klärung durch den HNO-Arzt steht der Tumoraausschluß im Vordergrund.
- Bei akuter unspezifischer Laryngitis entsprechende Behandlung (s. unten).
- Je nach Stimmbelastung Ausstellung einer Arbeitsunfähigkeitsbescheinigung.
- Ausschaltung schädigender Noxen bei chronischen Schadstoffeinwirkungen. Eine chronisch unspezifische Laryngitis kann als Anlaß zum Nikotinentzug (s. auch Kap. 34) genutzt werden.

18.2.5 Differentialdiagnostik

Akute Laryngitis

Ätiologie/Pathogenese. Bakteriell oder viral, symptomatisch bei Influenza, Masern, Diphtherie oder als Folge von inhalierten Reizstoffen.

Klinik. Schleimhaut im Rachen und Kehlkopf gerötet, Heiserkeit, Rauhigkeitsgefühl und Halskratzen, häufig Husten.

Sicherung der Diagnose. Spiegelbefund, klinisches Bild.

Therapie und Verlaufskontrolle

- Stimmschonung
- Rauchverbot
- Vermeiden scharfer Gewürze
- Lokale Wärmeapplikation (Rotlicht, heiße Umschläge, warme Getränke)
- Dampfinhalation unter Zusatz von Kamille oder Salbei (wirkt auch gegen oft begleitendes Kitzeln im Hals sowie Trockenheit und Schmerzen), ggf. Hustensaft.
- Weitergehende Maßnahmen, wie Antibiotikagabe bei bakteriellen Mischinfektionen bzw. zur Behandlung von Allgemeininfektionen, können die Symptomatik nicht nur schneller bessern, sie sollen auch die möglichen Folgen einer bleibenden myopathischen Schädigung vor allem des Musculus vocalis nach entzündlich infiltrativer Myositis verhindern.

Chronische unspezifische Laryngitis

Ätiologie/Pathogenese. Als Folge rezidivierender akuter Laryngitiden, Exposition gegenüber chronischer Einwirkung von Staub, Rauch, sonstigen inhalativen Reizstoffen, chronische Sinusitis, Nikotinabusus, behinderte Nasenatmung, relative Überbeanspruchung der Stimme bzw. falsche Stimmtechnik.

Klinik. Rauhe belegte Stimme bis Heiserkeit, Reizhusten, Trockenheitsgefühl im Hals.

Sicherung der Diagnose. Spiegelbefund, Karzinomausschluß.

Therapie und Verlaufskontrolle

- Entspricht im Prinzip der akuten Form, kann aber zusätzlich mit einer Feuchtinhalation von Emser-Salz unterstützt werden.
- Des weiteren sollte versucht werden, eine mögliche schädigende Noxe als solche zu erkennen und auszuschalten (chronische Überbeanspruchung, Nikotin, spezifische Arbeitsplatzbelastungen, Freizeitbetätigungen).
- Eventuell kann sich ein Kuraufenthalt als heilsam erweisen.

Kehlkopfkarzinom

Ätiologie/Pathogenese. Nachgewiesener Einfluß von Rauchen und Alkohol.

Epidemiologie. Männliches Geschlecht weit überwiegend, vor allem höhere Altersgruppen betroffen. Zunehmende Häufigkeit, zunehmend auch in jüngeren Lebensaltern beobachtet. Als gefährdete Berufsgruppen gelten Kellner, Wirte und Kraftfahrer.

Klinik. Zentrales Symptom ist eine konstante Heiserkeit. Zusatzsymptome wie Husten, Kratzen, Halsschmerzen, Rauhigkeitsgefühl fehlen in der Regel, so daß die Monotonie der Symptomatik eher typisch ist.

Sicherung der Diagnose. Spiegelbefund und histologisches Ergebnis.

Therapie und Verlaufskontrolle. Entsprechend der Prognose und den Handlungsmöglichkeiten wird zwischen supraglottischem, glottischem und subglottischem Karzinom unterschieden. Bei Carcinoma in situ Abtragung des Stimmlippenepitels. Beim Stimmlippenkarzinom Thyreotomie und Exstirpation der Stimmlippe oder Anwendung radiologischer Methoden. Sonst Teil- oder Totalexstirpation des Kehlkopfs. Bei nachgewiesenen Metastasen Neck dissection mit anschließender Bestrahlung. Insgesamt relativ gute Prognose, selbst bei nachgewiesenen Metastasen noch 50–70 % 5-Jahres-Heilungen nach Behandlung.

Kehlkopfpolyp (Stimmlippenpolyp, Stimmlippenfibrom)

Ätiologie/Pathogenese. Entzündliche Ursache wird angegeben.

Klinik. Heiserkeit, typisch Diplophonie (Doppelstimme).

Sicherung der Diagnose. Spiegelbefund und histologischer Karzinomausschluß.

Therapie und Verlaufskontrolle. Operative Entfernung.

Sängerknötchen

Ätiologie/Pathogenese. Falsche Stimmtechnik, Überbeanspruchung, rezidivierende Katarrhe.

Epidemiologie. Angehörige von Berufsgruppen mit starker Stimmbelastung, bei Kleinkindern als „Schreier"-Knötchen.

Klinik. Heiserkeit, rauhe, nicht mehr belastungsfähige Stimme (hyperfunktionelle Dysphonie), evtl. Diplophonie.

Sicherung der Diagnose. Spiegelbefund, histologisch Karzinomaausschluß.

Therapie und Verlaufskontrolle. Logopädische Schulung, Stimmschonung, meist Spontanremission.

Epiglottitis (Larynxödem, Glottisödem)

Ätiologie/Pathogenese. Vor allem bei Kindern, gelegentlich auch bei Erwachsenen, kann es im Verlauf eines allergischen Geschehens, einer Virusinfektion oder Infektion mit gramnegativen Keimen (Haemophilus influaenzae) sowie bei einer Zungengrundangina und nach Insektenstichen zu einer ödematös-entzündlichen Schwellung oder Ausbildung eines Abszesses der Epiglottis kommen.

Klinik. Bei Erwachsenen können auch sekundär infizierte laryngeale Tumoren, Bestrahlungsfolgen sowie obere Einflußstauungen (Herzinsuffizienz, mediastinale Tumoren) zur Ausbildung eines Larynxödems führen.

Symptome hierbei sind – neben der heiser-rauhen Stimme – ein ausgeprägter inspiratorischer Stridor, starke Schmerzen beim Schlucken, ein vermehrter Speichelfluß sowie die rasch zunehmende Atemnot.

Sicherung der Diagnose. Klinisches Bild, differentialdiagnostisch ist die Epiglottitis von der akuten, stenosierenden Laryngitis (Pseudokrupp, Laryngitis subglottica, stenosierende Laryngo-Rachitis) abzugrenzen. Diese tritt jedoch bei Kindern meist nachts auf, wird von einem charakteristischen bellenden, rauhen Husten begleitet und geht nicht mit Heiserkeit einher.

Therapie. Zur Beseitigung der Atemnot:
- Hochdosierte Kortisongabe (vor allem bei allergischer Ursache schnell wirksam)
- Kalziumgabe (umstritten), Antihistaminikum
- Bei akut-entzündlichem Geschehen: zusätzlich hochdosierte Breitspektrumantibiotikum-Gabe.

Bei bedrohlichen Verläufen mit anhaltender Erstickungsgefahr:
- Intubation

Bei Abszessen:
- Stichinzision, selten Tracheotomie erforderlich.

Bei Kleinkindern und Säuglingen stellt die Epiglottitis grundsätzlich eine akute Lebensbedrohung dar, die die sofortige Alarmierung des Notarztwagens (in größeren Städten und Ballungsräumen mitunter eines bereits spezialisierten Kindernotarztwagens) erforderlich macht. Es sollten im außerklinischen Bereich soweit als möglich auf das Kind ängstigende Maßnahmen (Trennung von der Mutter/Bezugsperson, Legen eines venösen Zugangs, sowie Inspektion mit dem Spatel, Laryngoskopie usw.) verzichtet werden. So könnten mitunter ohne Intubation, die jetzt erschwert ist, nicht mehr zu beherrschende Verläufe provoziert werden.

Weitere seltene Differentialdiagnosen

Zu den selteneren Ursachen einer Heiserkeit zählen laryngeale Beteiligungen an
- sämtlichen Formen spezifischer Entzündungen (Tuberkulose, Syphilis)
- Lepra,
- Diphtherie.

Iatrogen durch:
- Intubation
- Ösophago-Gastro-Duodenoskopie

- Post-OP (Strumektomie mit N. Rekurrensparese)
- Stimmbandzysten
- Stimmbandfurche
- Botulismusintoxikation
- Hormonelle Therapie eines rezeptorpositiven Mammakarzinoms
- Endokrinologische Erkrankungen (Hypothyreose, Akromegalie)
- Kortisontherapie

Zum Fallbeispiel
Bei dem Patienten wurde vom HNO-Arzt nach einer Probebiopsie die Diagnose eines isolierten Stimmlippenkarzinoms gestellt. Es erfolgte eine Operation, und z.Zt. wird im Rahmen der Rehabilitation das Erlernen der Ösophagusersatzsprache angestrebt.

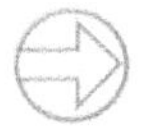

18.2.6 Allgemeine anliegenbezogene Maßnahmen

Im Vordergrund der ärztlichen Verantwortung steht die rasche Klärung einer Heiserkeit. Sie ist um so dringlicher indiziert, je länger die Heiserkeit besteht. Sozusagen als „Faustregel" gilt: Jede länger als 3 Wochen anhaltende Heiserkeit ohne hinreichende erklärende Begleitsymptomatik ist potentiell tumorverdächtig und bedarf der Klärung.

Wird bei einem Patienten ein Karzinom diagnostiziert (isolierte Stimmlippenkarzinom, sog. inneres Kehlkopfkarzinom, Hypopharynxkarzinom, wobei das isolierte Stimmlippenkarzinom die beste, das Hypopharynxkarzinom die schlechteste Prognose aufweist), so muß der Hausarzt versuchen, seinen Patienten zu der – stets verstümmelnden und mit dem plötzlichen Verlust der physiologischen Stimme verbundenen – Operation bzw. der belastenden Strahlen- und Chemotherapie zu motivieren. Maßnahmen, wie der Verweis auf Rehabilitationsmöglichkeiten (speziell logopädische Schulung, sog. Ösophagusstimme) stehen im Vordergrund der begleitend-beratenden Tätigkeit. Hierbei kann es sinnvoll sein, die Hilfe einer Selbsthilfegruppe (Bundesverband der Kehlkopflosen e.V.) in Anspruch zu nehmen. Diese klären den Patienten, z.B. im persönlichen Gespräch, über Möglichkeiten und Perspektiven auf.

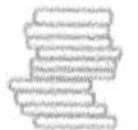

Literaturhinweise

Boenningaus HG (1990) Hals-Nasen-Ohren-Heilkunde, 8. Aufl. Springer, Berlin Heidelberg New York Tokyo

Huhnstock K, Kutscha W, Dehmel H (Hrsg) (1984) Diagnose und Therapie in der Praxis, 5. Aufl. Springer, Berlin Heidelberg New York Tokyo

Schettler G (Hrsg) (1987) Taschenbuch der praktischen Medizin, 10. Aufl. Thieme, Stuttgart New York

18.3 Kloß im Hals

W. Schlopsnies

Vorbemerkung

Das subjektive Gefühl eines Kloßes oder eines Klumpen in der Kehle oder im vorderen Halsbereich wird in der HNO- oder Hausarztpraxis recht häufig von Patienten geäußert. Bei einem derartigen Anliegen wird spontan an einen sog. „Globus nervosus“ bzw. „Globus hystericus“ gedacht. Dieser Begriff deutet schon auf relativ häufige psychische Ursachen dieses Symptoms hin. Hier gilt aber besonders das alte medizinische Lehrprinzip, bevor nämlich eine psychische Ursache angenommen werden kann, sollten ernsthafte organische Ursachen ausgeschlossen sein. Das Globusgefühl kann sowohl Begleitsymptom sein als auch als störender oder beängstigender Beschwerdekomplex allein von den Patienten geäußert werden. Der subjektive Leidensdruck sollte nicht unterschätzt werden.

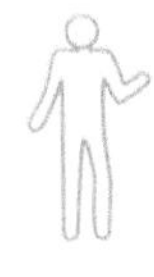

18.3.1 Fallbeispiel

Eine 35jährige Frau kommt in die Sprechstunde und gibt an, daß sie seit 2–3 Tagen ein Engegefühl im Halsbereich verspüre, sie sei in diesem Zeitraum auch sehr unruhig gewesen und habe Schlafstörungen gehabt. Als mögliche Ursache für diese Störung gibt sie an, daß sie die schwere Krebskrankheit ihrer etwas älteren Schwester seelisch sehr belastet habe. Ihre Schwester sei vor kurzem an diesem Krebsleiden verstorben. Aus der Anamnese konnten ernsthafte Erkrankungen nicht erfahren werden, sie sei Nichtraucherin, nehme nur gelegentlich alkoholische Getränke zu sich, trinke aber 4–5 Tassen Kaffee pro Tag.

Bei der Untersuchung fand sich eine altersentsprechende schlanke Frau in gutem Allgemeinzustand. Bei der körperlichen Untersuchung konnte ein krankhafter Befund nicht erhoben werden. Insbesondere konnte kein pathologischer Tastbefund im Bereich der Mundhöhle, dem lymphatischen Rachenring, der Schilddrüse oder der Beweglichkeit der Halswirbelsäule gefunden werden. Auf gezielte Befragung gab die Patientin einen normalen Appetit ohne auffälligen Gewichtsverlust an, sie kör[illegible] auch ohne Probleme etwas weniger gut gekaute Nahrungsbestandteile s[illegible]cken, das Kloßgefühl verschwinde danach sogar. Auch nach Genuß von Speiseeis gehe es zurück. Erkältungsbeschwerden habe sie weder zur Zeit noch innerhalb der letzten 4 Wochen gehabt.

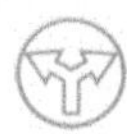

18.3.2 Differentialdiagnostisches Grobraster

Bei Symptomen wie Globus- oder Engegefühl im Halsbereich sollten zunächst organische Ursachen ausgeschlossen werden. Ein entsprechender Symptomenkomplex kann auftreten bei:

- Schilddrüsenerkrankung (z.B. Isthmusstruma)
- Fehlstellungen bzw. Verschleißschäden der Halswirbelsäule (Skoliose, Spondylose, Osteochondrose)
- Tumoren (z.B. Epiglottis- und Hypopharynxkarzinom)
- Fremdkörpern im Bereich der Speiseröhrenenge
- Skelettmuskelerkrankungen (Myasthenia gravis, Myotonia dystrophica, Poliomyelitis)
- Zenker-Divertikel
- Chronischen Entzündungen im Halsbereich (z.B. Pharyngitis, Zungengrundangina mit Kehlkopfödem)

Auch eine echte ösophageale Dysphagie kommt differentialdiagnostisch in Frage und nicht zuletzt der ***Globus nervosus*** auf dem Boden von emotionalen Spannungszuständen oder anderen psychiatrischen Erkrankungen.

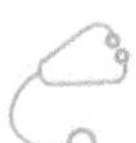

18.3.3 Primärdiagnostik

Anamnese

Die gezielte Anamnese kann oft schon entscheidende Hinweise auf Krankheitsbilder oder auch auf das weitere Vorgehen geben. Es interessiert, ob dieses Globusgefühl bei bestimmten Körperhaltungen, in Abhängigkeit von der Nahrungsaufnahme, im Zusammenhang mit häufigem Erbrechen oder Austrocknen der Kehle, in Verbindung mit Angstzuständen oder anderen emotionalen Belastungen auftritt. Vor allen Dingen sollte nach der Zeitdauer dieses Symptoms gefragt werden. Wenn es z.B. akut unter irgendeiner psychischen oder körperlichen Belastung auftritt und schnell wieder verschwindet, hat es nicht den gleichen Stellenwert, als wenn es schon mehrere Monate, möglicherweise mit zunehmender Tendenz, persistiert.

Körperliche Untersuchung

- Allgemeinzustand
- Lokalbefund (Schilddrüse, Halslymphome, Phonation, regionaler Gefäßstatus, HWS, knöcherner oberer Thorax)
- Abdomineller Befund bei entsprechendem Verdacht (Ösophagusprozeß u.ä.)

Technische Untersuchungen

In der allgemeinärztlichen Sprechstunde läßt sich zumindest ein grober entzündlicher Prozeß ausschließen. Die üblichen Entzündungszeichen, wie

Fieber, entsprechende Blutbild- oder BKS-Veränderungen, sind relativ schnell zu eruieren. Bei entsprechend intensiver Symptomatik wird eine Röntgenuntersuchung der Thoraxorgane notwendig, ein Ösophagus-Breischluck, eine entsprechend sonographische Untersuchung und selbstverständlich eine Überweisung zum HNO-Facharzt. Auch gehört eine röntgenologische Untersuchung in mehreren Ebenen der Halswirbelsäule zur Primärdiagnostik.

18.3.4 Entscheidung über nachfolgende Maßnahmen

- Schon vor einer HNO-ärztlichen Untersuchung kann es nötig werden, den Patienten einer weiterführenden ***klinischen Behandlung*** zuzuführen, wenn z.B. bei der röntgenologischen Untersuchung der Lungen oder des Ösophagus ein Tumorleiden erkannt wird.
- Die im mittleren bis höheren Lebensalter relativ häufigen degenerativen Schäden der Halswirbelsäule, die bei der Röntgenaufnahme offenbar werden, dürfen aber nicht dazu führen, daß die Überweisung zum HNO-Arzt unterbleibt. Hier muß in jedem Fall ein lokaler Prozeß ausgeschlossen werden.
- Auch eine ***Notfallsituation*** kann bei dem Symptom Globusgefühl gelegentlich auftreten, z.B. ganz akut beim Bolus (unfreiwilliges Verschlucken von unzerkauten groben Nahrungsbestandteilen oder anderen Fremdkörpern) oder auch beim Gottisödem entzündlicher oder allergischer Genese. Hier hilft nur situationsgerechtes, schnelles ärztliches Handeln bzw. sofortige Klinikeinweisung.
- Bei offensichtlich nicht akuten Beschwerden, die z.B. durch die Halswirbelsäule oder die Skelettmuskulatur verursacht wird oder auch beim Globus nervosus, wird schon das beruhigende Gespräch eine Besserung bringen können. Zumindest ist es vordringlich, die Angstsymptomatik zu lindern. Der Ausschluß einer ernsten Erkrankung ist hier schon die beste Therapie.

DD 18.3.5 Differentialdiagnostik

Globus nervosus

Ätiologie/Pathogenese. Bei dem sog. Globus nervosus bzw. Globus hystericus ist eine spezifische Ätiologie oder ein physiologischer Mechanismus nicht bekannt. Einige Untersuchungen lassen vermuten, daß ein erhöhter Druck am Musculus cricopharyngeus (dem oberen Ösophagussphinkter) oder eine abnorme hypopharyngeale Motilität während der Zeit der Symptome besteht. Das Globusgefühl ist wahrscheinlich eine physiologische Manifestation gewisser emotionaler Zustände. Es steht in keinerlei Verbindung mit einer psychiatrischen Erkrankung; manche Menschen haben eine möglicherweise angeborene oder auch erlernte Disposition, in dieser Weise zu reagieren. Die Gesamtpersönlichkeit solcher Patienten zeigt neurasthenische bzw. hypochondrische Züge. Aber auch bei Krebsangst, Streß- und Überforderungssituationen und häufig bei Frauen in einer hormonellen Übergangsphase (Pubertät, Geburt, Klimakterium) tritt eine ähnliche Symptomatik auf.

Klinik. Typisch für einen Globus ist die anamnestische Angabe, daß die Speisen glatt hinunter gehen, das Leerschlucken jedoch Schwierigkeiten bis Schmerzen verursacht. Es besteht oft ein Mißverhältnis zwischen geringfügigem objektiven Befund und der bedrohlich geschilderten Stärke der Beschwerden.

Es muß aber nochmals betont werden, daß dieses Globusgefühl nur angenommen werden darf, wenn ein organisches Halsleiden durch besonders genaue Untersuchung eindeutig ausgeschlossen wurde.

Therapie. Eine lokale Therapie, z.B. im Rachenraum, ist nur sinnvoll, wenn eine örtliche Pharyngitis vorliegt. Wichtig ist das klärende, informierende und angstlösende Gespräch.

Zum Fallbeispiel
In dem oben beschriebenen Patientenbeispiel handelte es sich um einen Globus nervosus, da organische Erkrankungen ausgeschlossen werden konnten und eine enge Korrelation zu emotionalen Spannungszuständen nachzuweisen war.

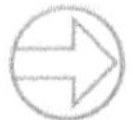

18.3.6 Allgemeine Maßnahmen

Der Allgemeinarzt und auch der HNO-Arzt wird häufiger Patienten betreuen, die wiederholt derartige Beschwerden äußern. Bei einer entsprechenden psychischen Konstitution, besonders verbunden mit ausgeprägter Krebsangst, werden längere Beratungen notwendig. Nicht bei jedem Rezidiv kann eine komplette Diagnostik wiederholt werden; es liegt jetzt an der Erfahrung des Arztes, hier unter Abwägung aller Kriterien die Einschätzung vorzunehmen, ob ein ernsthaftes Krankheitsbild vorliegt oder nur eine oberflächliche Symptomatik. Diese Beratungen können weitere Krankheitsfixierungen vermeiden helfen, ebenso eine Chronifizierung der Beschwerden. Hinweise auf eine entsprechende Lebensführung, Ernährung, Streßbewältigung, etc. werden sicher hilfreich sein.

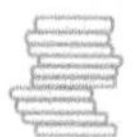

Literaturhinweise

Hamm H (1986) Allgemeinmedizin – Familienmedizin, 2.Aufl., Thieme, Stuttgart New York

Delius L (1966) Psychovegetative Syndrome. Thieme, Stuttgart New York

Ganz H (1981) HNO-Heilkunde in der Praxis. Edition Medizin, Weinheim

MSD – Manual (1988) der Diagnostik und Therapie, 4. Aufl. Urban & Schwarzenberg, München Wien Baltimore

Schettler G, Greten H (Hrsg) (1990) Innere Medizin, 8. Aufl. Thieme, Stuttgart New York

18.4 Schilddrüsenvergrößerung

F. Krause

Vorbemerkung

Viele Erkrankungen der Schilddrüse können bei frühzeitiger Entdeckung medikamentös behandelt werden. In der Bundesrepublik leiden zur Zeit über 1 Mio. Menschen an einer Erkrankung der Schilddrüse. Ca. jeder 6. Einwohner weist eine Form der Schilddrüsenvergrößerung auf. Es ist ein Symptom, hinter der sich viele Krankheiten der Schilddrüse verbergen können. Als meist erstem Ansprechpartner für dieses Patientenanliegen kommt dem Allgemeinarzt für das weitere Schicksal des Patienten eine Schlüsselrolle zu. Bei vielen Fällen einer vergrößerten Schilddrüse (Struma) kann bei einer rechtzeitigen Diagnose eine medikamentöse Therapie zum Erfolg führen und somit eine operative Intervention vermieden werden. Die Hauptursache einer Struma ist der in Deutschland endemische Jodmangel.

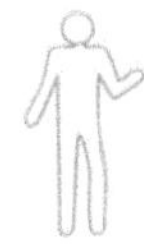

18.4.1 Fallbeispiel

Eine 25jährige Patienten stellt sich wegen einer seit ca. 2 Monaten bestehenden Halsumfangsvermehrung vor. Sie habe dieser Erscheinung zunächst keine Bedeutung beigemessen. Als dann aber auch Verwandte und Bekannte sie auf die immer mehr bemerkbare Veränderung hinwiesen, sei sie doch etwas besorgt geworden und komme deswegen zur Untersuchung. Sie berichtet über ein ganz leichtes Druckgefühl in der Halsgegend, irgendwelche Schmerzen habe sie nicht bemerkt, auch Schluckbeschwerden seien ihr nicht aufgefallen. Weitere körperliche Veränderungen habe sie ebenfalls nicht bemerkt. Bei der Erhebung der Eigenanamnese fallen keinerlei Besonderheiten auf, sie sei nie ernsthaft krankgewesen, Schilddrüsenerkrankungen in der Familie seien ihr nicht bekannt.

Lokalbefund: Sichtbare Schwellung im vorderen Halsbereich bei unauffälligem Hautbefund. Bei der Palpation ist die Schilddrüse vergrößert, gut schluckverschieblich und weist keinerlei Knotenbildungen auf. Ein *Schwirren* ist palpatorisch nicht festzustellen. Die Auskultation im Schilddrüsenbereich ist unauffällig, solches Schwirren ebenfalls nicht festzustellen. Die regionalen Lymphknoten sind palpatorisch nicht vergrößert. Eine Druckdolenz fehlt. Die übrige orientierende physikalische Untersuchung einschl. der Blutdruck- und Pulsmessung zeigt einen regelrechten Befund.

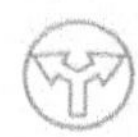

18.4.2 Differentialdiagnostisches Grobraster

Unterschiedliche Erkrankungen der Schilddrüse:

- Euthyreote Struma
  - eutop oder dystop gelegene Struma
  - diffuse Struma
  - einknotige oder mehrknotige Struma
- Struma (knotig oder diffus) mit Autonomie
- Vergrößerung der Schilddrüse durch Blutungen, durch Zystenbildungen oder nach Trauma
- Vergrößerung durch Immunthyreopathien
  - mit Hyperthyreose
  - mit Hypothyreose
- Schilddrüsenvergrößerungen durch nichtimmunologisch bedingte Entzündungen
- Schilddrüsenvergrößerung durch Tumore

Schilddrüsenvergrößerungen durch ***extrathyreoidale Ursachen***

- Neoplastisches Syndrom (Produktion TSH-ähnlicher Substanzen), Hypophysenadenom oder Blasenmole
- Akromegalie
- Jod-Fehlverwertungsstörungen
- Periphere Hormonresistenz
- Vergrößerung durch systematische Erkrankungen, Parasiten oder Lymphome

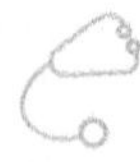

18.4.3 Primärdiagnostik

Anamnestische Angaben

- Seit längerer Zeit bemerkte langsam zunehmende Vergrößerung des Halsumfangs, evtl. leichte Behinderung des Schluckaktes, mäßiges Druckgefühl bei euthyreoten Strumaformen bis zum Größengrad II
- Deutliche Behinderung des Schluckaktes, Druck-, Enge- und Kloßgefühl, evtl. starke Mißempfindungen beim Tragen von Kleidungsstücken mit Kragen, Luftnot bei körperlicher Belastung, später auch in Ruhe bei Struma Größe III und weiter anhaltender Wachstumstendenz
- Zunehmende Unruhe, Schlaflosigkeit, Neigung zu Durchfällen, deutliche Affektinkontinenz (neuerliche Neigung zu Gefühlsausbrüchen, Schweißausbrüche),
  bei älteren Patienten uncharakteristische Änderung des Lebensgefühls, der Vigilanz, evtl. neuauftretende Herzrhythmusstörungen, uncharakteristische abdominelle Beschwerden bei hyperthyreoten Strumaformen
- Zunehmende Antriebsarmut, Konzentrationsschwäche, Desinteresse, Kälteempfindlichkeit, verwaschene Sprache, Verflachung der intellektuellen Fähigkeiten bei hypothyreoten Strumaformen

- Plötzlich aufgetretene Schmerzen im Halsbereich, Schluckbeschwerden, Krankheitsgefühl bei akuten Schilddrüsenentzündungen (Thyreoiditiden)
- Nach abgelaufenem grippalen Infekt zunehmende Schmerzen im Halsbereich, ausgeprägtes Krankheitsgefühl bei subakuten Schilddrüsenentzündungen
- Neuaufgetretene Knoten der Schilddrüse bei Schilddrüsentumoren (Cave Malignome, besonders nach vorausgegangenen Bestrahlungen der Halsregion)

Untersuchungsbefunde

- Sicht- und tastbare schluckverschiebliche Schwellung der vorderen Halspartie bei diffuser Struma
- Deutlich sichtbare und tastbare Schwellung der vorderen Halspartie mit palpatorisch abgrenzbarer Knotenbildung (einzelne Knoten oder multiple Knoten) bei Knotenstruma
- Sichtbare Schwellung der vorderen Halspartie mit oder ohne Knotenbildung, schweißfeuchte Haut, evtl. Exophthalmus seltener Lidschlag (Stellwag-Zeichen), Kovergenzschwäche (Möbius-Zeichen), Zurückbleiben des Oberlids (Gräfe-Zeichen), permanente Tachykardie von 100 bis 130, auffällige psychische und motorische Unruhe, prätibiale teigige Schwellung (Myxödem) bei Morbus Basedow
- Schwellung der vorderen Halsregion mit oder ohne Knotenbildung bei stumpfem Gesichtsausdruck, vermindert erscheinender Körpertemperatur, verlangsamtem Puls, trockener, kühler Haut, verlangsamter psychischer Reaktionsfähigkeit bei hypothyreoter Struma
- Schwellung und Schmerz im vorderen Halsbereich, evtl. mit geröteter Haut und starker Druckdolenz sowie Schwellung der regionalen Lymphknoten bei Schilddrüsenentzündungen

Technische Untersuchungsbefunde

BKS, Leukozyten erhöht bei Entzündungen der Schilddrüse, bei fortgeschrittenen Schilddrüsenmalignomen, bei Malignomen anderer Organe, die in die Schilddrüse metastasierend gestreut haben.

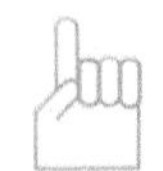

18.4.4 Entscheidungen über nachfolgende Maßnahmen

- ***Notfallmäßige Krankenhauseinweisung*** unter Begleitung eines Arztes bei begründetem Verdacht einer thyreotoxischen Krise
- ***TSH-Basalwertbestimmung*** zur Abschätzung des funktionellen Schilddrüsenstatus (En-, Hyper-, Hypothyreose). Ggf. ergänzend T_3, T_4, TRH-Test
- Einweisung in eine ***chirurgische Klinik*** bei großen trachealeinengenden Strumen, zur Enukleation eines szintigraphisch nicht speichernden Knotens (sog. kalter Knoten), zur Enukleation eines autonomen, dekompensierten Knotens (sog. heißer Knoten)

- Blutuntersuchung mit BKS, Differentialblutbild, T_3, T_4, TSH, Thyreoglobulinantikörper (TAK), mikrosomale Antikörper (MAK) schilddrüsenstimulierenden Anti-TSH-Rezeptor-Autoantikörper bei Verdacht auf immunologisch bedingte Schilddrüsenerkrankungen mit Hyper- oder Hypothyreose (z.B. M. Basedow, Hostimotothyreoidins)
- Überweisung zur ***Schilddrüsensonographie*** zur Klärung der Schilddrüsenmorphologie sowie Größenbestimmung einer Struma. ***Technetium-Szintigraphie*** zum Nachweis sog. heißer oder sog. kalter Knoten, zur Verlaufskontrolle nach Schilddrüsenoperation. Eventuell ultraschallgesteuerte ***Feinnadelbiopsie*** zur weiteren Differentialdiagnostik.

Vorläufige therapeutische Maßnahmen
- Anlegen einer Infusion, Propanolol und Thiamazol i.v., Glukokortikoide i.v., Blutdruckkontrollen, ggf. entsprechende Senkung bei gesicherter thyreotoxischer Krise
- Orale Jodidbehandlung bei kindlicher Struma
- Orale Behandlung mit Schilddrüsenhormonen bei diffuser Struma, bei benignen kleineren Knoten und iatrogener Struma sowie bei Hypothyreose (Substitutionsbehandlung)
- Einleitung einer Therapie mit Thyreostatika, evtl. in Kombination mit Betablockern bei Morbus Basedow.
- Orale antibiotische Behandlung und Antiphlogistika bei akuter und subakuter Thyreoiditis, bei subakuter Thyreoiditis zusätzliche Gabe von oralen Kortikoiden

DD 18.4.5 Differentialdiagnostik

Diffuse Struma

Ätiologie. Meist endemischer Jodmangel, kompensatorische Vergrößerung des Schilddrüsengewebes.

Epidemiologie. Ca. 15% der Bevölkerung betroffen. Frauen erkranken häufiger mit Betonung von Phasen hormoneller Umstellung.

Klinik. Homogene, gut schluckverschiebliche Schwellung im vorderen Halsbereich. Keine Spontanschmerzen, keine Druckdolenz.

Sicherung der Diagnose. Klinischer Befund: Blutchemischer Ausschluß einer Entzündung und einer hormonellen Dysbalance, sonographische (morphologische) Untersuchung, bei Unklarheit des damit erhobenen Befundes weitere szintigraphische Diagnostik.

Therapie. Einleitung einer Schilddrüsenhormonbehandlung.

Verlaufskontrolle. In regelmäßigen Abständen Halsumfangsmessungen, in großen Abständen Kontrolle der Schilddrüsenhormonspiegel, ggf. des

TSH-Spiegels, in jährlichen bis zweijährlichen Abständen evtl. Schilddrüsenszintigraphie.

Morbus Basedow

Ätiologie. Autoimmunologische Prozesse bei genetischer Determination.

Klinik. Struma, feuchtwarme Haut, Dauertachykardie, Blutdruckerhöhung, feinschlägiger Tremor der ausgestreckten Finger, häufig begleitende Orbitopathie (Exophthalmus, Retraktion des Oberlides, seltener Lidschlag), Gewichtsverlust, starke Nervosität, häufig ein Schwirren über der nur mäßig vergrößerten Schilddrüse.

Sicherung der Diagnose. Erhöhte Schilddrüsenhormonwerte (T_3, T_4), Suppresion von TSH, Diffus verminderte Echogenität beim Ultraschall der Schilddrüse, Mikrosomale-, TSH-Rezeptor-Antikörper

Therapie. Einleitung einer thyreostatischen Therapie, z.B. mit Carbimazol, bei fehlender Kontraindikation Gabe von Propanolol, bei persistierender Orbitopathie kommen spezielle Therapieverfahren, wie Glukokortikoidtherapie, Orbitaspitzenbestrahlungen, operative Maßnahmen in Frage.

Verlaufskontrolle. Regelmäßige klinische Kontrollen, EKG-Kontrollen sowie Kontrollen der Blutchemie (T_3, T_4-Test, TSH). Augenärztliche Kontrolle bei einer Orbitopathie.

Schilddrüsenkarzinom

Ätiologie. Ionisierende Strahlen im Halsbereich. Verdacht der endemischen Jodunterversorgung als mögliche Ursache.

Epidemiologie. Bei jüngeren Männern etwas höheres Risiko eines Schilddrüsentumors.

Klinik. Neuaufgetretene Schilddrüsenknoten (meist als Solitärknoten) mit eher raschem Wachstum. Bei fortgeschrittenen Fällen schlecht abgrenzbare derb-höckerige, meist schlecht verschiebliche Struma.

Sicherung der Diagnose. Sonographisch unregelmäßig begrenztes Areal von verminderter Echogenität. Szintigraphisch kalte Knoten. Sonographisch geführte Feinnadelpunktion, Emulation.

Therapie. Radikale Thyreodektomie. Ggf. Radio-Jod-Therapie. Danach Substitutionstherapie mit L-Thyroxin.

Verlaufskontrolle. Szintigraphische Verlaufskontrollen neben klinischer Kontrolle. Regelmäßige Bestimmung des Thyreoglobulinspiegels, Kontrollen des CEA und des Calcitoninspiegels.

Weitere seltenere Differentialdiagnosen

- Endokrine Neoplasie Typ Morbus Sippel
- Sarkome der Schilddrüse
- Metastasen bei extrathyreoidalen Tumoren, z.B. Bronchialkarzinom, Kolonkarzinom, hypernephroides Nierenkarzinom
- Eisenharte Struma Riedel

Zum Fallbeispiel

Nach Überprüfung der Schilddrüsenparameter (TSH basal, T_3, T_4) sowie dem Ausschluß von Entzündungszeichen (BKS Blutbild) erfolgte eine Überweisung zum Facharzt, wo nach zusätzlicher Schilddrüsensonographie eine diffuse euthyreote Struma diagnostiziert wurde. Zur Strumarückbildung wurde eine Therapie mit einem Thyroxinpräparat begonnen.

18.4.6 Allgemeine anliegenbezogene Maßnahmen

Nach der heutigen Ansicht sind euthyreote Strumen (diffus und knotig) auf einen besonders im Gebiet der Bundesrepublik Deutschland endemischen Jodmangel zurückzuführen. Eine generelle Jodsalzprophylaxe ist amtlicherseits in Deutschland nocht nicht eingeführt, wird aber immer wieder diskutiert. Durch den Allgemeinarzt sollte bei Beachtung der Kontraindikationen (Mobus Basedow, Schilddrüsentumore) ein privates Verwenden von jodiertem Speisesalz angeraten werden.

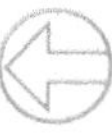

Literaturhinweise

Horster FA (1980) Zur Diagnostik und Therapie von Schilddrüsenkrankheiten, scripta medica merck 2/Merck, Darmstadt

Pfannenstiel P (1982) Therapie von Schilddrüsenerkrankungen, 3. Aufl. Henning, Berlin

Pfannenstiel P (1986) Schilddrüsenkrankheiten – Diagnose und Therapie. Grosse, Berlin

Schettler G, Greten H (Hrsg) (1990) Innere Medizin, 8. Aufl. Thieme, Stuttgart New York

19 Den Brustraum betreffende Anliegen

19.1 Atemnot

F. Krause

Vorbemerkung

„Atemnot“ als Patientenanliegen ist ein Symptom, das bei verschiedenen Erkrankungen der Lunge und der Pleura sowie des Herz-Kreislauf-Systems auftreten kann. Atemnot kommt sowohl bei Veränderungen des Säure-Basen-Haushaltes als auch bei Erkrankungen des knöchernen Stützapparates und bei Innervationsstörungen der Muskulatur vor. Durch eine Atemnot ***(Dyspnoe)*** fühlt sich der Patient in einer seiner Vitalfunktionen betroffen und reagiert daher fast immer mit ***Angst***. Insgesamt gesehen ist das mittlere und höhere Lebensalter wegen der dann vermehrt auftretenden Erkrankungen des Herzens etwas mehr betroffen.

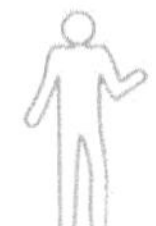

19.1.1 Fallbeispiel

Der Hausarzt einer 43jährigen Geschäftsfrau wird nachts notfallmäßig wegen einer plötzlich aufgetretenen Atemnot gerufen. Sie sei mit ihrem Ehemann von einer Feier nach mäßigem Alkoholgenuß zurückgekehrt, psychisch sei sie insgesamt etwas aufgeregt gewesen. Plötzlich hätte sich ihre Atemfrequenz deutlich gesteigert, zusätzlich hätten sich krampfartige Zustände, besonders in den oberen Extremitäten, aber auch an Beinen und Füßen und im Gesichtsbereich eingestellt. Wegen der Atemnot empfinde sie deutlich Angst. Der anwesende Ehemann der Patientin berichtet, daß solche Zustände sich in Abständen von Jahren schon einmal eingestellt hätten.

Der *Untersuchungsbefund* zeigt bei der Inspektion eine deutlich beschleunigte, abnorm tiefe, doch regelmäßige erscheinende Atmung. Die Arme sind gestreckt, beide Hände werden in ausgeprägter Form in der sog. Geburtshelferstellung gehalten. Die Zähne werden stark aufeinander gepreßt. Die angespannten Muskeln des Gesichts sind daher deutlich wahrnehmbar. Wegen dieser Muskelverspannung fällt der Patientin das Sprechen schwer, sie ist aber deutlich ansprechbar und antwortet auf die Fragen des Arztes mit Sprechversuchen und Zeichengeben. Der Puls ist auf 115/min beschleunigt, der Blutdruck mit 140/85 im Normbereich. Der übrige physikalische Untersuchungsbefund ist völlig regelrecht.

19.1.2 Differentialdiagnostische Vorüberlegungen

Erkrankungen der Atemwege:

- Erkrankungen und Anomalien des Kehlkopfes
- Neurogene Störungen
- Traumatische Veränderungen
- Fremdkörper
- Entzündungen
  - echter Krupp (Diphtherie)
  - Pseudokrupp (Laryngitis subglottica acuta, akute Epiglottitis)

Erkrankungen der Lunge und der Bronchien:

- Chronische Bronchitis mit intermittierender oder permanenter Obstruktion und/oder Emphysem
- Asthma bronchiale
  - Extrinsic-Asthma,
  - Intrinsic-Athma
- Bronchiektasen
- Pneumonien (einschl. Aspirationspneumonien)
- Einige Formen der Lungentuberkulose
  - Käsige Pneumonie
  - Zirrhotische Lungentuberkulose
  - Destroyed lung
- Lungenmykosen
- Exogen-allergische Alveolitiden
- Diffuse Lungenfibrosen
  - Hamman-Rich-Syndrom
  - Lungenfibrose bei rheumatischen Erkrankungen
  - Lungenfibrose bei M. Boeck
  - Strahlenfibrosen
- Pneumokoniosen
- Lungenödem
  - Akutes toxisches Lungenödem
- ARDS (Schocklungensyndrom des Erwachsenen)
- Tumoröse Erkrankungen der Lungen und der Bronchien
  - Benigne Lungentumoren (z.B. Hämangiom),
  - Benigne Lungentumoren mit sehr seltener Entartungsneigung, z.B. Fibrome, Lipome, Hamartome
  - Tumoröse Erkrankungen mit bekannter Malignitätsneigung, z.B. neurogene Lungentumore und Bronchusadenome,
  - Eindeutig maligne Tumore, z.B. Bronchialkarzinom, Lungensarkome, Alveolarzellkarzinome,
  - Tumormetastasen
- Lungenembolien und Lungeninfarkte

Erkrankungen der Pleura:

- Pneumothorax
  - Spontanpneumothorax,
  - Traumatischer Pneumothorax mit den Sonderfällen Spannungspneumothorax und/oder Mediastinalemphysem
- Ausgedehnte Pleuraergüsse
- Pleuritiden
  (Atemnot durch schmerzbedingte Hypoventilation)
- Tumoren der Pleura
  (Mesotheliom)

Kardiale Erkrankungen:

- Chronische Herzinsuffizienz
- Akutes Linksherzversagen mit Lungenödem
- Angeborene oder erworbene Klappenvitien
- Perikarditis
- Perikardtamponaden
- Concretio pericardii
- Myokarditiden
- Stoffwechselbedingte Myokardiopathien
  - Schilddrüsenerkrankungen
- Kardiomyopathien

Erkrankungen des Mediastinums:

- Mediastinitis
- Traumafolgen
  - Bronchialabrisse
  - Mediastinalemphysem

Innervationsstörungen der Atemmuskulatur:

- Poliomyelitis
- Querschnittslähmungen
- Polyneuropathien

Einschränkung der Thoraxbewegungen:

- Adipositas (Pickwick-Syndrom)
- Traumafolgen
- Altersbedingte Veränderungen des knöchernen Thorax
- Erkrankungen der (Brust)-Wirbelsäule
- M. Bechterew

Metabolisch bedingte Atemnot:

- Herabgesetzter Sauerstoffgehalt der Atemluft
- Andere Veränderungen der Luftzusammensetzung
- Erhöhter Sauerstoffverbrauch bei vermehrter körperlicher Arbeit
- Veränderungen im Säure-Basen-Haushalt (z.B. diabet. Ketoazidose)

Psychisch bedingte Atemnot

- Hyperventilationstetanie
- Starke Gemütsbewegungen

19.1.3 Primärdiagnostik

Anamnestische Angaben

- Plötzlich aufgetretene Atemnot, meist nach psychischer Erregung mit Krampfzuständen der Hände und Arme, in einigen Fällen auch im Bereich der unteren Extremitäten und der Gesichtsmuskulatur bei Hyperventilationstetanie
- Sehr plötzlich, ***spontan aufgetretene Dyspnoe*** häufiger bei jungen Männern bei ***Spontanpneumothorax***
- Schon seit längerer Zeit bestehende ***Belastungsdyspnoe***, evtl. mit sich verstärkender Tendenz, bei chronischer ***Herzinsuffizienz*** sowie bei beginnender Dekompensation von Klappenfehlern und Kardiomyopathien
- Schon seit längerer Zeit wiederauftretende ***Anfälle von Atemnot***, bei denen besonders das ***Exspirium behindert*** und verlängert ist, evtl. jahreszeitlich-bedingte Häufung der Anfälle, bei ***Asthma*** und ***obstruktiver chronischer Bronchitis***.
- Trauma (z.B. schwere Thoraxprellungen) mit nachfolgender Atemnot bei Pneumothorax (Spannungspneumothorax), Bronchialabrissen ggf. mit nachfolgendem Mediastinalemphysem
- ***Starkes Krankheitsgefühl, Fieber***, sich zunehmend verschlechternder Allgemeinzustand, starker Husten, Bettlägerigkeit, langsam zunehmende Atemnot bei schweren ausgedehnten ***Pneumonien***
- Plötzlich auftretende ***starke Dyspnoe*** begleitet von ausgeprägten ***Tachykardien***, oft verbunden mit Todesangst, evtl. mit Bewußtseinsverlust bei ***Lungenembolie*** und bei Linksherzversagen mit ***Lungenödem***

Untersuchungsbefund

- Auffällig ***vertiefte*** und ***beschleunigte Atmung, Spasmen*** der Arm- und Handmuskulatur sowie evtl. der Gesichtsmuskulatur und der Muskulatur im Bereich der unteren Extremitäten, mäßige Tachykardie bei ***Hyperventilationstetanie***
- ***Hypersonorer Klopfschall***, fast immer ***einseitig***, mit stark vermindertem bis ***nicht nachweisbarem Atemgeräusch***, verstrichene Interkostalräume, aufge-

hobener Stimmfremitus und aufgehobene Bronchophonie bei ***Pneumothorax*** (bei Spannungsthorax lebensbedrohliche Dyspnoe)
- Deutlich erschwerte Atmung, überwiegend ***verlängerte Exspiration***, Atemmittellage zur Inspirationsseite hin verschoben, bei der Auskultation deutlich pfeifende Atemgeräusche, meist auch ***Giemen und Brummen***, tiefstehende Lungengrenzen, leises Atemgeräusch, hypersonorer Klopfschall, Tachykardie bei ***Asthma bronchiale***
- Häufiger ***Sputumauswurf*** bei stärkeren ***Hustenanfällen***, örtliche trockene, verschiedenartig klingende Rasselgeräusche, vereinzelt auch uncharakteristische mittelblasige Rasselgeräusche bei ***chronischen Bronchitiden***
- ***Feinblasige, klingende*** bis mittelblasige ***Rasselgeräusche***, evtl. auch Giemen und Brummen, häufig ***Dämpfung des Klopfschall***, verstärkter Stimmfremitus und Bronchophonie, in ausgeprägten Fällen ***Zyanose*** und ***starke Dyspnoe*** bei verschiedenen ***Pneumonieformen***
- Starke, schon von weitem hörbare ***brodelnde Atemgeräusche***, ausgeprägte ***Tachykardie***, Blutdruckabfall, Einsatz der Atemhilfsmuskulatur, Patient meist in halbsitzender Stellung vorgefunden bei ***Lungenödem***

Technische Untersuchungsbefunde
- BKS erhöht, bestehende Leukozytose bei entzündlichen Erkrankungen.
- ***Lungenfunktionsprobe:*** restriktive Einschränkung bei Emphysem, Lungenfibrosen, Pleuraadhäsionen, ausgeprägten Pneumonien. Obstruktive Ventilationseinschränkungen: Asthma bronchiale, chronische und akute Bronchitiden
- ***Sputumuntersuchungen*** auf bakterielle Erreger bei Verdacht auf atypische Pneumonien und Tuberkulose
- ***Röntgenthoraxuntersuchungen:*** sichtbare Infiltrate bei Pneumonien, bei Tuberkulose meist mit Veränderungen der Hiluslymphknoten, Morbus Boeck: Vergrößerung der Hiluslymphknoten im Stadium I, bei weiteren Stadien beginnende diffuse Zeichnungsvermehrung des Lungenparenchyms, vermehrte Transparenz bei Pneumothorax, vergrößertes Herz bei Vitien, Kardiomyopathien und Herzinsuffizienz. Rundliche Herde, oft unscharf begrenzt, bei vielen Tumoren.

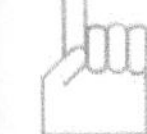

19.1.4 Entscheidungen über nachfolgende Maßnahmen

- ***Sofortige notfallmäßige Krankenhauseinweisung*** unter Begleitung des Arztes bei Lungenödem und bei Verdacht auf Lungenembolie sowie bei Zustand nach Traumen (Verkehrsunfällen) mit Spannungspneumothorax, Verdacht auf Bronchialabrisse und Mediastinalemphysem
- Umgehende, aber nicht notfallmäßige ***Krankenhauseinweisung*** bei ***mäßig ausgeprägtem*** Spontanpneumothorax
- Durchführen oder Veranlassen von ***Bluntuntersuchungen***, bei Morbus Boeck: Kontrolle des Kalziumspiegels (Erhöhung) sowie des ACE-

Spiegels (erhöht bei Morbus Boeck), besonders zur Verlaufskontrolle geeignet. PRIST-Test sowie RAST-Test bei allergischen Erkrankungen.
- Durchführen eines ***EKGs*** bei Verdacht auf kardiale Mitbeteiligung (Perikarditis, Myokarditis) oder kardiale Ursache der Atemnot
- Durchführen eines unspezifischen ***Provokationstestes*** mit z.B. Methylcholin bei Verdacht auf hyperreagibles Bronchialsystem
- Durchführen bzw. Veranlassen einer ***Allergiediagnostik*** mit entsprechenden Testen, wie Hauttesten (PRICK-Test, ggf. Intrakutanteste) sowie allergenspezifische bronchiale Provokationsteste. Bei Verdacht auf Typ-III-Reaktionen: Hautteste mit einer Kontrolle nach 8–24 h sowie Untersuchung auf spezifische präzipitierende Antikörper
- ***Überweisung zum Pulmologen*** zur Durchführung einer Bronchoskopie und ggf. einer bronchoalveolären Lavage bei Verdacht auf Bronchialtumoren, Morbus Boeck und evtl. bei Verdacht auf exogen-allergische Alveolitis
- ***Überweisung zum Hals-Nasen-Ohren-Arzt*** bei Verdacht auf Erkrankungen des Kehlkopfbereichs und der Trachea sowie bei hartnäckigen Erkrankungen des Nebenhöhlensystems (Sinubronchitisches Syndrom)

Vorläufige therapeutische Maßnahmen
- I.v.-Applikation von wasserlöslichen Kortikosteroiden (z.B. Solu-Decortin 250) und Theophyllin sowie Sauerstoffgabe bei ***Asthmaanfällen***
- Versorgung des Patienten mit Dosieraerosolen (β-2-Mimetika) und inhalierbaren Kortikoiden, falls erforderlich systemische Gabe von Theophyllinen und ggf. systemischen Kortikoiden (bei schweren Fällen) bei ***chronisch obstruktiven Atemwegserkrankungen***
- Antiallergische Behandlung mit Antihistaminika und/oder Dinatriumcromoglicium als Dosieraerosol, evtl. Gabe von Ketotifen (besonders bei Kindern) bei ***allergischen Erkrankungen***
- Antibiotische Behandlung und Sekretolytika bei ***bakteriellen Infekten*** (Pneumonie, Tracheobronchitis, Bronchitis)
- Einleiten von physikalischen Maßnahmen, wie Klopfmassagen bei ***Bronchitiden*** mit starker Schleimbildung und Atemgymnastik bei ***Asthma*** und ***Emphysem***

Weitere differentialdiagnostische Maßnahmen
- Bei Zunahme der Dyspnoe
- Bei unklarer diagnostischer Zuordnung

DD 19.1.5 Differentialdiagnostik

Asthma bronchiale

Ätiologie. Zunächst intermittierende und reversible Obstruktionen der Bronchien und besonders der Bronchiolen bei chronischer Entzündung der Bronchialschleimhaut und Veränderung und Vermehrung der schleimbildenden Becherzellen mit Abgabe eines dicken zähen Schleimes (Dyskrinie). Nach heutiger Auffassung steht die Entzündung der Bronchialschleimhaut im Mittelpunkt des pathogenetischen Geschehens. Später kommt es zu einer zunehmenden ständigen Konstriktion der Bronchial- und Bronchiolenwandmuskulatur. Grundlage sind häufig allergische Erkrankungen sowie eine familiäre Disposition. Die Erforschung der Pathogenese ist noch lange nicht abgeschlossen.

Epidemiologie. Häufigste chronische Kindererkankung, Asthma kann als Volkserkrankung angesehen werden. Nach neueren statistischen Erhebungen leidet jeder 15. Einwohner der Bundesrepublik Deutschland an einer Form der Asthmaerkrankung.

Klinik. Schwere, zunächst paroxysmale Atemnot, bei langer Erkrankungsdauer häufig zunehmend ständige Obstruktion der kleinen Bronchien, besonders der Bronchiolen. In einigen Fällen ist eine chronische Erkrankung der Nebenhöhlen ***(Sinubronchitisches Syndrom)*** festzustellen. Besondes bei den dyspnoischen Paroxysmen fällt ein exspiratorischer Stridor auf. Das Exspirium ist deutlich verlängert, die Atemmittenlage ist zur Inspirationsseite hin verlängert. Bei der Auskultation zeigen sich deutliche spastische Geräusche sowie mehr oder weniger trockene Rasselgeräusche. Die Lungengrenzen sind tiefstehend. Meist zeigt sich ein hypersonorer Klopfschall. Bei starken Hustenanfällen wird häufig ein dicker zäher Schleim exspektoriert.

Sicherung der Diagnose. Typischer klinischer Befund; bei der Lungenfunktionsanalyse vorwiegend obstruktive Ventilationsstörung, röntgenologisch evtl. Nachweis eines Emphysems; evtl. positive Reaktion in Allergietesten.

Therapie. Gabe von β-2-Mimetika und inhalierbaren Kortikoiden als Dosieraerosol. Bei älteren Patienten Parasympatholytika als Dosieraerosol. Bei schwereren Formen orale Gabe von Theophyllin bei Exazerbationen oder in schwereren Fällen systemische Kortikoidbehandlung. Bei schwerer Dyskrinie Inhalationsbehandlung mit Kochsalzlösung, evtl. Gabe von Mukolytika. Bei bakteriellen Infekten (grün-gelbliches Sputum) antibiotische Behandlung.

Verlaufskontrolle. Häufige Kontrollen des klinischen Befundes, Kontrollen der Lungenfunktionsparameter, Überwachung der Patientencompliance (Anwendung der ständig notwendigen Medikamente).

Herzinsuffizienz

Ätiologie/Pathogenese. ***Akute Herzinsuffizienz:*** Myokardinfarkt, entzündliche oder toxische Einflüsse. ***Chronische Herzinsuffizienz:*** Drucküberlastung (Hypertonie, KHK, Aortenstenose), Volumenüberlastung (Aorteninsuffizienz, Mitralinsuffizienz, angeborene Vitien), Füllungsbehinderung (Mitralstenose, restriktive Kardiomyopathie, konstruktive Perikarditis, Erkrankungen der Herzmuskelzelle (Kardiomyopathie, Myokarditis, toxisch-metabolische, endokrine Herzschädigung), Abnahme der kontraktilen Muskelmasse (Zustand nach Infarkt, Aneurysma, KHK). Das Herz ist nicht mehr imstande, eine den Anforderungen entsprechende Förderleistung zu erbringen. Unterschieden werden ***Vorwärtsversagen*** (unzureichende Pumpleistung ohne Zeichen der venösen Druckerhöhung) und ***Rückwärtsversagen*** (die geforderte Pumpleistung kann nur bei erhöhtem enddiastolischen Druck erbracht werden, d.h. es liegen erhöhte Drucke im vorgeschalteten Gefäßsystem, der Lunge und V. cava, vor). Meist sind beide Formen gleichzeitig nachweisbar ***(Globalinsuffizienz)***.

Epidemiologie. Ca. 70 % aller Herzinsuffizienz-Patienten bieten anamnestisch eine Hypertonie. In der BRD ca. 3–4 Mio. herzinsuffiziente Patienten.

Klinik. Stauungserscheinungen im großen und kleinen Kreislauf, Verminderung der Blutversorgung der Kreislaufperipherie, Herzvergrößerung, Tachykardie, Zyanose, Dyspnoe.

Einteilung der Schweregrade der chronischen Herzinsuffizienz nach NYHS:

- *Stadium I:* Keine Einschränkung der körperlichen Leistungsfähigkeit für normale Belastungen
- *Stadium II:* Leichte Einschränkung der körperlichen Leistung, d.h. Beschwerden bei stärkerer Belastung
- *Stadium III:* Deutliche Einschränkung der körperlichen Leistungsfähigkeit. In Ruhe beschwerdefrei, aber schon bei geringer Belastung Dyspnoe, evtl. Thoraxschmerz, Palpitationen
- *Stadium IV:* Ausübung körperlicher Tätigkeit ist nicht mehr möglich ohne Beschwerden. Symptome der Herzinsuffizienz treten bereits in Ruhe auf.

Häufigste Symptome der Herzinsuffizienz sind Atemnot, Brustschmerzen, Herzklopfen, Unregelmäßigkeiten der Schlagfolge, Ödeme, Husten, körperliche Schwäche, Müdigkeit, Schwindelanfälle.

Sicherung der Diagnose. Anamnese, EKG, Thorax-Röntgenaufnahme, Echokardiographie, Lungenfunktionsprüfung (Blutgase), Labor (Elektrolyte, Leberwerte, harnpflichtige Substanzen, Blutbild, Entzündungsparameter, Säure-Basen-Status), Herzkatheteruntersuchung.

Therapie und Verlaufskontrolle. Kausale Therapie – je nach Sachlage: Antihypertensive Behandlung, Herz-OP bei Vitien oder Beseitigung von Gefäßstenosen u.ä.

Die medikamentöse Behandlung der chronischen Herzinsuffizienz zeigt Tabelle 19.1.

Exogen-allergische Alveolitis

Ätiologie. Typ III-Reaktion nach Coombs und Gell mit nachfolgender granulomatöser Entzündung des Lungengewebes (von den Alveolen ausge-

Tabelle 19.1 Medikamentöse Therapieprinzipien bei chronischer Herzinsuffizienz (nach Zöllner 1991).

- Senkung der Vor- und Nachlast bei erhöhten Füllungsdrucken und/oder Hypertonie:
  - Diuretika
  - Vasodilatanzien
- Steigerung der Kontraktilität:
  - Digitalis
  - andere positiv-inotrope Pharmaka
- Verlängerung der diastolischen Füllungszeit bes. bei tachyarrhythmischem Vorhofflimmern:
  - Digitalis
  - Beta-Adrenozeptoren-Blocker
  - Kalzium-Antagonisten (Verapamil)
- Hemmung von Gegenregulationsmechanismen bei Natrium- und Wasserretention, Tachyarrhythmie und Vasokonstriktion:
  - Aldosteronantagonisten
  - ACE-Hemmer
  - Beta-Adrenozeptoren-Blocker

hend). Ursächlich sind verschiedenartigste Allergene (z.B. thermophile Aktinomyzeten bei der Farmerlunge oder Vogelkot bei der Vogelzüchterlunge).

Epidemiologie. Die Farmerlunge tritt hauptsächlich in feuchten Gegenden bei Landwirten, die viel mit Heu umgehen, auf. Von der Vogelzüchterlunge sind hauptsächlich Halter von Wellensittichen, Kanarienvögeln, Papageien und Tauben betroffen.

Klinik. Bei der selteneren chronischen Form finden sich pneumonieähnliche Erscheinungen. Bei den häufiger vorkommenden akuten Form treten ca. 6 h nach der Allergenexposition Dyspnoe, Husten, Fieber, Kopfschmerzen, Abgeschlagenheit auf. Auskultatorisch findet man dann feinblasige Rasselgeräusche, später manchmal grobblasige Rasselgeräusche, endexspiratorisches Knisterrasseln, bei späten Fällen (beginnende Fibrose) das sog. *Fibrosequietschen.*

Sicherung der Diagnose. Hinweisende Anamnese (Beruf, Tierhaltung), typische Klinik, röntgenologisch feinfleckige noduläre Verschattung der Lunge, milchglasartige Trübung.

Restriktive Ventilationsstörung in der Lungenfunktionsanalyse, Eosinophilie im Blutbild. Nachweis von präzipitierenden Antikörpern gegen entsprechende Allergene, BKS-Erhöhung.

Therapie. Strikte Allergenkarenz, ggf. Berufswechsel. Bei starker Symptomatik systemische Anwendung von Glykokortikoiden, in sehr schweren Fällen Zytostatika oder Immunsuppresiva.

Verlaufskontrolle. Häufige Kontrollen der Klinik, Kontrollen der Lungenfunktionsprobe, Beobachtung der (rückläufigen) Bluteosinophilie, Kontrolle des Titers der präzipitierenden Antikörper.

Obstruktive Emphysembronchitis

Ätiologie. Meist Folgestadium einer chronischen Bronchitis infolge des Rauchens, durch die es bei entsprechenden konstitutionellen Voraussetzungen sowohl zu entzündlichen, als auch teilweisen atrophischen Prozessen in Teilbezirken der Bronchiole kommt. Dadurch entstehende obstruierende Schleimhautveränderungen mit konsekutiver chronischer Dehnung der weiter peripher liegenden Anteile des Bronchialbaums. Andere ätiologische Voraussetzungen finden sich beim genetisch bedingten Alpha-1-Antitrypsin-Mangel, bei dem es zu einem familiären frühzeitigen Auftreten einer Emphysementwicklung kommt.

Epidemiologie. Bei der obstruktiven Emphysembronchitis liegt der Häufigkeitsgipfel zwischen dem 5. und 6. Lebensjahrzehnt. Männer sollen etwas mehr betroffen sein.

Klinik. Anamnestisch typisch ist eine 15–20 Jahre lange Hustenanamnese mit Auswurf (Raucherhusten). Das Ausmaß der Dyspnoe schwankt im Anfang der Erkrankung stark und ist abhängig von exogenen Einflüssen. Mit zunehmender Dauer der Erkrankung stellt sich eine permanente Dyspnoe ein. Bei der Untersuchung fällt inspektorisch ein deutlicher Faßthorax auf, bei dem es zu einer Vergrößerung des epigastrischen Winkels, sowie zu einer Verkürzung des Abstandes unterhalb des Schildknorpels bis zum Manubrium sterni gekommen ist. Durch diese Gestaltänderung des Thorax haben sich auch die Zwischenrippenräume vergrößert. Der Patient atmet sichtlich mühsam, wobei die Atemfrequenz deutlich beschleunigt ist. Im Rahmen der Obstruktion ist die Atemmittellage deutlich zur Inspirationsseite hin verlagert. Manchmal findet sich ein Zwerchfellthoraxwand-Antagonismus. Auskultatorisch findet sich ein sehr leises bis fast aufgehobenes Atemgeräusch beiderseits, wie verschiedenartige trockene Rasselgeräusche und in einigen Fällen auch feuchte mittel- bis grobblasige Geräusche. Der Perkussionsschall ist deutlich hypersonor. In schweren Fällen finden sich Zeichen eines Cor pulmonale.

Sicherung der Diagnose. Typischer klinischer Befund, deutliche restriktive und auch obstruktive Ventilationsstörung in der Lungenfunktionsanamnese. Röntgenologisch zeigt sich eine auffällige Helligkeit der Lungen sowie die mit horizontalem Rippenverlauf einhergehende faßförmige Gestaltveränderung des Thorax mit Abflachung und Tiefstand der Zwerchfelle.

Therapie. Antiobstruktive Behandlung mit Betasympathomimetika und Parasympatholytika als Dosieraerosole sowie Theophyllin oral. Als antiinflammatorisches Prinzip Einsatz von inhalierbaren Kortikoiden. Bei sehr starker Entzündung und schwerer Obstruktion vorübergehend Einsatz von oralen Kortikosteroiden. Bei interkurrent auftretenden bakteriellen Infekten (grün-gelbliches Sputum) antibiotische Behandlung. Als Begleittherapie Gabe von Expektoranzien.

Verlaufskontrolle. Regelmäßige ärztliche Überwachung des klinischen Befundes. Bei Verschlechterung der Obstruktion Erweiterung der obstruktiven Therapie (evtl. Kortikoide), bei intermittierenden bakteriellen Infekten Gabe von Antibiotika. Regelmäßige lungenfunktionsanalytische Kontrollen.

Weitere seltene Differentialdiagnosen
- Große Lungenzysten
- Prolaps der Pars membranacea der Trachea
- Kollaps der Trachea
- Narbenemphysem
- Überdehnungsemphysem bei Zustand nach Resektionen oder Thoraxdeformitäten
- Schwere Anämien
- Störungen im Bereich des Atemzentrums
- Bei Aufenthalt in sehr großen Höhen (verminderter Sauerstoffpartialdruck der Atemluft)

Zum Fallbeispiel
Hier zeigt sich das Vollbild einer Hyperventilationstetanie, die zunächst durch ein beruhigendes Gespräch, Rückatmung in eine Tüte (Kohlendioxydanreicherung) sowie durch die Gabe von Diazepam behandelt wird.

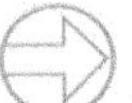

19.1.6 Allgemeine anliegenbezogene Maßnahmen

Das Symptom „Atemnot“ kommt bei vielen verschiedenen Erkrankungen der Bronchien, der Lunge sowie des Herz-Kreislauf-Systems vor. Bei den chronischen (obstruktiven) Lungen- und Bronchialerkrankungen können Kurmaßnahmen, besonders mit Klimaveränderungen (staubfreies Klima, allergenfreies Klima) unterstützend wirken. Sehr hilfreich ist auch eine ***Atemgymnastik***, in deren Mittelpunkt das Ausatmen gegen die „Lippenbremse“ besteht. Zur Förderung der Exspiration und durch Verminderung der Viskosität des dyskrinen Schleimes ist auf eine Mindesttrinkmenge von 2 l pro Tag zu achten, falls keine anderweitige Kontraindikation dagegen besteht. Bei Patienten mit chronischen Atemwegserkrankungen ist besonders an die jährlichen Grippenschutzimpfungen zu denken.

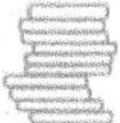

Literaturhinweise
Losse H, Wetzels E (1982) Rationelle Diagnostik in der inneren Medizin, 3. Aufl. Thieme, Stuttgart New York

Ruppert V, Werner M (1985) Praktische Allergiediagnostik, 4. Aufl. Thieme, Stuttgart New York

Siegenthaler W (Hrsg) (1988) Differentialdiagnose innerer Krankheiten, 16. Aufl. Thieme, Stuttgart New York
Zöllner N (Hrsg) (1991) Innere Medizin. Springer, Berlin Heidelberg New York Tokyo

19.2 Herzklopfen

D. Schrader

Vorbemerkung

Das Beschwerdebild Herzklopfen kommt in der Allgemeinarztpraxis relativ häufig vor und ist Ausdruck der verschiedensten Krankheitsursachen. Die Geschlechterverteilung ist in etwa ausgewogen. Ätiologisch finden sich bei beiden Geschlechtern teilweise erhebliche Unterschiede. Auf Grund der weitgefächerten Ursachen gibt das Beschwerdebild immer Anlaß zu einer intensiven Diagnostik.

Es gibt keine Bevorzugung einer Altersgruppe, allerdings kommen häufig schon sehr junge Patienten mit diesen Beschwerden in die Praxis.

Die Ursachen reichen von psychovegetativen Störungen durch zunehmende Belastungen im Alltag oder persönliche Probleme bis zu manifesten organischen Erkrankungen. Aufgrund der verschiedenen Ursachen ist auch die Prognose sehr unterschiedlich.

Palpitationen werden vom Patienten fast immer als sehr bedrohlich empfunden, der Leidensdruck ist groß. Die berufliche und familiäre Situation der Patienten muß stets genau hinterfragt werden.

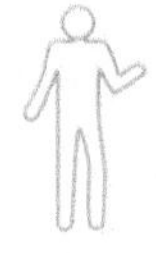

19.2.1 Fallbeispiel

Eine 22jährige Stenotypistin stellt sich mit seit ca. 4 Wochen bestehendem Herzklopfen vor. Die Beschwerden träten unabhängig von körperlichen Belastungen auf, zweitweise „stolpere“ das Herz. Es bestehe dann eine leichte Luftnot.

Vor 8 Wochen hat sie den Arbeitsplatz gewechselt, fühlt sich überfordert durch neue Aufgaben. Zusätzlich bestehen erhebliche Probleme in ihrer Partnerbeziehung.

Der Allgemeinzustand der schlanken Patientin ist gut, es besteht keine Anämie, die Schilddrüse ist nicht palpabel. Keine Ödeme, RR 120/70, auskultatorisch respiratorische Sinusarrhythmie, mittlere Frequenz 90/min. Keine pathologischen Herzgeräusche, perkutorisch o.B.

Der Lungenbefund ist unauffällig, auch bei der übrigen Ganzkörperuntersuchung stellen sich keine Auffälligkeiten dar.

Nikotinkonsum: 20 Zigaretten/Tag, kein Alkohol.

Keine sportliche Betätigung.

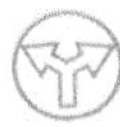

19.2.2 Differentialdiagnostisches Grobraster

- Psychovegetative Störungen (Hauptursache bei jüngeren Patienten)
- Anämie
- Herzklappenfehler
- Herzinsuffizienz
- Herzrhythmusstörungen bei entzündlichen Herzerkrankungen
- Hyperthyreose und entzündliche Schilddrüsenerkrankungen
- Hypertonie und Phäochromozytom

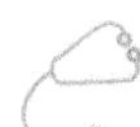

19.2.3 Primärdiagnostik

Anamnese

- Unabhängig von körperlicher Belastung
  - mit klinisch normalem Untersuchungsbefund im Zusammenhang mit erhöhten psychischen Belastungen bei ***psychovegetativer Störung***
  - mit Schilddrüsenvergrößerung und Tachykardie bzw. -arrhythmie bei Verdacht auf ***Thyreoiditis***
- Abhängig von körperlicher Belastung
  - bei älteren Patienten am ehesten latente ***Herzinsuffizienz***
  - mit Herzgeräuschen Verdacht auf ***Vitien*** und ***Mitialklappenprolaps***
  - mit Entzündungszeichen und EKG-Veränderungen Hinweis auf ***Myo- oder Endokarditis***
  - mit Haut- und Schleimhautblässe Verdacht auf eine ***Anämie***
  - mit erhöhten RR-Werten Verdacht auf ***Hypertonie*** (Kontrollmessungen!)

Untersuchungsbefunde

- ***Tachykardie oder Tachyarrhythmie*** bei Schilddrüsenerkrankungen, entzündlichen Herzerkrankungen, Herzinsuffizienz, Herzvitien und Anämie
- ***Herzgeräusche*** bei Herzklappenfehlern, Anämie
- ***Schilddrüsenvergrößerung*** bei Hyperthyreose

Technische Untersuchungsbefunde

- ***EKG*** als Basisdiagnostik
  - meist unauffällig bei psychovegetativen Störungen
  - AV-Blockierungen und ST-Streckenveränderungen (Außenschicht) bei Myokarditis
  - gelegentlich Rhythmusstörungen und intraventrikuläre Leitungsstörungen bei Endocarditis
  - diffuse Erregungsrückbildungsstörungen bei Koronarsklerose und Herzinsuffizienz
- ***Langzeit-EKG*** oft erforderlich bei Palpitationen zum Ausschluß höhergradiger Rhythmusstörungen

- ***24 h-Blutdruckmessung*** zur Beurteilung des Blutdruckverlaufs unter Alltagsbedingungen und nachts
- BKS-Beschleunigung, ***Leukozytose*** bei entzündlichen Herzerkrankungen
- FT_3, FT_4 und ***TSH basal*** verändert bei Hyperthyreose
- ***Katecholamine*** im Urin erhöht bei Phäochromocytom

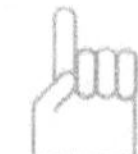

19.2.4 Entscheidungen über nachfolgende Maßnahmen

- ***Sofortige Krankenhauseinweisung*** bei Verdacht auf Myo- bzw. Endokarditis, Herzinfarkt und bei schwerer Blutungsanämie
- Je nach Anamnese und Untersuchungsbefund ist zusätzlich
  - ein Langzeit-EKG,
  - eine 24 h-Blutdruckmessung und
  - ein Belastungs-EKG (Ergometrie),
  - eine Echokardiographie erforderlich.
- weitergehende ***Laboruntersuchungen*** mit Blutbild (ggf. Differentialblutbild), Elektrolyten, harnpflichtigen Substanzen, Leberenzymen CPK bei Verdacht auf organische Herzerkrankungen und Anämien
- ***Thorax-Röntgen*** bei Verdacht auf organische Herzerkrankungen
- Vorstellung beim Kardiologen zur Durchführung weiterführender Untersuchungen je nach eigener Ausstattung und Weiter- bzw. Fortbildung
- Schilddrüsensonographie und/oder Szintigraphie bei Verdacht auf Schilddrüsenerkrankung

Vorläufige therapeutische Maßnahmen

- ***Aufklärung und Beruhigung***, ggf. erweiterte psychosoziale Beratung bzw. Psychotherapie, evtl. vorübergehend ß-Blocker in niedriger Dosierung, aktives Kreislauftraining und Nikotinentwöhnung bei nicht organisch bedingten (psychovegetativem) Herzklopfen
- ***Medikamentöse Behandlung*** des Grundleidens bei Hypertonie, Hyperthyreose, Herzinsuffizienz, Eisenmangelanämie u.a.
- ***Antiarrhythmische Therapie*** durch z.B. Kaliumsubstitution, Verapamil β-Blocker, Digitalis bei strenger Beobachtung des Indikationsgebietes. ***Die Erstverordnung von Antiarrhythmika der Klassen I und III (z.B. Flecamid, Chinidin, Amiodoron) erfolgt im Regelfall nur durch den Spezialisten*** (Cave: eigene arrhythmogene Wirkung der genannten Antiarrhythmika!).

Weitere differentialdiagnostische Maßnahmen

- Bei Therapieresistenz bzw. Verschlechterung des Krankheitsbildes.

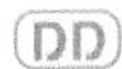

19.2.5 Differentialdiagnostik

Psychovegetativ bedingte Palpitationen

Ätiologie. Durch psychische Überlastung aufgetretenes Herzklopfen, entsprechende Persönlichkeitsstruktur

Epidemiologie. Besonders häufig bei jüngeren, psychisch wenig belastbaren und untrainierten Personen. Bevorzugt treten diese Beschwerden bei jüngeren Frauen auf.

Klinik. Herzklopfen, oftmals bedrohlich empfunden, Dyspnoe, belastungsunabhängig, zeitweise beschwerdefrei, keine pathologischen Befunde bei der körperlichen Untersuchung, technische Befunde unauffällig.

Sicherung der Diagnose. Anamnese, klinischer Befund, EKG, ggf. Langzeit-EKG, Labor.

Therapie. Gesprächstherapie, Kreislauftraining, ggf. niedrig dosierte β-Blockade. Überlegungen mit dem Patienten und Betriebsarzt zur Entlastung am Arbeitsplatz

Palpitationen bei Anämie

siehe Kap. 15.1

Weitere Differentialdiagnosen

Hyperthyreose, Herzinsuffizienz, Herzklappenfehler, Hypertonie, Herzrhythmusstörungen (s. Kap. 19)

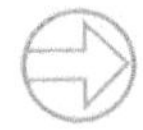

19.2.6 Allgemeine anliegenbezogene Maßnahmen

Das hausärztliche Gespräch über die Zusammenhänge und die Harmlosigkeit bei vegetativ bedingtem Herzklopfen ist von größter Bedeutung. Eventuell Einschaltung des Betriebsarztes bei beruflichen Problemen (Schichtdienst, Überlastung, etc.)

Abklärung und Verarbeitung privater Probleme im Gespräch mit dem Patienten.

Hinweise auf Kreislauftraining durch Sport. Meiden von Nikotin und Alkohol.

- Medizinische Maßnahmen: Relativ engmaschige Kontrolle, um dem Patienten Sicherheit und Zuwendung zu geben, überprüfen der eigenen Diagnose
- Beratungsschwerpunkt: Kein organischer Hintergrund in den meisten Fällen. Gesundheits- und Körperbewußtsein beim Patienten erzeugen. Möglichst Erarbeitung und Lösung der Probleme. Der Arzt als Berater ist hier besonders gefragt.

- Sozialmedizinische Maßnahmen: In der Regel resultiert keine längerdauernde Arbeitsunfähigkeit, Kuren können bei psychovegetativer Erschöpfung manchmal sinnvoll sein (Herauslösung des Patienten aus dem Alltagsstreß und den täglichen Verpflichtungen).

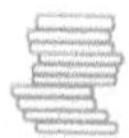

Literaturhinweise

Siegenthaler W, Kaufmann W, Hornbostel H, Waller HD (Hrsg) (1987) Lehrbuch der Inneren Medizin, 2. Aufl. Thieme, Stuttgart New York

Zöllner N (Hrsg) (1991) Innere Medizin. Springer, Berlin Heidelberg New York Tokyo

19.3 Herzrasen

F. Krause

Vorbemerkung

Hinter dem Patientenanliegen „Herzrasen" können sich eine Fülle verschiedener Erkrankungsursachen verbergen. Dabei reicht die Skala von psychogenen und funktionellen Ursachen bis zu schweren Erkrankungen des Herzens oder anderer Organe und Organsysteme. Das „Herausfiltern" abwendbar gefährlicher Verläufe durch den Allgemeinarzt kann für das Patientenschicksal entscheidend werden. Das Symptom „Herzrasen" löst bei vielen Patienten Angst aus, da es häufig als lebensbedrohlich empfunden wird. Naturgemäß wird das Patientenanliegen Herzrasen dem Arzt mehr von älteren Patienten vorgestellt, da organische Herzerkrankungen im höheren Lebensalter häufig anzutreten sind. Angeborene oder erworbene kardiale pathologische Veränderungen können aber auch bei Kindern und jungen Leuten angetroffen werden und müssen somit auch in diesem Lebensabschnitt differentialdiagnostisch bedacht werden.

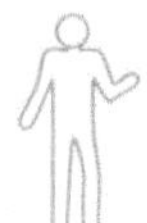

19.3.1 Fallbeispiel

Ein 22jähriger Patient meldet sich um 23.00 Uhr telefonisch bei seinem Hausarzt und berichtet über seit ca. 2 h bestehendes Herzrasen. Er habe deswegen Angst bekommen und wolle sich gern sofort beim Arzt vorstellen. Er fühle sich in der Lage, mit dem Auto zur Praxis zu fahren. Die Eigenanamnese ist bis auf Erkältungserkrankungen und manchmal auftretende wohl berufsbedingte Rückenschmerzen leer. Als kardialer Risikofaktor besteht ein mäßiger Nikotinabusus. Weiterhin erzählt der Patient, daß er sich wegen Halskratzens sowie Kälteschauern seit gestern nicht richtig wohl fühle. Er vermutet eine beginnende Erkältung.

Bei der anschließenden körperlichen Untersuchung zeigt sich eine Tachykardie von 125/min bei deutlichen Rhythmusstörungen. Der Blutdruck ist mit 125/70 unauffällig. Die Auskultation und Perkussion der Lungen ergibt einen unauffälligen Befund, bei der Auskultation des Herzens zeigen sich keinerlei pathologische Geräusche, jedoch fällt die tachykarde Rhythmusstörung erneut auf. Perkutorisch erscheint das Herz nicht verbreitert. Die Haut ist feucht warm, die Schleimhäute des Pharynx leicht gerötet, die regionalen Lymphknoten sind leicht vergrößert, jedoch nicht schmerzhaft. Sicherheitshalber wird ein EKG geschrieben. Befund: Tachykardie von 120/min, Sinusarrhythmie, grenzwertig breiter QRS-Komplex, ohne typisches Blockbild uncharakteristische ST-Senkung in den Brustwandableitungen. Der zu Rate gezogene Allgemeinarzt ist der langjährige Hausarzt des Patienten, ihm steht somit ein früheres EKG zum Vergleich zur Verfügung. Dieses EKG, das vor ca. 2 Jahren anläßlich einer Routineuntersuchung geschrieben wurde, zeigte einen völlig unauffälligen Stromkurvenverlauf.

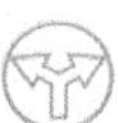

19.3.2 Differentialdiagnostisches Grobraster

Unterschiedliche Erkrankungen des Herzens:

- Koronare Herzkrankheit
- Myokarditiden
- Kongenitale Vitien
- Erworbene Vitien
- Myokardinsuffizienz
- Präexzitationssyndrom

Extrakardiale Erkrankungen:

- Hyperthyreose
- Hohes Fieber (bei Fieberschüben eventuell tachykarde Parxoysmen)
- Anämien
- Schocksyndrome
- Lungenerkrankungen
  - Lungenemphysem
  - Schweres Asthma
  - Lungenfibrosen
  - Mukoviszidose
  - Lungenembolie
- Psychogene Tachykardien
- Vegetativbedingte Tachykardien

Medikamentös bedingte Tachykardie:

- Antiarrhythmika
- Psychopharmaka
- Digitalisglykoside
- Katecholaminderivate
- Theophyllinkörper

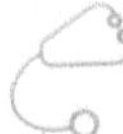

19.3.3 Primärdiagnostik

Anamnestische Angaben

- Neuaufgetretene Tachykardie häufig im Rahmen eines Erkältungsinfektes, keine Schmerzen, leichte Abgeschlagenheit, eventuelles Angstgefühl bei ***Myokarditis***
- Neuaufgetretenes Herzrasen bei plötzlichem Einsetzen starker präkordialer Schmerzen bei schweren Angina pectoris-Anfällen, zusammen mit starken Schweißausbrüchen bei ***Myokardinfarkt***
- Seit längerer Zeit (Monate bis Jahre) bestehende, evtl. langsam zunehmende Tachykardien zunächst bei Belastung, später ggf. schon in Ruhe bei ***Myokardinsuffizienz*** (auch aufgrund von erworbenen Klappenvitien)
- Seit Kindheit oder Jugend zunächst bei körperlicher Belastung, später auch bei Ruhe auftretende Tachykardie, in einigen Fällen mit Zyanose, bei angeborenen Klappenvitien
- Seit längerer Zeit mit unbestimmtem Beginn bestehende mäßige Tachykardie, häufig Untergewicht, starke Schwitzneigung zu Ohnmachtsanfällen bei ***vegetativer Dystonie*** (hyperkinetisches Herzsyndrom)
- Seit längerer Zeit bestehende häufige Atemnot, teilweise schwere Atemnotanfälle bei ***Lungenerkrankungen*** einschl. Asthma

Untersuchungsbefunde

- Zeichen eines fieberhaften Infektes, schweißfeuchte Haut, evtl. leicht gerötete Pharynxschleimhaut, Auskultation: mäßige Tachykardie, meist Arrhythmie, keine pathologischen Geräusche. Lungenauskultation und Perkussion in typischen Fällen unauffällig. EKG: Arrhythmie, sonst verschiedenartige unspezifische EKG-Veränderungen, besonders deutlich im Vergleich zu einem normalen Vor-EKG bei ***Myokarditis***
- Akutes schweres Krankheitsbild mit stärkstem Vernichtungsschmerz, kalten Schweißausbrüchen, evtl. verminderter Vigilanz, meist bis auf das Herzrasen und sowie einer möglichen Arrhythmie unauffälliger kardialer Auskultationsbefund bei akuter Myokardinsuffizienz evtl. feststellbare pulmonale Stauungsrasselgeräusche sowie typischer EKG-Befund (monophasische ausgeprägte ST-Hebung) bei ***Myokardinfarkt***
- Unauffälliger physikalischer Untersuchungsbefund bei bekanntem anfallsweisen Herzjagen. Auffällige EKG-Befunde: abnorm kurze PQ-Zeit durch Verlust der PQ-Strecke, verbreiterte QRS-Gruppen mit sog. Delta-Welle, discordanter Kammerendteil bei ***Präexitationssyndromen*** (z.B. WPW-Syndrom)
- Schweres akutes Krankheitsbild, feucht blasige Rasselgeräusche über den Lungen, starke Dyspnoe, „Brodeln" schon von einiger Entfernung zum Patienten hörbar, Orthopnoe bei akutem ***Linksherzversagen***, ***Lungenödem***
- Pathologische Herzgeräusche, evtl. Hypertonus, in bestimmten Fällen große Blutdruckamplitude (Aortenklappeninsuffizienz) bei ***Klappenvitien***
- Leichte Schwellung im vorderen Halsbereich, Schweißausbrüche, oft

Tachyarrhythmia absoluta, evtl. Exophthalmus, Erhöhung der Schilddrüsenparameter bei ***Morbus Basedow***

- Trockene Rasselgeräusche, Spastik, Dyspnoe bei Asthma bronchiale und spastischen Bronchitiden
- Blässe, Abgeschlagenheit, Leistungsknick bei ***Anämie***
- Mäßige Tachykardie, Hypotonie, Untergewicht bei sonst unauffälligem physikalischen, technischen und blutchemischen Untersuchungsbefund bei vegetativ bedingter Tachykardie
- Vermehrte Jugularvenenfüllung bei erhöht gelagertem Oberkörper sowie bei angehobenen Armen, Stauungsödeme der unteren Extremitäten, in schweren Fällen Anasarka bei ***Rechtsherzinsuffizienz*** (speziell bei Tricuspidalinsuffizienz)
- Plötzlich auftretende Luftnot bei unauffälliger Lungenauskultation, S_IO_3-Lagetyp und inkompletter Rechtsschenkelblock im EKG, evtl. klinische Zeichen einer Thrombose bei ***Lungenembolie***

Technische Untersuchungsbefunde

- ***BKS-Beschleunigung, Leukozytose*** bei Myokarditiden (bei Virusmyokarditiden evtl. relative Lymphozytose). Versuch des Nachweises von Virusantikörpern (sog. kardiotrope Viren)
- ***EKG-Veränderungen:*** ST-Senkungen mit präterminal negativem T bei KHK. Ausgeprägte monophasische ST-Hebungen mit positivem T bei Myokardinfarkt. Plötzlich aufgetretene, im sofern vorhandenen vorherigen Kontroll-EKG nicht erkennbare, uncharakteristische EKG-Veränderungen bei Virusmyokarditiden. Zeichen der Druck- oder Volumenbelastung des rechten oder linken Ventrikels bei Klappenfehlern
- KHK-typische Veränderungen (präterminal negatives T bei ST-Senkung) im Belastungs-EKG
- Nachweis von Klappenfehlern (besonders Mitralklappenprolaps), Septumdefekten, Perikarderguß und Rechtsherzbelastung mittels der ***Echokardiographie***.

19.3.4 Entscheidung über nachfolgende Maßnahmen

- ***Notfallmäßige Krankenhauseinweisung*** mit Begleitung des Arztes bei Myokardinfarkt, Lungenembolie, akutem Linksherzversagen sowie schwersten Asthmaanfällen
- ***Stationäre Einweisung*** bei Verdacht auf Myokarditis
- ***Überweisung zum Kardiologen***
  - zum Langzeit-EKG bei paroxysmalen Tachykardien (z.B. Präexidationssyndrom)
  - zur Echokardiographie bei Verdacht auf Klappenvitien bzw. Septumdefekte,
  - zum Belastungs-EKG bei Verdacht auf koronare Herzkrankheit, wenn der Allgemeinarzt für diese Untersuchung nicht ausgerüstet ist.

- ***Durchführen eines EKGs***, falls nicht eine schnellste notfallmäßige Krankenhauseinweisung erforderlich, bei allen Formen der Tachykardien.
- Blutuntersuchungen mit T_3, T_4, TSH-Bestimmung zum Ausschluß einer Hyperthyreose
- Blutuntersuchungen mit BKS, Blutbild, Eisenspiegel, Ferritin und LDH bei Verdacht auf Anämie

Vorläufige therapeutische Maßnahmen
- Sofortiges Anlegen eines venösen Zugangs, Gabe von Morphium, sublinguale Gabe von Nitroglyzerin, ggf. i.v.-Gabe von Heparin; falls erforderlich Antiarrhythmika unter ständiger klinischer Kontrolle sowie Kontrolle des EKGs und der Atmungsfunktion während des Transportes im Notarztwagen zur Intensivstation eines Krankenhauses bei ***Myokardinfarkt***
- Venöser Zugang, i.v.-Gabe von Lasix, ggf. Gabe von Morphium 1:10 verdünnt i.v. und sublinguale Sprühstöße von Nitrolingualspray unter ständiger Überwachung der Herz-Kreislauf-Funktion während des Transports im Notarztwagen in die Klinik bei ***akutem Linksherzversagen*** (Lungenödem)
- Venöser Zugang, i.v.-Gabe von Antiarrhythmika, ggf. notfallmäßige elektrische Kardioversion bei ***Kammertachykardien***, Transport mit dem Notarztwagen unter Arztbegleitung in die nächstgelegene Klinik
- Einleiten einer thyreostatischen Therapie bei ***Hyperthyreosen***
- Einleiten einer Behandlung mit Betablockern bei vegetativ bedingter Tachykardie und bei ***Präexzitationssyndromen***
- Einleiten einer Behandlung mit ß-2-Mimetika, Theophyllin-Derivaten, eventuell Kortikoiden bei ***Asthma bronchiale*** und ***obstruktiver chronischer Bronchitis***
- Einleiten einer Therapie mit Diuretika, ggf. mit Digitalis bei chronischen Formen von ***Herzinsuffizienzen***
- Einleiten einer Therapie mit Nitraten bzw. Molsidomin, ggf. Betablockern bei ***coronarer Herzkrankheit***
- Veranlassen oder Durchführen einer psychotherapeutischen Beeinflussung des Patienten bei ***psychogenen „Herzrasen“*** ohne echte Tachycardie.

Weitere differentialdiagnostische Maßnahmen
Überweisung in ein kardiologisches diagnostisches Zentrum zur Durchführung eines sog. Mappings bei sonst nicht erklärbaren Tachykardien.

DD 19.3.5 Differentialdiagnostik

Cor pulmonale

Ätiologie. Erhöhung des Strömungswiderstandes im kleinen Kreislauf durch Kapillarzerstörung bei Lungenerkrankungen (Asthma bronchiale, Emphysem, akute Form durch Lungenembolie, Lungengerüsterkrankungen)

Klinik. Sinustachykardie und überhöhte P-Wellen in Abteilung II, III und aVF, verschiedene physikalische und technische Untersuchungsbefunde je nach Grunderkrankung

- Bei Asthma pulmonale Spastik, evtl. trockene Rasselgeräusche; Lungenfunktionsprobe: obstruktive Lungenfunktionseinschränkung
- Lungenemphysem: hypersonorer Klopfschall, sehr leises bis fast nicht hörbares Atemgeräusch. Lungenfunktionsprobe: vorwiegend restriktive Ventilationsstörung.
- Bei Lungengerüsterkrankung restriktive Ventilationsstörung mit eingeschränkter Diffusionskapazität bei Lungenfunktionsanalyse

Sicherung der Diagnose. Klinischer Befund EKG-Veränderungen, typische Veränderungen der Lungenfunktionsparameter, typische Veränderungen des radiologischen Lungenbefundes.

Therapie. Bei Asthma bronchiale Gabe von inhalativen ß-2-Mimetika, Corticosteroiden (falls erforderlich auch systemisch), Gabe von Theophyllinderivaten, bei Emphysem Gabe von Theophyllinderivaten, falls erforderlich O_2-Heimtherapie.

Verlaufskontrolle. Kontrolle des physikalischen Untersuchungsbefundes, Kontrolle der Lungenfunktionsproben sowie EKG-Kontrollen. Überwachung der Patientencompliance im Hinblick auf die Einnahme der Medikamente.

Lungenembolie (Akutes Cor pulmonale)

Ätiologie. Verschluß eines arteriellen Lungengefäßes, häufig bei Thrombenbildung in den Venen der unteren Extremitäten bei langer Bettlägerigkeit, bei Zustand nach Operationen; bei Thrombenbildung im rechten Vorhof und im rechten Ventrikel bei Vitien.

Klinik. Plötzliche starke Dyspnoe mit beginnendem Schockzustand, hochgradige Tachykardie, Schmerzen in der Brust, Ausbruch kalten Schweißes. Physikalischer Untersuchungsbefund: Lungenbefund häufig unauffällig, die physikalische Untersuchung des Herzens zeigt häufig eine Akzentuierung des 2. Tons sowie ein systolisches Austreibungsgeräusch über der Arteria pulmonalis. Bei bestehenden Vitien entsprechende pathologische Herzgeräusche. EKG: Nur ca. $1/4$ der Fälle typisches EKG mit S_1Q_3-Typ. Typenwandel zum Rechtstyp.

Theapie. Oberkörper hochlagern, O_2-Gabe, notfalls Beatmung mit Hilfe der Intubation, vernöser Zugang, Gabe von Valium, Morphin i.v., Gabe von 5.000 bis 10.000 i.E. Heparin zur Blutgerinnungshemmung, bei zunehmender Herzinsuffizienz Infusion von Dopamin. Notfallmäßiger Transport unter Begleitung des Arztes in die nächste Klinik.

Sicherung der Diagnose. Klinischer Befund; in 1/4 der Fälle typische EKG-Veränderungen.

Verlaufskontrolle. Wöchentliche Kontrollen des Quickwertes während der durch die Klinik eingeleiteten Marcumartherapie. Kontrolle je nach der auslösenden Grundkrankheit.

Kammertachykardie

Ätiologie. Ernste organische Herzkrankheiten.

Klinik. Plötzlich auftretendes Herzrasen als lebensbedrohliche Rhythmusstörung. Blutdruckabfall bis zur Schocksymptomatik (kardiogener Schock), Zeichen der akuten Herzinsuffizienz, je nach organischer Herzschädigung entsprechende klinische Zeichen. EKG: schenkelblockartige Deformierung der QRS-Gruppen, Frequenz ca. 150 bis 200/min.

Sicherung der Diagnose. Klinischer Befund und entsprechende EKG-Konstellationen.

Therapie. Notfallmäßige Elektrokardioversion. Anlegen eines venösen Zugangs, Gabe von Antiarrhythmika i.v., falls kein Defibrillator zur Verfügung steht bzw. zur Verhinderung erneut auftretender Kammertachykardien. Sofortiger Transport unter Begleitung des Arztes in die nächste Klinik.

Verlaufskontrollen. EKG-Kontrollen, weitere Kontrollen richten sich nach der auslösenden Grundkrankheit.

Weitere Differentialdiagnosen

- Supraventrikuläre paroxysmale Tachykardien
- Diabetische autonome Neuropathie
- alkoholinduzierte Tachycardien (sog. holiday heart syndrome)
- Tachycardien durch Nahrungsmittel (z.B. Glutamat)
- Tumore der Ventrikel bzw. Vorhöfe

Zum Fallbeispiel

Hier zeigten sich die Anzeichen eines Virusinfektes in Zusammenhang mit neuaufgetretenen, uncharakteristischen EKG-Veränderungen (Vor-EKG). Dies spricht auch im Zusammenhang mit dem jugendlichen Alter des Patienten für eine (Virus-) Myokarditis. Es erfolgte die unmittelbare stationäre Einweisung. Im Krankenhaus wurde serologisch eine Coxsackie B-Infektion nachgewiesen. Bei späteren Nachuntersuchungen fanden sich persistierende EKG-Veränderungen (präterminale ST-Streckensenkungen in den Brustwandableitungen).

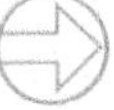

19.3.6 Allgemeine anliegenbezogene Maßnahmen

Allgemeine Maßnahmen richten sich nach der jeweiligen Grundkrankheit. Die Patienten sollen zu regelmäßigen Arztbesuchen mit Kontrolle des klinischen Zustandes und ggf. zu einer regelmäßigen Einnahme entsprechender Medikamente angehalten werden. EKG-Kontrollen und Kontrolle der Elektrolyse sollten regelmäßig erfolgen.

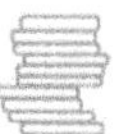

Literaturhinweise

Gross R, Schölmerich P, Gerok W (Hrsg) (1987) Lehrbuch der inneren Medizin, 7. Aufl. Schattauer, Stuttgart New York

Schettler G, Greten H (1990) Innere Medizin, 8. Aufl. Thieme, Stuttgart New York

Trieb E, Nüsser E (1987) Differentialdiagnostik des EKG, 3. Aufl. Schattauer, Stuttgart New York

Weidner A, Lüderitz B (1987) Therapie der Herzrhythmusstörungen, 3. Aufl. Springer, Berlin Heidelberg New York Tokyo

19.4 Herzstiche

K. Jentzsch

Vorbemerkung

Bei dem Patientenanliegen Herzstiche handelt es sich um einen ***Sammelbegriff*** für mehrere unterschiedliche Krankheitsbilder. Schmerzen in der linken Thoraxhälfte stellen für den betroffenen Patienten immer ein bedrohliches, ihn ängstigendes Ereignis dar. Sie werden vom Patienten fast ausschließlich auf das Herz projiziert und führen ihn umgehend zum Arzt.

Ursächlich kommen meistens kardiale Erkrankungen sowie krankhafte Veränderungen des knöchernen Thorax und der BWS in Frage. Häufigste Ursache für das Patientenanliegen Herzstiche ist die koronare Herzkrankheit (KHK). Sie weist die höchste Mortalität auf. 1988 starben 184 000 Menschen an den Folgen der KHK, nämlich einem Herzinfarkt. Die Erkrankungshäufigkeit nimmt nach wie vor zu, bei Frauen stärker als bei Männern. Das Manifestationsalter nimmt ab. Immer häufiger tritt die KHK bereits in der 4. und 5. Lebensdekade, teilweise sogar noch früher auf. Wegen der oft starken Einschränkung der körperlichen Leistungsfähigkeit bei Patienten mit KHK sind nicht selten Rehabilitations- und Umschulungsmaßnahmen, Arbeitsplatzwechsel, evtl. sogar frühzeitige Berentung erforderlich.

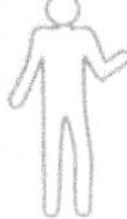

19.4.1 Fallbeispiel

Ein 51jähriger Beamter mit vorwiegend sitzender beruflicher Tätigkeit kommt in die Sprechstunde und klagt über rezidivierende, atemunabhängige Schmerzen in der linken Thoraxhälfte und bezeichnet sie als Herzstiche. Die letzte Schmerzattacke von ca. 15 min Dauer hat er am Vorabend gehabt. Vor ca. 2 Jahren sei ein solches Ereignis erstmals aufgetreten. Zunehmende Intensität und Häufigkeit in den letzten 3 Monaten. Großen körperlichen Belastungen hat sich der Patient in letzter Zeit nicht ausgesetzt. In der Eigenanamnese sind als Riskofaktoren eine Adipositas und eine leichte, medikamentös zur Zeit gut eingestellte Hypertonie bekannt. Vor 7 Jahren hat wegen der Adipositas und der milden Hypertonie eine Kurmaßnahme stattgefunden.

Der Untersuchungsbefund ergibt: RR im Sitzen 145/80 mm Hg, Puls 78/min. Cor und Pulmo sind auskultatorisch und perkutorisch unauffällig. Die klinische Untersuchung des Abdomens ergibt keinen pathologischen Befund.

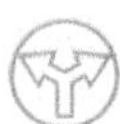

19.4.2 Differentialdiagnostisches Grobraster

Ursächlich kommen im wesentlichen Erkrankungen des Herzens, der BWS und des knöchernen Thorax sowie funktionelle Beschwerden ohne faßbaren Organbefund in Frage.

- Herz
  - Koronore Herzkrankheit (KHK) und Herzinfarkt
  - Perimyokarditis
  - hypertensive Herzerkankung
- Bewegungsapparat
  - Muskeln, Verspannungen
  - Wirbelsäule: Degenerative Erkrankungen der BWS mit Wurzelreizungen (Interkostalneuralgie)
  - Rippen: Rippenfrakturen
- Funktionelle Beschwerden

Anamnestische Angaben

- ***Prädisponierende Faktoren*** bei KHK
- ***Persistierende Schmerzen*** mit Engegefühl und Ausstrahlung in Hals und linkem Arm oder Oberbauch, mit gleichbleibender Intensität und eventuell Verstärkung bei Herzinfarkt
- Rezidivierende Schmerzattacken mit Engegefühl und Ausstrahlung in Hals und linken Arm oder Oberbauch, mit Verstärkung bei physischer und psychischer Belastung als Angina pectoris bei KHK
- ***Atemabhängige Schmerzen*** bei degenerativen Erkrankungen der BWS mit Wurzelreizungen wie bei einer Interkostalneuralgie oder bei Myogelosen. Diese Schmerzen können atemabhängig und intermittierend, vor allem bei tiefer Inspiration verstärkt werden
- ***Ungewohnte körperliche Belastungen*** (Arbeit, Sport) bei muskulären Verspannungen

- Kürzlich durchgemachte oder bestehende ***Infekte*** bei Perimyocarditis
- Posttraumatischer Schmerz bei Rippenfrakturen.

Untersuchungsbefunde

- Bei Herzinfarkt: ***Kaltschweißigkeit***, Angst, innere Unruhe, Vernichtungsgefühl, Hypotonie, Tachykardie oder Bradykardie, evtl. ***Rhythmusstörungen***, im ***EKG ST-Hebungen***, Erhöhungen von CPK, GOT und LOH je nach Infarktalter), kein Nachlassen der Schmerzen nach Gabe von Nitrokapseln oder Nitrospray.
- Bei KHK: Rhythmusstörungen, vor allem unter Belastung, belastungsabhängige Schmerzen verschwinden nach Gabe von Nitrokapseln oder Nitrospray, im ***EKG oder Belastungs-EKG ST-Senkungen*** sowie bei vorausgegangenen Infarkten Q-Zacken in den Ableitungen II, III, aVF (Hinterwandinfarkt) und R-Verlust V 1–V 5 (Vorderwandinfarkt), keine pathologischen Enzymveränderungen.
- Bei degenerativen Erkrankungen der BWS: ***fixierte Fehlhaltung***, paravertebraler, ***muskulärer Druckschmerz und Hartspann***, lokalisierter ***spinaler Druck-, Klopf- und Federungsschmerz***
- Bei Rippenfraktur: meist ***Hämatom*** und ***lokaler Druckschmerz***, Schmerz bei tiefer Inspiration
- Bei funktionellen Beschwerden: ***regelhafte Untersuchungsbefunde***, gelegentlich vegetative Stigmatisierung

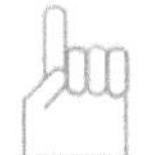

19.4.3 Entscheidungen über nachfolgende Maßnahmen

- Bei klinischem Verdacht auf einen Herzinfarkt oder bei elektrokardiographischen Hinweiszeichen und pathologischen laborchemischen Veränderungen (GOT, CPK, LDH mittels Trockenchemie) ist eine ***sofortige Krankenhauseinweisung*** sowie ***Transportbegleitung durch einen Arzt*** erforderlich.
- Bei Verdacht auf eine KHK oder einer Verschlimmerung einer schon bekannten KHK ist die Überweisung zu einem Kardiologen erforderlich, um zu klären, ob weitere stationäre diagnostische, ggf. therapeutische Maßnahmen (Koronarangiographie, PTCA, ACVB) notwendig sind.
- Bei Verdacht auf degenerative Erkrankungen der BWS ist die Einschaltung eines Orthopäden zur weiterführenden, ggf. auch radiologischen Diagnostik sinnvoll.
- Bei Verdacht auf posttraumatische Rippenfraktur ist die Anfertigung von Röntgenaufnahmen empfehlenswert

Vorläufige therapeutische Maßnahmen

- Bei Nachweis oder Verdacht auf einen Myokardinfarkt:
  - ***O_2-Zufuhr***
  - ***venöser Zugang***
  - ***Schmerzbekämpfung*** mit Opiaten

- *Sedierung* mit Phenothiazinderivaten oder Diazepam
- *Nitrate* sublingual oder intravenös

- Bei KHK mit Angina pectoris ist eine Prophylaxe von Angina pectoris-Anfällen mit Nitraten durchzuführen.
- Bei akuten Schmerzen ausgelöst durch degenerative Erkrankungen der BWS sind zur Schmerzbeseitigung nichtsteroidale Antirheumatika indiziert.
- Bei Rippenfrakturen sind Analgetika und Antiphlogistika angezeigt.

DD

19.4.4 Differentialdiagnostik

Herzinfarkt

Ätiologie. Es besteht eine multifaktorielle Genese. Risikofaktoren sind Nikotinabusus, Hypertonie, Hypercholesterinämie, Adipositas, Diabetes mellitus, familiäre Belastung.

Epidemiologie. Es ist eine Zunahme der Häufigkeit mit steigendem Alter zu beobachten. Immer häufiger werden Menschen in der 4. und 5. Lebensdekade betroffen.

Klinik. Schmerzen werden meist restrosternal und in der linken Thoraxseite mit Ausstrahlung in den Hals und in den Unterkiefer sowie in den linken Arm angegeben. Zusätzlich bestehen oft Vernichtungsgefühl, Angst, Kaltschweißigkeit sowie häufig Rhythmusstörungen.

Sicherung der Diagnose. EKG, GOT, CPK und LDH. Die Sicherung der Diagnose ist oft erst im Krankenhaus möglich.

Therapie. Venöser Zugang, Opiate zur Schmerzbekämpfung, Sedierung mit Phenothiazinen oder Diazepam, Nitrate sublingual oder i.v., O_2-Gabe. Sofortige stationäre Einweisung.

Nach Therapie in einer Akutklinik und anschließend in einer Klinik zur Anschlußheilbehandlung besteht die medikamentöse Therapie aus Gabe von Kalziumantagonisten, Nitraten, Betablockern sowie der Therapie von aufgetretenen Begleiterkrankungen und Risikofaktoren. Die Teilnahme an einer ambulanten Herzgruppe ist zu veranlassen.

Verlaufskontrolle. Ständige Kontrolle in der ambulanten Herzgruppe, EKG, Ergometrie, Beobachtung von Risikofaktoren, bei Verschlechterung eventuell Kontrollkoronarangiographie, enge Zusammenarbeit mit dem betreuenden Kardiologen.

KHK mit Angina pectoris

Ätiologie und Epidemiologie. Siehe Herzinfarkt

Klinik. Vorübergehende retrosternale und linksthorakale Schmerzen mit Ausstrahlung in den Hals und Unterkiefer sowie in den linken Arm, meist ausgelöst durch physische und/oder psychische Belastung. Sofortige Besserung durch Gabe von Nitrokapseln oder Nitrospray.

Sicherung der Diagnose. EKG, Belastungs-EKG, Koronarangiographie.

Therapie. Nitrate, Kalziumantagonisten, Betablocker sowie Therapie der Risikofaktoren.

Verlaufskontrolle. EKG, Ergometrie, Beobachtung von Risikofaktoren, bei Verschlechterung des Erkrankungsbildes, Einschaltung eines Kardiologen.

Degenerative Erkrankungen der BWS (Interkostalneuralgie)

Ätiologie. Oft Zustand nach Mb. Scheuermann, Überlastung, in höherem Alter Osteoporose.

Epidemiologie. Oft schon bei Adoleszenten auftretend, in höherem Alter zunehmend, vor allem bei Frauen in der Menopause.

Klinik. Fixierte Fehlhaltung, paravertebraler, muskulärer Druckschmerz und Hartspann, lokalisierter spinaler Druck-, Klopf- und Federungsschmerz, Ausstrahlung entlang eines Nervus intercostalis, Schmerzverstärkung bei tiefer Inspiration.

Sicherung der Diagnose. Klinischer Befund, Röntgen der BWS.

Therapie. Packungen, Massagen, Krankengymnastik, im akuten Stadium Muskelrelaxantien, evtl. Chirotherapie.

Verlaufskontrolle. Sicherung der häuslichen und extern durchgeführten physikalischen Therapie.

Rippenfraktur

Ätiologie. Trauma, spontan bei Metastasen.

Klinik. Hämatom, lokaler Druckschmerz, auskultatorisch Krepitation, Thoraxkompressionsschmerz, Schmerzverstärkung bei tiefer Inspiration.

Sicherung der Diagnose. Klinischer Befund, Röntgenaufnahme.

Therapie. Analgetika, Antiphlogistika, Atemgymnastik.

Verlaufskontrolle. Röntgenaufnahme, klinischer Befund.

Zum Fallbeispiel
Bei nicht näherem Infarktausschluß durch EKG und Labor erfolgt umgehende Einweisung in klinische Behandlung. Ambulante Vorabtherapie mit Nitrokörpern und Sedativa. Diagnose: Instabile Angina pectoris.

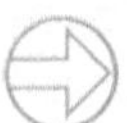

19.4.6 Allgemeine anliegenbezogene Maßnahmen

Die dem Patientenanliegen Herzstiche *zugrundeliegenden* Erkrankungen KHK und *degenerative Erkrankungen der BWS erfordern eine intensive Langzeitbetreuung durch den Hausarzt!* Wesentlich sind regelmäßige Beratungen des Patienten, ggf. unter Einbeziehung des Lebenspartners und Gruppentherapien zur Reduzierung von Risikofaktoren. Inhalte der Beratungen sollten sein:
- Gesunde Ernährung,
- Gewichtsreduktion,
- Regelmäßige Bewegungstherapie (z.B. ambulante Herzgruppen, Wirbelsäulengymnastikgruppen)
- Abbau von Streß,
- Motivation zum Verzicht auf Nikotin,
- Verhinderung von Krankheitsfixierung

Begleitend zu den regelmäßigen Beratungen müssen Kontrollen der blutchemischen Risikofaktoren durchgeführt werden: Blutzucker, Cholesterin (HDL, LDL), Triglyceride. Auch regelmäßige Gewichtskontrollen sind durchzuführen. Die Häufigkeit der Kontrollen hängt vom Ausmaß der pathologischen Veränderungen ab.

Sozialmedizinische Aspekte: Vor allem die KHK aber auch die degenerativen Erkrankungen der BWS sind für lange und häufige Arbeitsunfähigkeiten verantwortlich. Durch regelmäßige hausärztliche Betreuung sowie Veranlassung sekundär präventiver Maßnahmen (z.B. Rehabilitationsverfahren) können die Häufigkeit der Arbeitsunfähigkeiten mittel- und langfristig gemindert sowie die frühzeitigen Berentungen reduziert werden. Die Wiedereingliederung in den Arbeitsprozeß sollte schonend erfolgen, je nach Schwere und Verlauf der Erkrankung. Als sinnvoll zeigen sich bisher Modelle, nach denen die Arbeit zunächst als Teilzeitarbeit begonnen wird und allmählich im Verlauf von 2–3 Monaten auf volle Arbeitszeit gesteigert wird.

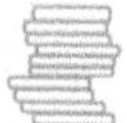

Literaturhinweise
Ferlinz R, Miederer SE, Schulz V, Simon H (1990) Thoraxschmerzen. In: Ferlinz R (Hrsg) Internistische Differentialdiagnostik, 2. Aufl., Thieme, Stuttgart New York
Gillmann H (1984) Myokardinfarkt. In: Hornbostel H, Kaufmann W, Siegenthaler H (Hrsg) Innere Medizin in Praxis und Klinik, 3. Aufl, Bd I. Thieme, Stuttgart New York
Hilger HH, Schaede A (1984) Koronarinsuffizienz. In: Hornbostel H, Kaufmann W, Siegenthaler W (Hrsg) Innere Medizin in Praxis und Klinik, 3. Aufl Bd I. Thieme, Stuttgart New York

Just H (1990) Erkrankungen des Herzens. In: Wolf HP, Weihrauch TR (Hrsg) Internistische Therapie, 8. Aufl. Urban & Schwarzenberg, München Wien Baltimore

Rost R (1991) Sport- und Bewegungstherapie bei Inneren Krankheiten. Deutscher Ärzte-Verlag, Köln

Torklus D v (1985) Degernative Erkrankungen der Wirbelsäule. In: Dahmen G, Josenhans G, Tillmann K (Hrsg) Praxis der Allgemeinmedizin Bd. XIV. Erkrankungen des Bewegungsapparates. Urban & Schwarzenberg, München Wien Baltimore

19.5 Husten

D. Schrader

Vorbemerkung

Husten ist die ***häufigste Beschwerde***, mit der Patienten den Allgemeinarzt konsultieren. Er betrifft beide Geschlechter gleichmäßig, bei Berufserkrankungen eher Männer zwischen 50 und 60 Jahren. Das Symptom Husten kommt in allen Altersstufen vor, wobei in der Kindheit Asthma, Pseudo-Krupp und infektiöse Ursachen, im Alter chronische Lungenveränderungen dominieren. Die Vielschichtigkeit möglicher Krankheitsursachen erfordert eine detaillierte Anamnese und entsprechende weiterführende Untersuchungen.

Volkswirtschaftlich betrachtet ist der Husten ein Symptom, das durch zahlreiche Arbeitsunfähigkeitstage und – bei chronischen Erkrankungen – Frühberentung erhebliche Kosten verursacht. Die Verordnung von Kuren und die Förderung eines auf die Atemwege gerichteten Gesundheitsbewußtseins kann die Entwicklung von chronischen Lungenerkrankungen vermeiden oder zumindestens hinauszögern.

Die hohe Rate von Berufserkrankungen der Lunge erfordert häufig die Abstimmung mit den jeweiligen Betriebsärzten.

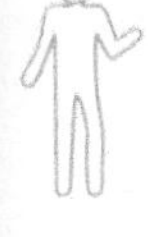

19.5.1 Fallbeispiel

Ein 45jähriger Facharbeiter (Metallindustrie) kommt mit akut aufgetretenem produktiven Husten und subfebrilen Temperaturen in die Sprechstunde. Es besteht morgendlicher eitriger Auswurf sowie Luftnot. Der Patient raucht pro Tag etwa 25 Zigaretten. Bei der Racheninspektion zeigen sich gerötete Schleimhäute, die Zunge ist trocken und belegt. Bei der Perkussion finden sich hypersonorer Klopfschall und eine beidseits noch normgerechte Lungenverschieblichkeit. Bei der Auskultation beidseits in mittlerer Höhe grobblasige Rasselgeräusche. Kein Herzgeräusch, RR 140/90 mmHg.

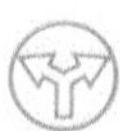

19.5.2 Differentialdiagnostisches Grobraster

- Infekte (produktiver/nicht-produktiver Husten)
- Chronische Bronchitis
- Allergien
- Asthma bronchiale
- Husten bei Inhalation von toxischen Substanzen (z.B. Nikotin, Stäube)
- Lungen-, Bronchial- und Pleuratumoren
- Herzinsuffizienz, Lungenödem
- Vererbte Erkrankungen (Mukoviszidose)
- Medikamenteninduzierter Husten
- Lungenembolien

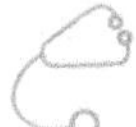

19.5.3 Primärdiagnostik

Anamnestische Angaben

- ***Akut aufgetretener Husten***
  - mit Fieber meist infektbedingt (am häufigsten virale Infekte)
  - produktiv bei Bronchitis
  - Reizhusten bei Pharyngitis oder Laryngitis, ggf. auch psychogen
  - mit Spastik bei Asthma bronchiale
  - mit Hämoptoe bei Lungenembolien (häufig verkannt!) und bei Linksherzinsuffizienz mit Lungenödem
  - ausgeprägtes Krankheitsgefühl, meist hohes Fieber, Hustensymptomatik ggf. wechselnd zwischen produktivem Husten und quälendem Reizhusten bei Bronchopneumonie
- ***Chronischer Husten***
  - mit morgendlichem weißlich-grauem Auswurf bei Nikotinmißbrauch
  - mit Luftnot, Auswurf bei chronischer Bronchitis und Bronchiektasen
  - mit zunehmender Dyspnoe, Hämoptoe und Gewichtsverlust bei malignen Tumoren der Atemwege
  - mit subfebrilen Temperaturen bei Tuberkulose
  - trockener Husten bei entsprechender Berufsanamnese Hinweis auf Silikose, Asbestose oder andere Berufskrankheit
  - belastungsabhängig mit Dyspnoe bei Herzinsuffizienz
  - mit zähem Schleim und Obstruktion bei Kindern mit Mukoviszidose
  - mit verlängertem Expirium bei Asthma bronchiale und chronisch obstruktiver Bronchitis

Untersuchungsbefunde

- Hohes Fieber, Rachenrötung, Lunge auskulatorisch frei • meist bei harmlosen viralen Infekten
- Rasselgeräusche über verschiedenen Lungenanteilen, teilweise Fieber, putrides Sputum • bei Bronchitis

- Einseitige Auskultationsbefunde mit ohrnahen Rasselgeräuschen und verschärftem Atemgeräusch • bei Bronchopneumonien
- Giemen, Spastik • bei Asthma bronchiale, chronisch obstrutiver Bronchitis
- Gewichtsabnahme, auffallende Schwäche, einseitige Auskultationsbefunde (cave: häufig kein pathologischer Lungenbefund bei der körperlichen Untersuchung erhebbar) • bei Verdacht auf Bronchialkarzinom
- Pleurareiben • bei Pleuritis oder Pleuratumoren
- Fein mittelblasige Rasselgeräusche beidseits dorsobasal, Blässe • zunehmende Lungenstauung bei Linksherzinsuffizienz, Lungenödem
- Feinblasige diffuse Rasselgeräusche, Knistern, abgeschwächtes Atemgeräusch • häufig bei Silikosen, Asbestosen
- einseitige Klopfschalldämpfung • möglicher Hinweis auf Pleuraerguß (Malignität!)

Technische Untersuchungsbefunde

- Lungenfunktionsprüfung:
  - Obstruktion bei akuter oder chronischer Bronchitis, bei Asthma bronchiale, bei chronischer Schädigung der Bronchialschleimhaut durch exogene Noxen, bei Bronchialkarzinomen
  - kombiniert restriktiv-obstruktive Störungen bei Lungenemphysem
  - Restriktion bei Pleuraprozessen wie Pleuraerguß oder Pleurakarzinom
- Thorax-Röntgen typische Befunde bei Pneumonien, Silikosen, Lungentumoren, zentraler Lungenstauung
- Sputumuntersuchung:
  - Nachweis von pathogenen Bakterien bei Bronchitis. Resistenzbestimmung!
  - gram-negative Stäbchen bei Tuberkulose
  - Pilznachweis (häufig Candida albicans) bei Pilzpneumonien
  - pathologische Zytologie bei Bronchialkarzinom
  - Blut bei schweren Entzündungen der Schleimhäute, bei Bronchialkarzinom, bei Lungenembolie oder offener Lungentuberkulose
- EKG: häufig Änderung des Lagetyps (Rechts-Drehung) bei Lungenembolie
- Laboruntersuchungen:
  - BKS-Beschleunigung und Leukozytose bei entzündlichen Erkrankungen der Atemwege
  - maximale BKS-Beschleunigung bei malignen Prozessen, Tumormarker zur Verlaufskontrolle
- Allergietestungen meist positiv bei Allergien bzw. allergischem Asthma bronchiale

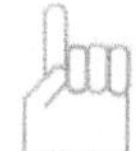

19.5.4 Entscheidungen über nachfolgende Maßnahmen

- ***Krankenhausbehandlungen*** bei lebensbedrohlichen Erkrankungen sowie bei nicht beherrschbarem Status asthmaticus, beim Lungenödem und bei der Lungenembolie. Bei Verdacht auf onkologische Erkrankungen der Atemwege ist eine stationäre Abklärung und ggf. Therapie erforderlich.
- ***Überweisungen zum Spezialisten*** (Radiologe, Pulmonologe und HNO-Arzt) zur weiterführenden Diagnostik: Thorax-Röntgen, Allergietestung, Bronchoskopie und Kehlkopfspiegelung.
- In der ***Notfallbehandlung*** Behebung einer Bronchospastik mit ß2-Sympathikomimetika und Kortison, Sauerstoffgabe, bei Lungenödem Furosemid i.v.

Vorläufige therapeutische Maßnahmen

- Soweit möglich sollten inhalative Noxen in jedem Fall entfernt werden, das trifft nicht nur für Nikotinmißbrauch oder berufliche Exposition zu.
- Bei rein viralen Infekten sind in den meisten Fällen Inhalationen, Analgetika und sonstige symptomatische Maßnahmen ausreichend.
- Bei Hinweis auf bakterielle Infektion Verordnung eines Breitbandantibiotikums in Verbindung mit einem Sekretolytikum.
- Bei Asthma bronchiale und chronisch obstruktiver Bronchitis Behandlung mit Mastzellstabilisatoren (Nedocromil), inhalativen Kortikoiden und β-Sympathikomimetika sowie mit Theophyllinderivaten. Zusätzlich ACE-Hemmer, Diuretika, Nitropräparate und gelegentlich Digitalis bei Herzinsuffizienz.

Weitere differentialdiagnostische Maßnahmen

- Bei therapieresistenten bakteriellen und viralen Infekten oder bei Verschlechterung des Krankheitsbildes sollte in jedem Fall neben einer Thoraxaufnahme auch eine bakteriologische und zytologische Untersuchung des Sputums erfolgen, um eine gezielte Behandlung zu ermöglichen.
- Bei Verdacht auf ein Bronchialkarzinom ist eine Bronchoskopie mit Sekretgewinnung und Biopsie unter Sicht notwendig.
- Bei Hinweisen auf Atemwegsobstruktionen ist die Durchführung einer Lungenfunktionsprüfung obligat.
- Bei unklaren Krankheitsbildern – insbesondere bei Malignitätsverdacht – kommen noch weitere bildgebende Verfahren und sonstige Untersuchungen zum Einsatz.

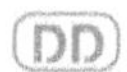

19.5.5 Differentialdiagnostik

Chronische Bronchitis

Wenn in zwei aufeinanderfolgenden Jahren während mindestens 3 Monaten ein produktiver Husten besteht, liegt eine chronische Bronchitis vor.

Ätiologie/Pathogenese. Die chronische Bronchitis ist multifaktoriell bedingt, ursächlich spielen häufige Infekte, exogene Noxen und gelegentlich Immunglobulinmangelzustände eine Rolle.

Epidemiologie. Betroffen sind vorwiegend Männer im fortgeschrittenen Lebensalter, jedoch nimmt der Anteil weiblicher Patienten mit Lungenerkrankungen entsprechend der Zunahme weiblicher Raucherinnen zu.

Klinik. Husten und Auswurf, gelegentlich obstruktive Störungen, nach längerer Krankheitsdauer zunehmendes Lungenemphysem, im Endstadium globale Lungeninsuffizienz. Perkutorisch sonorer bis hypersonorer Klopfschall, eingeschränkte Atembreite. Auskultatorisch massenhaft Rasselgeräusche, Panemphysem jedoch Atemgeräusch und Nebengeräusche gedämpft.

Sicherung der Diagnose. Auskultationsbefund und Anamnese, Sputumgewinnung, Lungenfunktionsprüfung, Röntgenuntersuchung der Lunge in vielen Fällen unergiebig, jedoch zum Ausschluß bösartiger Neubildungen erforderlich.

Therapie. Ausschaltung von schädigenden Faktoren, konsequente antibiotische Therapie bei akuten Infekten, bei Bedarf Sekretolytika und Bronchospasmolytika.

Verlaufskontrolle. Da es sich um eine chronische Erkrankung mit intermittierenden Infekten handelt, sind regelmäßige Kontrollen des klinischen Befundes – bei Exazerbation auch des Sputums – erforderlich. Behandlungsziel ist, durch Vermeidung schädigender Faktoren und genaue Kontrolle einer Verschlechterung der Erkrankung vorzubeugen. Hierzu sind regelmäßige Lungenfunktionsprüfungen und zusätzliche Selbstmessung des Patienten mit einem Peak-Flow-Meter notwendig.

Asthma bronchiale

Ätiologie/Pathogenese. Es wird zwischen dem allergischen ***(extrinsic)*** und dem nichtallergischen ***(intrinsic)*** Asthma unterschieden. Beim nichtallergischen Asthma bronchiale spielen häufig Infekte, Irritation durch Kälte und Anstrengung und andere chronisch einwirkende Faktoren eine Rolle. Bei bestehender Erkrankung können psychische Faktoren Anfälle auslösen und den Krankheitsverlauf insgesamt beeinflussen.

Epidemiologie. Sehr uneinheitlich bei unterschiedlichen Asthmaformen. Rein allergisches Asthma bevorzugt bei Kindern und Jugendlichen. Intrinsic Asthma tritt eher in den späteren Lebensjahren auf.

Klinik. Dyspnoe (Orthopnoe) und Husten, verlängertes Exspirium. Perkutorisch hypersonorer Klopfschall, auskultatorisch Giemen, wenig Rasselgeräusche, leises Atemgeräusch bei Lungenüberblähung, reaktive Tachkardie.

Sicherung der Diagnose. Durch Anamnese und klinischen Befund. In der Lungenfunktion obstruktive oder kombinierte Ventilationsstörung. Röntgenologisch vermehrte Strahlentransparenz bei tiefstehenden Zwerchfellen.

Bei fortgeschrittener Erkrankung im EKG Zeichen der vermehrten Rechtsherzbelastung.

Bei bakteriellen Infekten BKS-Beschleunigung und Leukozytose.

Therapie. Frühzeitig inhalative Glukokortikoide und/oder Mastzellstabilisatoren (Nedocromil), bei allergischer Komponente Cromoglyzinsäure oder Ketotifen als Dosieraerosol, inhalative ß2-Sympathikomimetika, Theophyllinderivate (Kontrolle des Serumspiegels!). Konsequente antibiotische Behandlungen bei intermittierenden bakteriellen Infekten nach Antibiogramm. Bei Status asthmaticus Intubationsbereitschaft, Krankenhauseinweisung im Notarztwagen.

Verlaufskontrolle. Asthmatiker sind chronisch Kranke, die eine engmaschige Betreuung mit konsequenter medikamentöser und balneologisch physikalischer Therapie benötigen. Beobachtung durch regelmäßige klinische Untersuchungen, Lungenfunktionsprüfung und Anleitung der Patienten zu regelmäßiger eigener Verlaufskontrolle mit dem Peak-Flow-Meter.

Infektprophylaxe!

Bronchialkarzinom

Ätiologie/Pathogenese. Häufigste Form der bösartigen Tumoren der Lunge. Die Erkrankung führt auch heute noch meist innerhalb weniger Jahre zum Tode. Wichtigster Risikofaktor ist Rauchen. (Bei 40 „pack-years" (20 Zigaretten/Tag über ein Jahr) besteht ein über 40-fach erhöhtes Risiko. Nach Beendigung des Rauchens sinkt das Risiko innerhalb von 10–15 Jahren auf den Wert von Nichtrauchern. Ferner als anerkannte Berufserkrankung Exposition gegenüber Asbest, Arsen, Chromatverbindungen und ionisierenden Materialien.

Epidemiologie. Jährlich sterben in der BRD ca. 25.000 Patienten an Bronchialkarzinom.

Klinik. Typische Frühsymptome kaum identifizierbar. Als Ausdruck der meist fortgeschrittenen Erkrankung: trockener Reizhusten, Hämoptyse, Brustschmerzen, Dyspnoe, Verschlechterung des Allgemeinzustands in Abhängigkeit von Lokalisation und Metastasierung evtl. Heiserkeit, Pleuraerguß, Dysphagie, Affektion von Perikard und Myokard. Bei Metastasierung (über 50 % aller Patienten) zerebrale Symptome (Hirnmetastasen), Schmerzen, pathologische Frakturen (Knochenmetastasen), paraneoplastische Syndrome.

Sicherung der Diagnose. Röntgen-Thorax, Nachweis maligner Zellen im Sputum, Bronchoskopie mit Biopsie, Mediastinoskopie mit Lymphknotenentnahme, Röntgen-Schichtaufnahmen und Computertomographie des

Mediastinums. Suche nach Fernmetastasen durch Oberbauchsonographie, Knochenszintigraphie und Laborwerte, Tumormarker (CEA, TPA) können die Diagnose unterstützen.

Therapie und Verlaufskontrolle. Bei nicht-kleinzelligem Karzinom chirurgische Therapie bevorzugt, beim kleinzelligen Bronchialkarzinom Chemo- und Radiumtherapie. Die 5-Jahres-Überlebensrate aller behandelten und nicht behandelten Bronchialkarzinome liegt z.Z. unter 10%.

Keuchhusten

Ätiologie/Pathogenese. Bakterielle Infektionskrankheit, Erreger: Bordetella pertussis, Übertragung durch Tröpfeninfektion.

Epidemiologie. Grundsätzliche Empfänglichkeit von nicht immunen Personen jeden Alters (auch Greise). In den ersten 6 Lebensjahren am häufigsten (mehr als 60% aller Fälle). Auch bei Neugeborenen und jungen Säuglingen möglich, da keine von der Mutter übertragene Immunität. In Städten häufig endemisch vorkommend.

Klinik. Inkubationszeit 7–10 Tage (1–3 Wochen). ***Katarrhalisches Stadium:*** Uncharakteristischer Husten und Schnupfen, u.U. subfebrile Temperaturen. ***Paroxysmales Stadium*** (4 bis 6 Wochen): Häufig besonders nachts auftretende Hustenanfälle mit stakkatoartigen Hustenstößen gefolgt von „jauchzendem Inspirium", häufig Erbrechen. Im Anfall Gesichtszyanose, Vorstrecken der Zunge. Expektoration von glasigem Schleim. Häufig Aufeinanderfolge von mehreren Anfällen in kurzen Abständen. ***Stadium decrementi*** (1 bis 2 Wochen Dauer): Allmählicher Rückgang und seltener werden der Hustenanfälle, noch längere Zeit „Gewohnheitshusten". Komplikationen sind bekannt: Bronchopneumonie, Otitis media vor allem bei Säuglingen, Enzephalopathie.

Sicherung der Diagnose. Klinisches Bild, Leukozytose (20.000 bis 30.000/mm) mit relativer Lymphozytose (mehr als 60%), Erregerzüchtung aus Nasenabstrich in unklaren Fällen).

Therapie und Verlaufskontrolle. Bei Säuglingen Krankenhausbehandlung. Bei älteren Kindern meist symptomatische Therapie (Hustenblockade, Freiluftbehandlung) ausreichend. Bei Verdacht auf Superinfektion oder besonders quälendes Krankheitsbild antibiotische Behandlung mit Erythromycin oder Ampicillin.

Zur Impfprophylaxe s. Kap. 7.1.

Weitere Differentialdiagnosen

Neben malignen Erkrankungen der Atemwege und kardiologischen Erkrankungen ist zu denken an medikamenteninduzierten Husten, Berufskrankheiten (Silikose, Asbestose etc.), Systemerkrankungen wie Sarkoidose (M. Boeck) oder Kollagenosen, Mukoviszidose und andere.

Zum Fallbeispiel

Bei dem Patienten wurde zunächst aufgrund des klinischen Befundes eine akute Bronchitis diagnostiziert und dementsprechend behandelt. Nach weiteren 2 Wochen hatte sich die Symptomatik weitgehend zurückgebildet. Angesichts der Raucheranamnese wurde die Bronchitis als möglicher Hinweis auf ein Bronchialkarzinom gewertet und dementsprechend eine Röntgen-Thorax-Untersuchung veranlaßt, die jedoch keinen pathologischen Befund erbrachte.

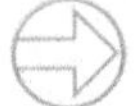

19.5.6 Allgemeine anliegenbezogene Maßnahmen

Durch wiederholte Aufklärung und konsequente Beratung muß der Patient zum „Mitverantwortlichen" erzogen werden und selbst Zeichen einer Verschlechterung erkennen können. Dieses fördert die gerade bei Patienten mit chronisch obstruktiven Lungenerkrankungen (chronisch obstruktive Bronchitis, Asthma bronchiale) dringend notwendige Patientenmitarbeit.

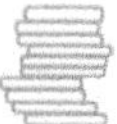

Literaturhinweise

Ferlinz R (Hrsg) (1986) Diagnostik in der Pneumologie. Thieme, Stuttgart

Siegenthaler W, Kaufmann W, Hornbostel H, Waller HD (Hrsg) (1987) Lehrbuch der inneren Medizin, 2. Aufl., Stuttgart, New York

Zöllner N (Hrsg) (1991) Innere Medizin, Springer, Berlin Heidelberg New York Tokyo

19.6 Schmerzen in der Brust

K. Jentzsch

Vorbemerkung

Schmerzen in der Brust werden vom betroffenen Patienten immer als ein ernstes Krankheitsgeschehen empfunden. Sie werden vom Patienten meist auf Herz, Lunge oder Pleura projiziert. Das Patientenanliegen Schmerzen in der Brust stellt ein Symptom dar, hinter dem sich mehrere unterschiedliche Krankheitsbilder verbergen können. Ursächlich kommen kardiale und pneumonologische Erkrankungen, krankhafte Veränderungen des knöchernen Thorax und der BWS, Erkrankungen der Oberbauchorgane sowie Erkrankungen des peripheren Nervensystems in Frage. Die häufigste Ursache für das Patientenanliegen Schmerzen in der Brust ist die koronare Herzkrankheit. Epidemiologische Angaben betreffs der koronaren Herzkrankheit s. Kap. 20.4. Da die Folgen der koronaren Herzkrankheit, aber auch der degenerativen Erkrankungen der BWS und des knöchernen Thorax die Leistungsfähigkeit bei betroffenen Patienten oft stark einschränken, sind nicht selten lange Arbeitsunfähigkeiten, Rehabilitations- und Umschulungsmaßnahmen, Arbeitsplatzwechsel, eventuell sogar frühzeitige Berentung erforderlich.

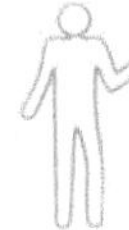

19.6.1 Fallbeispiel

Ein 45jähriger Elektrikermeister kommt in die Sprechstunde und klagt über seit 3 Tagen bestehende zunehmende, atemabhängige Schmerzen in der linken Thoraxhälfte und unter dem Sternum. Solche atemabhängige Schmerzen habe er schon mehrfach gehabt, jeweils jedoch nur von sehr kurzer Dauer. Zur Eigenanamnese: Der Patient ist normalgewichtig, treibt regelmäßig Sport, raucht nicht und trinkt mäßig Alkohol. Laborchemisch ist bei dem Patienten eine Hyperurikämie mit rezidivierenden Gichtanfällen bekannt.

Der Untersuchungsbefund ergibt: RR im Sitzen 135/80 mm Hg, Puls 72/min. Cor und Pulmos sind auskultatorisch und perkutorisch unauffällig. Die BWS zeigt inspektorisch eine geringfügige, rechtskonvexe Torsionsskoliose. Palpatorisch findet sich ein muskulärer Hartspann beidseits der BWS. Die Dornfortsätze der mittleren BWS sind leicht schmerzhaft.

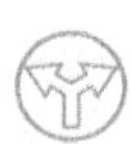

19.6.2 Differentialdiagnostisches Grobraster

Ursächlich kommen für das Patientenanliegen Schmerzen in der Brust, Erkrankungen des Thorax, der Oberbauchorgane, des Bewegungsapparates und der Haut in Frage.

- Thoraxorgane
  - Koronare Herzkrankheit und Herzinfarkt
  - Funktionelle Herzbeschwerden
  - Perimyokarditis
  - Pneumonie und Pleuritis
  - Lungenembolie
  - Spontanpneumothorax
  - Ösophagitis
  - Mediastinaltumoren
  - Aneurysma dissecans der Aorta
- Oberbauchorgane
  - Gastritis
  - Ulcus ventriculi
  - Ulcus duodeni
  - Cholezystitis
  - Pankreatitis
- Bewegungsapparat
  - Degenerative Erkrankungen der HWS, der BWS, Interkostalneuralgie
  - Rippenfrakturen
- Haut
  - Herpes zoster

19.6.3 Primärdiagnostik

Anamnestische Angaben
Die Anamnese betreffs koronarer Herzkrankheit mit Angina pectoris und Herzinfarkt s. Kap. 19.4.

- Bei eitriger Bronchitis, Pneumonie und Pleuritis werden ***atemabhängige Brustschmerzen, Fieber*** und schweres Krankheitsgefühl angegeben. ***Husten und Auswurf*** fehlen fast nie.
- Bei degenerativen Veränderungen der BWS mit Wurzelreizungen im Sinne einer Interkostalneuralgie und ***Myogelosen*** im Bereich der betroffenen Segmente werden ***Schmerzen entlang des betroffenen Nervus intercostalis*** atemabhängig, intermittierend und bei tiefer Inspiration verstärkt angegeben.
- Bei Rippenfrakturen klagen die Patienten über direkt nach dem ***Trauma*** einsetzende starke, ***atemabhängige Schmerzen***. Bei der pathologischen Fraktur fehlt das adaequate Trauma.
- Bei Herpes zoster wird ein ***neuralgischer Schmerz*** im Bereich des betroffenen Interkostalnerven angegeben, der der ***Bläschenbildung*** vorausgeht.
- Angaben zur Anamnese bei Erkrankungen der Oberbauchorgane s. Kap. 22.1 und 22.8.

Untersuchungsbefunde
Untersuchungsbefunde bei koronarer Herzkrankheit mit Angina pectoris, Myokardinfarkt und Erkrankungen der Oberbauchorgane s. Kap. 19.4, 22.1 und 22.8.

- Bei Bronchitis, Pneumonie und Pleuritis finden sich ***Dyspnoe*** auskultatorisch typisches ***Lederknarren, feuchte Rasselgeräusche*** und abgeschwächtes Atemgeräusch. Perkutorisch kann eine ***Dämpfung*** gefunden werden. Des weiteren können Veränderungen von Bronchophonie und Stimmfremitus festgestellt werden.
- ***Fehlendes Atemgeräusch*** einseitig bei Spontanpneumothorax
- Bei degenerativen Erkrankungen der BWS findet man eine ***fixierte Fehlhaltung, paravertebralen muskulären Druckschmerz und Hartspann***, lokalisierten spinalen Druck-, Klopf- und Federungsschmerz.
- Bei Rippenfrakturen sind ***lokaler Druckschmerz*** sowie meist ***Hämatome*** zu finden.
- Bei Herpes zoster sieht man in Gruppen stehende Effloreszenzen im betroffenen Nervensegment, jedoch nicht in Prodromalstadien.

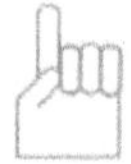

19.6.4 Entscheidungen über nachfolgende Maßnahmen

Betreffs KHK mit Angina pectoris, Myokardinfarkt und Erkrankungen der Oberbauchorgane s. Kap. 19.4, 22.1 und 22.8.

Bezüglich degenerativen Erkrankungen der BWS und Rippenfraktur siehe Kap. 19.6 und 25.13.

Bei Bronchitis, Pneumonie und Pleuritits sind BKS, Blutbild, Sputumuntersuchung und Röntgenthorax notwendig.

Vorläufige therapeutische Maßnahmen
Bei Infektionen mit Bronchitis, Pneumonie und Pleuritis sind Antipyretika, Mukolytika und Breitbandantibiotika, evtl. nach kultureller Austestung angezeigt.

Bei Rippenfrakturen ist die Gabe von Analgetika und Antiphlogistika erforderlich.

Bei Herpes zoster sind Virustatika und Analgetika zu verordnen.

DD 19.6.5 Differentialdiagnostik

Betreffs koronarer Herzkrankheit mit Angina pectoris, Myokardinfarkt und Erkrankungen der Oberbauchorgane sowie Ösophagitis s. Kap. 19.4, 22.1, 22.8 und 22.10.

Degenerative Veränderungen der BWS mit Interkostalneuralgie
Siehe Kap. 25.13.

Rippenfraktur
Siehe Kap. 19.4.5.

Bronchitis, Pneumonie und Pleuritis

Ätiologie. Viral oder bakteriell, Ansteckung durch Tröpfcheninfektion.

Epidemiologie. Besonders gefährdet sind Kleinkinder und alte Menschen.

Klinik. Fieber, Husten, eitriger Auswurf, Dyspnoe, Rasselgeräusche, Dämpfung, Veränderung von Bronchophonie und Stimmfremitus.

Sicherung der Diagnose. Labor einschließlich des kulturellen Erregernachweises, Röntgenaufnahme des Thorax.

Therapie. Antipyretika, Mukolytika, Antibiotika und ggf. Atemgymnastik.

Verlaufskontrolle. Klinik, Labor und Kontrollaufnahme des Röntgenthorax.

Herpes zoster

Ätiologie. Endogenes Rezidiv infolge Abwehrschwäche bei persistierendem Varizellen-Zoster-Virus.

Epidemiologie. Vorkommen in fast jedem Lebensalter, Häufigkeitsgipfel zwischen dem 60. und 70. Lebensjahr.

Klinik. In Gruppen stehende Bläschen im Verlauf eines oder mehrerer Nervensegmente, neuralgische Schmerzen.

Sicherung der Diagnose. Klinischer Befund, Virusnachweis nach Abstrich von Bläscheninhalt im Negativkontrastverfahren.

Therapie. Aciklovir, Analgetika.

Verlaufskontrolle. Klinischer Befund.

Zum Fallbeispiel
Nach enzymatischem und elektrokardiografischem Infarktausschluß kann man davon ausgehen, daß es sich um eine Interkostalneuralgie links handelt. Die Therapie ist konservativ: Analgetika nach Bedarf und physikalische Therapie.

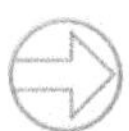

19.6.6 Allgemeine anliegenbezogene Maßnahmen

Die dem Patientenanliegen Schmerzen in der Brust zugrundeliegenden häufigsten Erkrankungen sind die KHK mit Angina pectoris, Myokardinfarkt und degenerative Erkrankungen der BWS. Sie erfordern eine intensive Langzeitbetreuung durch den Hausarzt. Wesentlich sind regelmäßige Beratungen des Patienten ggf. unter Einbeziehung des Lebenspartners. Genauso wichtig sind Gruppentherapien für z.B. Diabetiker und Hypertoniker. Weiterhin sind ambulante Herzgruppen und Wirbelsäulengruppen unverzichtbar.

Inhalte von Beratungen sollten sein:

- Gesunde Ernährung,
- Gewichtsreduktion,
- Abbau von Streß,
- Motivation zum Verzicht auf Nikotin.

Kontrollen der blutchemischen Risikofaktoren sind in regelmäßigen Abständen begleitend zu den Beratungen durchzuführen. Dazu gehören: Blutzukker, Blutfette, Harnsäure, das Messen des Gewichtes. Das Ausmaß der pathologischen Veränderungen bestimmt die Häufigkeit der Kontrollen.

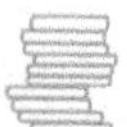

Literaturhinweise

Braun-Falco O, Plewig G, Wolff HH (1992) Dermatologie und Venerologie, 4. Aufl. Springer, Berlin Heidelberg New York Tokyo

Ferlinz R, Miederer SE, Schulz V, Simon H (1990) Thoraxschmerzen. In: Ferlinz R (Hrsg) Internistische Differentialdiagnostik, 2. Aufl., Thieme, Stuttgart New York

Gillmann H (1984) Myokardinfarkt. In: Hornbostel H, Kaufmann W, Siegenthaler W (Hrsg) Innere Medizin in Praxis und Klinik, 3. Aufl, Bd I. Thieme, Stuttgart New York

Hilger HH, Schaede A (1984) Koronarinsuffizienz. In: Hornbostel H, Kaufmann W, Siegenthaler W (Hrsg) Innere Medizin in Praxis und Klinik, 3. Aufl, Bd I. Thieme, Stuttgart New York

Just H (1990) Erkrankungen des Herzens. In: Wolff HA, Weihrauch TR (Hrsg) Internistische Therapie, 8. Aufl. Urban & Schwarzenberg, München Wien Baltimore

Rost R (1991) Sport- und Bewegungstherapie bei Inneren Krankheiten. Deutscher Ärzte-Verlag Köln

Torklus D v (1985) Degenerative Erkrankungen der Wirbelsäule. In: Dahmen G, Josenhans G, Tillmann K (Hrsg) Praxis der Allgemeinmedizin Bd. XIV. Erkrankungen des Bewegungsapparates. Urban & Schwarzenberg, München Wien Baltimore

20 Das Gefäßsystem betreffende Anliegen

20.1 Blutdruckerhöhung/Blutdruckkontrolle

K. Mayer

Vorbemerkung

Herzkreislauferkrankungen stehen in der Todesursachenstatistik an erster Stelle. Einer der entscheidensten Risikofaktoren ist dabei der erhöhte Blutdruck. Er tritt bei 10–20 % der Patienten des Allgemeinarztes auf. Die Prognose hängt von der Ursache der RR-Erhöhung, wie z.B. emotionalen Faktoren (Weißkittelhypertonie), und vor allem der bereits eingetretenen Organerkrankungen ab. Der erhöhte Blutdruck ist oft ein Zufallsbefund (Case finding) im Praxisalltag, da dieses Symptom zuerst keine Beschwerden macht, sondern in der Regel erst bei jahrelangem Bestehen durch Organveränderungen zu schweren Komplikationen führt (z.B. Herzinfarkt, Schlaganfall).

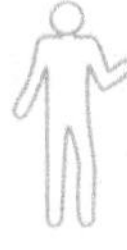

20.1.1 Fallbeispiel

Ein 48jähriger alleinstehender Patient kommt in die Montagssprechstunde und klagt über eine Rötung und Schwellung in der linken Axilla, die besonders beim Gehen schmerzt. Die Arbeit könne er nicht antreten, er habe eine Hitze im Kopf, die seit dem Vortag aufgetreten sei. Der Blutdruck (nebenbei gemessen) ergibt am linken Arm einen Wert von 170/100 mmHg und am rechten Arm 175/95 mmHg.

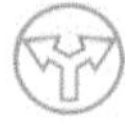

20.1.2 Differentialdiagnostisches Grobraster

- Emotional bedingte RR-Erhöhung wie z.B. „Sprechstundenhochdruck"
- Exogen bedingte RR-Erhöhung z.B. bei Alkoholabusus, Lakritzabusus
- Medikamentös bedingte RR-Erhöhung z.B. durch Kortikoide, Ovulationshemmer, Schilddrüsenhormone, Symphathomimetika (z.B. Nasentropfen, Antiasthmatika, Augentropfen, Appetitzügler), Monoaminooxydasehemmer, Prostaglandinsynthesehemmer, Oxyphenylbutazon-Präparate, Isoniazid usw.

- Primäre (essentielle) Hypertonie
- Sekundäre Hypertonie

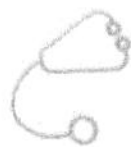

20.1.3 Primärdiagnostik

Anamnese

Bluthochdruck wird u.a. gehäuft gefunden bei

- Schwangerschaftskomplikationen,
- Übergewicht/Fettstoffwechselstörungen,
- Nikotinabusus,
- Alkoholabusus,
- Analgetikaabusus,
- bereits früher erhöhten Blutdruckwerten

in der ***Eigenanamnese***

und

- Hypertonie,
- Herzinfarkt,
- Schlaganfall

in der ***Familienanamnese***

Körperliche Untersuchung (Erstuntersuchung)

- Größe und Gewicht: Mit zunehmenden Körpergewicht in Relation zur Größe steigt der RR an.
- Klinischer Aspekt wie
  - Stiernacken bei Morbus Cushing
  - Teleangiektasien bei Alkoholabusus, Hyperthyreose, Diabetes mellitus
  - Rubeosis bei hyperkinetischem Herzsyndrom, essentieller Hypertonie, Polyzythaemie vera
- Starker Blutdruckabfall im Stehen bei orthostatischen RR-Regulationsstörungen oder bei antihypertensiver Behandlung
- Starke Blutdruckdifferenz zw. beiden Armen z.B. bei Aortenisthmusstenose, Aortenbogensyndrom, Subclavian Steel-Syndrom usw.
- Systolikum der Aorta z.B. bei Aortenstenose oder allgemeiner Gefäßsklerose
- Nierenvergrößerung bei Zystennierenkrankheit, Tumor
- Systolische Gefäßgeräusche im Mittelbauch bei Verdacht auf Nierenarterienstenose
- Fehlende Pulse im Inguinalbereich bei Aortenisthmusstenose

Besondere Untersuchungsmethoden

- ***Blutdruckselbstmessung***
- ***24 h-Blutdruckmessung***

Technische Untersuchungsbefunde

- *Urin:*
  - Eiweißerhöhung bei Nierenerkrankungen
  - Glukoseerhöhung bei Diabetes mellitus
- Sediment (400fache Vergrößerung):
  - Bakteriennachweis (>1 pro Gesichtsfeld) bei korrekter Urinabgabe Zeichen für Entzündung
  - Leukozytennachweis (>5 pro Gesichtsfeld) bei Entzündung von Niere oder harnableitenden Wegen
  - Leukozytenzylinder bei Entzündung des Pyelons
  - Erythrozytennachweis (>2 pro Gesichtsfeld) bei hämorrhagischen Entzündungen, Tumor, Glomerulonephritis oder Urolithiasis
  - Erythrozytenzylinder bei Glomerulonephritis, Zystinkristallen oder Trichomonaden
- ***Blutuntersuchungen*** sind notwendig für Diagnosestellung, Auswahl des Antihypertensivums, Kontrolle der Nebenwirkungen, der medikamentösen Verlaufskontrolle und Erstellung des Risikoprofiles:
  - Hypokaliämie bei Saluretikawirkung, Aldosteronimus, Anorexia nervosa usw.
  - Hyperkaliämie bei Niereninsuffizienz, falls nach Blutentnahme nicht sofort zentrifugiert wurde (Cave: Artefizielle Kaliumerhöhung bei Hausbesuchen)
  - Kreatininerhöhung bei Niereninsuffizienz
- Erfassung wichtiger ***Stoffwechselparameter*** wie BZ, Blutfette, Harnsäure, T_3, T_4
- ***Augenhintergrund*** für Stadieneinteilung der hyperton bedingten Gefäßveränderung
- ***Sonographie*** morphologische Nierenpathologie neben den anderen Parametern zum Ausschluß einer nephrogenen (= sekundären) Hypertonie
- ***EKG und Belastungs-EKG*** als Hinweis auf eine hypertensive Herzerkrankung und eine Belastungshypertonie; bei Grenzwerthypertonie ergibt das Belastungs-EKG Hinweise für Behandlungsbedürftigkeit der Grenzwerthypertonie.

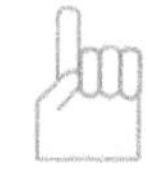

20.1.4 Entscheidung über nachfolgende Maßnahmen

- ***Krankenhauseinweisung*** bei Hochdruckkrisen (allgemeine, kardiale oder zerebrale Symptome), maligner Hypertonie (diastolischer Wert 120 mmHg und Fundus hypertonicus III oder IV), bei unzureichender ambulanter Einstellung der Therapie und/oder zerebralen, renalen, kardialen Komplikationen bei unklaren und endokrinen Hochdruckformen
- ***Überweisung zum Spezialisten*** bei Niereninsuffizienz mit schwerer Hypertonie, maligner Hypertonie (Augenarzt), digitaler Subtraktionsangiographie (DSA), bei Verdacht auf Nierenarterienstenose

- *Notfallbehandlung* Nifedipin 10–20 mg als Tropfen oder Zerbeißkapseln, bei Unruhe Diazepampräparat (oral oder i.v.), bei drohendem Lungenödem Furosemid (1–2 Ampullen i.v.)

Vorläufige therapeutische Maßnahmen
Zunächst sollten bei leicht erhöhtem Sprechstundenblutdruck ***Kontrollen*** erfolgen (Abb. 20.1). Als Basistherapie: ***Gewichtsnormalisierung***, Regulierung der Lebensweise, wie *Rauchen einstellen*, Alkoholkonsum minimieren (30g/die) und Reduzierung von Streßsituationen (Autogenes Training)

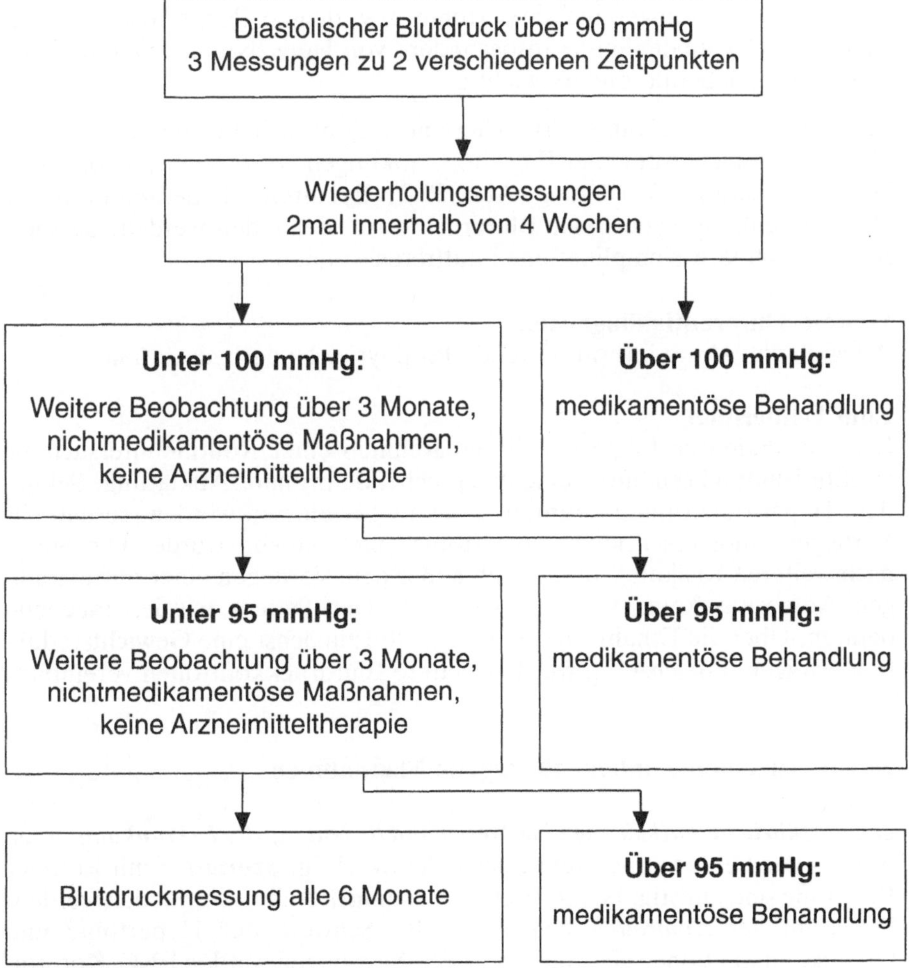

Abb. 20.1. Vorgehen bei leichter diastolischer Hypertonie mit normalen bis grenzwertigen systolischen Blutdruckwerten.

Weitere differentialdiagnostische Maßnahmen

Um den häufig nur situativ (Sprechstundenatmosphäre) erhöhten Blutdruck von der echten Hypertonie zu trennen sind ***Selbstmessungen, 24 h-RR-Messungen*** (als obere Grenze für normale Tagesmittelwerte - RR 135/85 mmHg) oder auch Blutdruckmessungen unter definierten Belastungen notwendig (Belastungshypertonie).

20.1.5 Differentialdiagnostik

Essentielle Hypertonie

Eine essentielle Hypertonie liegt in ca. 90 % der Fälle vor und wird nach Ausschluß sekundärer Formen wie renaler, endokriner, kardiovaskulärer, neurogener, Schwangeschaftshypertonie usw. diagnostiziert. Die Untersuchung auf Organbeteiligung insbesondere von Herz, Nieren, Gefäßen und Gehirn sind dabei besonders wichtig.

Therapie. Die medikamentöse Therapie richtet sich bei der essentiellen Hypertonie nach Alter und Begleiterkrankungen. Eine Vielzahl von Möglichkeiten steht zur Verfügung (Abb. 20.2). Bei älteren Patienten muß eine abrupte Senkung hypertoner Blutdruckwerte vermieden werden, da sonst zerebrovaskuläre Komplikationen auftreten können.

Weitere Differentialdiagnosen

Polyglobulie, akute intermittierende Porphyrie, Hyperhydratation

Zum Fallbeispiel

Bei dem Patienten folgte auf die im Rahmen einer Routineuntersuchung erfaßte Bludruckerhöhung eine entsprechende primäre Abklärung. Sekundäre Hypertonieformen konnten dabei ausgeschlossen werden, so daß das Vorliegen einer essentiellen Hypertonie angenommen wurde. Die Suche nach weiteren Risikofaktoren ergab außer dem Vorliegen einer mittelgradigen Adipositas keine weiteren Befunde. Der Patient wurde eingehend beraten. Über die Ernährungsberatung sollte zunächst eine Gewichtsreduktion erfolgen. Gleichzeitig wurden weitere Blutdruckkontrollen vereinbart.

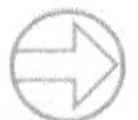

20.1.6 Allgemeine anliegenbezogene Maßnahmen

Die ***ausführliche Aufklärung über Wesen und Bedeutung der Erkrankung*** ist, da oftmals der Leidensdruck fehlt, besonders wichtig. ***Sportarten*** mit isotoner Belastung sind günstig. Isometrische Belastungen sollten vermieden werden. Die Zahl der ***Kontrollen*** hängt von der Schwere der Hypertonie und Organkomplikationen ab. Außer den RR-Messungen werden EKG-Kontrollen, Stoffwechselparameter, Augenhintergrunduntersuchungen usw. regelmäßig durchgeführt. Es geht dabei um die Erkennung bzw. die Dokumen-

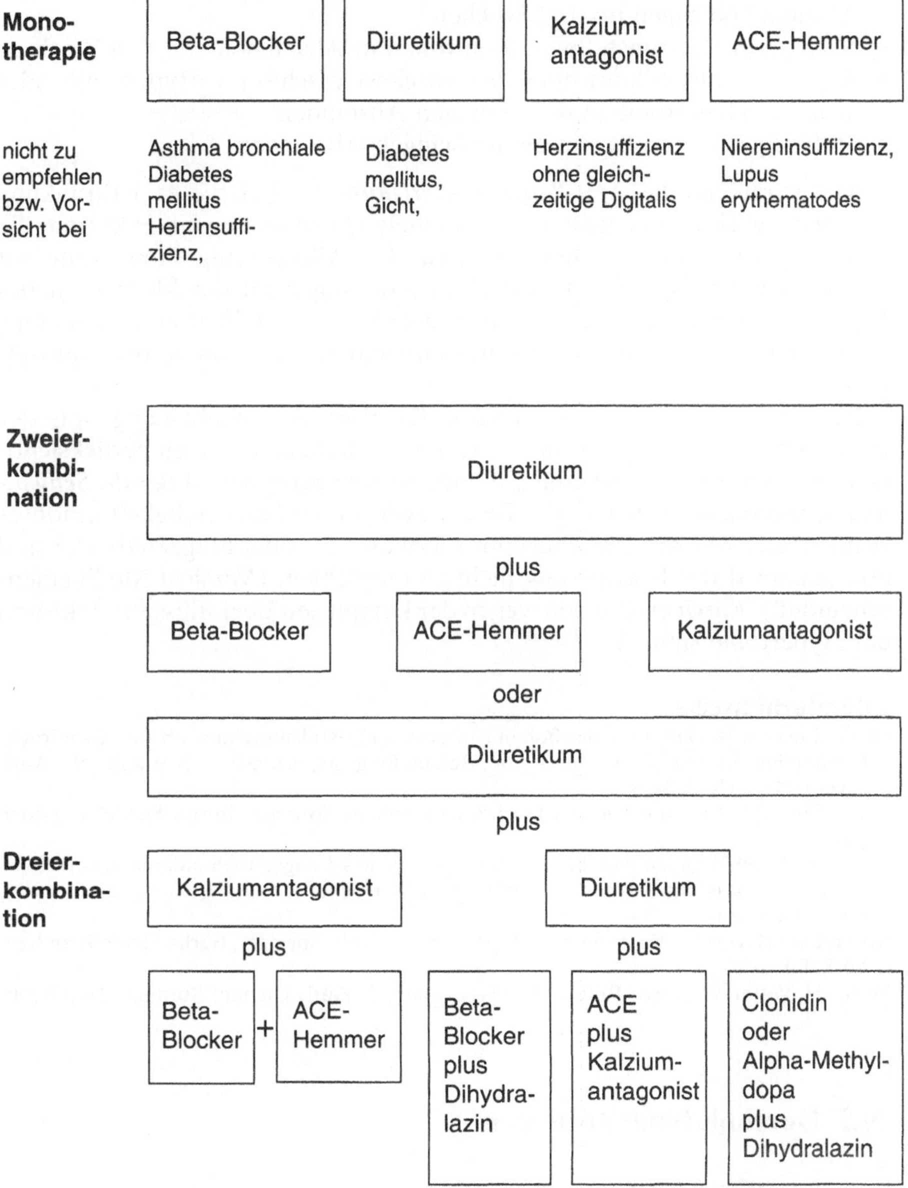

Abb. 20.2. Medikamentöse Therapie.

tation des Fortschreitens von Organerkrankungen, der Nebenwirkungen von Medikamenten und um die Anpassung der Therapie an die Höhe des Blutdrucks.

- Bis zum Erreichen des angestrebten Blutdruckniveaus, RR-Kontrollen im Abstand von Tagen bis 1–2 Wochen
- Nach guter RR-Einstellung, Kontrollen in Abständen von 4–8 Wochen
- Augenhintergrundkontrollen bei entgleister schwerer Hypertonie oder maligner Hypertonie in 4–8wöchigen Abständen
- Stoffwechselkontrollen in mehrwöchigen Abständen

Eine vertrauensvolle ***Arzt-Patienten-Beziehung*** ist bei dieser Erkrankung besonders wichtig u.a. auch wegen der vielen beeinflussenden Faktoren, die in die liebgewordenen Gewohnheiten des Alltags eingreifen. Eine oft lebenslange Therapie stellt große Anforderungen an die Motivation des Patienten. ***Compliance***fördernd sind möglichst wenig Tabletten, regelmäßige Nachkontrollen, Blutdruckselbstmessung und Abgabe von Verordnungszetteln.

Bei der Beurteilung der ***Arbeitsunfähigkeit*** sind unabhängig von der Erkrankung auch die Nebenwirkungen von Medikamenten zu berücksichtigen, besonders bei Verwendung älterer Substanzgruppen. ***Akkord-, Schicht- und Schwerstarbeiten*** sowie Berufe mit zwingender Notwendigkeit erhöhter Aufmerksamkeit wie Omnibusfahrer, Lokomotiv- oder Flugzeugführer sind ab Stadium II der Erkrankung nicht zu empfehlen. (Vorsicht Medikamenteneinfluß). ***Kuren*** erscheinen wegen der komplexen Beeinflussungsfaktoren der Hypertonie sinnvoll.

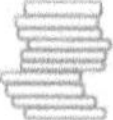

Literaturhinweise

Dtsch. Liga zur Bekämpfung des hohen Blutdrucks (1990) Empfehlungen zur Hochdruckbehandlung in der Praxis und zur Behandlung hypertensiver Notfälle, 9. Aufl. Eigenverlag, Heidelberg

Franz TW (1982) Ergometrie bei Hochdruckkranken. Springer, Berlin Heidelberg New York

Mangold H (1987) Qualitätssicherung der Hypertonie – Langzeitbehandlung in der Praxis des niedergelassenen Arztes. In Lohmann FW Hochdruck und Umwelt. de Gruyter, Berlin New York

Rosenthal J (Hrsg) (1986) Arterielle Hypertonie, 3. Aufl. Springer, Berlin Heidelberg New York Tokyo

Vetter H, Vetter W (1986) Praktische Hypertonie, 2. Aufl. Thieme, Stuttgart New York

20.2 Durchblutungsstörungen

J. Pangritz

Vorbemerkung

„Ich habe Durchblutungsstörungen" ist eine häufig vorgetragene, aber zunächst sehr unspezifische Klage. Ort, Verlauf und Ausprägung der Beschwerden können sehr variieren. Objektivierbare Durchblutungsstörungen jenseits des 30. Lebensjahres sind im allgemeinen arteriosklerotisch bedingt. Hauptrisikofaktoren sind Diabetes mellitus, Fettstoffwechselstörungen, Nikotinabusus und Hypertonie. Frauen vor der Menopause sind seltener betroffen als Männer, im höheren Alter gleicht sich die Geschlechtsverteilung wieder an.

Fortgeschrittene Stadien der arteriellen Verschlußkrankheit führen zu Arbeitsunfähigkeit oder Berentung. Durch rehabilitative Maßnahmen können Mobilität und Selbständigkeit invielen Fällen erhalten werden. Dieses ist für das subjektive Erleben und Selbstwertgefühl der Patienten von besonderer Bedeutung.

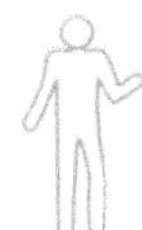

20.2.1 Fallbeispiel

Ein 55jähriger Patient kommt wegen Unterschenkelschmerzen in die Praxis. In den letzten 2 Wochen haben die Schmerzen beim Spazierengehen deutlich zugenommen, der Patient legt häufig eine kurze Pause ein. In Ruhe traten keine Schmerzen auf. Der Patient raucht 20 Zigaretten pro Tag und ist adipös.

Lokalbefund: Unterschenkel und Füße: Haut blaß, kalt, Fußpulse nicht tastbar, kein Sohlen- oder Wadendruckschmerz. Lokalbefund der Oberschenkel: Beinumfang seitengleich, kein Druckschmerz an der Oberschenkelinnenseite, Poplitea- und Femoralispulse gut tastbar, Motorik und Sensibilität unauffällig.

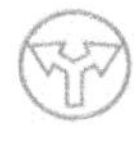

20.2.2 Differentialdiagnostisches Grobraster

- Aterielle Erkrankungen
- Venöse Erkrankungen
- Lymphogene Erkrankungen
- Gelenkbezogene Erkrankungen
- Neurogene Erkrankungen
- Myogene Erkrankungen
- Traumatische Erkrankungen
- Durch Medikamente verursachte Erkrankungen

Hochakuter Verlauf mit schlagartigem Schmerzbeginn bei embolischem Verschluß einer Arterie. Die ***Embolie*** entstammen entweder dem linken Herzen (z.B. bei absoluter Arrhythmie mit Vorhofflimmern) oder den großen Gefäßen (arteriosklerotische Plaques), sehr selten aus dem rechten Herzen bei großen Shunts. Weitere Gründe sind Gefäßverletzungen z.B. bei intraarterieller Injektion. Bei vollständigem Gefäßverschluß erlischt nach 1 h die Sensibilität im betroffenen Gebiet, nach einer vollständigen Ischämie (Perfusionsdruck < 40 mmHg) von 6 h Dauer ist mit irreversiblen Gewebszerstörungen zu rechnen.

Subakuter Verlauf mit mäßiger Symptomatik (Blässe, Parästhesien, Pulslosigkeit (Schmerz kann völlig fehlen) bei länger vorbestehender arterieller Verschlußkrankheit. Hier beruht der Gefäßverschluß pathogenetisch auf einer arteriellen ***Thrombose*** des arteriosklerotisch veränderten Gefäßes. Durch arterielle Kollateralen wird meist eine rudimentäre Durchblutung des betroffenen Gebietes aufrechterhalten. Im weiteren Verlauf häufig zunehmende Durchblutung durch Erweiterung der Kollateralen.

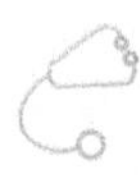

20.2.3 Primärdiagnostik

Anamnestische Angaben

- Schlagartig auftretendes Gefühl des Einschlafens einer Extremität mit Kälte, Taubheit sowie Blässe bei akutem ***arteriellen Verschluß***
- Schweregefühl und Taubheit in einem Bein mit Spannungsgefühl und Schmerz beim Auftreten sprechen für eine tiefe ***Beinvenenthrombose***
- Diffuse Schmerzen im Schulter-/Oberarmbereich mit Armschwellung und Bildung von Venenkollateralen im Hautbereich bei ***Armvenenthrombose***

Körperliche Untersuchungsbefunde

Zur Feststellung von arteriellen Durchblutungsstörungen ist die ***Lagerungsprobe nach Ratschow*** ein einfach durchzuführender Test.

- Fehlende Pulse bei akutem/chronischem arteriellem Gefäßverschluß
- Strömungsgeräusche im Bereich einer ***Stenose*** bei allen mittleren und großen Arterien
- Druckschmerzen im Bereich der Fußsohle, Wade, Kniekehle, Oberschenkelinnenseite oder Leistenbeuge weisen auf eine ***Phlebothrombose*** im jeweiligen Gebiet hin.

Technische Untersuchungsbefunde

- Dopplersonographie zum Nachweis von Strömungsstillstand oder -umkehr

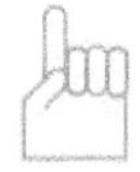

20.2.4 Entscheidungen über nachfolgende Maßnahmen

- ***Sofortige Krankenhauseinweisung*** bei allen akut auftretenden arteriellen Durchblutungsstörungen einer Extremität und bei Verdacht auf Phlebothrombose
- ***Überweisung zum Facharzt*** bei Hinweis auf arterielle Verschlußkrankheit oder sonstige objektivierbare Durchblutungsstörungen

Vorläufige therapeutische Maßnahmen

- Kompressionbehandlung bei venöser Insuffizienz und Ausschluß einer arteriellen Durchblutungsstörung, Thrombophlebitis und postthrombotischem Syndrom
- Optimale Einstellung bestehender Grunderkrankungen wie Hypertonus, Diabetes mellitus oder Fettstoffwechselstörungen
- Vermeiden von Noxen wie Nikotin oder ergotaminhaltigen Medikamenten

DD

20.5.5 Differentialdiagnostik

Arterielle Verschlußkrankheit (Claudicatio intermittens)

Ätiologie/Pathogenese. Einengung der großen Arterien durch arteriosklerotische Plaques oder komplexe Veränderungen der Arterienwand (Morbus Winiwarter-Bürger).

Hauptrisikofaktoren: Diabetes mellitus, Fettstoffwechselstörung, Hypertonie, Nikotinabusus.

Klinik. Charakteristisch sind muskelkaterähnliche Schmerzen bei und nach körperlicher Anstrengung. Nach kurzer Ruhepause verschwindet der Schmerz meist vollständig. Fußpulse auf der betroffenen Seite abgeschwächt oder nicht mehr zu tasten. Im fortgeschrittenen Stadium ist die Extremität blaß und kalt, bei höhergradigen Veränderungen Ruheschmerz (AVK III) und Nekrosen (AVK IV).

Sicherung der Diagnose. Anamnese, körperliche Untersuchung, Lagerungsprobe nach Ratschow, Dopplersonographie, Angiographie.

Therapie. Bei ***akuten arteriellen Verschlüssen*** ist rasches Eingreifen des Gefäßchirurgen oder eines interventionellen Radiologen zur Katheterlyse, Embolektomie oder Gefäßplastik indiziert.

Bei der AVK Gehtraining, Gabe von Thrombozytenaggregationshemmern, Rheologika (z.B. Pentoxyphillin) und ggf. operative Sympathektomie. In fortgeschrittenen Stadien mit Ruheschmerz und Nekrose ohne operative Optionen symptomatische Behandlung durch Infusionen mit Prostaglandinen und Hämodilution möglich.

Tiefe Venenthrombose

Ätiologie. Immobilisation, Obstruktionen im Beckenbereich (Malignome, Lymphknoten), Medikamente, Operationen, Venenklappeninsuffizienz, Schwangerschaft, Varikosis, Übergewicht (Nikotinabusus, Exsikkose sowie orale Kontrazeptiva) sind mögliche Ursachen für eine tiefe Bein- oder Beckenvenenthrombose.

Klinik. Mäßige bis starke Schwellung, verstärkte Zeichnung der oberflächlichen Venen und Überwärmung des betroffenen Beins. Oft besteht ein Dauerschmerz, Spannungsgefühl. Gelegentlich jedoch klinisch völlig unauffällig.

Sicherung der Diagnose. Dopplersonographie, Phlebographie.

Therapie. Krankenhauseinweisung (Bettruhe und nach Ausschluß von Kontraindikationen Lysetherapie), hochdosierte Heparinbehandlung, anschließend Langzeitbehandlung mit Kompressionsstrümpfen und Antikoagulantien (Marcumar®), Dauer nach Lage und Ausmaß der Thrombose, üblicherweise bei unkomplizierter Unterschenkelvenenthrombose bis ½

Jahr, bei Beckenvenenthrombosen bis 2 Jahre, bei Rezidivthrombose u.U. lebenslang

Postthrombotisches Syndrom

Ätiologie. Das postthrombotische Syndrom ist der Spätzustand nach durchgemachter tiefer Beinvenenthrombose. Durch den retrahierten Thrombus wird nach wenigen Tagen die Venenklappe beschädigt, und es kommt zur chronisch venösen Stase.

Klinik. Durch Beeinträchtigung der Mikrozirkulation entstehen trophische Störungen und Ulzerationen. Petechiale Blutaustritte verursachen eine braune Hautpigmentierung.

Sicherung der Diagnose. Funktionsproben (Perthes, Trendelenburg, Linton) Dopplersonographie, Phlebographie.

Therapie. Kompressionsbehandlung (z.B. Kompressionsstrümpfe Klasse II oder III).

Akuter Arterienverschluß

Ätiologie. 70 % der akuten arteriellen Gefäßverschlüsse sind embolisch bedingt. Die häufigste Emboliequelle ist das Herz, seltener ein arteriosklerotisch verändertes Gefäß. 60 % der arteriellen Embolien betreffen den Kopf, 28 % die untere Extremität, 6 % die obere Extremität und 6 % die Eingeweide.

Klinik. Akut einsetzende Schmerzen, ggf. anamnestisch Herzrhythmusstörungen, Herzvitium, Zustand nach Myokardinfarkt, Aortenaneurysma. Die Haut ist blaß und kühl, die peripheren Pulse fehlen, es besteht eine ausgeprägte Sensibilitäts- und Funktionsstörung.

Sicherung der Diagnose. Bei Verdacht auf einen akuten arteriellen Verschluß sofortige Krankenhauseinweisung veranlassen. Bei kompletter Ischämie beträgt die Toleranzzeit bis zum Auftreten irreversibler Schäden nur 6 Stunden!

Therapie. Analgetikagabe, Heparin zur Vermeidung von Appositionsthromben, sofortige Krankenhauseinweisung.

Weitere seltenere Differentialdiagnosen

Medikamentenwirkung (Antirheumatika, Hormone, Sympatikomimetika, Antibiotika, Saluretika, Migränemittel, Schwermetalle), Lymphödem durch Tumor oder Bestrahlung, Bakerzyste (evtl. rupturiert), Erysipel, Kompartmentsyndrom, Morbus Raynaud, Thrombangitis obliterans, Sklerodermie, Sharpsyndrom, Lupus erythematodes, Ergotismus, Kryopathien, Poliomyelitis.

Zum Fallbeispiel
Der Patient klagt über typische Beschwerden einer Claudicatio intermittens. Eine Unterschenkelthrombose konnte mittels Dopplersonographie ausgeschlossen werden.

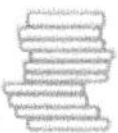

Literaturhinweise

Heisig N (Hrsg) (1985) Innere Medizin in der ärztlichen Praxis, 2. Aufl. Thieme Stuttgart New York

Pitzen P, Rössler H (1989) Kurzgefaßtes Lehrbuch der Orthopädie, 16. Aufl. Urban & Schwarzenberg, München

Zöllner N, Hadorn W (Hrsg) (1986) Vom Symptom zur Diagnose, 8. Aufl. Karger, Basel München Paris

20.3 Krampfadern

K. Mayer

Vorbemerkung

Krampfadern (Varizen) bedeuten an sich noch keine Krankheit; solange die tiefen Venen und Perforansvenen durchgängig sind, wird der venöse Abstrom durch diese kompensiert. Erst bei Störungen innerhalb dieses Systems kommt es zur Stauung, Entzündung, Ulkusbildung, Thrombose, Embolie. Der Begriff Varikosis impliziert Krankheitswert.

Ca. 25 % der Frauen und 8 % der Männer haben ein Venenleiden. Bei 70jährigen besteht eine 10 mal höhere Inzidens als bei 30jährigen. Eine familiäre Belastung ist anzunehmen, weitere Risikofaktoren sind Übergewicht und Schwangerschaft. Auch der Einfluß der Lebensweise spielt eine Rolle. Bei Büroangestellten fanden sich in 30 %, bei Bergbauern gleichen Alters nur in 5 % der Fälle Venenleiden.

Jeder Verdacht auf eine tiefe Beinvenenthrombose muß unverzüglich abgeklärt werden,
- um eine Lungenembolie zu verhindern,
- um die Möglichkeit einer Lysetherapie zu erhalten.

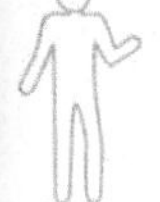

20.3.1 Fallbeispiel

Eine 45jährige Friseuse klagt über Schmerzen im rechten Unterschenkel seit 2 Tagen, seit dem Vortag sei auch eine Schwellung der Knöchelregion hinzugekommen; den Beschwerden sei eine Arbeitsüberlastung vorausgegangen.

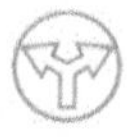

20.3.2 Differentialdiagnostisches Grobraster

Die Einteilung in ***genuine*** (primäre) und ***sekundäre Varikosis*** ist schwierig. Pathophysiologisch ist eine sekundäre Varikosis als Kollateralkreislauf eines Venenverschlusses (tiefe Thrombose, extravasales Weghindernis, a.v.-Fistel usw.) anzusehen. Sie ist daher als Symptom einer schweren Grunderkrankung aufzufassen, entsprechend abzuklären und zu behandeln. Aufgrund anatomisch-topographischer Gegebenheiten und therapeutischer Konsequenzen kann unterteilt werden in: Stammvarikosis (Vena saphena magna et parvua), Seitenastvarikosis, retikuläre Varikosis, Varikosis der Perforansvenen und Besenreiser/Varizen.

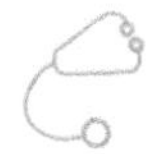

20.3.3 Primärdiagnostik

Anamnese

Anamnestisch wichtig ist familiäre Belastung mit Varizen, Thrombosen, Ulcera cruris oder Embolien. Einseitige Beinschwellungen bei Entbindungen und Operationen ohne definitive Erklärung können darauf hinweisen.

Untersuchungsbefunde

- Akute Schwellung eines Beines bei akuter Thrombose sprechen für Sportlervenen
- Tachykardie z.B. bei Lungenembolie
- Einseitiges Ödem bei Varikosis kann Hinweis auf eine Thrombose sein
- Langgestreckte Venen ohne Schlängelung z.B. Radfahrer (nicht pathologisch)
- Isolierte Vorwölbung an der Medialseite der Unterschenkel bei Verdacht auf Perforansinsuffizienz
- Vorwölbung im Bereich der Fossa ovalis bei Crosse-Insuffizienz
- Geschlängelter prominenter Venenverlauf bei pathologischer Venenerweiterung je nach Lokalisation
- Zarte Phlebektasien oft in Zick-Zack-Form – inframalleolär (Innenseite) bei Corona phlebectatica (Grad I der chronischen venösen Insuffizienz)
- Suprapubische Varizen bei Beckenvenenabflußhindernis
- Schmerzhaftes (zyanotisches) Ödem des Obeschenkels bei Phlegmasia coerulea dolens (perakute Oberschenkelvenenthrombose mit Übergang auf Beckenvenen)

Technische Untersuchungsbefunde

- BKS kann bei Thrombophlebitis erhöht sein
- leichtes Fiber bzw. erhöhte Temperatur bei Thrombophlebitis, auch bei tiefer Thrombose und Embolie möglich
- Leukozyten bei Thrombophlebitis evtl. erhöht

- Ultraschalldoppler-Untersuchung in der Allgemeinpraxis durchführbare Untersuchung bei Verdacht auf Becken- und Beinvenenthrombose, Crossen-Insuffizienz zur Lokalisation der Venae perforantes
- Phlebographie bei Thromboseverdacht, Thrombose, rezidivierender Lungenembolie, zur morphologischen Verifizierung eines postthrombotischen Syndroms, bei interventioneller Therapie (Thrombektomie, Thrombolyse)
- Weitere apparative Diagnoseverfahren (Spezialuntersuchungen) wie Lichtreflexionsrheographie, Thermografie, Plethysmografie, Isotopenmethoden, periphere Venendruckmessung usw.

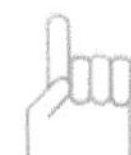

20.3.4 Entscheidung über nachfolgende Maßnahmen

Da viele Beinvenenthrombosen symptomarm verlaufen, muß die Indikation zur weiteren Abklärungsdiagnostik (Sonografie, Phlebografie) großzügig gestellt werden.

- ***Krankenhauseinweisungen*** (liegender Transport!) bei Verdacht auf Lungenembolie, Beckenvenenthrombose; tiefe Beinvenenthrombose, Stauungsvarikosis zur Operation
- ***Überweisung zum Facharzt*** (ambulant) bei notwendigen Phlebografien, evtl. zur Sklerosierung von Astvarizen od. retikulären Varizen
- Notfallbehandlung bei Phlegmasia coerulea dolens, Erstbehandlung mit Hochlagerung der Extremitäten, Gabe von Schmerzmitteln. Operativer Eingriff erforderlich!

Vorläufige therapeutische Maßnahmen

- Unelastische Fixverbände in der Therapiephase bei postthrombotischem Syndrom, Lymphödem, Dematosklerose, Ulzera, ausgeprägten Schwellungszuständen (mit Zinkleimverbänden, Klebebinden, textilelastischen Kurzzugbinden in der Praxis durchzuführen)
- Elastische Verbände in der Erhaltungsphase von varikösen Erkrankungen (vom Patienten selbst anzulegen)
- Kompressionsstrümpfe nach tiefen Beinvenenthrombosen bei ausgeprägten Varizenformen, subjektiven Beschwerden (auch Verödungen u./o. Operationen), chronisch venöser Insuffizienz, postthrombotischem Syndrom, Lymphödemen, chronischen, nicht venös bedingten Beinödemen, bei denen eine ursächliche Therapie nicht mögich ist
- Venensalben haben evtl. eine unterstützende therapeutische Wirkung
- Diuretika als kurzzeitige Medikation bei nicht eiweißreichen Ödemen
- Ödemprotektiva haben eine nicht unumstrittene antiexsudative und kapillarabdichtende Wirkung
- Venentonisierende Pharmaka (z.B. Dihydroergotamine) beeinflussen sowohl den Tonus der Arterien als auch der Venen
- Antiphlogistika bei stark schmerzhaften Thrombophlebitiden

- Antikoagulantien (z.B. Heparin) unter Berücksichtigung der Kontraindikation bei tiefer Thrombose
- Thrombolytika (z.B. Streptokinase) bei rechtzeitigem Erkennen einer tiefen Venenthrombose und nach Ausschluß von Kontraindikationen zur Erreichung einer Restitutio ad integrum und Verhinderung einer Lungenembolie
- Stichinzision bei oberflächlichen Varikophlebitiden mit Fluktuation
- Antibiotika nur bei bakterieller Superinfektion, wenn auch die tieferen Gewebsschichten des umliegenden Gewebes befallen sind

DD 20.3.5 Differentialdiagnostik

Thrombophlebitis

Ätiologie. Rötung einer oberflächlichen Vene, die mit BKS-, Leukozyten und Temperaturerhöhung einhergehen kann.

Therapie. Salbenverbände unter Kompression, evtl. Antiphlogistika, Bewegung erwünscht.

Varikophlebitis

Ätiologie. Entzündung einer Varize mit tastbarer Fluktuation (z.B. Saphena magna-Bereich).

Therapie. Stichinzision mit nachfolgendem unelastischem Verband.

Phlebothrombose

Klinik. Spontan schmerzhaftes Gehen, druckdolente Punkte.

Sicherung der Diagnose. Überprüfung der Hinweiszeichen (Tabelle 20.1).

Therapie. Je nach Alter des Patienten, Dauer der Beschwerden, Lokalisation des Verschlusses – Bettruhe, Lyse, Thrombektomie oder ambulante Antikoagulation mit Begleitmaßnahmen.

Stammvarikose

Klinik. Erheblich geschlängelte Vene, häufig Saphena magna

Therapie. Operative Entfernung vorteilhaft

Seitenastvarikose

Ätiologie. Isolierte Venenerweiterung

Therapie. Evtl. Verödung oder operative Entfernung

Tabelle 20.1. Bedeutsame klinische Hinweise für das Vorliegen einer tiefen Thrombose. Zur Diagnosesicherung ist immer apparative Zusatzdiagnostik erforderlich.

• Zyanose des Beines im Stehen:	Zeichen mit hoher Spezifität
• Umfangsdifferenz der Beine:	nur bei Okklusion der Vena poplitea, femoralis, iliaca oder *aller* tiefer Unterschenkelvenen
• Schmerzen beim Auftreten:	nur beim gehenden Patienten
• Subfasziale Stauung:	tastbare Konsistenzvermehrung in der Tiefe der Wade (Ballottement)
• Payrscher Druckschmerz:	Fußsohlenschmerz bei Druck als Symptom einer tiefen Beinvenenthrombose
• Lowenberg-Test:	RR-Manschette am Unterschenkel schon bei einem Druck zw. 50–100 mmHg schmerzhaft
• Homannsches Zeichen:	Wadenschmerzen bei Dorsalflexion des Fußes
• Prattsche „Warn"-Venen:	paratibiale Kollateralen
• Unklares Fieber, Unruhe:	bei Bettlägerigen

Weitere seltenere Differentialdiagnosen

Thrombophlebitis migrans (bei unerklärlichen rezidivierenden Thrombosen auch bei Pankreaskarzinomen und Karzinomen des Verdauungstraktes), Klippel-Trenaunay-Syndrom; Paget-von Schroetter-Syndrom, Endophlebitis migrans (oft Frühstadium einer Thrombangitis obliterans, gelegentlich bei malignen Tumoren).

Zum Fallbeispiel

Bei der klinischen Untersuchung positiver Homann- und Payr-Zeichen und Umfangdifferenz der Unterschenkel von 1,5 cm (re mehr als li). Krankenhauseinweisung mit Verdacht auf tiefe Unterschenkelvenenthrombose links. Phlebografisch waren 2 von 3 Unterschenkelvenen verschlossen. Stationäre Vollheparimisierung mit unkomplizierten Verlauf. Die Nachbehandlung erfolgte mit Marcumar® für ½ Jahr und Kompressionsstrümpfen (Kompressionsklasse II).

20.3.6 Allgemeine anliegenbezogene Maßnahmen

Die Betreuung eines Patienten mit Varizen und Komplikationen ist i.d.R. eine lebenslange Aufgabe, da es sich um eine chronische Erkrankung handelt. Bei schwerwiegenden Komplikationen kommt dem Familienarzt eine Siebfunktion zu. Er muß entscheiden, ob eine Vorstellung ggf. beim Chirurgen, Hautarzt oder Radiologen erfolgen soll.

Als Präventivmaßnahme, die den Patienten vor einer Verschlechterung bewahren soll, sind Gymnastik, gewichtsbewußte Ernährung, gutes Abrollen der Füße, Vermeidung von langem Stehen und langem Sitzen, Zehenspitzenständen, Vermeidung enger Kleider im Leistenbereich und warme Bäder zu empfehlen. Auch bei beseitigten Varizen sind Kontrollen indiziert. Bei erheblichen chronischen venösen Beinleiden, die mit der beruflichen Tätigkeit nicht mehr in Einklang zu bringen sind, ist ggf. ein Rehabilitationsantrag mit Einverständnis des Patienten an die zuständige Krankenkasse zu schicken.

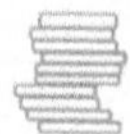

Literaturhinweise

Altenkämper H, Felix W, Gericke A, Gerlach H-E, Hartmann M (1991) Phlebologie für die Praxis. Walter de Gruyter, Berlin New York

Haid-Fischer F, Haid H (1985) Venenerkrankungen, Phlebologie für Klinik und Praxis, 5. Aufl. Thieme, Stuttgart New York

Johnson D, Pflug J (1975) Das geschwollene Bein. Ernst Klett, Stuttgart

Martin M (1990) Phlebologische Krankheitsbilder. Hans Huber, Bern Stuttgart Toronto

Rudofsky G (1988) Kompaktwissen Angiologie, 2. Aufl. perimed, Erlangen

Schneider W, Walker J (1984) Kompendium der Phlebologie. Die chronische Venen-Insuffizienz in Theorie und Praxis. Dr. C. Wolf, München

21 Das Lymphsystem betreffende Anliegen

21.1 Lymphknotenschwellung

M. Heise

Vorbemerkung

Lymphknotenschwellungen können durch eine ganze Reihe von Erkrankungen hervorgerufen werden.

Besonders im Halsbereich muß man dabei einige Besonderheiten berücksichtigen, da gerade hier eine Vielzahl von Diagnosen möglich sind. Insbesondere die Abgrenzung noch normaler von bereits vergrößerten Lymphknoten ist nicht immer einfach. Die genaue Abklärung von knotenförmigen Schwellungen, nicht nur im Halsbereich ist wichtig, da sich dahinter lebensbedrohende Erkrankungen verbergen können.

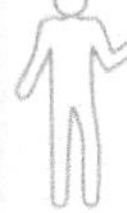

21.1.1 Fallbeispiel

In der Sprechstunde erscheint ein 25jähriger Angestellter, dem bereits vor längerer Zeit eine Lymphknotenschwellung im Halsbereich aufgefallen ist.

Sonst fühle er sich gesund, sei hin und wieder zwar etwas abgespannt und müde, aber führt das auf berufliche Überlastung zurück. Dem Patienten ist keine Gewichtsabnahme aufgefallen, auch habe er zur Zeit kein Fieber oder Halsschmerzen.

In der Eigenanamnese nennt er eine Tonsillektomie vor 12 Jahren und einen Nikotinabusus.

Lokalbefund: Es findet sich ein ca. 2 cm großer, leicht druckschmerzhafter, wenig verschieblicher Tumor unterhalb der linken Mandibula. Auf der Gegenseite ist ebenfalls ein kleiner, jedoch indolenter Knoten tastbar.

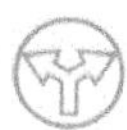

21.1.2 Differentialdiagnostisches Grobraster

- ***Lymphknotenschwellung***
  - entzündlicher Genese
  - neoplastischer Genese
- In der Halsgegend lokalisierte ***Knoten anderer Genese***
  - Laterale Halszyste

- Schwellungen der Speicheldrüsen (z.B. bei Sialolithiasis)
- Lipom
- Metastase
- Fibrom (tiefes)
- Atherom
- Karotisglomustumoren
- Laryngozele

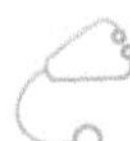

21.1.3 Primärdiagnostik

Anamnestische Angaben

- ***Neuaufgetretene schmerzhafte Schwellung***, evtl. mit Rötung und Überwärmung der darüberliegenden Haut bei akuter Lymphadenitis (Frage nach Pharyngitis, Tonsillitis, etc.).
- ***Schon länger bestehende Schwellung*** mit Wachstumstendenz bei malignen Lymphknotenschwellungen (Frage nach Fieberschüben, Schweißausbrüchen, Leistungsminderung)
- Frage nach ***Alkoholschmerz*** (charakteristisch bei M. Hodgkin)
- Sehr ***lange Bestanddauer*** (Jahre) beim Lipom, kein Wachstum, sonst an Liposarkom denken
- Zunahme der Schwellung nach dem Essen bei Sialoadenitis, z.B. durch Speichelsteine (Sialolithiasis)
- Häufiger Kontakt mit Katzen (Lymphknotenschwellung bei Katzenkratzkrankheit)
- Frage nach Fieberschüben, Schüttelfrost, Gewichtsabnahme

Untersuchungsbefunde

- Anzahl, Größe, Verschieblichkeit, Druckschmerz und Konsistenz der Knoten (Ist es eine lokalisierte oder eine generalisierte Schwellung?)
- Rötung und Überwärmung bei akuter Lymphadenitis
- Kleine indolente, derbe Knoten als Narbenstadien abgelaufener Lymphknotenschwellungen
- Typische Lokalisation des Knotens in der Karotisgabel bei Karotisglomustumor (typisch: nur seitliche, keine vertikale Verschieblichkeit des Tumors)
- Prall-elastischer, evtl. fluktuierender Tumor am oberen, medialen Rand des M. sternocleidomastoideus spricht für eine laterale Halszyste
- Gelappter Aufbau des Tumors beim Lipom
- Kreisrunder, plattenförmiger Knoten, evtl. pigmentiert beim Fibrom

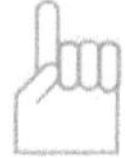

21.1.4 Entscheidungen über nachfolgende Maßnahmen

- Blutuntersuchung mit Bestimmung von Differentialblutbild, CRP, Serologie, BKS und Elektrophorese
- Sonographie (Einschmelzung spricht für Abszeß)

- Überweisung zum HNO-Arzt bei Verdacht auf Erkrankungen der Speicheldrüsen (z.B. bei Sialoadenitis oder Sialom)
- Punktion verdächtiger Lymphknoten zur zytologischen Untersuchung (Feinnadelaspiration)

Vorläufige therapeutische Maßnahmen
- Einleiten der Antibiotikatherapie bei bakterieller Lymphadenitis

Weitere differentialdiagnostische Maßnahmen
- Überweisung zum Chirurgen zur Probeexzision des Lymphknotens (bei allen länger als 4 Wochen bestehenden Lymphknotenschwellungen!)
- Angiographie (DSA) bei Verdacht auf einen Karotisglomustumor
- Thoraxaufnahme zur Diagnose vergrößerter Hilus- und Mediastinallymphknoten
- Einweisung ins Krankenhaus bei dem Verdacht auf eine maligne Ursache der Lymphknotenschwellung
- Tine-Test bei dem Verdacht auf ein tuberkulöses Halslymphom

DD 21.1.5 Differentialdiagnostik

Akute Lymphadenitis

Ätiologie/Pathogenese. Bakterielle oder virale Infektionen in den Drainagegebieten der jeweiligen Lymphknotenstationen (z.B. Pharyngitis, Tonsillitis, Katzenkratzkrankheit).

Klinik. Druckschmerzhafte Schwellung der regionären Lymphknoten (Lokalisation je nach Ausgangsherd). Temperaturanstieg und Leukozytose bei Einschmelzung (Sonographie!).

Sicherung der Diagnose. Auffinden des Herdes und Ausschluß anderer in Frage kommender Erkrankungen.

Therapie. Bettruhe, evtl. Antibiotika, antiphlogistische Umschläge. Herdsanierung (Zähne, Tonsillen). Inzision bei Einschmelzung.

Infektiöse Mononukleose (Syn.: Pfeiffersches Drüsenfieber)

Ätiologie/Pathogenese. Epstein-Barr-Virus-(EBV)-Infektion.

Epidemiologie. Durchseuchung der Bevölkerung liegt bei 80 %. Übertragung durch engen Schleimhautkontakt, z.B. über den Speichel („kissing disease"). Nach überstandener Infektion besteht lebenslange Immunität. Inkubationszeit 5–7 Wochen.

Klinik. Krankheitsgefühl, Schweißneigung, Schüttelfrost, Appetitlosigkeit, Nausea. 80 % der Patienten haben eine Pharyngitis mit Schluckbeschwerden und nahezu alle haben vergrößerte Halslymphknoten, v.a. im Halsbereich, aber auch axillär und inguinal (generalisiert!). Häufig besteht eine Splenomegalie.

Sicherung der Diagnose. Zahlreiche atypische mononukleäre Zellen im Blutbild. Positive EBV-Serologie. Positiver Paul-Bunnel-Test.

Therapie. Eine kausale Therapie existiert nicht. In der Regel erfolgt eine Genesung innerhalb von 8 Wochen.

Verlaufskontrolle. Normalisierung des Blutbildes. Größenabnahme von Leber und Milz. Sonographie.

Sialoadenitis (Entzündung der Speicheldrüsen)

Ätiologie/Pathogenese. Bakterielle Infektion, entweder aszendierend bei Gangverschluß (Stein, Tumor), hämatogen oder übergreifend aus der Umgebung.

Klinik. Schwellung und Schmerzhaftigkeit der Drüse (Zunahme nach dem Essen!), Rötung der Papille, evtl. Eiterentleerung aus dem Ausführungsgang bei Druck auf die Drüse.

Therapie. Antibiotikagabe nach Antibiogramm, wenn möglich Entfernung von Speichelsteinen. Anregung der Speichelsekretion (Kaugummi kauen). Inzision bei Abszedierung.

Verlaufskontrolle. Bei chronisch-rezidivierenden Entzündungen, die auf die konservative Behandlung nicht ansprechen, muß man die Entfernung der Drüse erwägen.

Maligne Lymphome (M. Hodgkin, Non-Hodgkin-Lymphome)

Ätiologie/Pathogenese. Monoklonale Proliferation lymphatischer Zellen unterschiedlicher Herkunft. Begünstigung durch immunologische Defekte und genetische Faktoren. Lokalisierter Beginn mit maligner Ausbreitung und schließlich Generalisation.

Klinik. Führendes Symptom: indolente Halslymphknotenschwellung (bei 70 %), Fieber, Nachtschweiß, Alkoholschmerz (bei 20 %). Gastrointestinale Symptome bei Lymphknotenbefall von Magen und Darm.

Sicherung der Diagnose. Histologie exzidierter Lymphknoten.

Therapie. Strahlentherapie, kombinierte Chemotherapie und Kombination beider Modalitäten je nach Stadium der Erkrankung. Vor Therapiebeginn exaktes Staging in Fachabteilung wichtig.

Weitere seltene Differentialdiagnosen

- Akute oder chronische lymphatische Leukämie
- Laterale Halszyste
- Lipom
- Fibrom
- Metastase
- Karotisglomustumoren
- Laryngozele

Zum Fallbeispiel

Bei dem beschriebenen Patienten konnte durch Biopsie und weitere umfangreiche Untersuchungen ein lymphozytenreiches Hodgkin-Lymphom im Stadium I nachgewiesen werden. Durch die im Anschluß durchgeführte Strahlentherapie wurde eine andauernde Remission erreicht.

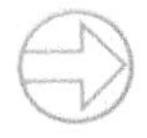

21.1.6 Allgemeine anliegenbezogene Maßnahmen

Lymphknotenschwellungen treten bei akuten und chronischen Krankheitsbildern ganz unterschiedlicher prognostischer Tragweite auf. Eine schnelle und sichere Diagnosestellung ist daher in vielen Fällen nicht möglich. Die entscheidende Aufgabe des Hausarztes ist es, durch penible Verlaufskontrollen mit Befunddokumentation und die Zusammenführung von Befunden weitergehender Untersuchungen abwendbar gefährliche Verläufe frühzeitig zu erkennen und entsprechend zu reagieren.

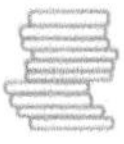

Literaturhinweise

Begemann H, Begemann M (1989) Praktische Hämatologie, 9. Aufl. Thieme, Stuttgart New York

Boenninghaus HG (1990) Hals-Nasen-Ohrenheilkunde, 8. Aufl. Springer, Berlin Heidelberg New York Tokyo

Cotran et al (1989) Robbins pathologic basis of disease, 4th edn. WB Saunders, Philadelphia

Ewerbeck H (1984) Differentialdiagnose von Krankheiten im Kindesalter, 2 Aufl. Springer, Berlin Heidelberg New York Tokyo

Siegenthaler W (Hrsg) (1988) Differentialdiagnose innerer Krankheiten, 16. Aufl. Thieme, Stuttgart New York

Wilson ID (1991) Harrison's principles of internal medicine, 12th edn. McGraw-Hill, New York

Zöllner N (Hrsg) (1991) Innere Medizin. Springer, Berlin Heidelberg New York Tokyo

21.2 Lymphangitis (Roter Streifen)

M. Heise

Vorbemerkung

Die Lymphangitis (der sog. „Rote Streifen") ist ein sporadisch auftretendes Krankheitsbild, das allerdings einer genauen lokalen Untersuchung bedarf. Häufige Ursachen sind neben Bagatellverletzungen auch Fremdkörper und Dermatomykosen. Eine weitere Erkrankung, die sich in Form einer streifenförmigen Rötung präsentiert, ist die akute oberflächliche Thrombophlebitis, wobei die Differenzierung schon aufgrund der klinischen Untersuchung möglich ist.

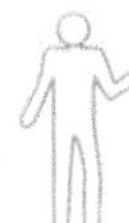

21.2.1 Fallbeispiel

In der Praxis erscheint eine 43jährige Patientin. Sie berichtet, ihr sei am Morgen ein roter Streifen am rechten Unterarm aufgefallen und sie fragt, ob es eine „Blutvergiftung" sei. Sie habe weder Schmerzen im Arm, noch könne sie sich an eine Verletzung im Bereich der Hand oder des Armes erinnern. Sie habe kein Fieber und auch sonst gehe es ihr eigentlich recht gut. Zur Eigenanamnese: Hysterektomie vor 3 Jahren, Cholezystektomie vor einem Jahr, Nikotinabusus, keine Allergien, mäßige Adipositas.

Lokalbefund: Es besteht ein leichter Druckschmerz sowie eine ca. 15 cm lange streifenförmige Rötung am medialen Unterarm.

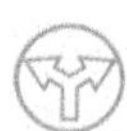

21.2.2 Differentialdiagnostisches Grobraster

- Entzündung der subkutanen Lymphgefäße (Lymphangitis)
- Thrombotischer Verschluß einer oberflächlichen Hautvene mit konsekutiver Entzüngung (Thrombophlebitis)

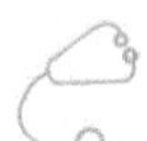

21.2.3 Primärdiagnostik

Anamnestische Angaben

- Hinweise auf ein vorhergegangenes Trauma (auch Bagatelltraumen erfragen!) bei Lymphangitis
- Prädisponierende Thrombosefaktoren bei Thrombophlebitis (Herzinsuffizienz, Malignom, Varizen, Verletzungen, Adipositas)
- Vorhergegangene invasive Maßnahmen (Injektionen, Infusionsbehandlungen) bei oberflächlicher Thrombophlebitis
- Rezidivierendes Auftreten bei Thrombophlebitis migrans

Untersuchungsbefunde

- Infizierte Wunde (auch nach einem Fremdkörper suchen!) im Quellgebiet der Lymphgefäße bei Lymphangitis
- Zeichen einer Dermatomykose (v.a. Onychomykose) als eine mögliche Eintrittspforte bei Lymphangitis
- Streifenförmige Rötung und leichte Druckschmerzhaftigkeit der subkutanen Lymphbahnen bei Lymphangitis
- Flächenförmige Rötung, deutlicher Druckschmerz und tastbarer bleistiftdicker Strang bei Thrombophlebitis
- Keine Druckdolenz oder tastbare Schwellung drainierender axillärer Lymphknoten
- Örtliche Hyperthermie bei Thrombophlebitis

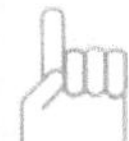

21.2.4 Entscheidungen über nachfolgende Maßnahmen

- Blutuntersuchung mit Bestimmung von Quick-Wert, PTT, Thrombinzeit und Thrombozyten zur Blutgerinnungsdiagnostik, BKS und Leukozytenbestimmung als Entzündungsparameter
- Überweisung zum Hautarzt als Dermatomykosen mit begleitender Lymphangitis
- Einweisung in das Krankenhaus zur sorgfältigen Diagnostik bei rezidivierender Thrombophlebitis und Annahme einer ernsten Grunderkrankung
- Doppler-Untersuchung bzw. Phlebographie zum Ausschluß einer tiefen Beinvenenthrombose bei oberflächlicher Thrombophlebitis des Oberschenkels

Vorläufige therapeutische Maßnahmen

- Chirurgische Versorgung des Primärherdes (Inzision) bei Lymphangitis
- Einleiten der Antibiotikatherapie bei Lymphangitis sowie lokal feuchte Verbände und Ruhigstellung
- Kompressionsverband und Heparinsalbe bei oberflächlicher Thrombophlebits

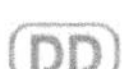

21.2.5 Differentialdiagnostik

Akute Lymphangitis

Ätiologie/Pathogenese. Von einer peripheren Infektionsstelle ausgehende aufsteigende Entzündung der Lymphgefäße und Lymphknoten. Häufigste Lokalisation: Vorderarm bei Infektionen der Hand oder der Finger. Häufigste Erreger: Staphylo- und Streptokokken.

Klinik. Im Vordergrund steht die streifenförmige Rötung, Druckschmerzhaftigkeit und Verhärtung der abführenden Lymphgefäße. Gelegentlich bestehen Allgemeinsymptome wie leichtes Fieber, Schüttelfrost.

Sicherung der Diagnose. Inspektion und Palpation. Auffinden der ursächlichen Infektionsstelle.

Therapie. Bei Einschmelzung chirurgische Versorgung des die Infektionsstelle umgebenden Gefäß-Bindegewebes (Eröffnung), sonst, bzw. zusätzlich Ruhigstellung, Antibiotikatherapie (Penizillin 3 × 4–4 Mega/d), symptomatische Behandlung des Lokalbefundes mit feuchten Verbänden.

Verlaufskontrolle. Rückbildung des Streifens. Auf etwaige Lymphknoteneinschmelzung achten (purulente, abszedierende Lymphangitis).

Oberflächliche Thrombophlebitis

Ätiologie/Pathogenese. Thrombotischer Verschluß einer oberflächlichen Vene mit konsekutiver Infektion als Ausdruck der Organisation des Thrombus. Die bevorzugte Lokalisation ist der Unterschenkel.

Epidemiologie. Häufiges Vorkommen bei Patienten mit Varizen und bei Frauen in der Schwangerschaft, selten bei Thrombangitis obliterans (Morbus Winiwarter-Buerger).

Sehr häufig bleibt die Ursache unbekannt.

Klinik. Die betroffenen Venenabschnitte sind strangförmig induriert, gerötet und deutlich druckdolent. Bei Thrombophlebitis am Unterschenkel besteht in der Regel kein Knöchelödem im Gegensatz zur tiefen Phlebothrombose. Meist bestehen keine oder leichte Allgemeinsymptome wie Fieber und Tachykardie.

Sicherung der Diagnose. Inspektion und Palpationsbefund.

Therapie. Milde Analgetika (Acetylsalicylsäure), Kompressionsverband, Heparinsalbe, keine Bettruhe (!), zur Prophylaxe des Übergreifens der Infektion auf die tiefen Venen, Antikoagulation bei Ausdehnung auf das tiefe Venensystem.

Verlaufskontrolle. Rückbildung der Rötung und Aufweichung des verhärteten Stranges. Bei Übergreifen des Prozesses auf das tiefe Venensystem besteht die Gefahr einer Lungenembolie.

Thrombophlebitis migrans sive saltans

Ätiologie/Pathogenese. Rezidivierend auftretende Thrombophlebitiden v.a. der Extremitäten; selten auch des Rumpfes und der inneren Organe (viszerale Form).

Wichtig ist, daß die Thrombophlebitis migrans ein Frühzeichen ernster Erkrankungen sein kann: Pankreaskarzinom, Thrombangitis obliterans

(M. Winiwarter-Buerger), M. Behçet, etc. Sie kann ebenso als paraneoplastisches Syndrom auftreten.

Klinik. Lokalisierte Thrombophlebitis, die innerhalb weniger Wochen spontan abheilt und an anderen Stellen des Körpers wieder auftritt. In sehr seltenen Fällen kommt es zur Generalisierung. Des weiteren können schon Zeichen der entsprechenden Grunderkrankung bestehen.

Sicherung der Diagnose. Inspektion und Palpationsbefund. Sorgfältige Fahndung nach der zugrundeliegenden Ursache!

Therapie. Wie bei oberflächlicher Thrombophlebitis, sowie Behandlung der Grundkrankheit.

Verlaufskontrolle. Auf wiederholtes Auftreten achten, evtl. den Patienten engmaschig kontrollieren.

Zum Fallbeispiel

Bei der Patientin bestand eine akute Lymphangitis; bei der genauen Inspektion wurde eine kleine infizierte Wunze im Handbereich entdeckt. Nach Ruhigstellung und Antibiotikatherapie bildete sich der rote Streifen in den nächsten Tagen zurück.

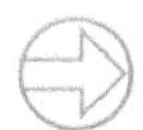

21.2.6 Allgemeine anliegenbezogene Maßnahmen

Trotz der meist leichten Beherrschbarkeit ist die Lymphangitis eine ernstzunehmende Erkrankung, da sie, besonders bei abwehrschwachen Patienten, weiter fortschreiten kann (im Sinne einer purulenten, abszedierenden Lymphangitis) und sich schließlich sogar zu einer Sepsis ausweiten kann.

Die Prophylaxe dieser Erkrankung liegt in der frühzeitigen, fachgerechten Behandlung infektionsgefährdeter Wunden und bereits infizierter Verletzungen. Wichtig ist ferner die Vermeidung mechanischer Beanspruchungen entzündlicher Prozesse, z.B. durch mangelnde Ruhigstellung aber auch durch einschnürende Verbände.

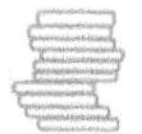

Literaturhinweise

Berchtold R (Hrsg) (1987) Lehrbuch der Allgemeinen und Speziellen Chirurgie. Urban & Schwarzenberg, München Wien Baltimore

Förster W et al (1989) Allgemeinmedizinische Arzneitherapie, 6. Aufl. Hirzel, Leipzig

Fritsch P (1990) Dermatologie, 3. Aufl. Springer, Berlin Heidelberg New York Tokyo

Heberer G et al (1986) Chirurgie, 5. Aufl. Springer, Berlin Heidelberg New York Tokyo

Schettler G, Greten H (1990) Innere Medizin, 8. Aufl. Thieme, Stuttgart New York

Schwartz S (Hrsg) (1989) Principles of surgery, 5th edn McGraw-Hill, New York

Zöllner N (Hrsg) (1991) Innere Medizin. Springer, Berlin Heidelberg New York Tokyo

22 Den Bauchraum betreffende Anliegen

22.1 Bauchschmerzen

F.M. Gerlach

Vorbemerkung

Bauchschmerzen sind ein häufiges Anliegen von Patienten in hausärztlichen Praxen. Die Mehrzahl gastrointestinaler und intraperitonealer Erkrankungen verursacht zumindest vorübergehend abdominelle Schmerzen. Auch extraperitoneale Störungen führen gelegentlich zu Bauchschmerzen.

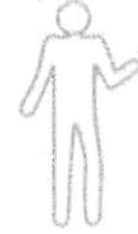

Fallbeispiel

Eine 74jährige Rentnerin, die noch gelegentlich als Platzanweiserin in einem Kino arbeitet, klagt über rezidivierende „dumpfe" Bauchschmerzen. Die Schmerzen träten zumeist im Unterbauch und hier links stärker als rechts auf. In den letzten Wochen sei es zu einer langsamen Zunahme der Schmerzintensität gekommen, auch habe sie jetzt nahezu täglich Beschwerden. Die Defäkation wird als schmerzhaft bezeichnet. Vor 14 Tagen wurde eine Auflagerung von dunkel- bis hellrotem Blut auf dem Stuhl beobachtet. Wegen Verstopfung nimmt die Patientin seit ca. 25 Jahren regelmäßig pflanzliche Abführmittel. Der Allgemeinzustand wird als nicht beeinträchtigt beschrieben. Da der Patientin einige Röcke zu weit geworden sind, könne es sein, daß sie Gewicht verloren habe.

Lokalbefund: Bauchdecken weich, Peristaltik spärlich, bei tiefer Palpation im linken Unter/Mittelbauch Druckschmerz und fraglich handtellergroße

Tabelle 22.1. Häufigste Ursachen von Bauchschmerzen

- Perforierte Hohlorgane
- Peptisches Ulkus, Cholecystits, Pankreatitis, Appendizitis, Divertikulitis, Adnexitis
- Intraperitoneale Blutungen, Ischämie
- Mechanischer Ileus, Gallenwegsobstruktion
- (Gastro-)Enteritis

Resistenz, bei der rektal-digitalen Untersuchung Hämorrhoiden I° und wenige Marisken, kein Blut.

Darüber hinaus auffällig blasses Hautkolorit bei sonst altersentsprechendem körperlichen Untersuchungsbefund.

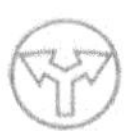

22.1.2 Differentialdiagnostisches Grobraster

Eine Vielzahl intraabdomineller Erkrankungen aber auch extraabdominal gelegener Prozesse führt zu Bauchschmerzen (vgl. Differentialdiagnostik Tabelle 22.3 und 22.4). Die häufigsten Ursachen für Abdominalschmerzen sind in Tabelle 22.1 aufgeführt.

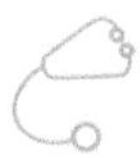

22.1.3 Primärdiagnostik

Die Differenzierung des Schmerzcharakters nach Beginn und Intensität sowie die Berücksichtigung von Lokalbefund und Allgemeinsymptomen führt zur Diagnose.

In der täglichen Praxis ist zunächst von Bedeutung, ob es sich um Schmerzen mit akutem Beginn oder um chronische bzw. chronisch-rezidivierende Bauchschmerzen handelt. Die wichtigste differentialdiagnostische Entscheidung beinhaltet die Erkennung und Abgrenzung eines sog. „akuten Abdomens", welches in 90 % der Fälle eine chirurgisch behandlungsbedürftige Ursache hat. Aufgrund der Bedeutung dieses Syndroms – „akutes Abdomen" heißt akutes Handeln – sind die üblicherweise zu beobachtenden Allgemein- und Lokalsymptome in Tabelle 22.2 gesondert dargestellt.

Tabelle 22.2. Typische Allgemein- und Lokalsymptome des „akuten Abdomens"

- Im Verlauf weniger Stunden, perakut auftretender Bauchschmerz
- Meist Spontanschmerz (Kolik- oder Dauerschmerz)
- Lokale oder diffuse Peritonitis („chirurgisches Abdomen") mit Abwehrspannung der Bauchdecken, Druckschmerz/Loslaßschmerz
- Geringer ausgeprägt/fehlende Peritonitis bei „internistischem Abdomen"
- Ileuszeichen (Wind- und Stuhlverhalt, geblähtes Abdomen, fehlende oder hochgestellte Darmgeräusche)
- Fieber, Leukozytose
- Übelkeit, Erbrechen
- Tachykardie, fadenförmiger Puls, Blutdruckabfall
- Trockene Zunge, quälender Durst, Exsikkose
- Unruhe, kalter Schweiß
- Eingefallene Wangen, spitze Nase (sog. „Facies hippocratica")

Anamnese

- ***Akuter Beginn*** meist Folge eines mechanischen Ereignisses (z.B. Perforation, Ruptur, Torsion, Durchblutungsstörung, Blutung, Ischämie)
- ***Langsamer Beginn mit zunehmender Intensität*** spricht für peritoneale Reizung, zunehmende Dehnung eines Hohlorgans oder Obstruktion
- ***Krampfartiger/kolikartiger Schmerz*** Hinweis auf Obstruktion von Harnleiter, Gallenwegen oder Darm
- ***„Typische“*** alters- und geschlechtsspezifische ***Häufungen:***
  - Kleinkind: Invagination
  - Adipöser: Pankreatitis
  - jüngere Frau: Tubargravidität
  - ältere Frau: stielgedrehte Ovarialzyste
  - älterer Mann mit veränderten Stuhlgangsbeschwerden: Ileus durch Tumor
- ***Verschlimmerung durch Nahrungsaufnahme*** bei Angina abdominalis, peptischem Ulkus (ventriculi), Cholelithiasis, Pankreatitis, Reizkolon, intestinalen Stenosen
- Vorausgegangene ***Operationen:*** Hinweis auf Briden als Ursache für Ileus
- ***Änderung des Stuhlverhaltens*** typisch für stenosierenden Darmtumor, Divertikulitis, Verstopfung (s. Kap. 22.11)
- ***Gewichtsabnahme*** ohne sonstige Erklärung bei malignen Prozessen
- ***Mittelbauchschmerz*** mit Ausstrahlung in beide Flanken: Hinweis auf Bauchaortenaneurysma
- Meteorismus, Flatulenz siehe Kap. 22.2
- Blut im Stuhl siehe Kap. 22.4
- Durchfall siehe Kap. 22.5
- Erbrechen siehe Kap. 22.6
- Ikterus siehe Kap. 22.7
- Sodbrennen siehe Kap. 22.10

Körperliche Untersuchung

- ***Schmerzen im rechten Oberbauch*** verursacht durch Gallenblase, Gallenwege, Hepatitis, Leberabszesse, Stauungsleber, peptisches Ulkus, Pankreatitis, retrozökale Appendizitis, Kolontumor, Nierenerkrankungen, Zoster, Myokardischämie, (Peri)Myokarditis, Pneumonie, Empyem
- ***Schmerzen im linken Oberbauch:*** Gastritis, Pankreatitis, Milz- und Nierenerkrankungen, Zoster, Myokardischämie, (Peri-)Myokarditis, Pneumonie, Empyem, Kolontumor
- ***Schmerzen im rechten Unterbauch:*** Appendizitis, Adnexitis, intestinale Obstruktion, regionale Enteritis, Cholezystitis, Tubargravidität, Harnleiterstein, Nierenerkrankungen, Samenblasenentzündung, Psoas-Abszeß, Bauchwandhämatom/-hernie, Endometriose, Ovarialzyste/-torsion, Zökumtumor, Gallenblasen-/Magenperforation
- ***Schmerzen im linken Unterbauch:*** Divertikulitis, Divertikelperforation, Adnexitis, Tubargravidität, Bauchwandhämatom/-hernie, Rektumtumor,

Harnleitersteine, Nierenerkrankungen, intestinale Obstruktion, Endometriose, Samenblasenentzündung, Psoas-Abszeß, Ovarialzyste/-tosion

- ***Kachexie:*** Hinweis auf Malignom
- ***Blasses Hautkolorit*** besonders bei Tumor- oder Blutungsanämie
- ***Exsikkose*** typisch für Ileussymptomatik
- ***Vermehrte Peristaltik:*** funktionelle Beschwerden, mechanischer (Sub-) Ileus
- ***Verminderte Peristaltik*** (evtl. aufgehoben) bei paralytischem (Sub-)Ileus, als Medikamentennebenwirkung
- ***Lokale Resistenz*** bei Tumoren aller Art, auch Bauchwandhernien (!), M. Crohn. Im Unterbauch oft prallgefüllte Harnblase
- ***Pralle, pulsierende Resistenz*** typisch für Bauchaortenaneurysma

Technische Untersuchungen:

- ***Rektal/axilläre Temperaturdifferenz*** von mehr als 0,5° spricht für (entzündlichen) intraabdominellen Prozeß
- Sonographie, Endoskopie, Röntgen, Angiographie, CT, MR etc. je nach vorliegender Ursache sehr unterschiedliche Befundkonstellationen

22.1.4 Entscheidung über nachfolgende Maßnahmen

- ***Sofortige Krankenhauseinweisung*** bei Verdacht auf Herz-Kreislauf-Beeinträchtigungen infolge von Störungen des Wasser- und Elektrolythaushaltes (z.B. Oligurie, Exsikkose), Sepsis, (Sub-)Ileus, akute Blutung, Peritonitis, anhaltende (über 24 h) oder progrediente Symptomatik und Zustand nach stumpfen Bauchtrauma innerhalb der letzten 7 Tage.
- Bei primär ***unklarem Bild*** sollten zunächst folgende ***Laborparameter*** bestimmt werden: Hämatokrit, Leukozyten, Differentialblutbild, Thrombozyten, Urinstatus, Serumamylase/-lipase (evtl. auch im Urin). Je nach diagnostischem Verdacht kommt eine Vielzahl von weiteren Laboruntersuchungen in Frage. Kontrollen des klinischen Bildes.
- Abdominelle ***Sonographie*** besonders bei Erkrankungen von Leber, Gallenblase, Gallenwegen, Pankreas, Nieren und Harnwegen. Auch aneurysmatische Veränderungen lassen sich gut erfassen.
- Veranlassung einer ***endoskopischen Diagnostik*** bei allen anhaltenden, unklaren ösophagogastrointestinalen Veränderungen insbesondere bei Verdacht auf Ösophagusveränderungen, peptisches Ulkus, Darmobstruktion, Tumorverdacht, chron. Blutverlust.
- ***Standardröntgenologische Untersuchungen*** des Abdomens und „tiefe" Thoraxaufnahmen sind nützlich für die Diagnose von Obstruktionen (Spiegelbildung etc.) und Perforationen (subphrenische Luftsichel). Ein i.v. Urogramm kommt bei Hinweisen auf Nieren- oder Harnleitererkrankungen in Betracht. Kolonkontrasteinlauf besonders bei Verdacht auf Divertikelbildung und kindlicher Invagination.

- Bei ***speziellen Fragestellungen*** (z.B. Pankreasprozesse, retroperitoneale Veränderungen) können moderne bildgebende Verfahren wie die ***Computertomographie*** und die ***Kernspintomographie*** indiziert sein.
- ***Angiographische Verfahren*** können bei vaskulären Erkrankungen (Blutungen, Thromboembolien, Organrupturen) von Bedeutung sein.
- Gegebenenfalls ***EKG*** zum Ausschluß eines Myokardinfarktes
- Bei Verdacht auf psychogene Verursachung exploratives Vorgehen
- ***Gynäkologische Untersuchung*** bei pathologischen Veränderungen im weiblichen Becken (vgl. Kap. 24)

Vorläufige therapeutische Maßnahmen

- Bei (akuten) Schmerzen beruhigendes Gespräch
- Symptomatische Behandlung von Fieber, Schmerzen, Unruhe

Tabelle 22.3. Häufigste intraabdominelle Ursachen von Bauchschmerzen

- Bei diffuser Peritonitis
  - perforierte Hohlorgane (Magen, Darm, Gallenwege)
  - chemische und abakterielle Peritonitis (rupturierte Ovarialzyste, Extrauteringravidität, gallige Peritonitis, Blutung)
  - bakterielle Peritonitis (primär z.B. durch Pneumokokken, Streptokokken, Chlamydien, Tuberkulose)
- Bei lokalisierter Peritonitis
  - peptisches Ulkus
  - Cholezystits
  - Pankreatitis
  - Meckelsches Divertikel
  - Appendizitis (vgl. Kapitel 22.3)
  - Morbus Crohn, Kolitis (ulcerosa)
  - Divertikulitis
  - intraabdominelle Abszesse
  - (stumpfes) Bauchtrauma
  - Mittelschmerz (Pelvoperitonitis)
  - Adnexitis/Endometritis
- Vaskuläre Ursachen
  - intraperitoneale Blutungen (insbesondere Rupturen im Bereich von Leber, Milz, Mesenterium, ektopischer Gravidität und Aortenaneurysma)
  - Ischämie (Mesenterialthrombosen, Milzinfarkt, Netzischämie, Leberinfarkt, Inkarzeration einer Bauchwandhernie, Angina abdominalis, Tumornekrose)
- Mechanische Ursachen
  - intestinale Obstruktion/mechanischer Ileus (Briden, Hernien, Volvulus, Invagination, Tumoren)
  - Gallenwegsobstruktion (Steine, Tumoren, Choledochuszysten, Hämobilie)
  - Organkapselspannung (akute Splenomegalie, akute Hepatomegalie)
  - Netztorsion
  - Blasenobstruktion
  - Uterus myomatosus
  - intestinale Hypermotilität (Colon irritabile, Gastroenteritis)

- Bei Koliken Spasmolytika und Analgetika i.v., Versuch mit (zusätzlichem) Nitroglycerinspray sowie Wärmeanwendung
- Bei akutem Abdomen und schwerwiegenden Allgemeinveränderungen Anlage einer Infusion zur Flüssigkeits- und Elektrolytsubstitution
- Bei Obstipation stufenweiser Laxantieneinsatz, Stuhlregulierung

Weitere differentialdiagnostische Maßnahmen
- Bei Progredienz der Beschwerden
- Bei unklarer Befundlage und unsicherer diagnostischer Zuordnung

Tabelle 22.4. Häufige extraabdominelle Ursachen von Bauchschmerzen

Thoraxorgane
- (Pleuro)Pneumonie, Empyem, Lungenembolie
- Koronare Ischämie/Herzinfarkt, (Peri)Myokarditis
- Ösophagusläsionen, Ösophagitis

Blut
- Leukämie, Sichelzellanämie
- Akute Hämolyse

Nervensystem
- Zosterneuralgie
- Radikuläre Schmerzen bei Wirbelsäulenveränderungen (degenerativ, Osteomyelitis, Rückenmarkstumor)
- Neuralgie/Neuritis

Urogenitaltrakt
- Nephritis, Pyelitis
- Paranephritischer Abszeß
- Harnleiterobstruktion (Steine, Tumoren)
- Prostatitis, Samenblasenentzündung, Epididymitis

Gefäße
- Rupturen/Dissektionen (Aortenaneurysma, Periateriitis)

Bauchwand
- Hernien, intramuskuläres Hämatom, Verletzung

Toxine
- Bakteriell (z.B. Tetanus)
- Insektenstiche, Gifte
- Blei, Thallium, Arsen
- Medikamente (z.B. Gyrasehemmer, Cefaclor, Misoprostolol, Fluoridpräparate, Sulfonamide)

Metabolische Störungen
- Urämie
- Diabetische Ketoazidose (diabetische Pseudoperitonitis)

Verschiedenes
- Psychische Einflüsse (z.B. psychosomatische Erkrankungen aller Art, Konversionsneurose, Wahnvorstellungen)
- Kollagenosen, retroperitoneale Fibrose
- Hüftgelenksveränderungen (Koxitis, Koxarthrose)
- Retroperitoneale Hämatome, Tumoren

Abwartendes Offenlassen

- Bei geringfügiger Symptomatik,
- Bei fehlenden Hinweisen auf schwerwiegende Grunderkrankung
- Bei geringem Leidensdruck

DD 22.1.5 Differentialdiagnostik

Die differentialdiagnostischen Überlegungen bei Patienten mit Bauchschmerzen müssen eine Vielzahl von verschiedenen Erkrankungen berücksichtigen. Die häufigsten intra- und extraabdominellen Ursachen von Bauchschmerzen sind in Tabelle 22.3 und 22.4 aufgeführt. Auf die in der Allgemeinpraxis häufigen Krankheitsbilder Ileus, Gallensteinkolik und Pankreatitis wird im folgenden genauer eingegangen.

Ileus

Ätiologie. Der Ileus ist je nach Ausprägungsgrad eine komplette oder inkomplette Störung der Darmpassage. Nach der Ätiologie wird der ***mechanische Ileus*** vom ***paralytischen Ileus*** abgegrenzt. Der mechanische Ileus wird darüber hinaus weiter in einen ***Strangulationsileus*** (mit Unterbrechung der Blutzirkulation) und einen ***Obstruktionsileus*** unterteilt. In ca. 2/3 der Fälle geht der mechanische Ileus vom Dünndarm aus. Häufigste Ursachen im Erwachsenenalter sind hier Briden und Adhäsionen (50 %), Hernien (25 %) sowie Tumoren (55 %). Ebenfalls von Bedeutung sind hier der Volvulus (15 %), die Divertikulitis (10 %) und die Pseudoobstruktion in Form einer Koprostase (insbesondere im Senium) mit immerhin 20 %.

Epidemiologie. In ca. 20 % liegt dem „akuten Abdomen" ein Darmverschluß zugrunde. Es gibt Erkrankungen, die typischerweise in bestimmten Altersgruppen gehäuft auftreten. Bis zum ***Kleinkindalter:*** aplastische Darmabschnitte, Invaginationen. Im ***Kindesalter:*** Meckelsches Divertikel, Malrotation, Morbus Hirschsprung, Appendizitis, Peritonitis tuberculosa, Ascariden. Bei ***jüngeren Erwachsenen:*** Hernien, Operationsfolgen. Im ***hohen Lebensalter:*** Karzinome, Dickdarmstenosen und Gallensteine.

Klinik. Nach zeitlichem Verlauf wird ein akuter, subakuter chronischer bzw. chronisch-rezidivierender Ileus unterschieden. Hinsichtlich der Lokalisation lassen sich auch ein hoher und tiefer Dünndarmileus sowie ein Dickdarmileus abgrenzen.

Hoher Dünndarmileus: Übelkeit, Erbrechen, abdominelles Unwohlsein, da der distale Darm nicht gefüllt ist sog. „leerer Bauch".

Tiefer Dünndarmileus: meist kolikartiger Schmerz, Erbrechen, Meteorismus, hochgestellte und spritzende Darmgeräusche, Stuhl- und Windverhaltung.

Dickdarmileus: Übelkeit, Erbrechen, Meteorismus, Schmerz, Stuhl- und Windverhaltung.

Paralytischer Ileus: Völlegefühl, Übelkeit, Erbrechen, Fehlen von Darmgeräuschen („Totenstille", nur passive Plätschergeräusche).

Mit Fortschreiten der Symptomatik zunehmende Verschlechterung des Allgemeinzustandes mit Störungen des Wasser- und Elektrolythaushaltes, Beeinträchtigungen der Mikro- und Makrozirkulation sowie Gefahr des Multiorganversagens.

Sicherung der Diagnose. Falls unklare Ausgangslage evtl. schon ambulant Abdomenübersichtsaufnahme, möglichst im Stehen oder in Linksseitenlage zum Nachweis von (Gas/Flüssigkeits)Spiegelbildungen. Auch die Sonographie des Abdomens ist hilfreich.

Therapie. Bei Verdacht auf Ileus (Letalität 15–25 %!) frühzeitige Krankenhauseinweisung zur weiteren Diagnostik und Therapie. Insbesondere bei schlechtem Allgemeinzustand Anlegen einer Infusion zur Flüssigkeits- und Elektrolytsubstitution. Nahrungs- und Flüssigkeitskarenz! Bei sog. „Überlauferbrechen" bereits ambulantes Legen einer Magensonde zur Entlastung.

Gallensteinkolik

Ätiologie. Bei ca. 30 % der Gallensteinträger kommt es zu schmerzhaften Gallenblasenkontraktionen mit Steinwanderung bzw. Steineinklemmung. Auslösung oft durch Diätfehler (fette Speisen, Alkohol, Kaffee).

Epidemiologie. Jenseits des 40. Lebensjahres sind 32 % der Frauen und 16 % der Männer Gallensteinträger. Nur etwa jedem 3. ist seine Erkrankung bekannt. Zur Steinbildung disponieren u.a. Adipositas, weibliches Geschlecht, Gravidität, Alter über 40 Jahren und erbliche Belastung.

Klinik. Starke, anfallsartige Schmerzen im rechten Oberbauch zum Teil mit Ausstrahlung in die rechte Schulter. Übelkeit, Erbrechen, Schweißausbruch, Unruhe. Druckschmerz und Abwehrspannung im rechten Oberbauch, zunächst kein Fieber und kein Ikterus.

Sicherung der Diagnose. Sonographie (Steinnachweis, erweiterte Gallengänge), evtl. Enzymerhöhung (vor allem AP, LAP, Gamma-GT), Bilirubin i.S., Urobilinogen im Urin, bei Pankreasbeteiligung Amylase, Lipase i.S. und/oder im Urin, ERCP bzw. PTC.

Therapie. Spasmolytika und Analgetika i.v. (keine Morphinderivate wegen Spasmen im Sphincter Oddi), Versuch mit (zusätzlichem) Nitroglycerinspray sowie feuchter Wärmeanwendung. Bettruhe, Nahrungskarenz, Cholezystektomie bis ca. 72 h nach Beginn oder im symptomfreien Intervall.

Pankreatitis

Ätiologie. Am häufigsten wird eine akute bzw. akut rezidivierende Pankreatitis durch Gallensteinleiden (40–70 %) und seltener durch Alkoholabusus (ca. 25 %) verursacht. Weitere ätiologische Faktoren sind u.a. Gallenwegserkrankungen, Infektionen, Traumen, Medikamente, Mumps, Duodenaldivertikel, Hyperparathyreoidismus. Es kommt durch eine Aktivierung von Pankreasfermenten mit Übertritt in das Interstitium der Drüse zu einer Selbstverdauung. Die chronische bzw. rezidivierende chronische Pankreatitis wird vornehmlich durch Alkoholabusus (ca. 65 %), Gallenwegserkrankungen, Autoimmunprozesse und hereditäre Erkrankungen (Mukoviszidose) verursacht. Seltenere Ursachen sind Papillitis stenosans, Hyperparathyreoidismus, Hyperlipidämie, Medikamente und Eiweißmangelernährung.

Epidemiologie. Die aktue (reversible) Pankreatitis kommt gehäuft bei Frauen und vor allem im höheren Lebensalter (>45 Jahre) vor. Die chronische (progressive) Pankreatitis dagegen tritt ca. 7mal häufiger bei Männern als bei Frauen und zwar insbesondere bei jüngeren Personen (<45 Jahren) auf.

Klinik. Akut oft nach links ausstrahlender, z.T. gürtelförmiger Oberbauchschmerz, schweres Krankheitsbild mit einer Letalität je nach Verlaufsform zwischen 5 und 55 % (!), Übelkeit, Erbrechen, Meteorismus, verminderte Peristaltik, in ca. 9 % auch schmerzlose Verläufe.

Bei der chronischen Pankreatitis als Leitsymptom nahrungsabhängige oder postprandiale Oberbauchschmerzen, Gewichtsabnahme, Durchfälle, evtl. Steatorrhoe, z.T. Entstehung eines Diabetes mellitus.

Sicherung der Diagnose. Bei akuten Formen Amylase und Lipase erhöht, Kalzium erniedrigt, BZ erhöht, Leukozytose. Auch bei schweren Verläufen können gelegentlich normale Laborparameter gemessen werden! Sonographie, CT.

Bei chronischer Pankreatitis Sekretin-, Pankreozymin-Test zur Prüfung der exokrinen Pankreasfunktion, Chymotrypsin im Stuhl, fäkale Fettausscheidung, in 30 % der Fälle röntgenologisch nachweisbare Pankreasverkalkungen, Sonographie, ERCP (Stenosen? Steine? Zysten?), CT.

Therapie. Bei Verdacht auf akute Pankreatitis evtl. Anlegen einer Infusion zur Flüssigkeits- und Elektrolytsubstitution sowie sofortige Krankenhauseinweisung. Nahrungs- und Flüssigkeitskarenz! Bei chronischen Verläufen je nach Beschwerdebild zunächst immer konservatives Vorgehen. Analgetika (keine Morphinderivate), fettarme, eiweiß- und kalorienreiche Diät, häufige, kleine Mahlzeiten, keine blähenden Nahrungsmittel, kein Alkohol, Substituion der exo- und endokrinen Pankreasfunktion sowie von Vitaminen. Bei Therapieresistenz (stationäre) Abklärung inwieweit invasive Maßnahmen indiziert sind.

Cholezystitis

Ätiologie/Pathogenese. Cholelitihasis, Galleabflußstörungen. Vermutlich führen die Gallensteine durch eine mechanische Irritation der Gallenblasenwand zu einer zunächst abakteriellen Entzündung, zu der im weiteren Verlauf eine Bakterienbesiedlung folgt.

Epidemiologie. Bei 90–95 % aller akuten Cholezystitiden besteht gleichzeitig ein Steinleiden. Ebenso bei 70 % der chronischen Cholezystitis. Häufigere Verlaufsform ist die chronische Cholezystitis.

Klinik. ***Akute Cholezystitis:*** Überwiegend im Rahmen eines steinbedingten Zystikusverschlusses. Akutes Krankheitsbild mit Fieber, Schüttelfrost, Leukozytose, erhöhter BKS, Übelkeit, Erbrechen, schweren Schmerzen und Druckempfindlichkeit im rechten Oberbauch. ***Chronische Cholezystitis:*** Häufige uncharakteristische und wechselnde Beschwerden, Völlegefühl, Aufstoßen, Meteorismus, Diarrhoe, Fettunverträglichkeit, allgemeine Leistungsschwäche.

Sicherung der Diagnose. Röntgenologischer Nachweis von Galleabflußstörungen, unvollständige Darstellung der Gallenblase bei Cholezystographie. Entzündungszeichen wie BKS-Beschleunigung, Leukozytose, Fieber und klinisches Bild.

Therapie und Verlaufskontrolle. Je nach Allgemeinzustand und Gesamtgefährdung des Patienten (z.B. schwerwiegende Grunderkrankungen, höheres Alter) stationäre Behandlung. Ambulant unter ständiger sorgfältiger Kontrolle. Bettruhe, Spasmoanalgetika, Antibiotika bei akuter Cholezystitis.

Bei chronischer Cholezystitis Klärung einer OP-Indikation. Bei florider bakterieller Entzündung Breitbandantibiotikabehandlung über mehrere Wochen. Diät mit häufigen kleinen kohlehydratreichen Mahlzeiten bei gleichzeitiger Vermeidung tierischer Fette, blähender Speisen und Alkohol.

Weitere seltenere Differentialdiagnosen

Tabes dorsalis, abdominelle Epilepsie, Porphyrie, Addison-Krise, Phäochromozytom, (vgl. auch Tabelle 22.3 und 22.4 sowie Kap. 22.2 bis 22.11).

Zum Fallbeispiel

Bei der Patientin wurde eine Tumoranämie bei koloskopisch diagnostiziertem Sigmakarzinom festgestellt.

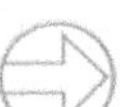

22.1.6 Allgemeine anliegenbezogene Maßnahmen

Zunächst unklare Bauchschmerzen können zu einer erheblichen Verunsicherung des Patienten beitragen und wirken oft angstauslösend. Neben einem zügigen differentialdiagnostischen Vorgehens ist daher ein zugewandtes und beruhigendes Auftreten hilfreich. Insbesondere empfiehlt sich eine gemeinsam erörterte Indikationsstellung für Krankenhauseinweisung bzw. therapeutische Interventionen. Bei akutem Schmerzbeginn bis zur Abklärung zunächst strenge Nahrungs- und Flüssigkeitskarenz.

Bei unklarem Verlauf sollte auf eine Aufklärung des Patienten hinsichtlich der erforderlichen Verlaufskontrollen geachtet werden.

Abhängig von der individuellen Schmerzempfindung werden auch Bauchschmerzen sehr unterschiedlich wahrgenommen. Bei über der Hälfte aller Patienten mit chronischen Bauchschmerzen läßt sich keine organische Ursache nachweisen. Um einer somatischen Fixierung der Beschwerden vorzubeugen, sollte bei allen unklaren abdominellen Beschwerden an die Möglichkeit funktioneller Störungen gedacht werden. Eine medikamentöse Therapie sollte möglichst zurückhaltend eingeleitet werden.

Darüber hinaus können je nach Ursache der Beschwerden motivierende Hinweise zum individuellen Gesundheitsverhalten, z.B. zu Bewegung, Streßabbau, Ernährung etc., sinnvoll sein.

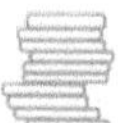

Literaturhinweise

Berger H-G, Kern E (1987) Akutes Abdomen. Thieme, Stuttgart New York

Hafter E (1988) Praktische Gastroenterologie, 7. Aufl. Thieme, Stuttgart New York

Hotz J, Rösch W (Hrsg) (1987) Funktionelle Störungen des Verdauungstrakts. Springer, Berlin Heidelberg New York

Klietmann W (1986) Labormanual. Schattauer, Stuttgart New York

Meckler U et al. (1989) Ultraschall des Abdomens. Deutscher Ärzte-Verlag, Köln

Siegenthaler W (1988) Differentialdiagnose innerer Krankheiten. 16. Aufl. Thieme, Stuttgart New York

Willital GH (1989) Definitive chirurgische Erstversorgung, 5. Aufl. Urban & Schwarzenberg, München Wien Baltimore

Wolff HP, Weihrauch TR (1990) Internistische Therapie, 8. Aufl. Urban & Schwarzenberg, München Wien Baltimore

22.2 Meteorismus

F.M. Gerlach

Vorbemerkung

Meteorismus, d.h. eine vermehrte abdominelle Gasansammlung, ist ein häufig geäußertes Patientenanliegen in der allgemeinärztlichen Praxis. Das Gefühl gebläht zu sein, geht oft mit zusätzlichem Aufstoßen (Ruktation, Rülpsen) oder Flatulenz einher. Völlegefühl, unangenehme Bauchschmerzen, Rülpsen und der Abgang voluminöser Winde können bei Patienten erhebliche persönliche bzw. psychosoziale Beeinträchtigungen verursachen.

Die Darmgasmenge beim gesunden Erwachsenen ist entgegen einer weit verbreiteten Ansicht relativ gering: 100–150 ml. Die Passagezeit vom Magen bis zum Rektum beträgt etwa 36 min. Täglich werden 500–1200 ml Darmgase in durchschnittlich 12 Portionen peranal abgegeben.

In Abhängigkeit von der Ernährung (Tabelle 22.5) kann die Darmgasproduktion erhöht werden. So steigert z.B. eine Bohnendiät die Darmgasproduktion auf das 10fache. Einige Getränke, z.B. Mineralwasser, Sekt und Bier, enthalten gelöstes Kohlendioxid. Auch mit der Nahrung wird Luft aufgenommen: im Durchschnitt ca. 2 ml pro Schluck. Insgesamt ist etwa 70 % des im Gastrointestinaltrakt befindlichen Gases verschluckte Luft.

Weitere Darmgase entstehen durch Neutralisation der Magen-Salzsäure mit Pankreas-Bikarbonat sowie durch gasbildende Darmbakterien. Auch eine Diffusion von Blutgasen in das Darmlumen (und umgekehrt) findet statt. Der gesunde Organismus kann durch Aufstoßen und Flatusbildung das gesamte Gas wieder aus Darm und Magen entfernen.

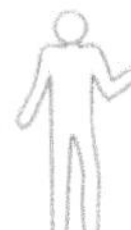

22.2.1 Fallbeispiel

Eine 38jährige Lehrerin berichtet über schmerzhafte, z.T. „kneifende" Bauchschmerzen und ein diffuses Völlegefühl. Der gesamte Bauch sei wie aufgebläht. Bei zunächst morgendlicher Beschwerdefreiheit komme es im Laufe des Tages zu verstärkten Blähungen. Der Abgang von Winden führe jeweils zu einer Erleichterung der Beschwerden. In den Schulferien seien die Beschwerden weitgehend verschwunden. Insbesondere vor dem Ende des Schuljahres und der damit verbundenen erhöhten Arbeitsbelastung, hätten sich die Beschwerden verschlimmert. Wegen Verstopfung müsse sie häufiger Abführmittel einnehmen.

Lokalbefund: Bauchdecken weich, keine erkennbare meteoristische Auftreibung, keine Resistenzen, leichter diffuser Druckschmerz, regelrechte Peristaltik.

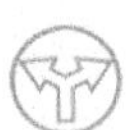

22.2.2 Differentialdiagnostisches Grobraster

Meteorismus ist die Folge einer ***vermehrten Gaszufuhr*** bzw. einer ***verminderten Gaselimination***. Die möglichen Ursachen sind in Tabelle 22.6 aufgeführt.

Tabelle 22.5. Blähende Nahrungsmittel

Apfelsaft	Hefe	Laktulose	Senf
Artischocken	Honig	Linsen	Sirup
Ballaststoffe	Kaffee	Nüsse	Sorbit
Bohnen	Kohlgemüse	Orangensaft	Steinobst
Feigen	Kohlrabi	Pfeffer	Zwiebeln

Tabelle 22.6. Ursachen des Meteorismus

- Erhöhte Gaszufuhr
  - Aerophagie
  - vermehrte Aktivität der Darmflora (Fehlbesiedlung, Malabsorption, blähende Nahrungsmittel, Zöliakie, Dünndarmresektion, Arzneimittel)
- Verminderte Gaselimination
  - Diffusionsstörungen (Malabsorption)
  - Zirkulationsstörungen (Herzinsuffizienz, portale Hypertension)
  - Passagestörungen (Motilitätsstörungen, Ileus, Subileus)

Meteorismus bzw. sog. Blähbeschwerden sind auch häufige Mißempfindungen bei Patienten mit ***funktionellen Bauchbeschwerden***. Messungen von Darmgasvolumina haben in vielen Fällen keine Unterschiede zwischen Personen mit und ohne Beschwerden erkennen lassen.

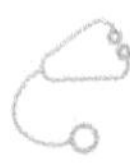

22.2.3 Primärdiagnostik

Anamnese

- ***Häufiges Aufstoßen*** bei Aerophagie, Refluxsymptomatik und Hiatushernie
- ***Gesteigerte Flatulenz und gleichzeitige Diarrhoe*** bei Kohlenhydratmalassimilation (z.B. Laktasemangel)
- ***Völlegefühl und Druckschmerz im linken oberen Quadranten*** mit linksthorakaler Ausstrahlung beim Syndrom der linken Kolonflexur
- ***Angstzustände, psychische Belastungen*** als Hinweis auf Aerophagie oder funktionelle Darmbeschwerden
- ***Zunahme der Beschwerden im Laufe des Tages*** u.a. bei funktionellen Darmbeschwerden wie z.B. bei irritablem Kolon

Körperliche Untersuchung

- ***Geblähte Bauchdecken*** als Hinweis auf vermehrte intraabdominelle Gasansammlung
- ***Vermehrte Peristaltik*** bei funktionellen Beschwerden, mechanischem (Sub-)Ileus
- ***Verminderte Peristaltik*** bei paralytischem (Sub-)Ileus, als Medikamentennebenwirkung
- ***Lokale Resistenz*** bei Tumoren aller Art

Technische Untersuchungen

- ***Abdominelle Sonographie*** zum Nachweis vermehrter intraluminaler Gasansammlung, evtl. auch Ursachennachweis

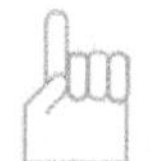

22.2.4 Entscheidung über nachfolgende Maßnahmen

- ***Sofortige Krankenhauseinweisung*** bei Verdacht auf Ileus, akute Pankreatitis
- Veranlassung, einer ***endoskopischen Diagnostik*** bei Verdacht auf Reflux, Hiatushernie, Ulzera, Divertikel und Stenosen
- ***Röntgenologische Übersichtsaufnahmen*** zur Lokalisierung von Gasansammlungen und Spiegelbildungen

Vorläufige therapeutische Maßnahmen

- Blähende Nahrungsmittel vermeiden
- Laxantien absetzen
- Symptomatische Medikation (s. unten)

Weitere differentialdiagnostische Maßnahmen

- Bei Progredienz der Beschwerden
- Bei unklarer Befundlage und unsicherer diagnostischer Zuordnung

Abwartendes Offenlassen

- Bei geringfügiger Symptomatik
- Bei fehlenden Hinweisen auf schwerwiegende Grunderkrankung
- Bei geringem Leidensdruck

DD 22.2.5 Differentialdiagnostik

Aerophagie

Ätiologie. Unbewußtes Verschlucken von größeren Mengen Luft, oft pathologisch gesteigert, häufig infolge neurotischer Fehlentwicklung (Eructatio nervosa), insbesondere bei Angstneurosen. Auch eine ausgeprägte Salivation, z.B. bei peptischem Ulkus (reflektorisch), Refluxösophagitis (Speichelschlucken um Sodbrennen abzuschwächen), Kaugummikauen und exzessivem Rauchen, kann zu vermehrtem Luftschlucken führen.

Klinik. Häufiges Aufstoßen, da der größere Teil der verschluckten Luft durch Rülpsen wieder entfernt wird. Dabei wird jedoch erneut Luft in den Magen gepreßt, so daß aktives Aufstoßen die Symptome noch verstärkt.

Sicherung der Diagnose. Genaue Anamneseerhebung und Beobachtung des Patienten.

Therapie. Aufklärung über Zusammenhänge zwischen psychogenen Belastungen Luftschlucken und Blähungen, evtl. Psychotherapie. Langsam Essen, gut kauen, nur wenig zum Essen trinken. Behandlung von sonstigen Ursachen einer Aerophagie. Symptomatische Medikation nach Möglichkeit vermeiden.

Funktionelle Darmerkrankungen

Ätiologie. Funktionelle Darmerkrankungen umfassen als Sammelbegriff u.a. Folgen psychosozialer Störungen, Motilitätsstörungen, Nahrungsunverträglichkeiten und Medikamentenabusus. Die allgemeine Empfindungsschwelle der betroffenen Patienten ist meist erniedrigt. Dehnungsreize, z.B. durch Darmgase, werden verstärkt wahrgenommen.

Epidemiologie. Je nach Definition und untersuchtem Kollektiv ca. 15–60% der Allgemeinbevölkerung betroffen, Frauen z.T. doppelt so häufig wie Männer, Altersgipfel im mittleren Lebensalter (40–60 Jahre).

Klinik. Meteorismus ist eines der Leitsymptome des Patienten mit funktionellen Darmstörungen. Die sog. ***Reizdarmsymptomatik*** ist vielfältig. Diarrhoe wechselt mit Obstipation. Abdominelle Schmerzen unterschiedlichster Dauer, Intensität und Lokalisation werden angegeben.

Sicherung der Diagnose. Genaue Anamneseerhebung und ggf. Diagnostik zum Ausschluß organischer Darmerkrankungen.

Therapie. Funktionelle Darmbeschwerden sind nur schwer durch Medikamente zu beeinflussen. Eine verständnisvolle Aufklärung über Zusammenhänge zwischen psychosozialen Belastungen und Darmbeschwerden sowie Diäthinweise sind in der Regel hilfreich, (evtl. Psychotherapie). Symptomatische Medikation, z.B. zur Stuhlregulierung, nach Möglichkeit vermeiden.

Weitere seltenere Differentialdiagnosen

- Orale Zufuhr von Natriumbikarbonat oder Kalziumkarbonat
- Hyperchlorhydrie
- Malassimilation (z.B. Laktasemangel)
- Zöliakie
- Dünndarmresektion
- Blindsacksyndrom
- Große Duodenal- bzw. Jejunaldivertikel
- Sorbitintoleranz
- Arzneimittelabusus (z.B. Lactulose, Acarbose, Omeprazol, Laxantien, Antibiotika, Opioide)
- Briden
- Rechtsherzinsuffizienz
- Pfortaderhochdruck bei Leberzirrhose mit Meteorismus vor Aszites („Erst der Wind und dann der Regen")

Zum Fallbeispiel

Eine umfangreiche Differentialdiagnostik ergab keinen krankhaften körperlichen Befund. Die Patientin leidet unter einer funktionellen Darmerkrankung. Eine tiefenpsychologische Exploration ergab Hinweise für eine angstneurotische Verursachung der Beschwerden.

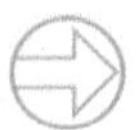

22.2.6 Allgemeine anliegenbezogene Maßnahmen

Rülpsen, Blähungen und Völlegefühl sind nur schwer zu beseitigen, da die meisten Beschwerden auf eine unbewußte Aerophagie oder auf eine gesteigerte Sensibilität gegenüber normalen Darmgasmengen zurückzuführen sind. Die individuelle Schmerzempfindlichkeit kann abgeschätzt werden, indem sich der Untersucher während der Palpation des Abdomens auf dem Schienbein des Patienten abstützt.

Blähende zellulosereiche Speisen und kohlensäurehaltige Getränke sowie Sorbit und Fruktose sollten gemieden werden. Darüber hinaus Verzicht auf Laxantien und Kauen von Kaugummi. Beim irritablen Kolon vermehrte Aufnahme von Füll- und Balaststoffen.

Es gibt nur wenige gut kontrollierte Studien, die nachweisen, daß die Einnahme von Medikamenten mit einem eindeutigen Nutzen verbunden ist. Eine günstige symptomatische Wirkung wird Carminativa wie Anis, Fenchel, Kümmel, Kamille und Pfefferminz zugeschrieben. Polysiloxanhaltige Präparate, sog. Entschäumer, können evtl. hilfreich sein. Antazida, H_2-Blocker, Spasmolytika oder Anticholinergika (letztere u.a. auch zur Verminderung des Speichelflusses bei Aerophagie) finden ebenfalls Verwendung. Bei in ihrer Häufigkeit möglicherweise unterschätzten Motilitätsstörungen wurde Cisaprid erfolgreich eingesetzt.

Auch wegen der drohenden Gefahr einer somatischen Fixierung der oft psychogenen Beschwerden, sollte eine ***medikamentöse Therapie möglichst zurückhaltend*** eingeleitet werden. In vielen Fällen ist es sinnvoll, ein adäquates Problembewußtsein des Patienten, z.B. mit dem Ziel eines Abbaus von Streßsituationen, zu erzeugen.

Literaturhinweise

Hotz J, Rösch W (Hrsg) (1987) Funktionelle Störungen des Verdauungstrakts. Springer, Berlin Heidelberg New York Tokyo

Levitt MD (1971) Volume and composition of human intestinal gas determined by means of an intestinal washout technic. N Engl J Med 284: 1394

Siegenthaler W (1988) Differentialdiagnose innerer Krankheiten, 16. Aufl. Thieme, Stuttgart New York

Wolff HP, Weihrauch TR (1990) Internistische Therapie, 8. Aufl. Urban & Schwarzenberg, München Wien Baltimore

22.3 Blinddarmerkrankung

F. Krause

Vorbemerkung

Die Blinddarmentzündung ist die wohl „populärste chirurgische" Erkrankung, die es gibt. Häufig erscheinen daher Patienten bei Bauchschmerzen mit dem Patientenanliegen „Appendizitis" zur Abklärung beim Allgemeinarzt. Ätiologisch kommen viele Möglichkeiten in Frage (Kotstein, Oxyuren, lymphatische Entzündung der Appendix vermiformis, enterogener Infekt, familiäre Disposition). Die akute Appendizitis stellt eines der abwendbar gefährlichen Verläufe in der Allgemeinmedizin dar.

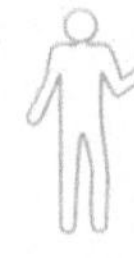

22.3.1 Fallbeispiel

Ein 10jähriger Patient erscheint in Begleitung seiner Mutter wegen seit den frühen Morgenstunden bestehender Bauchschmerzen. Es bestehe Übelkeit, das Kind habe auch zweimal erbrochen, Durchfall sei nicht aufgetreten, die Mutter habe Fieber gemessen, axillär 37,1 °C. Außer den üblichen Kinderkrankheiten sei der Junge sonst nie erkrankt gewesen. In seiner näheren Umgebung seien zur Zeit auch keinerlei Magen-Darm- oder Allgemeininfekte aufgetreten; eine Änderung seiner Ernährungsgewohnheiten habe nicht stattgefunden.

Lokalbefund: Bei der Palpation des gesamten Abdomens sind die Bauchdecken weich, es fällt aber eine deutliche Druckdolenz des rechten Unterbauchs auf. Die Zunge erscheint mäßig weißlich belegt. Bei der rektalen Untersuchung wird eine leichte Schmerzhaftigkeit im rechten kleinen Becken angegeben. Eine Kontrolltemperaturmessung ergibt axillär einen Wert von 37 °C, rektal 38,1 °C. Der übrige physikalische Untersuchungsbefund ist unauffällig.

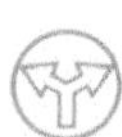

22.3.2 Differentialdiagnostisches Grobraster

- Unterschiedliche Erkrankungen der intestinalen Organe
  - Akute Appendizitis
  - Schub bei einer chronischen Appendizitis
  - Intestinale Hernien
  - Entzündung oder Torsion eines Meckelschen Divertikels
  - Intestinale Invagination
  - Volvulus eines Darmanteils
  - Coecum mobile
  - Lymphadenitis mesenterica
  - Enteritis regionalis
  - Enteritiden (einschl. Typhus und Paratyphus)
  - Begleitende Lymphadenopathien des Zoekalbereichs bei banalen Virusinfekten
- Extraintestinale Erkrankungen des Bauchraumes und des retroperitonealen Raumes
  - Erkrankungen des weiblichen Genitals (Oophoritis, Tubargravidität)
  - Rechtsseitige Nierenerkrankungen (Pyelitis, Pyelonephritis, Ren mobilis, Nieren- und Harnleiterkonkremente rechtsseitig)
  - Extraabdominelle Erkrankungen
  - Wirbelsäulensynddrome
  - Rechtsseitige basale Pneumonie
  - Rechtsseitige Hodentorsion, Orchitis und Epididymitis
  - Leistenhernien, Schenkel- und Skrotalhernien

22.3.3 Primärdiagnostik

Anamnestische Angaben

- Neuaufgetretener Schmerz, besonders im rechten Unterbauch, evtl. Erbrechen, Übelkeit bei Appendizitis, Enteritiden, begleitende Lymphadenopathie im Rahmen eines grippalen viralen Infektes
- In größeren unregelmäßigen Abständen immer wieder auftretende Schmerzen im rechten Unterbauch bei Schüben einer chronischen Appendizitis
- Seit einiger Zeit wiederholt auftretende rechtsseitige krampfartige Bauchschmerzen, manchmal wiederholt auftretende Ohnmachtsanfälle, evtl. Schmierblutungen bei rechtsseitiger Tubargravidität bzw. drohendem Tubarabort
- Rechtsseitige, teils kolikartige Schmerzen von der rechten Flankenpartie in die rechte Bauchseite ziehend bei Affektionen der rechten Niere und des rechten Harnleiters (Ureterkonkremente, entzündliche Erkrankungen der Niere und des Harnleiters)
- Schmerzen, meist kolikartig, im rechten Oberbauch, eventuell Fieber, Übelkeit bzw. Erbrechen bei Cholezystitis bzw. Gallenblasenkoliken
- Besonders bei körperlicher Belastung betont auftretende Schmerzen von der Rückenpartie in den rechten Bauchraum ziehend bei Erkrankungen der Wirbelsäule

Untersuchungsbefunde

- Druckdolenz des rechten Unterbauchs bei akuter Appendizitis, Affektion des rechten weiblichen Genitals, Erkrankungen des rechtsseitigen Harnleiters
- Klopfschmerz der rechten Flanke, evtl. in die rechte Bauchseite und Pubesregion ausstrahlend bei Entzündungen der rechten Niere bzw. des rechten Harnleiters oder Konkrementbildungen
- Rechtsseitige atemabhängige Schmerzen in den rechten Bauchraum ziehend, bei der Auskultation eventuell atemsynchrones Pleurareiben oder feuchte Rasselgeräusche bei rechtsseitiger basaler Pleuritis bzw. Pneumonie
- Bewegungsabhängiger Schmerz vom Rücken in die rechte Bauchseite ausstrahlend, Schmerzverstärkung bei provozierter Bewegung, evtl. Klopfschmerz über Anteilen der Wirbelsäule, evtl. eingeschränkte Beweglichkeit der Wirbelsäule, palpatorisch Ausschluß einer Erkrankung intraabdominaler Organe (keine Druckdolenz, keine Abwehrspannung, rektale Untersuchung unauffällig).

Technische Untersuchungsbefunde

- BKS, Leukozyten meist erhöht bei entzündlichen Erkrankungen des Bauchraumes (Appendizitis, Adnexitis, Pyelitis, Pyelonephritis)
- Leukozyten, evtl. Bakterien, Eiweiß, evtl. Erythrozyten im Urin bei entzündlichen Erkrankungen des Harntraktes

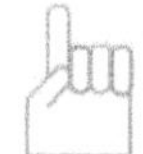

22.3.4 Entscheidungen über nachfolgende Maßnahmen

- ***Sofortige Krankenhauseinweisung*** bei klinischem Verdacht auf Appendizitis, Pankreatitis, Tubarabort, segmentalem Mesenterialinfarkt, Ileus, Invagination, Volvulus, perforiertes Ulcus ventriculi sive duodeni und anderen akuten Erkrankungen des Bauchraumes
- ***Laborchemische Untersuchung*** (y-GT, GPT, GOT, alkalische Phosphatense, Bilirubin) bei Verdacht auf Erkrankung der Gallenblase und der Gallenwege
- ***Urinuntersuchung*** (mit Teststreifen und mikroskopisch) bei Verdacht auf Erkrankungen der Niere und der Harnwege sowie der Blase
- Veranlassung oder Durchführung einer ***Sonographie*** bei Verdacht auf Erkrankungen der Gallenblase, der Gallenwege, bei Verdacht auf Nierenerkrankungen, bei Verdacht auf Erkrankungen des Pankreas (bei akuten Erkrankungen des Pankreas sofortige Krankenhauseinweisung)
- Vorstellung beim ***Orthopäden*** (einschl. Röntgenuntersuchung) bei Verdacht auf entzündliche Erkrankungen im Wirbelsäulenbereich bzw. Bandscheibenvorfall
- Vorstellung beim ***Gynäkologen*** bei Erkrankungen der weiblichen Genitalorgane
- Vorstellung beim ***Gastroenterologen*** bzw. einer Gastroenterologischen Krankenhausabteilung bei Verdacht auf tumoröse Erkrankung

Vorläufige therapeutische Maßnahmen

- Bei Verdacht auf Appendizitis sofortige chirugische Intervention, keine vorläufigen therapeutischen Maßnahmen durch den Allgemeinarzt
- Spasmolytika, ggf. zusätzlich Analgetika bei Gallenkoliken; spasmolytische Therapie und antibiotische Behandlung bei Cholezystitiden und Erkrankungen der ableitenden Gallenwege
- Antibiotische Behandlung bei Infekten der Nieren und der ableitenden Harnwege, zusätzlich Gabe von Spasmolytika bei Harnleiterkonkrementen
- Physikalische Behandlung, Gabe von Analgetika und ggf. Muskelrelaxanzien bei von der Wirbelsäule ausgehenden abdominellen Beschwerden

Weitere differentialdiagnostische Maßnahmen

- Bei unsicherer diagnostischer Zuordnung

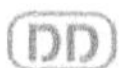

22.3.5 Differentialdiagnostik

Akute Appendizitis

Ätiologie. Mechanische Verlegung des Wurmfortsatzes durch Kotstein, Oxyuren. Enterogene oder hämatogene Entzündung der Appendix vermiformis.

Epidemiologie. Vorkommen in jedem Lebensalter, keine Geschlechterbetonung.

Klinik. Schmerzen im rechten Unterbauch. In nicht wenigen Fällen vorheriges Auftreten eines viszeralen Schmerzzustandes im Oberbauch oder Nabelgegend. Häufig auftretende Symptome sind Übelkeit, Brechreiz oder Erbrechen.

Befunde: Druckdolenz über dem Mc Burneyschen Punkt (somatischer Schmerztyp), Abwehrspannung (peritoneale Reizung), Rovsingscher Verschiebeschmerz (palpatorisches Ausstreichen des Kolonrahmens mit resultierender Schmerzverstärkung bei Annäherung in das Zoekum), Loslaßschmerz im Zoekalbereich, Blumbergsches Zeichen (Loslaßschmerz auf der linken Bauchseite), schmerzhafter Douglas-Raum bei rektaler Untersuchung (Voraussetzung regelrechte Appendixlage), positives Ileopsoaszeichen (Schmerz bei versuchter Beugung des rechten Oberschenkels im Hüftgelenk durch den Patienten bei Ausübung eines manuellen Widerstandes durch den Arzt).

Sicherung der Diagnose. Klinischer Befund, Laborbefunde, evtl. Erhöhung der BKS und der Leukozyten (kein verläßlicher Befund).

Therapie. Appendektomie.

Verlaufskontrolle. Ausschluß von Wundheilungsstörungen.

Perityphlitis

Ätiologie. Penetration bei protrahiert verlaufender Appendizitis mit konsekutiver umgrenzter Peritonitis.

Klinik. Ausgeprägte Schmerzen im Bereich des rechten Unterbauches (Mc Burneyscher Punk), meistens tastbare Resistenz und beginnende Abwehrspannung im Ausbreitungsbereich des Schmerzes. Bei der rektalen Untersuchung starke Schmerzhaftigkeit im Douglas-Raum. Beginnende Ileussymptomatik. Deutlich erhöhte BKS, deutliche Leukozytose, evtl. mit Linksverschiebung.

Therapie. Stationäre, zunächst konservative Behandlung: Gabe von Antibiotika, lokale Applikation von Kälte (Eisblase), Antiphlogistika, Bettruhe, Nahrungsmittelkarenz. Bei erfolgreicher Behandlung Intervallappendektomie.

Verlaufskontrolle. Regelmäßige klinische Untersuchung, Kontrolle von BKS und Leukozyten. Bei erneutem Schub oder erneuter Einschmelzung und peritonitischer Reizung sofortige operative Intervention.

Mesenterialinfarkt

Ätiologie. Verschluß einer Mesenterialarterie.

Klinik. Phasenhafter Verlauf mit zusätzlich plötzlichem Beginn von starken abdominellen Beschwerden und beginnender Ileussymptomatik. Die Abdomenleeraufnahme zeigt die typischen (Dünndarm-)Spiegel.

Sicherung der Diagnose. Klinischer Verlauf, Spiegelbildung in der Abdomenleeraufnahme, evtl. röntgenologische Gefäßdarstellung.

Therapie. Sofortige operative Intervention. In den ersten Phasen Versuch einer Revaskularisation, später sind nur Resektionen möglich.

Verlaufskontrolle. Kontrollen des klinischen Befundes zur frühzeitigen Erfassung von Rezidiven.

Weitere Differentialdiagnosen
- Freie Perforation einer akuten Appendizitis
- Sekundärperforation
- Mucozele der Appendix vermiformis
- Tumore der Appendix vermiformis

Zum Fallbeispiel
Hier zeigt sich das typische Bild einer akuten Appendizitis. Es erfolgte eine Einweisung zur chirurgischen Therapie (Appendektomie).

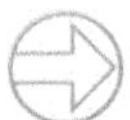

22.3.6 Allgemeine anliegenbezogene Maßnahmen

Außer der Wachsamkeit des Allgemeinarztes für den abwendbar gefährlichen Verlauf einer Blindarmerkrankung sind keine allgemeinen Maßnahmen möglich.

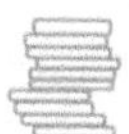

Literaturhinweise

Largiader F, Wicki O (1983) Checkliste viszerale Chirurgie, 3. Aufl. Thieme, Stuttgart
Leger L, Nagel M (1978) Chirurgische Diagnostik, 3. Aufl. Springer, Berlin Heidelberg New York
Reifferscheid M, Weller S (1983) Chirurgie. Thieme Stuttgart New York

22.4 Blut im Stuhl

G. Kulle

Vorbemerkung

Der Nachweis von Blut im Stuhl weist in aller Regel auf eine Blutungsquelle im Gastrointestinaltrakt hin. Seltener sind Blutungen aus dem Nasenrachenraum. Melaena (Teerstuhl) weist auf eine obere Gastrointestinalblutung hin. Hämotochermie deutet eher auf eine untere Gastrointestinalblutung hin. Der Nachweis okkultin Blutes im Stuhl läßt keinen Hinweis auf den Blutungsort zu. Jedweder Blutnachweis im Stuhl ist tumorverdächtig, bis das Gegenteil bewiesen ist.

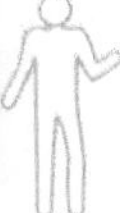

22.4.1 Fallbeispiel

Ein 60jähriger Patient klagt über Wechsel von Obstipation und Diarrhoe. Der Stuhl sei häufiger dunkel gefärbt, manchmal finden sich jedoch hellrote Blutauflagerungen.

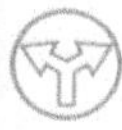

22.4.2 Differentialdiagnostisches Grobraster

- ***Obere Gastrointestinalblutung***
  - Ösophagusvarizenblutung – erosive Gastritis – Ulcus ventriculi/duodeni – Magenkarzinom
- ***Untere Gastrointestinalblutung***
  - Hämorrhoiden/Analfissuren
  - Rektum/Kolonkarzinom
  - Colitis ulcerosa/M. Crohn
  - Divertikulitis
  - Angiodysplosie
  - Rektum-, Kolonpolypen

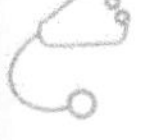

22.4.3 Primärdiagnostik

Anamnestische Angaben

- Veränderungen Stuhlfrequenz und -konsistenz bei ***Karzinomen*** und ***Polypen*** von Kolon und Rektum
- Leistungsknick und Gewichtsverlust bei ***malignen Tumoren***
- Schmerzen in linkem Unterbauch bei ***Divertikulitis***
- Epigastrische Schmerze bei ***Ulkusleiden***
- Alkoholkrankheit und vorbekannte chronische Lebererkrankung bei ***Ösophagusvorizenblutung***

- Tenesmen und Schleimabgänge bei ***M. Crohn*** und ***Colitis ulcerosa***
- Juckreiz und Defäkationsschmerz bei ***Hämorrhoiden***

Körperliche Untersuchung

- ***Ganzkörperuntersuchung*** unter besonderer Berücksichtigung des ***Abdomens*** auf tastbare ***Resistenzen*** und ***Schmerzpunkte***
- Sorgfältige ***Inspektion des Anus*** und ***digitale rektale Untersuchung***
- Beachten des ***Hautkolorits*** und der Konjunktiven (Verdacht auf Blutungs- oder Eisenmangelanämie).

Technische Untersuchung

- ***Laborwerte:*** BSG, Blutbild, Elektrolyte, LDH, yGT
- ***Endoskopische Verfahren:*** Gastroskopie, Koloskopie, Rektroskopie je nach vermuteter Blutungsquelle
- ***Abdomen Sonographie*** insbesondere bei Tumorverdacht
- ***Screening auf okkultes Blut*** bei klinisch-anamnestischen Verdacht auf Gastrointestinale Blutungsquelle sowie bei Vorsorgeuntersuchung

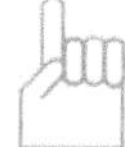

22.4.4 Entscheidung über nachfolgende Maßnahmen

- ***Sofortige Krankenhauseinweisung*** bei großer Blutung mit vegetativer Symptomatik und Kreislaufreaktion
- ***Überweisung*** zum ***Internisten/Gastroenterologen*** zur endoskopischen Diagnostik ggf. mit Biopsie zum Tumorausschluß *auch* beim Vorliegen von Hämorrhoiden
- ***Überweisung*** zum ***Radiologen*** zur Durchführung einer Doppelkontrastuntersuchung des Dünndarms bei Verdacht auf M. Crohn sowie noch Ausschluß von Ösophagus, Magen und Kolon als Blutungsquelle

Vorläufige therapeutische Maßnahmen

- Stuhlregulierung durch ballastreiche Kost und/oder Quellstoffpräparate bei Hämorrhoiden und Divertikulose
- Lokalanästhetikahaltige Salben und Suppositorien bei Hämorrhoiden

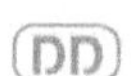

22.4.5 Differentialdiagnostik

Kolorektale Karzinome

Ätiologie/Pathogenese. Spezifische Ursachen unbekannt; Ernährungseinflüsse werden diskutiert. Häufigste Entwicklung aus Adenomen (Polypen), meist Adenokarzinome

Epidemiologie. Vorkommen in Europa und Amerika weitaus häufiger als in Ostasien und Afrika.

- Lokalisation: 50 % Rektum, 25 % Sigma, 25 % Zäkum
- Alter: ab 40 Jahre

Klinik. Stuhlveränderung, Verdacht auf Obstipation, aber auch Wechsel von Obstipation und Diarrhoe, Rektalblutung, Schmerzen, Eisenmangelanämie, u.U. Gewichtsverlust.

Sicherung der Diagnose. Endoskopie mit Biopsie.

Therapie und Verlaufskontrolle. Frühzeitige operative Behandlung. Regelmäßige Tumornachsorge nach einschlägigen Richtlinien.

Kolondivertikel

Ätiologie/Pathogenese. Kongenital oder erworben, Ursache unbekannt. Kongenitale Divertikel sind Ausstülpungen der gesamten Darmwand, erworbene Divertikel Ausstülpungen der Schleimhaut durch die Muscularis hindurch.

Epidemiologie. Erworbene Divertikel ab 50 Jahre. Lokalisation: meist colon sigmoideum, seltener im proximalen Kolon.

Klinik. Meist asymptomatisch bei erworbenen Divertikeln, Blutung, manchmal kolikartige Schmerzen im linken Unterbauch, alternierend auftretende Obstipation und Diarrhoe, Völlegefühl, Übelkeit, Erbrechen, Subileus/Ileus.

Sicherung der Diagnose. Endoskopie und Histologie (bei Divertikulitis Entzündung und Vernarbung).

Therapie und Verlaufskontrolle. Ballastreiche, nicht blähende Kost. Bei schweren Entzündungszeichen Antibiotika. Bei rezidivierenden schweren Verläufen mit Subileus/Ileus operative Behandlung.

Hämorrhoiden

Ätiologie/Pathogenese. Gefäßerweiterungen im Bereich des Corpus cavernosum recti, als innere und äußere Hämorrhoiden. Ursächlich kommen portale Hypertension, Schwangerschaft, chronische Obstipation in Frage.

Epidemiologie. Siehe oben.

Klinik. Typischer Juckreiz, Schmerzen, gelegentlich hellrote Blutung bei der Defäkation. Ferner Analprolaps, Analfissuren, Infektionen, Ulzerationen möglich. Bei Analekzem häufig Superinfektion mit Pilzen.

Sicherung der Diagnose. Proktologischer Befund, ferner Ausschluß eines Kolon-, Rektumkarzinoms, von Polypen oder Lebererkrankung bei Verdacht auf portale Hypertension.

Therapie und Verlaufskontrolle. Allgemeine Maßnahmen: Regelung der Stuhlgewohnheiten, Sitzbäder, lokale Salben und Zäpfchen (Kortikosteroidzusätze möglichst vermeiden). Akute thrombosierte äußere Hämorrhoiden werden nach Stichinzision entleert. Zur Beseitigung der Hämorrhoiden paravenöse Injektion der einzelnen Knoten mit Auslösung einer narbigen Kontraktion.

Colitis ulcerosa und Morbus Crohn
Siehe Kapitel 22.5

Seltenere Differentialdiagnosen
Ischämische Kolitis, Vaskulitiden, Strahlenkolitis Dünndarmtumoren, Mekkel-Divertikel, pseudomembronöse Kolitis (Antibiotika!), aortoenterale Fistel, Lymphome, Mesenterialgefäßverschlüße, Urämie, bakterielle und parasitäre Enterokolitiden (Salmonellen, Shigellen, Amöben)

Zum Fallbeispiel
Die Untersuchung bei dem Patienten ergab einen positiven Hämocult-Test, leichte Eisenmangelanämie und proktoskopisch nachgewiesene Hämorrhoiden. Bei der endoskopischen Untersuchung fand sich ein gestieltes solitäres Adenom im Bereich des Colon sigmoideum, welches ambulant abgetragen und histologisch untersucht wurde. Die Histologie ergab keine Anhaltspunkte für eine maligne Entartung. Der Patient sollte weiter klinisch überwacht werden und in 1 Jahr erneut zur Koloskopie vorgestellt werden.

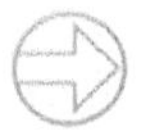

22.4.6 Allgemeine anliegenbezogene Maßnahmen

Das Kolonkarzinom ist einer der häufigsten bösartigen Tumoren bei Männern und Frauen. Die 5-Jahres-Überlebensrate hängt daher ganz wesentlich von der Früherfassung ab. Durch entsprechende Vorsorgeuntersuchungen, die einen Großteil der Bevölkerung erreichen sollten, können Verdachtsmomente durch geeignete Screeningverfahren und endoskopischer Diagnostik rechtzeitig bestätigt oder verneint werden.

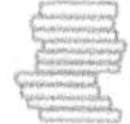

Literaturhinweise

Frühmorgen P (1989) Die innere gastrointestinale Blutung, Leitsymptom im Alter. Z. Geratrie 2 (1989), S 482–485

Glickmann RM (1989) Entzündliche Darmerkrankungen. In: Harrison TR (Hrsg) Prinzipien der Inneren Medizin, 11. Aufl. Schwabe, Basel

Heesen D (1991) Gastrointestinale Blutung, Hämatemesis, Meläna, Hämatochezie. In: Kaufmann W (Hrsg) Internistische Differentialdiagnostik 2., Aufl. Schattauer, Stuttgart New York

Isselbacher KJ (1989) Hämatemesis, Meläna u. Frischblutabgang ab ano. In: Harrison TR (Hrsg) Prinzipien der Inneren Medizin, 11. Aufl. Schwabe, Basel

LaMont J et al. (1989) Erkrankungen des Dünn- und Dickdarms. In: Harrison TR (Hrsg) Prinzipien der Inneren Medizin, 11. Aufl. Schwabe, Basel

22.5 Durchfall

G. Kulle

Vorbemerkung

Häufigste Ursache des Durchfalls (Diarrhoe) sind akute Gastroenteritiden hervorgerufen durch Bakterien und Viren, seltener durch Pilze. Bei unkomplizierten akuten Verlaufsformen beträgt die Krankheitsdauer ca. 2–5 Tage. Durchfälle, die länger als 2–3 Wochen anhalten oder rezidivierend auftreten, werden zu den chronischen bzw. chronisch-rezidivierenden Diarrhoen gezählt. Die Prognose der akuten unkomplizierten Diarrhoe ist sehr gut und hat keine sozialmedizinische Relevanz.

Dagegen liegt bei der chronischen bzw. chronisch-rezidivierenden Diarrhoe oft ein schwerwiegendes Krankheitsbild vor. Die akute bzw. chronische Diarrhoe bevorzugt bestimmte Altersklassen. So nimmt die bakterielle, virale oder parasitäre Diarrhoe mit zunehmenden Alter ab, während pathologische Veränderungen der Darmschleimhaut und Maldigestionssyndrome mit zunehmenden Alter gehäuft vorkommen.

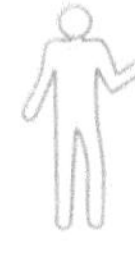

22.5.1 Fallbeispiel

Ein 20jähriger Mann erkrankt plötzlich mit Fieber um 39 °C und wässrigen Durchfällen. Die Stühle zeigen geringe Schleim- und Blutbeimengungen. Es besteht eine mittelgradige Exsikkose und ausgeprägtes Krankheitsgefühl. Krampfartige Bauchschmerzen und Meteorismus.

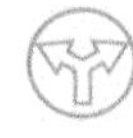

22.5.2 Differentialdiagnostisches Grobraster

- Akute infektiöse Enteritis. Ursächlich kommen folgende Erreger (Leukozyten im Stuhl nachweisbar) in Betracht:
  - enteropathogene Erreger (Salmonellen, Shigellen, E. coli, Yersinien)
  - enterotoxische Erreger (– keine Leukozyten im Stuhl –); E. coli, Clostridien, Staphylokokkus aureus, Campylobacter enteritidis, Viren)
- Diarrhoe bei ***Magen-, Dünn- und Dickdarmerkrankungen*** (z.B. Achlorhydrie, chron. entzündl. Darmerkrankungen, Colontumoren, Sprue
- Diarrhoe bei Leber-, Galle-, Pankreaserkrankungen (z.B. chron Pankreatitis)
- Medikamentös bedingte Diarrhoe: z.B. durch Antibiotika (pseudomembranöse Kolitis), Zytostatika, Diuretika, Antazida, Enzyme, Laxantien
- Diarrhoe bei endokrinologischen Erkrankungen (z.B. Hyperthyreose, Diabetes mellitus, Urämie)
- Diarrhoe bei immunologischen Erkrankungen (z.B. Kollagenosen, HIV-Infektion)
- Diarrhoe bei funktionellen Kolopathien (psycho-nervös, Colon irritabile)

22.5.3 Primärdiagnostik

Anamnese

Insbesondere bei längerfristig bzw. rezidivierender Diarrhoe sind zu erfragen:

- Zusatzsymptome wie Schmerzen bei der Defäkation
- Blutbeimischungen
- Tenesmen
- Wechsel zwischen Durchfall und Obstipation
- Schleimabgang
- Eingenommene Medikamente, insbesondere Laxantienabusus
- Gewichtsentwicklung

Auch die gesamte medizinische ***Vorgeschichte*** ist noch einmal sorgfältig aufzurollen, wobei insbesondere vorangegangene Operationen im Gastrointestinaltrakt, Malignome, Erkrankungen im Leber-, Gallen- und Pankreasbereich eine Rolle spielen. Chronische bzw. chronisch rezidivierende Diarrhoe, die bereits über Wochen und Monate anhält muß an funktionelle Kolitis, Colitis ulcerosa, Morbus Crohn, Divertikulitis, Pilzinfektionen, Malignome, endokrine Erkrankungen und Laxantienabusus denken lassen.

Körperliche Untersuchung

Ganzkörperuntersuchung mit besonderer Aufmerksamkeit der Bauchorgane, rektale Untersuchung, Inspektion der Haut und Schleimhäute. Auf Exsikkosezeichen bzw. Erytheme achten. Betrachten der Konjunktiven. Auf evt. Struma achten, Mimik verfolgen.

Untersuchungsbefunde

- Abdomen weich, keine weiteren Krankheitszeichen, Stühle wäßrig-breiig bei psycho-nervöser Störung, Laxantieneinnahme
- Abdomen weich, 3–48 h nach Nahrungsaufnahme, Stühle wäßrig-breiig, geringe Krankheitszeichen bei harmlosen viralen und bakteriellen Infektionen
- Kolikartige abdominelle Schmerzen, wäßrig-breiige Stühle, evt. mit schleimig-blutig-eitriger Beimischung, Fieber, Exsikkose, Kollaps, schweres Krankheitsgefühl bei bakteriellen Infektionen, Colitis ulcerosa, M. Crohn mit Druckdolenz im *rechten unteren* Quadranten, Divertikulitis mit Druckdolenz im *linken unteren* Quadranten, pseudomembranöse Kolitis nach Antibiotikatherapie, Malignomen, endokrinologischen Erkrankungen, immunologischen Erkrankungen, Malabsorptionssyndrom

Technische Untersuchung

Bei leichter Enteritis auf vermutlich viraler oder bakterieller Genese sind technische Untersuchungen zunächst nicht erforderlich. In unklaren Fällen: Erregernachweise in der Stuhlkultur.

Als invasive diagnostische Maßnahmen folgen bei entsprechendem Verdacht Rö: Abdomen-Leeraufnahme, Sonographie, Kolonkontrast; Rekto- und Koloskopie mit Biopsie.

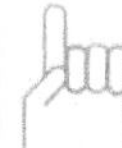

22.5.4 Entscheidung über nachfolgende Maßnahmen

- ***Ambulante Behandlung*** ohne weitergehende Diagnostik bei unkomplizierten Diarrhoen.
- ***Fachärztliche Konsultation***, wenn Diarrhoe trotz symptomatischer Therapie länger als 1 Woche anhält.
- ***Krankenhauseinweisung*** bei blutig-eitrigen Durchfällen, Diarrhoe nach Tropenaufenthalt zum Ausschluß von Cholera, Typhus und Ruhr, Diarrhoe mit septischen Temperaturen und starker Exsikkose.

Vorläufige therapeutische Maßnahmen
Diätetische Maßnahmen, ausreichende Flüssigkeitszufuhr, Zufuhr von Kohlenhydraten (Na^+ und Wasserrücksresorption werden gefördert). Medikamentös: Adsorbentien (Kohle Compretten®), Loperamid (Imodium®), evt. Elektrolytsubstitution.

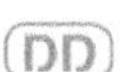

22.5.5 Differentialdiagnostik

Colitis ulcerosa

Ätiologie/Pathogenese. Chronische, mit Geschwürbildung einhergehende Entzündung der Schleimhaut des Dickdarms. Meist vom Rektum ausgehend kontinuierlich nach proximal fortschreitend. Psychosomatische Auslöser, vor allem der Verlust nahestehender Personen sind bei rund ²/₃ aller Patienten nachweisbar.

Epidemiologie. Bevorzugte Altersgruppen: 20–30jährige und 50–60jährige.

Klinik. Häufige blutig-schleimige Stuhlabsonderungen, Defäkation meist schmerzhaft, typisch Tenesmen. Die Erkrankung kann schubartig mit oft langjährigen Remissionen oder in permanent-chronischer Form verlaufen. Ein septisches Krankheitsbild mit hohem Fieber, massenhaft blutigem Schleim mit den Durchfällen, Anämie, Elektrolytverschiebungen bildet sich bei der sog. fulminant-toxischen Verlaufsform.

Sicherung der Diagnose. Endoskopie mit Histologie.

Therapie und Verlaufskontrolle. Bei leichten und mittelschweren Formen orale Behandlung mit Salazosulfapyridin (SASP 3–5 g/Tag) oder 5-Aminosalizylsäure (5-AA S 1,5–2,0 g/Tag). Bei schweren Schüben häufig Steroidgabe erforderlich. Endoskopische Kontrollen, da Entartungsrisiko. Die Resektion der befallenen Darmabschnitte bringt oft Heilung.

Morbus Crohn

Ätiologie/Pathogenese. Chronisch entzündliche Erkrankung der gesamten Darmwand von terminalem Ileum, Kolon und Rektum verbunden mit Ulzerationen, Fistelbildung, Stenosen und Pseudodivertikeln.

Epidemiologie. Bevorzugte Altersgruppe: 15–35jährige.

Klinik. Häufige breiige Stuhlabsetzungen mit wenig Blutbeimengung, diffuse Bauchschmerzen, auch kolikartig; bei längerem Bestehen Gewichtsverlust, Fieberschübe und tastbare Resistenzen im Bauch. Typische Komplikationen sind Fistelbildungen, Stenosierungen und Abszeße.

Sicherung der Diagnose. Typischer Röntgenbefund, Endoskopie und Histologie.

Therapie und Verlaufskontrolle. Konservative Behandlung mit Salazosulfapyridin, je nach Erfordernis auch Prednisolon, ggf. Immunsuppressiva. Chirurgische Interventionen bei Fistel- und Abszeßbildung, Perforationen und Blutungen erforderlich.

Funktionelle Kolitis (Syn: Colon irritabile)

Ätiologie/Pathogenese. Im Zusammenhang mit inadäquater Streßverarbeitung, bei neurotischer Persönlichkeitsstruktur, psychiatrischen Erkrankungen kommt es zu Motilitäts- und Sekretionsstörungen des Darms.

Epidemiologie. Bevorzugte Altersgruppe 30–50jährige, Frauen erkranken häufiger als Männer. Rund die Hälfte aller Patienten mit Magen-Darm-Beschwerden hat ein irritables Kolon.

Klinik. Krampfartige Bauchschmerzen, Blähungen, Schwitzen, Sodbrennen, Rückenschmerzen, Schlaflosigkeit. Stuhlbeschaffenheit wäßrig-breiig mit oder ohne Schleimbeimengungen. Blutbeimengungen nicht vorhanden.

Sicherung der Diagnose. Oft Ausschlußdiagnose! Typische Anamnese, Coloskopie, Histologie. Vermeidung von unangemessenem diagnostischem Aufwand.

Therapie und Verlaufskontrolle. Erläuterndes exploratives Gespräch mit dem Ziel adäquater Einsicht beim Patienten und Verhaltensänderung im Sinne der psychosomatischen Grundversorgung (s. Kap. 13.3.3). Eine Ernährungsumstellung mit ballastreicher Kost meist sinnvoll.

Kolontumor

Siehe Kap. 22.4

Divertikulose

Siehe Kap. 22.4

Reisekrankheit
Siehe Kap. 22.6

Gastroenteritis
Siehe Kap. 22.6

Zum Fallbeispiel
Der anamnestische und körperliche Untersuchungsbefund ergibt eine harmlose Durchfallerkrankung, die in wenigen Tagen abgeklungen sein wird. Eine weiterführende Diagnostik ist daher nicht erforderlich.

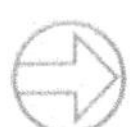

22.5.6 Allgemeine anliegenbezogene Maßnahmen

Patienten mit Verdauungsbeschwerden neigen häufig zur emotionalen Überwertung ihres Leidens. Um eine Chronifizierung einer u.U. harmlosen Störung des Wohlbefinden bzw. um eine Verschlechterung eines bestehenden Grundleidens zu vermeiden, ist eine zügige Ursachenabklärung erforderlich. Dabei ist es unabdingbar, daß der Patient in der Schilderung seiner Beschwerden ernst genommen wird, damit dieser alle diagnostischen bzw. therapeutischen Schritte akzeptieren kann.

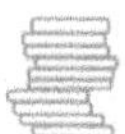

Literaturhinweise

Goldfinger SE (1989) Verstopfung, Durchfall und Störungen der anorektalen Funktion. In: Harrison TR (Hrsg) Prinzipien der Inneren Medizin, 11. Aufl. Schwabe, Basel

Guerrant RL (1989) Infektionen durch Salmonella. In: Harrison TR (Hrsg) Prinzipien der Inneren Medizin, 11. Aufl. Schwabe, Basel

Heesen D (1991) Diarrhoe. In: Kaufmann W (Hrsg) Internistische Differentialdiagnostik, 2. Aufl. Schattauer, Stuttgart New York

22.6 Erbrechen

G. Kulle

Vorbemerkung
Übelkeit und Erbrechen sind verbunden mit funktionellen und organischen Störungen unterschiedlicher Genese. Betroffen davon sind alle Altersstufen mit gleichmäßiger Geschlechterverteilung.

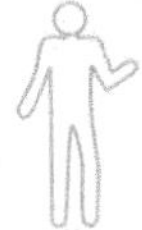

22.6.1 Fallbeispiel

Ein 45jähriger Mann klagt über plötzliche Übelkeit, Schmerzen im epigastrischen Winkel, Erbrechen, Schweißausbruch und Herzrasen. Seit 2 Jahren ist eine mäßige Hypertonie bekannt, die mit Atenolol behandelt wird.

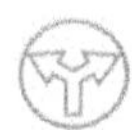

22.6.2 Differentialdiagnostisches Grobraster

- Ernährungsfehler, Alkohol, Nikotin und Drogenabusus gehören zu den häufigsten Ursachen.
- Infektiöse Gastroenteritiden hervorgerufen durch Bakterien (z.B. E. coli, Staphylococcus aureus, Salmonellen) Viren, z.B. Rotaviren)
- Medikamentös bedingtes Erbrechen (z.B. Digitalis, Azetylsalizylsäure, Antibiotika, Chemotherapeutika)
- Schwangerschaftserbrechen
- Psychogen bedingtes Erbrechen (z.B. Anorexia nervosa, Bulimie)
- Erbrechen bei Erkrankungen des Ösophagus und Magens (z.B. Tumor, Ulkus)
- Erbrechen durch entzündliche, mechanische und toxische Prozesse im übrigen Verdauungstrakt einschließlich Leber, Pankreas, Galle (z.B. Ileus, Gallensteinkolik, Pankreotitis)
- Erbrechen bei Erkrankungen des Urogenitalsystems (z.B. akute Pyeloniphritis)
- Erbrechen bei kardiovaskulären Erkrankungen (z.B. bei Myokardinfarkt, dekompensierter Herzinsuffizienz)
- Erbrechen bei metabolischen Störungen (z.B. bei Diabetes mellitus, Urämie, Hyperthyreose, akute intermittierende Porphyrie)
- Zerebrales Erbrechen bedingt durch neurologische, ophthalmologische und otologische Erkrankungen entweder durch mechanische, toxische oder hypoxische Reizung des Reflexzentrums im Rautenhirn (z.B. Apoplex)
- Erbrechen bei Reisekrankheit
- Erbrechen durch Intoxikation (z.B. Pilzvergiftung, Inhalation giftiger Dämpfe, Schwermetallvergiftung, Suizidversuch)

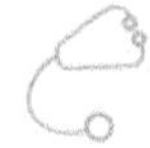

22.6.3 Primärdiagnostik

Anamnestische Angaben

- ***Akutes Erbrechen*** ohne Begleiterkrankung bei vorübergehenden Ernährungsfehlern, akuter Gastroenteritis, exzessiven Alkohol- und Nikotinabusus, Frühschwangerschaft, Intoxikation, Nahrungsmittelintoxikation (z.B. Knollenblätterpilz, Fliegenpilz, Clostridium botulinum, Staphylococcos aureus-Enterotoxin), Schwermetallvergiftung; außerdem bei abdominellen Entzündungen eines Organs bzw. Hohlorgans, z.B. Appendizitis, Cholezystitis, Pyelonephritis, Adnexitis, Peritonitis, Hepatitis.

  Häufige ***Begleitsymptome*** des Erbrechens sind Diarrhoe, abdominelle Schmerzen, Kopfschmerzen, Schwindel, Schweißausbrüche, Erschöpfungszustand, Fieber, Sehstörung, Augenschmerz, Stauungspapille, Nystagmus, Meningismus, Dyspnoe, Hypotonie, kardiale Symptomatik, Ikterus und Exsikkose.

- Beim ***chronischen Erbrechen*** kann der Zeitpunkt gewisse diagnostische Hinweise geben. Erbrechen unmittelbar nach Nahrungsaufnahme spricht für psychonervöse Störungen. Bei Magenausgangsstenose, Motilitätsstörung (z.B. diabetische Neuropathie), Achalasie, Ösophagus- und Pharynxdivertikel, Ösophagusstenose wird die Nahrung einige Stunden später erbrochen.
- ***Galliges Erbrechen*** tritt gehäuft nach Magenresektion auf.
- ***Fäkulentes Erbrechen*** weist auf eine gastrokolische Fistel, Peritonitis mit Ileus, bakterielle Besiedlung des Magen-Darmtraktes oder einen ischämischen Prozeß hin.
- ***Schwallartiges Erbrechen*** spricht für gesteigerten Hirndruck, z.B. beim Schädel-Hirntrauma, zerebrale Blutung oder raumfordernden Prozeß.

Körperliche Untersuchung

Ganzkörperuntersuchung mit besonderer Beachtung der Bauch- und Thoraxorgane. Achten Auf Narben und Gefäßzeichnungen. Abdomen und Thorax auskultieren und perkussieren. Periphere Pulse tasten, meningitische Zeichen beachten, Pupillenreaktion testen, auf Foetor ex ore achten, Fieber messen.

Technische Untersuchungen

- Labordiagnostik: BSG, kleines Blutbild, Elektrolyte Transanimasen, alkalische Phosphatase, Bilirubin, Amylase oder Lipase, Urinstatus, Schwangerschaftstest
- Apparative Diagnostik: Röntgen: Abdomenübersicht, Sonographie, EKG

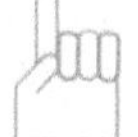

22.6.4 Entscheidung über nachfolgende Maßnahmen

- ***Ambulante Behandlung*** ohne weitergehende Diagnostik bei offensichtlich unkomplizierten Erbrechen.
- ***Fachärztliche Konsultation*** bei unklarer Genese, wenn keine akute Notfallsituation vorliegt.
- ***Krankenhauseinweisung*** bei klinischem Verdacht auf: Herzinfarkt, intrakranieller Drucksteigerung, Schädel-Hirntrauma, metabolische Störungen bei diabetischer Ketoazidose, Hyperthyreose, Coma hepaticum, akutem Abdomen.

Vorläufige therapeutische Maßnahmen

Kurzfristige Nahrungskarenz, leicht verdauliche Speisen, Medikamentös: Domperidon (Motilium®), Metoclopramid (Paspertin®), Cisaprid (Propulsin®), Dimenhydrinat (Vomex A®), Meclozin (Peremesin®), Elektrolytsubstitution (Elotrans®). Kausale Therpie: Behandlung des internistischen bzw. chirurgischen Krankheitsbildes.

DD

22.6.5 Differentialdiagnostik

Gastroenteritis

Ätiologie/Pathogenese. Bakterien, Viren; gerötete, leicht verletzbare Schleimhaut, manchmal Kryptenabzesse

Epidemiologie. Jedes Alter betroffen.

Klinik. Nausea, Erbrechen, wäßrige Durchfälle, Fieber, leichte bis mittelschwere abdominelle Schmerzen.

Sicherung der Diagnose. Evtl. Isolierung des Erregers aus Stuhluntersuchung, klinisches Bild.

Therapie und Verlaufskontrolle. Reichlich Flüssigkeitszufuhr, evtl. Elektrolytausgleich, antidiarrhoeische Behandlung bei starken Durchfällen, antibiotische Behandlung bei Erregernachweis. (s. auch 22.6.4).

Akute Pankreatitis

Ätiologie/Pathogenese. Alkohol, Gallensteine, Medikamente, Nierentransplantation, stumpfes Bauchtrauma, metabolische Störungen, virale Infektionen (z.B. Mumps, Virushepatitis), Sepsis, Schock ungeklärt, Selbstverdauungstheorie.

Epidemiologie. 30–60 Jahre.

Klinik. Leichte bis heftigste Schmerzen im Oberbauch bis in den Rücken ausstrahlend Übelkeit, Erbrechen u./o. Diarrhoe, subfebrile Temperatur, Tachykardie, Hypotonie, Schockzustand nicht selten.

Sicherung der Diagnose. Labor: erhöhte Serumamylase/Lipase Röntgen, Sonographie.

Therapie und Verlaufskontrolle. Krankenhauseinweisung.

Reisekrankheit

Ätiologie/Pathogenese. Bakterien (z.B. E. coli-Stämme, Shigellen), Viren (z.B. Rotaviren), Protozoen (z.B. Amöben); intestinale Schleimhautentzündung.

Epidemiologie. Jedes Alter.

Klinik. Übelkeit, Erbrechen, Diarrhoe, leichte bis mittelstarke Schmerzen, Schwindel, Kopfschmerzen, evtl. Exsikkose.

Sicherung der Diagnose. Stuhlkultur.

Therapie. Wie Gastroenteritis.

Zum Fallbeispiel
Auskultatorisch ist ein protodiastolischer Galopprhythmus zu hören, der Puls ist arrhythmisch. Aufgrund der Verdachtsdiagnose Herzinfarkt erfolgt die sofortige notfallmäßige Einweisung zur stationären Abklärung und weiteren Behandlung.

Literaturhinweise

Isselbacher KJ (1989) Appetitlosigkeit, Übelkeit, Erbrechen. In: Harrison TR (Hrsg) Prinzipien der Inneren Medizin, 11. Aufl. Schwabe, Basel

Schafberg D, Marvin T (1989) Infektionen durch gramnegative Darmbakterien. In: Harrison TR (Hrsg) Prinzipien der Inneren Medizin, 11. Aufl. Schwabe, Basel

Greenberger NJ et al (1989) Pankreaserkrankung. In: Harrison TR (Hrsg) Prinzipien der Inneren Medizin, 11. Aufl. Schwabe, Basel

Steffen HM, Feltkamp H (1991) Übelkeit und Erbrechen. In: Kaufmann W (Hrsg) Internistische Differentialdiagnostik 2. Aufl. Schattauer, Stuttgart New York

22.7 Ikterus - Gelbsucht

F.M. Gerlach

Vorbemerkung

Gelbsucht ist ein Symptom und keine Krankheit. Die Gelbfärbung von Haut und Schleimhäuten wird in den meisten Fällen durch ein Ansteigen des Serumbilirubinspiegels hervorgerufen. Wenn der Serumbilirubinspiegel über 2 mg% (>34 µmol/l) ansteigt, wird die Gelbfärbung der Konjunktiven vor dem Hintergrund der weißen Skleren besonders gut sichtbar. Dieser sog. ***Sklerenikterus*** ist häufig das erste Zeichen verschiedenster Grundkrankheiten, die eine Gelbsucht verursachen können.

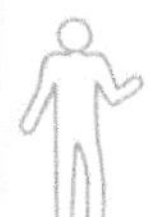

22.7.1 Fallbeispiel

Ein 56jähriger Gastwirt gibt an, von seiner Ehefrau auf eine Gelbfärbung der Augen aufmerksam gemacht worden zu sein. Das Allgemeinbefinden bezeichnet der Patient als nicht wesentlich beeinträchtigt. Lediglich eine leichte Müdigkeit sei ihm aufgefallen. Der Alkoholkonsum wird als „normal" bezeichnet. Vor 10 Tagen ist der Patient von einer Urlaubsreise aus Thailand zurückgekehrt. *Lokalbefund:* Bauchdecken weich, Peristaltik lebhaft, keine Resistenzen, Leber mit stumpfem Rand, unauffälliger Oberfläche und normaler Konsistenz vergrößert tastbar (16 cm in der Medioklavikularlinie, 2 Querfinger unterhalb des Rippenbogens), Milz nicht tastbar, keine Hautveränderungen.

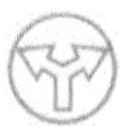

22.7.2 Differentialdiagnostisches Grobraster

Neben der traditionellen Unterteilung der Ikterusformen in prä-, intra- und posthepatischen Ikterus ist unter klinisch-therapeutischen Gesichtspunkten auch eine Unterteilung in ***hämolytischen*** (selten), ***hepatozellulären*** (häufig) und ***cholestatischen*** (gelegentlich vorkommenden) ***Ikterus*** möglich. Die wichtigsten Ursachen der verschiedenen Ikterusformen sind in Tabelle 22.7 aufgeführt.

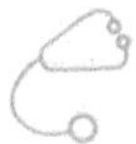

22.7.3 Primärdiagnostik

Anamnese

- ***Blut-, Drogen-*** und ***Intimkontakte*** sind Hinweise auf Hepatitis B bzw. Hepatitis Non-A-non-B
- ***Auslandsaufenthalte*** in Endemiegebieten sind Hinweis auf Hepatitis-A und Amöbenabszesse

Tabelle 22.7. Wichtigste Ursachen des Ikterus

Hämolytischer (prähepatischer) Ikterus
- Hämolytische Anämien
- Arzneimittelwirkung
- Infektionsfolge

Hepatozellulärer (intrahepatischer, parenchymatöser) Ikterus
- Infektiöse Hepatitis
- Leberzirrhose
- Toxische Hepatitis (z.B. Alkohol, Knollenblätterpilz)
- Medikamentös (z.B. Zytostatika, Tuberkulostatika)
- Stauungsleber (z.B. Rechtsherzinsuffizienz)
- Nichthämolytische, vorwiegend erbliche Hyperbilirubinämie

Cholestatischer Ikterus
- Intrahepatische Formen
  - hepatozellulär (z.B. viral, alkoholische Hepatitis, schwere bakterielle Infekte)
  - medikamentös toxisch/allergisch (z.B. Phenothiazine, Hormone)
  - Schwangerschaftsikterus
  - benigne familiäre Cholestase
  - primär biliäre Zirrhose
  - sklerosierende Cholangitis
  - Lebermetastasen/intrahepatisches Gallengangskarzinom
- Extrahepatische Formen
  - Steine
  - Tumoren
  - Strikturen
  - Papillenveränderung
  - Pankreas(kopf)karzinom
  - Pankreatitis
  - Parasiten

- ***Alkohol-, Medikamenten-*** oder Toxinexposition sind Hinweis auf toxische/allergische Cholestase bzw. Hepatitis
- ***Akute kolikartige Schmerzen*** sind typisch für Cholelithiasis
- Mäßig ***starke Schmerzen, Druckgefühl*** u.a. bei Hepatitis, Stauungsleber, Leberabszeß, Cholangitis, Tumor, Echinokokkus
- ***Schmerzloser Ikterus*** insbesondere bei extrahepatischem Tumorverschluß (z.B. Pankreaskopfkarzinom)
- Schüttelfrost, Fieber unspezifisch, meist bei Verschlußikterus und Infektionen
- ***Juckreiz*** unspezifisch, jedoch typisch für Verschlußikterus
- Gewichtsverlust insbesondere bei Tumorleiden und Leberabszeß
- ***Acholischer Stuhl*** bei komplettem Verschlußikterus

Körperliche Untersuchung

Skleren bei Tageslicht (!) untersuchen, sonst Fehlbeurteilungen möglich

- Hyperpigmentation bei Hämochromatose und primär biliärer Zirrhose
- Palpatorische/perkutorische ***Lebervergrößerung*** (unsicheres Zeichen) insbesondere bei hepatischer Genese des Ikterus
- Palpatorisch ***harte, höckerige Leber*** bei Tumormetastasen, seltener bei Leberzirrhose
- Starke ***Druckdolenz*** vor allem bei Hepatitis, Stauungsleber, alkoholischer Fettleber und Leberabszeß
- Vergrößerte, mäßig derbe, als Tumor imponierende Gallenblase (***Courvoisier-Zeichen***) spricht für Tumorverschluß
- ***Milzvergrößerung*** bei Entzündungen, portaler Stauung und chronischer Hämolyse
- Aszites wird bei vielen, meist chronischen Ikterusformen beobachtet, spricht gegen hämolytischen Ikterus
- ***„Leber-Hautzeichen“*** (Palmarerythem, Spider-Naevi, fehlende männliche Sekundärbehaarung, Akne vulgaris) als Hinweise auf chronische Lebererkrankungen

Technische Untersuchungen

Die Differentialdiagnostik des Ikterus umfaßt in der Regel auch eine gezielte Labordiagnostik. Die wichtigsten Laborparameter und ihre typischen Konstellationen sind in Tabelle 22.8 den verschiedenen Ikterusformen zugeordnet.

- ***Abdominelle Sonographie:*** Steine? Tumor? Cholestasezeichen?
- ***Hepatitisserologie*** bei Verdacht auf akute oder chronische Hepatitis

22.7.4 Entscheidung über nachfolgende Maßnahmen

- ***Sofortige Krankenhauseinweisung*** bei Verdacht auf mechanischen Verschlußikterus, akute Pankreatitis, schwere Beeinträchtigung des Allgemeinzustandes, falls stationäre Differentialdiagnostik erforderlich wird

Tabelle 22.8. Wichtigste Laborparameter zur Differentialdiagnostik

Parameter	Prähepatischer (hämolytischer) Ikterus	Intrahepatischer (parenchymatöser) Ikterus	Posthepatischer (Verschluß-) Ikterus
Serum			
indirektes Bilirubin	++	+	(+)
direktes Bilirubin	–	+	++
GOT	+	+++	++
GPT	–	+++	++
AP	–	++	+++
LAP	–	++	+++
Gamma-GT	–	++	+++
LDH	+++	++	+
Urin			
Bilirubin	–	+	++
Urobilinogen	++	+	–
Urinfarbe	hell	dunkel	dunkel

- Veranlassung einer ***endoskopischen Diagnostik:*** Endoskopische retrograde Cholangiopankreatikographie (ERCP) bei Verdacht auf cholestatischen Ikterus, Pankreasprozeß
- Röntgenologische Diagnostik: (i.v.)-Cholecysto-cholangiographie bis Hyperbilirubinämie von 2 mg% (34 µmol/l) oder Perkutane transhepatische Cholangiographie (PTC); beides nur falls ERCP nicht möglich, CT oder Kernspintomographie (NMR) falls Sonographie allein nicht ausreichend
- Nur bei ungenügender Klärung durch o.g. Verfahren evtl. Laparoskopie/Leberbiopsie

Vorläufige therapeutische Maßnahmen
Bis zur differentialdiagnostischen Abklärung möglichst vermeiden, evtl. symptomatische Therapie von Pruritus, Fieber, Schmerzen

Weitere differentialdiagnostische Maßnahmen
- Bei Progredienz der Beschwerden
- Bei unklarer Befundlage und unsicherer diagnostischer Zuordnung

Abwartendes Offenlassen
Bei fehlenden Hinweisen auf schwerwiegende Grunderkrankung, Hinweisen auf rezidivierende konstitutionelle Hyperbilirubinämie

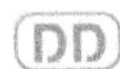

22.7.5 Differentialdiagnostik

Cholestase

Ätiologie. Syndrom bei gestörtem intra- oder extrahepatischen Galleflußß.

Klinik. Klinische und laborchemische Zeichen eines Verschlußikterus. Je nach zugrundeliegender Grunderkrankung (vgl. Tabelle 22.7) und Verlaufsform unterschiedliche Beeinträchtigung des Allgemeinbefindens.

Sicherung der Diagnose. Hepatitisserologie und entsprechende Laborparameter (Tabelle 22.8) bei cholestatischen Verlaufsformen einer Hepatitis. Abdominelle Sonographie, Endoskopie, Röntgendiagnostik und Organbiopsie sowie erweiterte Labordiagnostik je nach vermuteter Cholestaseursache.

Therapie. Bei extrahepatischer Cholestase zumeist chirurgische oder endoskopische Therapie. Bei intrahepatischer Lokalisation Behandlung der Grundkrankheit, darüber hinaus je nach Allgemeinzustand gelockerte Bettruhe, Schonkost, evtl. feucht-warme Umschläge, bei kolikartigen Schmerzen Spasmolytika, bei Bedarf symptomatische Fiebersenkung und Analgetikagabe, evtl. Antipruriginosa, Unterbrechung des enterohepatischen Kreislaufs durch Bindung der Gallensalze im Darm mit Cholestyramin, bei Arzneimittel-Cholestase Ausschaltung der Noxen. Verlaufskontrollen der veränderten Parameter bis zur Normalisierung erforderlich.

Hepatitis

Ätiologie. Entzündlicher Prozeß in der Leber. Die 3 Hauptursachen sind Viren vom Typ A, B und C, Alkohol und Medikamente (z.B. Paracetamol, Isoniazid, Methyldopa, MAO-Hemmer, Phenytoin, Benzothiadiazin Saluretika, Antidiabetika der Sulfonylharnstoffgruppe). Im Rahmen vieler systemischer Erkrankungen kann es zu einer unspezifischen Begleitreaktion des Lebergewebes kommen.

Epidemiologie. Etwa 20–30 % der Virushepatitiden verlaufen ikterisch. Die alkoholbedingte Hepatitis tritt vorzugsweise jenseits des 30. bzw. gehäuft nach dem 40. Lebensjahr auf. Medikamentös induzierte Hepatitiden sind relativ häufig und oft schwer als solche zu erkennen.

Klinik. Je nach Grunderkrankung und Verlaufsform sehr unterschiedliche Symptomatik von inapparenter symptomfreier Erkrankung bis zum schweren Krankheitsverlauf mit tödlichem Ausgang.

Häufige Beschwerden sind Inappetenz, körperliche Schwäche, gastrointestinale Störungen aller Art, katarrhalische Beschwerden wie bei grippalen Infekten, Fieber, Muskel- und Gelenkschmerzen, Juckreiz durch Anstieg der Gallensäuren im Serum. Oft Besserung der Beschwerden mit Ikterusbeginn.

Sicherung der Diagnose. Anamnese, klinischer Befund, Laborparameter sowie technische Untersuchungsergebnisse wie oben angegeben.

Therapie. Behandlung der Grundkrankheit und Ausschaltung von Noxen. Bei Virushepatitis keine spezielle Behandlung erforderlich. Notwendigkeit gelockerter Bettruhe umstritten. Verlaufskontrollen der pathologischen Parameter bis zur Normalisierung erforderlich.

Weitere seltenere Differentialdiagnosen (vgl. auch Tabelle 22.7)
Konstitutionelle Hyperbilirubinämie-Syndrome: am häufigsten ***Icterus intermittens iuvenilis*** (Meulengracht oder Gilbert), Crigler-Najjar-Syndrom, Arias-Syndrom, Dubin-Johnson-Syndrom, Rotor-Syndrom, idiopathische rezidivierende Cholestase. Infektiöse ***Mononukleose***, Tuberkulose, Gelbfieber, Q-Fieber, Herpes simplex, Mumps, Leptospirose, Bruzellose, Lues, Toxoplasmose, systemische Mykosen, ***Zytomegalievirusinfektionen***, andere spezifische Virusinfektionen, ***Malaria***, Amöbiasis, Schistosomiasis, Leishmaniose, Salmonellen, Askariden, Leberechinokokkus, Morbus Hodgkin, diverse Toxine (u.a. Tetrachlorkohlenstoff, Methylchlorid, Tannin, Phosphor, Chloroform, Pilzgifte), Budd-Chiari-Syndrom, ***Hämochromatose***, diverse Stoffwechselerkrankungen wie Fructoseintoleranz sowie eine Vielzahl weiterer Erkrankungen.

Zum Fallbeispiel
Die Diagnostik ergab sowohl eine vorbestehende Fettleber, die auf einen gesteigerten Alkoholkonsum zurückzuführen ist, als auch eine akute Hepatitis B, die sich der Patient im Rahmen seines Thailandbesuches durch Geschlechtsverkehr akquirierte.

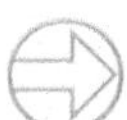

22.7.6 Allgemeine anliegenbezogene Maßnahmen

Da dem Symptom Ikterus eine Vielzahl von Grunderkrankungen zugrunde liegen kann, sollte in jedem Fall eine ***zügige Differentialdiagnostik*** angestrebt werden. Sofern der Patient nicht durch eigene Beunruhigung auf eine weitergehende Diagnostik drängt, sollte die Notwendigkeit einer definitiven Aufklärung der Ikterusursache und entsprechender Kontrolltermine dargestellt werden.

Bis zur Klärung der Zusammenhänge sollten dem Patienten je nach Allgemeinzustand und vermuteter Ursache (s. oben) grundlegende Empfehlungen hinsichtlich des Gesundheitsverhaltens gegeben werden. Körperliche Schonung und Unterbrechung der Arbeitstätigkeit sind in den meisten Fällen ratsam. Eine symptomatische medikamentöse Therapie empfiehlt sich nur bei ausgeprägten Beschwerden, da eine mögliche leberschädigende Wirkung in vielen Fällen besonders nachteilige Auswirkungen haben kann.

Literaturhinweise

Amman R (1988) Ikterus. In: Siegenthaler W (Hrsg) Differentialdiagnose innerer Krankheiten, 16. Aufl. Thieme, Stuttgart New York

Hafter E (1987) Praktische Gastroenterologie, 7. Aufl. Thieme, Stuttgart New York

Sherlock S (1985) Diseases of the Liver and Biliary System. Blackwell, Oxford

Wolff HP, Weihrauch TR (1990) Internistische Therapie, 8. Aufl. Urban & Schwarzenberg, München Wien Baltimore

22.8 Magenschmerzen

M. Gudjons

Vorbemerkung

Das Anliegen „Magenschmerzen" kommt in der Allgemeinpraxis häufig vor. Bei jungen Menschen handelt es sich meistens um funktionelle Magenbeschwerden oder Schmerzen als Folge einer akuten Gastritis infolge von Nahrungsmittelvergiftungen. Sie sind häufig nur von kurzer Dauer. Im höheren Lebensalter finden sich dagegen eher Beschwerden als Folge z.B. einer chronischen Gastritis. Auch das Ulkusleiden nimmt zum höheren Alter an Häufigkeit deutlich zu.

Die Beschwerde „Magenschmerzen" kann sehr vieldeutig sein und bedarf einer genauen anamnestischen Abklärung, da sich Erkrankungen auch anderer Organbereiche dahinter verbergen können.

Arbeitsunfähigkeit kommt insbesondere bei Patienten mit Ulkusleiden häufiger vor, mit einer Dauer von mindestens 7–14 Tagen.

Wegen der Chronizität des Magenleidens müssen gelegentlich Rehabilitationsmaßnahmen seitens der Rentenversicherungsträger durchgeführt werden. Hierbei ist häufig die Aufarbeitung psychosomatischer Probleme erforderlich.

Zur Berentung der Patienten kommt es fast nur bei neoplastischen Magenerkrankungen.

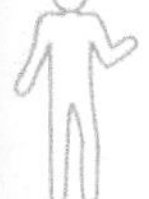

22.8.1 Fallbeispiel

Eine 50jährige Frau erscheint mit seit 2 Tagen zunehmenden Schmerzen im Oberbauch. Sie gibt an, daß die Schmerzen teilweise krampfartig, z.T. aber auch andauernd und brennend gewesen seien. Stuhlgang weich, etwas dunkel, dabei bestehe Appetitlosigkeit und geringe Übelkeit. Auch schon früher habe sie einen nervösen Magen gehabt und Beschwerden häufiger im Herbst und Frühjahr. Manche Medikamente und Kaffee vertrage sie schlecht. Sie sei leicht erregbar und habe z.Zt. seelische Probleme.

Befund: Diffuser Druckschmerz im Epigastrium, Darmgeräusche normal, Blutdruck 120/80 mmHg, Puls 86. Bei der rektalen Untersuchung kein Teerstuhl.

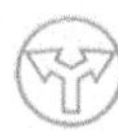

22.8.2 Differentialdiagnostisches Grobraster

- Erkrankung des Magens und Duodenums
  - Akute Gastritis
  - Akutes Ulcus duodeni
  - Ulcus ventriculi
  - Magenperforation
  - Magenkarzinom
- Erkrankung benachbarter Organe
  - Cholecystitis
  - Cholecystolithiasis
  - Choledocholithiasis
  - Pankreatitis
  - Hinterwandinfarkt
  - Ösophagitis
  - Pankreaskarzinom
- Aortenaneurysma

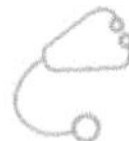

22.8.3 Primärdiagnostik

Anamnestische Angaben

- ***Akut aufgetretener Schmerz*** mit nächtlicher Verstärkung und postprandialer Besserung: am ehesten Ulcus duodeni; mit akutem Beginn meistens in der 2. Nachthälfte und ohne Magenanamnese: *Vorsicht:* Hinterwandinfarkt!
- ***Kolikartiger Schmerz*** eher zum rechten Oberbauch hin gelegen, Zunahme häufig postprandial: Gallenkolik, Gallendyskinesien
- ***Krampfartige Schmerzen*** mit Übelkeit und/oder Durchfall oder Erbrechen: Gastroenteritis
- ***Teerstuhl*** mit gleichzeitigen Magenschmerzen: blutendes Ulcus duodeni oder Ulcus ventriculi, keine wesentlichen Schmerzen meist bei Magenkarzinom

Untersuchungsbefunde

- ***Lokaler Druckschmerz***, diffus im Epigastrium verteilt: Ulkusleiden, lokaler Druckschmerz mehr zum rechten Oberbauch hin gelegen: Gallenleiden
- ***Diffuser Druckschmerz*** mit starker Abwehrspannung: Pankreatitis, Magenperforation; diffuser Druckschmerz, Darmgeräusche vermehrt: Gastroenteritis
- ***Teerstuhl*** mit Schmerzen: blutendes ulcus ventriculi sive duodeni, Teerstuhl ohne Schmerzen: Magenkarzinom

Technische Untersuchungsbefunde

Labor (BKS, HB, Leukozyten ggf. alkalische Phosphatase, GammaGT, Lipase, CPK) Blutdruck, EKG: Erniedrigung des HBs bei blutendem

Ulkusleiden, Erhöhung der Lipase bei Bauchspeicheldrüsenerkrankungen, Erhöhung der alkalischen Phosphatase, GammaGT, Bilirubin bei Gallenwegserkrankungen, Erhöhung der CPK beim Herzinfarkt.

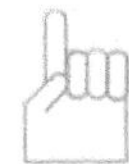

22.8.4 Entscheidung über nachfolgende Maßnahmen

- *Sofortige Klinikeinweisung* bei
  - Herzinfarktverdacht im EKG,
  - typischem Teerstuhl als Hinweis auf blutendes Ulcus,
  - akutem Abdomen als Hinweis für Pankreatitis oder Magenperforation
- Überweisung zum Gastroenterologen zur oberen Intestinoskopie bei Verdacht auf Ulcusleiden oder Oesophaguserkrankung.
- Ultraschalluntersuchung und Bestimmung der entsprechenden Laborparameter bei Verdacht auf Gallengangsleiden oder Pankreatitis.

Vorläufige therapeutische Maßnahmen
- Reichlich Flüssigkeitszufuhr, bei Kindern Teepause, evtl. Elektrolyte per os bei akuter Gastroenteritis
- Meidung von Kaffee, Süßigkeiten, Alkohol, Nikotin, Coca Cola bei Gastritis bzw. Ösophagitis
- Medikamentöse Therapie mit H_2-Blockern, Antazida., Metoclopramid o.ä. bei nicht akut blutenden Ulcera duodeni sive ventriculi bei bekannter Magenanamnese
- Nulldiät, H_2-Blocker, ggf. antibiotische Abdeckung bei Hinweis für nicht akut verlaufenden Schub einer chronischen Pankreatitis
- Nulldiät, geringe Flüssigkeitszufuhr, Spasmolytika, lokale Wärmeanwendung bei Gallenkolik
- Spasmolytika, Gabe eines gallengängigen Antibiotikums (z.B. Doxycyclin), evtl. operative Sanierung bei Hinweis für Cholecystitis ohne Cholestase

Weitere differentialdiagnostische Maßnahmen
- Bei Progredienz der Beschwerden
- Bei unklarer Befundlage Ausdehnung der Diagnostik auf Colon- bzw. Retroperitonealprozesse

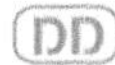

22.8.5 Differentialdiagnostik

Funktionelle Magenbeschwerden

Ätiologie. Beschwerden bestehen trotz fehlender pathologischer Organveränderung in unterschiedlicher Ausprägung. Meistens finden sich psychosomatische Veränderungen infolge neurotischer Fehlentwicklung, gelegentlich auch Folge einer Depression.

Epidemiologie. Schon im Kindesalter beginnend mit Häufigkeitsgipfel zwischen dem 25–40. Lebensjahr.

Klinik. Druckgefühl, Völlegefühl auch bei kleinen Mahlzeiten, Unwohlsein, Brechreiz, Verstärkung bei psychischen und physischen Belastungen.

Sicherung der Diagnose. Typische Anamnese [ausführliches Gespräch!], Ausschluß organischer Ursachen mittels oberer, ggf. unterer Intestinoskopie, Sonographie, Labor z.T. auch sehr ausführlich erforderlich.

Therapie. Hand in Hand mit der Ausschlußdiagnostik Aufklärung des Patienten über Art der Erkrankung, Einleitung problembezogener, beratender Maßnahmen, symptomatische Therapie, z.B. mit Metoclopramid, Domperidon o.ä.

Verlaufskontrolle. Ergibt sich durch Erkrankungsverlauf und Fortschritt der psychosomatischen Behandlung. Häufig jedoch chronischer Verlauf mit Übergang in ein Ulkusleiden.

Akute Gastritis, Gastroenteritis

Ätiologie. Ursachen, sind kontaminierte Nahrungsmittel (Streptokokkus fäcalis, Staphylococcus, Salmonellen, Kolibakterien) oder akut exogene Ursachen durch Alkoholabusus oder Medikamente (Acetylsalicylsäure, nicht steroidale Antirheumatika (NAR), Cortikoide, Antibiotika) oder Disstreß, z.B. im Laufe schwerer Operationen oder Verlust naher Angehöriger.

Epidemiologie. Alle Altersstufen.

Klinik. Akuter Beginn von 1 h bis 10 h nach Aufnahme verunreinigter Nahrung, epigastricher Druckschmerz, Bauchkrämpfe, Übelkeit, Erbrechen, z.T. Durchfall, Appetitmangel, fader Mundgeschmack.

Sicherung der Diagnose. Anamnese und körperlicher Untersuchungsbefund reichen meist aus, bei schweren Verläufen Labor zum Ausschluß von Elektrolytentgleisungen.

Therapie. Bei unkomplizierten Fällen reichen Nahrungskarenz für 2 Tage unter anfangs vorsichtiger Zufuhr von Flüssigkeit (stilles Wasser, Tee) völlig aus, danach Kostaufbau. Bei Brechreiz Verabfolgung von Antiemetika oder Antazida. Bei Dehydratation und Elektrolytverschiebungen Infusionstherapie.

Verlaufskontrolle. Spontane Ausheilung innerhalb von 3–4 Tagen.

Chronische Gastritis

Ätiologie. Keine definierte Ätiologie. Einwirkung von Antikörpern gegen Magenschleimhaut wird diskutiert. Ebenso kommt ursächlich ein Gallenreflux oder eine Besiedlung mit Helicobacter pylori in Frage. Sonderform ist die atrophische Gastritis bei perniziöser Anämie.

Epidemiologie. Beginnend ab etwa dem 40. Lebensjahr gleiche Geschlechterverteilung.

Klinik. Nur etwa 50 % der Patienten haben Beschwerden. Im Vordergrund stehen epigastrischer Druck und Völlegefühl, Empfindlichkeit gegenüber einigen Speisen.

Sicherung der Diagnose. Nur endoskopisch mit obligater Biopsie möglich.

Therapie. Bei Beschwerden Antazida, bei Befall mit Campylobakter pylori, Wismut-Präparate. Parenterale Vitamin B_{12}-Substitution bei perniziöser Anämie.

Verlaufskontrolle. Bei Änderung des Beschwerdebildes ist der Übergang in ein Ulkusleiden möglich.

Chronisches Ulcus ventriculi und Ulcus duodeni

Ätiologie. Resistenzminderung der Schleimhaut gegen Salzsäure und Pepsin. Die Produktion von HCl und Gastrin kann vermehrt sein. Befall der Antrumschleimhaut mit Campylobakter pylori. Begünstigend wirken psychische Belastungen, Medikamente (NSAR, Acetylsalizilsäure, Tetrazykline) Krankheitsstreß, Nikotin, Kaffee, Alkohol. Sonderform ist das Zollinger-Ellison-Syndrom.

Epidemiologie. Das Ulcus ventriculi ist seltener als das Ulcus duodeni, beim Ulcus ventriculi gleiche Geschlechterverteilung, ein Ulcus duodeni wird bei Männern 2–4 mal häufiger gesehen. Der Häufigkeitsgipfel der Erkrankung liegt im mittleren Alter.

Klinik. Brennende, bohrende, gelegentlich krampfartige Schmerzen im Epigastrium. Hunger und Nachtschmerz, Linderung der Beschwerden durch Nahrungsaufnahme, Rückenschmerzen bei Penetration. Häufig findet sich bei diesen Patienten ein sogenanntes Ulkusgesicht mit tiefen Nasolabialfalten.

Sicherung der Diagnose. Starke Oberbauchschmerzen, die trotz Therapie anhalten, bedürfen primär der endoskopischen Untersuchung. Bei Patienten mit bekanntem Ulkusleiden muß nicht bei jedem Rezidiv erneut gespiegelt werden, jedoch ist eine Endoskopie bei Therapieresistenz nach spätestens 3 Wochen erforderlich.

Beim Ulcus ventriculi, insbesondere bei schwer abheilenden Ulzera, ist immer ein Magenkarzinom bioptisch auszuschließen.

Therapie

- Änderung der Eßgewohnheiten des Genußmittel- und Medikamentenkonsums

- Streßabwehr (Arbeitsunfähigkeit)
- Medikamentöse Therapie
  - Antazida
  - H_2-Rezeptorenblocker
  - Omeprazol – Protonenpumpenhemmer
  - Pirenzipin (Anticholinergikum).
  - Sucralfact
  - Wismut
  - Prostaglandinanaloga (Misoprostol)
- Als Rezidivprophylaxe ggf. H_2-Blocker über längere Zeit
- Psychotherapie
- Chirurgische Theapie, insbesondere bei akut blutenden Ulzera mit Übernähung des Ulkus bzw. Durchführung einer selektiven proximalen Vagotomie mit Pyloroplastik, seltener OP nach Billroth II oder Billroth I

Verlaufskontrolle. Bei rezidvierenden Ulcera ventriculi gehäuft endoskopische Kontrollen zum Ausschluß eines Magenkarzinoms. Beim Duodenalulkus endoskopische Kontrolle alle 2–3 Jahre, je nach Verlauf und Beschwerdebild.

Jeder Oberbauchschmerz, der länger als 3 Wochen dauert, muß endoskopisch abgeklärt werden.

Magenkarzinom

Ätiologie. Das Magenkarzinom ist ein häufiger Krebs des Verdauungstraktes. Umweltfaktoren, wie Räucherfleisch und Röstprodukte mit hohem Nitrosamingehalt, werden als Ursachen mit angenomen. Risikopatienten sind solche mit atrophischer Gastritis oder perniziöser Anämie, mit einer chronischen Gastritis, einem Ulcus ventriculi und mit bekannten, gutartigen Magenadenomen. Patienten 10 Jahre nach Magen-OP nach Billroth I oder Billroth II.

Epidemiologie. Gehäuft sind Männer älter als 40 Jahre betroffen.

Klinik. Es gibt keine charakteristischen Symptome, insbesondere keine Frühsymptome dieser Erkrankung. Häufig wird über Völlegefühl, Druckgefühl, Aufstoßen, Sodbrennen, Übelkeit, insbesondere jedoch Appetitlosigkeit, Aversion gegen Fleisch, geklagt. Auffallend sind meist eine Gewichtsabnahme, eine Anämie, ein positiver Stuhltest auf Blut, sowie eine tastbare Resistenz im epigastrischen Bereich.

Sicherung der Diagnose. Positive Stuhlprobe auf Blut. Obere Intestinokopie mit Biopsie, ggf. Röntgenuntersuchung des Magens, Sonographie. Im Labor häufig Erhöhung der BKS sowie Anämie, Erhöhung des CEA.

Therapie. Primär operatives Vorgehen; sehr häufig ist die Operation nur palliativ möglich, da wegen der späten Diagnosestellung sehr häufig ein fortgeschrittenes Karzinomleiden vorliegt. Danach Kostaufbau mit kleinen, häufigen Mahlzeiten, Gabe von Metoclopramid, Domperidon oder Cisaprid. Eine Chemotherapie kann gelegentlich lebensverlängernd wirken.

Verlaufskontrolle. Nach Krankheitsbild. Der Hausarzt ist hier insbesondere in der Führung des Patienten und seiner Angehörigen bei häufig schwerem Verlauf der Krankheit gefordert. Bei zufälligen Frühdiagnosen dieser Erkrankung sind jedoch auch lange Überlebenszeiten möglich.

Weitere Differentialdiagnosen

- Maligne Lymphome im Bereich des Magens
- Erkrankungen der Gallenwege
- Erkrankungen der Bauchspeicheldrüse
- Dickdarmerkrankungen (selten)

Zum Fallbeispiel

Bei der Patientin zeigte sich ein blutendes Ulcus duodeni bei deformiertem Bulbus. Unter konservativer Therapie [H_2-Blocker] erfolgte Abheilung des Ulcus.

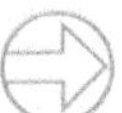

22.8.6 Allgemeine anliegenbezogene Maßnahmen

Die unterschiedlichen Ursachen der für Magenbeschwerden verantwortlichen Erkrankungen erfordern ein unterschiedliches therapeutisches Verhalten. Die Therapie reicht von einer primär psychosomatisch orientierten Therapie bei funktionellen Magenbeschwerden bis hin zur operativen Therapie bei Magenkarzinom.

Beratungsinhalte sind Äußerungen der Lebensgewohnheiten des Genußmittelkonsums sowie Abbau von psychischen Belastungen. Diese Problemkreise müssen mit dem Patienten immer wieder erörtert werden, um die Mitarbeit des Patienten zu verbessern.

Arbeitsunfähigkeiten sind durch die moderne Therapie von recht kurzer Dauer, jedoch müssen, insbesondere bei dem häufig redzidivierenden Ulcusleiden, Rehabilitationsmaßnahmen ins Auge gefaßt werden. Zu achten ist immer darauf, daß jeder therapieresistente Oberbauchschmerz, der länger als 3 Wochen andauert, endoskopisch abgeklärt werden muß, um die fatalen Folgen einer zu späten Diagnose eines Magenkarzinoms zu verhindern.

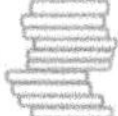

Literaturhinweise

Hafter E (1988) Praktische Gastroenterologie, 7. Aufl. Thieme, Stuttgart New York

Siegenthaler W, Kaufmann W, Hornbostel H, Waller HD (Hrsg) (1987) Lehrbuch der Inneren Medizin, 2. Aufl. Thieme, Stuttgart New York

Wolff HP, Weihrauch TR (Hrsg) (1990) Internistische Therapie, 8. Aufl. Urban & Schwarzenberg, München

22.9 Schmerzen in der Leistengegend

J. Pangritz

Vorbemerkung

„Schmerzen in der Leistengegend“ ist ein häufig genanntes Patientenanliegen in der hausärztlichen Praxis. Therapie, Verlauf und Prognose sind von der zugrundeliegenden, krankhaften Veränderung abhängig. Die Ursache sollte zügig geklärt werden, um Komplikationen zu vermeiden.

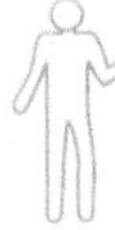

22.9.1 Fallbeispiel

Eine 32jährige Patientin klagt über Schmerzen in der linken Leistengegend. Die Schmerzen haben am Vorabend begonnen und werden als krampfartig ziehend beschrieben. Ein Unfall oder Trauma sei nicht erinnerlich. Die Regelanamnese ist unauffällig. Lokalbefund: Das linke Nierenlager ist diskret klopfschmerzhaft, es besteht eine diffuser Druckschmerz im linken Unterbauch, beide Hüftgelenke sind aktiv und passiv frei beweglich, periphere Pulse gut tastbar, die neurologische Untersuchung ergibt keinen pathologischen Befund.

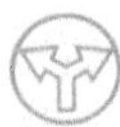

22.9.2 Differentialdiagnostisches Grobraster

Zu differenzieren ist, ob die Schmerzen vom ***Hüftgelenk*** ausgehen bei entzündlichen, traumatischen, degenerativen Veränderungen oder von ***benachbarten Regionen*** (Abdomen, retroperitoneal Raum, Unterbauch, Gefäße, Wirbelsäule) ausstrahlen.

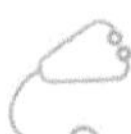

22.9.3 Primärdiagnostik

Anamnestische Angaben

- ***Akut auftretende Schmerzen*** bei Appendizitis, Tubargravidität, Adnexitis, Nephrolithiasis, Thrombose, Coxitis, Hernia inguinalis, Divertikulitis, Femurkopfnekrose
- ***Längere Zeit bestehende Schmerzen*** am ehesten bei Coxarthrose, LWS-Syndrom
- ***Trauma*** bei Prellung, Luxation und Fraktur

Körperliche Untersuchungsbefunde

- ***Bewegungseinschränkung*** bei degenerativen Erkrankungen des Hüftgelenks

- ***Druckschmerzpunkte*** an der Oberschenkelinnenseite bei tiefer Beinvenenthrombose, in der Leistenmitte bei aktivierter Coxarthrose, bei Inguinalhernie
- ***Druckschmerzen im Unterbauch*** bei Appendizitis, Adnexitis, Divertikulitis, Tubargravidität, Enteritis regionalis

Technische Untersuchungsbefunde
- Erythrozyten im Urinsediment bei Urolithiasis
- BKS/Leukozyten erhöht bei entzündlichen, rheumatischen und malignen Prozessen

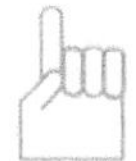

22.9.4 Entscheidungen über (Hydronephrose) nachfolgende Maßnahmen

- ***Krankenhauseinweisung*** bei Verdacht auf Schenkelhalsfraktur, Ileus, tiefer Beinvenenthrombose, Appendizitis, inkarzevierte Leistenhernie
- ***Röntgenologische*** Untersuchung bei Verdacht auf degenerative Veränderungen oder Fraktur
- ***Blutuntersuchung*** mit Blutbild BKS, Rheumafaktoren und Harnsäure. Urinsediment bei entzündlichen Harnwegserkrankungen und Urolithiasis
- ***Ultraschalluntersuchung*** zur direkten Steindarstellung oder zur Darstellung eines erweiterten Nierenbeckensystems (Hydronephrose)

Vorläufige therapeutische Maßnahmen
- Krankengymnastik und Physiotherapie zur Wiederherstellung der Beweglichkeit und Kontrakturprophylaxe bei Coxarthrose
- Nichtsteroidale Antirheumatika bei degenerativen Erkrankungen
- Muskelrelaxantien zum Lösen muskulärer Verspannungen
- Versuch der Hernienreposition

Weitere differentialdiagnostische Maßnahmen
- Bei Progredienz der Beschwerden
- Bei unklarer diagnostischer Zuordnung

(DD) 22.9.5 Differentialdiagnostik

Leistenbruch (Hernia inguinalis)

Ätiologie. Hernien entstehen an Schwachstellen oder Lücken der Bauchraumbegrenzung.

Epidemiologie. Männer sind von einem Leistenbruch häufiger betroffen als Frauen. Das Geschlechtsverhältnis beträgt 6:1. Rechtsseitig treten Brüche häufiger auf.

Klinik. Die Hernie ist spontan oder nach intraabdominaler Druckerhöhung (Hustenstoß) zu tasten. Bei inkarzerierter Hernie treten akut Schmerzen auf. Im weiteren Verlauf entsteht ein mechanischer Ileus mit peritonaler Reizung, Übelkeit und Erbrechen.

Sicherung der Diagnose. Anamnese, klinischer Befund und Röntgen Abdomenübersicht.

Therapie und Verlaufskontrolle. Dringliche Operationsindikation ist die inkarzerierte Hernie. Sofortige Weiterverweisung zur chirurgischen Diagnostik und Therpaie. Die postoperative Rezidivquote beträgt etwa 7%, daher ist eine entsprechende Nachuntersuchung erforderlich.

Nephrolithiasis

Ätiologie. Die Steinbildung ist ein komplexer Vorgang, der sowohl durch renale als auch extrarenale Faktoren (Hyperparathyreoidismus, Purinstoffwechselstörung, Harnstauung, Exsikkose) bedingt sein kann. In etwa 75% der Steinerkrankungen ist die Kausalgenese unbekannt. Bei Patienten mit Rezidivsteinen sollten wiederholt Serum- und Harnanalysen für Kalzium, Phosphat und Harnsäure zum Ausschluß einer Stoffwechselstörung durchgeführt werden.

Klinik. Kolikartige Schmerzen in der Nierengegend oder im Harnleiterverlauf. Je nach Sitz des Steines wandern die Schmerzen von oben nach unten. Mögliche Begleitsymptomatik: Übelkeit und Erbrechen, Blähbauch, reflektorischer Subileus, Fieber.

Sicherung der Diagnose. Mikro-/Makrohämaturie, U-Status, Sonographie, Abdomenübersicht, Urogramm.

Therapie und Verlaufskontrolle. Krampflösende Suppositorien ggf. intravenöse Kombination von Analgetika und Spasmolytika. Warmes Vollbad, wiederholt feuchtwarme Lendenpackungen, bei Stuhlverhaltung hoher Einlauf. Die Diagnose muß später in jedem Fall, auch bei völliger Beschwerdefreiheit, durch Sonographie und/aber Urogramm gesichert werden.

Steinabgang oder Steinentfernung: Nach symptomatischer Behandlung der Kolik ist die Weiterbehandlung abhängig von der Klinik, Lage, Form und Größe des Steins. Bei bis zu linsengroßen Konkrementen ist ein Spontanabgang möglich.

In kolikfreien Intervallen sollte der Patient sich körperlich viel bewegen. Reichliche Flüssigkeitszufuhr und spasmolytische Medikamente sind sinnvoll. Harnsäure- und Uratsteine können medikamentös aufgelöst werden. Ist durch konservative Maßnahmen ein Spontanabgang nicht eingetreten, sollte die weitere Behandlung durch einen Urologen veranlaßt werden (Schlingenextraktion, operative Steinentfernung oder extrakorporale Stoßwellenlithotrypsie).

Die Arbeitsfähigkeit ist abhängig vom Beruf. Wer durch eine akute Kolik sich selbst (z.B. Dachdecker) oder andere gefährdet (z.B. LKW-Fahrer), ist arbeitsunfähig.

Weitere Differentialdiagnosen
Appendizitis, Divertikulitis, Enteritis regionalis, Adnexitis, stielgedrehte Ovarialzyste, Tubargravidität, tiefe Beinvenenthrombose, LWS-Syndrom, Lymphome, Tumoren, Aneurysma

Zum Fallbeispiel
Bei der Patientin handelte es sich um Schmerzen, die durch einen Harnleiterstein hervorgerufen wurden. In der Anamnese war schon mehrfach eine Nephrolithiasis aufgetreten. Mit spasmolytischer Therapie sowie viel Flüssigkeitszufuhr konnte der Stein spontan zum Abgang gebracht werden.

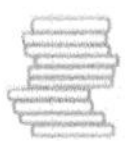

Literaturhinweise

Durst J, Rohen JW (1991) Chirugische Operationslehre

Kremer K, Müller E (Hrsg) (1988) Die chirurgische Poliklinik, 2. Aufl. Thieme, Stuttgart New York

Niethard UF, Pfeil J (1989) Orthopädie, Hippokrates, Stuttgart

Sökeland J (1987) Urologie, 10. Aufl. Stuttgart New York

22.10 Sodbrennen

M. Gudjons

Vorbemerkung

Das Patientenanliegen „Sodbrennen“ kommt häufig vor, betroffen sind Männer und Frauen unterschiedlichen Alters. Ursachen sind meist entzündliche Veränderungen des Ösophagus, bedingt durch äußere Einflüsse der Lebens- und Eßgewohnheiten. Arbeitsunfähigkeit besteht nur in schwereren Fällen und ist abhängig von der Grunderkrankung. Bei Beibehaltung der Lebensgewohnheiten besteht große Tendenz zur Chronifizierung.

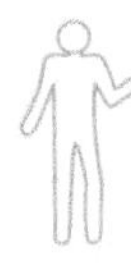

22.10.1 Fallbeispiel

Ein 50jähriger adipöser Mann erscheint in der Praxis mit der Angabe, häufig brennende Schmerzen hinter dem Brustbein zu haben. Auch würden sich diese Beschwerden bei längerer Nüchternheit im Liegen, beim Bücken, z.T. jedoch auch bei Streß verstärken. Als Risikofaktoren bestehen Nikotin- und Alkoholabusus sowie Genuß von viel Kaffee. Beruflich sei er sehr angespannt. Es besteht ein Übergewicht von 10 kg.

Befund: Bauchdecken weich, geringer epigastrischer Druckschmerz, Herzaktion regelmäßig, Blutdruck 150/100 mmHg.

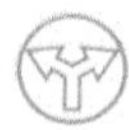

22.10.2 Differentialdiagnostische Grobraster

Ursächlich kommen unterschiedliche Erkrankungen in Frage:

- Speiseröhrenerkrankungen
- Koronare Herzerkrankung
  - Herzinfarkt
  - Angina pectoris
- Magenerkrankungen, Gallenerkrankungen, Pankreaserkrankungen
- Erkrankung des Stützgewebes (wie Interkostalneuralgie)

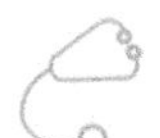

22.10.3 Primärdiagnostik

Anamnestische Angaben

- ***Langdauernde retrosternale Schmerzen*** und Sodbrennen mit Änderung durch Speisenaufnahme: bei entzündlichen Ösophaguserkrankungen
- ***Langdauernde Schmerzen***, Sodbrennen mit jetzt akuter Verschlechterung: akute Ösophagitis. Differentialdiagnostisch muß Herzinfarkt ausgeschlossen werden
- ***Sodbrennen mit Schmerzen*** und zunehmenden Schluckstörungen und Aufstoßen: Hiatushernie, Achalasie
- Zunehmende ***Dysphagie***, dann auftretende Schmerzen und Sodbrennen: Ösophaguskarzinom, Hiatuskarzinom
- ***Akut auftretende retrosternale Schmerzen:*** Herzinfarkt

Untersuchungsbefunde

- ***Lokaler Druckschmerz*** am Xiphoid oder parasternal: Interkostalneuralgie, Tietze-Syndrom
- Evtl. geringer ***epigastrischer Druckschmerz*** bei anamnestischer Angabe von Sodbrennen: Ösophaguserkrankungen, andere Erkrankungen des Oberbauches
- Geringer epigastrischer Druckschmerz oder ***Druckschmerz am Xiphoid*** bei Kaltschweißigkeit evtl. bestehenden Herzrhythmusstörungen und Blutdruckabfall: Angina pectoris, Herzinfarkt

Technische Untersuchungen

- ***EKG*** zum Ausschluß eines Herzinfarktes
- Oberbauchsonographie zum Ausschluß von Oberbaucherkrankungen
- Labor: ***BKS, Leukozyten, HB:*** Abfall des HBs bei blutenden Ösophaguserkrankungen, Erhöhung der Leukos oder der BKS bei entzündlichen Veränderungen

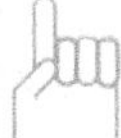

22.10.4 Entscheidungen über nachfolgende Maßnahmen

- EKG und Bestimmung der CPK bei V.a. Herzerkrankung. ***Sofortige Krankenhauseinweisung*** bei Hinweis für Herzinfarkt.
- Kurzfristige Vorstellung beim Gastroenterologen. Falls die dysphagischen Beschwerden deutlicher sind als Sodbrennen oder Schmerz, zur oberen Intestinoskopie ggf. zum Röntgen des Ösophagus und des Magens.
- Weitergehende laborchemische Untersuchungen sowie Durchführung einer Oberbauchsonographie bei Annahme von Oberbaucherkrankungen (Gamma GT, GOT, alkalische Phosphatase, Lipase).

Vorläufige therapeutische Maßnahmen

- Beratung des Patienten hinsichtlich der Änderung der Lebensgewohnheiten (Nikotin, Alkohol, Kaffee, Disstreß)
- Verordnung von Antazida (Metoclopamid oder Domperidon)
- Bei Regurgitation Hochlagern des Oberkörpers beim Schlafen, kein Essen und wenig Flüssigkeit vor dem Zubettgehen
- Häufige kleine Mahlzeiten, Einhaltung einer reizlosen fettarmen Diät, Gewichtsabnahme

Weitere differentialdiagnostische Maßnahmen

- Falls leichtes Sodbrennen nach 3wöchiger Therapie nicht gehemmt ist, muß weitere, insbesondere endoskopische Diagnostik erfolgen.
- Bei unklarer Befundlage und unsicherer diagnostischer Zuordnung
- Bei ausgeprägten Beschwerden grundsätzlich Klärung durch Gastroskopie

22.10.5 Differentialdiagnostik

Entzündliche Ösophaguserkrankungen

Ätiologie. Akute Ösophagitis kommt vor als Begleiterkrankung von schweren Allgemeinerkrankungen, langdauerndem Erbrechen oder nach Ingestion von Säuren oder Laugen, nach Strahlentherapie oder medikamentös bedingt, (z.B. Tetrazyklin oder NSAR).

Chronische Ösophagitis häufig als Folge von Nikotin oder Alkoholabusus; Bei chronischem Reflux von Magen- oder Duodenalsaft, bedingt durch pathologischen Verschlußmechanismus des unteren Ösophagussphincters; häufig auch Folge einer axialen Hiatus-Gleithernie mit Reflux.

Epidemiologie. Refluxsösophagitis bei Schwangeren durch Erhöhung des intraabdominellen Druckes, ansonsten keine geschlechtsspezifischen Unterschiede.

Klinik. Die Beschwerden sind gekennzeichnet durch Aufstoßen und Sodbrennen. Zum Teil Druckschmerz retrosternal und im Epigastrium. Bei starken akuten Schmerzen kann Unterscheidung zum Herzinfarkt schwerfallen. Häufig tritt Besserung der Beschwerden bei aufgerichteter Haltung ein sowie Verschlechterung der Beschwerden nach reichlichen Mahlzeiten oder beim Bücken oder Liegen.

Sicherung der Diagnose. Anamnese, klinischer Befund, Labor, EKG, obere Intestinoskopie, mit Biopsie ggf. röntgenologische Untersuchung des Ösophagus.
- pH-Metrie

Therapie
- Beratung des Patienten zur Verhaltensänderung und Änderung der Lebensgewohnheiten (Nikotin, Alkohol, Kaffee, Streß)
- Antazida
- H_2-Blocker, ggf. bei schweren Ösophagitiden Omeprazol
- Metoclopramid oder Domperidon
- Operative Therapie
- Bei peptischen Stenosen Dehnungsbehandlung

Verlaufskontrolle. Je nach Krankheitsschwere von einfacher Therapiekontrolle durch Untersuchung bis zu regelmäßigen endoskopischen Kontrollen, insbesondere bei schweren Refluxerkrankungen oder Stenosierungen.

Hiatushernie

Ätiologie. Es besteht eine Hernienbildung des Zwerchfells, wobei ein Teil des Magenfundus durch das Zwerchfell nach oben bzw. nach oben neben den Ösophagus gezogen wird. Häufig handelt es sich um eine harmlose Abnormalität, deren Häufigkeit jedoch mit steigendem Alter zunimmt. Erschwerend wirken weiterhin Erhöhung des intraabdominellen Druckes, insbesondere Adipositas.

Epidemiologie. Häufigkeit nimmt mit steigendem Alter zu. Bei ca. 50 % der 60jährigen findet sich eine axiale Hiatushernie, wobei jedoch nur etwa 20 % dieser Patienten Refluxbeschwerden und davon weniger als 2 % eine Refluxösophagitis haben.

Klinik. Durch Dehnung der Hernie durch Luft oder Speisen entsteht ein Druckgefühl sowie Schmerzen und Sodbrennen hinter dem Sternum, teilweise mit Ausstrahlung der Schmerzen in den Rücken und bis zu den Armen und zum Hals hin. Besserung der Beschwerden häufig durch Aufsitzen und Aufstoßen. Verschlechterung durch schwere Mahlzeiten, insbesondere zum Abend hin. Bei großen Hernien können Symptome wie Tachykardie, Herzklopfen, Husten und Dyspnoe auftreten, so daß Abgrenzung gegenüber einer koronaren Herzkrankheit gelegentlich schwierig ist.

Sicherung der Diagnose. Obere Intestinoskopie; Röntgen Ösophagus.

Therapie. Beratung des Patienten hinsichtlich seiner Eß- und Lebensgewohnheiten, Veränderung in Richtung der Einnahme von häufigeren und kleineren Mahlzeiten mit leichter und gut verdaulicher Kost. Der Patient sollte sich nach dem Essen nicht hinlegen oder schwere körperliche Arbeiten mit Erhöhung des intraabdominalen Druckes verrichten. Kopfende des Bettes sollte ca. 15–20 cm höher gestellt werden. Die medikamentöse Therapie des Sodbrennens erfolgt mit der Gabe von Antazida.

Bei erheblichen Beschwerden durch Refluxösophagitis muß eine chirurgische Korrektur der Hiatushernie in Betracht gezogen werden.

Verlaufskontrolle. Nach Beschwerdebild bei gleichzeitig bestehender Refluxösophagitis jährliche bis 2jährliche Kontrollen mittels Endoskopie.

Achalasie

Ätiologie. Die normale Peristaltik des Ösophagus ist bisher ungeklärt gestört und durch nicht propulsive Kontraktionen ersetzt, wobei der untere Ösophagussphincter sich nicht ganz entspannt. Folge ist eine Aufweitung des Ösophagus, wobei Speisen nicht regelrecht zum Magen hintransportiert werden.

Epidemiologie. Auftreten der Erkrankung bei über 30jährigen, Geschlechterverteilung gleich.

Klinik. Dysphagie, Druckgefühl retrosternal und retrosternaler Schmerz: durch Stagnation der Nahrung kann es zur Ösophagitis und damit zu Sodbrennen kommen, z.T. Regörgitation von Speisen.

Sicherung der Diagnose. Obere Intestinoskopie, Röntgen des Ösophagus, ggf. Ösophagusmanometrie.

Therapie. Keine spezielle Diät möglich, manometrische Dehnungsbehandlung, medikamentöse Gabe von Nifedipin.

Verlaufskontrolle. Endoskopische Kontrolluntersuchung 1- bis 2-jährig wegen erhöhter Gefahr der karzinomatösen Entartung.

Ösophaguskarzinom

Ätiologie. Es besteht eine chronische Schädigung der Ösophagusschleimhaut durch chronisch-mechanische oder toxische Noxen (Refluxösophagitis, Alkohol, Nikotin, Whiskey). Prädilektionsstellen sind die physiologischen Engen, zu 50 % ist das untere Drittel betroffen, histologisch zu 90 % als Plattenepitelkarzinom. Es besteht schon eine frühzeitige Metastasierung in die regionalen Lymphknoten, die Lunge, die Leber, selten in die Knochen.

Epidemiologie. Altersgipfel 50–70jährige Männer zu Frauen in einem Verhältnis von 4:1.

Klinik. Im Vordergrund der Beschwerden steht die Dysphagie, anfangs nur für feste Speisen, dazu häufig Beschwerden seitens einer Begleit-Ösophagitis mit substernalen Schmerzen und Sodbrennen.

Sicherung der Diagnose. Obere Intestinoskopie mit Biopsien

Therapie
- Operation mit nachfolgender Strahlentherapie
- Bougierung
- Chemotherapeutie

Verlaufskontrolle. Ergibt sich durch den Erkrankungsverlauf. Meist besteht eine infauste Prognose, da bei Diagnosestellung die Erkrankung schon weitgehend fortgeschritten ist.

Weitere Differentialdiagnosen
- Ösophagusdivertikel
- Gutartige Ösophagustumoren
- Endobrachy-Ösophagus
- Ösophagitis
- Fremdkörper und Wandverletzungen des Ösophagus
- Ösophagusringe und Membranen

Zum Fallbeispiel

Bei dem Patienten fand sich eine Refluxösophagitis als Folge einer Hiatushernie. Trotz intensiver medikamentöser Therapie konnte keine völlige Beschwerdefreiheit erreicht werden.

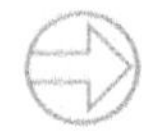

22.10.6 Allgemeine anliegenbezogene Maßnahmen

Aus Ätiologie und Klinik wird ersichtlich, daß die meisten Ösophaguserkrankungen chronischer Natur sind. Beratungsinhalte bedeuten deshalb meistens Hinweise auf Änderung der Lebens- und Eßgewohnheiten sowie eine Gewichtsreduktion. Hier ist die Mitarbeit des Patienten besonders wichtig, er muß immer wieder motiviert werden. Diagnostisch ist darauf hinzuweisen, daß im Verlauf gelegentliche endoskopische Kontrollen zum Ausschluß einer peptischen Stenose bzw. eines Ösophaguskarzinoms vorgenommen werden müssen.

Arbeitsunfähigkeiten sind bei den chronischen Ösophaguserkrankungen selten. Probleme bereiten die Karzinompatienten, die meist nur noch palliativ behandelt werden können. Hier ist der Hausarzt insbesondere in der psychologischen Führung des Patienten und seiner Angehörigen gefordert.

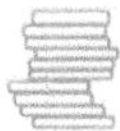

Literaturhinweise

Hafter E (1988) Praktische Gastroenterologie, 7. Aufl. Thieme, Stuttgart New York

Wolff HP, Weihrauch TR (Hrsg) (1990) Internistische Therapie, 8. Aufl. Urban & Schwarzenberg, München

Kruck F, Kaufmann W, Bünte H, Gladtke E, Tölle R (1989) Therapie-Handbuch, 3. Aufl. Urban & Schwarzenberg, München

22.11 Verstopfung (Obstipation)

M. Gudjons

Vorbemerkung

Das Anliegen „Obstipation“ kommt in der Allgemeinpraxis recht häufig vor. Obstipation liegt dann vor, wenn die Fäzes länger als 3 Tage retiniert werden (zu selten, zu wenig, zu hart). Unter dem Symptom Obstipation verstecken sich funktionelle wie auch organische Ursachen, wobei eine Obstipation, die plötzlich auftritt und dann anhält, häufig ein Zeichen für organische Ursachen ist. Die Art der organischen Erkrankung bedingt das weitere ärztliche Vorgehen, die Arbeitsunfähigkeitszeit und evtl. Rehabilitations-Maßnahmen.

Bei der funktionellen Obstipation liegt der Schwerpunkt der ärztlichen Tätigkeit dagegen in der Beratung des Patienten über Lebens- und Eßgewohnheiten.

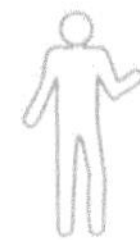

22.11.1 Fallbeispiel

Eine 44jährige Schichtarbeiterin erscheint mit der Sorge, zu selten Stuhlgang zu haben. Eigentlich bestehe die Trägheit des Darmes schon seit Kindheit. Gelegentlich habe sie schon Abführmittel nehmen müssen, jedoch sei es in der letzten Zeit zur weiteren Verschlechterung des Stuhlganges gekommen, so daß sie Angst habe, sich von innen zu vergiften. Sie leide an Völlegefühl, Unwohlsein, und wenn der Stuhlgang nicht rechtzeitig komme, an Leibdruck und Appetitlosigkeit. Ihr Arbeitsleben sei durch die Tag- und Nachtschicht bei sitzender Tätigkeit und die Schwierigkeit, die Familie dabei noch mit zu versorgen, gekennzeichnet. Zeit für sich selbst habe sie kaum, regelmäßige Mahlzeiten entfielen häufig. Bei der Untersuchung finden sich weiche Bauchdecken, ein geringer Druckschmerz im linken Unterbauch bei tastbarer Darmschlinge.

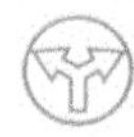

22.11.2 Differentialdiagnostisches Grobraster

- ***Habituelle*** Obstipation mit funktionellen Ursachen durch: Lebens- und Eßgewohnheiten, Disstreß, Abnahme des Darmtonus im Alter
- ***Iatrogene*** Obstipation durch: Opiate, Sedativa, Verapamil, Antazida
- ***Organische*** Ursachen der Obstipation durch: Divertikulitis, Kolonkarzinom, Lageanomalien mit überschüssiger Darmschlingenbildung, Morbus Hirschsprung, Endometriose, Adnextumor, Hypothyreose, Hypokaliämie

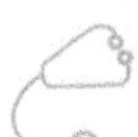

22.11.3 Primärdiagnostik

Anamnestische Angaben

- Seltener Stuhlgang ohne wesentliche Beschwerden, z.T. mit diffusem Druckgefühl bei habitueller Obstipation
- In der Anamnese gehäuft linksseitige Unterbauchbeschwerden, jetzt seltener Stuhlgang: Hinweis auf frühe Schübe einer rezidiverenden Divertikulitis, jetzt Stenosebildung
- Häufig Blähungen, z.T. mit wechselnden Stühlen: v.a. Kolonkarzinom
- Seltener Stuhlgang unter Medikamenteneinnahme, wie z.B. von Verapamil, Opiaten, Antazida, Sedativa: iatrogene Obstipationen
- Tastbarer Tumor im rechten Unter- bis Mittelbauch: Zökumkarzinom
- Tastbarer Tumor linker Unterbauch: Sigmakarzinom, Divertikulitis, Konglomerattumor
- Blutabgang beim Stuhlgang, z.T. als streifige Auflagerung: Rektumkarzinom, auch Hämorrhoidenblutung möglich

  Cave: ein rektaler Blutabgang gilt solange als Tumorhinweis, bis dieser eindeutig ausgeschlossen werden kann.

Untersuchungsbefunde

- Kein eindeutig pathologischer Tastbefund: habituelle Obstipation, iatrogene Obstipation
- Bei anamnestischen Angaben von wechselnden Stühlen evtl. mit tastbarem Tumor: Divertikulitis-Konglomerattumor, ggf. Kolon, Sigmakarzinom
- Tastbarer Tumor im rechten Unterbauch: Zökumkarzinom
- Tastbarer rektaler Tumor: Rektumpolyp, Rektumkarzinom

Technische Untersuchungsbefunde

- BKS, Leukozyten: erhöht bei Divertikulitis
- Kalium: erniedrigt bei Hypokaliämie
- Sonographie: Flüssigkeitsspiegel bei Subileus oder Ileus, Kokardenphänomen bei Divertikulitis oder Colonkarzinom oder pathologische Nieren- oder Adnexbefunde

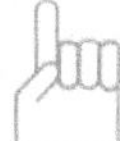

22.11.4 Entscheidungen über nachfolgende Maßnahmen

- ***Sofortige Krankenhauseinweisung*** bei klinischem Verdacht auf Subileus oder Ileus
- Blutuntersuchung mit BKS, Blutbild, Kalium, Untersuchung des Stuhl auf okkultes Blut
- Sonographische, rektoskopische Untersuchung
- Überweisung zum Gastroenterologen zur Durchführung einer Koloskopie oder eines Kolonkontrasteinlaufs im Doppelkontrastverfahren
- Erweiterte Labordiagnostik mit Bestimmung von T3, T4, TSH, (Hypothyreose), Kalzium, Phosphat, ggf. Parathormon bei Verdacht auf Hyperparathyreoidismus

Vorläufige therapeutische Maßnahmen

Eine erstmals beim Erwachsenen auftretende anhaltende Obstipation ohne faßbare Ursache darf ohne vorherigen Karzinomausschluß nicht behandelt werden.

- Nach Ausschluß organischer Ursachen kann eine Obstipation als funktionell angesehen werden. Hier besteht die Therapie in der Änderung der Lebens- und Eßgewohnheiten des Patienten oder in der Änderung der medikamentösen Therapie.
- Laxantientherapie ist erlaubt bei bettlägerigen, besonders älteren Patienten, Patienten, die Pressen vermeiden sollen, z.B. nach Myocardinfarkt, Apoplexie, Patienten mit schmerzhaften Analläsionen, nach Gabe obstipierender Substanzen oder prädiagnostsich vor Koloskopie oder Kolonkontrasteinlauf.

Weitere differentialdiagnostische Maßnahmen

Bei Fortbestehen der Beschwerden evtl. Ausschluß einer neurologischen Grunderkrankung.

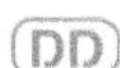

22.11.5 Differentialdiagnostik

Habituelle Obstipationen (funktionelle Obstipationen)

Ätiologie. Die habituelle Obstipation ist meistens bedingt durch Lebensgewohnheiten, die Aufnahme reizloser, schlackenarmer Kost, langjährige Unregelmäßigkeit oder Unterdrückung des Stuhlgangs durch falsche Erziehung, Zeitmangel durch Berufsleben, Bewegungsmangel. Auch psychovegetative Störungen können zur Beeinflussung der Kolonmotilität führen, das insbesondere bei Depressionen, Schmerzen, Angst, Streßerscheinungen. Auch die Abnahme des Darmtonus im Alter führt zur Obstipation.

Epidemiologie. Krankheitsbeginn schon in der Kindheit durch falsche Erziehung. Eine Häufung gibt es im mittleren Lebensabschnitt.

Klinik. Über Jahre hinweg bestehender seltener Stuhl, wobei es primär nicht zu Beschwerden kommt. Häufig führen Völlegefühl, Unwohlsein, die Angst, sich von innen her zu vergiften, zu einem unkontrollierten ***Laxantienabusus***; typische klinische Symtome fehlen ansonsten.

Sicherung der Diagnose. Bei unklaren Befunden müssen organische Ursachen, wie Kolonprozesse, ausgeschlossen werden.

Therapie. Mit häufigen sich wiederholenden Gesprächen muß der Patient zur ***Änderung seiner Lebens- und Eßgewohnheiten*** erzogen werden. Dabei hat sich folgendes Schema bewährt:
- Morgens vor dem Aufstehen Bauchmassage entlang des Dickdarmverlaufes
- Auf nüchternen Magen ein Glas Fruchtsaft mit 2 Teelöffeln Milchzucker
- Zum Frühstück Vollkornbrot, Leinsamen oder Weizenkleie
- Nach dem Frühstück Versuch einer Darmentleerung, auch bei fehlendem Stuhldrang
- Körperliche Bewegung (Gymnastik, Fahrrad fahren, Fußmärsche)
- Auch alle anderen Mahlzeiten schlackenreich mit viel Gemüse, Obst, Salaten und Vollkornbrot, Yoghurt, Quark, viel trinken (2 l Flüssigkeit), am Abend ggf. zusätzlich Leinsamen, Weizenkleie sowie Milchzucker

Auf diese Therapieform ist der Patient wiederholt hinzuweisen. Auch anfängliche Mißerfolge sollten nicht zum Abbruch der Therapie führen. Ein chronischer Laxantiengebrauch ist unbedingt zu verhindern.

Verlaufskontrolle. Widerholte Gespräche mit dem Patienten über den Erfolg der Maßnahmen.

Iatrogene Obstipationen

Ätiologie. Obstipierend wirkende Medikamente, wie Sedativa, Opiate, Antazida, Röntgenkontrastmittel, Verapamil.

Klinik. Völlegefühl, z.T. erschwerter Stuhlgang mit Analschmerzen (Anismus), z.T. Darmtenesmen.

Sicherung der Diagnose. Anamnese insbesondere im Hinblick auf Medikamenteneinahme.

Therapie. Änderung der Medikamenteneinnahme bzw. kurzfristige Gabe von Laxantien.

Chronische rezidivierende Divertikulitis

Ätiologie. Bei der Divertikulosis prolabiert die Colonschleimhaut durch die Muskelschicht an den Durchtrittsstellen der Gefäße. Dieser Vorgang wird durch Darmschwäche und Erhöhung des intraluminalen Druckes bei Obstipation sowie bei ballastarmer Kost begünstigt. Durch rezidisierende Entzündungen der Divertikel kommt es zur Ausbildung von Stenosen, insbesondere im Colon descendens und Sigmabereich.

Epidemiologie. Ab 35. Lebensjahr; im Alter an Häufigkeit zunhemend, 10 % der an Divertikulose erkrankten Patienten erleiden eine Divertikulitis.

Klinik. Die Divertikulose selbst ist symptomlos. Bei der Divertikulitis kommt es zu linksseitigen Unterbauchbeschwerden mit Tenesmen und lokaler Abwehrspannung. Bei chronisch rezidivierender Divertikulitis mit Stenosebildung, auch im symptomfreien Intervall, Ausbildung einer Obstipation.

Sicherung der Diagnose. Klinischer Befund und röntgenologische Kolonkontrastdarstellung, BKS, Leukozyten. Im symptomfreien Intervall evtl. Koloskopie.

Therapie. Im Schub der Divertikulitis bei leichteren Verläufen Spasmolytika und orale Antibiotika unter Nahrungskarenz, in schwereren Verläufen Klinikeinweisung mit parenteraler Ernährung, parenteraler Antibiotikatherapie, evtl. Operation im Intervall.

Im symptomfreien Intervall Stuhlregulierung durch ballastreiche Kost, Gabe von Plantago-Samenschalen (z.B. Metamuzil® oder Mukofalk®) sowie mindestenes 2 l Flüssigkeit pro Tag.

Verlaufskontrolle. Ergibt sich durch den Verlauf der Erkrankung. Es gilt, eine Divertikulitis zu verhindern und den Patienten zur Änderung der Lebens- und Eßgewohnheiten zu motivieren.

Kolon- und Rektumkarzinom

Ätiolgoie. Das Karzinom ist die häufigste maligne Neubildung des Kolons und Rektums. Als ***Präkanzerosen*** gelten familiäre multiple Polyposis, chronische Colitis ulcerosa, chronisches Lymphogranuloma inguinale und möglicherweise auch Adenome. Chronische Obstipation und auch ballastarme Kost werden als zusätzliche ***Risikofaktoren*** diskutiert.

Epidemiologie. Höchste Inzidenz bei Männern über 50 Jahre; Männer zu Frauen im Verhältnis 3 : 2. Von den Karzinomen kommen ca. 15 % im Zökum und Colon ascendens, 6 % im Querkolon, 9 % im Colon descendens, 20 % im Sigmoid und 50 % im Rektum vor. In der letzten Zeit anscheinend Verschiebung des Karzinoms in höhere Darmabschnitte.

Klinik. Bei Karzinomen des Colon descendens, Sigmas und Rektums stehen Obstipation, unterbrochen durch zeitweilige Diarrhoen (paradoxe Diarrhoe) im Vordergrund. In seltenen Fällen ist ein beginnender Ileus das erste Zeichen dieser Erkrankung. Bei Karzinomen des Colon ascendens bestehen anfangs häufig nur Flatulenz sowie Schmerzen im rechten Mittelbauch sowie eine Diarrhoe. Häufig ist als erstes Zeichen dieser Erkrankung eine Resistenz im rechten Unterbauch bzw. ein Dünndarmileus zu finden.

Sicherung der Diagnose. Kleines Blutbild, BKS. Es findet sich nicht selten eine Anämie. Untersuchung des Stuhls auf okkultes Blut, Rektoskopie, Koloskopie, Kontrastdarstellung des Dickdarms.

Therapie. ***Operativ*** zunehmend in der Form kontinenzerhaltender Operation.

Verlaufskontrolle. Im Rahmen der ***Tumornachsorge*** anfangs vierteljährlich, dann halbjährlich Kontrollen der BKS und des Blutbildes, der Leberwerte, sonographische Kontrollen der Leber sowie endoskopische Kontrollen.

Weitere Differentialdiagnosen:
- Morbus Hirschsprung
- Lageanomalien mit überschüssiger Darmschlingenbildung
- Endometriose
- Adnextumor
- Hypothyreose
- Hypokaliämie

Zum Fallbeispiel
Bei der Patientin konnte endoskopisch und mit Hilfe einer Doppelkontrast-Röntgendarstellung Erkrankungen des Dickdarms ausgeschlossen werden. Wie bereits die Anamnese nahelegt, handelt es sich um eine habituelle Obstipation. Es wurde eine ausführliche Erörterung und Beratung durchgeführt und die Patientin angewiesen, die oben geschilderten Maßnahmen konsequent durchzuführen, insbesondere eine Ernährungsumstellung vorzunehmen. Besonderer Wert wurde in der Beratung darauf gelegt, die Patientin von der relativen Ungefährlichkeit der Störung zu überzeugen.

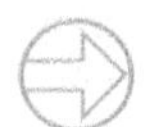

22.11.6 Allgemeine anliegenbezogene Maßnahmen

Obstipation ist ein Symptom vielfältiger Störungen. Solange funktionelle Ursachen zugrunde liegen, steht die verhaltens- und verhältnistherapeutische Beeinflussung des Patienten im Vordergrund. Insbesondere bei schon langjährigen Laxantienabusus ist dieses häufig fast nicht möglich und scheitert am Durchhaltevermögen der Patienten. Eine Umstellung der Stuhlgewohnheiten ist nur über ein längeres Training möglich. Evtl. sollte auch die Hinzuziehung einer Ernährungsberaterin erwogen werden. Durch längere Gespräche könnte ein angstfreier Umgang mit den Körperfunktionen erreicht werden.

Anders geartet ist das Vorgehen bei der durch Organerkrankung bedingten Obstipation, wobei das Vorgehen durch die Erkrankung selbst vorgeschrieben ist. Bei der Divertikulose und der Divertikulitis steht neben der

Akutbehandlung die Umstellung der Eß- und Lebensgewohnheiten des Patienten im Vordergrund. Arbeitsunfähigkeiten sind bei der Divertikulitis häufiger. Nach einer Operation einer chronischen Divertikulitis ist häufig ein Rehabilitationsverfahren angezeigt, eine Berentung selbst jedoch nicht notwendig.

Beim Kolon- oder Rektumkarzinom ist die Prognose und die Arbeitsfähigkeit des Patienten abhängig von der Frühzeitigkeit der Diagnosestellung und dem damit verbundenen Umfang der malignen Erkrankung. Bei kleineren Tumoren beträgt die 5-Jahres-Überlebensrate über 70 %. Längere Arbeitsunfähigkeiten sind durch die Art dieser Erkrankung bedingt. Postoperativ wird häufig eine Rehabilitationsmaßnahme durchgeführt, eine intensive Führung des Patienten, insbesondere der Anus-praeter-Träger, durch den Hausarzt ist sehr wichtig. Eine Berentung nach Umfang der Erkrankung ist häufig erforderlich.

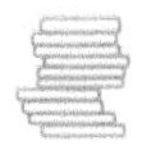

Literaturhinweise

Hafter E (1988) Praktische Gastroenterologie, 7. Aufl. Thieme, Stuttgart New York

Krück F, Kaufmann W, Bunte H, Gladtke E, Tölle R (1989) Therapie-Handbuch, 3. Aufl. Urban & Schwarzenberg, München

Siegenthaler W, Kaufmann W, Hornbostel H, Waller HD, (Hrsg) (1987) Lehrbuch der Inneren Medizin, 2. Aufl. Thieme, Stuttgart New York

Wolff HP, Weihrauch TR (Hrsg) (1990) Internistische Therapie, 8. Aufl. Urban & Schwarzenberg, München

23 Die Harnorgane betreffende Anliegen

23.1 Blasenschwäche/Unwillkürlicher Harnabgang

S.H. Schug

Vorbemerkung

Nach aktuellen Schätzungen leiden ungefähr 5 % der erwachsenen Bevölkerung an gelegentlichem oder regelmäßigem unwillkürlichem Harnabgang. Im Vergleich zu der oben genannten Zahl wird die Häufigkeit des Symptoms in der an vielen Stellen dieses Lehrbuch zitierten EVaS-Studie weit unterschätzt. Lediglich bei den Kontakten mit Urologen wurde diese Beschwerde von 4 % der Patienten genannt, bei Allgemeinärzten liegt diese Häufigkeit unter 1 %. Harninkontinenz wird somit von den Betroffenen auch dem behandelnden Hausarzt gerne verschwiegen.

Man sollte daher Fragen nach unwillkürlichem Harn- (und Stuhl-)abgang im Rahmen von Erstanamnesen oder bei Neuerkrankungen möglichst routinemäßig in die Anamneseerhebung integrieren. Dies ist vor allem bei älteren Patienten wichtig, da sie einerseits eher dazu neigen, Beschwerden und Krankheitszeichen zu verschweigen, andererseits bei ihnen Inkontinenz häufiger als bei jungen Erwachsenen auftritt.

Inzwischen wird versucht, der Tabuisierung der Inkontinenz durch gezielte Aufklärung und Öffentlichkeitsarbeit zu begegnen (z.B. durch die „Gesellschaft für Inkontinenzhilfe e.V."). Für die Hausarztpraxis empfehlen sich Handzettel, die Patienten über Inkontinenz aufklären und sie ermuntern, ihren Arzt von ihren diesbezüglichen Beschwerden zu unterrichten.

Im mittleren Erwachsenenalter sind Frauen wesentlich häufiger als Männer von Harninkontinez betroffen. Bei alten Menschen nimmt die Wahrscheinlichkeit einer Harninkontinenz insgesamt zu, wobei in dieser Altersgruppe Frauen und Männer in gleichem Maße betroffen sind. Bei weiblichen Patienten liegt die Ursache häufig in den mit (wiederholten) Geburten einhergehenden muskulären Veränderungen des Beckenbodens, bei alten Menschen spielen zusätzlich lokale Alterungsprozesse des Ausscheidungsapparates, hirnorganische Abbauprozesse und neurologische Ausfälle eine entscheidende Rolle.

Die kindliche Enuresis unterscheidet sich in vielen Punkten von der Harninkontinenz des Erwachsenen. Von kindlicher Harninkontinenz sollte nur bei umschriebenen organischen (urologischen oder neurologischen Veränderungen) gesprochen werden. Der Enuresis wurde ein eigener

Abschnitt (s.u.) gewidmet. Die differentialdiagnostischen Überlegungen in den Abschnitten 23.1.2–23.1.4 des Kapitels beziehen sich auf Erwachsene.

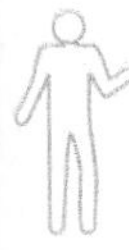

23.1.1 Fallbeispiel

Eine 78jährige Patientin wird nach etwa 14tägiger stationärer Behandlung wegen eines Schlaganfalls nach Hause entlassen.

Beim Hausbesuch weist die Tochter, die die Pflege übernommen hat, den Hausarzt auf die Harninkontinenz ihrer Mutter hin und fragt, ob dies nun immer so bleiben werde.

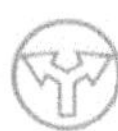

23.1.2 Differentialdiagnostisches Grobraster

Vorübergehende (funktionelle) Harninkontinez

- Akuter Verwirrheitszustand
- Immobilisierung
- Stuhlimpaktierung/Kotsteine
- Harnwegsinfektion
- Stoffwechselstörungen (Hyperkalziämie, Hyperglykämie)
- Medikation (Sedativa, Anticholinergika, α-adrenerge Agonisten und Anti-Agonisten, Ca-Antagonisten)

Dranginkontinenz (Urgeinkontinenz) bie Instabilität des Blasenmuskels (Detrusor)

- Verminderte zentralnervöse Hemmung (M. Alzheimer, M. Parkinson u.a.)
- Störung der hemmenden Innervation auf spinaler Ebene (Halsmarkschädigung u.a.)
- Erkrankungen der Blasenwand (Interstitielle Cystitis, Strahlenblase, Blasentumor u.a.)

Streßinkontinez

- Beckenbodenschwäche durch Überdehnung bei Geburten, altersbedingte Erschlaffung oder Verletzung bei chirurgischen Eingriffen
- Atrophische Urethitis, Vaginitis u.a.
- Streßbedingte Detrusorstörung (zeitlicher Abstand zwischen „Streß" und Harnabgang, wird wie Urgeinkontinenz behandelt)

Überlaufblase (Paradoxe Inkontinenz)

- Abflußhindernis (Prostata-Hypertrophie, Urethrastriktur)

- Neuropathische Blase (Periphere Neuropathie bei Diabetes, Tabes Dorsalis, Vitamin B_{12}-Mangel, Bandscheibenvorfall oder andere Nervenläsionen)
- Rückenmarksschädigung (Spondylose, Tumor)
- Zerebrale Erkrankungen

Mechanische Inkontinenz

- Angeborene Mißbildungen
- Operationsbedingte interne und externe Sphinkterläsionen
- Vesikovaginale, ureterovaginale, vesikoperineale u.a. Fisteln nach OP, Bestrahlung

23.1.3 Primärdiagnostik

Art und Ursache einer Harninkontinenz lassen sich bereits weitestgehend aus der Anamnese ableiten. Tabelle 23.1 zeigt ein ausführliches anamnestisches Programm.

Auf eine Störung der Speicherfunktion des unteren Harntraktes deutet auch vor Bestehen einer manifesten Harninkontinenz eine klinische Symptomatik mit Pollakisurie, imperativem Harndrang und Nykturie ggf. mit Enuresis hin.

Anamnestische Angaben

- Alte Menschen: Akute Allgemeinerkrankung, Krankenhauseinweisung, Umgebungswechsel, Medikationswechsel, Verwirrheitszustand etc. bei funktioneller Harninkontinenz (passager)
- Sehr plötzlich auftretender Harndrang, die Toilette kann nicht mehr rechtzeitig erreicht werden: bei Dranginkontinenz bzw. Urgeinkontinenz
- Abgang von Urin bei Erhöung des intraabdominellen Drucks (Husten, Lachen, Niesen) und körperlichen Anstrengungen bei Streßinkontinenz (Sphinkterinsuffizienz)
- ***Frauen:*** Mehrere und schwere Geburten und gynäkologische Operationen in der Vorgeschichte, Adipositas
  Männer: Prostata-OP und operative Eingriffe am Beckenboden bei Streßinkontinenz (Sphinkterinsuffizienz)
- Ständiger Urinabgang in kleinen Mengen (Harntröpfeln etc.) bei „Überlaufblase" (paradoxe Harninkontinenz) oder bei Fisteln
- Vollkommen unbewußter Urinabgang ohne die Möglichkeit, normal Wasser zu lassen bei Reflexinkontinenz (z.B. bei Querschnittslähmung u.a. Rückenmarkserkrankungen)

Tabelle 23.1. Anamnestisches Standardprogramm bezüglich Harninkontinenz/Enuresis. (Aus Asbach und Ikinger 1985)

Dauer und mögliche auslösende Ereignisse für die Harninkontinenz/Enuresis

- Seit wann verlieren Sie Urin?
- Besteht ein zeitlicher Zusammenhang mit einem besonderen Ereignis (nach einer Geburt, nach einer Unterleibsoperation, mit den Wechseljahren)
- Wie viele Kinder haben Sie geboren?
- Hatten Sie Unterleibsoperationen (welche)?
- Nehmen Sie Hormonpräparate?

Schwere der Harninkontinenz

- Wie oft verlieren Sie Urin (selten, gelegentlich, täglich, dauernd, tags und nachts)?
- Wie groß ist die ungewollt abgehende Urinmenge (einige Tropfen, größere Mengen)?
- Wie oft müssen Sie die Unterwäsche wechseln (einmal täglich, mehrmals täglich)?
- Benötigen Sie Vorlagen/Binden (Anzahl)?
- Sind die Vorlagen/Binden beim Wechseln gelegentlich trocken, feucht, immer naß, vollständig durchnäßt?

Auffälligkeiten des Miktionsverhaltens

- Können Sie die Blase unabhängig von der Inkontinenz noch normal entleeren?
- Haben Sie Schmerzen beim Wasserlassen, nach dem Wasserlassen?
- Wie oft entleeren Sie Urin (tagsüber/nachts)?
- Werden Sie nachts wach, weil Harndrang besteht?
- Verlieren Sie im Schlaf unbemerkt Urin?
- Können Sie bei Aufkommen von Harndrang noch warten, oder müssen Sie sofort die Toilette aufsuchen?
- Verlieren Sie auf dem Weg zur Toilette Urin?
- Entsteht das Harndranggefühl immer sehr plötzlich?
- Können Sie den Harndrang bewußt unterbrechen?
- Haben Sie nach dem Wasserlassen das Gefühl, daß die Blase leer ist?

Unfälle, internistische und neurologische Allgemeinerkrankungen

- Hatten Sie einen Unfall, eine Verletzung?
- Leiden Sie an Lähmungserscheinungen?
- Besteht ein Taubheitsgefühl?
- Verspüren Sie den Füllungszustand der Blase?
- Bestehen „Nervenentzündungen"?
- Sind Sie Diabetiker?
- Leiden Sie an Durchblutungsstörungen?

Körperliche Untersuchungsbefunde

Die körperliche Untersuchung des harninkontinenten Patienten umfaßt eine gründliche Erhebung internistischer, neurologischer, gynäkologischer und urologischer Untersuchungsbefunde.

- Fieber, Exsikkose etc. bei aktuten Allgemein- oder Harnwegsinfekten
- Enge der äußeren Harnröhrenöffnung, Stuhlimpaktierung, Kotsteine bei Dranginkontinenz bzw. Urgeinkontinenz

- Zystozele oder sonstige Formen des Beckenbodenbruches (ggf. beim Pressen und Husten sichtbar werdend) bei Streßinkontinenz
- Im unteren Bauchraum vergrößert tastbare Blase bei paradoxer Harninkontinenz („Überlaufblase“) mit Abflußhindernis oder bei atoner, neuropathischer Blase
- Sensible und motorische neurologische Ausfälle, Zeichen der diabetischen Neuropathie, Hinweise auf neurologische Systemerkrankungen wie M. Parkinson bei paradoxer Harninkontinenz („Überlaufblase“)
- Komplette sensible und motorische neurologische Ausfälle (s.o.) bei „Reflexinkontinenz“ als extremer Form der paradoxen Harninkontinenz bei neuropathisch gedehnter Blase mit nur noch rein reflektorischer – ohne Beteiligung des ZNS – ablaufender Entleerung
- Ständiger Urinabgang in kleinen Mengen (Harntröpfeln etc.) bei „Überlaufblase“ oder bei Fisteln

Technische Untersuchungsbefunde
- Pathologischer Urinbefund (Bakteriurie, Leukozyturie, Erythrozyturie) bei Harnwegsinfekt mit sekundärer Harninkontinenz
- Sonographischer Nachweis von Restharn bie Ausscheidungshindernis (Prostatahypertrophie, sonstige Urethraeinengungen
- Sonographischer Nachweis eines stark vergrößerten Nierenbeckenkelchsystems bei Abflußhindernis mit inkomplettem Harnverhalt und Überlaufblase
- Sonographischer Nachweis einer stark vergrößerten Blase bei paradoxer Harninkontinenz („Überlaufblase“) mit Abflußhindernis oder atoner, neuropathischer Blase
- Verminderte quantitative Urinausscheidung (Uroflowmetrie) bei Einengungen der Urethra

23.1.4 Entscheidung über nachfolgende Maßnahmen

- ***Sofortige Krankenhauseinweisung*** bei
  - Verdacht auf akuten Harnverhalt und Unmöglichkeit der Katheterisierung
  - massiver fortbestehender Makrohämaturie (intravesikale Blutung)
- ***Weiterverweisung zum Urologen*** bei jedem Verdacht auf ein Abflußhindernis sowie bei verschiedenen Formen der persistierenden Harninkontinenz zur urologischen Spezialdiagnostik (Uroflowmetrie, Ausscheidungsurogramm, Miktions-Zysto-Urogramm, Beckenboden-Elektromyographie, Urethro-Zystoskopie u.a.)
- ***Weiterverweisung zum Gynäkologen*** bei Verdacht auf Streßinkontinenz zur Diagnosesicherung und Klärung einer Operationsindikation; ggf. auch zur Abklärung des Verdachts auf atrophische Urethritis und andere gynäkologische Erkrankungen je nach eigener Erfahrung
- ***Weiterverweisung zum Neurologen*** bei neurologischen Ausfällen

- ***Weiterverweisung zum Diabetologen*** bei Verdacht auf diabetische Neuropathie mit neuropathischer atoner Blase
- ***Weiterverweisung zum kardiologischen Spezialisten*** bei massiver Nykturie als Hinweis auf dekompensierte Herzinsuffizienz
- ***Weiterverweisung zur Übungs- und ggf. Biofeedbackbehandlung*** bei leichteren Formen der Streßinkontinienz sowie bei motorischer Dranginkontinenz nach Ausschluß bzw. Behandlung begünstigender Grunderkrankungen.
- ***Erweiterte psychosoziale Anamnese*** und ggf. Beratung oder Weiterverweisung an Psychotherapeuten, wenn Harninkontinenz oder Enuresis als Symptome schwerer psychischer Belastungen und neurotischer Persönlichkeitsstörungen aufzufassen sind.
- Abwartendes Offenlassen bei einmaligen Ereignissen im Rahmen besonderer Belastungen ohne Hinweise auf gynäkologische oder urologische Erkrankungen

DD 23.1.5 Differentialdiagnostik

Drang bzw. Urgeinkontinenz

Ätiologie/Pathogenese. Bei der idiopathischen Form der Drang- oder Urgeinkontinenz liegt eine motorische Detrusorhyperaktivität vor, die
- von einer neurogenen Hyperaktivität im Sinne einer spastischen Blasenlähmung (Reflexinkontinenz) bei traumatischen, entzündlichen, tumorösen und degenerativen Erkrankungen des Nervensystems,
- von einer symptomatisch-reaktiven Form bei Entzündungen des unteren Harntraktes, intravesikalen Obstruktionen, Tumoren der Blase und Prostata oder intravesikalen/intravaginalen Fremdkörpern

abgegrenzt werden kann.

Epidemiologie. Die Prävalenz der Harninkontinenz insgesamt wird mit etwa 5 % angegeben, wobei die Schätzungen für ältere Menschen, die zu Hause lebern, von 5–15 % Prävalenz der Harninkontinenz ausgehen. Bei Bewohnern von Alten- oder Pflegeheimen wird diese Rate mit 45–50 % angegeben.

Bei älteren Menschen überwiegt die Urgeinkontinenz mit 70 % der Fälle. Ihr Auftreten wird durch neurologische Erkrankungen wie M. Alzheimer, zerebrale Ischämien (ITA, Apoplex) und Tumoren begünstigt bzw. ausgelöst. Daneben werden die Regelungsmechanismen der Blasenfüllung und -entleerung auch in Maßen durch natürliche Alterungsprozesse beeinträchtigt.

Klinik. Kennzeichnend ist ein plötzlich einsetzender, imperativer Harndrang, der ein rechtzeitiges Erreichen der Toilette unmöglich macht.

Sicherung der Diagnose. Die Diagnose einer Dranginkontinenz kann häufig allein aufgrund der typischen Anamnese gestellt werden – eine genaue

Quantifizierung der muskulären Hyperaktivität und der definitive Ausschluß von lokalen oder neurologischen Zusatzerkrankungen bedarf des Spezialistenkonsils.

Therapie und Verlaufskontrolle. Substanzen der Wahl zur Behandlung einer Detrusorhyperaktivität sind Anticholinergika (Tabelle 23.2).

Aufgrund der anticholinergen Wirkung der genannten Pharmaka kann es zu Mundtrockenheit u.a. systemischen Nebenwirkungen kommen. Bei Patienten mit Ausflußbehinderung (Einengung der Urethra), Störungen der Blasenkontraktilität und bei Diabetikern kann es zur Harnretention kommen. In seltenen Fällen kann – insbesondere bei Alzheimer-Patienten – ein akuter Verwirrheitszustand (Durchgangssyndrom) ausgelöst werden. Ggf. kann auch ein Therapieversuch mit niedrig dosiertem Nifedipin (Adalat® 2–3 × 10 mg) durchgeführt werden.

Auch das trizyklische Antidepressivum Imipramin (Tofranil®) hat eine anticholinerge Wirkkomponente, sollte jedoch aufgrund der stärker ausgeprägten kardialen Nebenwirkungen nur in Ausnahmefällen eingesetzt werden.

Streßinkontinenz

Ätiologie/Pathogenese. Die Streßinkontinenz beruht auf einer Partialinsuffizienz des Blasensphinkters und des umgebenden Bindegewebes (Beckenbodenveränderungen bis hin zum Prolaps). Diese Veränderungen können bei Frauen auf einem relativen Östrogenmangel und auf vorausgegangene schwere Geburten und/oder Operationen, bei Männern auf Operationen zurückgeführt werden.

Begünstigt wird das Auftreten einer Streßinkontinenz auch durch Adipositas und chronischen Husten.

Epidemiologie. Streßinkontinenz wird überwiegend bei Frauen des mittleren und höheren Erwachsenenalters beobachtet. Bei Frauen im Klimakterium wird eine vermutlich hormonell bedingte vorübergehende Streßinkontinenz beobachtet.

Tabelle 23.2 Behandlung der Detrusorhyperaktivität (Dranginkontinenz)

Generic Name	Handelsnamen	Wirkprinzip	Dosierung/die
Oxybutynin	Dridase®	Anticholinergikum	2–3 × 5 mg
Propanthelin	Corrigast®	Anticholinergikum	3 × 15 mg
Methantelin	Vagantin®	Anticholinergikum	3–4 × 50–100 mg
Emepronium	Uro-Riprin®	Anticholinergikum	3 × 200 mg
Flavoxat	Spasuret®	Anticholinergikum/ Spasmolytikum	3–4 × 200 mg

Klinik. Kennzeichnend ist der unwillkürliche Harnabgang beim Husten, Niesen, Heben usw., wobei 3 Schweregrade unterschieden werden:

- I Harnverlust nur bei schwerer körperlicher Belastung (Heben, Husten, Sport)
- II Harnverlust schon unter leichten körperlichen Belastungsbedingungen (Aufstehen, Umhergehen)
- III Harnverlust auch im Liegen

Sicherung der Diagnose. Eine Streßinkontinenz läßt sich durch einfache Provokationstests nachweisen, z.B. kann der Patient (bei gefüllter Blase) mit einer kleinen Vorlage versehen zum Pressen oder Husten aufgefordert werden, wobei bei Streßinkontinenz einige Tropfen oder größere Mengen Urin abgehen.

Die Schweregrade der Sphinkterinsuffizienz lassen sich auch anhand eines Urethradruckprofiles quantifizieren und klassifizieren, wobei die leichteren Formen der Harninkontinenz ein in Ruhe normales oder nahezu normales, die schweren Formen ein bereits in Ruhe verändertes Urethradruckprofil aufweisen.

Therapie und Verlaufskontrolle. Leichtere Formen der Streßinkontinenz können durch physikalische Maßnahmen gebessert werden: Neben einer einfachen Beckenbodengymnastik wurden inzwischen differenzierte Verfahren entwickelt: Durch das Tragen sogenannter Vaginal-Koni (Femina®) steigenden Gewichts und durch spezielle Biofeedbackprogramme mit elektronischer Rückmeldung der muskulären Anspannung kann die Beckenbodenmuskulatur gezielt auftrainiert werden.

Die medikamentöse Therapie besteht in der Postmenopause in der Gabe von Östrogenpräparaten. Daneben komen auch α-Adrenergika wie Midodrin (Gutron®) zum Einsatz.

Schwere Formen der weiblichen Streßinkontinenz gehen typischerweise mit einem funktionellen „Beckenbodenbruch" mit Descensus uteri, einem Tiefertreten von Blase (Zystozele) und ggf. Rektum (Rektozele) einher.

Hier ist ein operatives Vorgehen mit Fixierung von Blasenboden und Rektum sowie Bildung einer Dammplastik indiziert (dabei Hysterektomie in Abhängigkeit von Lebensalter und Kinderwunsch der Patientin).

Sofern die Harninkontinenz für die Operationsindikation entscheidend ist, müssen andere Inkontinenzursachen durch differenzierende urologische Untersuchungen ausgeschlossen werden. Eine Dranginkontinenz wird durch die Beckenbodenplastik nicht gebessert!

Enuresis/Unwillkürlicher Harnabgang bei Kindern

Ätiologie/Pathogenese. Von einer Enuresis kann sinnvoll erst ab Beginn des 5. Lebensjahres gesprochen werden, da der Zeitpunkt des „Trockenwerdens" individuell sehr variabel ist. Von einer ***primären Enuresis*** spricht man, wenn ein Kind nie völlig trocken wurde (verspätetes Trockenwerden), von einer

sekundären Enuresis, wenn ein zuvor bereits trockenes Kind wieder einzunässen beginnt.

Organische Ursachen werden in 1–2 % der Fälle gefunden und bestehen meist in Harnwegsinfektionen. Daneben können auch kongenitale Anomalien (z.B. ektop einmündende Ureteren), Nervenläsionen, Diabetes mellitus und andere Erkrankungen das Bild einer Enuresis erzeugen. In diesen Fällen sollte man jedoch eher von einer kindlichen Harninkontinenz sprechen.

Eine *primäre Enuresis* ist als Entwicklungsverzögerung aufzufassen und bildet sich meist spontan zurück. In Einzelfällen finden sich begleitend Schlafstörungen (z.B. Pavor nocturnus) oder familiäre Probleme.

Eine *sekundäre Enuresis* tritt zumeist nach einzelnen besonders belastenden Lebensereigenissen bzw. Veränderung der Lebensumstände oder im Rahmen einer allgemein gestörten psychosozialen Entwicklung des Kindes auf. Wie andere Verhaltensauffälligkeiten weist die Enuresis in diesen Fällen auf belastete familiäre und sonstige soziale Umgebungsbedingungen hin.

Epidemiologie. Nächtliches Einnässen wird bei 30 % der 4jährigen, bei 10 % der 6jährigen, bei 3 % der 12jährigen und bei 1 % der 18jährigen gesehen. Jungen sind häufiger betroffen als Mädchen.

Klinik. Als Enuresis bezeichnet man einen tags und nachts auftretenden unkontrollierten Harnabgang bei ansonsten normaler Miktion. Wird tags und nachts durchgängig eingenäßt, so liegt im allgemeinen eine organisch bedingte Harninkontinenz vor, die zumeist durch Harnwegsentzündungen, Harnröhrenverengungen und Anomalien wie urethrovesikalen Reflux oder ektopisch einmündende Ureteren bedingt ist.

Sicherung der Diagnose. Jede Form nicht nur vorübergehenden Einnässens muß weiter abgeklärt werden. Eine sorgfältige Anamnese und körperliche Untersuchung wird ergänzt durch eine Urin-Stix-Untersuchung sowie eine Urinkultur. Wenn nach ausbehandeltem Harnwegsinfekt die Symptome fortbestehen bzw. ein rasches Rezidiv des Harnwegsinfektes auftritt, muß eine fachurologische Untersuchung (Uroflow, Sonographie, ggf. Urogramm u.a.) erfolgen.

Insbesondere bei der sekundären Enuresis gehört eine erweiterte psychosoziale Anamnese zur Basisdiagnostik. Je nach Problemlage empfiehlt sich eine Beratung der Bezugsperson, eine Familien- oder eine Kindertherapie. Von vorschnellen Schuldzuweisungen an die Bezugsperson sollte jedoch abgesehen werden, zumal sie eine tatsächlich gestörte „Mutter-Kind-Beziehung" zusätzlich belasten ohne Bezugsperson und Kind damit zu helfen.

Therapie und Verlaufskontrolle. Nach Ausschluß organischer Ursachen können verschiedene verhaltensorientierte Therapieansätze zum Einsatz kommen:

- ***Motivation und Beratung***
  - Das Kind übernimmt eine aktive Rolle, indem es nasse und trockene Nächte selbst in einen Kalender einträgt, direkt mit dem Arzt spricht,

vor dem Schlafengehen zur Toilette geht und selbst Kleidung und Bettwäsche wechselt, wenn es eingenäßt hat.
- Es werden 2–3 h vor dem Schlafengehen keine Flüssigkeiten mehr getrunken.
- Strafen werden nicht angewandt und die Eltern versuchen, keine ärgerlichen Reaktionen mehr zu zeigen.
- Trockene Nächte werden durch besondere Hervorhebung im Kalender oder andere Vergünstigungen belohnt.
- Im Beratungsgespräch wird über die Häufigkeit und Alltäglichkeit des Einnässens und die gute Rückbildungstendenz aufgeklärt, um dem Kind Scham und Schuldgefühl zu nehmen.

- ***Blasentraining***
  Wenn eine zu kleine Blase als Ursache des Einnässens angenommen wird, wird das Kind zu systematischem Training angeleitet: Am Vormittag werden größere Flüssigkeitsmengen getrunken. Beim Auftreten von Harndrang wird dieser zunächst für Sekunden, später für Minuten unterdrückt. Eine weitere Technik ist das willkürliche Unterbrechen des Wasserlassens.
- ***Elektronische Weck- und Alarmsyteme***
  In schweren Fällen kan ein bedingter Reflex durch die Verwendung von sog. Klingelhosen ausgebaut worden. In diesen Systemen wird von einem Feuchtigkeitssensor ein akustisches Wecksignal ausgelöst. Nach mehrwöchiger Anwendung können so auch schwere Fälle völlig geheilt werden. Diese Methode sollte jedoch nicht kritiklos angewandt werden, da ggf. zugrundeliegende persönliche oder familiäre Konflikte zu Lasten des Kindes verdeckt bleiben. In solchen Fällen kann mit der Ausbildung anderer Verhaltensauffälligkeiten (Symptomverschiebung) gerechnet werden.
- ***Medikamentöse Behandlung***
  Eine medikamentöse Behandlung der kindlichen Enuresis kann bei den guten Erfolgschancen anderer Verfahren nur als ultima ratio angesehen werden. In diesen Fällen gibt man das Antidepressivum Imipramin (Tofranil®) beginnend mit 10 mg (Tofranil® mite) eine Stunde vor dem Schlafengehen. Die Dosis kann bei 5–7jährigen auf max. 20 mg/die, bei 8–14jährigen auf max. 50 mg/die gesteigert werden. Falls die Behandlung überhaupt anspricht, ist mit einer Symptomverbesserung bereits in der 1. Woche zu rechnen.

Zum Fallbeispiel

Die Patientin war im Rahmen des akuten zerebrovaskulären Ereignisses inkontinent geworden und bereits am Aufnahmetag mit einem Harnkatheter versorgt worden. Dieser Katheter wurde erst nach 14 Tagen wieder entfernt.

Wie die ausführliche Fremd- und Eigenanamnese ergab, hatte zuvor eine mäßige Pollakisurie und ansatzweise ein imperativer Harndrang bestanden. Eine Untersuchung in Steinschnittlage ergibt keinen Hinweis auf eine Streßinkontinenz.

Unter der Arbeitsdiagnose einer funktionellen Inkontinenz wird zunächst auf eine weitere differenzierende Diagnostik verzichtet. Neben der vorübergehenden Gabe eines Anticholinergikums wird mit Mutter und Tochter ein Toilettentraining abgesprochen, das für die nächsten 2 Wochen streng einzuhalten ist.

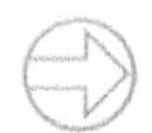

23.1.6 Allgemeine anliegenbezogene Maßnahmen

Das Bestehen bzw. die Diagnose einer Inkontinenz stellen den Patienten und seine Familie bzw. sein soziales Umfeld vor schwerwiegende Probleme. Der primärärztlich tätige Kollege sollte daher allen unmittelbar Beteiligten die Entstehung, den Verlauf und die Prognose der Harninkontinenz genau erläutern.

Vorhandene Möglichkeiten einer kausalen oder symptomatischen Therapie sollten auch schon vor einer endgültigen Diagnosesicherung aufgegriffen werden, um den Patienten und seine Familie schnellstmöglich zu entlasten.

Eine physikalische Therapie – entweder als alleinige Übungsbehandlung oder unterstützt durch besondere Hilfsmittel (Femina®-Koni) oder durch die Rückmeldung von Muskelanspannung (Biofeedbackverfahren) – bietet sich bei leichteren Formen der Streßinkontinenz sowie bei der Dranginkontinenz an. Beim bettlägerigen Patienten zu Hause oder im Pflegeheim können systematische Verhaltensprogramme angewendet werden. Zur verhaltensorientierten Behandlung der Harninkontinenz s. Tabelle 23.3.

Bei schwereren Formen der Streßinkontinenz ist die Indikation eines operativen Eingriffs zu prüfen, schwerere Formen der Dranginkontinenz werden ergänzend medikamentös behandelt.

Bei einer Vielzahl von Erkrankungen können Windeln und Vorlagen von den Krankenkassen finanziert werden und sollten somit – wo nötig – vom Hausarzt verordnet werden. Von der Industrie werden inzwischen eine Vielzahl von Materialen für alle Formen und Ausprägungen der Harn- und Stuhlinkontinenz hergestellt (s. einschlägiges Prospektmaterial).

Entscheidend ist es, dem Patienten die Rückgewinnung eines größtmöglichen Sicherheitsgefühls zu ermöglichen, da nur so ein sozialer Rückzug verhindert werden kann.

Im Falle einer Harnverhaltes oder bei Überlaufblase ist ein Einmal- oder die vorübergehende Anlage eines Dauerkatheters indiziert. Eine darüber hinausgehende Dauerkatheterisierung ist soweit irgend möglich zu vermeiden, da hiermit Restpotentiale der Kontinenzerhaltung verloren gehen und erhebliche Gefahren durch aszendierende Infektionen heraufbeschworen werden. Ggf. ist mit dem urologischen Fachkollegen die Indikation zur Anlage eines suprapubischen Dauerkatheters (Cystofix®) zu klären.

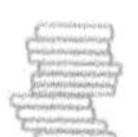

Literaturhinweise

Sökeland J (1987) Urologie, 10. Aufl. Thieme, Stuttgart New York

Asbach HW, Ikinger U (1985) Der Nieren- und Harnwegskranke. Hippokrates, Stuttgart

ıbelle 23.3. Verhaltensmedizinische Behandlung der Harninkontinenz. (Nach Ouslander 1990)

Initiative bei	Methode	Definition	Inkontinenzarten	Erläuterungen
Patient	Beckenbodentraining	Wiederholte Anspannungen der Beckenbodenmuskulatur	Streßinkontinenz	• Verlangt ausreichende muskuläre Ausgangsfunktion und Motivation • kann mit Biofeedback kombiniert werden
	Biofeedback	Rückmeldung von Drucksignalen aus Blase, Rektum oder Vagina zum Training von Beckenbodenkontraktionen bei gleichzeitiger Entspannung der Bauch- und Blasenmuskulatur	Streßkontinenz Dranginkontinenz	• Verlangt ausreichende Ausstattung und entsprechend ausgebildetes Personal • relativ invasive Methode • Verlangt ausreichende kognitive und physische Fähigkeiten sowie Motivation
	Verhaltenstraining	Verwendung von ausgewählten Komponenten der Biofeedverfahren (Drucksignale aus der Blase), Beckenboden- und andere Übungen	Streßinkontinenz Dranginkontinenz	• erfordert einen speziell ausgebildeten Therapeuten sowie ausreichende kognitive und physische Fähigkeiten sowie Motivation
	Blasentraining	Zunehmende Verlängerung oder Verkürzung des Intervalls zwischen zwei Urinentleerungen, ergänzt durch Zusatztechniken wie fließendes Wasser, suprapubisches Klopfen, vollständige Entleerung der Blase durch Vorbeugen und suprapubischen Druck u.a., intermittierende Katheterisierung	Akute Inkontinenz (z.B. nach Dauerkatheterisierung mit resulierender Urge- oder Überlaufinkontinenz, nach Apoplex)	• Ziel ist die Wiederherstellung eines normalen Rhythmus der Harnentleerungen • Verlangt ausreichende kognitive und physische Fähigkeiten sowie Motivation
Pflegeperson	Toilettentraining	Patient wird nach festem Schema zur Toilette gebracht, zum Wasserlassen aufgefort, Hilfstechniken (s.o.) können ergänzend eingesetzt werden	Dranginkontinenz und funktionelle Inkontinenz	• Das Einnässen soll verhindert werden • Kann bei Patienten mit eingeschränkten kognitiven und physischen Funktionen eingesetzt werden. • Verlangt die Verfügbarkeit von Pflegepersonal oder einer Pflegeperson und deren Motivation
	Konditionierungstraining	Patient wird nach variablem Schema zur Toilette gebracht, Einsatz von Verfahren des operanten Konditionierens (positive Verstärkung und zusätzlicher Techniken)	Dranginkontinenz und funktionelle Inkontinenz	• Das Einnässen soll verhindert werden • Kann bei Patienten mit eingeschränkten kognitiven und physischen Funktionen eingesetzt werden • Verlangt die Verfügbarkeit von Pflegepersonal oder einer Pflegeperson und deren Motivation

ıelle: Ouslander JG (1990) Urinary incontinence. In: Hazzard WR, Andres R, Bierman EL, Blass JP (eds) Principles of geriatric medicine and gerontology. cGraw-Hill, New York

Fischer GC (1991) Inkontinenz. In: Fischer GC (Hrsg) Geriatrie für die hausärztliche Praxis. Springer, Berlin, Heidelberg, S. 439–452

Goodson JD (1987) approach to incontinence and other Forms of Lower Urinary Tract Dysfunction. In: Goroll AH, May LA, Mulley AG jr. (eds): primary Care Medicine. Lippincott, Philadelphia

Minaker K, Rowe J (1987) Clinical Problems in Geriatrics. In: Branch WT (ed) Office practice of Medicine. Saunders, Philadelphia

Ouslander JG (1990) Urinary Incontinence. In: Hazzard WR, Andres, R, Bierman EL, Blass JP (eds) principles of Geriatric Medicine and Gerontology. McGraw-Hill, New York

Thüroff JW (1992) Medikamentöse Therapie bei Harninkontinenz. Den überaktiven Detrusor dämpfen. Ärztliche Praxis vom 7.3.1992

23.2 Blut im Urin

K. Jentzsch

Vorbemerkung

Der Patient, der Blut in seinem Urin bemerkt, sucht in der Regel umgehend einen Arzt auf, um die Ursache abklären zu lassen. Bei diesem Patientenanliegen handelt es sich um eine Makrohämaturie. Der Blutverlust ist meist gering. Schon wenige Tropfen Blut reichen aus, die Urinmenge einer gefüllten Blase blutig zu verfärben. Als ursächliche Erkrankungen kommen für eine Makrohämaturie die intestitielle Nephritis, das Harnsteinleiden, der untere Harnwegsinfekt (Zystitis) sowie Neoplasien der Niere und der ableitenden Harnwege in Frage.

Das Patientenanliegen Blut im Urin ist solange als Zeichen einer malignen Erkrankung der Nieren und der ableitenden Harnwege anzusehen, bis durch diagnostische Abklärung das Gegenteil bewiesen ist.

Von den erwähnten ursächlichen Erkrankungen für eine Makrohämaturie werden im Rahmen des Patientenanliegens Blut im Urin der untere Harnwegsinfekt sowie die Neoplasien der Nieren und der ableitenden Harnwege abgehandelt. Zur Beschreibung der Krankheitsbilder interstitielle Nephritis und Harnsteinleiden wird auf das Patientenanliegen Nierenschmerzen (Kap. 23.5) verwiesen.

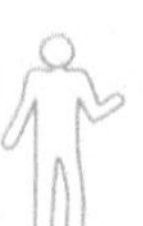

23.2.1 Fallbeispiel

Eine 43jährige Patientin kommt in die Sprechstunde und klagt über Blut im Urin. Sie habe vor 24 h erstmals die Makrohämaturie festgestellt und sie sei seitdem bei etwa 6–8 Miktionen aufgetreten. Eine Pollakisurie besteht seit 4 Tagen. Vor 8 Tagen haben die Beschwerden mit Dysurie begonnen. Anamnestisch sind weiterhin eine Hysterektomie wegen Descensus uteri und rezidivierende Harnwegsinfekte bekannt.

Die klinische Untersuchung ergibt einen leichten Druckschmerz über der Blasenregion, die Nierenlager sowie der Verlauf der Ureteren sind unauffällig. Der Urinbefund zeigt massenhaft Erythrozyten, vereinzelt Leukozyten sowie Bakterien. Zwecks weiterer Abklärung der Ursache der Hämaturie wird die Patientin zum Urologen überwiesen.

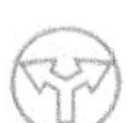

23.2.2 Differentialdiagnostisches Grobraster

- Unterer Harnwegsinfekt (Zystitis)
- Neoplasien der Niere und der ableitenden Harnwege
- Harnsteinleiden,
- Intestitielle Nephritis, Glomerulonephritis

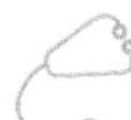

23.2.3 Primärdiagnostik

Anamnestische Angaben

- Der untere Harnwegsinfekt, die Zystitis, tritt vorwiegend bei Frauen auf. Meist geht er mit ***Pollakisurie, Dysurie*** und ***suprapubischen Schmerzen*** einher. In der Anamnese werden gehäufte untere Harnwegsinfekte angegeben. Weiterhin wird oft über ***trüben Urin*** berichtet.
- Bei Neoplasien der Niere und der ableitenden Harnwege werden meist mehrfach aufgetretene ***schmerzlose Makrohämaturien*** angegeben, eventuell Fieber, Gewichtsverlust und Koliken.

Untersuchungsbefunde

- Beim unteren Harnwegsinfekt findet man bei der körperlichen Untersuchung meist nur einen suprapubischen Druckschmerz. Der Verlauf der ***Ureteren und der Nierenlager*** sind palpatorisch ***unauffällig***. Die Urindiagnostik ergibt eine ***Hämaturie, Leukozyturie und Bakteriurie***.
- Neoplasien der Niere und der ableitenden Harnwege sind in den ersten Stadien meist symptomlos. Bei der klinischen Untersuchung ergeben sich ***keine pathologischen körperlichen Befunde***. Eine schmerzlose Makrohämaturie ist oft der erste pathologische Befund. Durch Bildung von Blutkoagula in den Nierenbecken kann eine Nierenkolik ausgelöst werden.

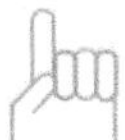

23.2.4 Entscheidungen über nachfolgende Maßnahmen

- Beim unteren Harnwegsinfekt bei Frauen ist eine forcierte Diagnostik in der Regel nicht erforderlich, zumal wenn in der Anamnese gehäuft untere Harnwegsinfekte bekannt sind.
- Bei Männern unter 45–50 Jahren, bei denen Prostataerkrankungen noch nicht die wesentlichen Ursachen für untere Harnwegsinfekte darstellen, muß in jedem Fall eine Ausschlußdiagnostik auf Abflußstörungen, das

heißt, hauptsächlich ***Ausschluß von Neoplasien*** in Nieren und der ableitenden Harnwege, durchgeführt werden.

- Wenn meist ***schmerzlose Makrohämaturien*** aufgetreten sind und damit der Verdacht auf eine Neoplasie der Nieren oder ableitenden Harnwege besteht, ist eine sofortige ***Überweisung zum Urologen*** zur weiteren, abklärenden Diagnostik erforderlich. Diese Diagnostik beinhaltet: ***Sonographie, i.v. – Urogramm, Zystoskopie, retrograde Pyelographie, Computertomogramm***, eventuell Biopsie oder Operation zur Diagnosesicherung, wenn sich der Verdacht auf eine Neoplasie erhärtet hat.

Vorläufige therapeutische Maßnahmen

Beim unteren Harnwegsinfekt ***reichliche Flüssigkeitszufuhr*** und ***Gabe eines Antibiotikums.***

DD 23.2.5 Differentialdiagnostik

Unterer Harnwegsinfekt (Zystitis)

Ätiologie. Im Regelfall wird die Erkrankung durch gramnegative Keime hervorgerufen, zu mehr als 80 % durch Escherichia coli.

Epidemiologie. Im Erwachsenenalter sind fast ausschließlich Frauen betroffen. Die Infektionshäufigkeit steigt mit zunehmendem Alter. Bei Männern werden untere Harnwegsinfektionen gehäuft erst nach dem 50. Lebensjahr beobachtet, vor allem im Zusammenhang mit zunehmender Häufigkeit von Prostataerkrankungen.

Klinik. Bei der klinischen Untersuchung findet sich meist nur ein suprapubischer Druckschmerz. Es besteht Pollakisurie, Dysurie und teilweise eine Makrohämaturie.

Sicherung der Diagnose. Die Urinuntersuchung ergibt eine Bakteriurie, Leukozyturie und Hämaturie.

Therapie. Ausreichende Flüssigkeitszufuhr, Antibiotikagabe.

Verlaufskontrolle. Urinstatus, klinische Beschwerden.

Neoplasien der Niere und der ableitenden Harnwege

Ätiologie. Unbekannt.

Epidemiologie. Der Häufigkeitsgipfel liegt zwischen derm 45. und 75. Lebensjahr. Männer sind häufiger als Frauen betroffen. Bei Arbeitern in der chemischen Industrie und bei Zigarettenrauchern sind Harnblasenneoplasien häufiger als in der übrigen Bevölkerung zu finden.

Klinik. Bei der klinischen Untersuchung finden sich nur selten pathologische Befunde. Haupthinweiszeichen auf eine Neoplasie ist eine in der Regel schmerzlose Makrohämaturie. Bei Bildung von Blutkoagula in den Nierenbecken oder Ureteren können Nierenkoliken ausgelöst werden.

Sicherung der Diagnose. Die Sicherung der Diagnose sowie die Stadieneinteilung des Tumors kann nur beim Urologen sowie in urologischen Klinikabteilungen erfolgen. Die wesentlichen diagnostischen Maßnahmen sind: i.v. – Urogramm, Sonogramm, Angiogramm zur genauen Tumorlokalisation, Zystoskopie sowie eventuell retrograde Pyelographie zu besseren Darstellung kleiner Tumoren der ableitenden Harnwege, Computertomogramm und Knochenszintigramm, um Ausdehnung des Tumors und Metastasen zu lokalisieren, Operation, um die Diagnose zu sichern und den Tumor zu entfernen.

Therapie. Bei Neoplasien der Niere besteht die Therapie in der radikalen Nephrektomie mit Lymphknotenentfernung.

Die Ergebnisse von Strahlen- und Zytostatikatherapie sind enttäuschend. Bei Neoplasien des Nierenbeckens und der Ureteren wird eine Nephroureterektomie mit Lymphknotenausräumung und Nachbestrahlung durchgeführt. Bei Neoplasien der Harnblase wird im Anfangsstadium oft die transurethrale Elektroresektion angewendet. In den fortgeschritteneren Stadien, wird die totale Zystektomie durchgeführt, ggf. Chemotherapie und/oder Bestrahlung.

Verlaufskontrolle. Regelmäßige Nachuntersuchungen im Rahmen der onkologischen Geschwulstnachsorge sind der Kernbestandteil der Verlaufskontrolle.

Zum Fallbeispiel

Bei der Patientin ergab die Diagnose einschließlich urologischer Diagnostik das Vorliegen eines Harnwegsinfekts mit hämorrharischer Zystitis. Auf entsprechende antibiotische Behandlung kam es zu zeitgerechter Besserung und völliger Sanierung des Urinbefundes.

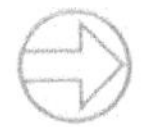

23.2.6 Allgemeine anliegenbezogene Maßnahmen

Bei den häufigsten dem Patientenanliegen Blut im Urin zugrundeliegenden Erkrankungen unterer Harnwegsinfekt, Harnsteinleiden, Pyelonephritis und Neoplasien der Niere und der ableitenden Harnwege ist eine enge Zusammenarbeit zwischen Hausarzt und mitbetreuendem Urologen erforderlich, um die bestmögliche Versorgung der betroffenen Patienten zu gewährleisten.

Literaturhinweise

Endres P (1990) Der pathologische Urinbefund. In: Ferlinz R (Hrsg) Internistische Differentialdiagnostik, 2. Aufl. Thieme, Stuttgart New York
Kuhlmann U, Walb D (1987) Nephrologie. Thieme, Stuttgart New York
Sökeland J (1987) Urologie, 10. Aufl. Thieme, Stuttgart New York

23.3 Brennen beim Wasserlassen und Harndrang

M. Fischer

Vorbemerkung

Mit einem Brennen beim Wasserlassen und dauerndem Harndrang wird der Hausarzt häufig konfrontiert. Es handelt sich hierbei um den Ausdruck einer urethralen Schleimhautreizung. Diese tritt vor allem im Zusammenhang mit einem „Harnwegsinfekt", der nach Lokalisation und Verlauf weiter zu differenzieren ist, des weiteren bei einer Prostatitis und eventuell auch bei Konkrementabgang auf. Dieses Patientenanliegen ist zum einen wegen seiner Häufigkeit – man nimmt an, daß ca. 20 % aller Frauen in ihrem Leben einen „Harnwegsinfekt" durchmachen – zum anderen wegen möglicher, auf lange Sicht folgenschwerer Komplikationen, welche vor allem beim Bestehen besonders prädisponierender Faktoren auftreten, besonders relevant.

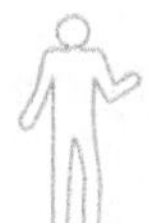

23.3.1 Fallbeispiel

Eine 23jährige Patientin stellt sich in der allgemeinärztlichen Sprechstunde vor. Sie berichtet über ein seit nunmehr 3 Tagen anhaltendes ständiges Gefühl, Wasser lassen zu müssen; begleitet seien diese Beschwerden bei der Miktion von einem Brennen in der Blasengegend. Ein Ausfluß bestehe nicht, die letzte Blutung sei regelrecht gewesen. Eine Inspektion der äußeren Genitalien zeigt einen unauffälligen Befund.

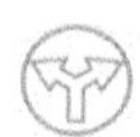

23.3.2 Differentialdiagnostisches Grobraster

- Entzündliches Geschehen der Harnwege („oberer" und „unterer" „Harnwegsinfekt")
- Konkrementabgang (mechanische Schleimhautreizung bzw. Mikrotraumatisierung)
- Neubildungen in der Blase
- Regionale Schleimhautaffektionen (Mykosen, Ekzeme, Ulzera)
- Beim Mann: Prostatitis, Gonorrhoe
- Bei der Frau: sog. Reizblase

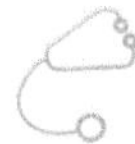

23.3.3 Primärdiagnostik

Anamnese

- Plötzlicher Beginn der Beschwerden typisch für unterer „Harnwegsinfekt“
- Besteht eine zeitliche Korrelation zu einem (vorausgegangenen) Virusinfekt oder bei sexuell aktiven Frauen zum Verkehr?
- Erstmalige oder wiederholte Beschwerden? Einem akuten symptomatischen oberen „Harnwegsinfekt“ (akute Pyelitis, akute Pyelonephritis) geht häufig prodromal eine Infektion der unteren Harnwege voraus.
- Bestehen weitere Symptome wie Flankenschmerz und Fieber, evtl. Schüttelfrost (Urosepsis?) sowie eine stärkere Beeinträchtigung des Allgemeinbefindens; liegen Abgeschlagenheit, Kopfschmerz, Übelkeit, evtl. Erbrechen vor?

Körperliche Untersuchung

- Bei hervortretendem Brennen, bei Kindern, bei Männern und beim Diabetiker sollten äußeres Genitale, Urethra, Haut und Schleimhaut der Umgebung, je nach Verdacht die Prostata (rektal) untersucht werden.
- Ansonsten Prüfung der Nierenlager auf Klopfschmerz, Erfassung des Allgemeinzustands und ggf. der Körpertemperatur.

Technische Untersuchungen

- ***Befundung frischen Mittelstrahlurins*** mittels Teststreifen und evtl. Sedimentbeurteilung
- Bei rezidivierenden Infekten und bei Verdacht auf Pyelonephritis ein Antibiogramm sowie ggf. die Bestimmung von Entzündungsparametern im Blut
- Bei floriden Prozessen mit Fieber und Schüttelfrost ist die Erstellung einer Blutkultur sinnvoll.

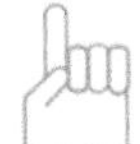

23.3.4 Entscheidung über nachfolgende Maßnahmen

Bei akutem Harnwegsinfekt ist, sofern keine disponierenden Faktoren vorliegen, ***antibiotische Behandlung*** primär (z.B. Co-trimoxazol) erforderlich. Die Wahl des Antibiotikums richtet sich nach dem Antibiogramm. Unter der Theapie sind engmaschige, nach Therapieende z.B. 2 und 6 Wochen nach Absetzen der Medikation, Urinkontrollen erforderlich. Zuletzt soll „Bakterienfreiheit“ nachgewiesen werden. Allgemeine flankierende Maßnahmen bestehen aus Bettruhe, ggf. Spasmolyse der Blase zur Beseitigung der Beschwerden sowie Steigerung der Trinkmenge (wirkt der Keimaszendierung bzw. -ausbreitung entgegen).

Beachte: Bei jedem Harnwegsinfekt muß an eine Mitbeteiligung des Nierenparenchyms, d.h. eine Pyelonephritis gedacht werden.

Bei jedem Fall von Zystitis des Kindes, des Mannes, rezidivierender Infektion bei Frauen und fehlendem Therapieerfolg ist nach komplizierendem, dem Auswascheffekt des Harnstroms bzw. der lokalen Immunreaktion entgegen wirkenden und somit disponierender Faktoren zu fahnden (s. unten).

Je nach Maßgabe ist somit eine ***Überweisung zum Urologen*** bzw. ***Einweisung*** erforderlich.

Stationär bzw. durch den Urologen sind hämorrhagische Zystitiden (Zystitis mit Makrohämaturie) zu behandeln. Ebenfalls einer Einweisung bedürfen alle Harnwegsinfektionen bei bestehender Schwangerschaft. Hier entwickelt sich oft eine hochfieberhafte Pyelonephritis, die dann meist die rechte Niere betrifft.

DD 23.3.5 Differentialdiagnostik

Sofern prädisponierende Faktoren vermutet werden müssen, gilt:

Auszuschließen sind als wichtigste endogene Ursachen subvesikale Abflußhindernisse wie

- Prostatavergrößerungen unterschiedliche Genese bei älteren Männern,
- Meatusstenose als wichtigste endogene Ursache der erwachsenen Frau sowie
- vesikourethraler Reflux bei Kindern.

Auch Stoffwechselstörungen wie

- Diabetes mellitus sowie
- Konkrementbildung fördernde Störungen

stellen wichtige Faktoren dar.

Weitere Ursachen können sein:

- Sphinktersklerose
- Neurogene Blasenentleerungsstörungen
- Urethralklappe bei Knaben
- Zystozele bei Deszensus uteri mit Streßinkontinenz
- Mißbildungen der ableitenden Harnwege

Akuter unterer Harnwegsinfekt (Akute Urethrozystitis, Zystitis)

Ätiologie/Pathogenese. Über 50 % E. coli, es folgen Enterokokken, Proteus, Pyocyaneus, Klebsiellen und Staphylococcus aureus.

Epidemiologie. Häufige Erkrankung mit Überwiegen des weiblichen Geschlechts.

Klinik. Plötzlicher Beginn der Beschwerden, häufig vorausgegangener Virusinfekt. Brennende Schmerzen bei der Miktion, Pollakisurie, Blasentenesmen, evtl. Druckschmerzhaftigkeit in der Blasengegend, und terminale Makrohämaturie.

Sicherung der Diagnose. Mittelstrahlurinbefund: Teststreifen, Sedimentbeurteilung. Evtl. Kultureller Erregernachweis.

Therapie und Verlaufskontrolle. Primär antibiotische Therapie, z.B. 3 Tage (bei Frauen) Standarddosis Cotrimoxazol oder Kurzzeittherapie mit Gyrasehemmern. Bei Männern (hohe Wahrscheinlichkeit einer Parenchymbeteiligung) 4–6wöchige Behandlung. Immer Urinkontrolle, Behandlung bis zur Keimfreiheit. Ausreichende Diurese [>1.5 l/d] beachten.

Akuter oberer Harnwegsinfekt (akute Pyelitis, akute Pyelonephritis)

Ätiologie/Pathogenese. Bakterielle Entzündung von Niere und/bzw. Nierenbecken. Häufig Prodromalinfektion der unteren Harnwege.

Epidemiologie. Primäre Pyelonephritis (keine organischen Veränderungen an den ableitenden Harnwegen), wesentlich häufiger bei Frauen als bei Männern.

Klinik. Gehäufte schmerzhafte Miktionen, häufig Fieber mit Schüttelfrost, Druck- und Klopfschmerzhaftigkeit der befallenen Niere, evtl. Makrohämaturie. Zusätzlich Allgemeinsymptome wie Abgeschlagenheit, reduzierter Allgemeinzustand, Übelkeit.

Sicherung der Diagnose. Leukozyturie, Bakteriurie (mehr als 100.000 Keime pro ml Urin). Beweisend für eine Pyelonephritis ist der Nachweis von Leukozytenzylindern.

Therapie und Verlaufskontrolle. Primär Veranlassung eines Antibiogramms. Gleichzeitig Beginn der Antibiotikatherapie (Aminopenicillin, Cephalosporin, Trimethoprim) für 4–6 Wochen. Nach Ergebnis des Antibiogramms evtl. Wechsel der Therapie. Im Rezidivfall 3monatige Antibiotikatherapie. Therapieziel hierbei: Verschwinden von Leukozyturie und Bakteriurie. Urinkontrolle 3 Monate nach Beginn der Therapie. Bei persistierendem pathologischen Befund, weiterführende Diagnostik. Allgemeine Maßnahmen: Bettruhe während der Fieberphase, mindestens 2 l Flüssigkeit pro Tag trinken lassen. Bei anhaltendem Fieber trotz antibiotischer Therapie nach 8tägiger Behandlung Erwägung einer Krankenhauseinweisung.

Besonders gefährdete Patienten sind Diabetiker (Gefahr der Papillitis nekroticans).

Chronische Pyelonephritis

Ätiologie/Pathogenese. Folge mangelhaft ausgeheilter akuter Pyelonephritiden. Auch nichterregerbedingte Formen möglich. Chronische deformierende Entzündungsprozesse von Niere und Nierenbecken.

Epidemiologie. 25–30 % aller Fälle können durch eine konsequente Therapie geheilt werden. 10 % der Erkrankten entwickeln ein Nierenversagen.

Klinik. Oft jahrelanger symptomloser Verlauf. Typisch ist die intermittierende symptomatische Exazerbation des Infekts bei ständiger Bakteriurie. Leitsymptom der chronischen Pyelonephritis ist somit der (auch rezidiverende) Harnwegsinfekt. Gelegentlich stehen unspezifische gastrointestinale Beschwerden im Vordergrund. Spätere Symptome hängen vom Grad der Nierenschädigung ab. Es treten Anämie und Urämie hinzu. Kommt keine Ausheilung zustande, ist der Fortgang der Schädigung einer oder beider Nieren nicht aufzuhalten, wobei sich der Verlauf über Jahre bis Jahrzehnte erstreckt. Klopfschmerzhaftes Nierenlager und Hypertonie sind relativ häufig (die chronische Pyelonephritis ist eine der wichtigsten Differentialdiagnosen bei Hypertonus unklarer Genese!).

Sicherung der Diagnose. Leukozyturie, Bakteriurie, Erythrozyturie und Albuminurie. Ausscheidungsurographie zeigt typischerweise eine Verklumpung der Kelche und eine Schrumpfung des Nierenparenchyms.

Therapie und Verlaufskontrolle. 3–6wöchige gezielte antibiogrammabhängige initiale Antibiotikumtherapie. Anschließend antibiotische Langzeitbehandlung über 3 bis 6 Monate. Langzeitige, über mehrere Jahre hinweg erforderliche Kontrolluntersuchungen des Urins.

Akute Prostatitis

Ätiologie/Pathogenese. Erreger überwiegend E. coli, Enterokokken, Staphylokokken, Streptokokken, seltener Gonokokken gelangen urethrogenaszendierend, deszendierend, lymphogen von Erkrankungen im Analbereich oder spermiokanalikulär und hämotogen in die Prostata.

Epidemiologie. Überwiegend Männer zwischen dem 20. und 40. Lebensjahr betroffen.

Klinik. Pollakisurie, Dysurie, evtl. terminale Hämaturie, eitriger Harnröhrenausfluß. Häufig werden Schmerzen in der Damm- und Analregion sowie im Lenden- und Kreuzbeinbereich angegeben. Fieber und Schüttelfrost können vorkommen. Prostata prall und sehr druckschmerzhaft.

Sicherung der Diagnose. Leukozyten und Bakterien im Urin sowie im Prostataexprimat.

Therapie und Verlaufskontrolle. Antibiotische Behandlung, primär Tetrazykline (Doxycyclin), ggf. Änderung nach Antibiogramm.

Analgetika, Spasmolytika und eine antiphlogistische Behandlung mit Ichthyol können erforderlich werden.

Reizblase der Frau

Ätiologie/Pathogenese. Funktionelles Syndrom im Sinne eines psychosomatischen Krankheitsbildes. Auch als Folge besonders häufigen Geschlechtsverkehrs (sog. „Honey-moon-Zystitis“) beschrieben.

Epidemiologie. Meist jüngere Frauen betroffen.

Klinik. Dysurische Beschwerden mit ständigem Harndrang und Pollakisurie. Typisch sind fehlende pathologische Befunde im Urin. Die Beschwerden treten vor allem tagsüber auf, eine Nykturie fehlt in der Regel.

Sicherung der Diagnose. Ausschluß eines Harnwegsinfektes.

Therapie und Verlaufskontrolle. Keine antibiotische Behandlung, ev. Spasmolytikum. Erörterung der vermutlichen Krankheitsentstehung entsprechend der Anamnese. Meist erübrigt sich dann eine weitere Therapie.

Zum Fallbeispiel

Bei der Patientin fand sich ein völlig unauffälliger Urinbefund. Die daraufhin erneut durchgeführte Anamnese ergab am ehesten das Bild einer Reizblase im Sinne der „Honey-moon-Zystitis". Die Situation wurde mit der Patientin erörtert und eine Urinkontrolle nach Ablauf einer Woche vereinbart. Bis dahin hatten sich die Beschwerden weitgehend zurückgebildet, auch im Kontrollurin fand sich kein pathologischer Befund.

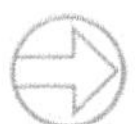

23.3.6 Allgemeine anliegenbezogene Maßnahmen

Ein dysurisches Beschwerdebild bedarf immer einer sorgfältigen diagnostischen Abklärung. Gerade angesichts der Häufigkeit von Harnwegsinfekten in der Allgemeinpraxis kommt dem Hausarzt die Verantwortung zu, frühzeitig differentialdiagnostisch die richtigen Weichen zu stellen. Dies bedeutet, einfache Zystitiden von weiterführenden Infekten, insbesondere der akuten Pyelonephritis, abzugrenzen, und die frühzeitige Aufdeckung prädisponierender ursächlicher Faktoren, die den Harnwegsinfekt nur zum Symptom werden lassen, zu betreiben.

Eine weitere wichtige Aufgabe besteht darin, dafür zu sorgen, daß der Patient konsequent die antibiotische Therapie, insbesondere auch bei erforderlicher Langzeitbehandlung, durchhält. Erforderliche Verlaufskontrollen sind sorgsam zu planen, augenfällig zu dokumentieren und die Notwendigkeit bzw. die Gefahren einer Unterlassung müssen dem Patienten überzeugend dargelegt werden. Wichtig ist ferner, darauf zu achten, daß ausreichend Flüssigkeit zugeführt wird. Auch hier bedarf es einer anschaulichen Erläuterung, da Patienten erfahrungsgemäß dazu neigen, die tatsächlich getrunkene Flüssigkeitsmenge zu überschätzen.

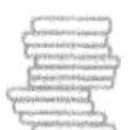

Literaturhinweise

Helber A, Henning HV, Rumpf KW, Scheler F, Verwiebe R, Weber MH (1987) Krankheiten der Niere und der ableitenden Harnwege. In: Siegenthaler W, Kaufmann W, Hornbostel H, Waller HD (Hrsg) Lehrbuch der inneren Medizin, 2. Aufl. Thieme, Stuttgart New York

Ritz E (1987) Nephrologie. In: Schettler G (Hrsg) Taschenbuch der praktischen Medizin, 10. Aufl. Thieme, Stuttgart New York

Völter G (1984) Kompendium der Urologie, 2. Aufl. Gustav Fischer, Stuttgart, New York

23.4 Harnverhaltung

G.C. Fischer

Vorbemerkung

Bei der Unfähigkeit zum Wasserlassen trotz entsprechenden Bedarfs wird häufig an erster Stelle der Hausarzt konsultiert. Überwiegend handelt es sich bei den Patienten um ältere Männer mit einer durch Prostatavergrößerung bedingten Harnabflußstörungen. Die Anamnese ist in diesen Fällen häufig bekannt, so daß gezielte entsprechende Maßnahmen eingeleitet werden können. Alle anderen Formen von Harnverhaltung begegnen dem Hausarzt eher selten, müssen aber gleichwohl differentialdiagnostisch in Erwägung gezogen werden.

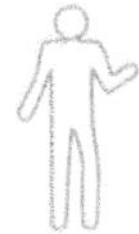

23.4.1 Fallbeispiel

Ein 76jähriger Patient bittet im Hausbesuch. Trotz erheblichen Harndrangs könne er seit ca. 6 h die Blase nicht mehr entleeren. Bis auf den Abgang weniger Urintropfen komme kein normales Wasserlassen zustande. Bei der Untersuchung ergibt sich der Verdacht auf eine prallgefüllte Blase. Der Patient wird dem Urologen zugewiesen, bei dem er sich bereits in Behandlung befindet.

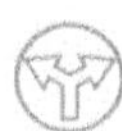

23.4.2 Differentialdiagnostisches Grobraster

- Nierenversagen mit Olig- bzw. Anurie
- Mechanische Harnabflußbehinderung (Abb. 23.1) z.B. Urethrastriktur, Prostatavergrößerung
  - Retroflexio uteri gravidi – meist im 3. bis 4. Schwangerschaftsmonat bei Persistenz der Retroflexio
  - Fremdkörper (z.B. bei Kindern, Frauen oder nach ärztlichen Eingriffen)
- Neurogene Harnverhaltung (z.B. Syringomyelie, Querschnittsläsion, Multiple Skerose).

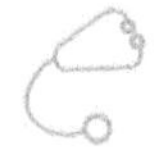

23.4.3 Primärdiagnostik

Anamnese

Alter und Geschlecht geben bereits wichtige Hinweise. Die Dauer der Störung ist zu erfragen, ferner inwieweit sonstige Symptome wie z.B. Schmerzen, Reduzierung des Allgemeinzustandes und Veränderungen der Miktion vor Eintreten der Harnverhaltung gegeben sind. Bei jungen Frauen die Frage nach Schwangerschaft, bei Kindern Hinweise auf evtl. Fremdkörper eruieren.

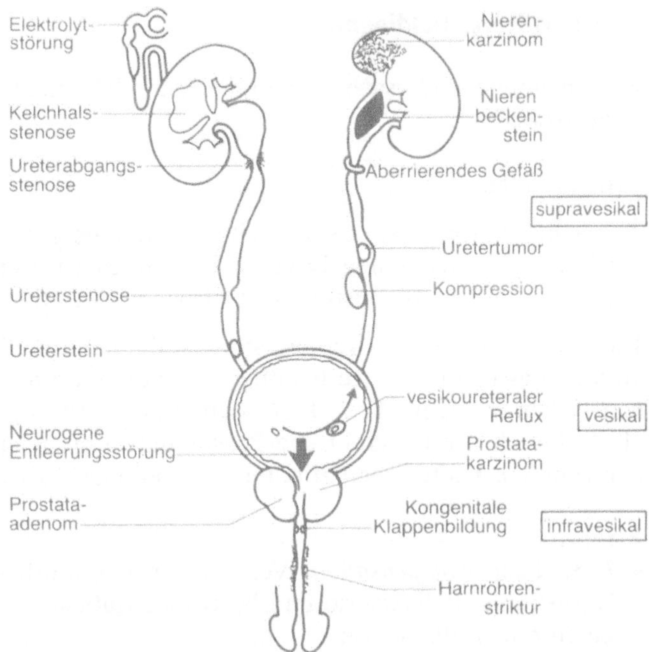

Abb. 23.1. Ursachen von Harnabflußstörungen (Aus: Hofstetter/Eisenberger (Hrsg.) Urologie für die Praxis. Bergmann Verlag, München, 1986)

Körperliche Untersuchung

Inspektion des äußeren Genitale: z.B. Phimose, Hinweise auf Verletzungen bei Kindern. ***Palpation*** der Harnblase, evtl. Klopf-, Strich- und Druckempfindlichkeit der Nierenlager, Beachtung des Allgemeinzustandes, Blutdruckmessung.

Technische Untersuchungen

Sofern kein Urin gewonnen und eine Katheterisierung nicht vorgenommen werden kann, wird die weiterführende Diagnostik beim Urologen vorgenommen. Bei entsprechendem Verdacht kann die Bestimmung der Elektrolyte und des Kreatinin aufschlußreich sein.

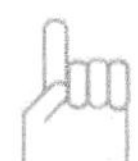

23.4.4 Entscheidung über nachfolgende Maßnahmen

In der Regel wird der Allgemeinarzt einen Patienten mit Harnverhaltung dem Urologen zuweisen.

DD

23.4.5 Differentialdiagnose

Zu den möglichen Ursachen einer mechanisch bedingten Harnabflußstörung siehe Abb. 23.1.

Prostataadenom

Ätiologie/Pathogenese. Es handelt sich um eine gutartige noduläre Hyperplasie der paraurethralen Drüsen. Ursächlich wird eine Verschiebung des Androgenspiegels zugunsten der Östrogene diskutiert.

Epidemiologie. Das Prostataadenom ist die ***häufigste Ursache*** einer Blasenentleerungsstörung. Erste histologische Veränderungen sind etwa im Alter von 40 Jahren nachweisbar. Im 6. Lebensjahrzehnt lassen sich bei rund 80 % aller Männer urethroskopische Prostataadenome nachweisen. Davon werden rund die Hälfte der Patienten behandlungsbedürftig.

Klinik.
- ***1. Stadium: Kompensation:*** Verzögerter Miktionsbeginn, Nachlassen des Harnstrahls, Pollakisurie und Nykturie. Trabekelbildung der Blasenmuskulatur als Balkenblase.
- ***2. Stadium: Restharnbildung:*** Zunahme der Miktionsbeschwerden, Restharn unter 30 ml klinisch vernachlässigbar.
- ***3. Stadium:*** komplette ***Harnretention***, die eine normale Urinentleerung ausschließt. Zusätzlich Überlaufblase (Ischuria paradoxa), d.h. tropfenweise Abgang von Urin vor allem mit der Inspiration. Dabei maximale Füllung der Harnblase, wobei die subjektiven Beschwerden gering sein können.

  Im 2. und 3. Stadium besteht die Gefahr einer Harninfektion mit evtl. akuter oder chronischer Pyelonephritis. Durch Harnrückstau kann es im Bereich der Nieren zu tubulären Schäden mit Polyurie, vermehrtem Durstgefühl und Anstieg von Restharn bis zum Nierenversagen kommen. Weitere häufige Komplikationen sind Prostatitis, Epididymitis und die Bildung von Blasensteinen.

Sicherung der Diagnose. Rektale Untersuchung, Ausscheidungsurographie, Sonographie, Uroflowmetrie, Zystoskopie, Ausschluß eines Karzinoms.

Therapie und Verlaufskontrolle.
- Stadium I: Vermeidung einer Blasenüberfüllung, d.h. Vermeidung kalter Getränke, vor allem von Bier. Vermeidung eines Harninfektes, auch von Kälte und Nässeeinflüssen. Bei subjektiven Beschwerden werden Depostat-Injektionen (100 mg 8–14tägig empfohlen)
- Stadium II: Nach Möglichkeit operative Behandlung (transurethrale Resektion, suprapubische Prostatektomie)
- Stadium III: Schrittweise Entlastung durch Katheterismus, nach Möglichkeit Operation

Auflösung Fallbeispiel
Bei dem Patienten lag ein Prostataadenom - Stadium III - vor. Es erfolgte Klinikeinweisung und anschließende OP.

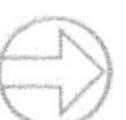

23.4.6 Allgemeine anliegenbezogene Maßnahmen

Da die bei weitem häufigste Ursache einer Harnretention, wie sie in der Allgemeinpraxis gesehen wird, beim Prostataadenom des ältern Mannes zu suchen ist, solte der Hausarzt versuchen, einer Harnretention durch präventive Beratung und ggf. Behandlung vorzubeugen. Da viele Männer mit einem Prostataadenom im Stadium II weitgehend an ihre Beschwerden adaptiert sind und auch in diesem Stadium jederzeit eine Harnretention auftreten kann, empfiehlt es sich, auch bei anderen Anlässen nach dem Miktionsverhalten zu fragen und entsprechende urologische Kontrolluntersuchungen zu veranlassen. Ferner ist ***Vermeidung*** bzw. konsequente ***Behandlung von Harninfekten*** wichtig. Bei der abdominellen Untersuchung alter Männer sollte unabhängig von ihrem Anlaß immer auch eine Palpation der Blase bzw. eine Beurteilung ihres Füllungszustandes vorgenommen werden.

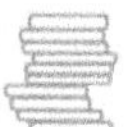

Literaturhinweise

Büscher HK (1987) Urologie: In: Schettler G (Hrsg) Taschenbuch der praktischen Medizin, 10. Aufl. Thieme, Stuttgart, New York

Wolf E (1986) Urologie im Alter. In: Marcea JT (Hrsg) Das späte Alter und seine häufigsten Erkrankungen. Springer, Berlin Heidelberg New York Tokyo

23.5 Nierenschmerzen

K. Jentzsch

Vorbemerkung

Schmerzen im Bereich des Rückens kaudal des Thorax werden vom betroffenden Patienten fast ausschließlich auf die Nieren projiziert. Ursächlich kommen bei dem Patientenanliegen Nierenschmerzen jedoch mehrere unterschiedliche Krankheiten, auch von anderen Organen als den Nieren, in Frage: entzündliche Erkrankungen der Niere sowie des Nierenbeckens, Harnsteinleiden (Nierenbeckenstein, Ureterstein), metastasierendes Prostatakarzinom, degenerative Veränderungen der LWS mit chronischer und akuter Lumbago, Herpes zoster und Cholelithiasis.

Am häufigsten werden Schmerzen in der Region der Nierenlager durch degenerative Erkrankungen der LWS ausgelöst. Etwa 80 % der Gesamtbevölkerung wird zumindest einmal im Leben davon befallen.

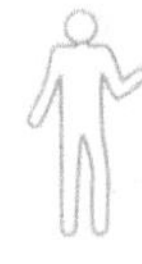

23.5.1 Fallbeispiel

Ein 53jähriger Malermeister kommt vormittags in die Sprechstunde und klagt über kolikartige Schmerzen im Bereich der linken Flanke, die in den linken Unterbauch und linken Hoden ausstrahlen. Ihm ist übel, und er wirkt unruhig. Vergleichbare Schmerzen hat er bisher noch nicht gehabt. In der Anamnese sind degenerative Veränderungen der LWS mit rezidivierenden Schmerzen der paravertebralen Muskulatur und zeitweiligen Wurzelreizungen bekannt. Der Patient ist adipös. Wegen der LWS-Erkrankung hat vor 5 Jahren eine Kurmaßnahme stattgefunden.

Der Untersuchungsbefund ergibt: stark klopfschmerzhaftes linkes Nierenlager, Druckschmerz im linken Unterbauch mit Punctum maximum etwa 5 cm medial der linken Spina iliaca anterior superior sowie einen druckschmerzhaften linken Hoden.

Urinuntersuchung: Es sind vermehrt Erythrozyten und Leukozyten nachweisbar, vereinzelt auch Bakterien. Nach Gabe von Spasmolytika i.v. kommt es zu einer deutlichen Abnahme der kolikartigen Schmerzen.

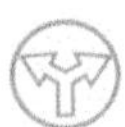

23.5.2 Differentialdiagnostisches Grobraster

Ursächlich kommen für das Patientenanliegen Nierenschmerzen folgende Erkrankungen in Frage:

- Erkrankungen der Niere und ableitenden Harnwege (z.B. entzündliche Erkrankungen, Harnsteinleiden)
- Prostataerkrankungen
- Erkrankungen des Bewegungsapparates
- Erkrankungen der Haut (z.B. Herpes zoster)
- Erkrankungen der Galle: (z.B. Cholelithiasis)

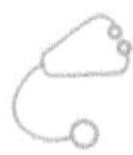

23.5.3 Primärdiagnostik

Anamnestische Angaben

- Die bakterielle interstitielle Nephritis tritt vorwiegend bei Frauen und älteren Männern auf. Sie geht meist mit ***einseitigen Rückschmerzen***, im Bereich der Nierengegend einher. Häufig bestehen ***Fieber***, Schüttelfrost, Übelkeit und Erbrechen sowie meist ***Dysurie und Pollakisurie***.
- ***Plötzlich kolikartige Schmerzen*** treten beim Harnsteinleiden in der betroffenen Nierenregion auf, die in die Leiste ausstrahlen. Gelegentlich kommt es auch nur zu einem dumpfen Druckgefühl. Des weiteren werden Pollakisurie, Dysurie, ab und zu Übelkeit, Erbrechen und Magenschmerzen angegeben.

- Beim metastasierenden Prostatakarzinom treten vielfach als erste Anzeichen ***Kreuzschmerzen*** sowie ***ischialgieforme Schmerzen*** auf. Meist sind Männer über 50 Jahre betroffen.
- Bei der chronischen Lumbago werden meist dumpfe, ***belastungs- und bewegungsabhängige Schmerzen*** im Bereich der paravertebralen Muskulatur angegeben.
- Die akute Lumbago tritt meist ***nach Heben von schweren Gegenständen*** mit vorgebeugtem Oberkörper plötzlich auf. Es entsteht ein ***starker Kreuzschmerz***, der den Patienten fast bewegungsunfähig macht.
- Beim Herpes zoster wird ein ***neuralgischer Schmerz*** im Bereich des betroffenen Segmentes angegeben.

Zu den anamnestischen Angaben bei Cholelithiasis s. Kap. 22.1 und 22.7

Untersuchungsbefunde

- Bei der akuten bakteriellen intestitiellen Nephritis (Pyelonephritis) ist das betroffene ***Nierenlager deutlich klopfschmerzhaft***. Initial besteht Schüttelfrost, anschließend oft hohes Fieber, des weiteren sind zu finden: leichte Pollakisurie, im ***Sediment massenhaft Leukozyten und Bakterien***, Eiweiß schwach positiv, unter 1‰ Esbach, vereinzelt Zylinder und BSG-Beschleunigung.
- Beim Harnsteinleiden findet man bei der körperlichen Untersuchung ein stark ***klopfschmerzhaftes Nierenlager***. Die Urindiagnostik ergibt eine ***Hämaturie, Leukozyturie*** und ***Bakteriurie***.
- Beim metastasierenden Prostatakarzinom ergibt die rektale Untersuchung oft ***knotige Verhärtungen*** im Vergleich zur normalerweise elastischen Konsistenz der gesunden Prostataareale.
- Bei der chronischen Lumbago sind die ***Dornfortsätze druckempfindlich***. Meist kommt es zu einer Schmerzausstrahlung in die Gegend des hinteren Darmbeinstachels. Meist ***einseitige Schmerzen*** bei ***druckempfindlicher paravertebraler Muskulatur***. Die Beweglichkeit der LWS ist nur geringgradig eingeschränkt. Das Anheben des gestreckten Beines führt zu Schmerzen in der LWS (***Laseguezeichen***).
- Bei Patienten mit akuter Lumbago besteht neben heftigen Kreuzschmerzen ein ***protektiver Muskelspasmus***, bei dem der Oberkörper nach vorn geneigt ist und eine aktive und passive ***Bewegungsprüfung der LWS kaum möglich*** ist. Die paravertebrale Muskulatur ist hochgradig verspannt und schon inspektorisch erkennbar.
- Beim Herpes zoster finden sich im Bereich des betroffenen Nervensegmentes in Gruppen stehende Bläschen.

Zu den Untersuchungsbefunden bei Cholelithiasis s. Kap. 22.1 und 22.7.

Technische Untersuchungen

Temperatur, Urinstatus, evtl. Röntgen der LWS, Oberbauchsonografie Blut: BB, BSG, Elektolyte.

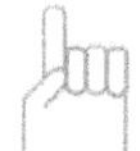

23.5.4 Entscheidung über nachfolgende Maßnahmen

Weitere diagnostische Schritte

- *I.v.-Urogramm:* bei chronischem Verlauf der bakteriellen intestitiellen Nephritis. Bei jüngeren Patienten – insbesondere bei Männern – ist ***bei rezidivierender Pyelonephritis*** ohne erkennbare Ursache eine Refluxprüfung notwendig.
- ***Sonogramm*** bei Verdacht auf Harnsteinleiden, auch zur Verlaufskontrolle; Röntgenleeraufnahme des Abdomens zum Nachweis kalkhaltiger Steine, ***i.v.-Urogramm*** zur genauen Lokalisationsdiagnostik, Kalzium- und Phosphatbestimmung zum Ausschluß eines Hyperparathyreoidismus bei schattengebenden Steinen, Harnsäurebestimmung bei nichtschattengebenden Konkrementen wegen Hyperurikämie und Steinanalyse nach Steinabgang. Für die meisten der genannten Untersuchungen ist eine Überweisung zum Urologen erforderlich.
- ***Überweisung zum Urologen*** bei Verdacht auf ein metastasierendes Prostatakarzinom zur weiteren Diagnostik. Zum Nachweis und zur Klassifikation des Karzinoms sind ***Biopsie des verdächtigen Knotens, Sonographie***, Bestimmung der ***sauren Phosphatase***, Bestimmung des ***Prostataspezifischen Antigens (PSA)*** ggf. Computertomogramm und ***Knochenszintigramm*** durchzuführen.
- Bei chronischer und akuter Lumbago ist der Patient zwecks ***Röntgendiagnostik*** zum Radiologen oder Orthopäden zu überweisen.
- Beim Herpes zoster kann man die Zosterviren aus dem Bläscheninhalt nachweisen.

Vorläufige therapeutische Maßnahmen

- Bei Pyelonephritis sind Bettruhe, Trinken ausreichend ***großer Flüssigkeitsmengen***, intensive, hochdosierte ***Antibiotikatherapie*** bis zur kritischen oder lytischen Entfieberung und ***eventuell Antipyretika*** zu verordnen.
- Bei der akuten Harnsteinkolik ist die i.v.-Gabe von ***Analgetika und Spasmolytika*** erforderlich.
- Bei der chronischen Lumbago sind ***Wärmeapplikation*** und ggf. die Gabe von ***Analgetika und Myotonolytika*** zu empfehlen.
- Bei der akuten Lumbago ist zunächst eine ausreichende Gabe von ***Analgetika oder nichtsteroidalen Antirheumatika*** ggf. in Kombination mit ***Myotonolytika*** erforderlich. Weiterhin ist strenge Bettruhe auf einer harten Unterlage anzuraten. ***Physikalische Therapie*** kann hilfreich sein, desgleich ***lokale Wärme***.
- Beim Herpes zoster sind ***Virustatika und starke Analgetika*** Therapie der Wahl.

DD

23.5.5 Differentialdiagnostik

Bakterielle interstitielle Nephritis

Ätiologie. Die Pyelonephritis ist meist Folge einer aszendierenden Harnwegsinfektion bei Obstruktion (z.B. Striktur, Prostatavergrößerung, neurogene Blase).

Epidemiologie. Die Pyelonephritis ist eine Erkrankung, die vorwiegend bei älteren Männern und Frauen vorkommt.

Klinik. Schüttelfrost, Fieber, klopfschmerzhaftes Nierenlager, Durst, Appetitlosigkeit, Obstipation, Pollakisurie.

Sicherung der Diagnose. Die Urinuntersuchung zeigt eine Leukozyturie, Bakteriurie und diskrete Proteinurie.

Therapie. Ausreichende Flüssigkeitszufuhr, hochdosierte Antibiotikagabe, ggf. Antipyretika.

Verlaufskontrolle. Urinstatus.

Harnsteinleiden

Ätiologie. Harnsteine bestehen aus organischen und anorganischen Substanzen wie Zystin, Xantin, Kalziumoxalat und Kalziumphosphat. Kalziumoxalatsteine kommen zu 70–80 %, Sorbitsteine zu 7–20 % und Harnsäuresteine zu 5–15 % vor. Konditionierende Faktoren sind z.B. obstruktive Uropathien, Immobilisation, Exsikkose, Ektasien von Kelchen und Kelchdivertikel.

Epidemiologie. Geographische und klimatische Gegebenheiten sowie Ernährungsgewohnheiten sind für die Steinhäufigkeit verantwortlich. Der Verbrauch von tierischem Eiweiß ist direkt mit der Steinhäufigkeit korreliert.

Klinik. Kolikartige Schmerzen im betroffenen Nierenlager mit Ausstrahlung in die Leiste, Pollakisurie, Dysurie, gelegentlich Übelkeit und Erbrechen.

Sicherung der Diagnose. Urinstatus: Hämaturie, oft Leukozyturie und Bakteriurie, Sonogramm, Röntgenleeraufnahme des Abdomens, i.v.-Urogramm, Bestimmung von Kalzium, Phosphat und Harnsäure.

Therapie. Analgetika und Spasmolytika bei Koliken, Steinentfernung durch Schlinge, extrakorporale Stoßwellenlithotripsie oder Operation.

Verlaufskontrolle. Sonogramm, i.v.-Urogramm, Urinstatus.

Metastasierendes Prostatakarzinom

Ätiologie. Männer vorwiegend im Präsenium und Senium sind betroffen. In der Krebsmortalität steht beim Mann das Prostatakarzinom an 3. Stelle nach Lungen- und Magen-Darmkrebs.

Klinik. Bei der rektalen Untersuchuung ergibt sich zu 80 % eine knotige Verhärtung im Vergleich zur elastischen Konsistenz der gesunden Prostataareale.

Sicherung der Diagnose. Nadelbiopsie des verdächtigen Knotens, Sonographie, Computertomogramm, Knochenszintigramm, Bestimmung von saurer Phosphatase und PSA.

Therapie. Die Therapie hängt von der histologischen Differenzierung ab. Folgende Therapieformen können zur Anwendung kommen: radikale Prostatektomie, Strahlentherapie, bilaterale Orchiektomie, Östrogene, Antiandrogene, LH-RH-Agonisten, Estramustin-Phosphat, Zytostatika.

Verlaufskontrolle. Bestimmung von PSA und saurer Phosphatase, Röntgen der LWS und des Beckens, ggf. Computertomogramm und Knochenszintigramm.

Chronische und akute Lumbago

Ätiologie. Eine zunehmende Verschmälerung der Zwischenwirbelräume verändert das Gefüge der kleinen Wirbelgelenke und führt zu deren Arthrose (Spondylarthrose) bei der chronischen Lumbago. Die akute Lumbago entsteht plötzlich nach Heben von Gegenständen bei vorgebeugtem Oberkörper. Dabei kommt es zu reflektorischen Muskelverspannungen durch Blockierung der Wirbelgelenke mit Reizung der Rami dorsalis der Spinalnerven über Kapselrezeptoren.

Epidemiologie. Die chronische und akute Lumbago kommen bei etwa 80 % der Gesamtbevölkerung der Bundesrepublik Deutschland im Verlauf des Lebens vor.

Klinik. Bei der chronischen Lumbago sind die Dornfortsätze der LWS druckschmerzhaft, die paravertebrale Muskulatur ist meist einseitig druckempfindlich. Die Beweglichkeit der LWS ist geringgradig eingeschränkt und nur endgradig schmerzhaft. Keine neurologischen Ausfälle.

Die akute Lumbago macht den Patienten durch plötzlichen, starken Schmerz bewegungsunfähig. Es besteht ein protektiver Muskelspasmus. Der Oberkörper ist nach vorn geneigt. Aktive und passive Bewegungsprüfung der LWS sind nicht möglich.

Sicherung der Diagnose. Röntgenuntersuchung der LWS. Therapie: Lokale Wärmeapplikation, Elektrotherapie, Ultraschalltherapie, Unterwasserstrahlmassage, Analgetika, Myotonolytika, bei akuter Lumbalgie in den ersten Tagen auch Bettruhe.

Verlaufskontrolle. Klinische Untersuchung.

Cholelithiasis
Siehe Kap. 22. Durch regelmäßige Betreuung der betroffenen Patienten durch den Hausarzt sowie ggf. Veranlassung von Rehabilitationsmaßnahmen können Arbeitsunfähigkeiten reduziert werden.

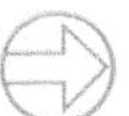

23.5.6 Allgemeine Anliegen – bezogene Maßnahmen

Die häufigsten dem Patientenanliegen Nierenschmerzen zugrundeliegenden Erkrankungen Harnsteinleiden und chronische Lumbago erfordern eine intensive Langzeitbetreuung durch den Hausarzt. Gesprächsinhalte der Beratungen, die ggf. unter Beiziehung der Ehepartner oder Lebensgefährten durchgeführt werden, sollten sein:

- Gesunde Ernährung
- Gewichtsreduktion
- Regelmäßige Bewegungstherapie wie z.B. Wirbelsäulengymnastik

Zum Fallbeispiel
Das Fallbeispiel zeigt den typischen Verlauf einer Uretersteinkolik mit sekundärer entzündlicher Reizung im Hohlraumbereich. Bei kurzem Verlauf (bis 48 h) erfolgt konservative Behandlung durch den Allgemeinarzt. Verordnet werden eine hohe Trinkmenge (2–3 l/die) Bewegung, Spasmolytika und bei stärkerem entzündlichen Befund auch Antibiotika. Bei persistierenden starken Beschwerden Einweisung in klinischurologische Behandlung oder Überweisung zum urologischen Facharzt.

Literaturhinweise

Bauer R, Kerschbaumer F (1986) Wirbelsäule und Brustkorb. In: Jäger M, Wirth CJ (Hrsg) Praxis der Orthopädie. Thieme, Stuttgart New York

Braun-Falco O, Plewig G, Wolff HH (1992) Dermatologie und Venerologie, 3. Aufl. Springer, Berlin Heidelberg New York

Ferlinz R, Miederer SE, Schulz V, Simon H (1990) Thoraxschmerzen. In: Ferlinz R (Hrsg) Internistische Differentialdiagnostik, 2. Aufl. Thieme, Stuttgart New York

Kuhlmann U, Walb D (1987) Nephrologie. Thieme, Stuttgart New York

Sökeland J (1987) Urologie, 10. Aufl. Thieme, Stuttgart New York

Torklus D v (1985) Degenerative Erkrankungen der Wirbelsäule. In: Dahmen G, Josenhans G, Tillmann K (Hrsg) Praxis der Allgemeinmedizin Bd. XIV. Erkrankungen des Bewegungsapparates. Urban & Schwarzenberg, München Wien Baltimore

24 Die Geschlechtsorgane betreffende Anliegen

24.1 Ausfluß aus der Scheide

G. Gerhardt

Vorbemerkung

Die Patientin mit Fluorbeschwerden kommt meist nicht primär zum Allgemeinarzt. Allerdings wird bei der Anamneseerhebung aus anderen Gründen häufig über chronischen oder akut auftretenden Ausfluß berichtet. Differentialdiagnostisch ist wichtig zu unterscheiden zwischen Fluor bei jüngeren und Fluor bei älteren Patientinnen. Die therapieresistente und/oder rezidivierende Fluorproblematik tritt bei Frauen aller Altersgruppen auf.

Die Bewertung, inwieweit ein Ausfluß als „krankhaft" anzusehen ist seitens der Patientin, unterliegt großen Schwankungen. Es gibt Frauen, die jedwede Sekretion aus der Scheide als pathologisch bewerten, wohingegen andere erst bei Einsetzen eines plötzlichen bzw. sehr massiven oder blutigen Fluors oder bei entsprechender Begleitsymptomatik, (meist Juckreiz) den Arzt aufsuchen.

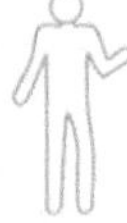

24.1.1 Fallbeispiel

Eine 26jährige Sportstudentin klagt zum wiederholten Mal über erheblichen Juckreiz im Scheiden- und Vulvabereich sowie stark vermehrten Ausfluß.

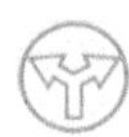

24.1.2 Differentialdiagnostisches Grobraster

- Physiologischer bzw. verstärkter normaler Ausfluß (z.B. prämenstruell, Zyklusmitte)
- Vaginale Ursachen (Infekte, Neoplasma, Fremdkörperwirkung)
- Zervikale Ursachen (unspezifische Infekte, gonorrhoische Zervizitis, Polyp, Neoplasma)
- Uterine Ursachen (Infektion, Neoplasma; psychische Ursachen)
- Ausfluß im Zusammenhang mit anderen Allgemeinerkrankungen (z.B. Grippe)

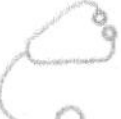

24.1.3 Primärdiagnostik

Anamnese
Bei jüngeren Frauen häufig Infekte, bei älteren Östrogenmangelerscheinungen. Allgemeine Erkrankungen, Pruritus, Geruch, Farbe und Konsistenz des Ausflusses. Beziehungen zum Geschlechtsverkehr, Beziehungen zur Periode, Regelanamnese, Ausfluß erstmals oder rezidivierend, Wahl der Verhütungsmittel (Pille, Intrauterinpessar, mechanische oder chemische Verhütung), Medikamente, Anwendung von Tampons, intravaginalen Lotionen etc., letzte Früherkennungsuntersuchung.

Körperliche Untersuchung
Sofern die Anamnese Hinweise auf behandlungsbedürftige, nicht gynäkologische Erkrankungen gibt, wird auch dementsprechend untersucht.
- Spekulumeinstellung: Ausfluß nur in der Scheide oder aus Zervix; ferner evtl. Fremdkörper, Erosionen, Polypen, Ulzera beachten
- Bimanuelle typische gynäkologische Untersuchung
- ***Abstrichentnahme:***
  - Bei Verdacht auf ***Candida:*** Entnahme aus dem Scheidengewölbe
  - Bei Verdacht auf ***Gonokokken:*** Entnahme aus Endocervix, Urethra, Rectum
  - Bei Verdacht auf ***Trichomonaden:*** Entnahme aus dem Scheidengewölbe

Das Abstrichmaterial wird in speziellen Medien zur Untersuchungsstelle verbracht. Die sofortige Identifikation des Nativpräparates geschieht durch Zusatz von einem Tropfen physiologischer Kochsalzlösung zum Scheideninhalt mittels Lichtmikroskop.

Technische Untersuchungen
- Bei rezidivierender Candidiasis Urin- bzw. Blutzucker
- Bei entsprechenden Veränderungen oder Verdacht evtl. Reaktionen auf Lues überprüfen

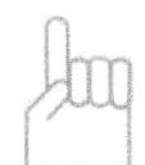

24.1.4 Entscheidung über nachfolgende Maßnahmen

- Bei Nachweis von Trichomonaden oder Candida im Nativpräparat ***sofortiger Behandlungsbeginn*** (s. unten)
- Weiterführende ***Behandlung beim Spezialisten*** je nach eigener Kompetenz bei Verdacht auf Geschlechtserkrankung und häufigen Rezidiven unbekannter Ursache
- Jeder ***Ausfluß***, der ***blutig*** ist, erfordert eine weitergehende Untersuchung mit ***Malignomausschluß***. Bei Verdacht auf Malignom, Zervixpolypen ***Klinikeinweisung***

DD

24.1.5 Differentialdiagnostik

Tabelle 24.1 zeigt häufige Ursachen von Fluor vaginalis.

Vaginalmykose

Ätiologie/Pathogenese. Ca. 80 % aller Infekte sind durch ***Candida albicans*** bedingt. Die Hefen finden sich auch bei gesunden Frauen und verlaufen häufig symptomlos. Als auslösend für eine klinische Manifestation wirken Diabetes mellitus, Antibiotika oder Kortikosteroid-Einnahmen, Ovulationshemmer. Gravidität. Sonst häufig Partnerinfektion.

Epidemiologie. Candida albicans ist für ca. 1/3 aller Fälle von Fluor vaginalis verantwortlich.

Klinik. Im Vordergrund steht der ***Juckreiz***, der erheblich sein kann. Meist Rötung und Ödem der Vagina und Vulva. Ausfluß, der bei Candida-Infektion oft dick, weiß und bröcklig ist. Weißliche Belege an der Vaginalwand.

Tabelle 24.1. Ursachen von Fluor vaginalis bei der erwachsenen Frau. (Mod. nach Mead und Patterson 1986)

• Physiologische Sekrete oder verstärkter normaler Ausfluß	Pubertät Zykulusmitte Prämenstruell Ovulationshemmer Scheidendusche Chronischer schlechter Allgemeinzustand
• Vaginale Ursachen	Infektion – Candida albicans – Trichomonas vaginalis Unspezifische Infektionen – Haemophilis vaginalis Neoplasma Gebrauch von Chemikalien, Antiseptika usw. Fremdkörper wie Pessar, Tampons usw. Atrophische senile Vaginitis
• Zervikale Ursachen	Gonorrhoische Zervizitis Unspezifische Zervizitis Polyp Erosion Neoplasma
• Uterine Ursachen	Gestörte Schwangerschaft Pyometra Neoplasma
• Psychische Ursachen	Psychosexuelle Probleme Furcht vor Krankheit, Schwangerschaft usw.

Sicherung der Diagnose. Nachweis der Hefen im Nativpräparat (nur beweisend wenn positiv), sonst kultureller Nachweis.

Therapie und Verlaufskontrolle. Ausreichend lange Behandlung (je nach Präparat meist 6 Tage) mit Vaginaltabletten und Creme auf Basis von Clotrimazol (Canesten) oder Miconazol (Gyno-Dactar, Gyno-monistat). Salbenbehandlung erfolgt auch im Bereich der Vulva. ***Partner*** stets ***mitbehandeln***. Insbesondere bei Rezidiven sorgfältige Überprüfung einer evtl. Grundmedikation (Antibiotika, Kortikoide) und exakte Einstellung eines Diabetes mellitus. Auch Überprüfung der oralen Kontrazeption. Allgemeine Ratschläge bei rezidivierender Candidiasis: Vermeidung von Unterwäsche aus Kunstfaser, Vulva sauber und trocken halten, jedoch keine übertriebenen, zu häufigen Waschungen. Nach dem Stuhlgang Säuberung des Afters nach Reinigung des Vulvabereiches (nicht umgekehrt).

Überprüfung, inwieweit Partnerbehandlung konsequent durchgeführt wurde. Bei besonders hartnäckigen Fällen muß an eine rezidivierende Übertragung aus dem Intestinaltrakt gedacht werden. Dann Behandlung mit Amphotericin (Ampho-Moronal) oder Natamycin (Pimafucin) per os.

Bei scheinbar aussichtslosen Fällen nach Abklärung und Ausschluß aller Möglichkeiten nach gynäkologischem Konsil evtl. systemische Behandlung mit Ketoconazol (Nizoral).

Trichomoniasis

Ätiologie/Pathogenese. Überwiegend durch Geschlechtsverkehr übertragene Genitalerkrankung. Gehört zur Gruppe der STD („sexually transmitted diseases"). Die Trichomonadenbesiedlung der Scheide kann im chronischen Stadium symptomlos verlaufen.

Epidemiologie. 10%ige Durchseuchung der Bevölkerung. Häufigste übertragene Genitalerkrankung.

Klinik. Starker, übelriechender, schaumig bis eitriger Fluor, ***Brennen*** im Bereich von Scheide und Vulva, Juckreiz weniger als bei Candida. Die Infektion kann auf Nachbarorgane (Urethra, Blase, Zervix) übergehen.

Sicherung der Diagnose. Nativpräparat: meist massenhaft und stark bewegliche Trichomonaden. Auch kultureller Nachweis möglich.

Therapie und Verlaufskontrolle. Orale Behandlung mit Metronidazol (Clont), Tinidazol (Simplotan) oder Ornidazol (Tiperal). Genaue Beachtung der Dosierungsanweisung und Behandlungsdauer. ***Partnerbehandlung obligat!***

Gonorrhö

Ätiologie/Pathogenese. Durch die gramnegative Diplokokke Neisseria gonorrhoeae hervorgerufene Geschlechtskrankheit. Die Erkrankung hinterläßt keine Immunität, d.h. Reinfektion unmittelbar nach erfolgreicher Behandlung ist möglich. Hauptsächliche Übertragung durch Geschlechtsverkehr, viel seltener durch Schmierinfektion. Inkubationszeit 3 (2–7) Tage.

Epidemiologie. Die Zahl der Gonorrhöneuinfektionen in der Welt wird auf jährlich ca. 65 Mio. geschätzt.

Klinik. Anfangsstadium häufig symptomarm. Auch bei der Frau initial meist gonorrhoische ***Urethritis***. Dabei können Brennen und Schmerzen beim Wasserlassen vorliegen. Ohne Behandlung meist Übergang in Urethritis gonorrhoica chronica. Auch gonorrhoische ***Proktitis*** und ***Bartholinitis*** kommen vor. Die Colpitis gonorrhoica verläuft ebenfalls meist symptomarm. Mit Überschreiten des inneren Muttermundes bei Aszension wird aus der unteren Gonorrhö die obere Gonorrhö, die ***Salpingitis*** gonorrhoica, die als evtl. Pyosalpingitis gonorrhoica folgende klinische Erscheinungen macht: eitriger Ausfluß aus der Zervix, nicht selten Schmerzen im Bereich der Adnexe, u.U. reduzierter Allgemeinzustand bei fortgeschrittenem Verlauf. Allgemeine Infekthinweise. Dabei können hohes Fieber und erhebliche Schmerzhaftigkeit sowie peritoneale Reizerscheinungen vorliegen. Nach wenigen Tagen, sofern unbehandelt, Übergang in ***chronische Adnexitis*** mit Abklingen der akuten Symptomatik.

Sicherung der Diagnose. Nachweis der gramnegativen Gonokokken mit Methylenblau bzw. Kultur auf Go-Nährboden.

Therapie und Verlaufskontrolle. Penicillin-Behandlung (z.B. Clemizol-Penicillin-G) an 3 aufeinanderfolgenden Tagen i.m. Bei Penicillin-Allergie oder -resistenz: Doxycyclin, Spektinomycin, Cephalosporine.

Zur Sicherung des Therapieerfolges sollten Sekretkontrollen, bei Frauen auch ein Menstrualsekret untersucht werden (negativer Kulturbefund).

Zum Fallbeispiel

Bei der Patientin ergab bereits die Untersuchung im Nativpräparat den Nachweis von Candidahefen. Es erfolgte eine entsprechende Behandlung mit Verordnung eines geeigneten Präparates für die Partnerbehandlung und entsprechender Erläuterungen. Angesichts der Tatsache, daß die Erkrankung innerhalb des letzten halben Jahres bereits zum 3. Mal aufgetreten war, wurde erneut eine ausführliche Anamnese erhoben. Dabei stellte sich heraus, daß die Patientin vor Angst, wieder an der Pilzinfektion zu erkranken, ein intensives Waschritual entwickelt hatte, das möglicherweise zu den rezidivierenden Infekten beitrug. Es erfolgte entsprechende Beratung und Verordnung einer ph-neutralen Waschlotion, die nur einmal täglich angewandt werden sollte.

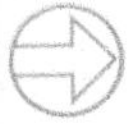

24.1.6 Allgemeine anliegenbezogene Maßnahmen

Abgesehen von den besprochenen Erkrankungen und der Notwendigkeit, diese auszuschließen oder zu behandeln, kann Fluor auch auf seelische Probleme mit oder ohne sexuelle Partnerproblematik hindeuten. Hilfreich ist es, die Patientin nach der von ihr selbst vermuteten Ursache des Fluors zu befragen. Bei sehr jungen Mädchen oder gar bei Kindern kann Fluor Ausdruck u.U. schädigender Sexualkontakte bzw. -praktiken sein oder auf mögliche Fremdkörper hindeuten.

Die allgemeine Beratung umfaßt folgende Hinweise:

- Angemessene Hygiene
- Keine Intimlotionen, Intimwaschlösungen oder Intimsprays
- Möglichst Verwendung von ph-neutraler Seife und/oder nur klarem Wasser.
- Zum Auffangen des Fluors zwischen den Blutungen keine Tampons oder Vorlagen verwenden.

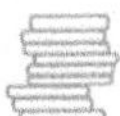

Literaturhinweise

Benz J, Glatthaar E (1990) Checkliste Gynäkologie, 4. Aufl. Thieme, Stuttgart New York

Friedberg V, Strauss G (1987) Frauenkrankheiten. In: Schettler G (Hrsg) Taschenbuch der praktischen Medizin, 10. Aufl. Thieme, Stuttgart New York

Mead M, Patterson H (1986) Praxistraining in der Allgemeinmedizin. Hippokrates, Stuttgart

Schindler AE, Schindler EM (1989) Gynäkologie und Geburtshilfe für die Praxis, Hippokrates, Stuttgart

24.2 Blutungen in den Wechseljahren

G. Gerhardt, G.C. Fischer

Vorbemerkung

Klimakterische Blutungen werden von der Frau unmittelbar wahrgenommen und führen in der Regel unverzüglich zum Arzt. Die Bedeutung aus medizinischer Sicht liegt vor allem in der Notwendigkeit einer erschöpfenden Diagnostik, die den möglichst sicheren Ausschluß eines Malignoms beinhalten muß. Jede medikamentöse Blutungsunterdrückung kann nur nach bzw. im Zusammenhang mit der Diagnostik geschehen. Eine erfolgreiche Regelung der Blutung durch hormonelle Therapie spricht nicht gegen ein Malignom.

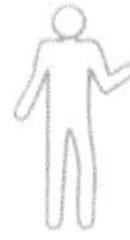

24.2.1 Fallbeispiel

Eine 53jährige Patientin, Mutter zweier erwachsener Kinder, hatte innerhalb der letzten 3 Monate eine starke Zunahme der „Periodenblutung“ bemerkt. Sie schilderte eine deutlich über 7 Tage hinaus verlängerte und ungewöhnlich starke Blutung. Eine hormonelle Therapie bestand nicht.

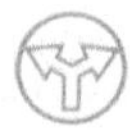

24.2.2 Differentialdiagnostisches Grobraster

- Dyshormonelle Ursache bei altersbedingter Ovarialinsuffizienz
- Myom
- Polypen an Zervix oder Uterus
- Zervixkarzinom, Korpuskarzinom
- Abort
- Endometritis
- Gebärmutterblutung bei Allgemeinerkrankungen

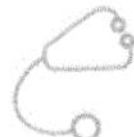

24.2.3 Primärdiagnostik

Anamnese
- Liegt eine postklimakterische Blutung vor oder eine verstärkte Blutung bei noch bestehendem Zyklus?
- Liegt Hormonbehandlung vor?
- Ist Schwangerschaft auszuschließen?
- Besteht Hinweis auf Trauma?
- Gynäkologische Anamnese: Geburt, Sectiones, operative Eingriffe, Vorerkrankungen
- Bestehen allgemeine und sonstige Krankheitszeichen wie z.B. Fieber, Abgeschlagenheit, Schmerzen?
- Ernsthafte Vorerkrankungen (z.B. Mammakarzinom)?
- Medikamente (z.B. Marcumar)?
- Familienanamnestische Belastung bezüglich Gentitalmalignom?

Körperliche Untersuchung
- Komplette gynäkologische Untersuchung
- Untersuchung der Mammae
- Orientierender Ganzkörperstatus

Technische Untersuchungen
Hb, Ery, HK, BSG, Urinstatus. Weitere technische Untersuchungen beim Facharzt.

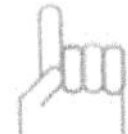

24.2.4 Entscheidung über nachfolgende Maßnahmen

In der Regel werden Patientinnen mit klimakterischen Blutungen unverzüglich dem Gynäkologen zugewiesen.

An Wochenenden und bei zeitlicher Verzögerung kann zur Blutungsminderung Methergin verordnet werden.

24.2.5 Differentialdiagnostik

Myom

Ätiologie/Pathogenese. Gutartige Neubildungen des Uterus aus glatter Muskulatur und Bindegewebe, Ätiologie unklar.

Epidemiologie. Die Prävalenz wird auf ca. 20 % geschätzt, mehrheitlich symptomlos, nur ca. 5 % der Frauen zeigen ausgeprägte Symptome.

Klinik. Möglich sind Druckerscheinungen auf Nachbarorgane (Blase, Rektum). Häufig Hypermenorrhö durch beeinträchtigte Kontraktionsfähigkeit der Uterusmuskulatur. Bei größeren Myomen mitunter wehenartige Schmerzen.

Sicherung der Diagnose. Tastbefund, Malignomausschluß (Abrasio), vaginale Sonographie.

Therapie und Verlaufskontrolle. Operative Entfernung des Uterus myomatosus wird empfohlen bei stärkeren, medikamentös nicht beeinflußbaren Blutungen, Myomgrößenzunahme, besonders großen Myomen (mehr als Kindskopfgröße), stärkeren rezidivierenden Schmerzen.

Konservativ: Nach diagnostischer Abrasio (Karzinomauschluß) Therapie mit Östrogen/Progestagen-Gemisch.

Zervixkarzinom

Ätiologie/Pathogenese. Histologisch weit überwiegend Plattenepithelkarzinome an der Zylinderplattenepithelgrenze der Zervix. Ätiologisch werden chronisch rezidivierende Reizfaktoren (häufige Geburten, rezidivierende Portioerosionen und Zervixverletzungen) sowie eine auslösende Wirkung des männlichen Smegmas diskutiert.

Epidemiologie. Mit 40 % häufigster Genitalkrebs in Europa. Innerhalb der letzten 20 Jahre Rückgang invasiver Zervixkarzinome zugunsten aufgedeckter Frühform. Häufigkeitsgipfel zwischen dem 50. und 60. Lebensjahr.

Klinik. Folgende Stadien werden unterschieden:
- ***Carcinoma in situ:*** Auf die Epithelschicht begrenzte karzinomatöse Zellveränderungen
- ***Vorstadium:*** mäßige bis schwere Dysplasie des Plattenepithels

- ***Stadium I:*** Karzinom auf Zervix begrenzt. In ca. 10 bis 30% der Fälle Metastasierung aus Stadium I
- ***Stadium II:*** Grenzen der Zervix werden überschritten, Übergang auf Parametrium oder oberes Scheidendrittel
- ***Stadium III:*** Beckenwand und/oder untere Scheide erreicht
- ***Stadium IV:*** Befall von Blase und/oder Rektum mit Fernmetastasen (Knochen, Leber, Lunge, Niere, Gehirn)

Klinische Symptome treten in der Regel erst bei Tumorzerfall in Form von Kontaktblutungen, Menorrhagien, blutigem Ausfluß auf. In fortgeschritteneren Stadium (III) ischiasartige Schmerzen, Harnabflußbehinderung, evtl. Blasen- oder Darmfistel.

Sicherung der Diagnose. Histologischer Befund

Therapie und Verlaufskontrolle. Carcinoma in situ: Konisation; Stadium I und II: Operative Entfernung von Uterus, Adnexen und oberem Scheidendrittel und Parametrien sowie regionale Lymphknotenpunkte.

Postoperativ Radiatio zur Vermeidung lokaler Rezidive im Scheidenstumpf. Stadium III und IV: Strahlentherapie.

Ergebnisse:
Mittlere 5-Jahres-Überlebensrate:

Carcinoma in situ:	100%
Stadium I:	80%
Stadium II: rund	60%
Stadium III: ca.	30%
Stadium IV:	8%.

Endometriumkarzinom (Korpuskarzinom)

Ätiologie/Pathogense. Noch unklar, Östrogeneinflüsse werden diskutiert, kommen vermutlich allenfalls als Kofaktoren infrage.

Epidemiologie. Häufigkeitsgipfel zwischen dem 55. und 70. Lebensjahr, selten darunter. Bevorzugt nullipare, unverheiratete Frauen.

Klinik. Leitsymptom: Unregelmäßige Blutungen, besonders in der Postmenopause-Phase.

Sicherung der Diagnose. Histologische Untersuchung nach Korpusabrasio.

Therapie und Verlaufskontrolle. Operative Entfernung von Uterus und beiden Adnexen. Anschließende Nachbestrahlung. 5-Jahres-Überlebensdauer bei Stadium I und II (Karzinom auf Uterus und Zervix begrenzt): 74 bzw. 56%

Stadium III: (Ausbreitung im kleinen Becken) 32%,
Stadium IV: (Ausbreitung über Becken hinaus, Fernmetastasen) rund 9%.

Zum Fallbeispiel
Aufgrund der massiven Blutung der bereits eingetretenen deutlichen Anämie wurde die Patientin zur weiteren Abklärung stationär eingewiesen. Es ergab sich das Vorliegen eines Uterus myomatosus. Zunächst wurde der Versuch einer hormonellen Therapie vereinbart, die Möglichkeit und evtl. Notwendigkeit einer Uterusexstirpation jedoch bereits mit der Patientin diskutiert.

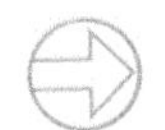

24.2.6 Allgemeine anliegenbezogene Maßnahmen

Klimakterische Blutungen oder auch andere Konsultationen von Patientinnen im Stadium des Klimakteriums sollten vom Hausarzt auch dazu benutzt werden, eine Beratung bezüglich langfristiger Östrogensubstitution durchzuführen. Die Vorteile dieser Behandlung sind in der Verhütung bzw. verminderten Ausprägung der Osteoporose, einer Verminderung des Risikos für Myokardinfarkt, Verminderung klimakterischer Ausfallerscheinungen, vermutlicher Senkung des Risikos für Mammakarzinome und bei Gestagenkombination auch des Endometriumkarzinoms sowie verlängerter Lebenserwartung zu sehen.

Die Patientinnen können insbesondere darüber aufgeklärt werden, daß bei sachgerechter Behandlung (Östrogen/Gestagen-Kombination) kein erhöhtes Krebsrisiko an der Gebärmutter besteht.

Insbesondere bei stärkeren klimakterischen Blutungen fällt dem Hausarzt, häufig neben der Behandlung durch den Gynäkologen, die Aufgabe zu, eine evtl. Blutungsanämie durch orale Eisengabe auszugleichen.

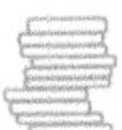

Literaturhinweis
Friedberg V, Strauss G (1987) Frauenkrankheiten. In: Schettler G (Hrsg) Handbuch der praktischen Medizin, 10. Aufl. Thieme, Stuttgart New York

24.3 Penisentzündung

G. Gerhardt

Vorbemerkung
Häufigste Ursache ist die Enge des äußeren Hautringes. Die Vorhaut kann nicht über die Glans bis zum Sulcus coronarius zurückgezogen werden.

Tägliche Reinigung des Vorhautsackes wird unmöglich, es kommt zu Sekretstauungen und Entzündungen (Balanitis simplex).

Bei fortschreitender Entzündung können erosive Veränderungen mit eitriger Absonderung aus der Harnröhre und eine sekundäre entzündliche Phimose entstehen. Ein Übergreifen der Entzündung auf die innere Vorhaut wird als Posthitis bezeichnet, eine Balanitis erosiva circinata liegt vor, wenn erosive Plaques konfluieren.

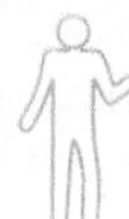

24.3.1 Fallbeispiel

Ein 26jähriger Patient berichtet über Rötungen, leichtes Brennen und Juckreiz im Bereich der Eichel, was ihn, da er die Ansteckung einer „Geschlechtskrankheit" befürchte, sehr beunruhige.

An der Glans finden sich mehrere abgegrenzte rötliche Papeln sowie vereinzelt weißliche Belege bei sonst unauffälligem Befund. Keine inguinalen Lympknotenschwellungen.

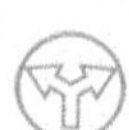

24.3.2 Differentialdiagnostisches Grobraster

- Balanitis candidamycotica
- Balantitis durch Gonorrhö
- Luetische Manifestation
- Herpes genitalis
- Reiter-Balanitis
- Peniskarzinom
- Condylomata acuminata

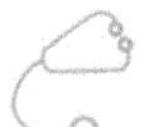

24.3.3 Primärdiagnostik

Anamnese
Beschwerden erstmals oder rezidivierend, Dauer der Beschwerden, ähnliche Erscheinungen bei Partnerin, sonstige Krankheitserscheinungen (Diabetes mellitus, Arthritis, Konjunktivitis), Hygienepraktiken (zu häufige, zu seltene Waschungen, Verwendung allergisierender Waschmittel o.ä.).

Körperliche Untersuchung
Inspektion nach Möglichkeit einschl. des gesamten Sulcus coronarius, Inspektion des gesamten äußeren Genitale, Palpation regionaler Lymphknoten, Inspektion der umgebenden Haut, Verfolgung evtl. sonstiger Krankheitshinweise.

Technische Untersuchungen
Abstrichuntersuchungen auf Candida, GO (Abstrich aus Harnröhre), bei erosiven Formen Dunkelfelduntersuchung auf Treponema pallidum. Evtl. Luesserologie, Blutzucker.

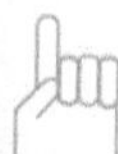

24.3.4 Entscheidung über nachfolgende Maßnahmen

Bei Verdacht auf Peniskarzinom, luetischen Veränderungen oder unklarem Befund ***Weiterverweisung des Patienten***.

Vorläufige therapeutische Maßnahmen

Warme Seifenbäder, Gliedbäder mit hochverdünnter $KMnO_4$-Lösung (Rp. Sol. kalii hypermanganicia 2 %ig 10,0. 3–4 Tropfen auf ein Glas Wasser) oder mit Chinosol 1:1000. Erosive Bezirke werden mit wäßriger Argentum-nitricum-Lösung (1–2 %ig) betupft und sodann mit Tannin-Talcum aa oder Tannin Talcum-Zincumoxidatum aa gepudert.

Bei schweren Fällen kommen auch antibiotische Puder (z.B. Nebacetin, Refobacin) oder Farbstoffsalben mit antibiotischem Zusatz (z.B. Millicorten-Vioform, Locacorten) zur Anwendung.

DD 24.3.5 Differentialdiagnostik

Balanitis candidamycotica

Ätiologie/Pathogenese. Hervorgerufen durch Candida albicans, häufig übertragen durch Partnerin, begünstigend wirken Diabetes mellitus sowie Behandlung mit Antibiotika, Zytostatika.

Klinik. Anfangs weiße Auflagerungen, flache Bläschen, Umwandlung zu Pusteln und Erosionen, die zu größeren Flächen zusammenfließen, möglich. Leichtes Brennen, Juckreiz.

Sicherung der Diagnose. Nachweis der Hefen im Nativ-Präparat oder durch Kultur.

Therapie und Verlaufskontrolle. Behandlung mit antimykotisch wirkender Creme (z.B. Lotrimoxazol), ***Partnerbehandlung***.

Morbus Paget

Ätiologie/Pathogenese. Intraduktales und intraepiteliales Karzinom, ausgehend von apokrinem und ekkrinem Drüsengewebe.

Klinik. Beginn meist mit Juckreiz und Brennen sowie deutlicher Rötung, später können Leukoplakien und Erosionen hinzutreten. Auch Lokalisation im Analbereich möglich.

Sicherung der Diagnose. Histologie. Bei Lokalisation im Analbereich nach Rektumkarzinom fahnden.

Therapie und Verlaufskontrolle. Ekzision, Kryotherapie.

Herpes genitalis

Ätiologie/Pathogense. Infektion durch Herpes-simplex-Virus Typ II.

Klinik. Brennen, Bläschenbildung, Erosionen, Beteiligung des Lymphsystems, rezidivierender Verlauf.

Sicherung der Diagnose. Klinisches Bild und Verlauf. Syphilis-Ausschluß, ggf. Virusisolierung.

Therapie und Verlaufskontrolle. Betupfen der Läsionen mit Äther, Pyrimidin- und Purinanaloga in Salbenform.

Peniskarzinom

Ätiologie/Pathogenese. Histologisch überwiegend Plattenepithelkarzinome, wobei die Eichel Prädilektionsstelle ist. Als kausalgenetischer Faktor wird das bei der Phimose retinierte Smegma diskutiert.

Epidemiologie. In Mitteleuropa einschl. Bundesrepublik Morbiditätsrate zwischen 0,6 bis 1,3/100.000 Männer. Hauptmanifestationsalter um das 60. Lebensjahr. Bei 50–70 % der Erkrankten präexistente Phimose.

Klinik. Vielfältige Variationen des lokalen klinischen Bildes, wie ekzematöse erosive und ulzeröse Veränderungen. Leistenlymphknoten können befallen sein.

Sicherung der Diagnose. Histologie. Im positiven Fall Röntgenthorax, Lebersonographie.

Therapie und Verlaufskontrolle. Art und Umfang der Therapie werden wesentlich bestimmt von der Ausdehnung des Tumors, dem Alter des Patienten und dem medizinischen Allgemeinzustand. Einheitliche Behandlungskonzepte für die einzelnen Tumorstadien bestehen zur Zeit nicht. Hierzu wird auf die einschlägige Fachliteratur verwiesen.

Condylomata accuminata

Ätiologie/Pathognese. Chronische Papilloma-Virus-Infektion der genitalen und analen Schleimhäute, gehören zu den sog. „minor sexually transmitted diseases“. Begünstigend wirken Infektionen mit Candida oder Trichomonaden, Gonorrhö und Fluor anderer Ursache.

Klinik. Meist im Bereich der Urethra, ebenso an der Analschleimhaut, anfangs stecknadelkopfgroße, schmalbasig aufsitzende graurosa Papeln, später mit beetartiger Ausbreitung und blumenkohlartigen Wucherungen. Verhornung möglich.

Sicherung der Diagnose. Klinisches Bild, Ausschluß von Condylomata lata (Syphillis II), malignen Tumoren.

Therapie- und Verlaufskontrolle. Exzision bei kleinen Läsionen in Lokalanästhesie, sonst in Allgemeinanästhesie mit anschließender histologischer Untersuchung. Nach Möglichkeit auch Partnerbehandlung. Hohe Rezidivrate.

Zum Fallbeispiel
Bei dem Patienten konnte die Diagnose einer Candidainfektion gesichert werden. Es erfolgte eine konsequente Behandlung unter Einschluß der Partnerin.

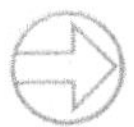

24.3.6 Allgemeine anliegenbezogene Maßnahmen

Bei entzündlichen Veränderungen am Penis kann die Beratung des Hausarztes hinsichtlich der Notwendigkeit einer Phimosebehandlung und adäquater Hygiene (dabei auch Vermeidung zu häufiger und die Schleimhaut angreifender Waschungen) wichtig sein. Insbesondere bei jüngeren Patienten bedürfen harmlose Veränderungen der Penisschleimhaut einer ausreichenden Behandlung und zusätzlich einer adäquaten verständlichen Information über die Harmlosigkeit der Veränderung, da hier häufig weitreichende Ängste bezüglich Aids oder Geschlechtskrankheiten bestehen.

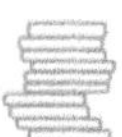

Literaturhinweise

Brühl P (1989) Penistumoren. In: Krück F, Kaufmann W, Bünte H, Gladtke E, Tölle R (Hrsg) Therapie-Handbuch, 3. Aufl. Urban & Schwarzenberg, München Wien Baltimore

Kühl L, Jablonski K (1985) Dermatologische und venerologische Erkrankungen. Urban & Schwarzenberg, München Wien Baltimore

Zöllner N (Hrsg) (1991) Innere Medizin. Springer, Berlin Heidelberg New York Tokyo

24.4 Regelstörungen

G.C. Fischer, G. Gerhardt

Vorbemerkung

Trotz der Tendenz vieler Frauen, bei Genitalerkrankungen primär den Frauenarzt aufzusuchen, wird auch der Allgemeinarzt (nicht selten zusätzlich) bei entsprechenden Erkrankungen konsultiert. Besonders junge Mädchen, die schon seit der Kindheit beim gleichen Hausarzt sind, aber auch ältere Frauen, die wegen anderer Erkrankungen häufige Praxiskontakte haben, wenden sich bei entsprechenden Störungen an ihn.

Regelstörungen haben 2 natürliche Häufigkeitsgipfel: sie treten bei jungen Mädchen, d.h. in der Menarche bei noch nicht voller Funktionsfähigkeit der Ovarien und im Klimakterium auf der Basis altersbedingter Ovarialfunktionsstörungen sowie organischer Veränderungen und Erkrankungen des Uterus auf. Die häufigsten Klagen der Patientinnen beziehen sich auf „unregelmäßige" oder „zu starke" Blutungen.

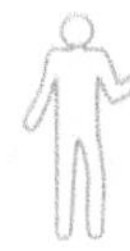

24.4.1 Fallbeispiel

Eine 14jährige Patientin berichtet über eine unregelmäßige und nach Meinung der Mutter zu starke Periode. Dies sei insofern „unverständlich“, als die Periode bisher eher schwach und oft zu selten gewesen sei.

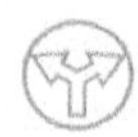

24.4.2 Differentialdiagnostisches Grobraster

Regelstörungen können grundsätzlich als Blutungsanomalien oder als die Menstruation begleitende Beschwerden in Erscheinung treten.

Bei ***unregelmäßigen Blutungen*** ist zu denken an:
- Tumor
- Endometriose
- Uterus myomatosus
- Trauma
- Gravidität

Unter den ***Blutungsanomalien*** werden symptomatisch abgegrenzt:
- Hypermenorrhoe (z.B. dyshormonell oder bei Myom, Uteruskarzinom, Endometritis)
- Hypomenorrhoe (u.a. als Ausdruck einer endokrinen Funktionsanomalie, Uterushypoplasie oder dysfunktionellen Empfängnisstörung)
- Polymenorrhoe (zu häufige) und Oligomenorrhoe (zu seltene Blutung), beides meist funktionell bedingt, (z.B. anovulatorischer Zyklus, Veränderungen der Follikel und Corpus Luteum-Phase)
- Vorbluten, d.h. vor dem Regeltermin einsetzende schwache Blutung, die dann in die termingerechte Periode übergeht (hormonelle Dysbalance, typisch im Präklimakterium)
- Nachbluten: unmittelbar im Anschluß an Periode andauernde, leichte „Schmierblutung“ (meist Folge verzögerter Östrogenproduktion, aber auch bei Endometritis)
- Mittelblutung: durch Östrogenabfall in der Zyklusmitte unter die Norm und Auslösung einer Abbruchblutung

Bei ***stärkeren Schmerzen*** im Zusammenhang mit der Regelblutung ist zu denken an:
- Abort
- Endometritis/Adnexitis
- Myom
- Endometriose

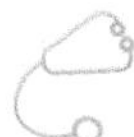

24.4.3 Primärdiagnostik

Anamnese

Beachtung des Alters, bisherige gynäkologische Anamnese (Erkrankungen, Geburten, Aborte, Operationen). Blutungszeitrahmen in bezug auf Menstruation, Schwangerschaft, sonstige Krankheitszeichen (z.B. Fieber, Schmerzen, Erschöpfung).

Medikamentenanamnese.

Körperliche Untersuchung

Gynäkologische Untersuchung zum Ausschluß nichtfunktioneller Blutungsursachen.

Technische Untersuchungen

Schwangerschaftsausschluß, BSG, Blutbild, Urin-Status. Je nach Fragestellung durch Gynäkologen evtl. Abrasio, vaginale Sonographie o.ä.

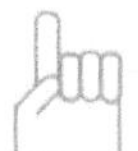

24.4.4 Entscheidung über nachfolgende Maßnahmen

In jedem Fall sollten alle nicht mehr jugendlichen Frauen, insbesondere solche im klimakterischen Alter dem Frauenarzt zugewiesen werden. Bei ausreichender Sachkenntnis und Erfahrung kann bei eindeutig funktionellen Blutungen nach Ausschluß anders zu behandelnder Alternativen eine hormonelle Behandlung eingeleitet werden.

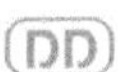

24.4.5 Differentialdiagnostik

Juvenile Blutung

Ätiologie/Pathogenese. Ursache meist Follikelpersistenz; bei fehlender Gelbkörperbildung tritt verlängerte Östrogenbildung mit Hyperproliferation des Endometriums auf, die bis zur glandulär-zystischen Hyperplasie gehen kann.

Epidemiologie. Typischerweise Auftreten in der Pubertät und bei analoger funktioneller Ursache in den Wechseljahren.

Klinik. Meist Blutung in vermehrter Stärke, die länger als 14 Tage anhält.

Sicherung der Diagnose. Anamnese, gynäkologischer Untersuchungsbefund, Ausschluß anderer Erkrankungen, z.B. Schwangerschaft bei jungen Mädchen, organische Veränderungen der Gebärmutter im Klimakterium.

Therapie und Verlaufskontrolle. Hormonale Therapie mit dem Ziel, die Blutung zu stillen, die Schleimhaut umzuwandeln und eine menstruationsartige Abbruchblutung zu erzielen, die später von einem normalen Zyklus gefolgt wird. Hormonelle Rezidivprophylaxe erforderlich, insbesondere bei fehlender Ovulation (Messung der Basaltemperatur); dann Gabe eines Gestagens vom 18. bis 28 Zyklustag.

Prämenstruelles Syndrom

Ätiologie/Pathogenese. Bis heute nicht völlig geklärt. Vermutlich östrogene Dominanz gegenüber dem Corpus-luteum-Hormon.

Epidemiologie. Bevorzugt betroffen sind Frauen zwischen dem 40. und 50. Lebensjahr.

Klinik. Etwa eine Woche vor Einsetzen der Menstruation Auftreten eines Symptomkomplexes, bei dem Spannung und Empfindlichkeit der Brüste, Ödemeinlagerung mit Gewichtszunahme, nervöse Reizbarkeit, Aggressivität oder Depressivität, u.U. Migräne und Herz-Kreislauf-Beschwerden auftreten.

Sicherung der Diagnose. Anamnese mit obligater zeitlicher Korrelation zur Menstruation, ggf. Ausschluß anderer Ursachen.

Therapie und Verlaufskontrolle. Orale Gestagene vom 16. bis 26. Zyklustag oder niedrig dosierte gestagenbetonte Ovulationshemmer.

Blutungen im Klimakterium
Siehe Kap. 24.2.

Zum Fallbeispiel
Bei der Patientin wurde vom Gynäkologen die Verdachtsdiagnose einer juvenilen Blutung mit anovulatorischen Zyklus bestätigt und eine entsprechende Hormonbehandlung eingeleitet.

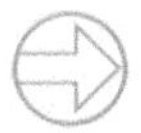

24.4.6 Allgemeine anliegenbezogene Maßnahmen

Regelstörungen bieten vor allem bei dysmenorrhoischen funktionellen Beschwerdebildern oft aufgrund vielfältiger psychosozialer Einflußfaktoren den Anlaß einer umfassenden Erörterung und Beratung. Insbesondere bei jugendlichen Patientinnen kann dies zum Anlaß genommen werden, die Frage einer Antikonzeption und Aids-Prophylaxe zu diskutieren. Wichtig ist bei jungen Mädchen, aber auch bei Frauen des mittleren Erwachsenenalters erforderliche Untersuchungen selbstverständlich unverzüglich und erschöpfend zu veranlassen, jedoch allzu häufige ggf. unnütze „Kontrolluntersuchungen" gynäkologischer Art zu vermeiden. Insbesondere bei funktionellen dysmenorrhoischen Beschwerdebildern leistet dies einer Fixierung auf die Genitalorgane und evtl. deren ungestörter Funktion Vorschub.

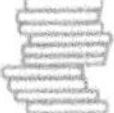

Literaturhinweise

Friedberg V, Strauss G (1987) Frauenkrankheiten. In: Schettler G (Hrsg) Taschenbuch der praktischen Medizin, 10. Aufl. Thieme, Stuttgart New York

Martius G (Hrsg) (1991) Therapie in Geburtshilfe und Gynäkologie, 2. Aufl. Thieme, Stuttgart New York

24.5 Schmerzen in der Brustdrüse

G. Gerhardt

Vorbemerkung

Patientinnen mit Brustbeschwerden suchen zuerst meist ihren Hausarzt auf, so daß die Betreuung, Untersuchung und Behandlung auch in den Aufgabenbereich der Allgemeinmedizin fällt.

Oberstes Ziel ist dabei die Prävention und Früherkennung des Mammakarzinoms (seit 20 Jahren häufigstes Karzinom der Frau).

Folgende Beschwerden werden häufig geschildert:

- Brustspannen einseitig oder beidseitig, in Abhängigkeit vom Zyklus oder davon unabhängig
- Ausstrahlende Schmerzen
- Größenzunahme der Brust
- Rötung der Brust, Schwellung, Knoten an umschriebener Stelle
- Fieber

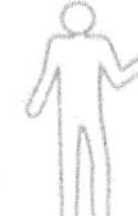

24.5.1 Fallbeispiel

Eine 36jährige Frau, Mutter zweier Kinder, klagt in der Sprechstunde über schmerzhafte Knoten im Bereich der linken Brust. Sie gibt an, die Schmerzen treten weniger spontan, jedoch vor allem auf Druck auf, wobei schon eine leichtere Berührung der Brust, etwa beim Anziehen o.ä. umschriebene Schmerzen an mehreren Stellen der linken Brust auslösen. In diesem Bereich habe sie knotige Veränderungen gemerkt, die auch unmittelbar zu tasten seien.

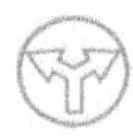

24.5.2 Differentialdiagnostische Grobraster

- ***Entzündliche Brusterkrankungen:***
  - Mastitis non-puerperalis und puerperalis
  - Mammaabzesse
  - Inflammatorisches Mammakarzinom
  - Morbus Hodgkin
  - Tuberkulose

  - Fremdkörper
  - Parasitäre Erkrankungen (z.B. Echinokokkus)
- ***Bösartige Erkrankungen der Brustdrüse:***
  - Intraduktales Karzinom
  - Lobuläres Karzinom
  - Szirrhus
  - Sarkom
- ***Erkrankungen anderer Bereiche*** mit Schmerzausstrahlung in die Brustdrüse (z.B. Interkostalneuralgie, Erkrankungen des Ösophagus, pektanginöse Beschwerden, Erkrankungen von Lunge oder Pleura, Erkrankungen der Rippen)

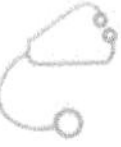

24.5.3 Primärdiagnostik

Anamnese
- Seit wann bestehen die Schmerzen?
- Treten sie zyklisch oder konstant auf?
- Sind Rötungen, Einziehungen oder Schwellungen aufgetreten?
- Familiäre Mammakarzinom-Belastung?
- Einzelne oder mehrere Knoten tastbar?
- Letzte Mammographie/Sonographie?
- Einnahme von Hormonen? Schwangeschaft?
- Früher schon Knoten in der Brust gehabt?
- Hinweise auf sonstige Erkrankungen
- Malignom in der Vorgeschichte?

Körperliche Untersuchung
- Sorgfältige bimanuelle Untersuchung beider Brüste. Tastbare Knoten? Knoten scharf oder unscharf begrenzt? Knoten gegenüber der Haut unter Unterlage verschieblich? Rötungen, Einziehungen, Mamillensekretion?
- Untersuchung der regionalen Lympknoten
- Untersuchung auf andere Störungen z.B. im Bereich der Wirbelsäule, der Lunge o.ä.

Technische Untersuchung
Mammographie, Mammasonographie. Insbesondere bei Verdacht auf entzündliche Veränderungen: BSG und Leukozyten.

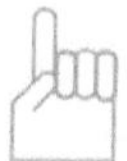

24.5.4 Entscheidung über nachfolgende Maßnahmen

Der Mammographie- bzw. Mammasonographiebefund ist für das weitere Vorgehen ausschlaggebend. Im Falle eines hinsichtlich Malignom suspekten Befundes erfolgt ***sofortige Weiterverweisung*** der Patientin. Andere Erkrankungen der Brustdrüse erfordern je nach Sachlage die Intervention des jeweiligen Fachspezialisten (z.B. Mammaabszesse, chronisch-zystische Mastopathie mit erheblichen Beschwerden).

Bei weiterhin unklarer Diagnose erfolgt erneut eingehende Anamneseerhebung und weitere differentialdiagnostische Abklärung entsprechend den angegebenen differentialdiagnostischen Möglichkeiten.

DD

24.5.5 Differentialdiagnostik

Mammakarzinom

Ätiologie/Pathogenese. Häufigste Krebserkrankung der Frau, Risikobelastung durch positive Familienanamnese.

Epidemiologie. 10 % aller Krebstodesfälle gehen auf das Mammakarzinom zurück. Frauen mit Mastopathie erkranken 4–5 mal häufiger als andere am Mammakarzinom. Bei 30–40 % der Frauen findet sich ein noch lokalisierter Prozeß, mehr als über 50 % weisen bereits regionäre Lymphknotenmetastasen bei der Primäruntersuchung auf.

Klinik. Häufig tastbarer derber Tumor, mitunter Apfelsinenschalenhaut, Einziehung der Mamille oder äußere Dellenbildung der Brust.

Sicherung der Diagnose. Klinischer Untersuchungsbefund (nur sehr bedingt aussagefähig), Mammographie (bis zu 90 % zutreffende Ergebnisse), evtl. Galaktographie (bei sezernierender Mamma), Sonographie (Unterscheidung zwischen zystischen und soliden Veränderungen). Gezielte Punktion mit Gewebsaspiration und zytologischer Untersuchung bezüglich Aussagefähigkeit umstritten.

Therapie und Verlaufskontrolle. Primärtherapie operativ. Entfernung des tastbaren Knotens in toto und Schnellschnittuntersuchung.

Ziel der Operation ist lokale Sanierung sowohl bei loco regionär begrenztem als auch bei bereits streuendem Tumor. Entfernung der regionären Lymphknoten aus diagnostischen und therapeutischen Gründen. Zur Zeit werden die Möglichkeiten einer Einschränkung der stark verstümmelnden Operation intensiv diskutiert. Insbesondere bei kleinen Karzinomen bilden stark eingeschränkte Eingriffe mit Nachbestrahlung u.U. eine sinnvolle Alternative. Untersuchungsergebnisse hierzu an größeren Patientenkollektiven liegen jedoch noch nicht vor. Bei Fällen ohne Lymphknotenmetastasen 70–80 %ige 5-Jahres-Heilung, im Falle positiven Lymphknotenbefalls nur 30–50 %ige 5-Jahres-Heilung. Nachbestrahlung bei medialem Sitz des Karzinoms zur Verhinderung von Metasten mit dem retrosternalen Lymphabfluß, bei nicht sicher im gesunden entfernten Tumoren bei Lokalrezidiv und nicht radikal entfernten axillären Lympknoten.

Sekundärtherapie: Bei ausgedehnten regionären Rezidiven oder Fernmetastasen endokrine oder zytostatische Therapie. Bezüglich Einzelheiten hierzu wird auf die einschlägige Fachliteratur verwiesen.

Mastopathia chronica

Ätiologie/Pathogenese. Multiple ein- oder beidseitige Knotenbildung der Brust mit teils zystisch, teils fibröser Umgestaltung des Brustdrüsengewebes. Ursächlich wird ein Mißverhältnis zwischen Östrogen- und Gestageneinflüssen diskutiert.

Epidemiologie. Überwiegend im 4.–5. Lebensjahrzehnt auftretend. Die Erkrankung stellt die ***häufigste Ursache*** umschriebener Verhärtungen in der Mamma dar.

Klinik. Schmerzen in der befallenen Brust mit Ausstrahlung in die Axilla meist prämenstruell. Deutliche Druckschmerzhaftigkeit im Bereich der Knoten, mitunter wäßriges Sekret aus der Mamille. Die Erscheinungen erfordern in jedem Fall eine sorgfältige differentialdiagnostsiche Abgrenzung gegenüber Mammakarzinom.

Sicherung der Diagnose. Karzinomausschluß, Alter der Patientin, zyklisches Auftreten der Beschwerden.

Therapie und Verlaufskontrolle. Therapie nur bei erheblichen Beschwerden erforderlich. Äußerlich können Progestagen oder androgenhaltige Salben bzw. Tinkturen helfen. Sonst Progestagene per os (Primolut nor) oder gestagenbetonte Ovulationshemmer.

Zum Fallbeispiel

Bei der Patientin wurde durch Mammographie und Mammasonographie das Vorliegen eines Mammakarzinoms weitgehend ausgeschlossen. Jährliche Mammographiekontrollen wurden mit der Patientin vereinbart. Aufgrund der von der Patientin doch als erheblich angegebenen Beschwerden wurde die Kontrazeption auf eine gestagenbetonte hormonelle orale Form umgestellt.

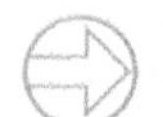

24.5.6 Allgemeine anliegenbezogene Maßnahmen

Es gehört auch zu den Aufgaben des Hausarztes/Allgemeinarztes, der Patientin mit Schmerzen bzw. Veränderungen der Brustdrüse, vor allem Malignomen in der Brust, die heute vielfältigen therapeutischen Maßnahmen zu erklären. Gerade bei operativen Maßnahmen sollte sich der Hausarzt ein Bild machen über die Möglichkeiten der Krankenhäuser in seiner Umgebung (z.B. Schnellschnittuntersuchung, Rezeptoruntersuchung, primäre Brustrekonstruktion, Nachbestrahlung usw.). Auch für die Patientin befriedigende kosmetische Ergebnisse können nur vor diesem Hintergrund entsprechender Kenntnisse erzielt werden.

Wichtig ist, daß der Hausarzt die Patientinnen zur Teilnahme an der Krebsvorsorge anhält.

Diese umfaßt eine jährliche Untersuchung der Mammae und der Axillabereiche sowie der supra- und infraklavikulären Lymphknotenregionen (Inspektion und Palpation) bei allen Frauen ab dem 20. Lebensjahr. Auch auf die Möglichkeit der Brustselbstuntersuchung sollte aufmerksam gemacht werden.

Mammographie. Die Indikation zur Mammographie und hier vor allem der Zeitpunkt, ab wann sie durchgeführt werden sollte und in welchen zeitlichen Intervallen, wird sehr unterschiedlich beurteilt. Letztlich muß sich jeder Arzt eigenverantwortlich ein Vorgehen für die Praxis erarbeiten.

Folgende Empfehlung kann angeboten werden:

- Eine Erstuntersuchung (Basismammographie) sollte einmalig zwischen dem 20. u. 25. Lebensjahr durchgeführt werden.
- Regelmäßige Mammographien in 2jährigen Abständen ab dem 30.–35. Lebensjahr.
- Jährliche Mammographien bei Risikopatientinnen
  - Patientinnen mit Mammakarzinom der kontralateralen Brust
  - Patientinnen mit Mammakarzinom in der Familienanamnese
- Mammographie muß sofort durchgeführt werden
  - bei unklarem Tastbefund mit oder ohne Schmerzen
  - bei jedem neuauftretenden Knoten unabhängig vom Alter (Ausnahme: sonographisch eindeutig als Zyste dargestellt).

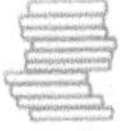

Literaturhinweise

Benz J, Glatthaar E (1990) Checkliste Gynäkologie, 4. Aufl. Thieme, Stuttgart New York

Friedberg V, Strauss G (1987) Frauenkrankheiten. In: Schettler G (Hrsg) Taschenbuch der praktischen Medizin, 10. Aufl. Thieme, Stuttgart New York

Korting GW (1982) Praxis der Dermatologie. Thieme, Stuttgart New York

Schindler AE, Schindler EM (1989) Gynäkologie und Geburtshilfe für die Praxis. Hippokrates, Stuttgart

25 Den Bewegungsapparat betreffende Anliegen

25.1 Beinschmerzen

G.C. Fischer

Vorbemerkung

Wenn Patienten in der Sprechstunde über „Schmerzen in den Beinen" klagen, so sollte in jedem Fall zunächst eine genaue Klärung darüber herbeigeführt werden, was der Patient mit „Bein" meint. Häufig ist keineswegs das gesamte Bein gemeint, sondern eine umschriebene Region, etwa im Ausstrahlungsbereich des Hüftgelenks, Kniegelenks, ausschließlich des Unterschenkels, oder nicht selten auch primär des Fußes. Auch wird nicht immer klar unterschieden zwischen Schmerzen im Bein und gleichzeitg bestehenden, häufig ursächlich damit in Verbindung stehenden Schmerzen anderer Regionen, z.B. Schmerzen im Bereich des Abdomens oder der LWS.

Beinschmerzen kommen bei Patienten aller Altersgruppen vor. Nicht im engeren Sinne krankhafte Formen, z.B. der sog. Muskelkater, müssen von einem breiten Sepktrum möglicher ernsthafter Krankheitsursachen unterschieden werden.

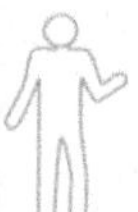

25.1.1 Fallbeispiel

Ein 54jähriger adipöser Maurer klagt über Schmerzen im Bereich des rechten Beines, bei genauerer Befragung des rechten Unterschenkels. Die Schmerzen hätten sich innerhalb der letzten Wochen allmählich gebildet, haben dann ständig zugenommen und seien jetzt so schlimm, daß er kaum noch auftreten könne. Bei der Inspektion fällt auf, daß der Patient deutlich gehbehindert ist, den rechten Fuß in Spitzfußstellung hält und nur kurz und mit offensichtlichen Schmerzen rechts auftreten kann.

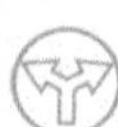

25.1.2 Differentialdiagnostisches Grobraster

- Trauma (Knochen-, Gelenk-, Muskelverletzungen)
- Erkrankungen der Gefäße (z.B. Thrombophlebitis, AVK, Lymphangitis)
- Neurogene Beinschmerzen (z.B. Ischialgie, Polyneuritis)

- Erkrankungen der Knochen (z.B. Osteoporose, Osteomalazie)
- Erkrankungen der Sehnen und Bandapparate
- Erkrankung der Haut (z.B. Erysipel)
- Ins Bein ausstrahlende Schmerzen aus anderen Regionen (z.B. Prozesse der LWS, Abdominalprozesse

Zu Schmerzen im Bereich der Hüftgelenke, Kniegelenke oder Knöchel s. Kap. 25.7, 25.8 bzw 25.9.

25.1.3 Primärdiagnostik

Anamnese

- Ausschluß eines Traumas
- ***Akut*** aufgetretener, sehr heftiger Schmerz, z.B. bei arterieller Embolie (beachte Alter und Herzerkrankung)
- Schmerzen ***subakut*** und heftig, z.B. bei Ischialgie, Thrombophlebitis, Lymphangitis, Erysipel
- Schmerzen mit ***Zunahme bei Belastung*** und Besserung in Ruhe, z.B. bei AVK
- Schmerzen ***in Ruhe*** und auch nachts, z.B. bei Osteoporose, Osteomalazie, Knochenprozessen, Polyneuropathie

Körperliche Untersuchung

- Inspektion: Umfangsdifferenzen, statische Fehlhaltung, Varikosis, Hautbeschaffenheit (Erysipel, Ulcus cruris, Stauungsdermatitis), Muskelatrophien, Gangbild
- Funktionsprüfungen (s. Kap. 25.7, 25.8, 25.9)
- Beurteilung des Venenstatus (s. Kap. 20.3)
- Beurteilung der Fußpulse und Hautdurchblutung (s. Kap., 20.2)
- Beurteilung der Sehnenreflexe und Sensibilität (s. Kap. 27.1, S. 721 und Kap. 27.2, S. 728)
- Beurteilung anderer Regionen: LWS, Beckenform, Leistenregion, Hinweise auf Abdominalschmerz (Urolithiasis, Appendizitis, Genitalbereich)

Technische Untersuchungen

Röntgenuntersuchung wird veranlaßt bei Verdacht auf Knochenverletzungen und -tumoren, Osteoporose, Osteomalazie und bestimmte Gelenkprozesse (siehe jeweilige Kapitel dazu).

In der Regel wird die Diagnose durch Inspektion, lokale Befunderhebung und Funktionsprüfungen soweit eingeengt, daß weitere technische Untersuchungen der Bestätigung bzw. dem Ausschluß einer speziellen Diagnose dienen.

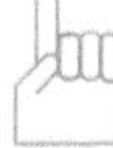

25.1.4 Entscheidung über nachfolgende Maßnahmen

- *Krankenhauseinweisung* bei Verdacht auf arterielle Embolie, tiefe Bein- bzw. Beckenvenenthrombose, Knochenfrakturen, schwereren Gelenk- und sonstigen Verletzungen, insbesondere mit traumatischen Gefäßverletzungen oder akuten Blutungen. Ferner bei Verdacht auf akute Erkrankungen anderer Regionen (Appendizitis, irreponible Leistenhernie u.ä.)
- Fachärztliches Konsil bei Verdacht auf arterielle Verschlußkrankheit, V.a. neurologische Erkrankungen sowie ggf. zum Ausschluß internistischer Erkrankungen mit Schmerzausstrahlung ins Bein.
- Primärbehandlung in der Praxis bei eindeutiger Diagnose und entsprechender Indikation.

DD

25.1.5 Differentialdiagnostik

Im folgenden sollen nur die nicht bereits unter den angesprochenen Gelenkschmerzkapiteln oder bei den Kapiteln mit Gefäß- oder Hauterkrankungen abgehandelten Differentialdiagnosen angesprochen werden. Eine Übersicht der Differentialdiagnosen anhand klinischer Symptome zeigt Tabelle 25.1.

Ischialgie (Ischias)

Ätiologie/Pathogenese. Neuralgie bzw. Neuritis des Nervus ischiadicus (oder seiner Wurzeln) durch Kompression Abkühlung, Durchnässung, insbesondere bei Arbeiten in gebückter und hockender Stellung im Freien. Ursächlich kommen ferner Erkrankungen im Bereich der unteren Wirbelsäule oder des kleinen Beckens infrage. Weitere Ursachen liegen in toxischen, infektbedingten oder stoffwechselmäßigen Störungen.

Tabelle 25.1. Differentialdiagnose des Beinschmerzes

Schmerzcharakteristik	Differentialdiagnose
Unterschenkel, Schweregefühl	chron. venöse Insuffizienz
Claudicatio intermittens	arterielle Verschlußkrankheit (Beckenvenenverschluß)
Leistenband	Coxarthrose
Kniekehle	Gonarthrose
Gesäß und dorsaler Oberschenkel	Ischialgie
Lateraler Oberschenkel	Meralgia paraesthetica
Adduktorenkanal	Nerveus saphenus Syndrom
Strumpfförmige Parästhesien	Polyneuropathie

Epidemiologie. Bevorzugung des männlichen Geschlechts, Erkrankung des höheren Erwachsenenalters, Berufsgruppen mit starker Belastung der Wirbelsäule bevorzugt betroffen.

Klinik. Anhaltende dumpfe, ziehende Schmerzen von der Lenden- und Kreuzbeinregion ausgehend, die in das betroffene Bein bis zum Fußaußenrand ausstrahlen. Häufig, insbesondere bei Kompressionssyndrom, Verstärkung der Symptomatik beim Husten, Niesen oder Pressen. Druck- und Klopfempfindlichkeit der unteren Wirbelsäule, häufig Muskelverspannungen, Druckempfindlichkeit des Nerven in der Gesäßfalte, Kniekehle und am Fibulaköpfchen. Schonhaltung des Kranken mit Neigung des Körpers zur gesunden Seite und leicht angewinkelten außenrotiertem kranken Bein. Häufig Fehlen oder Abschwächung des Achillessehnenreflexes der kranken Seite, oft Hypästhesie oder Parästhesien vor allem an der Außenseite des Unterschenkels und am Fußrücken, u.U. Parese der Zehenmuskulatur, Lasèguesches Zeichen positiv (Dehnungsschmerz des Nervus ischiadicus bei passiver Beugung des Hüftgelenks und gleichzeitiger Streckung des Kniegelenks in Rückenlage). Moutard-Martin-Zeichen positiv (Schmerzen im Bereich des erkrankten N. ischiadicus bei Anheben des Beines der nicht betroffenen Seite im Liegen). Ferner typisch: Schmerzen bei Dorsalflexion des Fußes (Bragard-Gowers-Zeichen).

Sicherung der Diagnose. Die Diagnose der Ischialgie wird aus dem klinischen Bild gestellt. Zur Aufdeckung der Ursache sind jedoch diagnostische Maßnahmen erforderlich.

Therapie und Verlaufskontrolle. ***Ruhigstellung***, bevorzugt in Stufenbettlagerung. Trotz weiter Verbreitung steroidhaltiger Analgetika können überwiegend gleich gute Erfolge mit nichtsteroidalen Antirheumatika bzw. Antiphlogistika erzielt werden. Auch die lokale Infiltration mit einem Lokalanästhetikum in der Umgebung des Nerven, in schwern Fällen evtl. epidural, wird empfohlen. Nach Abklingen der akuten Symptomatik ***physikalische Maßnahmen*** wie Reizstromtherapie. Im Rahmen der Verlaufskontrolle muß Klarheit über die Ursache geschaffen werden. Ferner sollten präventive Maßnahmen, wie Schulung für bestimmte Bewegungsabläufe (Bücken), Vermeidung von Auskühlung und Durchnässung, Verbesserung der Arbeitsplatzbedingungen und ggf. eine krankengymnastische Übungsbehandlung ins Auge gefaßt werden.

Achillodynie

Ätiologie/Pathogenese. Schmerzen im distalen Anteil der Achillessehne durch entzündliche Reizzustände oder degenerative Veränderungen bei chronischer Überlastung.

Klinik. Starke Schmerzen mit eingeschränkter Gehfunktion im akuten Stadium. Schonhaltung in Spitzfußstellung. Druckschmerzhaftigkeit und Verdickung im Bereich des distalen Achillessehnenteils.

Sicherung der Diagnose. Klinisches Bild und differentialdiagnostische Abgrenzung durch Röntgen oder Ultraschall gegenüber Erkrankungen der Knochen und des oberen und unteren Sprunggelenks.

Therapie und Verlaufskontrolle. Bei akuten Schmerzen Ruhigstellung, in schweren Fällen im Gipsverband, sonst Tape-Verband in entlastender Spitzfußstellung. Keine Anwendung von Kortikosteroiden bei lokaler Injektionstherapie (Gefahr der Nekrose des Sehnengewebes). Bei chronischem Verlauf kann durch Absatzerhöhung eine leichte und entlastende Spitzfußstellung angestrebt werden. Insbesondere bei Sportlern Verhinderung von Dauerüberlastung. In extremen Fällen steht ein operatives Verfahren zur Verfügung.

Zum Fallbeispiel

Bei der Patientin wurde zur diagnostischen Klärung der Orthopäde zugezogen. Es ergab sich eine Achillodynie, die Ruhigstellung in Tape-Verband, Sportverbot und Arbeitsruhe forderte. Nach ca. 10 Tagen trat Besserung der Beschwerden ein, weitere Schonung ist erforderlich.

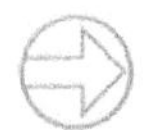

25.1.6 Allgemeine anliegenbezogene Maßnahmen

Zur Differentialdiagnose von Beinschmerzen ist im besonderen zu beachten, daß bei Vorliegen einer Ischiassymptomatik die ***Aufdeckung möglicher Ursachen*** erfolgen muß. Im einzelnen kommen hierzu folgende differentialdiagnostische Bereiche in Betracht: degenerative Erkrankungen der unteren Wirbelsäule wie Osteochondrosis, Spondylose, Bandscheibensyndrom. Auch Tumore bzw. Metastasen von Wirbelsäule und Rückenmark müssen in Betracht gezogen werden. Bei Frauen sind insbesondere raumfordernde Prozesse im Bereich des kleinen Beckens zu beachten. In Frage kommt ferner eine Ischiasneuritis bei Infektionskrankheiten wie z.B. Grippe, Zoster, Lepra, sowie toxische Schädigungen des Nervs (Alkohol, Arsen, Phosphor) und Stoffwechselstörungen (z.B. Gicht, Diabetes mellitus).

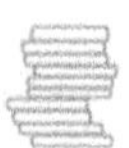

Literaturhinweise

Fischer GC (1991) Geriatrie für die hausärztliche Praxis. Springer, Berlin Heidelberg New York Tokyo

Niethardt FU, Pfeil J (1989) Orthopädie. Hippokrates, Stuttgart

Thompson K (1984) The Care of the Elderly in General Practice. Churchill Livingston, Edinburgh

Vogl H (1981) Differentialdiagnosen der medizinisch-klinischen Symptome. UTB Reinhard, München

25.2 „Dicke Beine“

W. Schlopsnies

Vorbemerkung

In der allgemeinärztlichen Sprechstunde wird das o.g. Anliegen sehr häufig vorgetragen; insbesondere die Venenerkrankungen in allen Stadien sind eine „Volkskrankheit“.

Von 41 Mio. Bundesbürgern der alten Länder in den Altersklassen zwischen 20 und 70 Jahren sind lediglich 5 Mio. frei von jeglicher Ausprägungsform der Venenerkrankungen. 24 Mio. dieser Bevölkerungsgruppe weisen leichtgradige Veränderungen auf, 5 Mio. leiden an fortgeschrittener chronisch-venöser Insuffizienz, 1 Mio. an Ulcus cruris und 6 Mio. zeigen eine ausgeprägte Varikosis.

Da das Symptomenbild der „dicken Beine“ oft schon im jüngeren Erwachsenenalter auftritt, ist es für die Verlaufsprognose sehr entscheidend, ob durch eine entsprechende Lebensweise und eine engmaschige ärztliche Betreuung, auch arbeitsmedizinisch Spätkomplikationen und etwaige Frühberentungen vermieden werden können. Vorwiegend sind es Frauen, die unter solchen Krankheitsbildern leiden; bei gleichzeitiger Adipositas ist die Arbeitsfähigkeit und das Selbstwertgefühl erheblich beeinträchtigt.

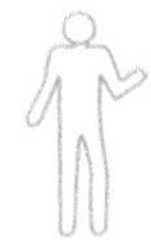

25.2.1 Fallbeispiel

Eine 50jährige Frau kommt mit Wirbelsäulenbeschwerden, Spannungsgefühl und erheblichen Schwellungen an beiden Unterschenkeln in die Sprechstunde. Sie ist 162 cm groß, das Körpergewicht liegt bei 98 kg; über Leistungseinbußen klagt sie nicht, auch nicht über Luftnot. Der Umfang beider Unterschenkel ist deutlich vermehrt, links stärker als rechts. Keine eindrückbaren Dellen über dem Fußrücken und über der Tibiakante. Mäßige Varikosis beider Ober- und Unterschenkel. Bräunlich-livide Verfärbung der Haut mit flächigen Narbenbildungen über dem linken Innenknöchel. Herz-Lungenbefund unauffällig. RR 140/85. Patientin gibt an, je mehr sie trinke, desto weniger müsse sie auf die Toilette.

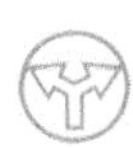

25.2.2 Differentialdiagnostisches Grobraster

- Herz-Kreislauf-Erkrankung
- Nierenerkrankung
- Venöse Abflußbehinderungen
- Lymphabflußbehinderungen
- Stoffwechselschäden
- Allergische Ursachen
- Hormonelle Ursachen

25.2.3 Primärdiagnostik

Anamnestische Angaben

- ***Akut aufgetreten***
  - verbunden mit Blässe, Luftnot, Zyanose spricht für akut dekompensierte Herzinsuffizienz
  - verbunden mit Oligurie, Lidödem, Abgeschlagenheit, Blässe, urinöser Fötor spricht für akute Nephritis
  - verbunden mit Schweregefühl, Schmerzen in den Beinen, Gehbeschwerden, evtl. einseitig, spricht für tiefe Venenthrombose
  - flüchtiger Verlauf, Juckreiz, evtl. Fieber, starke Allgemeinbeeinträchtigung spricht für allergische Ursache
- ***Langsam aufgetreten*** – (chronischer Verlauf)
  - verbunden mit Zyanose, indurierten Ödemen, Aszites, Lebervergrößerung spricht für chronische Herzinsuffizienz, z.B. bei Perikarditis constructiva.
  - verbunden mit Blässe, Adynamie, Albuminurie spricht für ein nephrotisches Syndrom.
  - verbunden mit einseitiger oder extremer (Elephantiasis) Ausprägung spricht für Lymphödem evtl. durch Tumor.
  - verbunden mit Unterernährung spricht für Eiweißmangelödem.
  - verbunden mit Übergewicht und fetten, empfindlichen Beinen spricht für ein Lipödem.

Untersuchungsbefunde

- Tachykardie, Rhythmusstörungen, deutlich überhöhter oder niedriger RR-Wert, Ruhedyspnoe meist bei Herzinsuffizienz
- Proteinurie, Hämaturie, Kopfschmerz, evtl. Hochdruck, meist bei Nephritis
- Meßbare Anschwellung eines Beins, positiver Payrscher Fußsohlendruckschmerz, Meyerscher Wadendruckschmerz, das Liskersche Zeichen, das Bisgaardsche Zeichen, das Prattsche Zeichen, das Homanssche Zeichen, das Ballotement der Wade nach Ducuing, das Lowenbergsche Zeichen und das Siggsche Zeichen, (Tabelle 25.2) meist bei tiefer Beinvenenthrombose
- Lymphangitische Streifen, druckempfindliche Knoten in der Leiste, Fieber, überwärmtes Bein meist bei sekundärem Lymphödem entzündlicher Genese
- Narben im Leistenbereich, Verhärtungen nach Bestrahlungen, Tumoren im Leistenbereich meist bei sekundärem Lymphödem, nicht entzündlich
- Trendelenburg- und Perthes-Test (s. Tabelle 25.2). Hinweis auf Klappeninsuffizienz

Tabelle 25.2. Die wichtigsten klinischen Zeichen

- *Payrscher Fußsohlenschmerz:* Mit beiden Daumen wird auf die Fußsohle des Patienten entlang der medialen Plantarfläche ein kräftiger Druck ausgeübt.
- *Meyerscher Wadendruckschmerz:* Bei entspannter Wade mit dem ganzen Umfang der Hand wird die Muskulatur von dorsal und medial gegen die Tibia komprimiert.
- *Liskersches Zeichen:* Die Tibiavorderkante wird mit dem gebeugten Finger perkutiert und vergleichsweise die Klopfschmerzhaftigkeit der Patella geprüft.
- *Bisgaardsches Zeichen:* Bei gestrecktem Bein wird die Regio calcaneomalleolaris sowohl von medial als auch von lateral her ausgetastet.
- *Prattsches Zeichen:* Mit beiden Händen wird das leicht gebeugte Knie von vorn umfaßt und mit den F'ingerspitzen auf die in der Tiefe der Kniekehle verlaufenden Venen Druck ausgeübt.
- *Homanssches Zeichen:* Mit einer Hand wird der Unterschenkel von oben, mit der anderen der Fuß von medial und plantar her umfaßt. Bei forcierter Dorsalflexion des Fußes auslösbare Wadenschmerzen sind thromboseverdächtig.
- *Ballotement* der Wade *nach Ducuing:* Der Patient wird aufgefordert, das Bein im Kniegelenk anzuwinkeln und die Wade bei entspannter Muskulatur von medial und lateral her wechselweise ballotiert.
- *Lowenbergsches Zeichen:* Eine Blutdruckmanschette wird um das mittlere Drittel des Unterschenkels gelegt und vorsichtig aufgepumpt. Die Druckhöhe, bei der vom Patienten Schmerzen angegeben werden, wird notiert und mit der Gegenseite verglichen. Bei einer Schmerzäußerung unter 150 mmHg Manschettendruck wird die Differenz zur gesunden Seite ausgerechnet. Vorzeitige Schmerzangabe bei einer Differenz von mehr als 20 mm Hg zur Gegenseite gilt als positiv.
- *Siggsches Zeichen:* Das gestreckte Bein wird mit einer Hand leicht angehoben, mit der anderen Hand wird von oben her auf die Patella gedrückt und das Kniegelenk somit überstreckt. Schmerzen in der Kniekehle gelten als positiv.
- *Trendelenburg-Test:* Das Bein wird über die Horizontale angehoben, dadurch werden die Varizen entleert. In dieser Stellung wird die Vena saphena magna mit dem Finger oder mit einer Staubinde abgedrückt. Der Patient belastet dann dieses Bein. Die Varizen füllen sich bei positivem Trendelenburg-Test von oben erst wieder, wenn die Stauung aufgehoben wird.
- *Perthes-Test:* Der variköse Unterschenkel wird bei gefüllten Varizen beim stehenden Patienten oberhalb oder unterhalb des Knies abgeschnürt, so daß der oberflächliche, rückläufige Blutstrom in den Varizen abgedrosselt ist. Der Patient geht einige Sekunden auf und ab. Bei durchgängigem tiefen Venensystem entleeren sich die Varizen infolge der Muskeltätigkeit durch die Venen und füllen sich wieder nach Abnahme des Stauschlauchs.

Laboruntersuchungen

- BKS-Beschleunigung und Leukozytose bei entzündlicher Genese
- Elektrophorese zur Klärung der Proteinsituation
- Kreatinin, Harnstoff im Serum, Eiweiß im Urin, Kreatininclearance

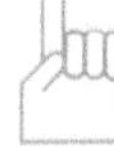

25.2.4 Entscheidungen über nachfolgende Maßnahmen

Wenn Anamnese und Primärdiagnostik eine lebensbedrohliche Situation oder zumindest ein schweres Krankheitsbild aufzeigen, z.B. schwere dekompensierte Herzinsuffizienz, aktue Glomerulonephritis, tiefe Venenthrombose (Gefahr einer Lungenembolie) oder Malignomverdacht, ist eine umgehende Einweisung in stationäre Behandlung erforderlich. Bei diagnostisch unklarer, jedoch nicht bedrohlicher Situation sind weitere technische Untersuchungen (Überweisung zum Spezialisten) erforderlich:

- Röntgen-Thorax und EKG, evtl. mit Belastung, zum Ausschluß einer Herzinsuffizienz
- Dopplersonographie zur Diagnostik einer Insuffizienz des Venenklappenapparates oder Differenzierung einer Stammvarikosis oder Thrombose
- Venenverschlußplethysmographie
- Lichtreflexions-Rheographie
- Phlebodynamometrie
- Phlebographie zur Diagnosesicherung und zur evtl. Klärung einer Operationsindikation

Wichtig sind bei chronischen Verläufen und klarer Diagnose einer venösen Insuffizienz Hinweise zur Lebensführung und Verhaltenshinweise am Arbeitsplatz, wie häufige Pausen zur Unterbrechung der Arbeit im Sitzen und Stehen. Fußgymnastik, Kniebeugung, Spazierengehen, Radfahren, Schwimmen sind neben Gewichtsnormalisierung wichtige Ergänzungen zur ärztlichen Behandlung.

DD

25.2.5 Differentialdiagnostik

Chronisch venöse Insuffizienz

Ätiologie. Die chronisch venöse Insuffizienz entsteht, wenn das Gleichgewicht zwischen arteriellem Zufluß und venösem Abfluß in der unteren Extremität nicht mehr gewährleistet ist. Die häufigste Ursache ist die Erhöhung des hydrostatischen Drucks im venösen Stromgebiet entweder durch Verschluß der tiefen Venen (Thrombose oder postthrombotisches Syndrom) oder durch Klappeninsuffizienz in den tiefen Venen und/oder den Venae communicantes. Eine primäre Varikosis geht dem oft voran.

Epidemiologie. (s. auch unter Vorbemerkungen) Der hohe Anteil der Bevölkerung von 5 Mio. der insgesamt 24 Mio. Venenkranken in den alten Bundesländern leidet an einer fortgeschrittenen chronisch-venösen Insuffizienz.

Aus der Auflistung der quantifizierbaren direkten und indirekten Kosten für Venenerkrankungen geht hervor, daß 1980 über 1,3 Mrd. DM aufgewendet wurden.

Klinik. Infolge Überfüllung der venösen Strombahnen kommt es zu mehr oder weniger starken Ödemen, trophischen Störungen der Haut mit Ekzem, Pigmentierungen, Ulcus cruris mit und ohne Varikosis, rezidivierenden Phlebothrombosen.

Sicherung der Diagnose. Klinische Zeichen (s. Tabelle 25.1), entsprechende Anamnese, technische Untersuchungen wie Dopplersonographie, Plethysmographie, Phlebographie etc.

Therapie. ***Ausschwemmen und Abdichten!*** Physikalische, medikamentöse und operative Maßnahmen kommen in Betracht:

- *Operativ:* Varizenverödung, Bypass-Klappenumleitung
- ***Physikalisch:*** Vorranging durch Kompressionsverbände oder -strümpfe; statt Stehen und Sitzen besser Laufen und Liegen
- *Medikamentös:* Frühzeitige ausschwemmende Therapie mit Diuretika und der gleichzeitigen ödemprotektiven Therapie mit einem Venentherapeutikum (z.B. Aescin-Präparate)

Verlaufskontrolle. Erforderlich, da es sich um ein chronisches Krankheitsbild handelt und im Grunde eine Dauertherapie und -betreuung unumgänglich ist. Die Verringerung der Gefahr von Komplikationen oder einer Verschlimmerung des Krankheitsbildes mit Entstehen chronischer Ulzera ist wichtigste ärztliche Aufgabe.

Weitere differentialdiagnostisch mögliche Krankheitsbilder

- Phlebothrombose (oberflächliche Thrombophlebitis, tiefe Venenthrombose)
- Lymphödem (kongenitale Lymphgefäßaplasie, Lymphgefäßobliteration durch Entzündung, Tumor, Elephantiasis)
- Lipödem, Eiweißmangelödem

Zum Fallbeispiel

Bei der Patientin fand sich eine chronisch venöse Insuffizienz mit trophischen Störungen der Haut.

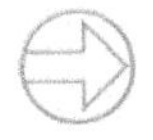

25.2.6 Allgemeine anliegenbezogene Maßnahmen

Da die „dicken Beine“ sehr häufig mit einem deutlich überhöhten Körpergewicht einhergehen, ist durch ärztliche Beratung, Gruppentherapie, Bewegungstherapie auf jeden Fall eine Normalisierung des Gewichts anzustreben. Es ist auch darauf hinzuwirken, daß eine nötige Kompressionstherapie wirklich kontinuierlich durchgeführt wird. Arbeitsmedizinische Hinweise s.o. Regelmäßige kurmäßige Behandlungen oder Rehabilitationsmaßnahmen sind möglicherweise geeignet, die relativ hohe Krankenrate zu reduzieren.

Literaturhinweise

Emter M, Pretschner DP, Alexander K (1989) Veränderungen des Blutvolumens und der Ödemfiltration beim postthrombotischen Syndrom und bei der primären Varikosis unter Kompressionstherapie. Phlebol. u. Proctol. 24/58 - 28/61

Hamm H (Hrsg) (1986) Allgemeinmedizin, Familienmedizin, 2. Aufl. Thieme, Stuttgart New York

MSD-Manual (1988) der Diagnostik und Therapie, 4. Aufl. Urban & Schwarzenberg, München

Veno-Report (1986–1989) der Fa. Klinge, München

Wuppermann T (1988) Diagnostik der tiefen Beinvenenthrombose. Phlebol. u. Proctol. 20/192 - 25/196

25.3 Ellenbogenschmerzen

J. Pangritz

Vorbemerkung

Das Ellenbogengelenk bildet aus 3 Einzelgelenken eine Funktionseinheit als kompliziertes Dreh- und Scharniergelenk. Traumatische Verletzungen von Knochen, Knorpel, Gelenkkapsel, Kollateralbändern, Nerven oder Gefäßen erfordern eine exakte Diagnosesicherung zur schnellen und richtigen Therapieeinleitung.

Ohne vorausgegangenes Trauma sind Ellenbogenschmerzen bei degenerativen oder entzündlichen Veränderungen akut, subakut oder chronisch ein nicht seltenes Patientenanliegen.

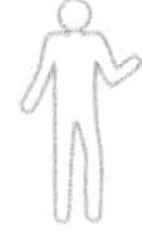

25.3.1 Fallbeispiel

Die Mutter eines 3jährigen Mädchens kommt mit ihrem Kind auf dem Arm in die Praxis. Das Kind weint und hält seinen linken Arm mit der rechten Hand fest. Die Mutter berichtet, ihre Tochter sei beim Spazierengehen plötzlich gestolpert, sie habe sie am Arm wieder hochgezogen. Danach hätte das Kind angefangen zu weinen und den linken Arm nicht mehr bewegt.

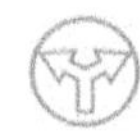

25.3.2 Differentialdiagnostisches Grobraster

- Traumatische Veränderungen
- Entzündliche Veränderungen (z.B. Bursitis, Arthritis)
- Überlastungsbedingte Veränderungen (z.B. Epikondylitits)
- Degenerative Veränderungen (z.B. Osteochondrosis dissecans)
- Erkrankungen benachbarter Regionen (z.B. HWS)

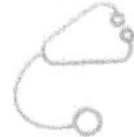

25.3.3 Primärdiagnostik

Anamnestische Angaben
- Vorausgegangenes Trauma bei Prellung, Luxation oder Fraktur
- Neu aufgetretener Schmerz mit Schwellung und Rötung bei Gicht, Arthritis, Bursitis
- Bereits länger bestehender Schmerz bei degenerativen Veränderungen, Epikondylitis, Osteochondromatose

Untersuchungsbefunde
- *Keine* Rötung und Schwellung bei degenerativen Veränderungen
- Rötung und Schwellung bei entzündlichen Erkrankungen wie Gicht, akuter spezifischer und unspezifischer Arthritis
- Fluktuation und/oder Rötung und Schwellung im dorsalen Ellenbogenbereich bei Bursitis olecrani
- Spontan-, Druck- und/oder Bewegungsschmerz mit Bewegungseinschränkung bei Frakturen
- Aufgehobene selbsttätige Beweglichkeit und typische Formveränderungen bei Luxation
- Fehlende Handpulse und/oder Parästhesien bei Druckschädigung der Arteria cubitatlis und/oder des Nervus medianus
- Aufklappbarkeit des Gelenks bei Seitenbandruptur
- Schmerzen im Bereich des Epikondylus bei Dorsalflexion im Handgelenk gegen Widerstand bei Epicondylitits humeri
- *Nicht* eingeschränkte Beweglichkeit bei allen ausstrahlenden Schmerzen von HWS und BWS

Technische Untersuchung
- Röntgenologische Untersuchung bei Verdacht auf Fraktur, Luxation, degenerative Veränderungen oder freie Gelenkkörper
- BKS, Harnsäure, Leukozyten und Rheumaserologie bei rheumatischen Ekrankungen, Gicht oder infektiösen Arthritiden

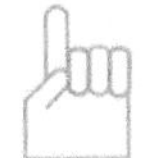

25.3.4 Entscheidung über nachfolgende Maßnahmen

- ***Sofortige Vorstellung*** bei einem Unfallchirurgen bei klinischem Verdacht auf Luxation oder Fraktur mit Gefäß- oder Nervenschädigung
- Röntgenologische Untersuchung bei Verdacht auf degenerative Veränderungen, Kalkeinlagerungen, Exostosen, Luxation, Fraktur

Vorläufige therapeutische Maßnahmen
- Kälteapplikation bei Trauma und allen akut aufgetretenen Schmerzen
- Ruhigstellung bei Verdacht auf knöcherne oder ligamentäre Verletzungen und bei Epicondylitis humeri

- Physikalische Maßnahmen und Krankengymnastik bei degenerativen Veränderungen
- Lokale Applikation von Lokalanästhetika und nichtsteroidale Antiphlogistika bei Epicondylitits

Weitere differentialdiagnostische Maßnahmen
Bei unklarer Befundlage und unsicherer diagnostischer Zuordnung

DD 25.3.5 Differentialdiagnostik

Epicondylitis humeri radialis (Synonym: Tennisellenbogen)

Ätiologie. Chronische Abnutzungs- und Irritationsvorgänge in exponierten Sehnenansatzzonen (Insertionstendopathie). Zur klinischen Manifestation kommt es nach anhaltender oder einmaliger Überlastung, aber auch ohne funktionellen Zusammenhang (z.B. linksseitig bei Rechtshändern).

Klinik. Schmerzen im Bereich des Epikondylus, die sich bei Muskelanspannung verstärken. Gelegentlich Schwellung, häufig Druckschmerz im Bereich des Epikondylus.

Sicherung der Diagnose. Das klinische Bild ist entscheidend. Eine Röntgenuntersuchung des Ellenbogengelenks bringt i.d.R. keine diagnostisch weiterführenden Erkenntnisse.

Therapie. Konservativ, Schonung des Armes, ggf. Ruhigstellung in Gipsschiene für 2–3 Wochen. Wenn keine Besserung erfolgt, lokale Infiltration mit kleiner Menge von Lokalanästheticums und mikrokristallinen Glukokortikoid mit feiner Kanüle in die Umgebung der Sehneninsertion (niemals in die Sehne selbst!). Maximal 3–6mal in wöchentlichen Abständen. In absolut therapieresistenten Fällen operative Therapie mit Einkerbung der Strecksehne am Epicondylus radialis.

Pronatio dolorosa (Synonym: Chassaignac-Syndrom, Nurse elbow)

Ätiologie. Subluxation des Radiusköpfchens aus dem Ligamentum anulare radii durch meist ruckartigen Zug am ausgestreckten, pronierten Unterarm beim Hochreißen eines stolpernden Kindes.

Epidemiologie. Sehr häufige Verletzung im Kleinkindalter (Altersgipfel 2–3 Jahre). Durchschnittlich werden in unfallchirurgischen Ambulanzen 100 Fälle pro Jahr als Notfall behandelt.

Klinik. Nach typischem Unfallmechanismus schlaff herabhängender Arm und Bewegungseinschränkung durch Schmerzen im Radiouluargelenk.

Sicherung der Diagnose. Typischer Unfallmechanismus, klinischer Befund. Bei unklarer Anamnese o. klinischem Bild röntgenologischer Ausschluß von Frakturen wichtig.

Therapie. Durch gleichzeitige schnelle Supination und Streckung im Ellenbogengelenk, ggf. unter zusätzlichem leichten Druck auf das Radiusköpfchen kann eine Reposition der Subluxation erreicht werden. Das Kind setzt den betroffenen Arm nachfolgend spontan wieder zum Spielen ein. Eine Ruhigstellung ist nicht notwendig.

Bursitis olecrani

Ätiologie/Pathogenese. Die Bursa olecrani kann ebenso wie andere Bursae über Knochenvorsprüngen durch ein direktes Trauma einbluten oder eröffnet werden (akute Bursitis). Durch chronische Reize entsteht die chronische Bursitis mit zunächst serösem Erguß (Ellenbogenhygrom) jedoch sekundärer Entzündungsneigung.

Klinik. Prall elastische, fluktuierende, meist gut abgrenzbare Schwellung über dem Olekranon, ggf. mit typischen Zeichen der lokalen Entzündung.

Sicherung der Diagnose. Typische Anamnese und klinischer Befund.

Therapie. Bei ***akuter Bursitis*** mit Einblutung Versuch der konservativen Therapie mit Abpunktierung und Kompressionsverband. Bei offenen Verletzungen der Bursa operative Bursektomie zur Vermeidung von Fistelbildungen und eitriger Entzündung.

Konservative Therapie bei ***chronischer Bursitis*** meist zwecklos, daher frühzeitige Entscheidung zur Bursektomie. Immer besteht die Gefahr der sekundären Entzündung (Bursitis purulenta) und der Ausbildung eines Pyarthros.

Weitere seltene Differentialdiagnosen

- Arthrose
- Radikulopathie C5/C6
- Neurinom des N. ulnaris
- Bakterielle Arthritis
- Arthritis urica
- Bursitis
- Chronische Polyarthritis
- Posttraumatische degenerative Prozesse
- Chondromatose
- Osteochondritis
- M. Reiter
- Rheumatisches Fieber
- M. Panner

Zum Fallbeispiel
Bei dem Kind handelte es sich um eine Subluxation des Radiusköpfchens (Pronatio dolorosa) durch starken Zug am Unterarm. Nach entsprechender Reposition ließen die Schmerzen bald nach, und das Kind konnte den Arm wieder normal bewegen.

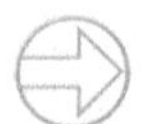

25.3.6 Allgemeine anliegenbezogene Maßnahmen

Bei dem geringsten klinischen oder anamnestischen Verdacht einer traumatischen Verletzung des Ellenbogengelenks sollte eine gezielte Röntgendiagnostik veranlaßt werden. Knochenverletzungen mit Konturstufen der artikulierenden Flächen führen zu bleibenden Schäden und erfordern deshalb eine operative exakte Reposition und Osteosynthese. Nur bei sicherer Fixation kann eine frühzeitige Mobilisation erfolgen, die jedoch wegen der großen Gefahr der bleibenden Bewegungseinschränkung dringend angestrebt werden sollte. Die Wichtigkeit der reibungslosen Funktion der komplizierten Dreh- und Scharniermechanik wird oft erst bei „Störfällen" deutlich.

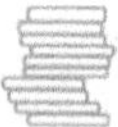

Literaturhinweise
Engelhardt GH (1990) Unfallheilkunde für die Praxis, 2. Aufl. de Gruyter, Berlin
Häring R, Zilch H (1991) Chirurgie, 3. Aufl. de Gruyter, Berlin
Leger L, Nagel M (1978) Chirurgische Diagnostik, 3. Aufl. Springer, Berlin Heidelberg New York
Müller W, Schilling F (1982) Differentialdiagnose rheumatischer Erkrankungen. Aesopus, Wiesbaden
Niethard FU, Pfeil I (1989) Orthopädie, Hippokrates, Stuttgart
Pitzen P, Rössler H (1989) Orthopädie, 16. Aufl. Urban & Schwarzenberg, München

25.4 Fingerschmerzen und -steifigkeit

Z. Zurič

Vorbemerkung
Über Fingerschmerzen und -steifigkeit wird häufig in Verbindung mit der Frage nach „Gichtknoten" der Hände geklagt. Als schmerzhaft werden dabei die eher nahe am Gelenk und eher häßlich als störend empfundene umschriebenen Schwellungen angegeben. Fingerschmerzen und -steifigkeit bestehen nicht selten lebenslänglich, auch bei nicht bekannter Ursache. Traumen, Überbelastung, Knorpelstoffwechselstörungen, hormonelle Störungen und neurovaskuläre Einflüsse spielen sicher eine Rolle.

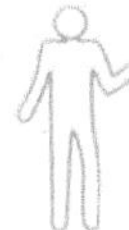

25.4.1 Fallbeispiel

Eine 56jährige Patientin erscheint mit oft schmerzhaften Knötchen an den Zeige- und Mittelfingergelenken beider Hände. In den letzten 10 Jahren sind die Knötchen der betroffenen Gelenke härter geworden mit leichter Beugestellung. Es besteht Kälteempfindlichkeit der Hände.

Lokalbefund: Über Fingerendgelenken dorsolateral zwei derbe kleinerbsgroße Verdickungen mit sattelförmiger Vertiefung voneinander getrennt. Leichte Beugestellung und Deviation der betroffenen Gelenke.

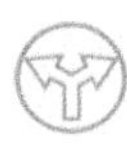

25.4.2 Differentialdiagnostisches Grobraster

- Trauma
- Rheumatische Erkrankung
- Degenerative Gelenkerkrankung
- Arthropathien durch spezifische Ablagerungen im Gelenk (z.B. Gicht)
- Arthritiden und Arthralgien als Begleitsymptom innerer Erkrankungen
- Vaskuläre Erkrankung
- Neurogene Erkrankung (z.B. Karpaltunnel-Syndrom)
- Dupuytrensche Kontraktur

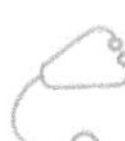

25.4.3 Primärdiagnostik

Anamnese
- Ausschluß eines Traumas
- ***Allgemeinbefinden:*** Allgemeinzustand vor allem bei zu Grunde liegenden internen Erkrankungen und Kollagenosen beeinträchtigt
- ***Beginn schleichend:*** z.B. degenerative Arthrose, chronische Polyarthritis
- ***Beginn akut:*** z.B. Gelenkbeteiligungen bei internen Erkrankungen, Arthritis psoriatica, Gicht
- ***Verlauf anfallsartig***, schubweise: z.B. Gicht, Arthritis psoriatica, vaskuläre Formen wie Digitus mortuus
- ***Verlauf chronisch/chronisch-progredient:*** Arthrosen, chronische Polyarthritis, neurogene Ursache
- ***Befallene Regionen:*** Einseitiger oder symmetrischer Befall? Welche Fingergelenke sind befallen (End-, Mittel- oder Grundgelenke)? Befinden sich Veränderungen nur an den Fingern oder auch an anderen Bereichen der Hand (Innenfläche, Handgelenk, Muskelatrophien); sind andere Gelenke wie Knie, Hüfte usw. befallen?
- Bestehen Hinweise auf sonstige Erkrankungen?

Körperliche Untersuchungsbefunde
- Lokal:
  - Knoten (Heberdensche Knoten bei Arthrose, Gichtknoten)

- Schwellung: akut bei Gicht, sonst bei chronischer Polyarthritis,
- Arthritis psoriatica, Kollagenosen und Reiter-Arthritis
- Druckschmerz: sehr stark bei akutem Gichtanfall, Trauma
- Verformung: Ulnar-Deviation bei chronischer Polyarthritis, Deformierungen bei Kollagenosen-Arthritis und Reiter-Arthritis

• Allgemeiner Befund: Untersuchung des übrigen Bewegungsapparates, der Haut (Psoriasis, Kollagenosen), Hinweise auf Erkrankungen mit symptomatischer Arthritis/Arthralgie).

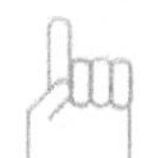

25.4.4 Entscheidung über nachfolgende Maßnahmen

Nur bei Erstbeschwerden geringfügiger Art und fehlendem Untersuchungsbefund kann zunächst auf weitere Diagnostik verzichtet werden. Verlaufsbeobachtungen im Sinne des „abwartenden Offenlassens", bei Persistenz oder Verschlechterung jedoch weitere Diagnostik.

Bei einer nicht im Rahmen der Primärdiagnostik geklärten Symptomatologie sollte eine weitere Differentialdiagnostik erfolgen.

Symptomatische Behandlung mit Analgetika, Wärme- oder Kälteapplikation und Vermeidung von insbesondere feuchter Kälte oft erforderlich.

Fingerpolyarthrose

Ätiologie/Pathogenese. Vermutet werden endokrine und genetische Einflüsse.

Epidemiologie. Frauen während und nach dem Klimakterium ca. 10mal häufiger als Männer betroffen.

Klinik. Derbe, meist symmetrische arthrotische Gelenkauftreibungen. Betroffen sind die Fingerendgelenke, häufig bilaterale Exostosen als Heberden-Knoten über den Fingergelenken, als Bouchard-Knoten seitlich an den Mittelgelenken. Schmerzen der Finger gering, kaum funktionelle Einschränkung.

Sicherung der Diagnose. Röntgenologisch typische Veränderungen im Sinne einer Arthrose.

Therapie und Verlaufskontrolle. Therapie meist nicht erforderlich, allenfalls symptomatisch.

Digitus mortuus, Mb. Raynaud

Ätiologie/Pathogenese. Funktionelle, nervale Störung der peripheren Vasomotorik, durch Kälte und/oder psychische Einflüsse ausgelöst. Anfallsartige Konstriktion der Digitalarterien aller (Mb. Raynaud) oder einzelner (Digitus mortuus) Finger. Von diesem primären Mb. Raynaud muß der sekundäre Mb.

Raynaud unterschieden werden, dem eine organische Erkrankung zugrunde liegt.

Epidemiologie. Mb. Raynaud fast nur bei Frauen, Digitus mortuus bei beiden Geschlechtern.

Klinik. Anfallsartiges Blaßwerden einzelner Finger bei Digitus mortuus. Bei Morbus Raynaud akute livide Verfärbungen meist beider Hände mit Kälte, Parästhesien und Schmerzen. Nach dem Anfall meist starke Rötung der befallenen Regionen. Im Spätstadium Obliterationen der Fingerarterien und trophische Hautveränderungen.

Sicherung der Diagnose. Typische Anamnese und Anfallsbefund.

Therapie und Verlaufskontrolle. Schutz vor Kälte; Nikotinabstinenz bei Mb. Raynaud werden empfohlen, Kalziumantagonisten (Nifedipin). Sonst lokale physikalische Maßnahmen, evtl. bilaterale transthorakale Sympathektomie.

Dupuytrensche Kontraktur

Ätiologie/Pathogenese. Hyperplasie und narbige Schrumpfung der Palmaraponeurose. Ursache unklar.

Epidemiologie. Überwiegend bei Männern im mittleren Erwachsenenalter.

Klinik. Zunehmende und allmähliche Entwicklung eines als derbe Resistenz tastbaren, längsverlaufenden Strangs mit Einstrahlung in die Grundglieder meist des 4. und 5. Fingers. Es entsteht zunehmende Beugestellung der betroffenen Finger.

Sicherung der Diagnose. Klinisches Bild.

Therapie und Verlaufskontrolle. Operative Therapie bei ausgeprägtem Lokalbefund.

Fingerfrakturen

Jede Fraktur im Bereich der Finger kann die Gebrauchsfähigkeit der ganzen Hand erheblich beeinträchtigen, deshalb sorgfältige chirurgische Behandlung.

Klinik. Lokaler Schmerz und Druckschmerz, Schwellung, Bewegungseinschränkung. Die Symptomatik kann bei alten Patienten geringfügig sein, meist aber auch hier Stauchungs- und Zugschmerz deutlich.

Sicherung der Diagnose. Röntgenbild.

Therapie und Verlaufskontrolle. Chirurgische Behandlungen. Insbesondere bei alten Patienten Vermeidung weiterer Gefährdung durch eingeschränkte Gebrauchsfähigkeit der Hand.

Luxationen der Fingergelenke

Klinik. Fehlstellung, Schmerz, Bewegungseinschränkung.

Therapie. Reposition durch Längszug in Leitungsanästhesie. 2–6wöchige Rückstellung je nach Ausmaß einer evtl. Kapsel- bzw. Seitenbandverletzung. Ruhigstellung nicht in Streckstellung der Finger (Versteifungsgefahr).

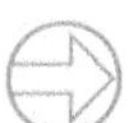

25.4.5 Differentialdiagnostik

- Chronische Polyarthritis (s. Kap. 25.12)
- Arthritis psoriatrica (s. Kap. 25.12)
- Karpaltunnel-Syndrom (s. Kap. 25.6)
- Arthralgien und Arthritiden können reaktiv im Gefolge innerer Grunderkrankungen auftreten wie z.B.: Virusinfekten, Lupus erythematodes, Sklerodermie. Dermatomyositis, Morbus-Boeck, Morbus Crohn, Colitis ulcerosa, Borreliose u.a.

Zum Fallbeispiel
Bei der Patientin wurde eine Heberden-Arthrose nachgewiesen.

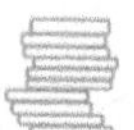

25.4.6 Allgemeine anliegenbezogene Maßnahmen

Bei ausgeschlossenen Grunderkrankungen bzw. behandlungsbedürftiger rheumatischer Erkrankung und den meist vorliegenden arthrotischen Veränderungen muß der Patient vor allem sorgfältig beraten werden. Die ständig dem Blick zugängliche Hand und die Knötchenbildung der Endgelenke erzeugt häufig Krankheitsbewußtsein und Angst vor „Rheuma und Gicht".

Literaturhinweise

Niethard FU, Pfeil J (1989) Orthopädie. Hippokrates, Stuttgart
Zöllner N (Hrsg) (1991) Innere Medizin. Springer, Berlin Heidelberg New York Tokyo

25.5 Fußschmerzen

G.C. Fischer

Vorbemerkung

Erfahrungsgemäß vergeht kaum ein Praxistag, an dem der Allgemeinarzt nicht einen Patienten mit Beschwerden im Bereich des Fußes sieht. Von Fußschmerzen sind alle Altersgruppen betroffen. Die Beschwerden führen aufgrund ihrer unmittelbaren, bei jedem Schritt erlebten Schmerzhaftigkeit in der Regel frühzeitig zum Arzt. Die Beeinträchtigung des Patienten bei

Fußschmerzen kann trotz relativ harmloser Ursachen (z.B. Clavus) erheblich sein und vor allem Patienten mit stehender Berufsausübung, Hausfrauen oder Schulkinder weitgehend behindern. Besondere Vorsicht ist beim alten Patienten geboten, da Fußschmerzen hier noch im besonderen die Sturzgefahr mit sich bringen.

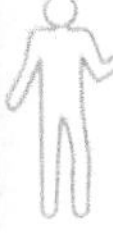

25.5.1 Fallbeispiel

Ein 16jähriges Mädchen klagt über bei jedem Schritt wahrgenommene Schmerzen im Bereich der rechten Fußsohle. Bereits beim Betreten des Sprechzimmers fällt auf, daß die Patientin das Auftreten auf Mittel- und Vorfuß vermeidet und auf der Ferse humpelt. Die Schmerzen hätten sich allmählich entwickelt, inzwischen aber stark zugenommen, als träte sie bei jedem Schritt „auf einen Nagel".

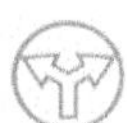

25.5.2 Differentialdiagnostisches Grobraster

- Fußdeformität (Senk-, Platt-, Spreizfuß)
- Fehlstellung der Zehen (z.B. Hallux valgus)
- Hautveränderungen (z.B. Clavus)
- Unguis incarnatus
- Lokale Veränderungen am Fußskelett (z.B. aseptische Knochennekrosen)
- Traumen
- Vaskuläre und neurogene Ursachen (z.B. Diabetes mellitus, AVK)
- Schmerzen aus anderen Regionen (z.B. durch statische Fehlbelastungen bei Kniegelenksaffektionen)
- Degenerative Erkrankungen (z.B. Arthrosen)
- Rheumatische Erkrankungen
- Gicht

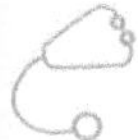

25.5.3 Primärdiagnostik

Anamnese

Bei Kindern und Jugendlichen ist vor allem zu fragen nach Trauma und Hinweisen auf Fußdeformität. Im vorgerückten Erwachsenenalter und bei Betagten werden allgemeine Erkrankungen, vor allem Diabetes mellitus, AVK, rheumatische Erkrankungen, Gicht angesprochen.

- Auftreten bzw. deutliche Verstärkung der Schmerzen bei Belastung spricht z.B. für Clavus, Fußdeformität, entzündliche Prozesse, AVK.
- Schmerzen, die auch in Ruhe bestehen oder zunehmen, kommen vor bei rheumatischen Prozessen und Gicht (klassischer nächtlicher Schmerzanfall im Großzehengrundgelenk).

Untersuchungsbefunde

Inspektion. Einer eingehenden Inspektion des Fußes kommt größter diagnostischer Wert zu. Es erschließen sich primäre (Kleinkinder) und durch statische Fehlhaltung bedingte Fußdeformitäten sowie Veränderungen im Sinne des rheumatischen Rundfußes, Fehlstellungen der Zehen oder Rötung und Schwellung des Großzehengrundgelenkes bei Gicht. An der Haut zeigen sich Warzen, Schwielen, trophische Störungen bis zum Malum perforans oder Gangrän. Die Inspektion der Interdigitalräume zeigt nicht nur die häufigen mykotischen Veränderungen, sondern auch vaskulär bedingte Schäden manifestieren sich nicht selten anfangs hier.

Palpation. Bei der Palpation kann lokale Druckschmerzhaftigkeit einen Hinweis auf Trauma oder aseptische Knochennekrose ergeben. Ferner wichtig: Palpation der Fußpulse.

Weitere Untersuchungen. Die Prüfung des Gangbildes (Beweglichkeit, Abrollen, Knie- und Hüftgelenkfunktion) und eine orientierende Untersuchung der benachbarten Gelenke sowie der neurologischen Funktionen und Prüfung auf evtl. sonstige Erkrankungen am Bein (z.B. Thrombophlebitis) ergänzen die Untersuchung.

Technische Untersuchungsbefunde

- Bei Verdacht auf entzündliche Prozesse BKS, BB, Harnsäure, Rheumadiagnostik
- Bei Verdacht auf destruktive oder arthrotische Knochenprozesse zunächst röntgen.

25.5.4 Entscheidung über nachfolgende Maßnahmen

- Krankenhauseinweisung bei arterieller Embolie im Bereich einer Unterschenkel-/Fußarterie
- Sofortige Klärung und Behandlung bei neu aufgetretenen trophischen Veränderungen bei Diabetes mellitus sowie bei neu erkannter oder akut verschlechterter arterieller Verschlußkrankheit
- Bei Verdacht auf Frakturen oder aseptische Knochennekrosen Röntgenaufnahme
- Sofortiger Behandlungsbeginn bei akutem Gichtanfall, analgetisch/antiphlogistische Behandlung bei rheumatischen Veränderungen und starken Beschwerden durch degenerative Erkrankung
- Einleitung einer Fußgymnastik bei kindlicher Fußdeformität, Beratung bezüglich angemessenem Schuhwerk

DD

25.5.5 Differentialdiagnostik

Gicht
Siehe Kap. 30.2.

Fußveränderungen bei Diabetes mellitus
Siehe Kap. 30.3.

Rheumatische Erkrankungen
Siehe Kap. 25.12.

AVK
Siehe Kap. 20.2.

Knick-, Senk-, Plattfuß

Ätiologie/Pathogenese. Statische Deformität durch Insuffizienz des aktiven und passiven Halteapparates des Fußes. Auch Traumen oder Entzündungen sowie Knochenerkrankungen können die Deformität verursachen.

Epidemiologie. Sehr häufiges Vorkommen, Patienten mit Übergewicht und konstitutioneller Bänderschwäche bevorzugt.

Klinik. Valgische Stellung des Rückfußes, Abflachung des Fußlängsgewölbes. In der Regel keine Beschwerden. Bei Erwachsenen gelegentlich leichte Schmerzen.

Sicherung der Diagnose. Klinische Untersuchung

Therapie und Verlaufskontrolle. Bei Kindern Fußgymnastik. Einlagenversorgung wird kritisch beurteilt. Beim Schuhkauf ist integriertes Fußbett mit Unterstützung des Längsgewölbes und Fersenbett anzustreben. Nur bei hochgradigen Veränderungen operative Korrektur erwägen.

Spreizfuß (Pes transversoplanus)

Ätiologie/Pathogenese. Statische Deformität begünstigt durch Übergewicht. Auch bei entzündlich rheumatischen Erkrankungen möglich.

Epidemiologie. Sehr häufige Erkrankung mit Bevorzugung Adipöser.

Klinik. Abgesunkenes Quergewölbe mit Verbreiterung des Vorfußes. Häufig schmerzhafte Schwielen unter den Metatarsalköpfchen. Druckschmerz im Bereich der Metatarsalköpfchen. Häufig Schmerzen. Folgeerscheinungen: Hallux valgus, Schwielenbildung.

Sicherung der Diagnose. Klinisches Bild

Therapie und Verlaufskontrolle. Abstützung des Quergewölbes, symptomatische Therapie bei Schmerzzuständen.

Hallux valgus

Ätiologie/Pathogenese. Enges Schuhwerk im Vorfußbereich, sekundäre Folge des Spreizfußes.

Epidemiologie. Häufig ab mittlerem bis hohem Erwachsenenalter.

Klinik. Subluxation der Großzehe im Grundgelenk mit Varusstellung des Metatarsale I und Abduktionskontraktur, die Großzehe steht in Valgusstellung. Gleichzeitig Spreizfuß. Häufig Bildung schmerzhafter Bursitis oder Schwielen über dem Metatarsalköpfchen. Häufig Schmerzen und Behinderung beim Gehen.

Sicherung der Diagnose. Klinisches Bild

Therapie und Verlaufskontrolle. Operative Maßnahme, insbesondere bei ausgeprägten Dauerbeschwerden und Behinderung angezeigt.

Hühnerauge (Clavus) und Dornwarze (Verruca plana)

Ätiologie/Pathogenese. Hühneraugen entstehen durch chronischen Druck, entweder durch ungeeignetes Schuhwerk oder im Rahmen von Fußdeformitäten; desgleichen Dornwarzen, wobei letztere durch ein DNS-Virus hervorgerufen werden.

Epidemiologie. Dornwarzen häufig bei Kindern durch viel Barfußgehen (Verschleppung), ansonsten bevorzugt bei Patienten mit Fußdeformität.

Klinik. Meist lokale Schmerzen, die auf Druck bzw. beim Gehen deutlich zunehmen, bei Entlastung des Fußes verschwinden. Besonders schmerzhaft können Hühneraugen mit nach innen gerichtetem Hornkegel sein. Bei der Hornhautschwiele: intakte Haut mit erhaltenen Hautspaltlinien; bei der Dornwarze: ausgefranster Hautdefekt.

Sicherung der Diagnose. Klinisches Bild

Therapie und Verlaufskontrolle. Verbesserung der Fußstatik, lokale Druckentlastung. Lokalbehandlung zur Hornhautaufweichung, lokale Exzision.

Unguis incarnatus (eingewachsener Zehennagel)

Ätiologie/Pathogenese. Zu kurz abgeschnittene Großzehennägel, unphysiologischer Druck auf das Nagelbett.

Epidemiologie. Recht häufige Erkrankung am medialen Nagelbett der Großzehe.

Klinik. Schwellung, Rötung, Spontan- und Druckschmerz im Bereich des Nagelbettes, u.U. Ausbildung eines Panaritiums.

Sicherung der Diagnose. Klinisches Bild

Therapie und Verlaufskontrolle. Prophylaktisch gerades, nicht zu kurzes Abschneiden der Zehennägel. Entzündliche Erscheinungen werden entsprechend ihrem Ausprägungsgrad behandelt. Bei chronischen und akut entzündlichen Paronychien Keilexzision des Nagelfalzes und Extraktion des Nagelteils.

Weitere Differentialdiagnosen
- Juvenile Osteochondrose der Sesambeine
- Fußsohlenschmerzen nach Glassplitterverletzung
- Morbus Köhler I (Kindesalter)
- Morbus Köhler (Pubertätsalter)
- Fersensporn
- Apophysitis calcanei
- Bei Frakturen müssen auch sog. Ermüdungsfrakturen (Marschfrakturen) durch unphysiologische Dauerbelastung erwogen werden

Zum Fallbeispiel
Bei dem jungen Mädchen lag ein Klavus mit nach innen gewachsenem Hornkegel vor, der sich bei Senk- Spreizfuß am Fußballen über dem Metatarsale I befand. Hornaufweichende Lokalmaßnahmen wurden im 1. Schritt versucht. Da jedoch keine hinreichende Besserung eintrat, erfolgte Überweisung zur lokalen Exzision.

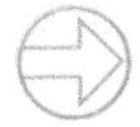

25.5.6 Allgemeine anliegenbezogene Maßnahmen

Der menschliche Fuß bedarf mit zunehmendem Alter sorgfältiger Pflege. Insbesondere Patienten mit Diabetes mellitus und arterieller Verschlußkrankheit bedürfen eines sorgfältig durchgehaltenen Pflege- und Kontrollprogramms der Füße. Wegen der großen Wichtigkeit und prognostischen Bedeutung seien allgemeine Richtlinien für ***Pflege und Behandlung des Fußes alter Patienten*** wie folgt wiedergegeben:

- Gehen ist das beste Fußtraining.
- Zu vermeiden sind Druck, Kälte, Rauchen, langanhaltendes Sitzen, v.a. mit übereinandergeschlagenen Beinen, das Tragen von Strümpfen aus überwiegend synthetischen bzw. elastischen Materialien.
- Warme Fußbäder sollten nur nach sorgfältiger Prüfung der Wassertemperatur (Körperwärmebereich) erfolgen.
- Hyperkeratosen, Clavi, Schwielen u.ä. sollten nur von einer sachkundigen Kraft, niemals mit dem Taschenmesser oder einer Schere bearbeitet werden.
- Hautverletzungen und Infektionen sind zu verhindern bzw. sorgsam zu behandeln.
- Die Füße sollen täglich gewaschen und stets saubere Strümpfe getragen werden.

- Zweimal in der Woche sollten die Füße sorgsam angesehen und auf Hautverletzungen, Veränderungen der Färbung sowie auf Bildung von Blasen und Ekzemen, v.a. zwischen den Zehen, untersucht werden.
- Der Schuhkauf sollte erst später am Tag erfolgen, da der Fuß dann den größten Umfang hat. Auf weiten Sitz, v.a. im Vorfußbereich, ist besonders zu achten, ebenso auf ausreichende Wärme- und Nässeisolierung.

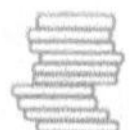

Literaturhinweise

Fischer GC (Hrsg) (1991) Geriatrie für die hausärztliche Praxis. Springer, Berlin Heidelberg New York

Niethard FU, Pfeil J (1989) Orthopädie. Hippokrates, Stuttgart

Thompson K (1984) The care of the Elderly in General Practice. Churchill Livingstone, Edinburgh London

Vogl H (1981) Differentialdiagnose der medizinischen klinischen Symptome, 2. Aufl. UTB Reinhardt, München Basel

25.6 Handgelenkschmerzen

G.C. Fischer

Vorbemerkung

Schmerzen im Bereich eines oder beider Handgelenke stellen eine relativ häufige Klage vor allem jüngerer berufstätiger Frauen in der Allgemeinpraxis dar. Schäden durch mechanische Überlastung der Handgelenksregion stehen dabei quantitativ im Vordergrund und verursachen einen relativ hohen Prozentsatz vorübergehender Arbeitsunfähigkeit. Obwohl die Diagnose der angesprochenen Schäden im Sinne von Tendinosen meist klar ist, gestaltet sich die Behandlung trotz Beachtung dafür gültiger Regeln oft langwierig, und die Beschwerden sind nicht selten von mehrfachen Rezidiven belastet. Insbesondere bei alten Patienten und Kindern kommt traumatischen Veränderungen (distale Radiusfraktur) erhöhte diagnostische Bedeutung zu, da in beiden Fällen typische Beschwerden durchaus fehlen können und die Diagnose gezielt „gesucht" werden muß.

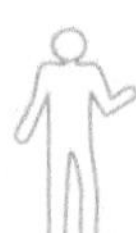

25.6.1 Fallbeispiel

Eine 48jährige Patientin, neu zugezogen, sucht die Praxis erstmals auf und klagt über Schmerzen im Bereich des linken Handgelenkes mit Ausstrahlung in den Unterarm. Sie berichtet, sie sei bereits monatelang deshalb wegen einer Sehnenscheidenentzündung in Behandlung. Die Schmerzen sollen innerhalb der letzten Wochen stark zugenommen haben und träten nun auch nachts vermehrt auf.

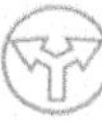

25.6.2 Differentialdiagnostisches Grobraster

- Traumatisch
- Entzündlich (z.B. rheumatische Veränderung, Tendovaginitis)
- Degenerativ (z.B. Handgelenksarthrose)
- Neurogen (z.B. Karpaltunnelsyndrom)
- Ganglion
- Sudecksche Atrophie

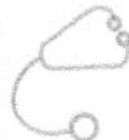

25.6.3 Primärdiagnostik

Anamnese
Frisches (Radiusfraktur, Mittelhandknochenfraktur) oder älteres (Sudecksche Atrophie) Trauma, manuelle Tätigkeit, Abhängigkeit der Beschwerden von Belastung, nächtliche Schmerzen, Schmerzausstrahlung, Bewegungsfähigkeit und Kraft der Hand werden erfragt.

Körperliche Untersuchung
Inspektion: Formveränderungen (rheumatische Veränderungen der Finger, Ganglion, Trauma, Muskelatrophien). Hautbeschaffenheit (Sudecksche Atrophie, Kollagenosen, Dermatosen), Beweglichkeit des Handgelenks, Druck- oder Stauchungsschmerz. Auch die Oppositionsfähigkeit des Daumens ist zu überprüfen. Überprüfung der groben Kraft im Bereich der Hand und der Sensibilität (Beachte typische motorische und sensorische Ausfälle bei Radialis-, Medianus- und Ulnarisparese). Inspektion, Palpation und Funktionstestung des Ellebogengelenks.

Bei Verdacht auf allgemeine Erkrankung mit lokaler Manifestation entsprechend weiterführende Untersuchung z.B. übriger Gelenkstatus.

Technische Untersuchungen
Bei Verdacht auf Fraktur auch im Zweifelsfalle röntgen, insbesondere auch bei zunächst geringem Verdacht bei älteren Patienten und Kindern.

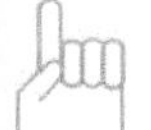

25.6.4 Entscheidung über nachfolgende Maßnahmen

- Bei Verdacht auf knöcherne Verletzung Über- bzw. Einweisung. Beachte: Bei älteren Patienten kein Zuwarten, sondern bei entsprechendem Verdacht möglichst rasche Krankenhauseinweisung, da evtl. operative Maßnahmen viel besser toleriert werden, je früher der Eingriff erfolgt.
- Bei neurologischen Ausfallerscheinungen Sicherung von Befund und Diagnose durch den Neurologen.
- Bei degenerativen und entzündlichen bzw. durch Überlastung hervorgerufenen Veränderungen wird die Primärbehandlung – vor allem bei Rezidiven und bekannter Diagnose – in der Allgemeinpraxis liegen. Die

Schmerzhaftigkeit tritt meistens zurück gegenüber der eingeschränkten Gebrauchsfähigkeit der Hand. Hier sollte primär Schonung bzw. Ruhigstellung eingeleitet werden. Je nach beruflicher Belastung muß über eine Arbeitsruhe (meist ca. 7–10 Tage) entschieden werden.

DD 25.6.5 Differentialdiagnostik

Tendovaginitis (Paratenonitis crepitans)

Ätiologie/Pathogenese. Einseitige mechanische Überbeanspruchung der Handgelenksregion und Mittelhand.

Epidemiologie. Aus dem Krankengut der Allgemeinpraxis sind vor allem Frauen des jüngeren und mittleren Erwachsenenalters betroffen, bei denen die Tätigkeit am Arbeitsplatz eine ursächliche Rolle spielt (Schreibmaschine, Kassiererinnen an Lebensmittelkassen).

Klinik. Mäßiggradige Schmerzen im Bereich von Handgelenk und Unterarm, die während der Beanspruchung zurücktreten. Druckschmerzhaftigkeit im Verlauf der Sehnen bei Dehnung derselben. Mitunter geringfügige Schwellung im Handgelenksbereich und typische Crepitation bei Bewegung.

Sicherung der Diagnose. Anamnese und typischer Befund.

Therapie und Verlaufskontrolle. Ruhigstellung für die Dauer von mindestens einer Woche, optimal auf Unterarmgipsschiene. Entsprechende Arbeitsunfähigkeitsausstellung. In leichten Fällen reichen häufig Einreibungen und physikalische Maßnahmen (z.B. Reizstrom).

Sonderformen der Tendovaginitis

- *Styloiditis radii:* Durch chronisch mechanische Beanspruchung entstandene Schmerzhaftigkeit im Bereich des distalen Radius mit Schmerzverstärkung bei Radialabduktion. Die Behandlung erfolgt durch Ruhigstellung und Infiltrationstherapie mit Lokalanästhetika.
- *Tendovaginitis stenosans de Quervain:* Durch Überbelastung hervorgerufene entzündliche Einengung der gemeinsamen Sehnenscheide des Daumenstreckers und Abspreizers mit typischer Schmerzhaftigkeit auf Druck und bei entsprechenden Bewegungen, Gebrauchsfähigkeit der Hand eingeschränkt, Schmerzhaftigkeit beim festen Zugreifen und Halten. Therapeutisch Ruhigstellung, Lokalanästhetika, bei schweren Fällen Spaltung der Sehnenscheiden.

Karpaltunnelsyndrom (Brachialgia parästhetica nocturna)

Ätiologie/Pathogenese. Schädigung des N. medianus im Karpaltunnel durch Kompression, z.B. bei chronischer Synovitis.

Epidemiologie. Am häufigsten bei Frauen in der Menopause zu beobachten, überwiegend rechtsseitig.

Klinik. Schmerzen und Mißempfindungen im Bereich der Hohlhand bis Ringfinger, verstärkt nachts, bei längerem Bestehen Atrophie des Daumenballens. Klopfschmerzhaftigkeit im Karpaltunnelbereich bei Gelenkstrekkung. Vielfach werden auch Schmerzen im Bereich des Unterarms, ebenfalls mit Verstärkung nachts, angegeben.

Sicherung der Diagnose. Neurologisches Konsil mit quantitativer Bestimmung der Funktionseinschränkung des N. medianus.

Therapie und Verlaufskontrolle. Nach Ausschluß einer N. medianus-Schädigung im Oberarmbereich oder durch Pronator-teres-Syndrom wird meist die operative Spaltung des Retinaculum flexorum erforderlich.

Rhizarthrose

Ätiologie/Pathogenese. Arthrose des Daumensattelgelenks im Zusammenhang mit multiarthrotischen Veränderungen, aber auch isoliert auftretend.

Epidemiologie. Frauen nach der Menopause überwiegend mit doppelseitiger Ausprägung am häufigsten betroffen.

Klinik. Schmerzhafte Bewegungseinschränkung im Bereich des Daumensattelgelenks mit deutlicher Einschränkung der Gebrauchsfähigkeit der Hand. Auch nächtliche Schmerzen.

Sicherung der Diagnose. Typischer Röntgenbefund.

Therapie und Verlaufskontrolle. Konservativ durch Ruhigstellung und physikalische Maßnahmen, auch lokale Infiltrationsbehandlung. Ansonsten operative Verfahren (Synovialektomie).

Lunatummalazie (Kienböcksche Erkrankung)

Ätiologie/Pathogenese. Durch chronische Überlastung der Mittelhand/Handgelenksregion, insbesondere durch Erschütterung (Preßluftarbeiter).

Epidemiologie. Männliches Geschlecht (davon ca. 1 %) bevorzugt. Typische Berufskrankheit bei Preßluftarbeitern.

Klinik. Einschränkung von Kraft und Beweglichkeit im Handgelenk, mäßiggradige Schmerzen, mitunter leichte Schwellung.

Sicherung der Diagnose. Typischer Röntgenbefund.

Therapie und Verlaufskontrolle. Je nach Alter und Gebrauchsnotwendigkeit der Hand: weitgehende Schonung oder operative Versorgung.

Distale Radiusfraktur (loco typico)

Ätiologie/Pathogenese. Typische Entstehung durch Sturz auf die ausgestreckte Hand.

Epidemiologie. Häufigste aller Knochenverletzungen. Vor allem ältere Frauen betroffen.

Klinik. Lokale Schwellung, Schmerzhaftigkeit, vor allem als Stauchungsschmerz. Je nach Dislokation „Bajonettstellung“ (Abknickung des peripheren Fragments nach dorsal und Verkürzung). Insbesondere bei alten Patienten können Schmerzhaftigkeit und Schwellung weitgehend fehlen bzw. vermindert sein.

Sicherung der Diagnose. Röntgenbild. Im Zweifelsfall, besonders im Alter, lieber eine Röntgenaufnahme zuviel, d.h. Diagnose „suchen“.

Therapie und Verlaufskontrolle. Chirurgische Therapie, Reposition, Ruhigstellung, evtl. perkutane Bohrdrähte. Konsolidierungsdauer 3–5 Wochen. Für den Hausarzt besonders zu beachten. Gefährdung alleinstehender alter Patienten bezüglich weiterer Stürze bei Gipsverband. Vorbeugen gegen allgemeine Inaktivität und lokale Immobilität durch ausreichende Bewegungsübungen nach knöcherner Ausheilung. Engmaschige Verlaufskontrollen auch zur Überprüfung bezüglich Sudeckscher Dystrophie.

Bennett-Fraktur

Ätiologie/Pathogenese. Schrägbruch an der Basis des Metakarpale I, hervorgerufen durch Sturz auf den abgespreizten Daumen.

Epidemiologie. Funktionell wichtigste Mittelhandfraktur.

Klinik. Opposition des Daumens schmerzhaft und behindert. Schwellungen am Karpometakarpalgelenk I.

Sicherung der Diagnose. Röntgenbefund.

Therapie und Verlaufskontrolle. Chirurgische Therapie mit Reposition und Ruhigstellung für ca. 6 Wochen. Häufig mit Drahtfixierung.

Sudecksche Dystrophie (Morbus Sudeck, Algo-Dystrophie)

Ätiologie/Pathogenese. Es handelt sich um eine mit Dystrophie, später Atrophie von Knochen und Weichteilen einhergehende schmerzhafte degenerative Erkrankung, die zur Gelenkversteifung führen kann. Ursächlich meist Traumen vorausgehend. Als weitere Ursache kommen endokrine Fehlsteuerungen und psychosomatische Faktoren in Betracht.

Epidemiologie. Häufigste Komplikation der distalen Radiusfraktur im Erwachsenenalter. Überwiegend mittleres bis höheres Erwachsenenalter betroffen.

Klinik

- Stadium der Entzündung: Haut überwärmt, bläulich, livide verfärbt, ödematös glänzend, Bewegungsschmerz, stärkere Schweißabsonderung und stärkeres Wachstum von Haaren und Nägeln.
- Dystrophisches Stadium: Rückgang der Schwellung, trophische Hautstörungen mit Zyanose und Hypothermie, erhebliche schmerzhafte Bewegungseinschränkung. Röntgenologisch fleckige/diffuse Knochenatrophie.
- Atrophisches Stadium: Allgemeine Atrophie der Weichteile und Knochen. Ausgeprägte Muskelatrophie, Versteifung und Fehlstellung des Handgelenks, Berührungs-, Belastungs- und Temperaturempfindlichkeit. Haut dünn, blaß, mitunter hartes Ödem. Röntgenologisch Verschmälerung der Kompakta, diffuse Knochenatrophie.

Sicherung der Diagnose. Klinisches Bild und typische Röntgenbefunde in allen Stadien.

Therapie und Verlaufskontrolle. Spontane Ausheilung in allen 3 Stadien möglich. Dystrophisches Stadium: Ruhigstellung im Gipsverband, Medikamente mit sympathicolytischer Wirkung (Dihydroergotamin) bzw. andere durchblutungsfördernde Medikationen. Zusätzlich wird Kalzitonin empfohlen. Allmähliche, vorsichtig zunehmende Belastung und sanfte physikalische Maßnahmen (Bindegewebsmassagen). Keine Übungen über die Schmerzgrenze hinaus.

Atrophisches Stadium: Remobilisierung der Gelenke anstreben durch intensive aktive und passive Bewegungsübungen.

Der nachgewiesene Einfluß psychosomatischer Faktoren sollte den Hausarzt veranlassen, die Therapie entsprechend zu unterstützen.

Weitere Differentialdiagnosen

- Handgelenksarthrose
- Weitere Mittelhandfrakturen, insbesondere des Kahnbeins. Beachte, daß jede nicht innerhalb von Wochen abgeheilte vermutete Handgelenksdistorsion den dringenden Verdacht auf einen Kahnbeinbruch lenken muß
- Veränderungen des Handgelenks im Rahmen rheumatischer Erkrankungen (Kaput-ulnae-Syndrom)
- Schädigung des N. medianus, ulnaris oder radialis an proximalerer Stelle
- Entzündliche Erkrankungen im Bereich des Handgelenks (z.B. Erysipel, Handrückenphlegmone)
- Manifestation systemischer Erkrankungen im Handgelenksbereich (Sklerodermie, Dermatomyositis)
- Tuberkulose
- Syringomyelie

Zum Fallbeispiel

Bei der Patientin wurde nach kurzfristigem konservativen Behandlungsversuch im 2. Schritt ein Karpaltunnelsyndrom aufgedeckt, das einer operativen Behandlung bedurfte. Die Patientin ist bis heute weitgehend beschwerdefrei.

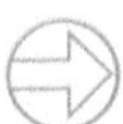

25.6.6 Allgemeine anliegenbezogene Maßnahmen

Angesichts der Häufigkeit und Allfälligkeit von Sehnenscheidenveränderungen als Ursache für Handgelenksschmerzen in der Allgemeinpraxis müssen stets weitere Differentialdiagnosen in Erwägung bleiben. Insbesondere jüngere Bürokräfte am Beginn des Berufslebens sind intensiv über die relative Harmlosigkeit einer Tendinose aufzuklären. Auch der Hinweis, daß die Erkrankung überwiegend trotz anhaltender Beanspruchung der Handgelenke spontan sistiert bzw. Beschwerdefreiheit eintritt, ist in diesem Zusammenhang wichtig. Arbeitsunfähigkeitsverordnungen müssen sorgsam mit der/dem Patientin/en diskutiert werden, um evtl. nachteilige soziale Auswirkungen wie die Folgerung mangelnder Berufseignung durch den Arbeitgeber zu vermeiden. Eine anamnestisch gewonnene Analyse der Arbeitsplatzsituation unter mechanischen ergonomischen Gesichtspunkten kann zur Einführung entsprechender Verbesserungen wesentlich beitragen.

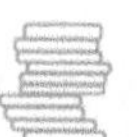

Literaturhinweise

Fischer GC (Hrsg) (1991) Geriatrie für die hausärztliche Praxis. Springer, Berlin Heidelberg New York Tokyo

Niethard FU, Pfeil J (1989) Orthopädie., Hippokrates, Stuttgart

Vogl H (1981) Differentialdiagnose der medizinisch-klinischen Symptome, 2. Aufl. Reinhardt, München Basel

Zöllner N, Hadorn W (1986) Vom Symptom zur Diagnose, 8. Aufl. Karger, Basel München Paris

25.7 Hüftschmerzen

J. Pangritz

Vorbemerkung

Hüftschmerzen sind ein häufig genanntes Patientenanliegen in der allgemeinärztlichen Praxis. Dabei ist zu beachten, daß sich hinter der Angabe Hüftgelenksschmerz immer auch Krankheiten anderer Regionen verbergen können. Chronische Hüftgelenkserkrankungen werden überwiegend durch degenerative Veränderungen hervorgerufen. Mit zunehmenden Alter und bei Immobilisierung führen bereits physiologische Belastungen zu verstärktem Knorpelverschleiß. Prognostisch bedeutsam ist, daß einmal eingetretene Gelenkdeformierungen nicht reversibel sind.

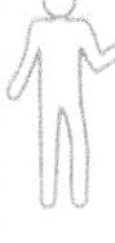

25.7.1 Fallbeispiel

Ein 57jähriger Verwaltungsangestellter klagt über Schmerzen im Bereich des rechten Hüftgelenks und der Lendenwirbelsäule. Andere Gelenke seien bisher nicht betroffen gewesen.

Lokalbefund: Druckschmerz in der Leistenmitte, Beweglichkeit im rechten Hüftgelenk endgradig eingeschränkt. Die neurologische Untersuchung sowie die Untersuchung der Lendenwirbelsäule ergibt keinen pathologischen Befund.

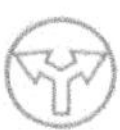

25.7.2 Differentialdiagnostisches Grobraster

- Erkrankungen des ***Hüftgelenks*** (Tabelle 25.3): entzündliche (z.B. Coxitis MG. Bechterew), traumatische (z.B. Schenkelhalsfraktur) oder degenerative Veränderungen (z.B. Coxarthrose)
- Schmerzursache aus ***benachbarten Regionen:*** Abdomen (z.B. Appendizitis), Unterbauch (z.B. stielgedrehte Ovarialzyste), Retroperitonealraum (z.B. Nephrolithiasis), Gefäße (z.B. Phlebothrombose), Wirbelsäule (z.B. LWS-Syndrom), Leistenkanal (z.B. Leistenhernie).

Tabelle 25.3. Ursachen für Hüftschmerz in verschiedenen Altersgruppen

Alter	Krankheiten
Säugling	septische Coxitis Trauma (Geburt, Sturz, Mißhandlung)
Kinder (1–10 Jahre)	Coxitis fugax M. Perthes Osteomyelitis/Coxitis
Jugendliche (11–18 Jahre)	Epiphyseolysis capitis femoris Tumore rheumatische oder septische Coxitis sekundäre Arthrosen
Erwachsene (19–60 Jahre)	sekundäre Arthrosen Hüftkopfnekrosen M. Bechterew Coxa saltans Tumor Coxitis
Alte Menschen (>60 Jahre)	Arthrose Osteoporose Schenkelhalsfraktur chronische Polyarthritis Tumore (Metastasen) Coxitis

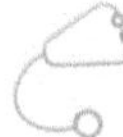

25.7.3 Primärdiagnostik

Anamnestische Angaben

- *Akute Schmerzen* bei Coxitis, Traumen, Nephrolithiasis, Hernia inguinalis, Thrombose, aktivierter Coxathrose, Femurkopfnekrose, entzündlichen Erkrankungen im Unterbauch (Frage nach Zusatzsymptomen: Leibschmerzen, Übelkeit, Fieber, Schmerzausstrahlung. Schmerzbewegungsabhängigkeit?)
- *Chronische Schmerzen* bei degenerativen Veränderungen (Coxarthrose, LWS-Syndrom).

Körperliche Untersuchung

- Funktionsprüfung, aktive und passive Beweglichkeit beider Hüftgelenke, Gangbild, Statik, Beinhaltung
- Untersuchung anderer Skelettregionen: LWS, knöchernes Becken, Kniegelenk
- Leistenregion: tastbarer Tumor bei Leistenhernie und Lymphknotenschwellung; Druckschmerz in der Leistenmitte bei aktivierter Coxarthrose, in der Oberschenkelinnenseite bei tiefer Beinvenenthrombose
- Unterbauch: Druckschmerz bei Appendizitis, Adnexitis, Divertikulitis, Enteritis regionalis

Technische Untersuchungsbefunde

- Blutuntersuchung mit Blutbild
- BKS
- Rheumafaktoren und Harnsäure
- Urinsediment zum Ausschluß einer Nephrolithiasis

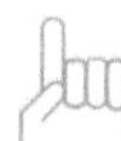

25.7.4 Entscheidung über nachfolgende Maßnahmen

- *Sofortige Krankenhauseinweisung* bei Verdacht auf Schenkelhalsfraktur, Ileus, Beinvenenthrombose oder Appendizitis
- Facharztüberweisung bei unklarer diagnostischer Zuordnung
- Röntgenuntersuchung bei Verdacht auf knöcherne Veränderungen

Vorläufige therapeutische Maßnahmen

- Evtl. frühzeitig nichtsteroidale Antirheumatika bei degenerativen Erkrankungen
- Krankengymnastik und physikalische Therapie zur Wiederherstellung der Beweglichkeit und Kontrakturprophylaxe bei Coxarthrose

Weitere diffentialdiagnostische Klärung bei Progredienz der Beschwerden, bei unklarer Befundlage und unsicherer diagnostischer Zuordnung.

DD 25.7.5 Differentialdiagnostik

Coxarthrose

Ätiologie. Bei der ***primären Form*** ist die Ursache im Einzelfall nicht bekannt. Sowohl mechanische als auch biologische Faktoren im Sinne von Alterungsprozessen des Bindegewebes sind bedeutsam. ***Sekundäre Arthrosen*** entwikkeln sich bei nicht vollständig ausgeheilten Hüftgelenkserkrankungen, wobei neben Gelenkfrakturen auch anlagebedingte (Hüftdyplasie) und erworbene (Epiphyseolysis capitis femoris, Infekte, rheumatische Erkrankungen) Faktoren verantwortlich sind.

Epidemiologie. Sehr häufiges Vorkommen im mittleren und fortgeschrittenen Erwachsenenalter.

Klinik. Zunehmende Schmerzsymptomatik im Hüftgelenk, anfangs nach längerer Belastung, später auch in Ruhe. Die Beweglichkeit des Gelenkes wird zunehmend eingeschränkt, es entwickeln sich Gelenkkontrakturen.

Sicherung der Diagnose. Klinischer Befund und radiologischer Nachweis von Gelenksdestruktionen.

Therapie. Handstock zur Verminderung der Gelenkbelastung (kontralaterale Seite), Krankengymnastik, balneologische Anwendungen, Übungen zur Verbesserung der Gelenkbeweglichkeit, nichtsteroidale Antiphlogistika.

Über die Möglichkeiten einer operativen Behandlung sollte der Patient ausführlich informiert werden.

Schenkelhalsfraktur

Ätiologie. Die Schenkelhalsfraktur tritt in allen Altersgruppen auf, aber gehäuft bei älteren Menschen. Ursächlich kommen Stürze und Osteoporose in Betracht.

Klinik. Bei dislozierter Schenkelhalsfraktur ist das Bein verkürzt und außenrotiert. Wegen starker Schmerzen ist die Belastungsfähigkeit der Extremität aufgehoben.

Sicherung der Diagnose. Röntgenuntersuchung.

Therapie. Krankenhauseinweisung. Die Therapie ist abhängig von Frakturlokalisation und Verlauf des Bruchspaltes. Dem operativen Hüftgelenksersatz wird beim alten Patienten aus Mobilisationsgründen in aller Regel der Vorzug gegeben.

Femurkopfnekrose

Ätiologie. Bei Kindern entwickelt sich nach akuter Epiphysenlösung oft eine Femurkopfnekrose. Neben der idiopathischen Form entsteht der größte

Anteil an Hüftkopfnekrosen posttraumatisch. Die Entwicklung ist abhängig vom Ausmaß der Gefäßverletzung (A. circumflexa fem.).

Epidemiologie. Die meisten Hüftkopfnekrosen entstehen im fortgeschrittenen Erwachsenenalter. Posttraumatisch bildet sich bei rund 60 % der Schenkelhalsfrakturen eine Hüftkopfnekrose aus.

Klinik. Starke Beschwerden, die nicht selten akut beginnen. Die Schmerzen können belastungsabhängig sein, teilweise sind auch Dauerschmerzen vorhanden. In der Regel zeigen die Patienten ein ausgeprägtes Hinken, oft mit einem positiven Duschenneschen und Trendelenburgschen Zeichen. Die zunächst mäßiggradig eingeschränkte Hüftgelenksbeweglichkeit nimmt im Verlauf der Erkrankung deutlich ab.

Sicherung der Diagnose. Klinischer Befund, Knochenszintigraphie, röntgenologische Nekrosezeichen, keine typischen Laborparameter.

Therapie. Abhängig von Klinik und Verlauf.

Epiphysenlösung (Epiphyseolysis capitis femoris)

Ätiologie. Selten traumatisch bedingt. Hormonelle Faktoren sind bedeutsam (eunuchoider Hochwuchs). Bei der akuten Form der Epiphysenlösung kommt es in 80 % zur Femurkopfnekrose. Die weit häufigere Lenta-Form kann in jedem Stadium durch Verknöcherung zum Stillstand kommen.

Epidemiologie. Tritt zu 50 % doppelseitig auf, meist zwischen dem 9. Lebensjahr bis zum Wachstumsabschluß. Das Verhältnis Jungen zu Mädchen beträgt 3:1; meist besteht Übergewicht.

Klinik. Die Patienten klagen über Beschwerden im Kniegelenk und Schmerzen an der Oberschenkelvorderseite. Das Bein wird in Außenrotation gehalten. Es besteht eine leichte Beinverkürzung. Bei gebeugtem Hüftgelenk ist die Innenrotation stark eingeschränkt.

Sicherung der Diagnose. Röntgenologischer Nachweis der Epiphysenlösung.

Therapie. Sofortige Krankenhauseinweisung zur Reposition und Fixation der Epiphyse.

Weitere seltene Differentialdiagnosen

Akutes rheumatisches Fieber, Coxa vara, Coxa valga, juvenile chronische Polyarthritis, M. Perthes, infektiöse Arthritis, Arthritis urica, rheumatoide Arthritis, Lupus erythematodes, Osteochondritis dissecans, Chondrokalzinose, M. Bechterew, Colitis ulcerosa, Ileitis regionalis.

Zum Fallbeispiel

Bei dem Verwaltungsangestellten handelt es sich um eine aktivierte Coxarthrose, vermutlich ausgelöst durch eine kurzzeitige Überlastung des rechten Hüftgelenkes nach Distorsion des linken oberen Sprunggelenkes. Die kurzfristige Gabe von nichtsteroidalen Antirheumatika konnte die Beschwerden innerhalb kurzer Zeit deutlich bessern. Eine weitergehende Therapie war nicht erforderlich.

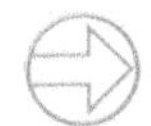

25.7.6 Allgemeine anliegenbezogene Maßnahmen

Bei chronisch degenerativem Verlauf ist die Beratung bezüglich einer adäquaten Bewegung ohne Überlastung sinnvoll. Regelmäßige physikalische Therapien ergänzend zu krankengymnastischen Übungen können den Verlauf günstig beeinflussen. Sofern eine operative Behandlung erforderlich ist, sollten die rehabilitativen Möglichkeiten einer Anschlußheilbehandlung bzw. einer stationären Reha-Maßnahme unter Berücksichtigung der individuellen Gegebenheiten erwogen werden.

Eine typische hausärztliche Aufgabe besteht in der Motivation alter Patienten zur Operation und sorgsamen poststationären Überwachung und Anleitung krankengymnastischer Übungen bzw. frühzeitiger Vollmobilisierung.

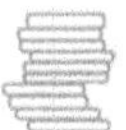

Literaturhinweise

Durst J, Rohen IW (1991) Chirurgische Operationslehre. Schattauer, Stuttgart

Heisig N (Hrsg) (1985) Innere Medizin in der ärztlichen Praxis, 2. Aufl. Thieme, Stuttgart New York

Krauspe R (1991) Hüftschmerz – alterstypische Erkrankung. Klinikarzt 20: 424–431

Müller W, Schilling F (1982) Differentialdiagnose rheumatische Erkrankungen. Aesopus, Wiesbaden

Niethard FU, Pfeil J (1989) Orthopädie. Hippokrates, Stuttgart

25.8 Kniegelenksschmerzen

W. Sander, G.C. Fischer

Vorbemerkung

Schmerzen in der Kniegelenksregion zählen zu den häufigsten Symptomen des Bewegungsapparates. Sie können durch eine Vielzahl unterschiedlicher Erkrankungen bedingt sein und alle Altersstufen betreffen.

Sportschäden und Sportverletzungen, die häufig die Kniegelenke betreffen, gewinnen auch in der Allgemeinpraxis zunehmend an Bedeutung. Kniegelenksschmerzen bedürfen stets einer sorgfältigen Anamnese und frühzeitigen Abklärung, um Spät- und Folgeschäden (z.B. auch in Hüfte und Wirbelsäule) bei diesem funktionell so bedeutsamen Gelenk zu vermeiden.

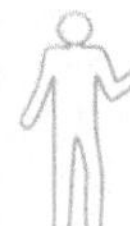

25.8.1 Fallbeispiel

Eine 63jährige übergewichtige und gedrungene Frau, Rentnerin, arbeitet noch stundenweise als Putzfrau. Sie klagt über Schmerzen im linken Kniegelenk. Vor allem beim Aufstehen nach längerem Sitzen und Liegen und beim Treppensteigen. Ruheschmerzen treten nur selten auf. Beim Radfahren wird eine Besserung der Knieschmerzen angegeben. Es besteht ausgesprochene Wetterfühligkeit. Die Kniebeschwerden sollen etwa 8–10 Jahre bestehen.

Befund: Die Konturen des linken Kniegelenks erscheinen etwas vergrößert. Es besteht ein geringes Genu varum, kein Erguß. Palpatorisch sind mit der aufgelegten Hand grobe Reibephänomene nachweisbar. An der medialen Seite des Kniegelenks lokale, druckdolente Weichteilverdickung (Lipomatosis dolorosa).

Der Quadrizeps erscheint etwas schwächer entwickelt als rechts. Das Kniegelenk ist bandstabil. Es besteht eine endgradige Beugehemmung, extreme Streckung wird als unangenehm empfunden.

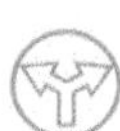

25.8.2 Differentialdiagnostisches Grobraster

- Degenerative Erkrankungen, vor allem arthrotische Gelenkdeformation
- Entzündlich-rheumatische Erkrankungen, hierbei u.a. Infektarthritiden viraler-bakterieller Genese sowie Arthritisformen im Rahmen anderer Erkrankungen wie Psoriasis und Gicht
- Sogenannter Weichteil- und extraartikulärer Rheumatismus
- Traumatisch bedingte Schmerzen
- Schmerzen anderer Regionen mit Ausstrahlung ins Kniegelenk (z.B. Fußdeformitäten, Varikosis)
- Kniegelenksschmerzen im Rahmen übergreifender anderer Erkrankungen (z.B. Morbus Boeck, neurogene Arthropathie)
- Bei Jungen zwischen 12 und 16 Jahren ist auch an Mb. Osgood-Schlatter zu denken.

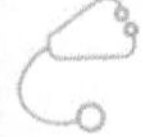

25.8.3 Primärdiagnostik

Anamnese

Folgende Fragen dienen der Eingrenzung möglicher Ursachen:

- Ging den Beschwerden ein Trauma voraus?
- Wie lange dauern die Schmerzen schon an? (Degenerative und rheumatische Formen haben oft eine weit zurückführende Anamnese mit chronischen rezidivierenden Schmerzen)
- Wann treten die Schmerzen auf? Belastung, Ruhe, bestimmte Bewegungen?

- Wo sind die Schmerzen lokalisiert? Wohin strahlen sie aus?
- Ist das Kniegelenk blockiert oder instabil?
- Bestehen sonstige Krankheitserscheinungen, insbesondere sind andere Gelenke betroffen, bestehen Fieber oder Hautausschlag?

Körperliche Untersuchung

- Inspektion: Umfangsdifferenz gegenüber dem gesunden Knie, Verfärbung, Varizen, Deformierung der Gelenke (auch Genu varum/valgum), Fußdeformitäten?
- Blockierungen des Kniegelenkes sind verdächtig auf Meniskusläsion oder einen freien Gelenkkörper
- Schmerzen bei Rotation Adduktion und Abduktion sprechen für Meniskopathie
- Abnorme Beweglichkeit im Kniegelenk und Schubladenphänomen findet sich bei Kreuzbandverletzungen
- Watschelknie, unsicheres Gehen und Aufklapp-Phänomen bei An- bzw. Abspreizen spricht für Seitenbandverletzung
- Gelenkerguß (Schwellung, Spannung, tanzende Patella, Schäche im Bein) kann entzündlich oder traumatisch bedingt sein
- Schmerzen beim Anspannen der Muskeln und u.U. sehnenumschriebener Druckschmerz findet sich bei Tendopathien als Folge funktioneller Überbeanspruchung
- Weichschwappende oder prallelastische Geschwulst häufig oberhalb der Patella, kuppenförmig, mit Schmerzen und Bewegungseinschränkungen, ist typisch für eine Bursitis.

Technische Untersuchung

Wegen der immer gegebenen Dringlichkeit der diagnostischen Abklärung wird die technische Diagnostik auch primär im Rahmen der überwiegend fälligen Überweisung zum Spezialisten erfolgen. Sonst: BKS, Leukozyten, Harnsäure, Röntgen.

25.8.4 Entscheidung über nachfolgende Maßnahmen

Die weiterführende Bearbeitung kann sich im Falle einer bereits bekannten Diagnose (überwiegend degenerative und rheumatische Erkrankungsformen) sowie bei leichteren Traumata und Bursitiden in der Hausarztpraxis vollziehen. In allen unklaren Fällen wird (s. oben) eine weiterführende Diagnostik beim Spezialisten erforderlich sein. Im Zweifelsfall ist bei Kniegelenksschmerzen immer eine Entscheidung zugunsten früheinsetzender weiterer Diagnostik gegenüber einem Zuwarten zu treffen. Besondere Beachtung verdient dieser Grundsatz bei Kindern und alten Patienten, wo u.a. Traumata nicht immer eine klassische Symptomatologie zeigen.

Vorläufige therapeutische Maßnahmen betreffen je nach Sachlage Ruhigstellung bzw. Schonung des Kniegelenks sowie analgetische bzw. antipyretische Behandlung.

DD

25.8.5 Differentialdiagnostik

Gonarthrose

Ätiologie/Pathogenese. Die Arthrose ist Folge eines Mißverhältnisses zwischen Belastung und Belastbarkeit des Gelenkknorpels. Die Knorpeldestruktion durch lokale Abnutzungserscheinungen steht im Vordergrund. Ursächlich kommen Fehlbelastung bei Vorschädigung der Gelenke durch Traumen, Achsenfehlstellungen, Instabilität durch Schädigung der gelenksstabilisierenden Weichteile u.a. in Frage. Übergewicht und Varizen sind verschlimmernde Faktoren.

Epidemiologie. Die Gonarthrose ist die verbreiteste periphäre Arthroseform und betrifft Frauen häufiger als Männer (3:1). Betroffen sind meist kleinere, gedrungene, adipöse Frauen, bei denen die Veränderungen um die Menopause herum manifest werden. Bei Kälte oder Feuchtigkeit ausgesetzten Bevölkerungsgruppen ist die Erkrankung häufiger. Noch nicht geklärter Stoffwechselvorgang wird als Ursache diskutiert.

Klinik. Röntgenologisch nachweisbare Arthrosen sind bei fast jedem 2. Erwachsenen nachweisbar, jedoch nur etwa jeder 2. Arthrosepatient sucht den Arzt wegen entsprechender Symptome auf. Arthrosen verlaufen nicht kontinuierlich, sondern langsam und stufenartig progredient: Phasenweise aktivierte Arthrosen wechseln spontan über in inaktive und umgekehrt. Chrakteristisch sind ein Anlauf- und Ermüdungsschmerz und der Schmerz bei Belastung (Treppengehen, vor allem nach unten). Überwiegend finden sich Reibe- und Knarrgeräusche am Kniegelenk. Vermutlich durch Knochenabrieb freiwerdende Enzyme verursachen phasenweise eine Synovitis als Zeichen der aktivierten Arthrose mit Ruhe- und Nachtschmerzen, häufig sekundäre Schmerzen durch muskulären Hartspann oder überdehnte Bänder oder durch Nervenkompression. Die das Kniegelenk umgebenden Bänder, Sehnenansätze und Weichteilstrukturen signalisieren mit ihrer sensiblen Innervation vielfach früher als das Röntgenbild eine beginnende Gonarthrose. Typisch sind ferner: Witterungsabhängigkeit und Steifigkeit nach Ruhe.

Sicherung der Diagnose. Röntgenbild: Gelenkspaltverengung, Randwulstbildung, subchondrale Sklerose.

Therapie und Verlaufskontrolle. In allen Stadien der Arthrose sollte mit konsequenten Therapiemaßnahmen versucht werden, den degenerativen Prozeß zu verlangsamen. Im inaktiven Stadium sind dabei Patientenaufklärung und Gesundheitserziehung vorrangig: Anzustreben sind sinnvolles

Bewegen mit Rücksicht auf die Belastbarkeit des arthrotisch veränderten Gelenks und häufig auch die Reduktion des Körpergewichts. Physikalische Therapie, orthopädische Hilfsmittel und auch operative Korrekturen bei Achsenfehlstellungen (Genu valgus oder varus) sind individuell und altersabhängig zu diskutieren. Aufgrund der fehlenden Kenntnisse zur Ätiopathogenese der Arthrose sind alle Therapiemaßnahmen rein symptomatischer Natur und können die Progredienz der Arthroseerkrankung nicht verhindern. Das Risiko der Therapie muß daher möglichst gleich Null sein, was sich am ehesten durch den Einsatz primär nebenwirkungsarmer, topischer nicht steroidaler Antirheumatika erreichen läßt.

Die derzeit häufigsten physikalischen Anwendungen sind lokale Wärmetherapie (Heißluft, Fango, Paraffin, Moor, Thermalbad), Bestrahlungen (Infrarot, Kurzwelle, Mikrowelle, Hochvolt) und Massagen. Hinzu kommen gezielte krankengymnastische Übungen zur Kräftigung der Muskulatur. Überlastung am Arbeitsplatz oder in der Freizeit (z.B. Sport) ist zu vermeiden.

Generelles Ziel der Therapie muß sein, die Gehfähigkeit möglichst lange zu erhalten.

In schweren Fällen sollte der operative Kniegelenksersatz durch Prothese erwogen werden.

Meniskopathie

Ätiologie/Pathogenese. Degenerative Veränderungen der Menisken durch Fehlbelastung (O-, X-Beine, Beruf, Sport).

Epidemiologie. Verbreitete Erkrankung des Erwachsenenalters. Jenseits des 40. Lebensjahres sind fast bei jedem degenerative Veränderungen der Menisken nachweisbar.

Klinik. Schmerzen im Kniegelenk, lokaler Druckschmerz, Schmerzen bei Außen-/Innenrotation und Überstreckung. Nicht selten Einklemmungserscheinungen und Reizergüsse im Gelenk, veränderte Beweglichkeit und Standunsicherheit.

Sicherung der Diagnose. Röntgenbild: Indirekter Hinweis durch Verschmälerung des Gelenkspalts je nach Lokalisation des generativ veränderten Meniskus. Magnetresonanz-Tomographie (MRT) erlaubt eine zuverlässige Beurteilung der Binnenstrukturen des Kniegelenks.

Therapie und Verlaufskontrolle. Bei ausgeprägtem Befund und Beschwerdebild wird die operative Entfernung des defekten Meniskus empfohlen, sonst konservative Behandlung mit physikalischen Maßnahmen. Bei statischer Fehlbelastung (Hüftleiden, Genu varum/valgum) Entlastung des betroffenen Gelenkspaltes durch Schuhranderhöhung, Vermeidung einseitiger Überlastung des Kniegelenks durch Beruf und Sport.

Osteochondrosis dissecans

Ätiologie/Pathogenese. Knochenknorpelnekrose am Kondylus: Bei vollständiger Abstoßung eines Knorpelknochenstücks liegt ein sog. freier Gelenkkörper vor. Ätiologisch Überlastung, ferner traumatische, infektiöse und endokrine Einflüsse. Stoffwechselstörungen werden diskutiert.

Epidemiologie. Männliche Jugendliche bei Abschluß der Wachstumsphase erkranken bevorzugt.

Klinik. Schmerzen, Gebrauchseinschränkung, häufig Gelenkverdickung; bei freiem Gelenkkörper Einklemmungszeichen mit Gelenksperre.

Sicherung der Diagnose. Röntgenbild: Umschriebener Verdichtungsbezirk mit sklerotischen Randzonen nahe der Gelenkfläche, Aussparung in der Gelenkfläche, Gelenkmaus.

Therapie und Verlaufskontrolle. Bei freier Gelenkmaus wird operative Entfernung empfohlen. Im Frühstadium längerfristige Ruhigstellung, u.U. im Gipsverband orthopädischerseits für 6–18 Wochen empfohlen.

Bursitis im Bereich des Kniegelenks

Ätiologie/Pathogenese. Akute oder chronische Entzündung von Schleimbeuteln typisch bei mechanischer Überlastung (Scheuerknie) oder bei entsprechender Disposition; auch als Folge stumpfer oder offener Verletzungen.

Klinik. Mäßiggradige Schmerzen, u.U. Bewegungseinschränkung; leicht dolente, fluktuierende, evtl. gerötete Schwellung häufig oberhalb oder seitlich der Patella.

Sicherung der Diagnose. Typischer Lokalbefund, Ausschluß anderer Erkrankungen.

Therapie und Verlaufskontrolle. Zunächst antiphlogistische, lokale Maßnahmen, Schonung, Ruhigstellung. Konservative Therapie meist zwecklos, daher Exstirpation des Schleimbeutels notwendig.

Meniskusverletzung

Ätiologie/Pathogenese. Meist typischer Verletzungshergang mit starker, oft ruckartiger Drehung zwischen Körperachse bei gebeutem Knie und feststehendem Unterschenkel.

Epidemiologie. Innenmeniskus wesentlich häufiger als Außenmeniskus betroffen (20:1).

Klinik. Meist heftige Schmerzen am inneren Gelenkspalt, Kniegelenkserguß, Streckhemmung.

Sicherung der Diagnose. Genaue Anamnese, Adduktionsschmerz am inneren Gelenkspalt. Schmerzhaftigkeit bei vorsichtiger Drehbewegung des Schienbeinkopfes gegen den zu fixierenden Oberschenkel. Steinmann I: Schmerzen am inneren Gelenkspalt bei Außenrotation. Steinmann II: Wandernder Druckschmerz am medialen Gelenkspalt von vorn nach hinten bei zunehmender Bewegung. Im Zweifelsfall: Arthroskopische Untersuchung, Magnetresonanz-Tomographie (MRT).

Therapie und Verlaufskontrolle. Zunächst konservative Behandlung mit Ruhigstellung (Gips für einige Tage, anschließend Übungsbehandlung), bei gesichertem Meniskusabriß mit Einklemmungserscheinung und rezidivierenden Ergüssen Operation.

Schlatter-Osgoodsche Erkrankung

Ätiologie/Pathogenese. Aseptische Nekrose der Schienbeinapophyse.

Epidemiologie. Meist Jungen im Alter von 7–16 Jahren betroffen.

Klinik. Schmerzen am Schienbeinhöcker, dort Druckschmerz und leichte teigige Schwellung. Schmerzen beim Anspannen des Lig. Patellae, u.U. Behinderung der Gehfähigkeit.

Sicherung der Diagnose. Röntgenbild. Wolkige Strukturaufhellung im Bereich der Tibiaapophyse.

Therapie und Verlaufskontrolle. Häufig Spontanremission im Verlauf von 1–2 Jahren. Sofern Therapie erforderlich, Ruhigstellung, u.U. im Gipsverband mit Entlastungszügel des Lig. patellae. Physikalische Therapie.

Chondropathia Patellae

Ätiologie/Pathogenese. Degenerative Knorpelveränderung der Gelenkfläche der Patella.

Epidemiologie. Meist sind Kinder betroffen, seltener Jugendliche und Adoleszenten.

Klinik. Mäßige Schmerzen auf Druck und Bewegungen an der Kniescheibe, gelegentlich Erguß, Krepitation.

Sicherung der Diagnose. Röntgenologisch unregelmäßige Konturierung des vorderen Patellaanteils.

Therapie und Verlaufskontrolle. Zunächst konservativ mit Wärme und Ruhigstellung. Bei stärkeren Beschwerden Abtragung der Knorpelnekrosen.

Weitere Differentialdiagnosen

- Frakturen im Bereich des Kniegelenks
- Kreuzbandverletzung

- Seitenbandverletzung
- Tendopathie
- Hoffasche Krankheit
- Ganglion im Bereich der Kniekehle

Kniegelenksschmerzen im Rahmen rheumatischer oder sonstiger Erkrankungen siehe jeweils dort.

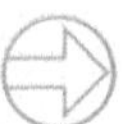

25.8.6 Allgemeine anliegenbezogene Maßnahmen

Bei nicht bewiesener Schmerzursache in jedem Fall diagnostische Klärung herbeiführen. Bei den in der Praxis überwiegenden degenerativen Kniegelenkserkrankungen spielt auch die Beratung eine zentrale Rolle. Der Patient sollte informiert sein, daß trotz irreversibler Schäden keineswegs andauernde Beschwerden vorliegen müssen, d.h. der Episodencharakter schmerzhafter Reizzustände sollte ihm vor Augen geführt werden. Häufig ist eine Gewichtsreduktion sinnvoll. Hierzu empfiehlt sich anstelle der wiederholten, oft nicht sehr erfolgreichen Ermahnungen die Einschaltung einer Ernährungsberaterin. Bei stark schmerzhaften Krankheitsepisoden mit entzündlichen Begleiterscheinungen sollte eine kurzfristige, aber ausreichend dosierte Therapie mit einem nichtsteroidalen Antirheumatikum (z.B. Indometazin) erfolgen. Wichtig ist dabei auch, daß der Patient Vertrauen in die Wirksamkeit verordneter Maßnahmen erhält und nicht längerfristig unterhalb der Schmerzfreiheit mit wechselnden Maßnahmen behandelt wird. Bei leichteren Beschwerden physikalische Maßnahmen, lokale Wärmebehandlung, balneologische und hydrotherapeutische Anwendungen, dosierte krankengymnastische Behandlung. Insbesondere bei älteren Patienten ist auf ausreichende Mobilisierung zu achten.

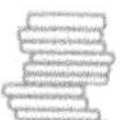

Literaturhinweise

Heisig N (1985) Leitsymptom Gelenkschmerzen. In: Heisig N (Hrsg) Innere Medizin in der ärztlichen Praxis, 2. Aufl. Thieme, Stuttgart New York

Vosschulte K, Kümmerle F, Peiper H-J, Weller S (Hrsg) (1982) Lehrbuch der Chirurgie, 7. Aufl. Thieme, Stuttgart New York

Vogl H (1981) Differentialdiagnose der medizinisch-klinischen Symptome, 2. Aufl. Reinhardt, München Basel

Witt AN, Cotta H (1987) Orthopädie. In: Schettler G (Hrsg), Taschenbuch der praktischen Medizin, 10. Aufl. Thieme, Stuttgart New York

Zöllner N, Hadorn W (Hrsg) (1986) Vom Symptom zur Diagnose, 8. Aufl. Karger, Basel München Paris

25.9 Knöchelschmerzen

G.C. Fischer

Vorbemerkung

Über Knöchelschmerzen wird überwiegend als Folge von Traumen geklagt. Meist sind Jugendliche oder Patienten bis zum mittleren Erwachsenenalter betroffen, wobei das männliche Geschlecht zu überwiegen scheint. Sportverletzungen spielen eine bevorzugte Rolle, aber auch im Rahmen von Arbeitsunfällen kommt Verletzungen im Knöchelbereich bei sog. Wegeunfällen und durch Fallen, Stolpern o.ä. am Arbeitsplatz eine Bedeutung zu.

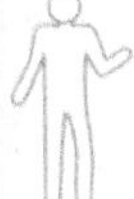

25.9.1 Fallbeispiel

Ein 16jähriger Patient kommt montags in die Praxis und schildert, er sei am Sonntag beim Sport „umgeknickt", der Knöchel sei seitdem geschwollen und sehr schmerzhaft. Der Patient kann zwar noch gehen, humpelt jedoch deutlich, indem er auf der erkrankten Seite nur mit dem Vorfuß und jeweils nur kurz auftritt. Es zeigt sich eine deutliche Schwellung des linken Außenknöchels und der unmittelbaren Umgebung sowie eine ca. groschengroße, leichte Schwellung mit bläulicher Verfärbung und Druckdolenz distal vom Außenknöchel am Fußrücken.

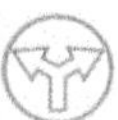

25.9.2 Differentialdiagnostisches Grobraster

- Prellung oder Distorsion
- Knöchelfraktur
- Außenbandriß
- Schmerzen durch arthrotische Veränderungen des Sprunggelenks
- Schmerzen bei rheumatischen Veränderungen im Sprunggelenk
- Schmerzen bei Gicht im Sprunggelenk
- Entzündliche Erkrankungen und trophische Störungen im Bereich der Haut (z.B. Ulcus cruris)

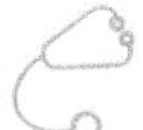

25.9.3 Primärdiagnostik

Anamnese

- Bei *Trauma:* Hergang genau schildern lassen. Abknicken des Fußes nach innen oder außen spricht für Läsionen im Bereich der Knöchel- bzw. des Bandapparates selbst. Rotationsbewegungen. Bei schnell aufgetretener starker Schwellung liegt der Verdacht auf Bandruptur oder Fraktur vor, wenn das Gehen bzw. der Sport fortgesetzt werden konnte, ist beides eher unwahrscheinlich

- Bei ***nicht traumatisch*** bedingtem Knöchelschmerz: Frage nach sonstigen Erkrankungen (Diabetes mellitus, Varicosis, neurologische Erkrankungen, generalisierte Knochenerkrankungen, entzündliche Gelenkprozesse)

Körperliche Untersuchungen
Festellung von ***Gelenkschwellung***, Lokalisation und Ausmaß, Anzeichen von Gewebsquetschung, Hämatombildung. Bei einfacher Distorsion: mäßiggradige Schmerzhaftigkeit, erhaltene Gehfähigkeit, mäßige Schwellung meist auf den Knöchelbereich beschränkt. Druckschmerzhaftigkeit mit punctum maximum im Bereich des lateralen Ligaments spricht für Läsion desselben. Bei komplettem Bänderriß exzessive Mobilität.

Vorsichtige ***Prüfung der Beweglichkeit:*** Einwärtsbewegung wird auch bei unvollständigem Bänderriß als schmerzhaft angegeben. Sorgfältiges Abtasten aller knöchernen Prominenzen zum Ausschluß einer Fraktur.

Bei nicht traumatisch bedingten Knöchelschmerzen sind auch andere Gelenke zu inspizieren, sowie der Unterschenkel, die arteriellen Pulse und Hautbeschaffenheit zu untersuchen.

Technische Untersuchungen
Röntgenuntersuchung bei

- möglicher Fraktur,
- stärkerer Schwellung und/oder Hämatombildung,
- ungewöhnliche Beweglichkeit des Gelenks,
- Unmöglichkeit zur genauen Untersuchung wegen Schmerzhaftigkeit.

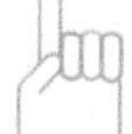

25.9.4 Entscheidung über nachfolgende Maßnahmen

- Bei Verdacht auf Fraktur oder weiterreichendem bzw. komplettem Bänderriß Über- bzw. Einweisung zum Chirurgen
- Bei vermutlich „einfacher" Distorsion allgemeinärztliche Behandlung (s. unten)
- Bei nicht traumatisch bedingten Knöchelschmerzen weiterführende Diagnostik
- Häufig Analgetikabehandlung erforderlich

Vorläufige therapeutische Maßnahmen
- Kälteapplikation
- Hochlagerung
- Ruhigstellung
- Verband, Salben etc.

DD 25.9.5 Differentialdiagnostik

Die wesentlichen differentialdiagnostischen Möglichkeiten sind bereits im differentialdiagnostischen Grobraster (s. oben) angesprochen.

Sprunggelenkdistorsion

Ätiologie/Pathogenese. Überwiegend durch plötzliches Abknicken des Fußes nach innen (seltener nach außen) aus dem Gehen bzw. Laufen heraus.

Epidemiologie. Häufige Verletzung jüngerer Altersgruppen, Sportler bevorzugt.

Klinik. Unmittelbar im Anschluß an das Trauma heftiger Schmerz im Knöchelbereich (meist zum Außenknöchel tendierend), Schwellung, die an Intensität noch zunehmen kann, Schmerzen beim Auftreten, anfangs evtl. Unfähigkeit des Auftretens. Meist kann Patient jedoch binnen kurzem weitergehen. Häufig stärkerer Schmerz bei Beginn der Belastung, der bei weiterem Gehen zunächst nachläßt und erst bei längerer Belastung wieder stärker wird.

Sicherung der Diagnose. Bei weitgehend ausgeschlossenem Verdacht auf Fraktur und Bänderriß kann initial auf eine Röntgenaufnahme verzichtet werden. *Cave:* Alte Patienten und Kinder! Bei anamnestisch starkem Trauma sollte jedoch auch bei primär nicht gegebenem Fraktur- bzw. Bandrißverdacht geröntgt werden, ansonsten bei unzureichendem Ansprechen auf die Behandlung der Distorsion.

Therapie und Verlaufskontrolle. Lokal kann zur Linderung von Schmerzen und zum Rückgang der Schwellung Eis appliziert werden. Bandagierung des Gelenkes mit einem elastischen Klebeverband – bei starker Distorsion u.U. mit einem Zinkleimverband –, wobei eine leichte Außenrotation des Gelenks erreicht werden soll. Kontrolluntersuchung spätestens nach 3 Wochen.

Wichtig: Anleitung zu täglichen Übungen, da sonst die Gefahr von Adhäsionsbildung besteht.

Außenbandruptur

Ätiologie/Pathogenese. Plötzliches Umknicken des Fußes nach innen aus dem Gehen bzw. Laufen.

Epidemiologie. Häufige Verletzung, insbesondere bei Sportlern mit Laufsportarten.

Klinik. Plötzliche heftige Schmerzhaftigkeit, meist rasch zunehmende erhebliche Schwellung mit Hämatombildung und Druckschmerzhaftigkeit vor und unter dem Außenknöchel. Taluskippung und Talusvorschub im oberen Sprunggelenk pathologisch vermehrt.

Sicherung der Diagnose. Das klinische Bild läßt die Bandruptur meist erkennen, die Röntgenübersichtsaufnahme ist jedoch erforderlich, um eine evtl. Fraktur auszuschließen. Gehaltene Aufnahmen im Seitenvergleich weisen Instabilitäten im oberen Sprunggelenk nach.

Therapie. Akutbehandlung: Kälteapplikation (Hochlagerung), nach Abschwellung Bandagierung (Zinkleim-, Tape- oder Gipsverband) bzw. Operation (therapeutisches Procedere derzeit sehr umstritten).

Zum Fallbeispiel
Bei dem Patienten wurde anhand der klinischen Untersuchung die Diagnose einer Distorsion gestellt. Nach 10tätiger Tape-Verbandbehandlung waren die Beschwerden weitgehend abgeklungen und die Sprunggelenkfunktion normal.

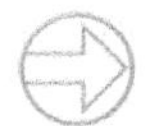

25.9.6 Allgemeine anliegenbezogene Maßnahmen

In der Nachbehandlungsphase von Distorsionen, Bänderrissen und Frakturen ist auf die weitestgehende Wiederherstellung der Funktion des Sprunggelenkes zu achten. Wichtig ist es, die Patienten wiederholt zum Durchführen entsprechender Übungen anzuhalten und diese zu demonstrieren. Zu beachten sind insbesondere der plantigrade Auftritt sowie die Abrollfähigkeit des Fußes und die Stabilität im Sprunggelenk. Nicht selten werden längerfristige posttraumatische Ödemzustände im Knöchel- und Unterschenkelbereich beobachtet. Der Patient ist hier über die meist harmlose Bedeutung und spontane Rückbildungschance aufzuklären. Als relativ seltene, doch sehr belangvolle Komplikation kann sich eine Sudecksche Atrophie einstellen. Frische Distorsionen im Sprunggelenk erfordern – abgesehen von schwereren Fällen mit ausgeprägter Schmerzhaftigkeit und Ödem – nicht zwingend eine Arbeitsruhe. Bei gehender und stehender Berufsausübung sowie bei Patienten, die schwere, unübersichtliche oder besonders kostbare Lasten tragen müssen, ist sie am ehesten indiziert.

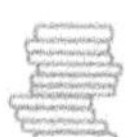

Literaturhinweise

Fischer GC (Hrsg) (1991) Geriatrie für die hausärztliche Praxis. Springer, Berlin Heidelberg New York Tokyo

Liang MH, Hartley RM (1987) Elbow, hand, knee, hip and foot pain. In: Branch WT (ed) Office practice of medicine. Saunders, Philadelphia

Niethard FU, Pfeil J (1989) Orthopädie. Hippokrates, Stuttgart

Vogel H (1981) Differentialdiagnose der medizinisch-klinischen Symptome, 2. Aufl. Reinhardt, München Basel

25.10 Kreuzschmerzen (Lumbago)

G.C. Fischer, W. Sander

Vorbemerkung

Der Kreuzschmerz hat in den verschiedenen Lebensaltern eine unterschiedliche Bedeutung. Während er im Kindes- und Jugendalter gravierende und bedrohliche Krankheitsbilder signalisieren kann, bedeutet er im Erwachsenenalter meist die Konfrontation mit den Folgen von Berufs- und/oder Sportbelastungen, vielfach in Form von Bandscheibenerkrankungen oder Funktionsstörungen arthromuskulärer Art. Im fortgeschrittenen Alter wiederum sind häufiger ausgeprägt degenerative Prozesse, die Osteoporose sowie metabolisch und vaskulär bestimmte Krankheitsentwicklungen für das Auftreten von Kreuzschmerzen verantwortlich. Psychische Faktoren modulieren Kreuzschmerzen. Die Diskrepanz zwischen Beschwerdebild sowie klinischem und röntgengenologischen Befund ist in vielen Fällen groß. Neben dem plötzlich und akut auftretenden tiefsitzenden Kreuzschmerz (Hexenschuß) haben die chronischen Schmerzen im Lenden-Kreuz-Bereich in der Alltagspraxis eine große Bedeutung. Kreuzschmerzen sind die häufigste Ursache für die Frühberentung männlicher Arbeiter. Die schwerwiegenden sozialmedizinischen Probleme des Kreuzschmerzes sind noch weitgehend ungelöst, es bestehen auch keine zuverlässigen Richtlinien.

25.10.1 Fallbeispiel

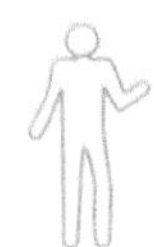

Ein 45jähriger kaufmännischer Angestellter wird in der Bestellpraxis als Notfall angenommen. Er steht im Wartezimmer an der Wand, will sich nicht hinsetzen. Auch im Ordinationszimmer möchte er lieber nicht sitzen. Tags zuvor, beim Rasieren, empfand er einen plötzlichen messerscharfen Stich im Kreuz. Unter Schmerzen und mit viel Mühe tagsüber im Büro durchgehalten; obwohl es ihm bei jeder Bewegung „wie mit Messern" ins Kreuz gefahren sei. Die folgende Nacht sei besonders schlimm gewesen, es fiel ihm sehr schwer, das Bett zu verlassen.

In den vergangen Jahren seien verschiedentlich ähnliche Kreuzschmerzen aufgetreten.

Befund: Ausgeprägte Muskelverspannung im Lumbalbereich. Die LWS wird gerade gehalten. Die Überstreckung ist schmerzhaft und eingeschränkt. Beim Anbiegen nach vorn werden starke Schmerzen geäußert. Lasègue-Zeichen beiderseits negativ. Beingelenke frei beweglich. Dehnungstest des N. femoralis beiderseits negativ.

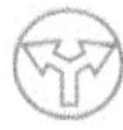

25.10.2 Differentialdiagnostisches Grobraster

- Vertebragene Ursachen
- Psychogene Ursachen
- Myogene Ursachen
- Gynäkologische Erkrankungen
- Anorektale Erkrankungen
- Urologische Erkrankungen

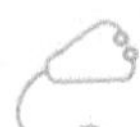

25.10.3 Primärdiagnostik

Anamnese
- Trauma, auch Hebetrauma
- ***Beginn plötzlich:*** z.B. Bandscheibensyndrom, Frakturen, Lumbago, Spondylolisthesis
- ***Beginn allmählich:*** z.B. Spondylarthrose, Osteochondrose, Osteoporose, Mb. Scheuermann, Mb. Bechterew
- ***Schmerz umschrieben:*** z.B. Fraktur, Tumor, Bandscheibensyndrom, Spondylolisthesis
- ***Schmerz diffus:*** z.B. Osteochondrose, Spondylarthrose, Osteoporose
- Ähnliche Attacken in der Vorgeschichte ?
- Beachtung der sonstigen, vor allem Langzeitanamnese bezüglich möglicher Metastasen (Mammakarzinom, Prostatakarzinom, Bronchialkarzinom, Nierenkarzinom)
- Hinweise auf anorektale Erkrankung (Stuhlgang)

Körperliche Untersuchung
- Inspektion: Haltung, Fehlstellungen, statische Anomalie
- Palpation: Muskelhartspann, Myelogelosen (z.B. Lumbago, Spondylarthrose, Osteochondrose)
- Klopfschmerz der Dornfortsätze (z.B. Fraktur, Spondylolisthesis, Tumor)
- Beweglichkeit der Wirbelsäule, eingeschränkt (z.B. Lumbago, Bandscheibensyndrom, Frakturen)
- Neurologische Symptome, wie Beinreflexe, Blasen-Mastdarm-Funktion, Sensibilität, verändert (z.B. Bandscheibensyndrom, Tumor)
- bei entsprechendem Verdacht (Anamnese) rektale Untersuchung

Technische Untersuchung
Urinstatus

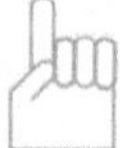

25.10.4 Entscheidung über nachfolgende Maßnahmen

Als Soforttherapie bei akutem Schmerz Schmerzhemmung. Therapeutisch stehen peripher wirkende Analgetika, Antirheumatika, Kortikosteroide,

Muskelrelaxantien, ggf. Opioide (Tumorschmerz) zur Verfügung. Bei Berufstätigen meist Verordnung von Arbeitsruhe erforderlich.

Im 2. Schritt bei allen Kreuzschmerzen unklarer Genese und neu aufgetretenen Schmerzen weitere differentialdiagnostische Abklärung, insbesondere gynäkologischer-, urologischer- und orthopädischerseits. Bei ausgeprägter, ein- oder beidseitiger neurologischer Symptomatik Krankenhauseinweisung.

DD 25.10.5 Differentialdiagnose

Zur Differentialdiagnose s. Abb. 25.1.

Lumbago (Hexenschuß)

Ätiologie/Pathogenese. Durch Belastung der Wirbelsäule (Bücken, schweres Heben, plötzliche Drehbewegung) hervorgerufene lumbale und sakrale Wurzelirritation mit plötzlichem starken Schmerz im Lumbalbereich.

Epidemiologie. Bevorzugt mittleres Erwachsenenalter, auch bei Jugendlichen und älteren Patienten vorkommend.

Klinik. Plötzlicher Beginn mit heftigem Schmerz und Bewegungseinschränkung bis zur -unfähigkeit, Muskelhartspann der Rückenstrecker.

Sicherung der Diagnose. Typische Anamnese, Verlauf und volle Reversibilität. Röntgenologisch nachgewiesene degenerative Veränderungen der Wirbelsäule begünstigen die Entstehung, können aber fehlen. Ansonsten Ausschlußdiagnostik.

Therapie und Verlaufskontrolle. Anfangs strenge Ruhigstellung, lokale Schmerzbehandlung (paravertebrale Novokain-Infiltration, nichtsteroidale Antirheumatika, Muskelrelaxantien). Nach Abklingen der Akutsymptomatik Schonung der Wirbelsäule (kein Tragen schwerer Lasten, keine Arbeiten mit vorgebeugter Haltung, Vermeidung von Zug und Kälte). Physikalische Therapie.

Bandscheibenprolaps

Ätiologie/Pathogenese. Degeneration des Bandscheibengewebes mit Verlagerung desselben und Einengung von Spinalkanal bzw. Zwischenwirbelloch.

Epidemiologie. Bevorzugt höheres Erwachsenenalter. Am häufigsten sind die 5. lumbale und die 1. sakrale Wurzel betroffen.

Klinik. Meist plötzlich auftretende, heftige lumbosakrale Schmerzen mit Bewegungsunfähigkeit und Ischialgie. Sensibilitätsstörungen im Gebiet der segmentalen Dermatome (Vorderseite des Beines bis zur Großzehe bei L5-Kompression, Schmerz- und Sensibilitätsstörung an der Außenseite des

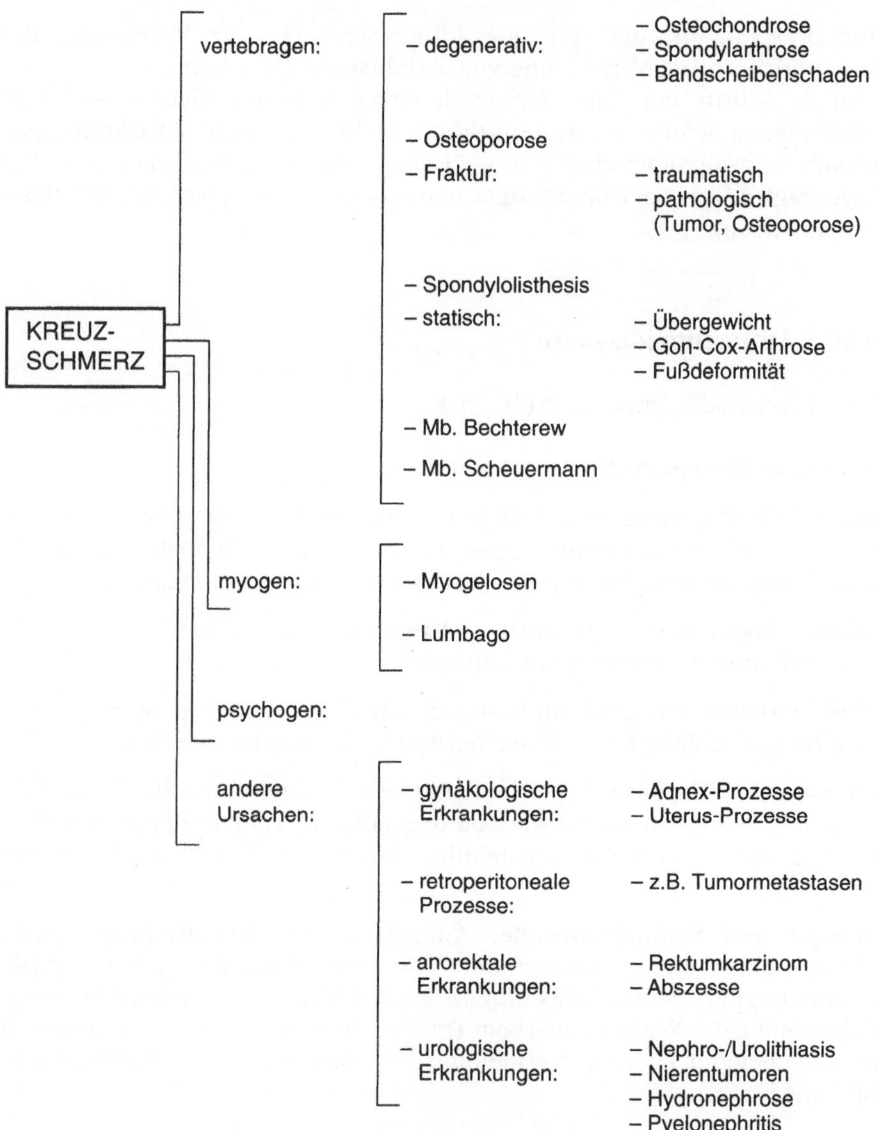

Abb. 25.1. Differentialdiagnose des Kreuzschmerzes

Beines bis zur kleinen Zehe bei S1-Läsion). Sehnenreflexe der Beine abgeschwächt oder aufgehoben, Fuß- und Großzehenheberschwäche. Husten- und Niesschmerz im LWS-Bereich, positives Lasègue-Zeichen.

Sicherung der Diagnose. Röntgenbild (indirekte Hinweise), Myelographie (stationär), ggf. CT und Szintigraphie.

Therapie und Verlaufskontrolle. Bei motorischen Ausfällen besonders auch mit Blasen- und Mastdarmstörungen OP-Indikation (nach Möglichkeit mikro-neurochirurgisch). Sonst primär konservative Behandlung wie Lumbago. Prognose der konservativen Behandlung unterschiedlich. Verlaufsformen mit häufigen Rezidiven, aber durchaus auch mit völliger Rezidivfreiheit nach einmaligem Ereignis sind möglich.

Psychogene Lumbalgie

Ätiologie/Pathogenese. Im Rahmen unterschiedlicher psychosozialer Belastungsfaktoren auftretende Schmerzzustände im Bereich der LWS mit und ohne degenerative Wirbelsäulenveränderungen.

Epidemiologie. Frauen des mittleren und höheren Erwachsenenalters bevorzugt.

Klinik. Überwiegend rezidivierende und chronisch rezidivierend auftretende diffuse Schmerzen, Myogelosen, Zunahme der Beschwerden bei Belastung der Wirbelsäule.

Sicherung der Diagnose. Ausschlußdiagnostik, ausführliches hausärztliches Anamnesegespräch mit Klärung belastender, evtl. auslösender Faktoren, die vielfach im Berufsfeld bzw. Tätigkeitsbereich (Hausfrau) zu suchen sind.

Therapie und Verlaufskontrolle. Mehrdimensionales Vorgehen mit physikalischen Maßnahmen, Übungsbehandlung der Wirbelsäule (Rückenschule) und Problembearbeitung im Sinne der psychosomatischen Grundversorgung (s. S. 187), Entspannungstraining, z.B. über Autogenes Training.

Morbus Bechterew (Spondylarthritis ankylopoetica, Spondylarthritis ankylosans)

Ätiologie/Pathogenese. Als wahrscheinlich gilt das Vorliegen einer genetischen Disposition auf deren Basis exogene Faktoren, vor allem chronisch entzündliche Darmerkrankungen bzw. Chlamydien zur Ausprägung der Erkrankung beitragen. Zuordnung zum rheumatischen Formenkreis.

Epidemiologie. Beginn meist im 3. Lebensjahrzehnt. Prävalenz 0,5 ‰ der Bevölkerung, Verhältnis Männer zu Frauen 10:1.

Klinik. Tiefsitzende Kreuzschmerzen mit Ausstrahlung in das Gesäß und die Beine, häufig in den frühen Morgenstunden der Nacht auftretend. Morgendliche Steifheit. Die Erkrankung beginnt mit einer Iliosakralarthritis und schreitet von kaudal nach kranial fort. Kompressionsschmerzen über den Iliosakralgelenken, bei BWS-Beteiligung können Schmerzen beim Nießen und Husten und eingeschränkte Atemexkursionen auftreten. Zunehmende Versteifung der Wirbelsäule durch Verkalkungsprozesse an den Ligamenten der Wirbelsäule und entzündlichen Prozessen im Bereich der kleinen Wirbelgelenke. Typische eingeschränkte Beugeentfaltbarkeit der Lendenwirbelsäule (Finger-Fußboden-Abstand vergrößert). Weitere Manifestationen: Asymmetrische Beteiligung großer Gelenke (besonders Kniegelenk) sowie der kleinen Hand- und Fußgelenke. Iritis und Iridozyklitis, seltener Herzbeteiligung mit Aorteninsuffizienz und AV-Überleitungsstörungen.

Sicherung der Diagnose. Bei Frühverdacht Szintigraphie (Iliosakralgelenke), Röntgenbild, HLA B 27 (nur im Zweifelsfall erforderlich).

Therapie und Verlaufskontrolle. Symptomatische Behandlung nur soweit vom Beschwerdebild her erforderlich mit nichtsteroidalen Antirheumatika.

Wichtig: Regelmäßiges, konsequentes, selbst durchzuführendes krankengymnastisches Übungsprogramm. Wiederholt Kurmaßnahmen, regelmäßige Kontrollen und intensive motivierende Beratung. Bei ausgeprägter Kyphosebildung der Wirbelsäule operative Korrektur.

Weitere Differentialdiagnosen

- Kokzygodynie
- Morbus Paget
- Spondylitis
- Akute Sakroiliitis (Mb. Reiter, Sarkoidose, Bruzellose)

Zum Fallbeispiel

Bei dem Patienten handelt es sich um eine akute Lumbalgie (Lumbago). Röntgenologisch fanden sich an der Wirbelsäule altersentsprechende degenerative Veränderungen. Hinweise auf ein Wurzelreizsyndrom fanden sich nicht. Es erfolgte Krankschreibung, muskelrelaxierende Medikation und physikalische Maßnahmen sowie die Verordnung eines häuslichen Trainingsprogramms. Nach einer Woche war der Patient wieder arbeitsfähig.

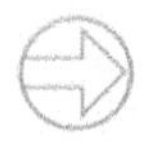

25.10.6 Allgemeine anliegenbezogene Maßnahmen

Die häufigen mit oder ohne degenerative Veränderungen der Wirbelsäule einhergehenden, von Myogelosen, Myalgien und rezidivierenden z.T. chronischen Schmerzen gekennzeichneten Kreuzschmerzformen in der Allgemeinpraxis verlangen eine sorgsame Planung und Durchführung vielfältiger, sinnvoll zusammengeführter Behandlungsmaßnahmen.

Die zentralen Behandlungsziele bestehen in:

- Beschwerdelinderung
- Vermeidung psychischer Krankheitsfixierung
- Verhinderung von Chronifizierung
- Verhinderung sozialmedizinischer Auswirkungen, wie häufige Arbeitsunfähigkeit, Berentung, Behindertenstatus.

Besonderes Gewicht kommt einer nach Abschluß primärer Maßnahmen breit angelegten, vertiefenden Zweitanamnese zu. Dabei geht es um eine Analyse der Bedeutung des Beschwerdebildes für den Kranken als Ausdruck evtl.

belastender Lebensumstände, beruflicher Frustrationen oder Überforderungssituationen. Bildhafte Vergleiche vom „gebrochenen Kreuz“, „Tragen/Ertragen müssen“, „Rückgrat zeigen“ usw. können dabei helfen. Insbesondere ist auf das Erleben der gegebenen Arbeitswelt einschließlich evtl. Auslöser unter arbeitsmedizinischen Gesichtspunkten (z.B. chronische Überlastung der Wirbelsäule durch ständiges Heben sehr schwerer Lasten, unzulängliche Sitzmöbel, Zug, Kälte usw.) zu achten.

Der Wunsch nach Frühberentung wird vom Patienten vielfach via Kreuzschmerzen begründet und realisiert.

Entscheidend ist

- sachgerechte Aufklärung vor allem im Sinne einer Entkoppelung von alterstypischen degenerativen Wirbelsäulenveränderungen und akuten Schmerzzuständen (keineswegs alle Menschen mit entsprechenden Veränderungen haben Beschwerden.);
- vor allem am Anfang wirksame Schmerzkupierung; keine langwierigen Behandlungsversuche mit unzureichender Wirkung. (Gefahr der Krankheitsfixierung und Chronifizierung);
- Berücksichtigung der Behandlungsvorstellungen des Kranken selbst (z.B. bei Fixierung auf „Naturheilmittel“, „Massage“, „Fango“, usw. helfen diese Maßnahmen eher);
- Aufarbeitung psychischer Konfliktsituationen (s. S. 187);
- Motivation zur Eigeninitiative (z.B. Rückenschule, Gewichtsreduktion, Autogenes Training)
- Kontrolltermine weitmaschig anlegen, unmißverständliche Mitteilung, daß die Krankheit bei abgeklungenen Beschwerden „vorbei“ ist.

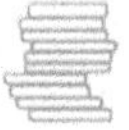

Literaturhinweise

Gavin M et al (1991) Low back pain. Current opinion in rheumatology 3: 65–70

Heisig N (Hrsg) (1985) Innere Medizin in der ärztlichen Praxis, 2. Aufl. Thieme, Stuttgart New York

Witt AN, Cotta H (1987) Orthopädie. In: Schettler G (Hrsg) Taschenbuch der praktischen Medizin, 10. Aufl. Thieme, Stuttgart New York

25.11 Nackenschmerzen

K.H. Bründel

Vorbemerkung

Jeder 5. Patient sucht die Praxis wegen Nackenschmerzen auf. Bei Frauen überwiegen Nackenschmerzen bis zum 60. Lebensjahr, danach bei Männern. Die mittlere Arbeitsunfähigkeitsdauer bei Patienten mit Nackenschmerzen beträgt 16 Tage, häufig wird eine Rehabilitationsmaßnahme eingeleitet (4–6 Wochen). Am häufigsten werden Nackenschmerzen durch das degenerative HWS-Syndrom (C5/C6 – C6/C7) ausgelöst, ferner durch Fehl- und/oder

Überbelastungen (Arbeitsplatz), Kälte, Feuchtigkeit, Verletzungen und psychische Faktoren. Das degenerative HWS-Syndrom und die zunehmenden Schleuderverletzungen der HWS durch Auffahrunfälle machen inzwischen 1/3 der Arbeitsunfähigkeitstage aus (Statistik der Betriebskrankenkassen). Degenerative Erkrankungen der HWS ziehen häufig Anträge auf Berufs- oder Erwerbsunfähigkeit nach sich. Die neuralgischen Schmerzen, der heftige Ruheschmerz sowie der nächtliche, in Attacken auftretende Schmerz führt beim Patienten zu einem ausgeprägten Leidensdruck, die häufigen Fehlzeiten zu Schwierigkeiten am Arbeitsplatz, im Arbeitsteam.

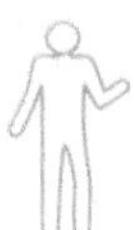

25.11.1 Fallbeispiel

Die 38jährige, sehr krank wirkende Patientin kommt in Begleitung ihres Ehemanns in die Sprechstunde. Sie hält ihren Kopf in Mittelstellung, klagt über heftige Nackenschmerzen und läßt sich nur sehr schwer untersuchen. Die Temperatur beträgt 39 °C der Blutdruck 100/80 mmHg. Zu erfahren ist, daß das Ehepaar unter strapaziösen Umständen mit dem PKW aus dem Urlaub zurückgekommen ist. Klinisch findet sich eine Steilstellung der HWS, eine deutliche Bewegungseinschränkung, eine Zunahme der Nackenschmerzen bei Flexion und eine ausgeprägte Verspannung und Druckschmerzhaftigkeit der Nackenmuskulatur. Die Eigenreflexe an den Armen sind seitengleich auslösbar.

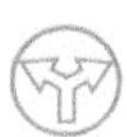

25.11.2 Differentialdiagnostisches Grobraster

- Aktivierte Tendomyosen und ***Myogelosen*** der Nackenmuskulatur
- Spondylosen und/oder ***Osteochondrosen*** der HWS
- ***Intrakranielle Prozesse*** (Entzündung, Blutung)
- Entzündliche Gelenkerkrankungen
- Akute Bandscheibenprotrusion (selten)

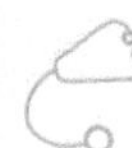

25.11.3 Primärdiagnostik

Anamnese
- Art, Lokalisation, Intensität, Bewegungsabhängigkeit der Schmerzen
- Auftreten der Schmerzen akut, subakut – schleichend oder langsam, bei Beruf und/oder Sport
- Temperatur?
- Frage nach letztem Urlaubsort und Zeitpunkt

Klinische Untersuchung
- Inspektion von Rachen, Nase, Trommelfellen
- Prüfen der Beweglichkeit der HWS

- Ertasten der Schmerzpunkte
- Neurologische Untersuchung
- Blutdruck

Konsiliaruntersuchung
- HNO
- Neurologie

Technische Untersuchungsbefunde
Eventuell Röntgen der HWS z.B. zur Abschätzung degenerativer Veränderungen, bei Trauma

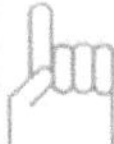

25.11.4 Entscheidung über nachfolgende Maßnahmen

- Bei diagnostisch ***unklaren Fällen***, insbesondere nach Verletzungen der HWS oder bei Verdacht auf Nackenschmerzen im Gefolge interner Erkrankungen (z.B. Meningitis) Überweisung zum Spezialisten oder ***Krankenhauseinweisung***
- Bei starken Schmerzen ***Analgetika*** und ***Muskelrelaxantien*** per os oder i.m., bei lokalen Muskelverspannungen auch lokale Infiltration eines Lokalanästhetikums
- Bei bereits bekannter Diagnose der – sehr häufigen – ***rezidivierenden*** Myogelosen kann zunächst auf weiterführende Diagnose verzichtet werden und Verlaufskontrolle unter Therapie erfolgen. Gerade bei diesen Fällen sollte bereits bei Erstkonsultation mit neuen Beschwerden versucht werden, die persönliche Bedeutung und den biographischen Kontext der Krankheit zu verstehen. Aus der Symptomatologie abgeleitet ergeben sich häufig im übertragenen Sinne Anhaltspunkte, wie „überspannt“, „überlastet“, „verkrampft“, „bedrückt“. Hieraus lassen sich Anhaltspunkte einer Therapieunterstützung durch ***Veränderung des Verhaltens*** oder der Verhältnisse (Arbeitsplatz, Bewegungsmuster) ableiten

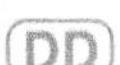

25.11.5 Differentialdiagnostik

Zervikalsyndrom (HWS-Syndrom)

Ätiologie/Pathogenese. Beschwerden, die z.T. direkt oder indirekt von degenerativen Veränderungen der zervikalen Wirbelsäule ausgehen.

Epidemiologie. Bei jedem 10. Patienten der Allgemeinpraxis werden degenerative Wirbelsäulenveränderungen angesprochen, wovon der HWS ein großer Anteil zukommt. Keineswegs alle degenerativen Veränderungen führen zu Beschwerden, und keineswegs allen Beschwerden liegen degenerative Veränderungen zugrunde.

Klinik. Es lassen sich akute und chronische Verlaufsformen mit und ohne ***Wurzelreizsymptomatik*** voneinander abgrenzen. Die Patienten klagen über dumpf bohrende Nackenschmerzen im Liegen oder bei Drehung des Kopfes, die zum Hinterhaupt und in die Schultergelenke strahlen.

Sicherung der Diagnose. Röntgenaufnahmen der HWS p.a. und seitlich.

Therapie und Verlaufskontrolle. Für die Therapie wichtig ist der jeweils aktuelle Befund. Das Vorgehen ist ***polypragmatisch:*** Wärmeanwendungen, Halskrawatte, Elektrotherapie, Bindegewebsmassagen, Analgetika, Infiltrationen, Extension und manuelle Therapie.

Verletzungen der HWS

Ätiologie/Pathogenese. Bei Sport, Spielen, bei Piloten im Schleudersitz sowie beim Kopfsprung ins Wasser sind Verletzungen der HWS möglich. An erster Stelle stehen jedoch Überbeugungs- und Überstreckungsverletzungen der HWS durch Schleudermechanismen bei Straßenverkehrsunfälle. Es lassen sich je nach Art der Schädigung 4 Syndrome abgrenzen:
- Zervikales Syndrom
- Zervikobrachiales Syndrom
- Zervikomedulläres Syndrom
- Zervikoenzephales Syndrom

Klinik. Die Klinik richtet sich nach der ***Schwere der Verletzung:***
- Grad I (leicht): Nackenschmerzen, Hinterkopfschmerzen
- Grad II (mittelschwer): Nackensteife
- Grad III (schwer): Nackenschmerzen, Zwangshaltung der HWS

Sicherung der Diagnose. Durch ***Röntgenaufnahmen*** der HWS, ***klinische Untersuchung*** und ***neurologischen Befund***. Wichtig für die Gradeinteilung und Anfragen von Versicherungen ist die eingehende Untersuchung der HWS: Rotation in Neutralstellung, Seitneigung, Inklination, Reklination, Rotation in maximaler Inklination, Prüfung des Atlantookzipital- und der Atlantoaxialgelenke, Rotation in maximaler Reklination, Prüfung der Intervertebralgelenke C2–C7, Palpation der Nackenmuskulatur, Prüfung der Eigenreflexe.

Therapie und Verlaufskontrolle. Ruhigstellung mit ***Halskrawatte*** (Auf richtigen Sitz achten!). ***Analgetika***, Antiphlogistika, ***Muskelrelaxantien*** und ***psychische Führung***. Nach Abklingen der Schmerzen: isometrisches Muskeltraining, aktive Bewegungstherapie und Lösung von Wirbelgelenkblockaden durch manuelle Therapie. Die Beschwerden bei leichten bis mittelschweren HWS-Verletzungen bilden sich innerhalb 6 Wochen zurück. Allerdings kann beim posttraumatischen zervikozephalem Syndrom ein monatelang anhaltender Nackenkopfschmerz bestehen.

Torticollis acuta

Ätiologie/Pathogenese. ***Blockierung im Segment C2/C3***; meist „rheumatisch" bedingt.

Klinik. Zwangshaltung des Kopfes und Neigung der HWS. Rotation des Kopfes zur Neigungsseite, dadurch Nackenschmerzen.

Therapie. Halskrawatte, Eis, Myotonolytika, Analgetika, Infiltrationen. In der Regel spontane Remmision. Manuelle Therapie eher kontraindiziert.

Zoster (Herpes Zoster)

Ätiologie/Pathogenese. Viruserkrankung der Spinalganglien durch das Varicella-Zoster-Virus.

Epidemiologie. Die Häufigkeit des Auftretens bei Erwachsenen schwankt zwischen 6 und 10%.

Klinik. Dermatomförmig angeordneter Ausschlag (Papeln – Vesikel – Pusteln) mit nachfolgender Krustung und Vernarbung. Ferner finden sich Fieber, Unwohlsein und Nackenschmerzen. Beim Befall C1–C 3 (zerviko-subklavikulärer Zoster) treten segmental begrenzte Schmerzen, Hypästhesien und Hyperalgesien auf.

Sicherung der Diagnose. Die Diagnose kann Schwierigkeiten bereiten, da Schmerzen den Effloreszenzen vorausgehen können.

Therapie. *Aciclovir*-Infusionen, anschließend Aciclovir (Zovirax per os). Hinzu kommen Analgetika, Antiphlogistika, Psychopharmaka. Bei Postzosterischem Schmerz: Steroide, Amantadin, Carbamazepin.

Verlaufskontrolle. Auf gefürchtete Komplikationen achten wie z.B. sekundäre Impetiginisation, Enzephalitis, zoster generalisatus.

Meningeale Syndrome

Es handelt sich um eine Erkrankung der weichen Hirnhäute durch Bakterien, Viren und Protozoen. Klinisch bestehen starke Nackenschmerzen, Kopfschmerzen, Nackensteifigkeit und Beugeschmerz sowie Schmerzen im Rücken und in den Beinen. (Brudzinski- und Kernig-Zeichen). Die Diagnose wird durch Lumbalpunktion gesichert. Therapie und Verlaufskontrolle richtet sich nach den Erregern.

Ossäre Metastasen

Absiedlung von folgenden Primärtumoren in die Knochen: Lunge, Brustdrüsen, Schilddrüse, Nieren, Vorsteherdrüse, Die Metastasen treten nach Häufigkeit der Primärtumoren auf. Klinisch treten heftige Nackenschmerzen auf bei Metastasen in den Wirbelkörpern oder Dornfortsätzen der HWS. Die Diagnose wird bei Nachuntersuchungen mittels Skelettszintigrafie gesichert, gelegentlich auch durch konventionelle Röntgenaufnahmen der HWS. Therapie (Kobalt, Hochvolt, Betatron) und Verlaufskontrolle richten sich nach der Grundkrankheit und dem jeweiligen Tumorstadium.

Weitere Differentialdiagnosen

- Zervikalarthritis bei der chronischen Polyarthritis
- Spondylosis hyperostotica, oft mit Stoffwechselerkrankung assoziiert
- Spondylitis ankylosans
- Spondylitis psoriatica
- Anomalien und Verletzungen des atlantookzipitalen Übergangsgebiets
- Dornfortsatzbrüche
- Disziitis intervertebralis
- Osteomyelitis
- Osteoporose
- Entzündliche Bändererkrankungen
- Polymyalgia rheumatica
- Toxische Myopathie durch Kortison oder Chloroquin

Zum Fallbeispiel

Wegen des akuten Beginns der Nackenschmerzen, des manchmal kurzfristig nachweisbaren Meningismus und der erhöhten Temperatur Überweisung zum HNO-Arzt unter der Verdachtsdiagnose „Meningitis" zum Ausschluß/Nachweis einer rhinogenen, otogenen und/oder pharyngealen Ursache. HNO-Diagnose: akute Nackenschmerzen durch Verspannung der Nackenmuskulatur. Wegen des schlechten Allgemeinzustandes Überweisung zum Neurologen, von hier Einweisung in die Innere Abteilung eines Krankenhauses.

Bei der im Krankenhaus vorgenommenen Lumbalpunktion fanden sich Liquorveränderungen wie bei einer Virusmeningitis.

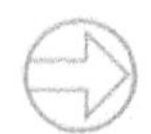

25.11.6 Allgemeine anliegenbezogene Maßnahmen

Bei den häufigen Formen des degenerativen Zervikalsyndroms und der durch Myogelosen und Tendomyosen hervorgerufenen Schmerzzustände stehen allgemeine Maßnahmen im Vordergrund. Wichtig ist ein Behandlungsplan für die ambulante Therapie:

- *Erstmalig* auftretende Beschwerden: ***Wärme, Halskrawatte, Analgetika***
- *chronisch* rezidivierende Beschwerden: ***Massagen, Elektrotherapie, Infiltrationstherapie, Extension***

Bei Therapieresistenz evtl. Einweisung zur stationären Behandlung (Wegfall der auslösenden und Beschwerden unterhaltenden Tätigkeiten: Büroarbeit, Hausarbeit, Fernsehen).

Einer sachgerechten, individuell geprägten und wiederholt eingesetzten intensiven Beratung des Patienten kommt hierbei besondere Bedeutung zu.

Berufstätige, die am Bildschirm arbeiten und an Nackenschmerzen leiden, sollten mit Betriebsarzt, Betriebsrat und Sicherheitsingenieur den Arbeitsplatz bezüglich der ergonomischen Gestaltung untersuchen lassen. Sie sollten richtig telefonieren (Hörer nicht mit hochgezogener Schulter halten), in isometrischen Muskelkräftigungsübungen eingewiesen werden, Sportarten wie Rückenschwimmen, Skilanglauf, Wandern ausüben und neue Streßbewältigungsstrategien einüben, um muskuläre Verspannungen zu mindern. Patienten aus der passiven Rolle (Wunsch nach Fangopackungen und Massage) in eine aktive Rolle bringen: ***Teilnahme an Gymnastik*** für die Wirbelsäule (Betriebssport, VHS u.a.m.), ***autogenes Training***.

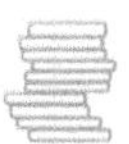

Literaturhinweise

Godt P, Malin JP, Wittenborg A (1985) Das Schulter-Arm-Syndrom. Diagnose und Therapie von Nacken-Schulter-Arm-Schmerzen, 2. Aufl. Thieme, Stuttgart New York

Krämer J (1986) Bandscheibenbedingte Erkrankungen, 2. Aufl. Thieme, Stuttgart New York

Mumenthaler M (1982) Der Schulter-Arm-Schmerz, 2. Aufl. Huber, Bern Stuttgart Wien

Scheid W (1983) Lehrbuch der Neurologie, 5. Aufl. Thieme, Stuttgart New York

Siegenthaler W, Kaufmann W, Hornborstel H, Waller HD (Hrsg) (1987) Lehrbuch der Inneren Medizin, 2. Aufl. Thieme, Stuttgart New York

Zöllner N, Hadorn W (1986) Vom Symptom zur Diagnose, 8. Aufl. Karger, Basel München Paris

25.12 Rheuma

Z. Zurič, F. Krause

Vorbemerkung

Rheuma ist ein Sammelbegriff, der ein außerordentlich großes Spektrum von Erkrankungen des Bewegungsapparates umfaßt. Sowohl klinisch als auch ätiologisch bestehen zwischen den einzelnen Erkrankungsformen bedeutsame Unterschiede. Patienten tragen ihren Hausärzten Gelenk-, Wirbelsäulen- oder Muskelbeschwerden oft einförmig als „Rheuma" vor. Dem Arzt obliegt es dann, den Oberbegriff „Rheuma" differentialdiagnostisch aufzulösen und eine adäquate Behandlung evtl. unter Einschaltung entsprechender Fachkollegen einzuleiten.

In der hausärztlichen Praxis dominiert der chronisch rheumatische Schmerzpatient mit degenerativen Gelenk- und Wirbelsäulenveränderungen gegenüber Patienten mit entzündlich-rheumatischen Erkrankungen im engeren Sinn.

Rheuma (gemeint sind: rheumatische Erkrankungen) ist eine Volkskrankheit. Da nach Statistiken europäischer Länder ca. 20 % der jeweiligen Bevölkerung an rheumatischen Beschwerden leidet, kommt diesem Krankheitsbereich sowohl durch Verlust an Arbeitstagen (z.B. 30 Mio. £/Jahr in Großbritannien) als auch durch vorzeitige Invalidität eine große volkswirtschaftliche Bedeutung zu.

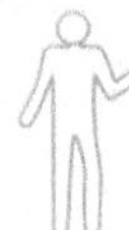

25.12.1 Fallbeispiel

Seit etwa 6 Monaten bestehen bei Frau M. Schmerzen linksbetont in beiden Kniegelenken sowie in beiden Schultern mit Ausstrahlung in die Oberarme. Die Handgelenke und Fingergrundgelenke seien auf beiden Seiten geschwollen. Es besteht eine Morgensteifigkeit sowie vermehrtes Schwitzen und Müdigkeit. Nachts wache sie wegen der Schmerzen in den Händen und im Bereich der Halswirbelsäule auf.

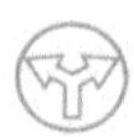

25.12.2 Differentialdiagnostisches Grobraster

- Erkrankungen unterschiedlicher Ätiologie
  - Arthrosen, degenerative Wirbelsäulenveränderungen
  - Arthritis urica, Gicht
  - Weichteilrheumatismus, Fibrositis, Fibromyalgie
  - Osteoporose
  - Polymyalgia rheumatica
  - Allergische Arthritiden (z.B. bei M. Schoenlein-Henoch und Serumkrankheit)
  - Bakterielle Arthritiden
  - M. Behçet
  - M. Boeck (z.B. als Löffgren-Syndrom)
  - Arthritis bei Psoriasis
  - Myogene Syndrome
  - Neuropathische Arthropathien
- Ätiologisch nahestehende Erkrankungen (nach heutiger Auffassung Autoimmunerkrankungen noch unbekannter Genese)
  - Chronische Polyarthritis
  - Juvenile Arthritiden (M. Still)
  - Sjögren-Syndrom
  - M. Bechterew (Spondylitis ankylosans)
  - Begleitarthritiden bei chronisch entzündlichen Darmerkrankungen
- Postinfektionelle Arthritiden (nach heutiger Auffassung autoimmunbedingte Erkrankungen bei bekanntem indirekt auslösendem Agens wie bakteriellen und viralen Antigenen)
  - Rheumatisches Fieber
  - Reiter-Syndrom
  - Whipplesche Erkrankung
  - Arthritis bei oder nach infektiösen Darmerkrankungen
  - Arthritis nach venerischen Infektionen
  - Arthritiden nach Virusinfektionen
  - Lyme-Arthritis
  - Arthritis bei Aids
  - Sweet-Syndrom

- Arthritiden bei Kollagenosen
  - Lupus erythematodes disseminatus
  - Dermatomyositis
  - Sklerodermie
  - Mixed connective tissue disease (Sharp-Syndrom)
- Arthritiden bei Vasculitiden
  - Churg-Strauß-Syndrom
  - Hypereosinophilie-Syndrom
  - Wegenersche Granulomatose
  - Panarteriitis nodosa

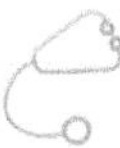

25.12.3 Primärdiagnostik

Anamnese

- Bei ***chron. Polyarthritis*** finden sich neben Gelenkschmerzen und -steifigkeit Schwitzen, Müdigkeit und Leistungsminderung
- Typisch für ***M. Bechterew*** sind ischialgieforme Schmerzen, Ruheschmerz in der Lendenwirbelsäule, Gewichtsabnahme und Müdigkeit
- Bei ***Kollagenosen*** ist die schwere Allgemeinerkrankung im wesentlichen bedingt durch den Befall innerer Organe (Leber, Niere, Herz). Gelenkschwellungen sind oft nur flüchtig und inkonstant.
- Intensive Schmerzen des betroffenen Gelenks bei ***bakteriellen Monoarthritiden*** und ***Gichtanfall***
- Bei ***Begleitarthralgien*** verlaufen Schmerzen teils parallel zur Entwicklung der Grundkrankheit, teils steht nach Abklingen der Grundkrankheit allein die Arthralgie im Vordergrund

Krankheitsverlauf

- **Beginn**
  - akut: bei Arthritis urica, beim Reiter-Syndrom
  - schleichend: bei rheumatoider Arthritis, bei M. Bechterew und Arthritis psoriatica
- Verlauf
  - anfallsartig, schubweise: bei Arthritis urica, Arthritis psoriatica
  - chronisch/chronisch progredient: bei chronischer Polyarthritis, M. Bechterew, chronischer Gicht, Arthritis psoriatica, Reiter-Syndrom

Befallene Regionen

- Hände:
  - mono- oligo- oder polyartikulär, meist symmetrisch, beide Fingergrund- und Mittelgelenke, Hand- und Ellenbogengelenke bei chron. Polyarthritis
  - asymmetrischer Befall der Fingerendgelenke, Befall eines Fingerstrahls bei Arthritis psoriatica

- Füße:
  - Zehengelenke meist symmetrisch bei chron. Polyarthritis
  - Befall der Zehengelenke auch M. Bechterew
  - Befall der Großzehengelenke, vor allem Grundgelenk bei Arthritis urica (auch Mittelfuß und Sprunggelenke betroffen)
  - Befall der Zehengrundgelenke auch bei Arthritis psoriatica, Reiter-Syndrom: Zehengelenke (Sprunggelenke).

Die verschiedenen Krankheitsbilder manifestieren sich außerdem bevorzugt in folgenden Regionen:
- ***Chron. Polyarthritis*** Kiefergelenke, Sternoclaviculargelenke, Knie- und Hüftgelenke, Halswirbelsäule
- ***M. Bechterew:*** Sakroileakalgelenke, Brust- und Lendenwirbelsäule, Ferse und Symphyse
- ***Arthritis urica:*** auch Kniegelenke
- ***Arthritis psoriatica:*** Hüftgelenke, Kiefergelenke
- ***Reiter-Syndrom:*** bevorzugt Knie, Sprunggelenke, Wirbelsäule und Ileosakralgelenke

Körperliche Untersuchungsbefunde
Zu den körperlichen Untersuchungsbefunden siehe Tabelle 25.4.

Allgemeinbefund
Untersuchungen des übrigen Bewegungsapparates. Das Symptomenbild sekundärer Arthritiden/Arthralgien unterscheidet sich differentialdiagnostisch dadurch von der rheumatoiden Arthritis, daß keine Deformierungen der betroffenen Gelenke gefunden werden.

Technische Befunde
- ***BSG*** u.a. erhöht bei chron. Polyarthritis, M. Bechterew, Arthritis psoriatica, Reiter-Syndrom
- ***Rheumafaktor*** bei chron. Polyarthritis häufig positiv (nicht beweisend für die Diagnose!), bei Arthritis urica und Arthritis psoriatica negativ
- ***Harnsäure*** meist erhöht nachweisbar bei Arthritis urica
- ***Anämie*** bei chron. Polyarthritis, Arthritis psoriatica und Lupus erythematodes
- ***Leukozyten*** erniedrigt (<3000) bei Lupus erythematodes
- ***Thrombozyten*** erniedrigt bei Lupus erythematodes
- ***HLA-Antigen B27*** positiv bei M. Bechterew, Reiter-Syndrom, bei Arthritiden im Rahmen infektiöser Darmerkrankungen u.a.
- ***Eisen*** erniedrigt bei chron. Polyarthritis und anderen chronisch entzündlichen Prozessen
- ***Röntgenveränderungen*** jeweils typische Muster bei chron. Polyarthritis, M. Bechterew u.a.

Tabelle 25.4. Körperliche Untersuchungsbefunde beim Patientenanliegen Rheuma und die zugehörigen Differentialdiagnosen

	R.A.	M.B.	A.u.	A.p.	R-S	L.E.	Skl.
• Morgensteifigkeit	++	+		+	+		+
– ein Gelenk	+	+	++	+	+	+	
– mehrere Gelenke	+	+	+	+	+	+	+
– große Gelenke	+	+					
– symmetrischer Befall	++						
• Fingerendgelenke				++			+
• Fingergrund- u./o. Mittelgelenke	++						
• Alle 3 Gelenke eines Fingers				++			
• Zehengelenke	++		++	++	+		
• Fersen		++		+	+		
• Thoraxstarre		+					
• Haut (Rötung)			++	++		++	++
• Raynaud-Syndrom						++	++
• Knoten	+		+				
• Symphyse		++					
• Augenentzündung		+			++	+	
• Urethritis					++		
• Innere Organe						++	++
• Haarausfall						+	
• HWS-Schmerzen	+	+		+			
• BWS-Schmerzen		+		+			
• LWS-Schmerzen		++		++	+		

R.A. = Rheumatoide Arthritis
M.B. = Morbus Bechterew
A.u. = Arthritis urica
A.p. = Arthritis psoriatica
R-S = Reiter-Syndrom
L.E. = Lupus erythematodes
Skl. = Sklerodermie

++ = typisch
\+ = häufig

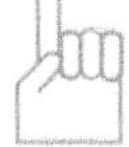

25.12.4 Entscheidung über nachfolgende Maßnahmen

- Bei starken Beschwerden analgetische Behandlung, Schonung, u.U. Arbeitsunfähigkeit
- Im Frühstadium der Erkrankung oder rascher Krankheitsprogression konsiliarische Behandlung durch ***Rheumatologen***, Abklärung der Indikation zur sog. Basistherapie
- Weiterführende Diagnostik in ***Zusammenarbeit mit dem Spezialisten*** bei unklarer Diagnose erforderlich

- Bei geringfügigen Beschwerden in Form von leichter morgendlicher Steifigkeit der Finger und leichten Schmerzen bei sonst fehlenden Befunden kann zunächst unter geplanter ***Verlaufskontrolle*** zugewartet werden

DD

25.12.5 Differentialdiagnostik

Chronische Polyarthritis (primär chronische Polyarthritis, rheumatische Arthritis)

Ätiologie. Die chron. Polyarthritis ist die häufigste entzündliche rheumatische Erkrankung. Die Ätiologie ist noch nicht vollständig geklärt. Eine wesentliche Rolle spielen Autoimmunvorgänge (Bildung von Antikörpern gegen körpereigenes Gewebe, z.B. Synovia).

Epidemiologie. 1,5–3 % der Bevölkerung erkrankt an chron. Polyarthritis; Frauen 3mal häufiger als Männer, meist zwischen dem 20. und 45. Lebensjahr. Chron. Polyarthritis tritt familiär gehäuft auf.

Klinik. Die Erkrankung befällt viele Gelenke, gleichzeitig (symmetrisch) oder hintereinander, besonders die der Hände und Vorfüße und danach mit am häufigsten die der Halswirbelsäule. Die Gelenkschmerzen- und Schwellungen (Synovialitis) beginnen häufiger schleichend als akut, in Schüben wiederkehrend, mit Bewegungsschmerz, Ruheschmerz, Bewegungseinschränkung, ulnare Deviation, Subluxation (s. ARA- und NY-Kriterien, S. 655) verbunden.

Sicherung der Diagnose. U.a. Nachweis von positiven Rheumafaktoren (Latex-Tropf-Test oder Waaler-Rose-Test und typische Röntgenbefunde, Erfüllung von 3 oder 5 von 7 Kriterien (s. S. 655) für Verdacht oder gesicherte Diagnose einer chron. Polyarthritis.

Therapie.
- Physikalische Maßnahmen
- Medikamentös: Nichtsteroidale Antirheumatika, Steroide, Myotonolytika, Psychopharmaka, Insulfosalazin, Chloroquin, orale und parenterale Goldsalze, D-Penicillinamin, Azathioprin, Methotrexat. Ständige Kontrolluntersuchungen besonders bei Gold oder D-Penicillinamin erforderlich (Blutbild, Thrombozyten, Urin, Kreatinin, S-GOT, S-GPT)
- Operativ: Synovektomie oder Korrektureingriffe bei schwerwiegend behindernder Deformierung

M. Bechterew

Siehe Kap. 25.13 (Rückenschmerzen)

Arthritis urica

Ätiologie. Entstehung durch Harnsäureerhöhung alimentär und durch erblichen Enzymschaden.

Epidemiologie. Überwiegend bei Männern.

Klinik. In wenigen Stunden Gelenk sehr schmerzhaft, geschwollen, rotbläulich, am häufigsten Großzehengrundgelenk betroffen, oft über Nacht, jede geringste Bettdeckenberührung wirkt wie ein „Zentner", Dauer 5–7 Tage. Bei chronischer Gicht: Tophi (Ohrmuschel, Nasenknorpel, Fingerendgelenke).

Sicherung der Diagnose. Hyperurikämie (über 8 mg%); ggf. Gelenkpunktat, Röntgen.

Therapie. In der Behandlung des Gichtanfalls Colchicin oder Antirheumatika. Bei erforderlicher Intervallbehandlung Urolytika, Allopurinol, Benzbromaron.

Verlaufskontrolle. Harnsäurekontrolle, Alkoholkontrolle, 2–3 Liter Flüssigkeitszufuhr, Diät.

Arthritis psoriatica

Ätiologie. Vorkommen bei Psoriasis (14 % der Psoriasis-Patienten), teilweise geht die Gelenksymptomatik der Hautsymptomatik voraus.

Epidemiologie. Vorkommen am häufigsten bei 30jährigen, gleich bei Frauen und Männern.

Klinik. Sehr häufig erkranken Fingerendgelenke, mindestens eines oder alle 3 Gelenke eines Fingers (Strahlbefall, Asymmetrie, „Wurstfinger"). Gelenkschwellung mit livider Rötung, Gelenkschmerzen, Bewegungsschmerz- und Einschränkung, Deformität, Psoriasis.

Sicherung der Diagnose. Klinischer Befund und fehlende Rheumafaktoren.

Therapie. Symptomatische Therapie wie bei chronischer Polyarthritis jedoch keine Verwendung der sog. Basistherapeutika!

Verlaufskontrolle. Ständige Kontrolle des chronischen Verlaufs.

Reiter-Syndrom

Ätiologie. Unbekannt Infektionen der Harnwege, der Bindehaut, Gelenke und des Darms.

Epidemiologie. Sporadisch und endemisch, selten, betrifft junge Männer.

Klinik. Oft asymmetrische, akute oder subakute Arthritis, bevorzugt untere Extremitäten. Konjunktivitis, Urethritis, Synovitis, Bewegungsschmerz, Brennen beim Wasserlassen, „zugeklebte" Augenlider.

Sicherung der Diagnose. Klinischer Befund. HLA-B27 positiv, erhöhte BSG, Rheumafaktoren negativ, Leukozyturie, Gelenkpunktat.

Therapie. Keine spezifische Therapie; symptomatisch (Antibiotika, Antirheumatika, Ophthalmika).

Verlauf. Da diese Krankheit sehr oft rezidiviert und chronisch endet, sind Kontrolluntersuchungen erforderlich.

Zum Fallbeispiel
Aufgrund der geschilderten Symptome und des klinischen Befundes Durchführung von Laboruntersuchungen mit dem Nachweis einer stark erhöhten Senkung sowie positiven Rheumafaktoren. Vorstellung beim Rheumatologen unter dem Verdacht auf eine chronische Polyarthritis. Bestätigung der Diagnose. Besserung der Symptomatik nach Einleitung einer Basistherapie mit einem Goldpräparat.

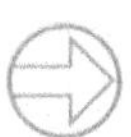

25.12.6 Allgemeine anliegenbezogene Maßnahmen

Anstreben einer möglichst frühzeitigen diagnostischen Klärung zur Steigerung der Behandlungseffektivität. Frühzeitige Zusammenarbeit mit dem Spezialisten und breite Ausschöpfung aller therapeutischen Möglichkeiten, insbesondere auch physikalischer Art.

Bei chronischer Polyarthritis in frühen Stadien und bei progredientem Verlauf sollten Therapieversuche mit den sog. ***Basistherapeutika*** unternommen werden.

Aufgrund der ausgeprägten Nebenwirkungen engmaschige klinische Kontrollen und Kontrolle der Laborwerte.

Wichtig ist eine eingehende kontinuierliche Beratung und ärztliche Begleitung des Patienten. Sie dient dem Ziel, ihn sachgerecht zu informieren, zur Behandlung zu motivieren und evtl. durch zusätzliche gezielte Verfahren (Gruppe, Gesprächstherapie) den häufig vorhandenen depressiven Tendenzen entgegenzuwirken.

Oft werden sozialmedizinische Maßnahmen erforderlich: Umschulung, ergotherapeutische Unterstützung am Arbeitsplatz und im Haushalt, Kurmaßnahmen, Berentung und Vermittlung von Hilfen nach dem Sozialhilfegesetz sowie gemeindebezogener sozialer Hilfsdienste. Vermittlung von Kontaktadressen der einschlägigen Selbsthilfeorganisationen.

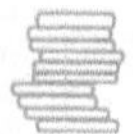

Literaturhinweise
Heisig N (1985) Innere Medizin in der ärztlichen Praxis, 2. Aufl. Thieme, Stuttgart New York

Siegenthaler W (Hrsg) (1989) Differentialdiagnose innerer Krankheiten, 16. Aufl. Thieme, Stuttgart New York
Zöllner N (Hrsg) (1991) Innere Medizin. Springer, Berlin Heidelberg New York Tokyo

Anhang zu Kap. 25.12

ARA-Kriterien (American Rheumatism Association-Kriterien)
Aktive chronische Polyarthritis

- Morgensteife
- Bewegungs- und Spontanschmerz von mindestens einem Gelenk (ärztlich festgestellt)
- Schwellung von mindestens einem Gelenk (ärztlich festgestellt)
- Schwellung eines weiteren Gelenks (ärztlich festgestellt)
- Symmetrische Gelenkschwellung (ärztlich festgestellt) mit gleichzeitigem Befall derselben Gelenke
- Subkutane Knötchen
- Typische röntgenologische Veränderungen
- Nachweis eines Rheumafaktors im Serum

Das 1. Kriterium wird anamnestisch erhoben. Morgensteife in einem oder mehreren Gelenken, die mindestens 15 Min. anhält, ist positiv. 2. bis 6. Kriterium wird klinisch erhoben.

Kriterium 4 wird erfüllt, wenn das freie Intervall zwischen den beiden Gelenkschwellungen nicht mehr als 3 Monate beträgt.

Zweifelhafte Befunde werden nicht berücksichtigt sowie symmetrischer Befall der Fingerendgelenke, knöcherne Exostose, Gewebsschwellungen oder Erguß.

Die Diagnose einer ***chronischen Polyarthritis*** ist ***wahrscheinlich***, wenn 3–4 Kriterien erfüllt werden, ist ***sicher***, wenn 5–6 Kriterien erfüllt werden und ist ***klassisch***, wenn 7–8 Kriterien erfüllt werden.

NY (New York)-Kriterien
Aktive und inaktive chronische Polyarthritis

- Gelenkschmerzen an mindestens 3 Gelenken während einer Attacke
- Schwellung, Bewegungseinschränkung, Subluxation oder Ankylose an mindestens 3 Gelenken. Davon müssen 2 Gelenke symmetrisch sowie eine Hand, ein Handgelenk oder ein Fuß betroffen sein.
- Röntgenologische Veränderungen Grad 2+ an Händen, Handgelenken oder Füßen.
- Nachweis eines Rheumafaktors

Das 1. Kriterium wird *anamnestisch* erhoben. Die Fingergrund- oder Zehengrundgelenke, die in Gruppen vorkommen, zählen als ein Gelenk. Das 2. Kriterium wird *klinisch* erhoben. Befunde an Daumensattel- und Großzehengrundgelenke, Fingerend- und -mittelgelenke sowie Hüftgelenke sind typisch für Arthrose und erfüllen nicht dieses Kriterium. Die Diagnose einer chronischen Polyarthritis ist ***sicher***, wenn das 1. und 2. Kriterium erfüllt werden. Die Diagnose kann durch positive Röntgen- und positive serologische Befunde ***nur gestützt*** werden.

25.13 Rückenschmerzen

G.C. Fischer, W. Sander

Vorbemerkung

Rückenschmerzen gehören zu den häufigsten Leiden und sind ein großes volkswirtschaftliches Problem.

80 % aller Menschen werden mindestens einmal in ihrem Leben wegen Rückenschmerzen behandelt; davon sind etwa 2–5 % häufig krankgeschrieben, besonders gehäuft im „produktiven Altersbereich“ von 30 bis 50 Jahren. 1/4 der Tage, an denen Menschen aus gesundheitlichen Gründen nicht arbeiten, entfallen auf Erkrankungen der Wirbelsäule und des Stützapparates. Die entsprechenden Fehlzeiten belaufen sich bundesweit auf mehr als 75 Mio. Arbeitstage, verursachen mehr Arbeitsausfälle als rheumatische Erkrankungen. Der durch Rückenbeschwerden verursachte Arbeitsausfall verursacht Kosten in Höhe von mehr als 11 Mrd. DM jährlich. Dazu kommen noch jährlich je 1 Mrd. DM für stationäre und ambulante Behandlung. Jeder 2. vorzeitige Antrag auf Rente wird mit chronischen Rückenschmerzen begründet.

Die große Mehrzahl von Kinder und Jugendlichen mit Rückenschmerzen zeigt Strukturveränderungen an der Wirbelsäule, häufig liegt sogar eine ernsthafte Erkrankung vor. Bei Patienten mittleren und höheren Alters findet man häufiger organisch bedingte Rückenleiden. Das Auftreten der Beschwerden nimmt mit dem Lebensalter zu und erfaßt mehr als 50 % der Personen im Alter von über 60 Jahren. In der Hälfte aller Wirbelbogengelenke werden hier arthrotische Veränderungen gefunden, bevorzugte Lokalisation ist die obere Brustwirbelsäule neben mittlerer HWS und LWS.

In sehr vielen Fällen – besonders im mittleren Lebensalter – ist eine psychische Überlagerung anzunehmen.

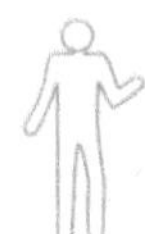

25.13.1 Fallbeispiel

Ein 30jähriger Kfz-Mechaniker klagt schon längere Zeit über dumpfen Schmerz zwischen beiden Schulterblättern, gelegentlich strahlen die Schmerzen zur vorderen Thoraxwand hin aus. Beim tiefen Einatmen treten stärkere Beschwerden auf, die ihm Sorge bereiten.

Befund: Mittelkräftiger, schlankwüchsiger Mann. Cor und Pulmo physikalisch unauffällig. RR 130/80 – Puls 72/min. Geringe BWS-Skoliose mit geringfügiger Kyphose, schmerzhafte Bewegungseinschränkungen bei der

Seitwärtsneigung und der Rotation. Paravertebrale Weichteile sind druckdolent. Insgesamt nicht sehr kräftige Muskulatur. Kein Fieber, kein Nachtschweiß.

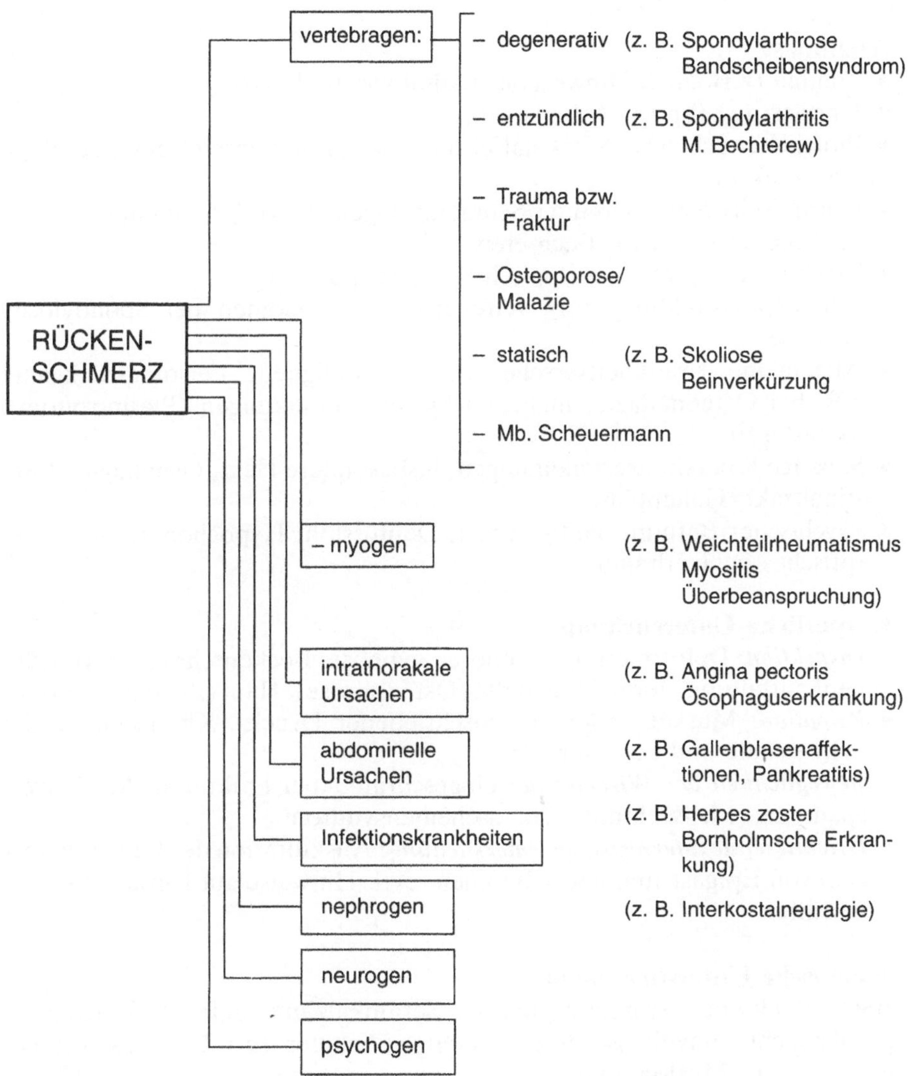

Abb. 25.2. Differentialdiagnostisches Grobraster bei Rückenschmerz

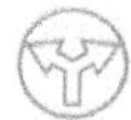

25.13.2 Differentialdiagnostisches Grobraster

Die differentialdiagnostischen Vorüberlegungen zeigt Abb. 25.2.

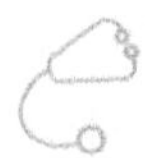

25.13.3 Primärdiagnostik

Anamnese

- Trauma (z.B. auch Hinweis auf pathologische Fraktur)
- Überlastung (Sport, Arbeitsplatz)
- Plötzlicher Schmerz: Muskelaffektion, Bandscheibensyndrom, pathologische Fraktur
- (Chronisch)-rezidivierender Schmerz: degenerative Erkrankung, M. Scheuermann, M. Bechterew
- Erschütterungsschmerz (typisch für Osteoporose)
- Schmerzausstrahlung: z.B. reifenartig ins Abdomen bei Spondylose/-arthrose
- Allgemeine Krankheitserscheinungen: Müdigkeit, Leistungsrückgang, z.B. bei Osteomalazie, malignen Systemerkrankungen (Plasmozytom), Metastasen
- Sonstige Krankheitserscheinungen, insbesondere Herz, Ösophagus, Intestinaltrakt, Gallenblase
- Psychischer Befund: häufig Angst, Depression, Hypochondrie und neurotisches Fehlverhalten

Körperliche Untersuchung

- ***Inspektion:*** Deformierung (Skoliose, Kyphose, Beckenschrägstand), Rükkenhautfaltung, quere Bauchfalte (Osteoporose), Haut (Zoster-Eruption)
- ***Palpation:*** Muskelhartspann, umschriebener Druck-, Klopfschmerz der Wirbelsäule und der Nierenlager
- ***Beweglichkeit der Wirbelsäule:*** eingeschränkt bei Frakturen, Muskelverspannung, M. Bechterew, Bandscheibensyndrom
- ***Orientierende internistische Untersuchung:*** Auskultation der Lunge, Palpation von Epigastrium und Abdomen, evtl. Hinweise auf kardiale Genese beachten

Technische Untersuchungen

BSG, alkalische Serumphosphatase, Serumkalzium, ggf. EKG. Röntgen primär nicht sinnvoll. Bei über 4wöchigen Schmerzen CT, Kernspintomographie, evtl. Myelographie.

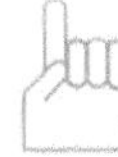

25.13.4 Entscheidung über nachfolgende Maßnahmen

- ***Krankenhauseinweisung bei:*** Verdacht auf akute internistische Erkrankung (z.B. Lungenembolie, Verdacht auf pathologische Fraktur bei Metastasenverdacht)
- ***Primär weiterführende Diagnostik*** bei Verdacht auf M. Bechterew, M. Scheuermann, Bandscheibensyndrom, stark erhöhter BSG, Verdacht auf Spondylarthritis, oder sonstige internistische Erkrankungen (z.B. Gallenblasenaffektion)
- ***Verlaufsabhängige weitere Diagnostik*** bei degenerativ, myogen oder psychogen bedingten Rückenschmerzen
- ***Therapie:*** Bei der überwiegenden Häufigkeit entsprechender Erkrankungsformen wird die Therapie sich im großen Umfang auf lokale Maßnahmen in Form von Einreibungen oder physikalischen Maßnahmen (Reizstrom, Massage, Bewegungstherapie) beschränken können. Bei stärkeren Schmerzzuständen Muskelrelaxantien, bei Myogelosen evtl. Applikation von Lokalanästhetika an maximalen Schmerzpunkten, systemisch Analgetika bzw. NSAR. Arbeitsruhe kann erforderlich werden, jedoch seltener als bei Schmerzzuständen im Bereich der LWS oder HWS.
- ***Verlaufskontrolle:*** Lediglich bei leichten, traumatisch bedingten Muskelaffektionen, z.B. bei Jugendlichen, kann – nach entsprechender Information des Patienten – auf eine Verlaufskontrolle verzichtet werden, sofern die Beschwerden sich spontan zurückbilden. In allen anderen Fällen von Rückenschmerz sollte der Patient zur Überprüfung der Diagnose und der Festlegung weiterer therapeutischer und ggf. diagnostischer Maßnahmen wieder einbestellt werden.

DD

25.13.5 Differentialdiagnose

Degenerative Erkrankungen der Mittleren Wirbelsäule

(zu Erkrankungen der HWS s. Kap. 25.11, zu Erkrankungen der LWS s. Kap. 25.10)

Wegen der Einheitlichkeit des klinischen Bildes und pathogenetischer Faktoren seien degenerative Veränderungen im Bereich der Wirbelgelenke, Bandscheiben und Wirbelkörper gemeinsam dargestellt.

Ätiologie/Pathogenese. Durch Abnahme des Wasserbindungsvermögen im Nucleus pulposus entstehen Risse im Anulus fibrosus ***(Chondrose)*** mit Höhenminderung des Zwischenwirbelraumes und der Möglichkeit zum Austritt von Bandscheibengewebe aus dem Intervertebralraum ***Diskus prolaps***). Die unphysiologische Belastung der Wirbelkörperabschlußplatten führt zur Sklerosierung ***(Osteochondrose)*** und der Bildung von Randzacken an den Wirbelkörpern ***(Spondylose)***.

Epidemiologie. Etwa 10 % aller allgemeinärztlichen Patienten klagen über Beschwerden, denen sich degenerative Wirbelsäulenveränderungen zuordnen lassen.

Klinik. (BWS-Bereich). Seitlich ausstrahlende Schmerzen entlang der Rippen, besonders stark nach längerer Ruhe (frühmorgens), häufig umschriebener Druckschmerz, auch neben der Wirbelsäule (Myogelosen).

Sicherung der Diagnose. Röntgenbild zeigt zwar degenerative Strukturveränderung, läßt jedoch keine Aussage über die Zuordnung akut aufgetretener Beschwerden zu diesen meist langfristig vorhandenen Veränderungen zu. Deshalb Orientierung am klinischen Bild und ggf. Ausschlußdiagnostik.

Therapie und Verlaufskontrolle. Primär Analgetika und Antiphlogistika oder Injektionstherapie mit Lokalanästhetika, dann physikalische Maßnahmen und Bewegungstherapie.

Osteoporose

Ätiologie/Pathogenese. Eine über die normale Altersatrophie hinausgehende Knochenstoffwechselstörung mit Schwund der organischen und Mineralanteile des Knochens. Pathogenetisch kommt verminderte Knochenneubildung oder vermehrter Knochenabbau in Frage.

Epidemiologie. Einsetzend überwiegend mit Beginn der Menopause. Zur Zt. leiden ca. 30 % aller Frauen über 60 Jahre unter den Folgen einer Osteoporose. In höheren Altersstufen beide Geschlechter gleich häufig betroffen. Risikofaktoren: weiße Rasse, Schlankheit, Nikotin, Vitamin-D arme und kalziumarme Ernährung, geringe Sonnenexposition, sitzende Berufstätigkeit, mehrfaches Stillen.

Klinik. Diffuser Rücken- und Kreuzschmerz, Nachtschmerzen, Erschütterungsschmerz, gürtelförmige Schmerzausstrahlung, auf Wärme eher Verschlimmerung. Häufige Folge: Frakturkrankheit mit akuten schwer lokalisierbaren, diffus angegebenen Schmerzen, als Spätbefund Kyphose der Wirbelsäule im Bereich der mittleren BWS. Verringerung der Körpergröße, quere Bauchfalte, Hautfalten am Rücken. Druck- und Klopfschmerz der Wirbelsäule, Muskelverspannungen.

Sicherung der Diagnose. Röntgenbild (Wirbelkörperdeformierung).

Therapie und Verlaufskontrolle. Bei starker Schmerzhaftigkeit primär Analgetika/Antiphlogistika. Physikalische Maßnahmen und Krankengymnastik mit Übergang in Präventivprogramm zur Vermeidung schmerzhafter Episoden und weiterer Deformierungen der Wirbelsäule. Anleitung zu täglichem Gymnastikprogramm. Während und für ca. 6 Jahre nach der Menopause Östrogenpräparate, Kalzium ggf. auch Natriumfluorid, Vitamin-D.

Morbus Scheuermann (Adoleszentenkyphose)

Ätiologie/Pathogenese. Konstitutionelle und endogene Faktoren, mechanische Beanspruchung und kollagene Stoffwechselstörungen spielen ätiologisch eine Rolle. Wachstumsstörungen der knorpeligen Grund- und Deckplatten führen zum Einbruch von Bandscheibenmaterial in die Deckplatten ***(Schmorl-Knötchen)***. Verminderung der Zwischenwirbelräume mit Keilwirbelbildung und Rundrücken bei Thorakalbefall bzw. Hyperlordose bei Lumbalbefall.

Epidemiologie. Erkrankung des Jugendalters, Jungen häufiger als Mädchen betroffen. Prävalenz wird auf ca. 30 % der Bevölkerung geschätzt. Überwiegend Stillstand des Prozesses im 17. Lebensjahr. Prädisposition für degenerative Wirbelsäulenerkrankungen im ferneren Erwachsenenalter.

Klinik. Langanhaltende Rückenschmerzen, besonders im Sitzen und typische „Haltungsschwäche" mit Verstärkung der Brustkyphose und Hyperlordose der LWS. Eingeschränkte körperliche Belastungsfähigkeit insbesondere hinsichtlich statischer Belastungen, leichte Ermüdbarkeit. Beschwerden häufig sehr gering oder fehlend. Im jüngeren Erwachsenenalter treten häufig erneute Beschwerden durch paravertebralen Muskelhartspann auf. Auch lumbosakrale Beschwerden können als Spätfolge auftreten.

Sicherung der Diagnose. Röntgenbefund.

Therapie und Verlaufskontrolle. Krankengymnastische Übungsbehandlung, selten Analgetika erforderlich, bei schweren Kyphosen kann Korsettversorgung erforderlich werden.

Beachte: Bei der Berufswahl (Jugendschutzuntersuchung!) sollten schwere körperliche Arbeiten gemieden werden.

Weitere Differentialdiagnosen

Spondylarthritis, Spondylitis, Osteomyelitis, Hyperparathyreoidismus, Metastasen der Wirbelsäule und Plasmozytom. Morbus Bechterew, Osteomalazie, Psychogene Rückenschmerzen s. Ka. 25.10. Zu denken ist auch an einen Myokardinfarkt, ein Ulcus ventriculi/duodeni, Muskelschmerzen nach ungewohnter Tätigkeit oder bei Haltungsschwäche. Bei gleichzeitigem Vorliegen von Husten und Dyspnoe müssen auch eine Lungenembolie, ein Pneumothorax oder eine Pleuritis in Betracht gezogen werden. Seltenere Differentialdiagnosen sind primäre Knochentumoren, Myositis, Muskelrisse, Morbus Paget.

Zum Fallbeispiel

Die weiterführende Untersuchung durch den Orthopäden ergab röntgenologisch eine beginnende Osteochondrose und Spondylarthrose. Da klinische Anzeichen für das Vorliegen weiterer Erkrankungen fehlten, wurde davon ausgegangen, daß die Beschwerden v.a. als Folge der relativen muskulären Überlastung am Arbeitsplatz zu werten sind. Vorübergehende Arbeitsruhe und physikalische Maßnahmen brachten eine zeitgerechte Besserung. Der Patient wurde einem Rückenschulungskurs der örtlichen Volkshochschule zugeführt.

25.13.6 Allgemeine anliegenbezogene Maßnahmen

Die Fülle möglicher, z.T. schwerwiegender Ursachen für Rückenschmerzen verlangt insbesondere im höheren Lebensalter eine besonders sorgfältige differentialdiagnostische Abklärung. Insbesondere muß auch bei Vorliegen bekannter degenerativer Wirbelsäulenveränderungen stets an zusätzliche andere Erkrankungen gedacht werden (internistische Erkrankungen seitens des Thorax und abdomineller Hohlorgane, Metastasen). Osteoporoseprophylaxe bei Frauen im Klimakterium durch Östrogensubstitution, dann adäquate körperliche Belastung (z.B. 20 min flottes Gehen mehrmals wöchentlich). Zugänglichmachen lokaler Angebote wie Rückenschule, Altensport und individuelle eingehende Beratung und Anleitung (vielfältige, zum Selbsttraining des Patienten geeignete Broschüren hierzu im Fachhandel erhältlich). Ansonsten gelten sinngemäß die unter Kap. 25.10.6 (Kreuzschmerzen) gemachten Ausführungen. Für die häufigen chronischen bzw. rezidivierenden degenerativen Veränderungen gilt, daß die Aktivierung des Patienten mit Muskeltraining, auch i.S. der Frühaktivierung nach akuten Schmerzepisoden im Vordergrund steht. Der Hausarzt muß sich stets vor Augen halten, daß Inaktivität bzw. ungenügende Belastung zur Chronifizierung wesentlich beiträgt.

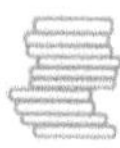

Literaturhinweise

Fischer GC (Hrsg) (1991) Geriatrie für die hausärztliche Praxis. Springer, Berlin Heidelberg New York Tokyo

Heisig N (Hrsg) (1985) Innere Medizin in der ärztlichen Praxis, 2. Aufl. Thieme, Stuttgart New York

Niethard FU, Pfeil J (1989) Orthopädie. Hippokrates, Stuttgart

Röddecker E (1981) Rückenschmerzen – eine Übersicht. medwelt 6: 448–454

Vogl H (1981) Differentialdiagnose der medizinisch-klinischen Symptome, 2. Aufl. Reinhardt, München Basel

Zöllner N, Hadorn W (1986) Vom Symptom zur Diagnose, 8. Aufl. Karger, Basel München

25.14 Schulterschmerz

V. Busse

Vorbemerkung

Das Patientenanliegen „Schulterschmerz" kommt häufig vor und ist ein Sammelbegriff für unterschiedlichste Krankheitsbilder. Die Geschlechtsverteilung ist ausgewogen, wenngleich bei Frau und Mann andere Ätiologien vorherrschen. Die Erkrankungsgipfel liegen zwischen dem 40. und 50. Lebensjahr. Häufigste Ursachen sind Überlastungsschäden am Arbeitsplatz und degenerative Veränderungen, so daß meistens längere Arbeitsunfähigkeit besteht.

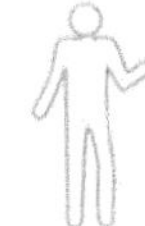

25.14.1 Fallbeispiel

Ein 48jähriger LKW-Fahrer erscheint mit schmerzhafter Bewegungseinschränkung der linken Schulter-Oberarmregion. Die Schmerzen hätten in den letzten Tagen zugenommen, zögen auch in den Rücken und seien besonders nachts unerträglich; jede Bewegung auch des Brustkorbs schmerze. Der Patient gibt kein Unfallereignis an. Er berichtet aber über Überlastung durch viele Überstunden und durch Abladen von größeren Containern in Kälte. In der Eigenanamnese nennt er als Risikofaktoren Nikotinabusus, berufliche Hetze und Übergewicht. Lokalbefund: Nacken-Schulter-Muskulatur links mehr als rechts deutlich schmerzhaft verspannt; die Bewegung in der Schulter ist in allen Ebenen eingeschränkt. Keine deutliche Schwellung oder Rötung, geringer Druckschmerz der vorderen linken Rippenanteile.

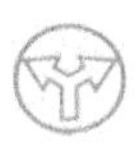

25.14.2 Differentialdiagnostisches Grobraster

- Unterschiedliche Erkrankungen der Schulter:
  - Erkrankungen des Schultergelenks
  - Erkrankungen des periartikulären Bindegewebes
  - Erkrankungen der funktionalen Muskulatur
- Schmerzursachen aus benachbarten Regionen:
  - HWS
  - BWS
  - Oberarm
- Schmerzen bei Erkrankungen innerer Organe:
  - Herzinfarkt/Angina pectoris-Anfall
  - Gallenblasenerkrankung
  - Magenerkrankungen
  - Pankreatitis
  - Pneumothorax
- Onkologische Erkrankungen:
  - Mammakarzinom
  - Bronchialkarzinom
- Entzündliche Prozesse im Bereich des Gelenks
  Zu den Ursachen siehe Abb. 25.3

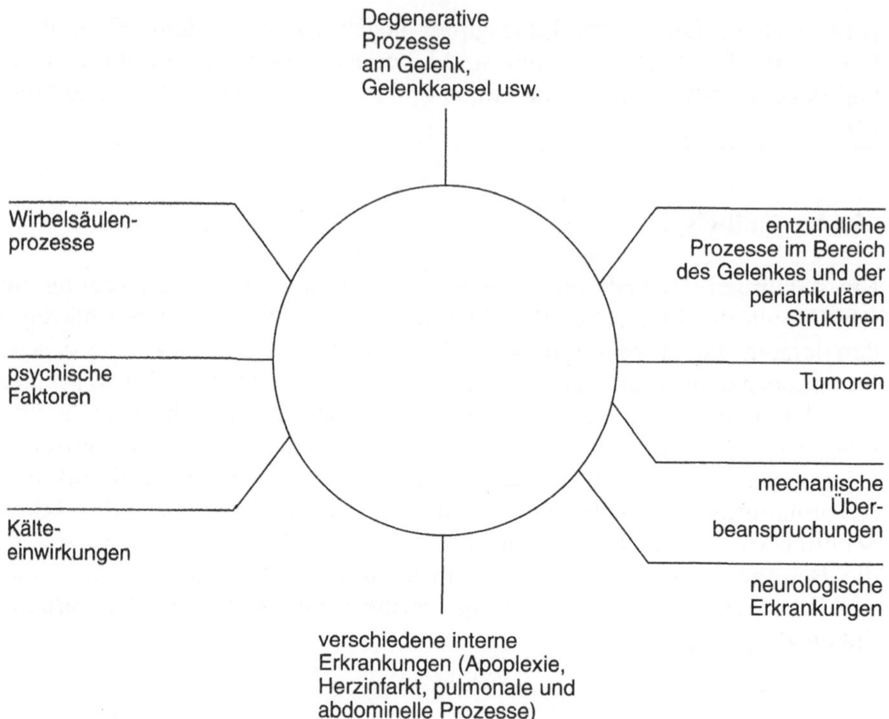

Abb. 25.3. Ursachen entzündlicher Prozesse im Bereich des Schultergelenks

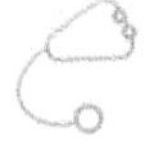

25.14.3 Primärdiagnostik

Anamnestische Angaben

- *Neuaufgetretener Schmerz* mit nächtlicher Verstärkung und Ausstrahlung in den Oberarm und Rücken bei akutem Supraspinatus-Snydrom (PHS); mit Schwellung und Rötung bei Gicht oder Arthritis
- ***Schon länger bestehender Schmerz mit Verschlimmerung*** am ehesten degenerative Veränderungen, bei Schultergelenksarthrose und fortgeleitet bei HWS-Syndromen
- ***Trauma*** bei Prellung, Luxation und Fraktur
- ***Schmerzerlebnis intensiv*** bei akutem Supraspinatus-Syndrom, Gicht und aktivierter Arthritis

Untersuchungsbefunde

- ***Keine Rötung und Schwellung*** bei degenerativen Veränderungen und dem Supraspinatus-Syndrom
- ***Rötung und Schwellung*** bei hochentzündlichen Erkrankungen wie Gicht und akuter spezifischer oder unspezifischer Arthritis
- ***Deutlich eingeschränkte Beweglichkeit*** bei Supraspinatus-Syndrom mit ausgeprägter Einschränkung der Innen- und Außenrotation und -abduk-

tion, bei Gicht und rheumatischer Monarthritis allgemeine Einschränkung der Beweglichkeit

- ***Nicht eingeschränkte Beweglichkeit*** bei allen ausstrahlenden Schmerzen von HWS und BWS, bei Herzinfarkt, Oberbaucherkrankungen
- ***Lokale Druckschmerzpunkte*** ausgeprägt bei Supraspinatus-Syndrom am Ansatzpunkt und bei chronischen Veränderungen über dem Korakoid
- ***Einseitiger Befall*** beim Supraspinatus-Syndrom der Gicht, dem Herzinfarkt
- ***Doppelseitiger Befall*** bei rheumatischer Arthritis, degenerativen Veränderungen und beim HWS-Syndrom

Technische Untersuchungsbefunde

- ***BKS, Harnsäure, Leukozyten*** erhöht bei rheumatischen Erkrankungen, Gicht, infektiösen Arthitiden, Bronchialkarzinomen, Pankreatitis

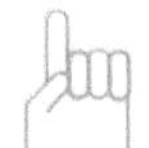

25.14.4 Entscheidungen über nachfolgende Maßnahmen

- ***Sofortige Krankenhauseinweisung*** muß bei klinischem und elektrokardiographischem Verdacht auf Herzinfarkt erfolgen und je nach Akuität auch bei Pankreatitis und Pneumothorax
- Die sofortige Vorstellung bei einem ***Orthopäden*** muß besonders bei Rupturen der Bizepssehne und der Rotatorenmanschette erfolgen
- Röntgenologische Untersuchung bei Verdacht auf degenerative Veränderungen, Kalkeinlagerungen, Sub- und vollständiger Luxation, Exostosen, Metastasen
- Blutuntersuchungen mit BKS, Blutbild, Rheumaserologie
- Bei Annahme von Oberbaucherkrankungen Veranlassung von laborchemischer Oberbauchdiagnostik (γGT, GOT, GPT, AP, Amylase und Lipase) und Sonographie

Vorläufige therapeutische Maßnahmen

- ***Kälteapplikation*** bei allen akut aufgetretenen Schmerzen seitens des Schultergelenks
- ***Reizstromtherapie Mikrowelle*** bei neurogenen Schmerzen und muskulären Verspannungen
- ***Nichtsteroidale Antirheumatika*** bei allen akut entzündlichen Erkrankungen wie oben und bei schwerem HWS-Syndrom und Interkostalneuralgien
- ***Lokale Applikation von Lokalanästhetika auch in Kombination mit Kortikosteroiden*** besonders gut wirksam bei akutem Supraspinatus-Syndrom und HWS-Syndrom, Interkostalneuralgie; weniger gut wirksam bei chronischen Veränderungen
- ***Muskelrelaxantien*** aktivieren die Gelenkbeweglichkeit durch Lösung muskulärer Verspannungen

Weitere differentialdiagnostische Maßnahmen

- Bei Progredienz der Beschwerden
- Bei unklarer Befundlage und unsicherer diagnostischer Zuordnung

DD 25.14.5 Differentialdiagnostik

Supraspinatus-Syndrom (Synonym: Periarthropathia humeroscapularis, „frozen shoulder")

Ätiologie. Degenerative Veränderungen im Ansatzbereich der Supraspinatussehne durch Abnutzung und Überlastung, gelegentlich Trauma, primär entzündliche Affektionen des Schultergelenks.

Epidemiologie. Vorkommen am häufigsten bei 40–50jährigen.

Klinik. Akuter Schmerzbefall mit Intensitätszunahme und besonders nächtlichen starken Schmerzen, deutliche Bewegungseinschränkung der Innen- und Außenrotation und der Abduktion, Druckschmerz am Supraspinatusansatz.

Sicherung der Diagnose. Klinischer Befund und später röntgenologischer Nachweis von Kalkeinlagerungen in die Fossa supraakromialis; keine typischen Laborparameter

Therapie. Kälte, Krankengymnastik, nichtsteroidale Antirheumatika, Lokalanästhetika mit Kortikosteroiden; bei Chronifizierung bessere Wirkung bei Wärmeapplikationen. Physikalische apparative Therapie je nach Verlauf und Schwere.

Verlaufskontrolle. Sicherung der häuslichen und extern durchgeführten Krankengymnastik, Schutz vor Kälte und Überlastung des Schultergelenks

Aktivierte Arthrose

Ätiologie. Unspezifische und spezifisch entzündliche Ursachen bei Überlastung, Hyperurikämie, Rheuma auf dem Boden eines degenerativ vorgeschädigten Gelenkes. Bei spezifischer Entzündung auch Autoimmunprozeß durch Streptokokken-, Yersinien- und Clamydien-Infektion.

Epidemiologie. 1 % der Gesamtbevölkerung erkrankt, Frauen erkranken doppelt so häufig, Erkrankungsgipfel 25–50 Jahre.

Klinik. Gelenk schmerzt, ist gerötet, besonders morgens erhebliche Bewegungseinschränkung, oft deutliche Schwellung. Typische Laborparameter; ausgeprägte BKS- und CRP-Erhöhung; speziell Veränderung der Immunglobuline, Nachweis von antinukleären Antikörpern, Yersinia und Clamydien-Antikörpern. Chronisch wechselhafter Verlauf z.T. mit Gelenkdestruktionen.

Sicherung der Diagnose. Klinischer Befund, Labor, Röntgen (Nachweis von gelenknahen Osteoporosen und Destruktionen).

Therapie. Akute Behandlung mit Kälte, nichtsteroidalen Antirheumatika und/oder Korikosteroiden; Langzeitbehandlung mit Basisbehandlung (Gold, Azathioprin, 6-Merkaptopurin, Allopurinol), Krankengymnastik, Massagen.

Verlaufskontrolle. Wegen des chronischen Verlaufs ständige Betreuung und Kontrolle der medikamentösen und physikalischen Therapie auch in Zusammenhang mit anderen Spezialeinrichtungen.

HWS-Syndrom

Ätiologie. Degenerative Veränderung besonders der Bandscheiben und der Wirbelkörper mit Einengung der Intervertebralräume.

Epidemiologie. 80 % aller über 25jährigen erkranken im Laufe des Lebens.

Klinik. Neben Kopf- und Nackenschmerzen Ausstrahlung in die Schulter eher beidseitig, seltener einseitig; deutlicher Druckschmerz der paravertebralen Nacken-Schulter-Muskulatur bei erhaltener Beweglichkeit des Schultergelenks. Keine typischen Laborparameter.

Sicherung der Diagnose. Klinischer Befund und unterstützend röntgenologischer Nachweis von degenerativen Veränderungen.

Therapie. Extension, Wärme, Ruhigstellung, evtl. bei schweren Verläufen nichtsteroidale Antirheumatika, Muskelrelaxantien, Lokalanästhetika zur Neuraltherapie.

Verlaufskontrolle. Sicherung des Behandlungserfolges durch regelmäßige physikalische Maßnahmen, Arbeitsplatzsanierung und Vermeidung von ungünstigen Bewegungsabläufen

Weitere seltene Differentialdiagnosen

- Neuralgische Schulter-Arm-Myothrophie
- Zoster-Infektion
- Polymyalgia rheumatika
- Lokalisierte Osteopathien (Osteoporose, Morbus Paget, Osteonekrosen)
- Algoneurodystrophie (Sudeck-Syndrome)
- Schulterknarren
- Osteomyelitits

Zum Fallbeispiel

Es handelt sich bei dem Patienten um ein Supraspinatus-Syndrom links, was nach Ausschluß von kardiologischer und rheumatologischer Erkrankung durch einen Orthopäden mit Ultraschall bestätigt wurde. Nach intensiver physikalischer und medikamentöser Behandlung mit nichtsteroidalen Antirheumatika und Schonung war der Patient nach 14 Tagen beschwerdefrei.

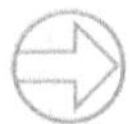

25.14.6 Allgemeine anliegenbezogene Maßnahmen

Aus Ätiologie und Klinik wird ersichtlich, daß alle beschriebenen Erkrankungen zu chronischen Verläufen neigen, so daß es zu Destruktionen, Spondylosen und Osteochondrosen kommt.

Beratungsinhalte sind Vermeidung weiterer Schädigungen durch ungünstige Bewegungs- und Sportarten, durch Belastungen am Arbeitsplatz und nicht körpergerechte Sitz- und Liegemöbel. Diese müssen immer wieder erklärt und besprochen werden, um die Bereitschaft des Patienten zur Mitarbeit bei regelmäßiger physikalischer Therapie und sinnvoller Bewegung zu erhöhen. Damit soll eine Krankheitsfixierung mit Schonhaltungen und Verspannungen und daraus resultierenden Arbeitsunfähigkeitszeiten vermieden werden. Gerade bei Gelenk- und Wirbelsäulenerkrankungen mit der Beteiligung verspannter Muskelbereiche als Ausdruck psycho-vegetativer, beruflicher und familiärer Überlastungen sind Rehabilitationsmaßnahmen, (BfA, LVA und Krankenkassen) langhaltig wirksam.

Notwendige Arbeitsunfähigkeitszeiten sollten immer so dimensioniert sein, daß eine klinische Ausheilung gestörter Gelenkfunktionen gesichert ist und häufigere Ausfallzeiten unnötig machen.

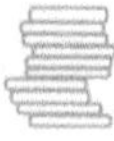

Literaturhinweise

Münzenberg K (1981) Orthopädie in der Praxis. Edition Medizin, Weinheim
Marties H, Stotz S (1990) Lexikon rheumatischer Erkrankungen. Eular, Basel
Hornbostel H, Kaufmann W, Siegenthaler W (1977) Innere Medizin in Praxis und Klinik. Georg Thieme, Stuttgart
Mülle W (1988) Atlas zur Differentialdiagnose ausgewählter rheumatischer Krankheiten. Fa. Geigy

25.15 Wadenkrämpfe

A. Hattendorf

Vorbemerkung

Gelegentliche Wadenkrämpfe beim Gesunden führen in den meisten Fällen nicht zum Aufsuchen des Arztes. Sie treten oft als Anstrengungskrampf bei sportlichen Belastungen (Fußballspielen, Bergsteigen usw.) oder auch beim Schwimmen im kalten Wasser auf.

Problematisch hingegen sind die rezidivierenden nächtlichen Wadenkrämpfe älterer Menschen, besonders wenn sie in nahezu jeder Nacht auftreten und somit den Schlaf-Wach-Rhythmus wesentlich beeinträchtigen oder sogar zu erheblicher Angst vor dem Einschlafen führen.

Ein einheitliches Modell zur Pathogenese gibt es nicht, jedoch spielen Magnesiummangel und altersbedingte neuromuskuläre bzw. vaskuläre Veränderungen eine wichtige Rolle.

Andererseits können Waden- oder Fußmuskelkrämpfe auch Frühsymptom einer durch einfache klinische Untersuchung faßbaren Erkrankung sein, die nicht übersehen werden darf.

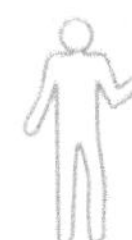

25.15.1 Fallbeispiel

Ein 69jähriger Patient klagt über schmerzhafte Wadenkrämpfe, die mehrmals wöchentlich in der Nacht, meist kurz nach dem Einschlafen und immer beidseits auftreten. Sie bessern sich nach dem Aufstehen bzw. im Sitzen, so daß er zur Linderung der Beschwerden bereits öfters im Sessel geschlafen habe.

Aufgrund einer Herzinsuffizienz und einer koronaren Herzkrankheit nimmt der Patient einen Kalzium-Antagonisten sowie ein Diuretikum ein. Außer gelegentlichen Beinschmerzen nach längeren Gehstrecken hatte er in den letzten Monaten keinerlei Beschwerden. Veränderungen der Trink- oder Urinmenge bestehen nicht.

Die Untersuchung der unteren Extremität ist bis auf ein mäßiges Knöchelödem unauffällig; auch der Gefäßstatus und die neurologische Untersuchung bleiben ohne Befund.

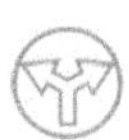

25.15.2 Differentialdiagnostisches Grobraster

Häufig auftretende nächtliche Wadenkrämpfe findet man insbesondere
- bei älteren Menschen
- in der Schwangerschaft
- in den Wechseljahren
- bei Dialysepatienten und
- bei Einnahme bestimmter Medikamente

Sie können auch – oft als Frühsymptom – bei den in Tabelle 25.5 genannten Erkrankungen vorkommen. Von dem typischen Krämpfen sind Wadenschmerzen und andere Beschwerden abzugrenzen, welche bei Morbus Weil, Phlebothrombose, Myopathien und beim Restless-legs-Syndrom auftreten.

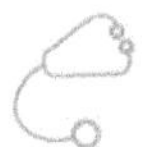

25.15.3 Primärdiagnostik

Anamnestische Angaben

- Durchfälle, Erbrechen oder massive Schweißverluste sind Ursache für allgemeine Elektrolytverluste; Alkoholismus, einseitige Ernährung und Laxantienabusus führen zum Magnesiummangel

Tabelle 25.5. Erkrankungen, die mit Wadenkrämpfen einhergehen

Vaskuläre Erkrankungen

- Chronisch-venöse Insuffizienz / Varizen
- Claudicatio intermittens / Arterielle Verschlußkrankheit

Neurologische Erkrankungen

- Polyneuropathie / Radikulopathie
- Kongenital enger lumbaler Spinalkanal

Elektrolytverluste

- Magnesiummangelsyndrom
- Salzmangelsyndrom
- Gastrointestinale Infekte (Paratyphus, Cholera u.a.)

- Begleitsymptome wie Schwindel, Kopfschmerzen, Konzentrationsschwäche, gastrointestinale Beschwerden oder auch Stenokardien und Rhythmusstörungen kommen beim Magnesiummangelsyndrom vor
- Parästhesien (initial meist als Kribbeln oder Brennen), später auch motorische Ausfälle der unteren Extremität sind in Verbindung mit Wadenkrämpfen frühe Zeichen der Polyneuropathie
- Schweregefühl in den Beinen, Schmerzen bei längerem Stehen und abendliches Anschwellen sprechen für eine chronisch venöse Insuffizienz; Claudicatio intermittens ist typisches Zeichen der arteriellen Verschlußkrankheit
- Medikamenteninduzierte Krämpfe durch Diuretika, Chemotherapeutika, Cimetidin, Lithium, β_2-Sympathomimetika
- Frage nach auslösenden oder beeinflussenden Momenten (Besserung der Beschwerden bei passiver Dehnung, Massage, Lageänderung etc.; Tabelle 25.6)

Untersuchungsbefunde

- Systolische Strömungsgeräusche bei der Auskulation der Gefäße sind Frühzeichen der arteriellen Verschlußkrankheit; immer auf fehlende

Tabelle 25.6. Differentialdiagnostik der belastungsabhängigen Wadenschmerzen

Form der Claudicatio	Linderung der Beschwerden durch ...
Klassische claudicatio intermittens (Arterielle Verschlußkrankheit)	bloßes Stehenbleiben
Claudicatio intermittens venosa (Chronisch venöse Insuffizienz)	Beinhochlagerung
Claudicatio intermittens der Cauda equina (Verengter lumbaler Spinalkanal)	Sitzen, Kyphosierung der Wirbelsäule

Fußpulse und Hautveränderungen im Bereich der unteren Extremität achten, ggf. Gehtest und Lagerungsprobe nach Ratschow

- Prall gefüllte Venen mit Schwellung und livider Verfärbung gehören zum Symptomenkomplex der Varikosis; zur Erhebung des Venenstatus gehören auch der Trendelenburg-Test sowie der Ausschluß einer Phlebothrombose (Homans-Zeichen, Lowenberg-Test, Meyer-Druckpunkte)
- Zunehmend schmerzhafte, an den Füßen beginnende Parästhesien, Hyporeflexie (zunächst ASR), später Muskelatrophien und schlaffe Lähmungen findet man bei Polyneuropathie. Parästhesien – evtl. Gangunsicherheit, Muskelzuckungen und tachykarde Rhythmusstörungen – kommen auch bei Hypomagnesiämie vor

Technische Untersuchungen

Die Beurteilung von Störungen im Wasser- und Elektrolythaushalt anhand der Bestimmung von Natrium, Kalzium, Magnesium, Hb und Hk ist vielfach problematisch. So können beispielsweise ausgeprägte Defizite der Magnesiumspeicher auch bei normalen Serumspiegel vorliegen.

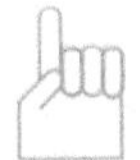

25.15.4 Entscheidungen über nachfolgende Maßnahmen

Besteht der Verdacht auf eine vaskuläre Erkrankung, so ist je nach Grundleiden eine spezifische Diagnostik und Therapie erforderlich. Eine Polyneuropathie erfordert zur weiteren Abklärung oft die Überweisung zum Neurologen.

Vorläufige therapeutische Maßnahmen

Bei Wadenkrämpfen weitgehend unklarer Ursache bestehen verschiedene – teils umstrittene – Ansätze zur medikamentösen Therapie. In Frage kommen Magnesiumpräparate und Chininsulfat. Vitamin B_1 sowie ggf. Verapamil und Medikamente aus der Gruppe der Antiepileptika. Häufig sind physikalische Maßnahmen ebenso gut wirksam. Hierzu gehören insbesondere Massage und Streckung der betroffenen Muskulatur bzw. Aktivierung der Antagonisten (am besten durch starke Dorsalflexion des Fußes).

Auch ein Magnet zwischen Matratze und Bettlaken, das Anheben des Kopfteiles des Bettes und die Entleerung der Harnblase sollen wirksame Methoden sein.

Weitere differentialdiagnostische Maßnahmen

- Bei Verdacht auf Magnesiummangel Hyperventilationsversuch, EKG, ggf. Vorstellung beim Neurologen
- Bei Gefäßerkrankungen kommen insbesondere Ultraschall-Doppler-Sonographie und Arterio- bzw. Phlebographie in Betracht. Besteht der Verdacht auf eine tiefe Bein- oder Beckenvenenthrombose muß sofortige Krankenhauseinweisung erfolgen

- Die Suche nach der Ursache einer Polyneuropathie macht zahlreiche Laboruntersuchungen erforderlich. Initial müssen Blutbild, BKS, Blutzucker, Kreatinin, Leberenzyme sowie Elektrolyte und Vitamin B_{12} im Serum bestimmt werden. Bei Verdacht auf Myopathie ist auf eine Erhöhung der Muskelenzyme (CK, GOT, LDH) zu achten

DD 25.15.5 Differentialdiagnostik

Magnesiummangelsyndrom

Ätiologie

- Einseitige Ernährung, Unterernährung und Malabsorptionssyndrom, daher häufig bei chronischem Alkoholismus
- Vermehrter Bedarf, besonders in der Schwangerschaft
- Erhöhte renale Ausscheidung (z.B. Diuretikatherapie)
- Chronisches Erbrechen und chronische Diarrhoe
- Stoffwechselstörungen, z.B. Hyperaldosteronismus, Hyperthyreose, Hyper- und Hypoparathyreoidismus, diabetische Ketoazidose

Epidemiologie. Das Krankheitsbild ist weit verbreitet, wird jedoch aufgrund der Symtomenvielfalt und der schweren Nachweisbarkeit häufig nicht erkannt. Eine echte Hypomagnesiämie kann auch bei normalem Gesamtserumspiegel vorliegen!

Klinik. Es kann zu einem abwechslungsreichen Bild mit mehreren der in Tabelle 25.7 genannten Symptomen kommen. Das anfallsweise und wechselhafte Auftreten der Beschwerden führt oft zu Fehldeutungen.

Sicherung der Diagnose. Hypomagnesiämie, Hyperreflexie, positives Chvostek-Zeichen und Hyperventilationsversuch können zur Diagnose führen.

Therapie. Substitution durch Magnesiumpräparate.

Tabelle 25.7. Häufige Symptome bei Magnesiummangel

Zerebrale Symptome	*Viszerale Symptome*
• Kopfdruck • Schwindel • Verstimmung, innere Unruhe • Stand- und Gangunsicherheit	• Spasmen (Magen, Darm, Anus) • Gesteigerte Peristaltik • Diarrhoe
Periphere Symptome	*Kardiale Symptome*
• Wadenkrämpfe, Fußsohlenkrämpfe • Krämpfe der HWS-Muskulatur • Parästhesien (Füße, Hände)	• Stenokardien • Tachykarde Rhythmusstörungen • Erhöhte Digitalisempfindlichkeit

Restless-legs-Snydrom

Ätiologie. Die Ursache ist unklar; gelegentliches Auftreten in Verbindung mit einer Polyneuropathie oder Anämie.

Epidemiologie. Betroffen sind überwiegend Frauen, eine familiäre Häufung wird beobachtet.

Klinik. Es besteht eine Unfähigkeit, die Beine still zu halten. Sobald sie in eine ruhende Stellung kommen (besonders beim Liegen oder längerem Sitzen) treten äußerst unangenehme, schwer definierbare Sensationen, teils Schmerzen oder Parästhesien, beidseits in Ober- und Unterschenkel auf. Die Beschwerden verschwinden bei Bewegung, so daß die Patienten unruhig hin- und herlaufen.

Sicherung der Diagnose. Sie muß anhand der Symptomenbeschreibung gestellt werden, weiterhin müssen Polyneuropathie und Anämie als Ursache ausgeschlossen werden (neurologische Untersuchung, Blutbild, Vitamin-B_{12}-Spiegel bestimmen, ggf. EMG, ENG).

Therapie. Bei Beschwerdebeginn sofortiges Aufstehen, Bewegungsübungen, ggf. Krankengymnastik, Reizstromtherapie, transkutane elektrische Nervenstimulation. Möglichst keine Medikamente; in Frage kommen niedrigdosierte Neuroleptika, β-Blocker oder Carbamazepin.

Polyneuropathie

Siehe Kap. 27.1 und 27.2

Arterielle Verschlußkrankheit

Siehe Kap. 20.2

Varikosis

Siehe Kap. 20.3

Weitere seltene Differentialdiagnosen

- Groenblad-Strandberg-Syndrom
- Prärenales Nierenversagen
- Mc-Ardle-Krankheit

Zum Fallbeispiel

Es fanden sich keine Hinweise auf eine zugrundeliegende Erkrankung, so daß die Ursache zunächst offen blieb (evtl. Laxantienabusus, übermäßiges Schwitzen, unbekannte Selbstmedikamentation etc.).

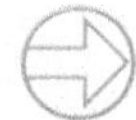

25.15.6 Allgemeine anliegenbezogene Maßnahmen

Viele ältere Menschen werden nachts von unangenehmen, schwer zu behandelnden Wadenkrämpfen geweckt. Um eine neuromuskuläre Erkrankung auszuschließen, sind neben der Erhebung des Lokal- und Laborbefundes eine gründliche neurologische Untersuchung wie auch anamnestische Angaben über renale, intestinale und endokrine Krankheiten sowie über die tägliche Flüssigkeitsbilanz erforderlich.

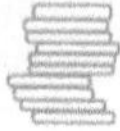

Literaturhinweise

Fischer GC (Hrsg) (1991) Geriatrie für die hausärztliche Praxis. Springer, Berlin Heidelberg New York Tokyo

George J, Javid M, Young JB (1989) Rest cramps in the elderly. Journal of the Royal College of Physicians of London 23: 103–106

Heisig N (Hrsg) (1985) Innere Medizin in der ärztlichen Praxis, 2. Aufl. Thieme, Stuttgart New York

Holtmeier HJ (1988) Das Magnesiummangelsyndrom. Hippokrates, Stuttgart

Siegenthaler W (Hrsg) (1988) Differentialdiagnose innerer Krankheiten, 16. Aufl. Thieme, Stuttgart New York

26 Das zentrale Nervensystem (ZNS) betreffende Anliegen

26.1 Bewußtlosigkeit

A. Hattendorf

Vorbemerkung

„Bewußtlosigkeit“ ist grundsätzlich eine Notfalldiagnose, die maßgeblich durch Herz-Kreislauf-Erkrankungen, Intoxikationen, zerebrovaskuläre Insulte, neurologische Erkrankungen und Stoffwechselkomata verursacht wird und sofortiges Handeln erfordert. Ziel der präklinischen Phase sind Aufrechterhaltung der Vitalfunktionen und Herstellung der Transportfähigkeit unter Berücksichtigung einer orientierenden Kurzdiagnostik. Häufig finden sich jedoch Synkopen, d.h. kurzdauernde Bewußtseinsverluste, durch vorübergehende zerebrale Mangeldurchblutung, die beim Eintreffen des Arztes bereits wieder abgeklungen sind oder die als anamnestische Angabe während eines Sprechstundenbesuches – unter Umständen erst Tage später – gemacht werden. Besonders ältere Menschen sind der Rezidivgefahr mit plötzlichem Tod ausgesetzt, so daß eine umfangreiche diagnostische Abklärung erforderlich ist.

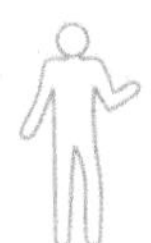

26.1.1 Fallbeispiel

Den Allgemeinarzt erreicht in der Praxis ein Notruf aus einem nahegelegenen Supermarkt. Eine ältere Dame sei plötzlich kollabiert und nicht ansprechbar. Er begibt sich sofort zum Notfallort und läßt gleichzeitig durch seine Arzthelferin einen Rettungswagen bestellen. Beim Eintreffen findet er die Patientin in Schocklage im Büro des Marktleiters vor. Sie ist wieder ansprechbar, wirkt aber desorientiert. Blutdruck und Blutzuckerschnelltest sind normal, der Puls ist langsam und unregelmäßig (44 Schläge). Die Patientin gibt an, jeweils ein Medikament „für die Durchblutung“ und „für das Herz“ zu nehmen. Der Arzt legt einen venösen Zugang und begleitet sie zur weiteren Diagnostik in die nächste medizinische Klinik.

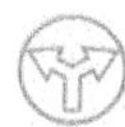

26.1.2 Differentialdiagnostisches Grobraster

- ***Koma***
  - Hypoxie durch Kreislaufstillstand, Schock, Ateminsuffizienz
  - zerebrovaskulär (z.B. Apoplex)
  - traumatisch (z.B. Hirnkontusion)
  - intrazerebrale Raumforderung
  - metabolisch (z.B. diabetisches Koma)
- ***Synkope oder passagere Bewußtlosigkeit***
  - kardial (z.B. Rhythmusstörungen)
  - vaskulär (z.B. Anfallsleiden, Commotio)

Die differentialdiagnostischen Vorüberlegungen faßt Abb. 26.1 zusammen.

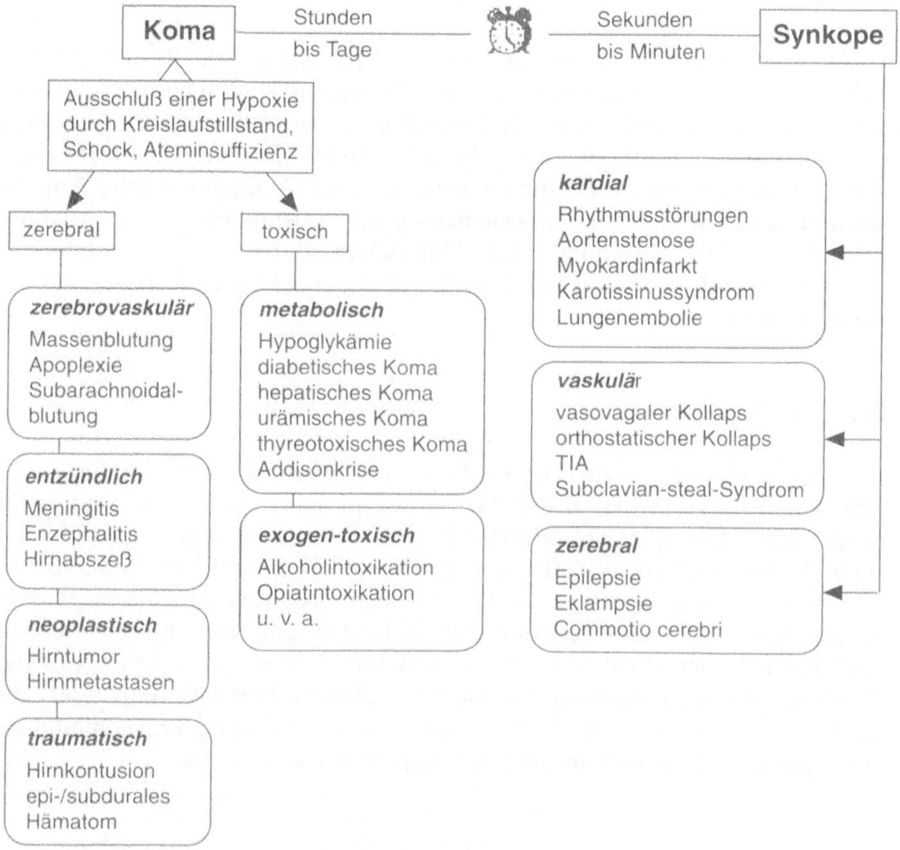

Koma — Stunden bis Tage — Sekunden bis Minuten — Synkope

Ausschluß einer Hypoxie durch Kreislaufstillstand, Schock, Ateminsuffizienz

zerebral

zerebrovaskulär
Massenblutung
Apoplexie
Subarachnoidalblutung

entzündlich
Meningitis
Enzephalitis
Hirnabszeß

neoplastisch
Hirntumor
Hirnmetastasen

traumatisch
Hirnkontusion
epi-/subdurales Hämatom

toxisch

metabolisch
Hypoglykämie
diabetisches Koma
hepatisches Koma
urämisches Koma
thyreotoxisches Koma
Addisonkrise

exogen-toxisch
Alkoholintoxikation
Opiatintoxikation
u. v. a.

Synkope

kardial
Rhythmusstörungen
Aortenstenose
Myokardinfarkt
Karotissinussyndrom
Lungenembolie

vaskulär
vasovagaler Kollaps
orthostatischer Kollaps
TIA
Subclavian-steal-Syndrom

zerebral
Epilepsie
Eklampsie
Commotio cerebri

Abb. 26.1. Differentialdiagnostische Überlegungen bei Bewußtlosigkeit

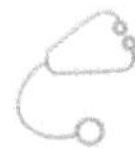

26.1.3 Primärdiagnostik

Anamnestische Angaben

- Bei bereits zurückliegenden Ereignissen ist zunächst zu klären, was der Patient mit „Bewußtlosigkeit“ wirklich meint,
- Prodromalsymptome wie Schwarzwerden vor den Augen, Schwäche, Gähnen und gastrointestinale Beschwerden finden sich oft bei vasovagaler Synkope, während Herzrhythmusstörungen meist ohne Vorboten zur Bewußtlosigkeit führen.
- Husten, Miktion und Defäkation, besonders bei Männern mit chronisch-obstruktiver Lungenerkrankung, sind typische Auslöser der sog. postpressorischen Synkopen.
- Vorübergehende Sprach- und Sehstörungen sowie leichte Parästhesien treten in Verbindung mit einer transitorisch-ischämischen Attacke (TIA) auf.
- Befragung Beobachtender hinsichtlich epileptischer Symptome, Plötzlichkeit und Entwicklung des Geschehens
- Synkopen nach Armarbeit sprechen für ein Subclaviansteal-Syndrom
- Immer nach Risikofaktoren und Symptomen der koronaren Herzkrankheit (Brustschmerzen?), Lungenembolie (Beinvenenthrombose?), bekannten Vorerkrankungen und eingenommenen Medikamenten fragen!

Untersuchungsbefunde

- Beurteilung von Puls und Blutdruck (Messung im Stehen und Liegen) zur Erfassung der hypotonen Kreislaufregulationsstörungen sowie Untersuchung des Herzens (Spitzenstoß, Rhythmus, Töne, Geräusche)
- Bei Halsvenenstauung und Tachypnoe besteht Verdacht auf Lungenembolie,
- Neurologische Untersuchung incl. Auskultation der Karotis als Hinweis auf TIA oder Apoplexie

Technische Untersuchungsbefunde

Initial EKG und Bestimmung von Blutbild, Elektrolyten, Kreatinin und Muskelenzymen, ggf. auch Herzglykosidspiegel.

> **Bei jedem Kollaps ist auch an einen Volumenmangel durch innere Blutungen (z.B. Ulzera, Extrauteringravidität) zu denken!**

Die Primärdiagnostik bei komatösen Patienten ist schematisch in Abb. 26.2 dargestellt.

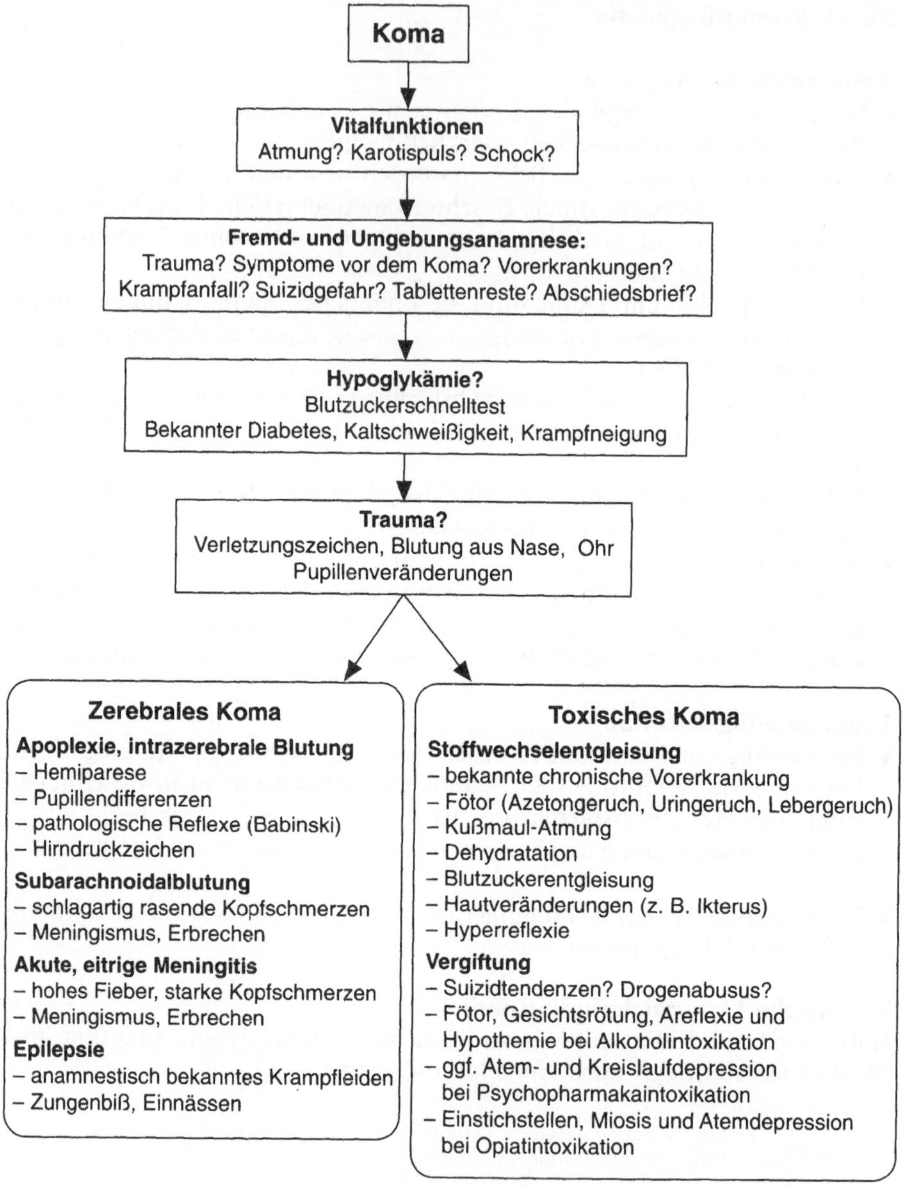

Koma

↓

Vitalfunktionen
Atmung? Karotispuls? Schock?

↓

Fremd- und Umgebungsanamnese:
Trauma? Symptome vor dem Koma? Vorerkrankungen?
Krampfanfall? Suizidgefahr? Tablettenreste? Abschiedsbrief?

↓

Hypoglykämie?
Blutzuckerschnelltest
Bekannter Diabetes, Kaltschweißigkeit, Krampfneigung

↓

Trauma?
Verletzungszeichen, Blutung aus Nase, Ohr
Pupillenveränderungen

↙ ↘

Zerebrales Koma

Apoplexie, intrazerebrale Blutung
- Hemiparese
- Pupillendifferenzen
- pathologische Reflexe (Babinski)
- Hirndruckzeichen

Subarachnoidalblutung
- schlagartig rasende Kopfschmerzen
- Meningismus, Erbrechen

Akute, eitrige Meningitis
- hohes Fieber, starke Kopfschmerzen
- Meningismus, Erbrechen

Epilepsie
- anamnestisch bekanntes Krampfleiden
- Zungenbiß, Einnässen

Toxisches Koma

Stoffwechselentgleisung
- bekannte chronische Vorerkrankung
- Fötor (Azetongeruch, Uringeruch, Lebergeruch)
- Kußmaul-Atmung
- Dehydratation
- Blutzuckerentgleisung
- Hautveränderungen (z. B. Ikterus)
- Hyperreflexie

Vergiftung
- Suizidtendenzen? Drogenabusus?
- Fötor, Gesichtsrötung, Areflexie und Hypothemie bei Alkoholintoxikation
- ggf. Atem- und Kreislaufdepression bei Psychopharmakaintoxikation
- Einstichstellen, Miosis und Atemdepression bei Opiatintoxikation

Abb. 26.2. Primärdiagnostik bei Bewußtlosigkeit

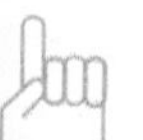

26.1.4 Entscheidungen über nachfolgende Maßnahmen

- *Notfallbehandlung bei Bewußtlosigkeit*
  - Stabile Seitenlage, bei aufgehobenen Schutzreflexen oder Atemstörungen in jedem Fall Intubation, Beatmung

- Sicherung der Vitalfunktionen, Sauerstoffgabe, Infusion, EKG-Monitoring
- Spezifische Maßnahmen je nach Ursache des Komas (z.B. Glukosegaben, Hirndrucksenkung, Sedierung, Atropin)
- Kliniktransport mit Notarztwagen

• ***Krankenhauseinweisung***
Bei einer Synkope ist besonders bei den in Abb. 26.3 genannten Verdachtsdiagnosen sowie bei älteren und alleinstehenden Menschen eine stationäre Diagnostik bzw. Therapie erforderlich.

Vorläufige therapeutische Maßnahmen

- Hypotone Kreislaufregulationsstörungen werden ambulant behandelt: Flachlagerung, Beruhigung, ggf. Antihypotonika
- Bei zurückliegender Bewußtlosigkeit und weiterer Behandlung in der Praxis: engmaschige Kontrolle und genaue Belehrung (körperliche Schonung, sofortiger Arztruf bei erneuten präsynkopalen Beschwerden), ggf. präventive Behandlung entsprechend der Verdachtsdiagnose (z.B. Diabetes mellitus-Neueinstellung)

Weitere differentialdiagnostische Maßnahmen
In Frage kommen Schellong-Test, Orthostase-Test, Karotissinusstimulation, Langzeit- und Belastungs-EKG, Echokardiographie, elektrophysiologische Untersuchungen, Karotis-Doppler-Sonographie, Koronarangiographie, EEG und CCT.

(DD) 26.1.5 Differentialdiagnostik

Für die wichtigsten mit Bewußtlosigkeit einhergehenden Krankheitsbilder s. auch Abb. 26.1.

A ortenstenose
L ungenembolie
A kute innere Blutungen
R hythmusstörungen
M yokardinfarkt

Abb. 26.3. „Alarm-Diagnosen" bei synkopalen Anfällen

Hypoglykämisches Koma

Ätiologie. Diabetes mellitus, Alkoholintoxikation, Insulinome und chronische Lebererkrankungen sind häufigste Ursachen der Hypoglykämie, die in schweren Fällen schnell irreversible Hirnschäden verursachen kann.

Epidemiologie. Maßgebliches Vorkommen im Rahmen eines Dosierungsfehlers beim insulinpflichtigen Diabetes mellitus.

Klinik. Heißhunger, Kopfschmerzen, Verwirrtheit, Angst, Zittern und Sprachstörungen; schließlich Koma mit Tachykardie, Schweißausbrüchen, ggf. Krampfanfällen.

Sicherung der Diagnose. Blutzuckerschnelltest mittels Teststreifen (BZ <50 mg/dl).

Therapie. 40 ml 40 %ige Glukose i.v. (führt meist zur prompten Aufklärung des Bewußtseins). Vitalfunktionen sichern, Klinikeinweisung.

Die Glukosegabe dient auch als *Diagnostikum:* Sie verursacht beim hyperglykämischen Coma diabeticum keine weiteren Schäden, läßt aber eine Hypoglykämie weitgehend ausschließen, sofern keine Besserung eintritt.

Kreislaufkollaps (Synonym: Ohnmacht)

Ätiologie/Epidemiologie. Hypotone Kreislaufregulationsstörung mit folgenden Manifestationsformen:

- Vasovagale Synkope: in allen Altersgruppen durch erhöhten Vagotonus bei emotionalen Belastungen, Schmerzen, Schlafmangel etc.
- Orthostasesyndrom: besonders bei jungen Menschen, häufiger bei Frauen, verursacht durch plötzliches Aufstehen, auch nach längerer Bettlägerigkeit, beim „Spalierstehen" oder durch Medikamente, z.B. in der Initalphase der Hypertoniebehandlung
- Postpressorische Synkope: hauptsächlich bei Männern durch verminderten Blutrückstrom aus dem Abdomen beim Husten, bei der Miktion, Defäkation und ähnlichen pressorischen Anstrengungen

Klinik. Vorboten der Bewußtlosigkeit sind Schwarzwerden vor den Augen, Schwächegefühl, Schwindel und gastrointestinale Beschwerden. In allen Fällen kommt es zum akuten Blutdruckabfall, bei der vasovagalen Form gleichzeitig erhebliche Bradykardie, beim orthostatischen Kollaps hingegen Anstieg der Herzfrequenz.

Sicherung der Diagnose. Schellong-Test, Orthostase-Test, Ausschluß anderer Formen der Synkope.

Therapie. Sofortige Schocklagerung führt zur Wiedererlangung des Bewußtseins; Atropin oder Sympathomimetika sind zur Akuttherapie selten erforderlich. Zur Prophylaxe weiterer Synkopen eingehende Beratung (plötzliches Aufstehen vermeiden, salzreiche Kost, keine Saunabesuche usw.), ggf.

Antihypotonika (Mineralokortikoide, Dihydroergotamin, adrenerge Substanzen). Eine Dauerhypotonie *ohne* Beschwerden wird jedoch nicht medikamentös behandelt.

Epilepsie (Synonym: Grand mal, großer Krampfanfall)

Ätiologie. Hirnfunktionsstörung, die idiopathisch (genuine Epilepsie) oder symptomatisch bei Alkoholkrankheit, Hypoglykämie, Coma hepaticum, Hirntrauma, Intoxikationen u.a. auftritt.

Epidemiologie. 0,5 % der Bevölkerung sind betroffen! Besonders bei der idiopathischen Form findet man eine familiäre Häufung.

Klinik. Ca. 30 sek dauernder generalisierter tonischer Krampfanfall mit Apnoe, oft Zungenbiß und Urinabgang, gefolgt von klonischen Muskelzukkungen. Nach etwa 1–2 min geht der Anfall in einen komatösen, später stuporösen Zustand über.

Sicherung der Diagnose. EEG: Ausschluß einer Grunderkrankung, die mit symptomatischen Krampfanfällen einhergeht (s. oben).

Therapie. Entsprechende Lagerung zum Schutz vor Verletzungen, Diazepam (während des Anfalles am besten als Valiquid® – Tropfen über die Mundschleimhaut). Atemwege freihalten, ggf. Mundkeil, Klinikeinweisung mit ärztlicher Transportbegleitung.

Zum Fallbeispiel
Aus dem Entlassungsbrief der Klinik geht hervor, daß es sich um einen AV-Block 3. Grades auf der Basis einer ausgeprägten koronaren Herzkrankheit handelt. Ein Myokardinfarkt konnte ausgeschlossen werden. Die Patientin wurde mit einem Herzschrittmacher versorgt.

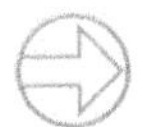

26.1.6 Allgemeine anliegenbezogene Maßnahmen

Während bei bewußtlosen Patienten die Sicherung und Erhaltung der Vitalfunktionen bis zur Übergabe an den Not- oder Klinikarzt entscheidend sind, steht bei synkopalen Anfällen die an der Differentialdiagnostik orientierte Therapie mit dem Ziel der Vermeidung von Rezidiven im Vordergrund. Vielfach handelt es sich um ein Warnsymptom einer therapiebedürftigen Grunderkrankung, andererseits können rezidivierende, mit Stürzen und somit weiterer Verletzungsgefahr einhergehende Synkopen dazu führen, daß alte Menschen auf Dauer bettlägerig oder institutionalisiert werden. Jedoch kann trotz umfangreicher diagnostischer Methoden die Ursache nur bei etwa der Hälfte der Patienten geklärt werden.

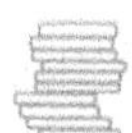

Literaturhinweise

Dohlen TW von, Frank MJ (1989) Presyncope and syncope. Postgraduate Medicine 86: 85–96

Heisig N (Hrsg) (1985) Innere Medizin in der ärztlichen Praxis, 2. Aufl. Thieme, Stuttgart New York

Koehler F (1990) Koma-Bewußtlosigkeit. In: Kontokollias JS, Regensburger D (Hrsg) Arzt im Rettungsdienst. Stumpf & Kossendey, Edewecht

Mumenthaler M (1990) Neurologie, 9. Aufl. Thieme, Stuttgart New York

Schuster HP (1989) Notfallmedizin, 4. Aufl. Enke, Stuttgart

Siegenthaler W (Hrsg) (1988) Differentialdiagnose innerer Krankheiten, 16. Aufl. Thieme, Stuttgart New York

Whiteside-Yim C (1987) Syncope in the elderly: a clinical approach. Geriatrics 42:37–41

26.2 Schlaganfall

J. Pangritz

Vorbemerkung

Äußert ein Patient oder Angehöriger den Verdacht er „sei vom Schlag getroffen worden" oder er habe eine kurzzeitige Lähmung bemerkt, so ist eine gründliche Durchuntersuchung des Patienten angezeigt. Nicht jeder vom Laien vermutete „Schlaganfall" erfüllt aus medizinischer Sicht diesen Tatbestand. Bei der Betreuung von 1000 Patienten im Jahr in einer allgemeinmedizinischen Praxis, wird durchschnittlich bei einem Patienten eine transiente ischämische Attacke (TIA) und bei 3 Patienten ein Schlaganfall auftreten. Männer haben ein höheres Schlaganfallrisiko als Frauen. Risikofaktoren sind: Hypertonie, Hypercholesterinämie, Diabetes mellitus und Nikotinabusus. Erkrankungen, welche mit einer erhöhten Schlaganfallrate einhergehen sind: Kardiale Erkrankungen (Vitien, Vorhofflimmern, Herzinfarkt etc.) und die arterielle Verschlußkrankheit.

Aussagen zur Prognose sind zum Zeitpunkt der Diagnosestellung nicht möglich. Das Spektrum der Möglichkeit reicht vom folgenlosen Verlauf über unterschiedliche Grade der Behinderung bis zum letalen Ausgang.

Subjektiv erlebt der Patient die auftretenden Symptome mit größter Sorge und Angst vor bleibenden Schäden. Die besondere Situation in der sich der Patient befindet, sollte im Arzt-Patienten-Gespräch Berücksichtigung finden.

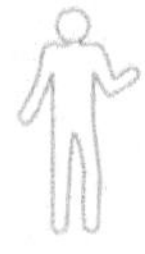

26.2.1 Fallbeispiel

Eine 50jährige Patientin berichtet, daß sie morgens beim Aufstehen heftige Schwindelgefühle mit Übelkeit und Gangunsicherheit verspürt habe. Die rechte Hand sei vorübergehend kraftlos gewesen. Anamnestisch ist seit Jahren ein Bluthochdruck bekannt.

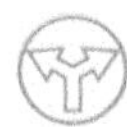

26.2.2 Differentialdiagnostisches Grobraster

Ursächlich kommen bei zerebralen Funktionsstörungen folgende Erkrankungen in Frage:

- Kardiogene Erkrankungen (z.B. Thromboembolie bei VH-Flimmern)
- Zerebrale Durchblutungsstörungen bei Atherosklerose
- Hypo-/Hypertone Dysregulation
- Otologische Ursachen
- Metabolische Ursachen (z.B. Hypoglykämie)
- Neurologische Erkrankungen
- Intoxikationen
- intrakranielle Blutungen.

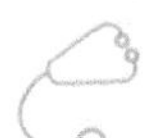

26.2.3 Primärdiagnostik

Anamnestische Angaben

- Ähnliche Attacken in der Vorgeschichte?
- Zeitpunkt des Auftretens der Symptome: Typisch für zerebrale Insulte: frühe Morgenstunden
- ***Plötzlich auftretende Lähmungen*** bei Gefäßverschlüssen oder Blutungen
- ***Schwindelgefühl*** bei Lagewechsel ohne Nystagmus und neurologische Ausfälle spricht für orthostatische Dysregulation, mit auslösbarem Nystagmus bei vestibulärem Schwindel, Menière-Attacken, Hirnstamm- und Kleinhirninfarkte und Intoxikationen
- ***Schmerzen*** im Thorax und Abdomenbereich bei Myokardinfarkt
- ***Kopfschmerzen*** bei Migraine accompagée, Trigeminusneuralgie, Subarachnoidalblutung, entzündlichen intrakraniellen Prozessen, Hypertonie, Arteriitis temporalis, sowie bei Erkrankungen im Bereich der Ohren, Halswirbelsäule und bei Intoxikationen.

Untersuchungsbefunde

- Stets sorgfältige ausführliche Ganzkörperuntersuchung mit besonderer Berücksichtigung der neurologischen und kardiovaskulären Befunde, ferner BZ-Schnelltest
- ***Halbseitensymptomatik*** oft mit ***Bewußtseinsstörungen*** bei zerebralem Insult, intrakranielle Blutung, kardiogene Thrombembolie
- Bewußtseinsstörung führend bei Stoffwechselentgleisung und Intoxikationen
- ***Störungen der Sprache, Koordination*** und des ***Visus*** bei Durchblutungsstörungen des ZNS, Multipler Sklerose, Intoxikationen
- ***Nackensteife*** bei entzündlichen intrakraniellen Prozessen und bei Subarachnoidalblutung.

Technische Untersuchungsbefunde
Zunächst: Blutdruck

Labor: Blutzucker, Elektrolyte, Blutbild, BSG, Kreatinin

EKG: Rhythmusstörungen? (absolute Arrhythmie bei Vorhofflimmern, Bradyarrhythmie, Infarkt)

Zur Erfassung von Risikofaktoren: Cholesterin, Triglyzeride.

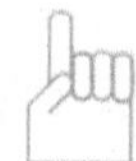

26.2.4 Entscheidung über nachfolgende Maßnahmen

- *Sofortige Krankenhauseinweisung* bei Verdacht auf progredienten oder kompletten Insult, intrakranieller Blutung und Intoxikation
- Einweisung in eine ***internistische Klinik*** bei ischämischem Insult mit internistischen Grunderkrankungen
- Einweisung in die nächstgelegene ***neurologische Klinik*** bei unklarem Krankheitsbild und Alter unter 60 Jahren
- Möglichst schnelle diagnostische Abklärung beim Neurologen und Internisten bei transienter ischämischer Attacke (TIA).
- Labor mit BSG, Blutbild, Glukose, Cholesterin, Triglyzeride, Leber- und Nierenwerte, CK und Gerinnung
- Bei Annahme einer entzündlichen Erkrankung Veranlassung spezieller Laboruntersuchungen: Antinukleäre Faktoren, Luesserologie, Virustiter, Immunelektrophorese, Blutkultur, ggf. Liquoruntersuchung (Lumbalpunktion)

Vorläufige therapeutische Maßnahmen
- Therapeutische Beeinflussung erkrankter Risikofaktoren wie Hypertonie, Übergewicht, Hypercholesterinämie, Diabetes mellitus, Vorhofflimmern.
- Kalziumantagonisten (Nifedipin) bei hypertensiver Enzephalopathie 5–20 mg sublingual.
- Thrombozytenaggregationshemmer unter Beachtung der Kontraindikationen.

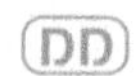

26.2.5 Differentialdiagnostik

Vertebrobasiläre Insuffizienz

Ätiologie. Bewegungsunabhängige Minderdurchblutung der Vertebralarterien bei Atherosklerose oder Anzapfphänomen

Klinik. Schwindelerscheinungen, Ataxie, Visusstörungen, evtl. kurzzeitige Erblindung, Schwäche in beiden Beinen, evtl. mit Sturz, Kopfschmerzen

Sicherung der Diagnose. Klinischer Befund, seitenvergleichende Blutdruckmessung, Dopplersonographie der Halsgefäße, Röntgen der HWS

Therapie. Behandlung bestehender Grunderkrankungen wie Herzinsuffizienz, Herzrhythmusstörungen, Hypo- oder Hypertonie, Gabe von Thrombozytenaggregationshemmern

M. Binswanger (Subkortikale arteriosklerotische Enzephalopathie)

Ätiologie. Demyelinisierung des Marklagers infolge einer Mikroangiopathie bei lange Zeit bestehender arterieller Hypertonie.

Epidemiologie. Manifestation meist nach dem 60. Lebensjahr.

Klinik. Fortschreitende Persönlichkeitsveränderung mit Nachlassen der intellektuellen Leistungsfähigkeit sowie wiederholtem Auftreten von cerebralen Insulten. Die morphologischen Veränderungen führen chronisch-progredient zur Demenz.

Sicherung der Diagnose. Nachweis ausgedehnter Demyelinisierung des Marklagers im CCT.

Therapie und Verlaufskontrolle. Die Therapie berücksichtigt sowohl die Belange des Patienten als auch die der Angehörigen. Diese sollten über den Verlauf der Erkrankung und den Umgang mit dem oftmals affektiv labilen Kranken möglichst frühzeitig informiert werden. Konflikte, die aus einer Überforderung des Patienten oder aus Unverständnis der Angehörigen entstehen, können so weitgehend vermieden werden.

Die medikamentöse Verbesserung der zerebralen Durchblutung wäre wünschenswert. Da die Hirngefäße durch Medikamente aber nicht erweitert werden können, wird eine Verbesserung der Hirndurchblutung über die Beeinflussung der Blutzirkulation im allgemeinen angestrebt, d.h. Behandlung einer evtl. bestehenden Herzinsuffizienz oder von Herzrhythmusstörungen.

Bei nächtlicher Unruhe sollte eine Sedierung gewählt werden, welche den Blutdruck möglichst wenig senkt (z.B. Melperon).

Karotisstenose

Ätiologie. Arteriosklerotische Veränderung der Gefäßwand. Es gibt eine Vielzahl endogener und exogener Risikofaktoren, welche einzeln oder in Kombination für das Entstehen der Arteriosklerose verantwortlich sind (Hypertonie, Nikotin, Hyperlipidämie, Diabetes mellitus, Übergewicht).

Epidemiologie. Jenseits des 50. Lebensjahres bestehen Stenosen der extrakraniellen Zerebralarterien etwa bei jedem zweiten Menschen. Etwa 25 % aller Schlaganfälle beruhen auf Stenosen oder Verschlüssen der hirnzuführenden Gefäße. Stenosen treten bei den extrakraniellen Hirnarterien am häufigsten an der A. carotis interna auf (ca. 70 %), gefolgt von der A. vertebralis (ca. 18 %). Die A. carotis communis und die A. carotis externa sind seltener betroffen (ca. 2,5–3 %).

Klinik. Sowohl Stenosen als auch Totalobliterationen der A. carotis interna oder A. vertebralis können zeitlebens klinisch stumm bleiben, sofern eine kompensatorische Blutversorgung über den Circulus arteriosus Willisi sowie über die Anastomosen mit der A. carotis externa besteht.

Klinische Beschwerden treten meist dann auf, wenn der systemische Blutdruck einen kritischen Wert unterschreitet oder wenn sich Plaques bzw. thrombotisches Material löst und eine zerebrale Thromboembolie entsteht.

Sicherung der Diagnose. Bei Verdacht auf eine Stenose einer extrakraniellen Arterie sollte zunächst die Palpation und Auskultation der Gefäße sowie die doppelseitige Blutdruckmessung erfolgen. Ergänzt wird die Diagnostik durch spezielle Dopplersonographieuntersuchungen. Eine angiographische Darstellung der Halsgefäße sollte nur im Rahmen präoperativer Untersuchungen und möglichst nur als digitale Subtraktionsangiographie durchgeführt werden.

Therapie. Die Behandlung hängt von Ort und Ausmaß der Stenose sowie der Klinik ab. Zur Klärung einer OP Indikation sollte eine konsiliarische Vorstellung in einer Fachabteilung erfolgen.

Die medikamentöse Therapie beschränkt sich auf die Stabilisierung des systemischen Blutdruckes (z.B. bei Herzinsuffizienz oder Herzrhythmusstörungen) und die Rezidivprophylaxe von Thromboembolien durch Thrombozytenaggregationshemmer (z.B. 100 mg Acetylsalizylsäure/d).

Hypoglykämie

Ätiologie. Mögliche Ursachen sind:

- Überdosierung blutzuckersenkender Medikamente oder fehlende Nahrungsaufnahme nach Medikamentenapplikation
- Postprandiales Hypoglykämiesyndrom, meist verstärkt nach körperlicher Belastung
- Insulinom (selten)

Klinik. Heißhunger, Schweißausbruch, Blässe, Kopfschmerzen, Herzklopfen, Schwindel, Sehstörungen, Parästhesien, Unruhe, Bewußtseinsstörungen, psychotische Zustände, Schock.

Sicherung der Diagnose. Blutglukosebestimmung.

Therapie. Je nach Klinik intravenöse oder orale Kohlenhydratgabe, Korrektur der Medikation, ggf. weitere Diagnostik.

Weitere seltene Differentialdiagnosen

Sinusvenenthrombose, vaskuläre Enzephalopathie (M. Binswanger), Meningitis, Enzephalitis, Hirntumoren.

Zum Fallbeispiel

Bei der Patientin handelte es sich um eine TIA. Die weitere, sorgsam durchgeführte Diagnostik ergab, daß eine Karotisstenose mit thrombotischen Gefäßwandauflagerungen bestand.

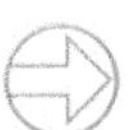

26.2.6 Allgemeine anliegenbezogene Maßnahmen

Zielgruppe der häuslichen Rehabilitation ist nicht nur der jeweilige Patient, sondern gleichermaßen seine Angehörigen, insbesondere wenn von diesen Pflegeleistungen erwartet werden. Entscheidend für den Erfolg der häuslichen Pflege ist der Erhalt von Motivation und Arbeitskraft der hauptsächlich mit der Pflege betrauten Person. Hierzu kann der Hausarzt beitragen, indem er auf die Erfüllung folgender Forderungen hinwirkt:

- Klare, gegeneinander abgegrenzte und konsequent durchgehaltene Aufgabenverteilung innerhalb der Familie
- Soweit möglich räumliche Trennung der Bereiche des Kranken und der hauptsächlich pflegenden Person, wobei vor allem für Pflegende ausreichende Möglichkeiten des Sich-zurückziehens gegeben sein sollten. (z.B. Schaffung einer eigenen Arbeit bzw. Aufenthaltsecke, optische Abschirmung des Kranken usw.)
- Regelmäßige, nach Möglichkeit 2mal jährlich durchzuführende Erholungs-/Urlaubsreisen der Pflegeperson
- Regelmäßige Freizeit für die Pflegeperson (z.B. durch einmal wöchentliche Betreuung des Kranken über die Sozialstation u.ä.)
- Teilnahme der Pflegepersonen an außerhäuslichen Aktivitäten
- Überlegungen und organisatorisches Vorbereiten einer Alternativlösung, sofern die Pflege nicht durchgehalten werden kann. Alternativlösungen sind auch als vorübergehend ins Auge zu fassen (zeitlich begrenzte Unterbringung in einem Pflegeheim u.ä.)
- Überwachung des Gesundheitszustands der Pflegepersonen, auch hinsichtlich Resignation, Depressivität, Verlust eigener Lebensentfaltungsmöglichkeiten
- Reflektion darüber, inwieweit die Pflegeperson in dieser Aufgabe eine hinreichende Sinnerfüllung erkennen kann

Hinweise darauf, daß die Pflege eines Patienten durch Angehörige die Tragfähigkeit der Familie überschreitet, ergeben sich aus folgenden Anzeichen:

- Unangemessen häufige Wünsche nach medizinischer Hilfe
- Verschlechterung des Allgemeinzustands von Patient oder Angehörigen ohne eindeutig medizinische Begründung
- Beziehungsprobleme des Paares, von Tochter oder Sohn des zu Pflegenden oder anderer Familienmitglieder
- Unteraktivität des Patienten
- Rezidivierende emotionale Probleme des Patienten

- Wiederholter unangemessener Wunsch nach Krankenhauseinweisung des Patienten

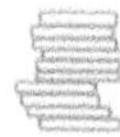

Der ***Prophylaxe*** eines Schlaganfalles kommt bei der Patientenbetreuung besondere Bedeutung zu. Jeder kurzzeitigen Bewußtseinsstörung sollten entsprechende diagnostische Schritte folgen. Screeninguntersuchung nach Risikofaktoren und die nachfolgend konsequent durchgeführte therapeutische Beeinflussung können zu einem großen Teil dazu beitragen, daß irreversible Schäden vermieden werden.

Bei der ***Notfallbehandlung*** ist eine sichere Differenzierung, ob es sich um eine zerebrale Ischämie oder um eine zerebrale Blutung handelt, nicht möglich. Entscheidend für den Erfolg therapeutischen Handelns ist der möglichst frühzeitige Therapiebeginn. Die Sicherung der Vitalfunktionen, die Viskositätsminderung des Blutes unter Beachtung der Kontraindikationen und die Erhaltung eines ausreichend hohen Blutdrucks im großen Kreislauf sind die therapeutisch relevanten Größen. Weitere diagnostische und therapeutische Maßnahmen sollten in der Klinik erfolgen.

Die ***poststationäre Behandlung*** und Betreuung von Schlaganfallpatienten beinhaltet die Weiterführung bzw. Verordnung rehabilitativer Maßnahmen für die weitestgehende Wiedereingliederung des Patienten in das gewohnte Lebensumfeld. Hierzu ist eine kontinuierliche und intensive Zusammenarbeit des Hausarztes und des Krankengymnasten, – soweit vorhanden – Ergo- und Logotherapeuten erforderlich. Entsprechende häusliche Maßnahmen können verordnet werden. Ferner wird meistens die Sozialstation hinzuzuziehen sein, und in engem stetigen Kontakt mit Patient und Familie sind die Maßnahmen aufeinander abzustimmen.

Der Umfang der Hilfsmittelverordnung muß jeweils im Einzelfall geklärt werden. Ebenso ist die frühzeitige Beantragung eines Schwerbehindertenausweises, sofern dieses noch nicht durch den Krankenhaussozialdienst veranlaßt wurde, empfehlenswert.

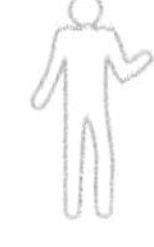

Wichtig ist, die Motivation des Patienten selbst, aber auch der nahen Familienangehörigen zu fördern und zu erhalten. Es sollte berücksichtigt werden, daß die Selbstwahrnehmung bzw. der „subjektive Gesundheitszustand" des Patienten von dem durch ärztliches Urteil bestimmten „objektiven Gesundheitszustand" abweichen kann. Eine hierdurch bedingte Unter- bzw. Überforderung beeinflußt die Rehabilitationsbemühungen in besonderem Maße. Kurz- und mittelfristige Planungen mit übersichtlich festgelegten Zielsetzungen können dem Patienten als Orientierungshilfe dienen.

Für die Angehörigen stellen die Notwendigkeit ständiger Anwesenheit und die aktuell empfundene Unveränderlichkeit der Situation wichtige Belastungsfaktoren dar. Nicht selten wird die Situation durch eine zunehmende Isolation von der außerfamiliären Umwelt zusätzlich belastet. Bei der Bewältigung der Situation können sowohl „aktive als auch passive, d.h. auf die Neigung zum Aufgeben hindeutende Techniken gleichzeitig vorhanden sein. In der hausärztlichen Betreuung sollten die jeweiligen Bewältigungsformen erkannt und mit dem Betroffenen besprochen werden und Berücksichtigung finden, da sie entscheidenden Einfluß auf den therapeutischen Erfolg haben.

Literaturhinweise

Diener HC (1990) Klinik und Therapie zerebraler Durchblutungsstörungen. Edition Medizin, Weinheim

Fischer GC (1991) Geriatrie für die hausärztliche Praxis. Springer, Berlin Heidelberg New York Tokyo

Hartmann A, Wassmann H (1987) Hirninfarkt, Ätiologie, Diagnose, Prophylaxe und Therapie. Urban & Schwarzenberg, München Wien Baltimore

Kruse A (1984) Der Schlaganfallpatient und seine Familie. Zeitschrift für Gerontology 17: 359–366

Siegenthaler W (Hrsg) (1988) Differentialdiagnose innerer Krankheiten, 16. Aufl. Thieme, Stuttgart New York

26.3 Verwirrtheit

H. Sandholzer

Vorbemerkung

„Verwirrtheit" ist weder eine Beschwerde, die ein Patient vorbringt, noch eine ärztliche Diagnose, sondern nur ein Etikett der Umwelt, daß mit einem Menschen geistig „etwas nicht stimmt". Als Arzt muß man zunächst herausfinden, ob tatsächlich ein ***Delir*** (Synonym ***Verwirrtheitszustand***) vorliegt oder andere Krankheiten in Frage kommen.

26.3.1 Fallbeispiel

Eine Frau ruft morgens um 4 Uhr den Arzt, weil ihr 62jähriger Ehemann psychisch stark verändert sei. Letzte Woche hatte er wegen einer Pneumonie das Bett gehütet. Bei der Unterhaltung wirkt er ängstlich, erzählt, es hätten sich kleine Männchen im Schrank versteckt. Unruhig zupft er an seiner Bettdecke. Er weiß weder das Datum, noch die Uhrzeit und kann aus Konzentrationsmangel das Gespräch nicht länger aufrechterhalten. Es besteht ein Druckschmerz in der linken Fußsohle sowie Seitendifferenz der groben Kraft beim Händedruck. Er wird sofort wegen des Verdachts auf Delir (akuter Verwirrtheitszustand), tiefer Venenthrombose sowie Apoplex ins Krankenhaus eingewiesen.

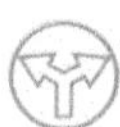

26.3.2 Differentialdiagnostisches Grobraster

Zu den differentialdiagnostischen Vorüberlegungen s. auch Tabelle 26.1.

- Delir (Synonym akuter Verwirrtheitszustand): meist akut auftretendes, organisches Psychosyndrom
- Demenz: Ursache meistens degenerative Hirnerkrankungen

Tabelle 26.1. Differentialdiagnose zwischen Demenz, depressiver „Pseudodemenz" und Delir.

Symptomatik	Demenz	Delir	Pseudodemenz
Beginn	ungewiss	akut	abrupt, zeitlich definierbar
Verlauf	allmählich progredient	schnelle Progression	
Grundkrankheiten	über 90 % degenerative Hirnerkrankung (SDAT, MID, ETD)	Häufiger kausal behandelbare organische Ursachen	behandelbare psychiatrische Erkrankung (Depression)
Psychiatrische Anamnese	meist negativ		positiv (frühere depressive Schübe)
Krankheitseinsicht	in Frühstadien: evtl. erhalten; später: Verleugnung der Defizite	in der Regel keine	übertriebene Beschwerden, Selbstanklage
Bewußtseinstrübung	keine	vorhanden	keine
Sprache	Wortfindungsstörungen,	inkohärent Konfabulation	normal
Testleistungen	typische Antwort „Raten"	evtl. keine (Test undurchführbar)	„ich weiß nicht"
	Altgedächtnis besser als Erinnerung an kürzliche Ereignisse; v.a. zeitliche Desorientierung	globale Gedächtnisschwäche und Desorientierung	objektiver Befund besser als von den Klagen her zu erwarten;
Prognose	zunehmende Behinderung	sowohl restititutio ad integrum wie Übergänge in Demenz beschrieben	
Mortalität	erhöht 80 % in 8 Jahren	17–62 % in 6 Monaten	erhöht
Behandlung	ambulante Abklärung Verlaufsdiagnose sympt. Behandlung	Einweisung nach Entlassung Verlaufskontrolle erforderlich	Überweisung an psychiatrischen Facharzt oder Einrichtung

- Psychiatrische Erkrankungen: Psychosen und Neurosen, v.a. Paranoide Syndrome und Altersdepressionen, in deren Gefolge Verwirrtheit symptomatisch auftreten kann („Pseudodemenz“)
- Geistig gesund: Verwechslung von Taubheit, Einsamkeit, akzentuierter Persönlichkeit u.a. mit kognitiver Beeinträchtigung

26.3.3 Primärdiagnostik

Anamnestische Angaben

- (Fremd-) Anamnese und orientierende ***neurologische/psychiatrische Untersuchung*** dienen der Abgrenzung eines Delirs von anderen, subakut oder chronisch verlaufenden Syndromen (s. Tabelle 26.1). Die gezielte Dia-

Tabelle 26.2. Ursachen eines Delirs (akuten Verwirrtheitszustandes)

• **Arzneimittelnebenwirkungen:**	Anticholinergika (Atropin, Antidepressiva, Antihistaminika), Sedativa, Hypnotika, Tranquilizer, Cimetidin und andere H_2-Antagonisten, Digitalis, Methyldopa, Antikonvulsiva, nichtsteroidale Antirheumatika, Glukokortikoide
• **Abusus, Entzug:**	Alkohol, Amphetamin, Kokain, Haluzinogene, inhalierte Drogen (Klebstoffe), Sedativa-Hypnotika, Alkohol
• **Zerebrale Schädigung:**	
– Traumatisch:	Schädel-Hirntrauma
– Vaskulopathien:	Temporale Arteriitis, systemischer Lupus erythematodes, Periarteriitis nodosa
– Raumforderung:	subdurales Hämatom, Subarachnoidalblutung, Neoplasmen, Hydrozephalus
– Entzündlich:	Enzephalitiden (z.B. Neurosyphilis, AIDS), Meningitis, Hirnabszess
– Degenerativ:	M. Alzheimer, Multiinfarktdemenz, Multiple Sklerose
– Paraneoplastisch	
• **Kardiopulmonale Erkrankungen:**	Myokardinfarkt, hypertone Enzephalopatie, zerebrale Embolie bei Vorhofflimmern, Lungenödem, Lungenembolie, Hypoxie, Pneumonie
• **Stoffwechselstörungen:**	Hypo- und Hyperglykämien, hepatisches Präkoma, Urämie, akute Pankreatitis
• ***Störungen des Wasser- und Elektrolythaushaltes:***	Azidose, Hyponatriämie, Hypo- und Hyperkalzämie, Hypo- und Hypermagnesieämie, Exsikkose, Hyperosmolarität
• ***Endokrinopathien:***	Hypo- und Hyperthyreose, Hypo- und Hyperparathyreodismus, M. Cushing, M. Addisson, Hypopituitarismus.
• ***Vitaminmangel:***	Vitamin-B_{12}, Thiamin (Wernike-Korsakoff-Syndrom), Nikotinsäureamid
• ***Toxine:***	Kohlenmonoxyd, Kohlendisulfid, organische Lösungsmittel, Schwermetalle

gnostik gilt dann der Identifikation reversibler Ursachen, die bei einem Delir häufiger (mindestens 25 %), bei einer Demenz seltener (wahrscheinlich unter 3 %) zu finden sind (Tabelle 26.2).
- Arzneimittelanamnese: Nebenwirkungen wahrscheinlich häufigster Grund für reversible kognitive Beeinträchtigungen.

Untersuchungsbefunde
- Körperliche Untersuchung: von Kopf (Nackensteife bei Meningismus) bis zum Fuß (Deliranter Zustand bei Gangrän).
- Neurologische Untersuchung: z.B. Bewußtseinstrübung, Herdsymptome, Zungenbiß bei Epilepsie.
- Psychiatrische Untersuchung: z.B. Leitsymptome für funktionelle und organische Psychosen.

Technische Untersuchungsbefunde
Labor/Teststreifen: BKS, Blutbild (Anämie, Folsäure- und Vitamin-B12-Mangel, Allgemeininfektion), Glukose (Hypo/Hyperglykämie), Elektrolyte (Entgleisungen, Exsikkose), TSH, T3, T4 (Hypothyreose), Harnstoff, Kreatinin (Urämie), EKG (Rhythmusstörungen, Infarkt), Rö-Thorax (Pneumonie), Blutgase (Hypoxie, Azidose), Urinstatus (Harnwegsinfekt).

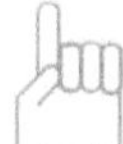

26.3.4 Entscheidung über nachfolgende Maßnahmen

- *Abwartendes Offenlassen*, sofern keine objektivierbaren kognitiven Defizite, benigne Altersvergeßlichkeit.
- *Weitere Diagnostik* bei akut auftretender Symptomatik sowie jedem neuen Fall von Demenz. Verlaufsbeobachtung über mindestens 6 Monate mit Hilfe eines „Demenztests" sinnvoll.
- *Überweisung* zum Psychiater/Neurologen/Internisten zur weiteren Diagnostik
- *Einweisung* je nach Akuität und Grundkrankheit vor allem bei Delir (Peritonitis → Chirurgie, entgleister Diabetes, Intoxikation → Internist, Epilepsie → Neurologe). Bei akuten Erregungszuständen mit krankheitsbedingter Eigen- oder Fremdgefährdung zwangsweise Aufnahme in psychiatrisches Krankenhaus, wenn die Gefahren auf andere Art nicht abgewendet werden können.
- *Notfallbehandlung:*
  - Gezielt: z.B. Glukose 40 % i.v. bei Hypoglykämie; Physostigmin (langsam) i.v. bei anticholinergem Delir;
  - Symptomatisch: Den Kranken beruhigen, bei psychomotorischer Unruhe Haloperidol (Haldol und Generika) 20–40 Tr (2–4 mg) oder 1 Amp a 5 mg i.v. Bei Alkoholentzugsdelir Clometiazol (Distraneurin).

DD

26.3.5 Differentialdiagnose

Delir/Akuter Verwirrtheitszustand

Ätiologie. Unspezifische Reaktion auf eine Vielzahl von Noxen (s. Tabelle 26.2), insbesondere anticholinerge Arzneimittel, schwere Infektionen, Stoffwechselentgleisungen.

Epidemiologie. Seltenes Ereignis (1–5 Fälle/Praxis/Jahr), bevorzugt betroffen sind ältere Menschen (prädisponierend: bestehende Hirnleistungsschwäche) und Krankenhauspatienten (prädisponierend: akute körperliche Erkrankung, Multimedikation, Milieuwechsel).

Klinik. Bewußtseinstrübung (schwer zu diagnostizieren!), Beeinträchtigung der Merkfähigkeit und der Orientierung (Leitsymptome). Psychomotorische Unruhe, Halluzinationen oder illusionäre Verkennungen, Inkohärenz und Verlangsamung des Gedankengangs. Emotionale Störungen reichen von Ratlosigkeit, Depressivität und Apathie bis hin zu Aggressivität mit Selbst- und Fremdgefährdung.

Sicherung der Diagnose. Durch klinische Symptomatik, Verlauf und Nachweis der auslösenden Grundkrankheit, letzter ggf. nur mit stationärer Durchuntersuchung möglich.

Therapie. Behandlung der Grundkrankheit, ggf. stationär. Symptomatische Therapie mit Neuroleptika möglich.

Prognose. Übergang in eine Demenz bei etwa 1/4 der Fälle.

Demenz

Ätiologie. Bei 90 % der Fälle degenerative Erkrankungen (M. Alzheimer, Multiinfarktdemenz, Frontotemporale Degeneration).

Epidemiologie. Unter Einschluß früher Formen zwischen 20–100 Fälle/Praxis. Bei den unter 65jährigen Prävalenz schwerer Demenz im Promillebereich, danach Zunahme mit dem Alter bis auf einen Anteil von 40 % der 90–95jährigen.

Klinik. Im Frühstadium Merkfähigkeitsstörungen (Leitsymptom), später globaler intellektueller Abbau mit weiteren neurologischen Symptomen (Apraxie, Aphasie, Agnosie) und zunehmender Behinderung bis zur Pflegebedürftigkeit.

Sicherung der Diagnose. Ausschlußdiagnose! Wahrscheinlich durch klinische Symptomatik und progredientem Verlauf (s. Tabelle 26.1).

Therapie. Derzeit keine Kausaltherapie bei den degenerativen Formen verfügbar. Therapieversuch im Frühstadium mit Gedächtnistraining, medikamentös mit Kalziumantagonisten und Nootropika (umstritten; Tabelle 26.3).

Prognose. Nach jahrelanger Behinderung Tod durch terminale Komplikationen (z.B. Ateminsuffizienz, Pneumonie, Harnwegsinfekte).

Tabelle 26.3. Symptomatische medikamentöse Therapie bei organischen Psychosyndromen*:

In Frage kommende Stoffe	Beispiel für ein Präparat	Dosierungsrichtlinien
Demenz (früher Therapieversuch bei Hirnleistungsschwäche):		
Nimodipin	(Nimotop)	90 mg/die
Dihydroergotoxinmethansulfonat	(Hydergin)	5 mg/die
Piracetam	(Nootrop, Normabrain)	2400 mg/die
Pyritinol	(Encephabol)	600 mg/die
Verwirrtheitszustand (Delir):		
Haloperidol	(Haldol)	0,5–1 (bis zu 9) mg/die
Melperon	(Eunerpan)	25–100 mg Einzeldosis (50–200 mg/die)
Pipamperon	(Dipiperon)	20–80 mg Einzeldosis (40–180 mg/die)
bei **Alkoholentzugsdelir:**		
Clomethiazol	(Distraneurin)	3 × 1–2 Kps/die oder 5–10 ml Mixtur
Akuter Erregungszustand mit paranoider oder aggressiver Symptomatik		
Haloperidol	(Haldol)	1–4 mg als orale Einzeldosis oder ggf. 5 mg i.v. oder i.m. dann 0,5–9 mg/die oral
Angstzustände, Erregungszustände mit angstbetonter Symptomatik		
Oxazepam	(Adumbran u. Generika)	5 (10–30) mg/die
Trazodon	(Thombran mite)	25 (25–75) mg/die
Thioridazin	(Melleril)	10–25 (30–75) mg/die
Melperon	(Eunerpan)	10–25 (25–75) mg/die
Schlafstörungen/Nächtliche Verwirrtheit:		
Chloralhydrat	(Chloraldurat)	250–1000 mg
Prometazin	(Atosil)	10–75 mg/die
Mit psychotischen Symptomen (Weglaufen, Schreien):		
Melperon	(Eunerpan)	10 (10–75 mg/die)
Pipamperon	(Dipiperon)	20 (60–120 mg/die)
Haloperidol	(Haldol)	0,5–1 (0,5–9 mg/die)

* Da vorwiegend ältere Menschen betroffen sind, sind niedrige Startdosen angegeben. Dosierungsbreiten in Klammern.

Weitere Differentialdiagnosen
Siehe dazu Tabelle 26.2.

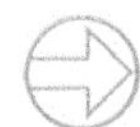

26.3.6 Allgemeine anliegenbezogene Maßnahmen

Es bedarf beträchtlicher Erfahrung, diejenigen Patienten mit ***reversiblen Krankheitsursachen*** *gezielt* herauszufischen. Hierfür sprechen: jüngeres Alter, akuter Verlauf, Hinweise auf eine Grundkrankheit bei Anamnese und Untersuchung. Ein schematischer diagnostischer Rundumschlag ist angesichts der Häufigkeit chronisch degenerativer Demenzerkrankungen in der Primärversorgung nicht durchführbar.

Schwerpunkt der hausärztlichen Betreuung bei chronischen Verwirrtheitszuständen/Demenzen. Regelmäßige Verlaufsuntersuchungen zur Frühdiagnose interkurrenter Erkrankungen (z.B. Harnwegsinfekte, Pneumonien). Hausbesuche, Vermittlung ambulanter Dienste und finanzieller Hilfen, emotionale Stützung der Angehörigen. Übung der erhaltenen Fähigkeiten, Förderung der geistigen und körperlichen Aktivität. Bei älteren Menschen ohne Hinweis auf eine behandelbare Grundkrankheit Krankenhauseinweisungen vermeiden, da häufig mit einer Zunahme der Verwirrtheit zu rechnen ist.

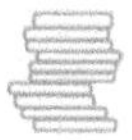

Literaturhinweise

Oesterreich K (1989) Verwirrtheitszustände. In: Kisker KP, Lauter H, Meyer J-E, Müller C, Strömgren E (Hrsg) Psychiatrie der Gegenwart, Bd 8: Alterspsychiatrie, 3. Aufl. Springer, Berlin Heidelberg New York Tokyo, S 201–224

Sandholzer H (1989) Early recognition of dementia in the elderly: findings of a survey in general practice. J Neural Transm [P-D Sect] 1:124

Sandholzer H (1991) Verwirrtheit. In: Fischer G (Hrsg) Geriatrie in der Allgemeinpraxis. Springer, Berlin Heidelberg New York Tokyo

26.4 Wesensänderung

G.C. Fischer

Vorbemerkung

Veränderungen des seelischen Erlebens und des Verhaltens werden vom Patienten selbst häufig als quälend, nicht selten von massiven Angstgefühlen, hoffnungsloser Auswegslosigkeit begleitet und meistens mit dem Gefühl eines unbeeinflußbaren Ausgeliefertseins erlebt. Gleichermaßen nimmt auch die Umgebung die Veränderungen wahr und empfindet sie tendenziell als fremdartig, beunruhigend, bedrohlich und unheimlich. Beim Kranken besteht eher die Neigung, sich passiv dem Geschehen auszuliefern, als aktiv auf Heilung zu drängen bzw. den Arzt aufzusuchen, zumal auch keineswegs immer eine kritische Krankheitseinsicht vorhanden ist. Auch Angehörige neigen zunächst zur Bagatellisierung einer Wesensänderung und versuchen sie durch scheinbar naheliegende Erklärungen, wie Überarbeitung, Übermüdung, unzureichende Ernährung, mangelndes sportliches Training usw. zu erklären. Häufig werden dem Kranken Vorwürfe gemacht, er wolle sich nicht „zusammennehmen“, er weiche seinen Aufgaben aus oder gefährde eine Beziehung durch Mangel an Kommunikation, persönlicher Zuwendung oder „Liebe“.

Bevor das Symptom Wesensänderung in die ärztliche Sprechstunde gelangt, sind häufig vielfache eigene Versuche, sowohl seitens des Patienten als auch der Angehörigen zur Verbesserung der Situation unternommen worden. Hierzu gehören Schlaf-, Beruhigungs- oder vermeintliche Aufputschmittel, Kaffeeabusus, Analgetika, Vitamine, sog. durchblutungsfördernde Mittel sowie naturheilkundliche Anwendungen und vieles mehr.

Bemerkenswert scheint, daß sich das Symptom einer Wesensänderung häufig hinter anderen Angaben des Patienten verbirgt. Insbesondere bei begrenzter sprachlicher Ausdrucksmöglichkeit wird von Kopfschmerzen (Ausländer), Konzentrationsstörungen, Schlafstörungen, innerer Unruhe oder auch nur Müdigkeit gesprochen.

Mitunter wenden sich solche Patienten nur an die Sprechstundenhilfen mit der Bitte, der Arzt möge irgendetwas gegen Konzentrationsschwäche oder gegen Müdigkeit verschreiben. Während normvariante Verhaltensauffälligkeiten sowie reaktive, affektive Störungen relativ häufig vorkommen, gehören echte Wesensänderungen der Persönlichkeit, die deren ursprüngliche Eigenart kaum noch erkennen lassen, eher zu den seltenen Symptomkomplexen der Allgemeinpraxis.

26.4.1 Fallbeispiel

Die Mutter eines 18jährigen Schülers, deren Familie seit vielen Jahren zur Patientenschaft der Praxis gehört, bittet um etwas mehr Zeit in der Sprechstunde, da sie eine den Sohn betreffende Angelegenheit besprechen müssen. Sie schildert, immer wieder unterbrochen von der Bemerkung, vielleicht bilde sie sich auch alles nur ein, ein in letzter Zeit verändertes Verhalten des Sohnes. Sonst ein ehrgeiziger, strebsamer Schüler, schiene es, als habe er das Interesse am Stoff und eigenen Leistungen verloren. Fragen nach der späteren Studienwahl tut er mit Gleichgültigkeit ab, und die sonst so zahlreichen Besuche seiner Freunde seien deutlich zurückgegangen. Auch Vorgänge in der Familie berührten ihn scheinbar kaum, manchmal schiene es ihr, als sei er „wie ein Fremder“.

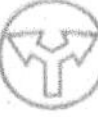

26.4.2 Differentialdiagnostisches Grobraster

- Psychose (z.B. affektive Psychose, Schizophrenie)
- Sucht/Abhängigkeit
- Neurosen (z.B. Angstneurose)
- Persönlichkeitsveränderung durch extreme Belastungen
- Hirnschädigung (Hirnorganisches Psychosyndrom)
- Intrakranielle Raumforderung
- Epileptische Wesensänderung
- Innere Erkrankungen mit sekundärer Auswirkung auf persönlichkeitstypische Verhaltensweisen (z.B. schwere konsumierende Erkrankungen, Anämien, Schilddrüsenunterfunktion, Urämie)

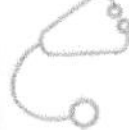

26.4.3 Primärdiagnostik

Anamnese

Sowohl über die Eigen- als auch die Fremdanamnese sind für die jetzige Krankengeschichte folgende Informationen von Bedeutung: Plötzlicher oder allmählicher Beginn, sehr wechselhaftes oder konstantes gleichförmiges Bild, läßt sich eine Progredienz der Erscheinungen feststellen? Wie empfindet der Kranke selbst die Erscheinungen? Werden sie wahrgenommen, ggf. geleugnet? Leidet der Kranke darunter? Wie stellt sich die Störung selbst dar? Hierzu kann es hilfreich sein, Beispiele aus dem Alltagsleben zu erfragen, die erkennen lassen, wie sich die Störung auswirkt. Dabei ist vor allem auch auf Veränderungen gegenüber früher zu achten. Weitere Aufschlüsse können sich aus der Reaktion von Angehörigen und Freunden auf den Kranken sowie aus Änderungen der Sozialkontakte ergeben. Wichtig sind ferner evtl. Leistungsveränderungen am Arbeitsplatz bzw. in der Schule, sowie die Frage, inwieweit eine gewisse Alltagsdisziplin mit Einhaltung äußerer Regeln und der Erfüllung von Aufgaben und Anforderungen durch Sachgegebenheiten und Mitmenschen gegeben ist.

- ***Lebensgeschichte:*** Schwangerschafts- und Geburtsverlauf, die Möglichkeit einer perinatalen Hirnschädigung, Marksteine der frühkindlichen Entwicklung und evtl. Krankheiten werden erfragt. Psychische Auffälligkeiten der späteren Kindheit, die Beziehung zu Geschwistern, Freunden, Schul- und Berufserfolge und Besonderheiten der Familienstruktur (z.B. Trennung der Eltern, chronische Krankheit eines Angehörigen) sind zu beachten. Die sexuelle Entwicklung und die Partnerbeziehungen, einschließlich evtl. traumatisierender Erlebnisse, vor allem auch in letzter Zeit, werden angesprochen. Ebenso spielen differenziertere außerberufliche Interessen, z.B. sozio-kultureller Art, eine Rolle. Hinweise auf Erkrankungen und Suchtgefährdung ergänzen die biographische Anamnese.

- *Familienanamnese:* Seelische Krankheiten, Gemütsleiden, Suizide und soziale oder kriminelle Entgleisungen in der Familie werden erfragt.

  Evtl. körperliche Störungen, wie Kopfweh, Übelkeit, Schwindel, Hör- oder Sehstörungen sowie Hinweise auf Anfälle, eventuell eingenommene Medikamente und exogene Belastungsfaktoren aus der Umwelt ergänzen die Anamnese.

  Szenische und non-verbale Informationen, wie sie sich aus Bewegung, Verhalten, Gestik, Mimik, Wortwahl und Affektivität des Patienten ergeben, sind hier besonders wichtig.

Körperliche Untersuchung

- Orientierende Ganzkörperuntersuchung einschließlich neurologischer Befunderhebung
- Psychischer Befund:
  - äußeres Erscheinungsbild einschließlich Verhalten und Ausdruck
  - Bewußtseinslage und Orientierung einschließlich Konzentration, Aufmerksamkeit und Auffassung
  - Stimmung und Antrieb
  - kognitive Fähigkeiten, wie formale und inhaltliche Denkstörung
  - Wahrnehmung: z.B. Halluzinationen, Illusionen
  - Ich-Erlebnis: evtl. Veränderungen der Selbstwahrnehmung und Störungen der Ich-Haftigkeit von Denken und Wollen
  - Erinnerungs- und Merkfähigkeit.

Speziell für den Hausarzt kann bei der psychischen Befunderhebung die meist gegebene längerfristige Kenntnis des Patienten hilfreich sein, da der wichtige Vergleich zwischen vorherigem und jetzigem Krankheitszustand dessen Ausmaß und Inhalte deutlicher erkennen läßt.

Technische Untersuchungen

Orientierende Laboruntersuchungen wie BKS, Blutbild, Kreatinin, Leber- und Schilddrüsenfunktion sowie Elektrolyte.

Der Einsatz testpsychologischer Verfahren ist mit Einschränkungen auch in der Praxis möglich. Am geläufigsten ist der Einsatz einer Depressions- oder Angstskala. Darüber hinaus bleiben Testverfahren in der Regel eine Domäne des Spezialisten.

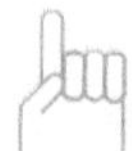

26.4.4 Entscheidung über nachfolgende Maßnahmen

Der Verdacht auf Wesensveränderung des Patienten wird immer ein neurologisches bzw. psychiatrisches ***Konsil*** auslösen. Dabei kann es hilfreich sein, daß der Hausarzt die Eindrücke und Kenntnisse von Patienten *vor* der Krankheitsepisode dem Fachkollegen mitteilt, was die Beurteilung u.U. erleichtert.

Bei Bewußtseinsstörungen, neurologischer Symptomatik, z.B. fokalen Anfällen, bei starken Kopfschmerzen oder Intoxikationsverdacht, ***Krankenhauseinweisung***.

DD

26.4.5 Differentialdiagnostik

Eine Zusammenstellung demenzieller Krankheitsbilder zeigt Tabelle 26.4.

Neurosen (Neurotische Entwicklung/Fehlhaltung, psychogene Reaktion, Konfliktreaktion, abnorme Erlebnisreaktion)

Ätiologie/Pathogenese. Der konflikthafte Charakter einer kritischen Lebenssituation kann aufgrund festgelegter Einstellungen und Verhaltensweisen von der Persönlichkeit nicht wahrgenommen und durch Kompromisse oder sonstige Wege gelöst werden, die anstelle „normaler" Möglichkeiten treten; wenn die Konfliktspannung die Tragfähigkeit des Patienten übersteigt, wird eine Entlastung durch bestimmte neurotische Abwehrmaßnahmen versucht.

Epidemiologie. Der Anteil neurotischer Patienten am allgemeinärztlichen Krankengut wird mit 6–10 % angegeben, wovon rund 1/3 aus chronischen Neurosen besteht.

Klinik. Neurosen verursachen körperliche und/oder seelische Symptome sowie Störungen im zwischenmenschlichen Verhalten. Es treten Abwehrmaßnahmen auf, die als Kompromiß bzw. Ausweg gegenüber einem nicht zugelassenen bzw. verdrängten Impuls gedeutet werden können. Die Verdrängung einer nicht angenommenen oder verarbeiteten Triebregung in das Unbewußte bildet den Promotor der sekundären neurotischen Symptome.

Klinische Bilder:
- Psychovegetatives Syndrom (Syn.: psychosomatisches Syndrom)
- Konversionsreaktionen (Syn.: hysterische Reaktion)
- Hypochondrische Symptome
- Angstneurose und Phobie
- Depressive Neurosen
- Zwangsneurosen

Sicherung der Diagnose. Die Diagnose einer Neurose bedarf des Nachweises typischer Merkmale und ihrer Ursache, wie sie sich aus der psychiatrischen Untersuchung ergeben. Sie kann nicht das Ergebnis einer Ausschlußdiagnostik bei differentialdiagnostisch ungeklärter Befundlage sein.

Therapie und Verlaufskontrolle. Siehe Kap. 12.3.3, S. 187

Tabelle 26.4. Tabellarische Zusammenstellung verschiedener demenzieller Krankheitsbilder. (Nach Fischer 1991)

Krankheitsbilder	Senile Demenz vom Alzheimer Typ (SDAT)	Multiinfarkt-Demenz (MID)	Demenz vom Pick-Typ (Fronto-temporale Rindendegeneration) (FTD)
Ätiologie/ Pathogenese	Unklar, senile Plaques, Drusen, Fibrillen-Veränderungen gehäuft, jedoch unspezifisch. Veränderungen im Stoffwechsel verschiedener Neurotransmitter, z.B. Acetylcholinmangel werden in ihrer Bedeutung und Spezifität noch diskutiert	Durch Erkrankungen des Herz-Kreislauf-Systems (Embolien aus arteriosklerotischen Plaques oder dem linken Ventrikel, hypertensive oder arteriosklerotische Angiopathien) hervorgerufene vielfache Infarkte in verschiedenen Hirnregionen	Heriditäres, dominant vererbbares Leiden mit Stirnhirn- und Scheitellappen-Befall
Epidemiologie	ca. 50 % aller Demenzen	ca. 20 % aller Demenzen	ca. 12 % aller Demenzen, Manifestierung um das 40. Lebensjahr
Klinik	***SDAT-Skala*** • Langsame Progression 1 • Früher Verlust der Krankheitseinsicht 1 • Klüver-Bucy-Syndrom 1 • Verlust der Spontansprache 1 • Räumliche Desorientierung 2 • Früh aufgetretene Störung des Langzeitgedächtnisses 2 • Logorrhoe 1 • Spätepilepsie 2 • Erhöhter Muskeltonus 1 • Myoklonien 1 • Dyspraxie, Dysgnosie, Dysphasie 2 • Logoklonie 2 Max. Punktwert: 17 ***Mittlerer Score:*** SDAT **9,1** MID 2,2 FTD 3,6	***Ischämiescore (MID)*** • Plötzlicher Beginn 2 • Schrittweise Verschlechterung 1 • Flukturierender Verlauf 2 • Nächtliche Verwirrtheit 1 • Relativ erhaltene Persönlichkeit 1 • Depression 1 • Somatische Beschwerden 1 • Affektinkontinenz 1 • Hypertonie 1 • Z. N. Apoplex 2 • Arteriosklerose 1 • Neurologische – Herdsymptome 2 – Herdzeichen 2 18 3,3 **10,6** 1,8	***FTD-Skala*** • Langsame Progression 1 • Früher Verlust der Krankheitseinsicht 2 • Klüver-Bucy-Syndrom 1 • Verlust der Spontansprache 1 • Frühe Zeichen der Enthemmung 2 • Reizbarkeit, Dysphorie 1 • Konfabulation 1 • Logorrhoe 1 • Echolalie, Amimie, Mutismus 2 12 3,2 1,6 **7,6**

Sicherung der Diagnose	Anamnese, Fremdanamnese, klin. Bild, differenzierte klin. Differentialdiagnostik und Einsatz entsprechender Testverfahren	Anamnese, Fremdanamnese, Zusatzerkrankungen, Verlaufscharakteristika, Testverfahreneinsatz	Familienanamnese, Erkrankungsalter, klin. Bild, evtl. Testergebnis
Differentialdiagnose	Medikamenteneinwirkung Depression Schilddrüsenerkrankungen	Medikamenteneinwirkung Depression Schilddrüsenerkrankung	Medikamenteneinwirkung Depression Schilddrüsenerkrankung
Therapie und Verlaufskontrolle	Spezifische Therapie fehlt. Im Frühstadium scheint eine medikamentöse Beeinflussung mit Nootropika sinnvoll. Ansonsten symptomatische Behandlung von: – Verwirrtheitszustand: z.B. Haloperidol – Erregungszustand: • aggressiver paranoider Komponente: z.B. Haloperidol, Melperon, Pipamperon • angstbetonte Symptomatik: z.B. Oxazepam, Trazodon, Thioridazin, Melperon – Schlafstörungen: • ohne psychotische Komponente: Baldrian/Hopfenpräparate, Chloralhydrat, Promethazin, – mit psychotischer Komponente: • Melperon, Pipamperon, Haloperidol, Clomethiazol. Intensive Betreuung der Angehörigen, speziell der Pflegeperson. Einbeziehung sozialer Hilfsmöglichkeiten	→ dto. Konsequente Therapie der Grundkrankheit, Prophylaktisch Behandlung des Vorhofflimmerns mit Trombozythenaggregationshemmern.	→ dto.

Affektive Psychosen (Syn.: manisch-depressive Krankheiten, Zyklothymien)

Ätiologie/Pathogenese. Als anerkannt gilt der Einfluß von Erbfaktoren. Jahreszeitliche Häufungen mit vermehrtem Auftreten im Herbst und Winter werden diskutiert. Als auslösende Faktoren werden körperliche Erkrankungen und besonders belastende Lebensereignisse angegeben.

Neuroendokrinologische Forschungen haben bisher noch zu keiner einheitlichen Deutung des Geschehens auf biochemischer Ebene geführt.

Epidemiologie. Das Manifestationsalter kann von der Pubertät bis zum Senium reichen. Die Ersterkrankung fällt am häufigsten in die Zeit zwischen dem 3. und 5. Lebensjahrzehnt. Für Europa wird eine Prävalenzrate von 0,8 % der Bevölkerung angegeben. Frauen sind im Verhältnis 7 : 3 gegenüber Männern betroffen.

Klinik.

- ***Melancholische Phase:***

  Erscheinungsbild: Ernster Gesichtsausdruck, Angespanntheit, u.U. ängstliche Unruhe, Entschluß- und Hoffnungslosigkeit. Kommunikation wird durch Fehlen emotionalen Mitschwingens und scheinbare Entrücktheit des Kranken erschwert.

  Hemmung der Affektivität durch Leere und emotionale Empfindungslosigkeit. Somit fehlt die normale gefühlsmäßige Anteilnahme. Schwere Insuffizienzgefühle und Selbstentwertungstendenzen kommen vor. Die Verstimmung wird häufig als leibliche Mißempfindung, als sog. ***vitale Depression***, erlebt. Bei den sog. ***larvierten (maskierten) Depressionen*** treten die körperlichen Symptome in den Vordergrund. Sie können als schwere Fremdheits-, Schmerz- oder Mißempfindungen bestimmter Körperregionen angegeben werden oder betreffen vegetative Symptome, wie Übelkeit, Appetit-, Schlaf- oder sexuelle Störungen einschließlich Amenorrhö, Haarausfall oder Veränderungen des Temperaturempfindens und Schwindel.

  Die Störung des Antriebs führt dazu, daß jede vom Kranken erwartete Aktivität und Initiative als quälend und unbewältigbar erlebt wird. Mit dem ***äußeren Bild der Erstarrtheit*** verbindet sich häufig eine ***innere quälende Unruhe***, die auch psychomotorisch als Agitiertheit nach außen in Erscheinung treten kann. Auch Angst, weniger als Realangst, sondern eher als Ausdruck gegenüber der als unheimlich und fremdartig erlebten Krankheit, gehört zum Krankheitsbild. Suizidale Tendenzen müssen immer angenommen (und angesprochen) werden.

  Die Denkhemmung ergibt sich aus der allgemeinen Hemmung des psychischen Geschehens. Sie kann so ausgeprägt sein, daß vor allem bei älteren Patienten der Eindruck einer Demenz entsteht. Abgesehen von Verlangsamung und u.U. verminderter Konzentrations- und Aufnahmefähigkeit ist das Denken formal nicht gestört.

Vegetative Symptome: Sie treten im wesentlichen unter „Larvierter Depression" (s. oben) beschrieben in Erscheinung. Als führendes Symptom gilt die Schlafstörung, die häufig eine depressive Phase einleitet. Tagesschwankungen des Befindens, die häufig nachweisbar sind, zeigen ein Tief am Morgen und eine gewisse Aufhellung der Stimmung gegen Nachmittag und Abend.

Depressive Wahngedanken: Überwiegend handelt es sich um situativ bedingte Schuldgefühle und Selbstvorwürfe, die sich auf reale Sorgen bezüglich materiellen Lebensunterhaltes und der zukünftigen Unfähigkeit, das Leben zu meistern, beziehen. Daneben kann auch ein sog. ***primärer Schuldwahn*** vorliegen, wobei die Kranken meist im Zusammenhang mit völlig inadäquaten, minimalen Verfehlungen oft weit zurückliegender Art eine Selbstschuld ableiten.

- *Manische Phase:*
Sie läßt sich klinisch als das Gegenbild der depressiven Phase beschreiben. Im Vordergrund stehen gehobene Stimmung, Steigerung des Antriebs, ***Erregung*** und ***Enthemmung*** sowie dranghaftes Verhalten mit Affektivitätsüberschuß und häufig persönlichen Überwertigkeitsideen.

Stimmungslage: fröhlich, heiter und ausgelassen. Dabei stark erhöhte Aktivität mit ständiger Umtriebsamkeit mit ungehemmter Extraversion und verstärkter emotionaler Ansprechbarkeit. Typischerweise fehlt jedwede Sicht von Problemen, Schwierigkeiten, Hindernissen und Ängsten. Krankheitsempfinden und Krankheitseinsicht fehlen. Die genannten Eigenschaften können in ihrem Zusammenwirken zu erheblichen sozialen Auswirkungen dadurch führen, daß der Kranke bei weitgehend aufgehobener Kritikfähigkeit großangelegte geschäftliche oder finanzielle Verpflichtungen mit u.U. erheblicher Verschuldung eingeht. Auch eine durch aggressives, streitsüchtiges, von ständiger Gereiztheit und querulantenhaftem Verhalten geprägte Form der Manie wird beobachtet. Die Ideenflucht der Manie ist dadurch gekennzeichnet, daß ständig wechselnde Denkinhalte, Ideen, Einfälle und z.B. groß angelegte, weltverbesserische Projektpläne geäußert werden. Dabei besteht meist ein ausgeprägter Rededrang; Zielsicherheit, Konzentriertheit und Konsistenz sowie detailliertes, folgerichtiges Durchdenken der Pläne fehlt meistens. Die Selbstüberschätzung und die euphemistische Realitätsverkennung können wahnhafte Züge annehmen.

Das Körperleben ist ebenfalls deutlich positiv verfärbt. Vielfach dominiert das Gefühl maximaler körperlicher Leistungsfähigkeit und Fitness. Hierzu gehört auch eine Steigerung der sexuellen Bereitschaft und des Appetits. Schlafstörungen und Gewichtsabnahme kommen vor, werden aber vom Kranken nicht als belastend erlebt.

Sicherung der Diagnose. Die Diagnosestellung erfolgt aus dem klinischen Bild. Differentialdiagnostisch erfordert sie eine sorgsame Abgrenzung gegenüber reaktiven und psychopathischen Verstimmungen, gegenüber der Schizophrenie und bei vorrangig körperlicher Symptomatik gegenüber entsprechenden Organerkrankungen. Auszuschließen sind auch durch hirnorganische Prozesse (tumoröse, entzündliche, vaskuläre oder degenerative Erkrankungen) hervorgerufene Depressionen.

Therapie und Verlaufskontrolle. Während bei neurotischen Erkrankungen und reaktiven Verstimmungszuständen ***psychotherapeutische Maßnahmen*** im Vordergrund stehen, treten diese bei endogenen Prozessen als begleitende Maßnahmen neben die dominierende Therapie mit ***Psychopharmaka***. Sorgfältig muß in der depressiven Phase, auch unter antidepressiver Pharmakotherapie, das ***Suizidrisiko*** abgewogen werden. Zu Grundsätzen und Präparatewahl bei der pharmakologischen Behandlung der Zyklothymie wird auf die einschlägige Fachliteratur verwiesen. Von tragender Bedeutung für den Erfolg der Behandlung ist eine positiv gelöste Patienten-Arzt-Beziehung, die dem Patienten Vertrauen und Zuversicht dem Arzt gegenüber vermittelt.

Als Voraussetzung für eine ambulante Behandlung gelten:
- Keine akute Suizidgefahr
- Keine besonders schwere Depression einschließlich Fehlen von depressivem Stupor oder Wahn
- Kooperationsbereitschaft des Patienten
- Möglichkeit der therapeutischen Beeinflussung und Zusammenarbeit mit Angehörigen
- Lückenlose Erreichbarkeit des Arztes bzw. entsprechende verläßliche Regelungen.

Die in der Allgemeinpraxis besonders wichtige Beratung Familienangehöriger sollte erkennen lassen:
- Es handelt sich um eine Krankheit, nicht um schuldhaftes Versagen oder Böswilligkeit.
- Appelle zur Verhaltensänderung aus der Sicht des Gesunden sind zu vermeiden.
- Emotionale Anteilnahme ist insbesondere beim Depressiven oft hilfreich.
- Auch Veränderungen der emotionalen Beziehung zu Angehörigen sind Krankheitsfolgen und in der Regel vorübergehend. Gleiches gilt z.B. für außereheliche sexuelle Beziehungen beim Manischen.
- Die Angehörigen müssen über die Risiken der Erkrankung – beim Depressiven das Suizidrisiko, beim Manischen die Gefahren, soziale Verpflichtungen und Schulden einzugehen – aufgeklärt werden und bedürfen einer Anleitung zur Gefahrenminderung.
- Hilfreich sind klare Angaben, wann bzw. beim Auftreten welcher Erscheinungen des Kranken der Arzt zu benachrichtigen ist.

Schizophrenien

Ätiologie/Pathogenese. Nach derzeitiger Auffassung multifaktorielle Entstehungen: Auf der Basis von Erbfaktoren und u.U. frühkindlichen Hirnschäden sowie psychosozialen, familiären Einflüssen entsteht eine latente

Krankheitsbereitschaft mit Herabsetzung der Toleranzschwelle gegenüber seelischen, körperlichen und biografischen Belastungsfaktoren, die zum Auslöser der Krankheit werden können. Äußere, d.h. soziale und psychosoziale Faktoren sind für den Krankheitsverlauf von wesentlicher Bedeutung.

Epidemiologie. Die Prävalenz der Erkrankungen liegt bei 0,5%. Die Inzidenz wird mit 15–50 neu erkrankten Fällen pro Jahr/100.000 Erwachsene angegeben. Jenseits des 40. Lebensjahres steigt die Erkrankungswahrscheinlichkeit der Bevölkerung auf 1%. Männer und Frauen sind gleich häufig betroffen. Die klinische Erstmanifestation liegt überwiegend zwischen der Pubertät und dem 30. Lebensjahr.

Klinik.

- ***Störungen des „Ich-Erlebens":*** Das unreflektierte Kohärenzerleben der Person mit dem Bewußtsein der „Meinhaftigkeit" des Wollens, Erlebens, Denkens und Handelns geht verloren. Damit zerfällt die ***Ich-Identität***, und der Kranke kann im Sinne einer Störung der ***Ich-Demarkation*** nicht mehr zwischen Eigenem und Fremdem unterscheiden. Dies schließt auch eine Störung der ***Ich-Vitalität*** ein, wobei das Bewußtsein der eigenen Leiblichkeit und Lebendigkeit verlorengeht. Auch die ***Ich-Aktivität*** ist gestört, so daß eigene Handlungen bei zerfallener ***Ich-Konsistenz*** nicht mehr als zusammengehörige Einheit der Person erlebt werden können. Es entsteht der wahnhafte Eindruck einer übermächtigen Fremdbeeinflussung oder Verfolgung. Im Zusammenhang mit bestimmten zu erfüllenden „Aufträgen" kann der Kranke, auch partiell, in der Vorstellung leben, eine andere, meist exponierte Persönlichkeit zu sein.
- ***Störungen des Denkens:*** Das Denken erscheint zerfahren, zusammenhangslos und ohne innere, zielgerichtete Logik. Dabei tritt als kurzdauernde Unterbrechung des Gedanken- und Sprachflusses ein „Abreißen" der Gedanken – auch als ***„Denksperrung"*** bezeichnet – auf. Häufig kann der angefangene Gedanke danach nicht wieder aufgenomme werden. Auch diese Störung wird häufig als von außen induziert erlebt (Gedankenentzug). Entsprechend dem Grad der Denkzerfahrenheit werden auch die sprachlichen Äußerungen zunehmend zusammenhangsloser bis hin zum unverständlichen „Wortsalat". Die Sprache kann ferner von verschrobener Umständlichkeit, skurilen, manierierten Wendungen und Wortneubildungen (Neologismen) verzerrt sein.
- ***Wahn:*** Es bilden sich beim Kranken inhaltlich falsche Überzeugungen, für die es keine aus sonstigem Geschehen plausible Begründung gibt, an denen der Kranke jedoch, trotz ungestörter Intelligenz, entgegen allen zwingenden andersartigen Evidenzen festhält. Im Wahn fehlt das Krankheitsbewußtsein und kann auch durch noch so überzeugende, nachprüfbare andersartige Realitäten nicht hergestellt werden. Der Verlauf des Wahnes kann akut und episodenhaft, aber auch als chronisch-schizophrener Wahn in Erscheinung treten. In den Formen werden unterschieden:
  - ***Wahnstimmung:*** Die Veränderung der Stimmung wird meist als Gefühl der Unheimlichkeit erlebt, etwas Bedrohliches, das sich „ereignen

wird", wirft gleichsam seine Schatten voraus. Normale Vorgänge verlieren dadurch ihren ursprünglichen Sinnzusammenhang.

- Von ***Wahnwahrnehmung*** wird dann gesprochen, wenn die Vorgänge der Umgebung im Sinne falscher, gleichwohl konkreter, meist auf die eigene Person bezogenen Bedeutungen verkannt werden. Typischerweise werden dabei Alltagsvorgänge, wie z.B. das Öffnen und Schließen von Türen, Gespräche zwischen Mitmenschen, das Vorbeifahren einer Straßenbahn u.ä., als Ausdruck einer auf die Person des Kranken gerichteten Bedrohung oder Prüfung erlebt.
- Der ***Wahneinfall*** stellt komplexe Inhalte des Wahnerlebens dar, wie z.B. auserwählt sein für einen bestimmten Auftrag, Eifersucht, Verfolgtwerden oder des Berufenseins für meist groß angelegte weltverbesserische, früher häufig religiöse oder politische „Aufträge". Die jeweiligen Wahninhalte zeigen meist Beziehungen zum Bildungsgrad, zum Beschäftigungsfeld bzw. der Arbeitswelt, der sozio-kulturellen Umgebung und primär der Persönlichkeit sowie der Biografie des Kranken.

- ***Halluzinationen:*** Sie stehen in engem Zusammenhang mit dem Wahnerleben und werden vom Kranken quasi als Indizien seiner Wahnannahmen gewertet. Am häufigsten sind akustische Halluzinationen, wobei überwiegend Stimmen gehört werden, die meist bedrohliche oder abwertende Dinge über den Kranken beinhalten. Sofern die Stimmen als das Wahrnehmen des eigenen augenblicklichen Denkens erlebt werden, spricht man von ***„Gedanken-laut-werden"***. Bei den optischen Halluzinationen überwiegt die wahnhafte Beziehungsbildung, d.h. der Kranke fühlt sich angesehen, ausgelacht usw. Auch Geruchs-, Geschmacks- oder taktile Wahrnehmungen, denen im Sinne von Halluzinationen ein objektives Korrelat fehlt, kommen vor.
- ***Affektivität:*** Die Affektlage der Kranken ist (z.B. im Gegensatz zur Zyklothymie) von Schwankungen gekennzeichnet. Bei gehobener Stimmung kann Albernheit und eine gewisse undifferenzierte läppische, rücksichtslose Enthemmtheit vorherrschen. Depressive Verstimmungszustände können differentialdiagnostische Schwierigkeiten gegenüber der endogenen Depression bereiten. Sie sind relativ häufig, stehen im Gegensatz zu Denk- oder Redeinhalten des Kranken und treten oft als Ängstlichkeit, Mißtrauen, Unsicherheit und Ratlosigkeit in Erscheinung. Auch das gleichzeitige bzw. unmittelbar hintereinander wechselnde Auftreten extremer Gemütslagen wird beschrieben. Angst ist vor allem am Beginn der Erkrankung und im akuten Stadium fast immer nachweisbar. Sie ergibt sich als unmittelbare Folge aus dem Unheimlichkeits- und Bedrohtheitserleben.
- ***Antrieb und Psychomotorik:*** Die Antriebsminderung betrifft einen Verlust an Spontanität und Initiative. Mit dem Verlust des Interesses an übergeordneten Zielrichtungen, z.B. der eigenen beruflichen Entwicklung, familiären Belangen usw., geht ein Mangel an Zielstrebigkeit und Aktivität einher. Auch die emotionale Reaktionsfähigkeit ist gemindert, und die unmittelbar spontane Zuwendungs- und Kommunikationsfähigkeit mit

anderen läßt nach. Katatone Symptome können als psychomotorische Unruhe, z.B. in Form von Bewegungsstereotypien, auch Grimassieren oder als Hypokinese bis hin zum Stupor vorkommen.

Sicherung der Diagnose. Als psychopathologisches Bild unter Ausschluß differentialdiagnostisch relevanter anderer Erkrankungen bezüglich der diagnostischen Relevanz werden Symptome ersten und zweiten Ranges von der Fülle anderer möglicher Erscheinungen unterschieden.

Als ***Symptome ersten Ranges*** gelten: Gedanken-laut-werden, Hören von Stimmen in Form von Rede und Gegenrede, kommentierende Stimmen, die das eigene Tun begleiten, leibliche Beeinflussungserlebnisse, Gedankeneingebung, Gedankenentzug, Gedankenausbreitung, Willensbeeinflussung und Wahnwahrnehmung.

Als ***Symptome zweiten Ranges*** gelten: sonstige Halluzinationen, Eigenbeziehungen und Wahneinfall, Ratlosigkeit und erlebte Gefühlsverarmung. Diagnosestellung nur in Zusammenarbeit mit dem Psychiater.

Therapie und Verlaufskontrolle. Mit der neuroleptischen Therapie durch Psychopharmaka ist eine weitgehende Reduzierung insbesondere akuter schizophrener Symptome möglich. Durch die neuroleptische ***Langzeittherapie*** kann das Rezidivrisiko wesentlich gesenkt werden, die Rehabilitation und soziale Reintegration kann frühzeitig und unter erleichterten Umständen einsetzen. Die Psychotherapie wird erleichtert. Noch vorhandene Symptome können durch weiterführende Behandlung weiter gebessert werden. Zu Einzelheiten der Psychopharmakotherapie Schizophrener wird auf die einschlägige Fachliteratur verwiesen. Wichtig erscheint der Hinweis, daß die Möglichkeiten der ambulanten pharmakologischen Langzeittherapie nicht voll ausgeschöpft werden, so daß unnütze Rückfälle, meist mit der Notwendigkeit einer Dosissteigerung gegenüber früheren Medikationen, die Folge sind.

In enger Verbindung zur Pharmakotherapie steht die ***supportive Psychotherapie***. Große Bedeutung haben weiterhin Milieu-, Arbeits- und Beschäftigungstherapie sowie die Rehabilitation mit dem Ziel der Wiedereingliederung in den sozialen Kontext und die Arbeitswelt. Dabei spielt eine spezifische Verhaltenstherapie eine besondere Rolle.

Für den Hausarzt ergibt sich die wichtige Aufgabe, in enger Zusammenarbeit mit dem behandelnden Psychiater die ambulante Langzeitversorgung des Schizophrenen adäquat und ausreichend zu gestalten, sozialmedizinische Belange für ihn zu betreiben einschließlich der Vermittlung sozialer Hilfen, den Kranken und die Angehörigen zu beraten.

Wesensänderungen durch intrakranielle Raumforderung

Wesensänderungen gehören zum Bestandteil der Symptomatik intrakranieller raumfordernder Prozesse. Bezüglich deren unterschiedlicher Ursachen und Formen wird auf die einschlägige Fachliteratur verwiesen.

Ätiologie/Pathogenese. Die Wesensänderung ist als Ausdruck des gesteigerten Hirndrucks und lokaler Schädigung zu sehen. Ursächlich kommen vorrangig Gehirntumore in Frage. Auch entzündliche Prozesse (Meningitiden, Enzephalitiden), Schädel-Hirn-Trauma, Thrombosen (venöser Sinus, Liquor-Abflußbehinderungen) können vorkommen.

Epidemiologie. An einem Hirntumor erkrankt einer von ca. 10–20.000 Personen.

Klinik. Insgesamt überwiegen Wesensänderungen im Sinne von ***Abstumpfung***, Nivellierung und Desinteresse, insbesondere bei Stirnhirnaffektionen finden sich Verminderung von Antrieb und Affektivität bis hin zum weitgehenden Verlust der Spontanität. Ferner Verflachung des Denkens und Urteilens und Verlust der Wertvorstellungen. Ängstliche oder depressive Stimmung und Reizbarkeit können bei Schläfenlappenaffektionen vorkommen. An allgemeinen Symptomen treten ferner Benommenheit, Gedächtnis- und Konzentrationsschwäche, Ermüdbarkeit und Nachlassen der geistigen Leistungsfähigkeit auf, zusätzlich auch Kopfschmerzen (konstanter Schmerz auch nachts, Verstärkung bei Lageänderung), epileptische Anfälle (generalisiert oder als fokales Geschehen) und sonstige lokalisationsabhängige Symptome.

Sicherung der Diagnose. CCT, MRT, EEG, Röntgenaufnahmen des Schädels.

Therapie und Verlaufskontrolle. Nach Möglichkeit operative Tumorentfernung, strahlentherapeutische und zytostatische Maßnahmen finden ebenfalls Anwendung. Bei inoperablen Tumoren palliative Hirndrucksenkung, ggf. durch Liquorventil bzw. Dränage (Tumore des Hirnstamms und Kleinhirns).

Weitere seltene Differentialdiagnosen

Wesensänderung durch extreme psychische Belastung; Wesensänderungen im Rahmen interner Erkrankungen werden zwar nicht selten beobachtet, meist stehen jedoch andere klinische Erscheinungen im Vordergrund und bestimmen die Diagnostik. Genannt seien Wesensänderungen bei Urämie, Hypothyreose, Morbus Addison, Anämien oder konsumierenden Erkrankungen. Auch ein schwerer unbehandelter Hochdruck kann psychische Symptome hervorrufen. Extreme körperliche Belastungen, schwere Übermüdung oder Hunger können zu scheinbaren Persönlichkeitsveränderungen bis hin zu psychotischen Erscheinungen führen.

Zum Fallbeispiel

Bei dem oben geschilderten Patienten bereitete die Diagnosestellung zunächst erhebliche Schwierigkeiten. Die Mutter gab bei weiteren Terminen an, es sei eigentlich alles wieder einigermaßen in Ordnung, andererseits beklagte sich eine Schwester über das sonderbare Verhalten des Patienten. Trotz wiederholten Bemühens und eindringlichen Aufklärungsversuchen seitens des Arztes war es nicht möglich, den Patienten selbst zu untersuchen, zumal dieser keinerlei Anlaß sah, sich in ärztliche Behandlung zu begeben. Erst als die Freundin des Patienten von ihm als die „Vollstreckerin" einer an ihm zu verübenden Rache verkannt wurde, wurde ein Hausbesuch veranlaßt, der zur Überweisung an einen Psychiater und schließlich vorübergehender Klinikeinweisung führte. Als Ergebnis der Diagnostik ergab sich eine schizophrene Psychose.

26.4.6 Allgemeine anliegenbezogene Maßnahmen

Das Vorliegen einer Wesensänderung bzw. der einer solchen zugrundeliegenden Erkrankung stellt den Hausarzt vor eine anspruchsvolle komplexe Versorgungsaufgabe: Zunächst gilt es, in der Symptomatik, die häufig von Angehörigen geschildert wird, krankhafte Veränderungen als solche zu erkennen, zu gewichten und eine vorläufige differentialdiagnostische Zuordnung anzustreben. Während die Diagnostik selbst sowie die Therapie dem Spezialisten, häufig einer Klinik überlassen bleiben, muß der Hausarzt zunächst bei Patient und Angehörigen die notwendige Motivation zur Durchführung weiterer Maßnahmen, besonders einer evtl. Klinikeinweisung, herstellen. Die Sorge der dem Patienten Nahestehenden richtet sich vor allem auf die Prognose hinsichtlich Wiedergewinnung der ursprünglichen Persönlichkeitszüge. Hand in Hand mit dem Krankheitsverlauf und den ihn begleitenden medizinischen Maßnahmen ist eine wiederholte, erschöpfende und verstehbare Information der Angehörigen erforderlich, meist im Sinne zusätzlich stützender psychologischer Gesprächsführung. Der Hausarzt, der hier meistens um Rat gefragt wird, trägt auch dazu bei, den Angehörigen von ihnen zu tragende Entscheidungen zum Krankheitsverlauf wie Operationen, Einweisungen in eine psychiatrische Klinik o.ä. zu erleichtern. Vielfach stellt die Erkrankung auch für die Angehörigen eine biographische Zäsur dar, die nur schrittweise und allmählich verstanden und assimiliert werden kann. Für Gespräche über die Aussichten der weiteren Lebensgestaltung, Veränderungen der Familienstruktur oder einer Partnerschaft, welche die Angehörigen betreffen, braucht der Hausarzt viel Gesprächsbereitschaft und Zeit. Hierzu bedarf es auch einer lückenlosen Kooperation mit dem jeweiligen Fachkollegen, damit ein ausreichender Informationsstand vorliegt und insbesondere nach Besuchen beim Kranken Angehörige auch adäquat beraten werden können. Angehörige suchen häufig Rat beim Hausarzt während der Zeit einer ambulanten Psychotherapie des Patienten. Auch hier sollte der Hausarzt versuchen, ein gewisses Verständnis für die therapeutisch bedingten Verhaltensänderungen des Patienten, deren Notwendigkeit und mögliche Folgen aufzubauen. Resozialisierende und rehabilitative Maßnahmen werden vielfach vom Hausarzt vermittelt und unterstützt. Ein engmaschiger, vertrauensvoller Kontakt ist in der Phase nach Therapieabschluß besonders wichtig. Er sollte zeitlich klar strukturiert, von Patient und Arzt gemeinsam für einen definierten Zeitraum geplant werden und nicht dem Zufall überlassen bleiben. Auch für den Patienten ist die Vermittlung an eine

Selbsthilfegruppe, die selbst bei schizophrenen Psychosen emphohlen wird, vielfach sinnvoll und hilfreich.

In der Langzeitversorgung ist sorgsam auf die Durchführung evtl. erforderlicher Dauermedikationen (z.B. Lithium) und deren ausreichende Dosierung zu achten. Dabei sind auch Medikamentennebenwirkungen und -interaktionen zu bedenken. Insbesondere obliegt es dem Hausarzt, Rezidive rechtzeitig zu erkennen und der Behandlung zuzuführen.

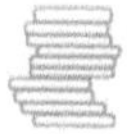

Literaturhinweise

Hippius H, Ackenheil M, Engel RR (1988) Angst – Leitsymptom psychiatrischer Erkrankungen. Springer, Berlin Heidelberg New York Tokyo

Huber G (1987) Psychiatrie. Schattauer, Stuttgart, New York

Olbrich HM (1987) Halluzination und Wahn. Springer, Berlin Heidelberg New York Tokyo

Kind H (1990) Psychiatrische Untersuchung, 4. Aufl. Springer, Berlin Heidelberg New York Tokyo

Rudolf GAE (1986) Der depressive Patient in der ärztlichen Sprechstunde. Vieweg, Braunschweig, Wiesbaden

Tölle R (1991) Psychiatrie, 9. Aufl. Springer, Berlin Heidelberg New York Tokyo

26.5 Zittern (Tremor)

W. Sander, G.C. Fischer

Vorbemerkung

Tremor ist die willkürlich oder nur unvollständig unterdrückte ***Bewegungsstörung*** in Form rhythmischer Zuckungen von Muskelgruppen mit resultierendem „Zittern" der betroffenen Körperteile oder des ganzen Körpers.

Die verschiedenen Tremores treten bevorzugt bei neurologischen Erkrankungen – sehr häufig verursacht durch extrapyramidale Prozesse, auch endokrinologische Störungen – auf, mit deutlicher Altersbetonung. Die zunehmende Überalterung der Bevölkerung läßt einen weiteren Anstieg der Fälle von vasogen-involutiv bedingtem Alterstremor erwarten.

Tremor ohne klinische Bedeutung kann vorübergehend bei Hunger, Kälte, körperlicher Tätigkeit oder Erregung auftreten.

Tremor ist ein recht häufiges Symptom bei akuten und chronischen Angstzuständen. Neurosen können einen permanenten, aber auch einen paroxysmalen Tremor hervorrufen. Tremorarten bei funktionellen Störungen des Zentralnervensystems ähneln oft denjenigen bei organischen Erkrankungen, die Differentialdiagnose kann dann schwierig sein, so daß sich eine psychiatrische Untersuchung als hilfreich erweist.

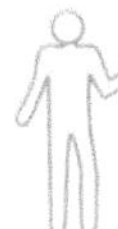

26.5.1 Fallbeispiel

Die 66jährige Frau versorgt den wesentlich älteren pflegebedürftigen Ehemann. Seit einigen Jahren beobachtet sie öfter ein Zittern der Hände. Auch ihr Vater habe darunter in hohem Alter gelitten. Keine Unsicherheit beim Gehen oder Treppensteigen. Kein Schwindelgefühl. Das Händezittern trete vor allem dann auf, wenn sie beispielsweise den Kaffee in die Tasse eingießen wolle oder bei bestimmten zielgerichteten Verrichtungen. Bei seelischen Belastungen und Aufregungen soll sich das Zittern verstärken.

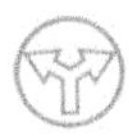

26.5.2 Differentialdiagnostisches Grobraster

- Essentieller Tremor
- Neurologische Erkrankungen (z.B. Morbus Parkinson, Multiple Sklerose)
- Tremor bei internen Erkrankungen (z.B. Hyperthyreose)
- Toxisch bedingter Tremor (z.B. Alkohol)
- Medikamentös verursachter Tremor

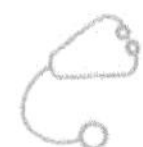

26.5.3 Primärdiagnostik

Anamnese
Familiäre Belastung (essentieller Tremor), Auftreten als ***Ruhetremor*** mit Nachlassen bei Zielbewegungen (Erkrankungen des Pallidums, Parkinsonsche Krankheit). ***Intentionstremor*** (Zunahme bei zielgerichteten Bewegungen) (typisch bei Kleinhirnerkrankungen, Multipler Sklerose). Wichtig sind ferner Hinweise auf interne Erkrankungen, Alkoholabusus oder Medikamenteneinflüsse.

Körperliche Untersuchung
Zur Unterscheidung der verschiedenen Tremorarten ist auf Frequenz, Rhythmus und Verteilungsmuster sowie auf die Auswirkungen von Bewegung und Entspannung bzw. Ruhe zu achten. Tabelle 26.5 gibt eine Übersicht von Tremortypen nach klinischem Bild und Ursache. Im Rahmen der neurologischen Untersuchung ist auch eine Schriftprobe hilfreich (typisch für Morbus Parkinson: verzittertes kleines Schriftbild mit Verkümmerung gegen Ende der Worte). Typische Veränderungen von Gangbild, Sprache, Mimik und Einfluß emotionaler Anspannung auf den Tremor sind zu beachten.

Zusätzlich internistische Untersuchung (Schilddrüse, Leber), insbesondere bei jüngeren Patienten eingehendes Gespräch mit gezielter Fragestellung Angstneurose bzw. psychische Störung.

Technische Untersuchungen
Labor: Schilddrüsenfunktion, Blutzucker, Leberwerte, Elektrolyte, Urinstatus.

Tabelle 26.5. Tremorformen nach klinischem Bild und Ursache. (Mod. nach Vogel 1985)

Tremortyp	Wesentl. Charakteristika	Ursache	Sonst. neur. Sympt.	Intern. Symptome
Haltungstremor	in Ruhe: ∅ bei Halteinnervation: + bis ++ Frequenz: 6–12/s Amplitude: meist klein bei Bewegungen: keine wesentl. Zunahme	physiologisch	keine	keine
		erblich: essentiell. Tr.	keine	keine
		endokrin: Hyperthyreose	keine	Hyperthyreose
		toxisch:	eventuell Polyneuropathie	Leberaffektion u.a. Organmanifestation
		medikamentös:	extrapyramid. Syndrome	keine
			Nystagmus	evtl. Leberaffektion
	Sonderform: „flapping tremor"	metabolisch:	Zeichen der Enzephalopathie (neurol./psych.)	entsprechend der int. Grundkrankheit
Ruhetremor	in Ruhe: + bis +++ Frequenz: 4–8/s Ampl.: meist groß Halte-/Bewgg.: ∅ bis +	Degeneration extrapyramidaler Kerngebiete	oft: Hypokinese Rigor (s. Parkinson-Syndrom)	keine
Intentionstremor	in Ruhe: meist ∅ Halteinn.: ∅ bis + Bewegung: + bis +++ Frequ. u. Ampl.: variabel	Läsion des zerebellären Systems	Ataxie, Nystagmus	keine

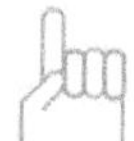

26.5.4 Entscheidung über nachfolgende Maßnahmen

Da in der Regel keine akute Behandlungsnotwendigkeit besteht, sollte mit der Therapie zugewartet werden, bis die Diagnose klar ist. ***Neurologische Diagnosesicherung*** empfehlenswert.

DD

26.5.5 Differentialdiagnostik

Eine Zusammenstellung der wesentlichen Tremorformen zeigt Tabelle 26.5. Differentialdiagnostisch müssen die in Abb. 26.4) dargestellten Tremorursachen – auch in Form eines möglichen Zusammenwirkens – bedacht werden.

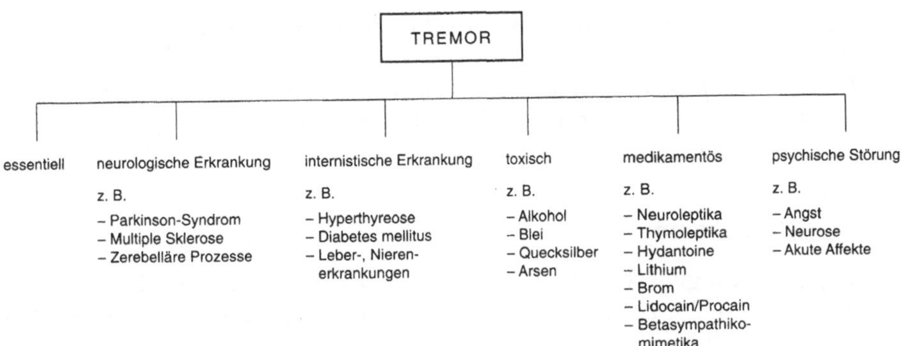

Abb. 26.4. Differentialdiagnose des Tremors

Parkinson-Syndrom (Parkinsonismus)

Ätiologie/Pathogenese. Postenzephalitisch, vaskulär, medikamentös und idiopathisch als die Parkinsonsche Erkrankung im engeren Sinne. Dabei ätiologisch unklare degenerative Veränderungen im Bereich der Substantia nigra und bestimmter Teile der Basalganglien. Verarmung bestimmter Transmittersubstanzen vor allem an Dopamin.

Epidemiologie. Prävalenz ca. 1‰ der Bevölkerung. Krankheitsmanifestation zwischen dem 50. und 65. Lebensjahr.

Klinik. Bewegungsminderung (***Hypokinese***) insbesondere durch Ausfall der Ausgleichs- und Mitbewegungen, Erhöhung des Muskeltonus (***Rigor***), dadurch Bewegung erschwert und verarmt, z.B. starre Mimik (Maskengesicht), monotone, unartikulierte Sprache, vermehrter Speichelfluß und Behinderung des Schluckaktes, unartikulierte, vornübergebeugte starre Haltung, kleinschrittiger schleifender Gang, kein Mitpendeln der Arme. ***Ruhetremor*** (Pillendrehbewegung der Finger), der bei gezielter Bewegung nachläßt. Depressive Verstimmung wird vor allem zu Beginn der Erkrankung beschrieben. Die geistigen Abläufe sind nicht gestört, imponieren jedoch nicht selten als verlangsamt bei starrer oder besonders labiler Affektivität.

Sicherung der Diagnose. Klinisches Bild, neurologischer Status.

Therapie und Verlaufskontrolle. ***Medikamentöse*** Behandlung entsprechend den jeweils hervortretenden Symptomen: Bei Akinese L-Dopa plus Decarboxylasehemmer. Behandlungsbeginn kann hier auch mit Amantadinpräparaten unter späterem Hinzufügen von Dopaagonisten erfolgen. Bei Rigor und Tremor Anticholinergika. Dosierungsgrundsätze: Vorsichtige, langsam einschleichende, individuell angepaßte Dosierung. Insbesondere anfangs engmaschige Kontrollen hinsichtlich möglicher Nebenwirkungen. Ausschluß bzw. kritische, von Prioritäten geleitete Risikoabwägung bei Kontraindikationen wie Glaukom, Harnabflußstörungen, Tachyarrhythmie (Anticholinergika), Leber-, Niereninsuffizienz, psychische Störungen (L-Dopa, Amantadin).

Krankengymnastische Behandlung einschließlich Logo- und Atemtherapie. Mit Durchführung, regelmäßiger Überwachung und Anleitung eines täglichen Übungsprogramms.

Essentieller Tremor

Ätiologie/Pathogenese. ***Dominant erheblicher Haltungstremor***, der entweder bereits vor dem 20. Lebensjahr oder – häufiger – als seniler Tremor im Alter hervortritt. Tritt auch als Ruhetremor in Erscheinung.

Epidemiologie. Prävalenz des familiären Tremors: 0,5 bis 1 % der Menschen über 40 Jahre.

Klinik. Überwiegend obere Extremität betroffen, auch Kopf, Kiefer, Lippen und Stimme (meckernde Stimme) können einbezogen sein. Er tritt auf bei der willentlichen Beibehaltung einer Stellung, wobei seine Amplitude immer größer wird. Dadurch kann eine erhebliche Behinderung bei motorischen Alltagsverrichtungen eintreten. Bei Befall des Kopfes nickende oder verneinende Bewegung.

Sicherung der Diagnose. Anamnese (hereditär!), klinisches Bild, neurologische Untersuchung, Ausschluß anderer Tremorformen.

Therapie und Verlaufskontrolle. Verbesserung der Symptomatik durch ***Betablocker*** zu erzielen. Einnahme geringer Mengen Alkohol führt häufig zu vorübergehender Besserung. Kein Ansprechen auf Anticholinergika oder L-Dopa.

Weitere seltene Differentialdiagnosen

- Morbus Wilson
- Kleinhirntumor.

Zum Fallbeispiel

Bei der Patientin wurde unter Einbeziehung des Neurologen ein benigner essentieller familiärer Tremor festgestellt. Unter der Therapie mit Propranolol konnte eine symptomatische Besserung erzielt werden.

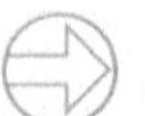

26.5.6 Allgemeine anliegenbezogene Maßnahmen

Bei behandlungsbedürftigen Tremorformen (Morbus Parkinson) engmaschige Therapiekontrolle und sorgsame Beachtung einer ausreichenden Compliance. Beratung von Angehörigen und Einbeziehung sozialer Hilfsdienste beim Parkinsonkranken. Enge Zusammenarbeit mit Logo-, Physio- und Ergotherapeuten (evtl. Gebrauchsgegenstände für Behinderte, Vermeidung von Gefahrenquellen in Haus und Wohnung). Zugänglichmachen regionaler

Hilfsangebote wie Selbsthilfegruppen u.ä., vielfältige und wiederholte psychologische Unterstützung und Motivation des Kranken und seiner Angehörigen. Hierzu sollte der Hausarzt auch die Möglichkeit stationärer Rehabilitation Parkinsonkranker nutzen. Hierbei kann eine psychotherapeutische Arbeit mit Ich-stützenden Interventionen und Stabilisierung des Selbstwertgefühls sowie dem Aufzeigen von Möglichkeiten, Autonomie wahrzunehmen und soziale Kontakte zu (re)aktivieren, kombiniert werden mit Krankengymnastik und einer funktionellen Ergotherapie.

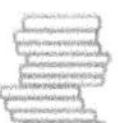

Literaturhinweise

Fischer GC (Hrsg) (1991) Geriatrie für die hausärztliche Praxis. Springer, Berlin Heidelberg New York Tokyo

Gauthier G (1986) Neurologie des Betagten. In: Martin E, Junod JP (Hrsg) Lehrbuch der Geriatrie. Huber, Bern Stuttgart Toronto

Neundörfer B (1988) Möglichkeiten und Grenzen der Pharmakotherapie – neuere Ansätze (Morbus Parkinson). In: Akademie für ärztliche Fortbildung und Weiterbildung Bad Nauheim (Hrsg) Demenz im Alter und die Parkinsonsche Krankheit. Kirchheim, Mainz

Ulm G (1988) Physikalische und Bewegungstherapie (Morbus Parkinson). In: Akademie für ärztliche Fortbildung und Weiterbildung Bad Nauheim (Hrsg) Demenz im Alter und die Parkinsonsche Krankheit. Kirchheim, Mainz

Vogel P (1985) Leitsymptom: Tremor/Ataxie. In: Heisig N (Hrsg) Innere Medizin in der ärztlichen Praxis, 2. Aufl. Thieme, Stuttgart New York

26.6 Krampfanfall

G.C. Fischer

Vorbemerkung

Der Begriff des Krampfes ist sowohl in der medizinischen Terminologie als auch in der Vorstellung des Laien mit vielfältigen Vorstellungen verbunden. Patienten meinen, wenn sie von „Krämpfen" sprechen, häufig Schmerzzustände verschiedenster Körperregionen, Steifigkeit von Gliedmaßen, Zittern oder auch extreme psychomotorische Affektionen. Auch bei Verwendung des Begriffes „Krampfanfall" muß zunächst hinterfragt werden, was überhaupt gemeint ist. Krampfleiden spielen in der Hausarztpraxis vor allem in zweierlei Hinsicht eine Rolle: in Form des Fieberkrampfes beim Kind und der Langzeitbetreuung des Epileptikers. Darüber hinaus kommt epileptischen Anfällen bei Alkoholentzug in der Allgemeinpraxis ebenfalls eine nennenswerte Bedeutung zu. Die Prävalenz epileptischer Erkrankungen in der Hausarztpraxis wird in bisherigen Untersuchungen mit 0,5 % unterschätzt. Sie dürfte tatsächlich bei etwa 2 % liegen.

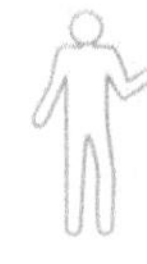

26.6.1 Fallbeispiel

Während einer Nachmittagssprechstunde ruft eine Patientin, deren Familie der Hausarztpraxis gut bekannt ist, aufgeregt an und berichtet, sie hätte soeben einen Anruf erhalten, wonach ihr 16jähriger Sohn, der sich zur Zeit bei einem Freund befindet, dort plötzlich „umgefallen" sei, ohne Bewußtsein zuckend am Boden gelegen habe und auch jetzt noch nicht richtig ansprechbar sei. Die Mutter des Freundes vermutet, der Junge habe sich eine Gehirnerschütterung zugezogen. Es wird ein sofortiger Hausbesuch bei der Familie des Freundes veranlaßt und der Arzt findet dort den inzwischen ansprechbaren, jedoch noch deutlich verlangsamten Patienten vor. Der Junge kann sich an die Vorfälle nicht erinnern. Die Befragung des Freundes, der während des Anfalls anwesend war, bestätigt in etwa den Verdacht eines großen zerebralen Krampfanfalls „grand mal". Die Schleimhaut im Bereich der Unterlippe ist vermutlich durch Biß verletzt, augenscheinlich fand unwillkürlicher Harnabgang statt. Der Patient wird mit der Vermutungsdiagnose eines erstmaligen epileptischen Grand-mal-Anfalls zur stationären Abklärung eingewiesen.

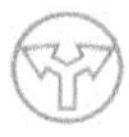

26.6.2 Differentialdiagnostisches Grobraster

- Tonisch-klonische Krämpfe (kurzdauernde, unterbrochene Zuckungen):
  - primäre Großhirnerkrankung (z.B. Hirntumor, Trauma, Blutung)
  - genuine Epilepsie
  - Eklampsie (Schwangerschaft, meist letztes Drittel)
  - Stoffwechselstörungen (z.B. Hypoglykämie, Urämie, Entzugssymptomatik bei Süchtigen – besonders Alkoholentzug)
  - fokaler (Jackson)-Anfall
  - zerebrale Ischämie durch kardiovaskuläre Ereignisse mit Blutdruckabfall und/oder Bradykardie bis Asystolie
  - Fieberkrämpfe (meist Kinder im Vorschulalter)
  - akute Verlegung der Atemwege durch „Verschlucken" während der Nahrungsaufnahme (erfahrungsgemäß ist hieran insbesondere bei entsprechenden Zuständen in Gasthäusern und Restaurants zu denken)
- Tonische Krämpfe (hochgradige Tonuserhöhung)
  - Tetanie
  - Tetanus
  - Intoxikationen (z.B. Lokalanästhetika, Glykoside, Strychnin, Wurmmittel u.ä.)
- Extrapyramidale Krämpfe (unregelmäßige Zuckungen – choreatisch-athetotisch)
  - Parkinsonismus
  - Chorea minor (meist 6.–13. Lebensjahr)

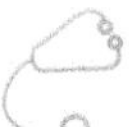

26.6.3 Primärdiagnostik

Anamnese

Die Anamnese, besonders auch die ***Fremdanamnese***, stellt einen der wichtigsten diagnostischen Bestandteile bei Erstmanifestation eines Krampfgeschehens für den Hausarzt dar. Eine genaue Schilderung des Hergangs und des Verhaltens des Patienten vor und nach dem Krampfereignis, auch die Dauer einer Bewußtlosigkeit sind von Bedeutung. Wichtig ist auch die Frage nach evtl. vorangegangenen ***Traumen*** (z.B. Schlägerei), eines ***Alkohol-*** oder ***Drogenabusus***, nach Stuhl- und Urinabgang, nach Erbrechen (Aspiration!). Bei älteren Patienten muß die Anamnese bezüglich kardiovaskulärer Synkopen geklärt werden. Zusatzerkrankungen, wie Diabetes mellitus, eine Malignomanamnese evtl. mit Hirnmetastasen und die Frage nach Medikamentennebenwirkungen muß sich der Hausarzt vergegenwärtigen.

Körperliche Untersuchung

Bei miterlebtem Krampfanfall steht die notfallmäßige Kupierung des Anfalls im Vordergrund. Beobachtet werden gleichzeitig Anfallsablauf (tonisch, klonisch), Bewußtseinslage, Dauer der Bewußtlosigkeit, Urinabgang und Zungenbiß.

Sofern der Patient, was häufiger vorkommt, nach Ablauf eines Krampfanfalls vom Hausarzt gesehen wird, steht der Bewußtseinszustand des Patienten und die Beurteilung der oben geschilderten Kennzeichen eines Grand-mal-Anfalls im Vordergrund. Bei Kindern Fiebermessung. Bei älteren Patienten Beachtung der kardiovaskulären Situation (Blutdruck, Puls, evtl. EKG). Je nach Anamnese kann die Blutzucker-Schnelltestbestimmung erforderlich sein.

Technische Untersuchung

Angesichts der immer notwendigen fachärztlichen bzw. klinischen Abklärung erübrigen sich weitere technische Untersuchungen in der Hausarztpraxis in der Regel.

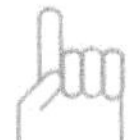

26.6.4 Entscheidung über nachfolgende Maßnahmen

- Bei jedem neu aufgetretenen generalisierten Krampfanfall im Erwachsenenalter und bei Jugendlichen ***stationäre Abklärung*** erforderlich.
- Bei Kindern mit bekannter Fieberkrampfanamnese kann eine ambulante Revision der Behandlung (Pädiater) durchgeführt werden.

Zur ***Notfallbehandlung*** am noch krampfenden Patienten:

- Bei Erwachsenen: Diazepam i.v. bis zu 20 mg, rasche Klinikeinweisung. Bei langem Weg in die Klinik wird verschiedentlich die zusätzliche Gabe von 250 mg Phenytoin (Phenhydan) sehr langsam i.v. empfohlen. Bei

Unmöglichkeit einer i.v. Injektion rektale Gabe von Diazepam (Diazepam desitin rectal-tube).

- Bei Kindern: je nach Alter Diazepam i.v. 5–10 mg, oder eine entsprechende Dosis als rektale Gabe.

DD

26.6.5 Differentialdiagnostik

Fieberkrampf

Ätiologie/Pathogenese. Im Rahmen akuter fieberhafter Infekte, oft zu Beginn der Erkrankung und bei Temperaturanstieg auftretende, meist generalisierte tonisch-klonische Anfälle, seltener Herdanfälle.

Epidemiologie. Ca. 3 % der Kinder entwickeln vor Erreichen des 10. Lebensjahres einen Fieberkrampf. Davon erleiden ca. 1/3 ein Rezidiv. Eine genetisch determinierte Anfallsbereitschaft soll beim Fieberkrampf eine Rolle spielen.

Klinik. Die Krämpfe treten meist bei raschem Fieberanstieg auf.
Kennzeichen des einfachen Fieberkrampfes:

- Er tritt meist bei Kindern zwischen dem 1. und 5. Lebensjahr auf.
- Es besteht kein Anhalt für ein fokales Geschehen.
- Der Anfall dauert nicht länger als 15 min.

Ein komplizierter Fieberkrampf liegt vor bei:

- Vorliegen fokaler Zeichen.
- Anfallsdauer über 15 min.
- Anfall innerhalb des 1. Lebensjahres
- Familienanamnese weist Fieberkrampfanfälle auf.

Sicherung der Diagnose. Anamnese, weiterführende fachärztliche (Ausschluß-) Diagnostik.

Therapie und Verlaufskontrolle. Bei noch krampfendem Kind: Diazepam rektal (0,15 bis 0,25 mg/kg). Die Dosis kann nach 30 min. wiederholt werden. Bei i.v.-Injektion langsame Applikation, ca. 0,5 ml in einer halben Minute. Antipyrese mit Parazetamol. Ansonsten Behandlung der fieberhaften Erkrankung. Entscheidung über weiterführende Langzeitbehandlung entsprechend dem fachärztlichen Untersuchungsergebnis. Wichtig für den Hausarzt: eingehende Besprechung der Situation mit den Eltern, Erläuterung der im allgemeinen günstigen Prognose und eindeutige, verständliche Hinweise auf frühzeitige Fiebersenkung bei fieberhaften Infekten. Hierzu müssen entsprechende Präparate zu Hause vorrätig sein.

Genuine Epilepsie

Ätiologie/Pathogenese. Erbliche Faktoren vermutlich von Einfluß, morphologisch oder funktionell keine nachweisbaren Alterationen des Gehirns erkennbar. Die Krankheit ist unbehandelt chronisch fortschreitend. Führt zu zerebralen Krampfanfällen, Absencen und evtl. psychischen Ausnahmezuständen und Wesensveränderungen.

Epidemiologie. Die Prävalenz wird mit rund 0,4% der Bevölkerung angegeben. Typisches Manifestationsalter: 10. bis 30. Lebensjahr, am häufigsten in der Pubertät.

Klinik. Generalisierter Anfall („grand mal"):

- ***Vorboten*** können sein: Verstimmungszustände, Herzklopfen, Kopfdruck, Schwindel u.ä.
- Als ***Aura*** werden typische Sekunden bis Minuten andauernde Sinneswahrnehmungen, wie Sterne, Blitze, Figuren, akustische Wahrnehmungen, olfaktorische oder auch psychische Zustände mit Glück- oder Angstgefühl u.ä. bezeichnet. Vorboten und Aura können fehlen.
- ***Tonisches Stadium:*** Mit plötzlichem Bewußtseinsverlust, mitunter Aufschreien, stürzt der Kranke mit starrem Streckkrampf. Gesicht verzerrt, Pupillen erweitert und lichtstarr, blasse Hautfarbe. Nach einigen Sekunden Übergang in
- ***Klonisches Stadium*** mit rhythmischen Zuckungen, häufig Zungenbiß und Urinabgang, zyanotische Gesichtsfarbe, allmähliches Nachlassen, Dauer des Krampfzustandes ca. 1–1½ min. Anschließend
- ***Erschöpfungsstadium*** mit erschlaffter Muskulatur, erloschenen Sehnenreflexen, oft Babinski-Zeichen nachweisbar. Keuchende Atmung, tiefe Bewußtlosigkeit, oft Übergang in schlafähnlichen Zustand, der minuten- bis stundenlang anhalten kann. Nach dem Erwachen erhebliche Müdigkeit und Amnesie für den Anfall. Gelegentlich Erinnerung an Auraerscheinungen. Die Anfälle treten oft in den frühen Morgenstunden auf.

Sicherung der Diagnose. Anamnese, neurologischer Befund, EEG, evtl. nach Schlafentzug, als Langzeit-EEG. Zusätzlich CT und MRI. Zusätzliche Untersuchungen Angiographie, DSA, zur Ausschlußdiagnostik.

Therapie und Verlaufskontrolle. Antikonvulsive medikamentöse Langzeitbehandlung: Carpamazepin (Tegretal, Timonil u.a.), Phenytoin (Zentropil, Phenydan u.a.) stehen an erster Stelle. Es sollte versucht werden, mit einem, höchstens 2 Präparaten auszukommen. Mischpräparate sind zu vermeiden. Therapiekontrolle durch kontinuierliche wiederholte Serumspiegelbestimmung. Therapiebeginn stets einschleichend mit Dosissteigerung über mehrere Wochen. Kontinuierlich wiederholte Überprüfung des neurologischen Befundes und des EEGs. Stets Zusammenarbeit mit Neurologen erforderlich.

Allgemeine Maßnahmen. Vermeiden extremer Belastungen, vor allem Schlafentzug und Alkohol. Kein plötzliches Absetzen einer antikonvulsiven Medikation. Nach mehrjähriger Anfallsfreiheit kann eine Dosisreduktion unter EEG-Kontrolle, die sich langfristig (1–2 Jahre) erstreckt, vorgenommen werden.

Für die Betreuung von Epilepsiepatienten durch den Hausarzt ist es wichtig, die Familie und den Patienten über die Prognose und die Bedeutung einer kontinuierlichen, konsequenten Pharmakotherapie aufzuklären. Auch muß der Patient wissen, welche allgemeinen Verhaltensregeln einzuhalten sind. Insbesondere muß er auf die Gefahren einer eigenmächtigen Dosisreduzierung oder eines Absetzens der Medikamente hingewiesen werden.

Zum Fallbeispiel

Bei dem Patienten hatte die stationäre Abklärung das Vorliegen einer vermutlich familiär bedingten genuinen Epilepsie erbracht. Es erfolgte eine Einstellung auf Carbamazepin (hier Tegretal) und Phenytoin (Zentropil). Der Patient blieb in dem bisher beobachteten Zeitraum von 3 Jahren anfallsfrei und konnte unter Ausschluß entsprechender Risiken weitgehend unbeeinträchtigt einem altersentsprechenden Lebensstil folgen.

26.6.6 Allgemeine anliegenbezogene Maßnahmen

Krampfanfälle stellen eine typische Indikation zur Zusammenarbeit mit Klinik und Fachspezialisten dar. Der Hausarzt muß demnach bedacht sein, Patienten mit Verdacht oder manifesten Krampfanfällen stets frühzeitig dem Experten zuzuführen. Jedwede eigenmächtigen längerfristigen Behandlungsversuche, vor allem Umstellungen einer antikonvulsiven Therapie ohne Fachkonsil sind streng zu vermeiden.

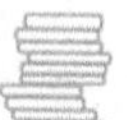

Literaturhinweise

Heisig N, Vogel P (1985) Leitsymptom: Krampfanfall. In: Heisig N (Hrsg) Innere Medizin in der ärztlichen Praxis, 2. Aufl. Thieme, Stuttgart New York

Mead M, Patterson H (1986) Praxistraining in der Allgemeinmedizin, 2. Aufl. Hippokrates, Stuttgart

Poeck K (1992) Neurologie, 8. Aufl. Springer, Berlin Heidelberg New York Tokyo

Simon C (1991) Klinische Pädiatrie, 6. Aufl. Schattauer, Stuttgart New York

27 Das periphere Nervensystem (PNS) betreffende Anliegen

27.1 Lähmungen

J. Pangritz

Vorbemerkung

Im Rahmen der hausärztlichen Sprechstunde sind Lähmungen ein seltenes Patientenanliegen. Wenn aber Lähmungserscheinungen auftreten, so wird dies fast immer zum Anlaß genommen, unverzüglich den Arzt zu konsultieren. Sie werden meist als das Gefühl, in der entsprechenden Gliedmaße „keine Kraft" zu haben, geäußert oder der Patient schildert, daß er bestimmte Bewegungen nicht mehr ausführen kann.

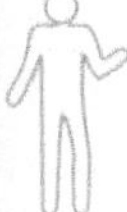

27.1.1 Fallbeispiel

Eine 45jährige Patientin gibt an, starke Schmerzen im Bezirk der LWS mit Ausstrahlung ins rechte Bein zu haben. Es fehle ihr an der Kraft im rechten Bein. Ein Unfall oder Trauma sei nicht aufgetreten. Bei der körperlichen Untersuchung fällt u.a. eine Schwäche des M. quadrizeps sowie ein Sensibilitätsausfall an der Vorderinnenseite des rechten Unterschenkels auf.

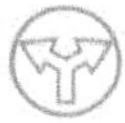

27.1.2 Differentialdiagnostisches Grobraster

Ursächlich für eine Lähmung können folgende pathologischen Prozesse sein:

- Schädigung des zentralen Neurons
- Schädigung des peripheren motorischen Neurons
- Störung der Impulsüberleitung vom Nerv auf den Muskel (neuromuskuläre Synapse)
- Schmerzhemmung einer Bewegung (Scheinlähmung)

Unter klinischen Gesichtspunkten erscheint folgende Einteilung zweckmäßig:

- Neurologische Systemerkrankungen (z.B. Multiple Sklerose, Syringomyelie)

- Traumatische Ursachen (z.B. Arm-Plexus-Paresen, sonstige Druckschäden des Nervengewebes z.B. durch Tumoren, Bandscheibenläsionen)
- Motorische Systemerkrankungen (z.B. Myopathie, Myasthenia gravis)
- Infektionskrankheiten (z.B. Poliomyelitis, Enzephalitis, Myelitis)
- Innere Erkrankungen (z.B. TIA, Kaliumstörungen, vorderes Spinalarterien-Syndrom)
- Toxische Einflüsse (z.B. Alkohol, Medikamente)
- Scheinlähmung durch Schmerz

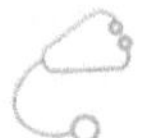

27.1.3 Primärdiagnostik

Anamnese
Wie äußert sich nach Schilderung des Patienten die Lähmung? Lokalisation/Ausdehnung, Schwäche auch anderer Gliedmaßen, Sensibilitätsstörungen, evtl. fokale Krämpfe, zeitlicher Verlauf, sonstige Krankheitszeichen, Schmerzen, Medikamente, Noxen, Trauma.

Körperliche Untersuchung
Lokalbefund (grobe Kraft, Sensibilität, Tiefensensibilität, Tonus, Trophik, Reflexe), Ganzkörperuntersuchung mit sonstigem neurologischen Status.

- Bei ***peripheren Paresen*** herabgesetzte Muskelkraft mit verminderten oder ***fehlenden Eigenreflexen***
- Bei ***zentraler Parese*** Störung der Feinmotorik mit herabgesetzter Muskelkraft, gesteigerten Eigenreflexen sowie ***pathologischen Reflexen***

Technische Untersuchungen
Labor mit Blutbild, BSG, Blutzucker, CRP, Elektrolyten.

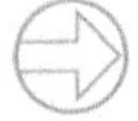

27.1.4 Entscheidung über nachfolgende Maßnahmen

- ***Krankenhauseinweisung*** bei Verdacht auf zerebralen Insult, unklarer akuter Parese größerer Muskelgruppen, akute, schwere traumatische Nervenläsion, Vergiftung, Bandscheibenvorfall mit Paresen und Sphinkterstörungen, Polyradikulitis Guillain-Barré.
- Immer: ***Überweisung zum Facharzt***

Therapeutische Maßnahmen
- Reizstromtherapie bei diagnostisch eindeutiger peripher-neurogener Parese

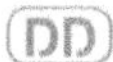

27.1.5 Differentialdiagnostik

Bandscheibenvorfall (Diskushernie)

Ätiologie. Austritt des Nukleus pulposus aus dem Anulus fibrosus mit Kompression der Nervenwurzeln.

Klinik. Akut einsetzende Schmerzen oft mit sensiblen Ausfällen, motorischer Schwäche, Reflexanomalien, ggf. Miktionsstörungen.

Sicherung der Diagnose. Computertomographie.

Therapie. Konservative Behandlung mit Bettruhe, flach oder Stufenlagerung, Wärmeapplikation, Gabe von Analgetika und nichtsteroidalen Antiphlogistika, ggf. stationäre Einweisung zur operativen Behandlung.

Armplexus-Paresen

Ätiologie/Pathogenese. Mögliche Ursachen sind

- Direktes Schultertrauma (z.B. Motorradunfall, heftiger Zug am Arm)
- Chronische Druckwirkung von außen
- Skalenussyndrom
- Pancoasttumor der Lungenspitze
- Kostoklavikuläres Syndrom
- Strahlenschädigung.

Klinik. Je nach Lokalisation der Plexusläsion motorische und sensible Ausfälle distal der Läsion.

Therapie. Lagerung und passive Bewegung zur Verhinderung von Gelenkversteifung, später auch aktive Bewegungsübungen, ggf. neurochirurgische Behandlung.

Polyradikulitis Guillain-Barré

Ätiologie/Pathogenese. Toxische oder neuroallegische Ursachen führen vermutlich zur Manifestation der Erkrankung. Pathogenetisch spielen immunologische Vorgänge eine entscheidende Rolle. Eine umfassende Erklärung ist zur Zeit noch nicht möglich.

Epidemiologie. Jede Altersgruppe kann betroffen sein. Männer sind etwas häufiger betroffen als Frauen. Die jährliche Inzidenz beträgt etwa 2 pro 100.000 Einwohner.

Klinik. Häufig gehen den neurologischen Erscheinungen uncharakteristische Allgemeinsymptome wie z.B. Erkrankungen der oberen Luftwege oder Magen-Darm-Infekte voraus. Zunächst spüren die Patienten Parästhesien an Füßen und Händen. Eine gleichzeitige oder nachfolgende motorische Schwäche macht sich an den Beinen bemerkbar. Innerhalb kurzer Zeit kann es zur Tetraplegie kommen. Die Paresen können weiter aufsteigen und zur Atemlähmung führen. Gelegentlich bestehen intensive, ziehende Schmerzen. Bei der körperlichen Untersuchung ist eine Hypo-/Areflexie auffällig, die der Parese vorrangeht. Die Sensibilität ist nicht selten vollkommen intakt.

Therapie. Stationäre Beobachtung (Cave: rasche Entwicklung einer Atemlähmung möglich!). Die Prognose ist bei adäquater Pflege in aller Regel gut. Die Symptome verschwinden in umgekehrter Reihenfolge.

Poliomyelitis anterior (Spinale Kinderlähmung)

Ätiologie/Pathogenese. Hervorgerufen durch Enteroviren der Typen I (Brunhilde), Typ II (Lansink) und Typ III (Leon).

Epidemiologie. Übertragung durch Tröpfcheninfektion auch durch gesunde Zwischenträger. Häufiger bei zivilisierten Völkern. Epidemieartige Häufungen im Sommer und Herbst. Heute aufgrund der Impfprophylaxe keine typische Kinderkrankheit mehr.

Klinik. Das Prodromalstadium verläuft unter dem Bild eines oberen Luftwegsinfektes oder einer Enteritis. In der Vorphase meist Fieber, dann mehrtägiges freies Intervall und anschließend erneut akuter Fieberanstieg mit Meningitis und in paralytisch verlaufenden Fällen mit Ausbildung schlaffer Paresen, deren Entstehung und Ausbreitung sehr kurzfristig (innerhalb Stunden) voranschreitet. Lokalisation bevorzugt proximal bzw. proximalbetont und asymetrisch. Auch bulbär-paralytische Formen mit zentraler Atemlähmung und bulbär-pontine Formen mit Paresen der Hirnnerven (VII–XII u.U. mit Einbeziehung von Kreislauf- und Atemzentrum und letalem Ausgang kommen vor. Im 3. Stadium entsteht eine mehr oder weniger weitreichende Rückbildung der Paresen, die erst nach ca. einem Jahr abgeschlossen ist. Als Restzustände bleiben meist Paresen, Muskelatrophien, evtl. Kontrakturen und Wachstumsstörungen der befallenen Gliedmaßen zurück.

Sicherung der Diagnose. Virusnachweis aus Stuhl und Rachenspülwasser, Antikörpertiter.

Therapie und Verlaufskontrolle. Eine spezifische Therapie steht nicht zur Verfügung. Im akuten Stadium werden Kortikosteroide in hohen Dosen und Chemotherapie empfohlen. Stationäre Überwachung immer erforderlich wegen der Gefahr des Atemstillstandes. Frühzeitige rehabilitative Maßnahmen seitens des Bewegungsapparates.

Prävention durch den Hausarzt: Überwachung eines ausreichenden Impfschutzes seiner Patienten.

> **Die Krankheit ist meldepflichtig im Verdachts-, Erkrankungs- und Todesfall.**

Multiple Sklerose

Ätiologie/Pathogenese. Abschließende Erkenntnisse über die Ätiologie der Erkrankung fehlen bisher. Es wird das Zusammenwirken mehrerer Komponenten vermutet:

- Immunvorgänge im Sinne einer Autoimmunreaktion
- Virusinfektion als auslösend oder konditionierend, evtl. bereits in der Kindheit erworben.
- Biochemische Abweichungen im Myelin, ggf. in Zusammenhang mit Ernährungsfaktoren.
- Beziehungen zu bestimmten Histokompatibilitätsmustern (gehäuftes HLA-A 3 und HLA-B 7)
- Familiäre Disposition. Angehörige haben ein 5- bis 20-fach höheres Erkrankungsrisiko.

Zugrundeliegende Vorgänge bestehen in einem herdförmigen diskontinuierlichen Markscheidenzerfall, der an allen Teilen des Nervensystems auftreten kann. Die Myelinscheiden werden stärker beeinträchtigt als die Achsenzylinder, Ganglienzellen bleiben verschont. Gleichzeitig perivaskuläre entzündliche Infiltrate. Gliareaktion mit sklerosierenden Wucherungen.

Epidemiologie. Häufigste Nervenkrankheit im mittleren Lebensalter, Hauptmanifestationsalter zwischen dem 25. und 40. Lebensjahr. Die mittlere Erkrankungsdauer liegt zwischen 20 und 30 Jahren. Etwa 50 % der Patienten entwickeln im Laufe der Zeit chronisch-progrediente Verläufe. Primär chronisch-progredient verläuft die Erkrankung bei ca. 20 % der Fälle. Männliches und weibliches Geschlecht ist etwa gleich häufig betroffen.

Klinik. Typisch neurologische Ausfallerscheinungen in vielfältigen Bereichen:

- Hirnnervenausfälle
- Erscheinungen von seiten des motorischen Systems
- Erscheinungen von seiten des sensiblen Systems
- Zerebellare Störungen
- Vegetative Störungen
- Wesensänderungen

Häufige, wenn auch nicht obligate Symptome sind:

- Spastische Paraparese der Beine oder auch der oberen Extremitäten, auch einseitig
- Parästhesien und Hypästhesien an Rumpf oder Extremitäten
- Zerebellare Ataxie und Intentionstremor
- Fehlende oder abgeschwächte Bauchhautreflexe
- Blasenfunktionsstörungen
- Erkrankungen des Nervus opticus und Augenmuskelparesen

- Nystagmus
- Schwindel
- Sprechstörungen: skandierende Sprache
- Wesensänderungen (überwiegend Euphorie, auch depressive Stimmungen möglich) und zerebrale Leistungsminderungen

Als Früh- bzw. Vorläufersymptome finden sich: Parästhesien an Extremitäten oder besonders am Rumpf, geringe motorische Schwäche, meist als Ungeschicklichkeit vermerkt, vorübergehende Sehstörungen als kurzfristige Erblindung, flüchtige Augenmuskellähmungen, wechselhafte und passagere ziehende, neuralgische, oft als „rheumatisch" angegebene Schmerzen der Extremitäten.

Sicherung der Diagnose. Liquorbefund, oligoklonale Banden in der Immunglobulin-G-Fraktion, bei ca. 90 % der Patienten (normaler Liquor-Befund stellt keinen Ausschluß einer multiplen Sklerose dar, Computertomografie zum Ausschluß anderer Erkrankungen, bei fortgeschrittenen Multiple Sklerose-Verläufen typische Veränderungen. Bei akuten Schüben ist die CT-Diagnostik aussagekräftig, sonst Nachweis entzündlicher Herde mittels Kernspintomografie.

Therapie und Verlaufskontrolle. Ein einheitliches befriedigendes Behandlungskonzept fehlt bisher. An allgemeinen Maßnahmen werden empfohlen: Insbesondere bei akuten Schüben oder Verschlechterung Vermeidung von Anstrengung evtl. Bettruhe, Verhinderung bzw. konsequente Behandlung von Infekten (insbesondere Harnwegsinfekte). Vielfältige empfohlene Ernährungsformen haben bisher keine eindeutigen Besserungen gezeigt. Günstig scheint eine vitaminreiche Kost (z.B. nach Dr. Evers). Besondere Bedeutung kommt aus hausärztlicher Sicht auch einer konsequenten, optimalen krankengymnastischen Versorgung und der Veranlassung ergotherapeutischer Maßnahmen zu.

Eine gute, sehr vertrauensvolle Patienten-Arzt-Beziehung und ein großer Beratungsspielraum, oft unter Einbeziehung der Angehörigen, sind wichtige Voraussetzungen für die befriedigende Langzeitbehandlung des Multiple Sklerose-Kranken.

Medikamentös: Bei akuten Schüben hochdosierte, kurzfristige Kortikoidtherapie. Bei chronisch-progressivem Verlauf und bei häufigen Schubrezidiven sollte eine immunsuppressive Therapie (Imurek) durchgeführt werden. Die symptomatische Behandlung richtet sich vor allem auf Dämpfung der Muskelspastik (z.B. Musaril, Akatinol, Syrdalut). Die Multiple Sklerose stellt nach heutiger Auffassung grundsätzlich keine Kontraindikation gegen eine Schwangerschaft dar.

Transitorische ischämische Attacke (TIA)

Ätiologie/Pathogenese. Die Ätiologie der kurze Zeit andauernden zerebralen Ischämie (wenige Minuten bis max. 24 h) ist nicht immer zu klären.

Ursächlich sind in Betracht zu ziehen: Entwicklung von Thromben im Bereich arteriosklerotisch veränderter Gefäßwandabschnitte, embolische Verschleppung von Material, welches sich von arteriosklerotisch veränderten Plaques gelöst hat oder aus dem Herzen stammt (z.B. bei Mitralvitien, Vorhofflimmern, nach Myokardinfarkt), zerebrale Durchblutungsstörungen im Rahmen eines Blutdruckabfalls oder einer Hochdruckkrise, umschriebene Perfusionsstörungen im Rahmen eines Subclavian-Steal-Syndroms, Vaskulitiden, Hyperviskositätssyndrome.

Epidemiologie. Männer und Frauen sind etwa gleich häufig von einem zerebralen Insult betroffen. Jeder zehnte Deutsche über 50 Jahre stirbt am Gefäßinsult. Zur TIA als besonderem Verlaufstyp einer akuten Zirkulationsstörung des ZNS gibt es keine gesicherten Angaben bezüglich der Epidemiologie.

Klinik. Die Symptomatik kann vielgestaltig sein und ist abhängig von Ort und Ausmaß der Ischämie. Typisch sind vorübergehende neurologische Störungen wie Hemiparesen mit und ohne Sensibilitätsstörungen, Sprachstörungen, Amaurosis fugax.

Sicherung der Diagnose. Entscheidend ist das klinische Bild. Es sollte eine genaue fachärztliche Klärung der Ursache veranlaßt werden.

Therapie. Bei hypertensiven Blutdruckverhältnissen sollte eine moderate Blutdrucksenkung mit Kalziumantagonisten angestrebt werden. Sollten die neurologischen Ausfallserscheinungen rasch reversibel sein, so ist eine genaue Ursachenklärung dringend erforderlich. Zur Langzeitbehandlung nach thromboembolischen Insulten ist die Gabe von Azetylsalizylsäure mit einer Dosis von 100 mg/Tag angezeigt.

Weitere Differentialdiagnosen

Intrakranielle Blutungen, Hirnnervenlähmungen, Cauda-Syndrom, Polyneuropathie, Rabies, Lues spinalis, funikuläre Myelose, akute Porphyria hepatica, psychogene Ursachen, Strahlenschäden.

Zum Fallbeispiel

Es besteht Verdacht auf einen Bandscheibenprolaps. Die konservative Behandlung (Bettruhe, Analgetikagabe) bessert die Beschwerden nach kurzer Zeit. Nach mehrwöchiger intensiver konservativer Behandlung unter orthopädischem Konsil ist die Symptomatik weitgehend rückläufig.

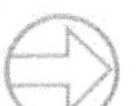

27.1.6 Allgemeine anliegenbezogene Maßnahmen

Lähmungen sollten immer durch den Facharzt abgeklärt werden. Bei der Langzeitbetreuung chronisch Kranker (z.B. MS) ist eine vertrauensvolle Arzt-Patienten-Beziehung von besonderer Bedeutung. Aspekte wie Therapie- und Rehabilitationsmöglichkeiten, insbesondere kontinuierlicher Krankengymnastik, Selbstwertgefühl des Patienten, Kontakt zu Selbsthilfegruppen sollten im Einzelfall mit den Patienten ausführlich besprochen werden.

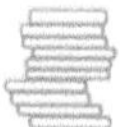

Literaturhinweise

Delank HW (1991) Neurologie, 6. Aufl. Enke, Stuttgart

Kloos G (1988) Grundriß der Psychiatrie und Neurologie, 10. Aufl. Müller & Steinicke, München

Mumenthaler M (1990) Neurologie, 9. Aufl. Thieme, Stuttgart New York

Poeck K (1992) Neurologie, 8. Aufl. Springer, Berlin Heidelberg New York Tokyo

Scheid W (1983) Lehrbuch der Neurologie, 5. Aufl. Thieme, Stuttgart New York

27.2 Taubheitsgefühl

G.C. Fischer

Vorbemerkung

Taubheitsgefühle werden vom Patienten meist in der Weise angesprochen, daß bestimmte Hautareale, überwiegend im Bereich der Extremitäten, als „gefühllos", „taub", „pelzig" oder „wie abgestorben" geschildert werden. Seltener wird eine Empfindung des „Kribbelns" oder eines Gefühls „wie elektrisiert" angegeben.

Beschwerden dieser Art werden, wenn sie isoliert auftreten, in der Regel erst relativ lange toleriert, ehe sie den Patienten zum Arzt führen, und auch hier werden sie eher als nachrangig vorgebracht, wobei ein wegen primär anderer Ursache erfolgter Sprechstundentermin genutzt wird.

Bei Jugendlichen hingegen beobachtet man, daß u.U. sehr kleinflächige Taubheitsareale Sorge bereiten und unmittelbar und frühzeitig zum Arzt führen.

Die Beschwerden werden weit überwiegend vom Patienten als Ausdruck von „Durchblutungsstörungen" gewertet. Die Festigkeit dieser Überzeugung reicht so weit, daß der Hausarzt in der Regel nicht darauf verzichten kann, ausdrücklich klar zu machen, u.U. sogar durch entsprechende Untersuchungen zu „beweisen", daß die Durchblutung intakt ist. Die Möglichkeit, daß es sich bei dem Phänomen um eine Nervenschädigung handeln könnte, sollte dem Patienten nachvollziehbar erläutert werden.

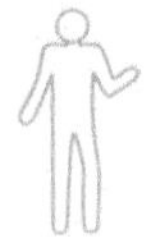

27.2.1 Fallbeispiel

Eine 25jährige Patientin, die bisher im wesentlichen wegen vorübergehender Erkältungskrankheiten, verschiedentlicher kleinerer Traumen und eines zu niedrigen Blutdrucks behandelt worden war, klagt darüber, daß seit einigen Tagen eine Gefühllosigkeit im linken Klein- und Ringfinger eingetreten sei. Sie habe immer wieder versucht, dies durch kräftiges Reiben an den Fingern zu beheben, was jedoch erfolglos war. Die Patientin führt die Beschwerden auf den zu eng sitzenden Ring am 4. Finger zurück.

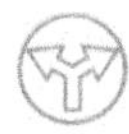

27.2.2 Differentialdiagnostischer Grobraster

Bei der Klage „Taubheitsgefühl" wird man aus medizinischer Sicht davon auszugehen haben, daß es sich um Sensibilitätsstörungen handelt. Als solche bilden sie einen Bestandteil der Symptomatologie folgender Krankheitsgruppen:

- Erkrankungen des Nervensystems (z.B. Syringomyelie, Insult)
- Rückenmarksaffektionen (z.B. Raumforderung im Wirbelkanal)
- Stoffwechselstörungen mit wesentlicher Beteiligung des Rückenmarks (z.B. funikuläre Spinalerkrankung)
- Periphäre Nervenläsionen
- Interne Erkrankungen mit Polyneuropathie (z.B. Diabetis mellitus)
- Exogen toxische Störungen mit Polyneuropathie (z.B. Alkoholismus, Blei, Arsen, Medikamente)

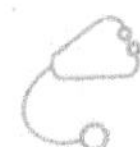

27.2.3 Primärdiagnostik

Anamnese

- ***Lokalisation und Ausdehnung***
- Bestehende Hinweise auf ***weitere neurologische Symptome***, insbesondere Lähmungen?
- Vorliegen ***sonstiger Erkrankungen***, vorrangig Diabetis mellitus, Alkoholabusus
- Vorliegen sonstiger toxisch-exogener Schäden, z.B. durch Blei, Umweltschäden (s. dazu Kap. 17)

Körperliche Untersuchung

Sensibilitätsprüfung. Geprüft werden Berührungsempfindung, Lokalisationsvermögen (Patient gibt die Stelle einer Reizung an), Unterscheidung von spitz, stumpf und Schmerzempfindung, Temperaturempfindung, Lageempfindung und die Fähigkeit, einen Gegenstand durch Betasten zu erkennen. Zusätzlich erfolgt eine Prüfung der Motorik der entsprechenden Region sowie Untersuchung auf Muskelatrophien und insbesondere bei Sensibilitätsstörungen im Bereich der oberen Extremität auf periphäre Druckschäden (z.B. Karpaltunnelsyndrom).

Technische Untersuchungen

Blutzucker, insbesondere bei Sensibilitätsstörungen der unteren Extremität, Blutbild, BKS, Kreatinin, Elektrolyte.

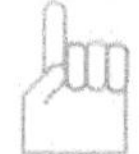

27.2.4 Entscheidung über nachfolgende Maßnahmen

Bei kleinflächigen, vereinzelt auftretenden Arealen von Taubheitsgefühl kann abgewartet werden. Der Patient sollte jedoch nach ca. 1–2 Wochen zur Kontrolle wieder einbestellt werden.

- Bei ausgedehnteren oder an mehreren Körperstellen auftretenden Sensibilitätsstörungen sowie im Falle einer zusätzlichen neurologischen Symptomatik, insbesondere motorischen Ausfällen, ist der Patient dem ***Neurologen*** zuzuführen.
- Eine Therapie ist vor Klärung der Diagnose im allgemeinen nicht erforderlich. Die Beschwerden werden in der Regel allenfalls als leicht störend, jedoch kaum ernsthaft beeinträchtigend empfunden. Ausnahme hiervon sind gleichzeitig bestehende stärkere Schmerzzustände.

DD

27.2.5 Differentialdiagnostik

Bei den praktisch wichtigen häufigen Sensibilitätsstörungen im Beeich der oberen Extremitäten, die überwiegend durch Druckläsionen entstehen, sind Ausfälle im typischen Ausbreitungsgebiet der Nerven diagnostisch wegweisend. Tabelle 27.1 zeigt die Symptome der Arm- bzw. Beinnervenlähmungen, wobei die Störungen der Sensibilität jeweils markiert sind.

Syringomyelie

Ätiologie/Pathogenese. Angeborene Fehlbildungen im Sinne des Status dysrhaphicus mit familiärer Häufung. Auch Geburtsschäden werden als Ursache angegeben. Die Störung besteht in einer über mehrere Segmente des Rückenmarks reichenden röhrenförmigen oder spaltförmigen Hohlraumbildung. Durch die Druckwirkung kommt es zu sekundären Degenerationen der auf- und absteigenden Bahnen.

Epidemiologie. Männer sind etwa doppelt so häufig betroffen wie Frauen. Das Manifestationsalter liegt meist zwischen dem 20. und 40. Lebensjahr.

Klinik. Als erste Erscheinung tritt häufig die dissoziierte Sensibilitätsstörung (Ausfall der Schmerz- und Temperaturempfindung bei weitgehend erhaltener Berührungs- und Tiefensensibilität) auf. Typische Folge sind Verletzungen und Verbrennungen ausgeprägter Art, da der Kranke sie im Entstehungsmoment nicht bemerkt. Auch Schmerzen und Parästhesien sind relativ häufig. An motorischen Störungen finden sich Muskelatrophien und schlaffe Paresen meist unsymmetrisch, häufig an den Armen, primär mit Befall der kleinen Handmuskel als Folge der Vorderhornschädigung. Spastische Paresen und Pyramidenzeichen finden sich an den Beinen als Folge einer Druckschädigung der Pyramidenbahnen. Vegetative Störungen äußern sich in Form von vasomotorischen Veränderungen an Händen und Füßen (bläulich verfärbte kalte Areale).

Trophische Störungen führen zu schlecht heilenden Hautulzera, Knochenentkalkung, Atropathien durch Seitenhornschädigung. Bei Läsion der zentralen sympathischen Fasern kann ein Hornerscher Symptomkomplex entstehen und die typische Störung der Schweißsekretion (Segmental oder quadrantenförmig angeordneter Anhidrosis bei Steigerung der Schweißbildung in angrenzenden Regionen).

Sicherung der Diagnose. Klinisches Bild, Myelografie mit Computertomographie, M.R.T.

Therapie und Verlaufskontrolle. Aus hausärztlicher Sicht ist vor allem die Durchführung einer konsequenten krankengymnastischen Übungsbehandlung anzuregen und zu überwachen. Häufig wird eine Schmerzbehandlung erforderlich. Operative Entlastungsverfahren stehen zur Verfügung und sollten erwogen werden.

Insult

Siehe Kap. 26.2.

Funikuläre Spinalerkrankung (Syn.: Funikuläre Myelose)

Ätiologie/Pathogenese. Resorptionsstörung durch Mangel des im Magen gebildeten Sekretionsproduktes Intrinsic factor des mit der Nahrung zugeführten Vitamin B_{12} (Extrinsic factor). Ursächlich liegt überwiegend eine Erkrankung der Magenschleimhaut (Atrophie, Karzinom, Zustand nach Gastrektomie) vor. Auch Erkrankungen des Dünndarmes (Zöliakie, Ileitis terminalis, Steatorrhoe) kommen ursächlich in Frage. Der Vitamin B_{12}-Mangel führt zunächst zu einem reversiblen Untergang der Myelinscheiden, später zu einer irreversiblen Schädigung der Axone.

Epidemiologie. Erkrankung des mittleren und höheren Erwachsenenalters. Bei rund 60 % der Fälle Vorliegen einer perniziösen Anämie.

Klinik. Stets kontinuierlicher Verlauf ohne Schübe und Remissionen. Häufig Beginn mit Mißempfindungen der unteren Extremitäten. Ferner finden sich Störungen der Tiefensensibilität, Ataxie und Verminderung des Muskeltonus. Sehnenreflexe abgeschwächt bis erloschen (Bauchhautreflexe bleiben erhalten). Pyramidenbahnsymptome in Form von allgemeiner motorischer Schwäche mit starkem Ermüdungsgefühl und pathologischen Reflexen. An psychischen Störungen können depressive, neurasthenische Verstimmungen oder in schweren Fällen auch paranoide und amentielle Syndrome vorkommen. Die internistische Symptomatik ist durch typische Blutbildveränderungen im Sinne einer megalozytären Anämie sowie erniedrigte Vitamin B_{12}-Spiegel und der Sekretionsstörung im Magen gekennzeichnet.

Tabelle 27.1. Symptomatik bei Lähmung der Arm- und Beinnerven. (Nach Kloos und Simon 1988)

Symptome der Armnervenlähmungen

Gelähmter Nerv	Art der Störung	Funktionsausfälle am Oberarm	Funktionsausfälle am Unterarm	Funktionsausfälle an der Hand
N. axillaris	mot.	M. deltoides, M. teres minor	–	–
	sens.	Außen- und Rückseite des oberen Teils	–	–
N. cutan. brachii uln. u. N. intercostobrachialis	sens.	Innenseite	–	–
N. musculocutaneus	mot.	Beuger	–	–
	sens.	–	radiale Hälfte der Beugeseite	–
N. cutan. antibrachii ulnaris	sens.	–	ulnare Hälfte der Beugeseite	–
N. radialis	mot.	Strecker	Strecker	(„Fallhand")
	sens.	Außen- und Rückseite des unteren Teils	Streckseite	Streckseite des Grund- und Mittelgliedes der 2½ radialen Finger
N. medianus	mot.	–	Beuger (außer dem M. flexor carpi uln. u. dem ulnaren Teil des M. flexor digitor. prof.)	Muskeln d. Daumenballens (außer dem M. adductor pollicis) u. Mm. lumbricales I. u. II. („Schwurhand", „Affenhand")
	sens.	–	–	Daumenballen, Hohlhand (außer Kleinfingerballen), Beugeseite der 3½ radialen Finger u. Streckseite ihrer Endglieder
N. ulnaris	mot.	–	M. flexor carpi uln. u. ulnarer Teil des M. flexor digitor. prof.	Muskeln des Kleinfingerballens, Mm. interossei, Mm. lumbricales III. u. IV., M. adductor pollicis („Krallenhand")
	sens.	–	–	Kleinfingerballen, Beugeseite der 1½ ulnaren Finger, Streckseite der 2½ ulnaren Finger

Symptome der Beinnervenlähmungen

Gelähmter Nerv			Art der Störung	Funktionsausfälle		
				am Oberschenkel	am Unterschenkel	am Fuß
N. cutan. femoris fibularis (lat.)			sens.	Außenseite	–	–
N. femoralis			mot.	M. iliopsoas, M. quadriceps femoris	–	–
			sens.	Vorderseite	Innenseite (N. saphenus)	–
N. obturatorius			mot.	Adduktoren	–	–
			sens.	Innenseite	–	–
N. cutan, femoris dorsalis			sens.	Rückseite	–	–
N. ischiadicus	N. tibialis		mot.	Beuger außer dem kurzen Bicepskopf (N. fibul. comm.)	Beuger	Fußsohlenmuskeln
			sens.	–	Rückseite (N. suralis [cutan. surae med.])	Fußsohle und äußerer Rand des Fußrückens
	N. fibularis (peronaeus)	communis	mot.	Kurzer Bicepskopf	–	–
			sens.	–	Außenseite (N. cutan. surae fibularis)	–
		superfic.	mot.	–	Mm. fibulares (peronaei)	–
			sens.	–	unteres Drittel der Vorderseite	Fußrücken ohne den äußeren Fußrand (N. suralis)
		prof.	mot.	–	Strecker	Fußrückenmuskeln
			sens.	–	–	einander zugewendete Seiten der 1. u. 2. Zehe

Sicherung der Diagnose. Nachweis einer verminderten Vitamin B_{12}-Konzentration im Serum, Vitamin B_{12}-Resorptionstest nach Schilling.

Therapie und Verlaufskontrolle. Frühest mögliche Therapie mit 1000 ng Vitamin B_{12} i.m. für 2–3 Wochen. Danach für die Dauer des ersten Behandlungsjahres je ca. alle 2 Wochen die gleiche Dosis. Erhaltungsdosis 1000 ng Vitamin B_{12} pro Monat. Die Prognose hängt weitgehend vom Zeitpunkt des Therapiebeginns ab. Sofern die Achsenzylinder noch nicht betroffen sind, kann Stillstand und weitgehende Remission erreicht werden. In späteren Stadien sind die Veränderungen als irreversibel anzusehen. Die Therapie wird durch krankengymnastische Maßnahmen ergänzt.

Periphere Nervenläsion

Ätiologie/Pathogenese. Siehe Tabelle 27.2.

Klinik. Siehe Tabelle 27.1.

Sicherung der Diagnose. Klinik, elektrophysiologische Untersuchung.

Therapie und Verlaufskontrolle. Dekompression, Naht bei Durchtrennung, Krankengymnastik.

Seltenere Differentialdiagnosen

- Tabes dorsalis
- Intramedulläre Prozesse, insbesondere Tumore

Tabelle 27.2. Ursachen für wichtige Nervenschäden der oberen Extremität

N. radialis	N. medianus	N. ulnaris
Obere Lähmung durch Läsion des Nervs in der Achselhöhle, z.B. durch Z. n. OP Mittlere Lähmung durch Druck des Nerven gegen den Humerus, z.B. im Schlaf (Alkoholrausch) oder traumatisch bei Humerusfrakturen Untere Lähmung überwiegend durch Radiusfraktur und -luxationen	Häufigste Schädigung: Karpaltunnelsyndrom. Auch paravenöse Injektionen in der Kubitalbeuge können zur Medianusschädigung führen, desgleichen Schnittverletzungen am Unterarm (Suizidversuche)	Überwiegende Ursache ist eine Schädigung im Bereich des Ellenbogengelenks (Sulcus ulnaris-Syndrom); z.B. Ellenbogengelenksarthrose, Drucklähmung bei bettlägerigen Patienten, mechanische Beanspruchung durch Druck bei aufgestütztem Ellenbogen oder Überlastung durch ständig ausgeübte Beuge- und Streckbewegungen. Distale Schäden im Bereich des Handgelenks durch chronische Überlastung mit Druckschaden bei gleichzeitiger Hyperextension des Handgelenks, z.B. Radfahren, Motorradfahren, Arbeiten mit Druck bei dorsalfleksiertem Handgelenk oder durch Gegendruck von Werkzeugen.

- Paraneoplastisch bedingte Strangdegeneration
- Vaskulitiden

Zum Fallbeispiel
Bei der Patientin ergab die Untersuchung das Bild einer das Ausbreitungsgebiet des Nervus ulnaris betreffenden Sensibilitätsstörung. Motorische Störungen im Bereich des N. ulnaris wurden vom Neurologen nur als geringfügig nachweisbar angegeben. Die nochmals erfolgte eingehende Anamnese ergab, daß die Patientin im Rahmen eines Ferienjobs eine telefonische Werbeaktion durchzuführen hatte, wobei sie seit ca. 3 Wochen täglich mehrere Stunden mit aufgestütztem linken Ellenbogen telefonierte, was zur Irritation des N. ulnaris (Sulcus ulnaris-Syndrom) geführt hatte. Nach entsprechender Beratung und Vermeidung der Schädigung bildeten sich die Beschwerden spontan zurück.

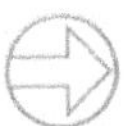

27.2.6 Allgemeine anliegenbezogene Maßnahmen

Hinter dem Symptom „Taubheitsgefühl" können sich vielfältige Störungen verbergen. Vorrangig kommt es darauf an, die gesamte neurologische Symptomatik einschließlich motorischer und sonstiger Störungen exakt zu erfassen, was bei allen nicht bagatellär erscheinenden Störungen der Sensibilität nur in Zusammenarbeit mit einem Neurologen geschehen sollte. Unter dem Gesichtspunkt der Verlaufskontrolle ist es wichtig, auch zunächst belanglos erscheinende Sensibilitätsstörungen zu dokumentieren, da sie u.U. rückblickend wichtige Ergänzungen für differentialdiagnostische Erwägungen bilden können. Bei nicht weiter verfolgter Diagnostik und zunächst unbedenklich erscheinender Störung sollte der Patient in jedem Falle noch mindestens einmal zur Kontrolle einbestellt werden und ggf. anläßlich anderer Sprechstundenkontakte auf das Symptom angesprochen werden.

Beim Vorliegen einer schwerwiegenden neurologischen Erkrankung, wie Syringomyelie, ist eine enge kontinuierliche Zusammenarbeit mit dem Neurologen erforderlich, deren Ziele sich auf Stabilisierung der körperlichen Leistungsfähigkeit, auch unter Einsatz krankengymnastischer Übungsbehandlung, auf die Bereitstellung rehabilitativer und sozialer Hilfen sowie eine intensive, motivierende, psychologische Unterstützung zur Erhaltung eines sinnerfüllten Lebensgefühls richten. Bei den häufigen peripheren Nervenläsionen spielt eine krankengymnastische Übungsbehandlung ebenfalls eine wichtige Rolle, zu der der Hausarzt den Patienten sorgsam motivieren muß, und deren Durchführung er engmaschig überwacht. Besondere Bedeutung kommt der richtigen Einschätzung einer Polyneuropathie im Rahmen eines Diabetes mellitus zu. Steht diese Diagnose einmal fest, geht es vorrangig darum, Folgeschäden zu vermeiden bzw. zu verzögern. Dies setzt eine wohl durchdachte Beratung, Information und Motivation des Patienten zur eigenverantwortlichen Selbstkontrolle und Mitarbeit voraus sowie engmaschige Praxiskontrollen bezüglich folgender Gesichtspunkte:

- Optimale Stoffwechseleinstellung (s. hierzu Kap. 30.3)
- Kontrollen der Haut, insbesondere im Bereich der Füße (Zehen, Nägel, Interdigitalräume, Fußballen)

Kleinste Läsionen und Defekte sind frühzeitig sorgfältig, z.B. antibiotisch, antimykotisch, granulationsfördernd, zu behandeln. Wichtig sind ferner sorgfältige Fußpflege (s. auch Kap. 25.5) und nicht drückendes Schuhwerk.

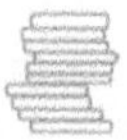

Literaturhinweise

Huber G (1987) Psychiatrie. Schattauer, Stuttgart New York

Kloos G, Simon W (1988) Grundriß der Psychiatrie und Neurologie, 10. Aufl. Müller & Steinicke, München

Mumenthaler M (1990) Neurologie, 9. Aufl. Thieme, Stuttgart New York

Poeck K (1992) Neurologie, 8. Aufl. Springer, Berlin Heidelberg New York Tokyo

Weinrich W, Trostdorf E (1987) Neurologie. In: Schettler G (Hrsg) Taschenbuch der Praktischen Medizin, 10. Aufl. Thieme, Stuttgart New York

28 Die Haut betreffende Anliegen

D.H. Pullwitt

Die Haut als Begrenzung des Menschen dient ebenso der Aufrechterhaltung der Homöostase wie dem Austausch von Informationen mit der Umwelt. Zu den verschiedenen somatischen Funktionen kommt die besondere Bedeutung der Haut als ***Signalorgan***.

Krankheiten der Haut und Hautanhangsorgane rufen beim Patienten und seiner Umwelt Reaktionen hervor, die sich von denen bei anderen Krankheiten unterscheiden. Als Beispiel mag die häufige Sorge einer Ansteckungsgefahr dienen. Auch die Angst vor Krebs oder Aids spielen bei Anliegen zu Hautveränderungen eine besondere Rolle.

Die zahlenmäßige Bedeutung der die Haut betreffenden Anliegen spiegelt sich in den ***Berufskrankheitsmeldungen*** wieder: In den letzten Jahren betrafen etwa 1/3 aller Meldungen Hautkrankheiten. Hierbei handelte es sich zu über 90% um Ekzeme, wobei Kontaktekzeme der Hände den größten Anteil ausmachten.

Eine Besonderheit ist das 1972 eingeführte Verfahren zur Früherfassung berufsbedingter Hauterkrankungen (Hautarztverfahren) nach Paragraph 3 BeKV (Berufskrankheitenverordnung). Es bietet die Möglichkeit, Hautkrankheiten dem Träger der gesetzlichen Unfallversicherung anzuzeigen, ohne daß alle Voraussetzungen einer entschädigungspflichtigen Berufskrankheit vorliegen, jedoch eine berufliche Verursachung in Erwägung zu ziehen ist. Ziel ist es, einer eventuellen Berufserkrankung möglichst frühzeitig entgegenzuwirken, z.B. durch eine Überprüfung des Arbeitsplatzes.

Für den Nicht-Hautarzt bedeutet dies, daß er bei einer nur möglicherweise beruflich bedingten Hautkrankheit den Patienten einem Dermatologen zur Untersuchung vorstellt, damit dieser dann das eigentliche Hautarztverfahren einleitet.

28.1 Hautausschlag

Vorbemerkung

Patienten sprechen von „Ausschlag“ nicht nur bei Exanthemen, sondern bei unterschiedlichsten Hautveränderungen, deren Genese ihnen oft unerklärlich ist. Hierbei kann es sich um Krankheiten aus vielen Bereichen der Dermatologie handeln, meist solchen, die mit einer rötlichen Färbung einhergehen.

Für eine adäquate Therapie ist eine möglichst exakte Diagnosestellung wichtig. Dabei lassen sich die meisten Hautkrankheiten ohne spezielle Untersuchungsverfahren erkennen. Neben einer gründlichen Anamnese verhilft eine genaue Beschreibung der Hautveränderungen zu einer Diagnose oder zumindest zu einer starken Eingrenzung der Differentialdiagnosen.

Zur Beschreibung gehören allgemeine Angaben, z.B. zum Sitz, der Verteilung, der Begrenzung und der Konfiguration der Hautveränderungen, sowie Angaben speziell zu den Einzelelementen, den Effloreszenzen.

Als ***Primäreffloreszenzen*** bezeichnet man: Fleck, Quaddel, Bläschen, Blase, Pustel, Papel, Knötchen, Knoten, Tumor, Zyste.

Als ***Sekundäreffloreszenzen*** bezeichnet man: Kruste, Erosion, Schuppe, Geschwür (Ulkus), Hautriß (Rhagade, Fissur), Schorf (Nekrose), Narbe.

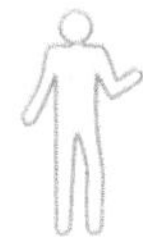

28.1.1 Fallbeispiel

Eine Mutter erscheint mit ihrer 12jährigen Tochter, die seit 2 Tagen einen „Ausschlag" habe. Die Tochter berichtet über mäßigen Juckreiz. Fieber oder ein allgemeines Krankheitsgefühl bestehen nicht.

Befund: Am Stamm finden sich entsprechend den Spaltlinien der Haut angeordnete multiple rötliche Herde. Sie sind oval und bis zu 1 × 2 cm groß.

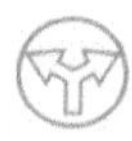

28.1.2 Differentialdiagnostisches Grobraster

- Bakterielle Dermatosen, z.B.:
  - Erythrasma
  - Scharlach
- Virusdermatosen, z.B.:
  - Varizellen (Windpocken)
  - Herpes zoster (Gürtelrose)
  - Mollusca contagiosa (Dellwarzen)
- Dermatomykosen, z.B.:
  - Tinea
  - Candidamykose
- Parasitäre Dermatosen, z.B.:
  - Skabies (Krätze)
  - Erythema chronicum migrans
- Heteroallergische Dermatosen, z.B.:
  - Arzneiexantheme
  - Erythema exsudativum multiforme
  - Allergisches Kontaktekzem
- Autoallergische Dermatosen, z.B.:
  - Dermatitis herpetiformis Duhring
  - Lupus erythematodes
- Dermatosen durch physikalische Einflüsse, z.B.:

- Lichen simplex chronicus Vidal
- Aktinische Keratose
- Erkrankungen bislang ungeklärter Genese, z.B.:
  - Psoriasis
  - Pityriasis rosea
  - Lichen ruber

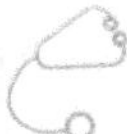

28.1.3 Primärdiagnostik

Anamnestische Angaben

- Juckreiz (s. Kap. 13.4)
- Auftreten der Hauterscheinungen nach Kontakt mit allergisierenden Stoffen (z.B. Nickel in Modeschmuck, Kaliumdichromat in Zement) bei allergischem Kontaktekzem
- Auftreten der Hauterscheinungen 2–12 Tage nach Beginn einer medikamentösen Therapie (z.B. Antibiotika, Salicylate) bei Arzneimittelexanthem
- Gleichzeitiges Auftreten bei mehreren Familienmitgliedern z.B. bei Skabies

Untersuchungsbefunde

- Hinweise durch die ***Lokalisation***
  - Veränderungen ausschließlich an lichtexponierten Stellen bei Photodermatosen
  - Befall intertriginöser Räume z.B. bei Intertrigo und Candidamykose
  - Befall an Kontaktstellen (z.B. Ohrring) bei allergischem Kontaktekzem (z.B. auf Nickel)
- Hinweise durch die ***Verteilung und Anordnung***
  - bilaterale Verteilung bei endogener Auslösung (z.B. Varizellen)
  - einseitige Verteilung bei exogener Auslösung (z.B. Tinea)
  - segmentäre Anordnung bei Herpes zoster
  - gruppierte Anordnung z.B. Bläschen in Gruppen bei Herpes simplex, Herpes zoster, Dermatitis herpetiformis Duhring
- Hinweise durch die ***Begrenzung***
  - scharfe Begrenzung z.B. bei toxischer Einwirkung wie Verätzung, Verbrennung usw.
  - unscharfe Begrenzung z.B. bei Kontaktallergien
- Hinweise durch die ***Form*** der einzelnen Erkrankungsherde
  - polyzyklischer Herd z.B. bei postvesikulöser Erosion nach dem Platzen von Herpesbläschen
  - runder Herd z.B. bei nummulärem Ekzem
  - ovaler Herd z.B. bei Pityriasis rosea
- Hinweise durch den ***Herdaufbau***
  - zentrale Betonung bei kokardenförmigem (schießscheibenartigem) Herd bei Erythema exsudativum multiforme

- randbetonter Herd mit zentraler Abheilungstendenz z.B. bei Tinea
- Hinweise durch ***Effloreszenzen***

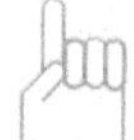

28.1.4 Entscheidung über nachfolgende Maßnahmen

- ***Krankenhauseinweisung*** bei besonders schweren Krankheitsbildern und bei starken allergischen Reaktionen
- Überweisung zum Dermatologen bei unklarer Diagnose (mit Behandlungsbedarf)
- Überweisung zum Allergologen zur Austestung bei Verdacht auf Allergie
- Abwartendes Offenlassen bei unklarer Diagnose ohne Hinweise auf eine schwerwiegende Erkrankung und geringem Leidensdruck

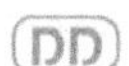

28.1.5 Differentialdiagnostik

Masern (Morbilli)

Ätiologie. Paramyxovirus-Infektion mit ca. 10tägiger Inkubationszeit.

Epidemiologie. Typische Kinderkrankheit, durch Schutzimpfung seltener als früher.

Klinik. Vorhergehend Rhinitis, Konjunktivitis, Tracheobronchitis und bellender Husten. Lichtscheu, gedunsenes Gesicht, Enanthem am Gaumen und Kopliksche (weißliche) Flecken an der Wangenschleimhaut, Halslymphknotenschwellung. Exanthem: großfleckig konfluierend. Beginn hinter den Ohren mit kraniokaudaler Ausbreitung und späterer feiner Schuppung.

Sicherung der Diagnose. Klinik. Verminderung von Leukozyten, Lymphozyten, Eosinophilen. Serologie: Titeranstieg in der Komplementbindungsreaktion, Nachweis von IgM-Antikörpern bei frischer Infektion.

Therapie. Symptomatisch. Isolation solange das Exanthem besteht.

Röteln (Rubeola)

Ätiologie. RNS-Virus-Infektion mit 2wöchiger Inkubationszeit.

Epidemiologie. Häufigkeitsgipfel im schulpflichtigen Alter. 80–90 % aller Erwachsenen über 20 Jahren sind immunisiert.

Klinik. Leichter Beginn, ein Großteil verläuft ohne Exanthem. Dieses ist mittelfleckig und nicht konfluierend. Lymphknotenschwellung besonders an Kopf und Hals sowie häufige Milzvergrößerung.

Sicherung der Diagnose. Klinik. Blutbild: Leukopenie, Lymphozytose, Plasmazellen. Nachweis von Anti-Röteln-IgM bei frischer Infektion.

Therapie. Vor Ausbruch des Exanthems Gabe von Hyperimmunglobulin möglich.

Scharlach

Ätiologie. Infektion mit β-hämolysierenden Streptokokken mit einer Inkubationszeit von 1–3 Tagen.

Epidemiologie. Betrifft vor allem Kinder im Vorschul- und Schulalter. Auftreten von Endemien in Gemeinschaftseinrichtungen möglich.

Klinik. Plötzlicher Beginn mit Angina tonsillaris, Erbrechen, hohem Fieber, Tachykardie, Kopf- und Leibschmerzen. Enanthem auch an der Uvula. Submandibuläre Lymphknotenschwellung. Zunächst belegte Zunge, ab dem 4. Tag Himbeerzunge. Das kleinfleckige Exanthem beginnt meist in den Leistenbeugen. Die Wangen sind intensiv gerötet. Nach 2–4 Wochen tritt eine feine Schuppung der Haut auf.

Therapie. Penicillin über 10 Tage.

Mollusca contagiosa (Dellwarzen)

Ätiologie. Hautinfektion mit Quaderviren.

Epidemiologie. Meist bei Kindern vorkommend.

Klinik. Einzelne oder multiple Knötchen, hautfarben mit zentraler Eindellung. Entzündlicher Hof möglich.

Sicherung der Diagnose. Klinik.

Therapie. Anritzen mit steriler Kanüle und nachfolgendes Exprimieren oder Entfernung mit scharfem Löffel.

Urtikaria (Nesselsucht)

Ätiologie. Durch chemische Mediatoren bedingte lokale Erweiterung von Hautgefäßen mit Austritt von Serum. In manchen Fällen kann eine allergische Genese nachgewiesen werden, häufig bleibt die Ursache ungeklärt.

Klinik. Quaddeln unterschiedlicher Größe, die meist nur kurz (Stunden) persistieren und oft an gleicher oder anderer Stelle rezidivieren. Starker Juckreiz.

Sicherung der Diagnose. Klinik. Zur Ursachenforschung: Allergieteste, Druck- Kälte- und Wärmeexposition, orale Karenz- und Expositionsteste.

Therapie. Oft unbefriedigend. Vermeidung des Auslösemechanismus soweit bekannt. Antihistaminika.

Atopisches Ekzem (endogenes Ekzem, Neurodermitis)

Ätiologie. Letztlich unbekannt bei polygen determinierter Diathese.

Epidemiologie. Familiär gehäuftes Auftreten bei 1–3 % aller Kinder. Neuerkrankungen auch im Erwachsenenalter. Bei Kindern Spontanheilungen häufig.

Klinik. Rezidivierende papulöse Ekzeme. Lichenifikationen und Exkoriationen. Prädilektionsstellen: Gesicht, Nacken und Beugeseiten der großen Gelenke. Starker Juckreiz. Insgesamt trockene und blasse Haut.

Sicherung der Diagnose. Klinik. Serum-IgE erhöht, Eosinophilie.

Therapie. Behandlung der Sebosthase auch in erscheinungsfreien Intervallen: wenig waschen, dabei Verwendung rückfettender Zusätze, Auftragen fettender Externa je nach Hautzustand.

Therapie der Ekzemmorphen: Extern Kortkosteroide so viel wie nötig und so wenig wie möglich (z.B. Intervallbehandlung), jeweils nur wenige Tage lang. Bei Bedarf Antihistaminika per os.

Verlaufskontrolle. Engmaschige Begleitung und Beratung der Patienten. Die Ärztin/der Arzt sollte die Haut der Patienten gut kennen.

Varizellen (Windpocken)

Ätiologie. Erstinfektion mit dem Varizellen-zoster-Virus. Inkubationszeit ca. 12–16 Tage. Sehr hohe Kontagiosität.

Epidemiologie. Erkrankungsgipfel zwischen dem 2. und 6. Lebensjahr.

Klinik. Nach hohem Fieber und evtl. Kopfschmerzen kommt es zu einem sich in schnell aufeinander folgenden Schüben entwickelndem Exanthem aus disseminierten Bläschen auf kleinen Erythemen. Die Mundschleimhaut ist mitbefallen. Durch die aufeinanderfolgenden Schübe kommt es zum gleichzeitigen Vorhandensein von Morphen in unterschiedlichen Stadien.

Sicherung der Diagnose. Klinik.

Therapie. Austrocknende Externa jeweils auf die einzelne Morphe. Antihistaminika.

Pityriasis rosea

Ätiologie. Ungeklärt.

Klinik. Erstsymptom ist ein meist am Rumpf auftretender kreisrunder scharf begrenzter Herd mit rötlicher Färbung und randständiger feiner Schuppung. Tage später folgen multiple, gleichartige, ovale Herde, die entsprechend den Spaltlinien der Haut angeordnet sind.

Sicherung der Diagnose. Klinik.

Therapie. Meist Spontanheilung nach wenigen Wochen. Zur Heilbeschleunigung und bei Juckreiz Lotio alba, evtl. Kortikosteroid extern.

Erythema exsudativum multiforme

Ätiologie. Polyätiologisch ausgelöstes, toxisch oder immunologisch vermitteltes Reaktionsmuster der Haut.

Klinik. Disseminierte münzgroße elevierte Erytheme, oft mit zentraler Blase (schießscheibenartig, kokardenförmig) in verschieden starker Ausprägung (multiforme). Je Fall jedoch mit einheitlicher Ausprägung. Häufige Rezidive. Prädilektionsstellen: Streckseite der Extremitäten, besonders an Handrücken und Ellenbogen, hautnahe Schleimhäute.

Therapie. Symptomatisch bei milder Verlaufsform, antiseptisch bei Impetiginisierung. In schwersten Fällen stationäre Kortikosteroid-Behandlung.

Exanthema subitum (3-Tage-Fieber)

Ätiologie/Pathogenese. Akute Viruskrankheit durch direkten Kontakt übertragen.

Epidemiologie. Bevorzugte Altersgruppen: Säuglinge im 2. Lebenshalbjahr und 1–3jährige Kinder.

Klinik. Für 3–4 Tage hohes anhaltendes Fieber bei relativ gutem Allgemeinbefinden. Danach Entfieberung und Auftreten eines makulo-papulösen, hellroten Exanthems, das sich vom Rumpf auf Hals, Arme, Gesicht ausbreitet und nach 1–2 Tagen wieder verschwindet.

Sicherung der Diagnose. Klinisches Bild und Verlauf, Leukopenie mit relativer Lymphozytose.

Therapie und Verlufskontrolle. Meist außer anfänglicher Fiebersenkung keine Therapie erforderlich.

Weitere Differentialdiagnosen

Die Liste der möglichen Differentialdiagnosen zum Anliegen „Hautausschlag“ kann hier nicht annähernd vollständig wiedergegeben werden, sie reicht von harmlosen Insektenstichen, über Exantheme und Ekzeme verschiedenster Ursachen (z.B. Arzneimittelexanthem, allergisches und nichtallergisches Kontaktekzem) bis hin zu Autoimmunerkrankungen wie Lupus erythematodes. Es sollte hier in Kurzform versucht werden darzustellen, wie man von „es ist rot und juckt“ zu einer Eingrenzung der möglichen Differentialdiagnosen kommen kann.

Zum Fallbeispiel
Das Fallbeispiel schildert einen Fall von Pityriasis rosea. Unter der blanden Therapie mit Lotio alba kam es zur raschen Abheilung der Hautveränderungen.

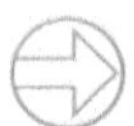

28.1.6 Allgemeine anliegenbezogene Maßnahmen

Den Patienten sollte die Ursache der Erkrankung erläutert werden. Ebenso ist die Angst vieler Patienten vor einer Ansteckungsgefahr zu bedenken. Bei einer notwendigen Kortikosteroid-Behandlung sollte diese detailliert erklärt und begründet werden, um unnötige Besorgnisse zu vermeiden und die Compliance zu erhöhen.

Wegen ihrer Bedeutung sollen an dieser Stelle auch zwei durch Zeckenbisse verursachte Krankheitsbilder beschrieben werden, obwohl sie nicht ganz so typisch zum Anliegen „Hautausschlag" sind. Zecken sind große Milben, die sich schmerzlos in die Haut von Säugetieren einbohren und dort bis zu einer Woche zur Nahrungsaufnahme verbleiben. Zecken können nicht herausgezogen, jedoch mit einer Pinzette herausgedreht werden.

Erythema migrans

Ätiologie. Erstes Stadium und Leitsymptom der durch Zeckenbiß übertragenen Lyme-Borreliose (Infektion mit Borrelia burgdorferi).

Epidemiologie. Weite Verbreitung in gemäßigten Breiten, Durchseuchung der Bevölkerung etwa 10–15 %. Die Durchseuchung der Zecken schwankt stark, wobei eine Überlappung mit den Endemiegebieten der Frühsommer-Meningo-Enzephalitis besteht.

Klinik. Neben Allgemeinsymptomen (z.B. Fieber, Krankheitsgefühl) besteht Tage bis Wochen nach dem Zeckenbiß ein scheibenförmiges Erythem, das unterschiedlich stark ausgeprägt sein kann. Es breitet sich langsam peripher aus und z.T. entstehen mehrere Herde wahrscheinlich aufgrund hämatogener Streuung. Das Erythema migrans ist selbstlimitierend. Dies bedeutet jedoch nicht das Ende der Infektion!

Sicherung der Diagnose. Anamnese, Klinik, Serologie.

Therapie. Behandelt wird die Borreliose, die sonst in systemische Stadien übergehen kann. Mittel der Wahl bei Beschränkung auf die Hautmanifestation ist Tetracyclin, bei Organmanifestation hochdosiert Penicillin.

Frühsommer-Meningo-Enzephalitis (FSME)

Ätiologie. Durch Zeckenbiß übertragene Virusinfektion mit einer Inkubationszeit von etwa 3–14 Tagen.

Epidemiologie. Infektionsgefahr besteht in gut bekannten Endemiegebieten in fast allen europäischen Staaten. Jahreszeitliche Häufung der FSME im Sommer und Herbst in Abhängigkeit von der Aktivität der Zecken in der Natur.

Klinik. Es besteht ein biphasischer Krankheitsverlauf zunächst mit uncharakteristischen, grippeähnlichen Beschwerden (Fieber, Kopf- und Muskelschmerzen, Krankheitsgefühl) für etwa 1 Woche. Nach einem symptomfreien Intervall folgt etwa 2–4 Wochen nach dem Zeckenbiß eine offenkundige Erkrankung des ZNS. Das klinische Bild ist abhängig vom Ausmaß in dem das ZNS betroffen ist. Die akute Phase kann Wochen dauern und klingt meistens vollständig wieder ab. Jedoch auch langfristige neuropsychiatrische Folgestörungen treten auf.

Sicherung der Diagnose. Virologischer Nachweis von FSME-spezifischen Antikörpern im Serum und/oder Liquor.

Therapie. Ein kausale Therapie ist nicht möglich. Passive Immunisierung, z.B. nach einem Zeckenbiß in einem Endemiegebiet ist möglich, eine höhere Schutzeinwirkung hat jedoch die aktive Immunisierung (Impfung).

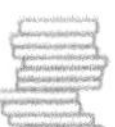

Literaturhinweise

Fritsch H (1990) Dermatologie, 3. Aufl. Springer, Berlin Heidelberg New York Tokyo

Marghescu S (1981) Dermatologie und Venerologie. Springer, Berlin Heidelberg New York

Marghescu S, Wolff HH (1977) Untersuchungsverfahren in Dermatologie und Venerologie, 2. Aufl. Bergmann, München

Herold G (1990) Innere Medizin – Eine vorlesungsorientierte Darstellung. Herold, Köln

28.2 Akne

Vorbemerkung

Das Anliegen „Akne“ in verschiedenen Ausprägungen ist bei Jugendlichen und jungen Erwachsenen sehr häufig, da Akne in sehr unterschiedlichem Ausmaß bei fast jedem Menschen ab der Pubertät auftritt und im frühen Erwachsenenalter wieder abklingt. Besondere Akneformen und akneähnliche Erkrankungen treten aber auch im höheren Lebensalter auf.

Auch weniger starke Erkrankungen können durch eine tatsächliche oder vermeintliche ästhetische Beeinträchtigung zu einem erheblichen Leidensdruck führen, der aber eine gute Compliance der Patienten nicht selbstverständlich werden läßt.

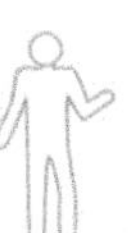

28.2.1 Fallbeispiel

Ein 22jähriger Automechaniker klagt über „Pickel“, die in den letzten 3 Wochen wieder einmal erheblich zugenommen hätten. Er sei in den letzten

Jahren bereits mehrfach gegen Akne behandelt worden. Es besteht eine berufliche Exposition mit Schmierstoffen. *Befund:* Follikuläre Papulopusteln im Bereich von Gesicht, Hals, Brust und Nacken.

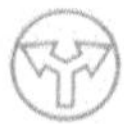

28.2.2 Differentialdiagnostischer Grobraster

- Gewöhnliche Akne verschiedener Ausprägungsgrade (z.B. Acne comedonica, -papulopustulosa, -conglobata)
- Kontaktakne oder Acne venenata (z.B. Kosmetikaakne, Öl- und Teerakne)
- Akneiforme Exantheme (z.B. Jod- und Bromakne, Mallorca-Akne)
- Rosazea und rosazeaartige Erkrankungen

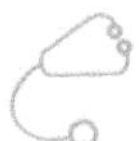

28.2.3 Primärdiagnostik

Anamnestische Angaben

- Einnahme von Medikamenten in zeitlichem Zusammenhang mit akut oder subakut auftretenden akneartigen Hautveränderungen (z.B. Vitamine der B-Gruppe, Jod- und Bromverbindungen, Steroide) bei medikamentöser Auslösung akneiformer Exantheme
- Umgang mit Teerprodukten oder Schmierstoffen bei Kontaktakne
- Externe Behandlung mit Kortikosteroiden bei perioraler Dermatitis
- Mittleres bis höheres Lebensalter bei Rosazea

Untersuchungsbefunde

- Komedonen bei gewöhnlicher Akne
- Zu Beginn keine Komedonen sowie monomorphes Bild der Hautveränderungen bei akneiformen Exanthemen
- Keine Komedonen bei perioraler Dermatitis und Rosazea

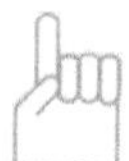

28.2.4 Entscheidungen über nachfolgende Maßnahmen

- ***Krankenhauseinweisung*** bei Acne fulminans (***akute febrile ulzerierende Acne*** conglobata mit Polyarthralgien und leukämoider Reaktion)
- Überweisung zum Dermatologen bei Versagen der topischen und antibiotischen Basistherapie sowie zur Abklärung einer Dermabrasion bei Aknenarben
- Überweisung zum Augenarzt bei Rosazea mit Verdacht auf Augenbeteiligung
- Begleitende Psychotherapie bei schweren Fällen von Acne excoriee des jeunes filles

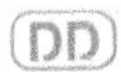

28.2.5 Differentialdiagnostik

Gewöhnliche Akne

Ätiologie. ***Polyätiologisches Krankheitsbild*** talgdrüsenfollikelreicher Hautregionen. Ätiopathogenetischer Faktoren sind z.B. Vererbung, Sebum, Hormone, Bakterien, follikuläre Verhornungsstörungen und follikuläre Reaktionsbereitschaft auf Entzündungen. Provokation durch Androgene, Anabolika und Gestagene möglich.

Epidemiologie. Auftreten ***ab der Pubertät*** in sehr unterschiedlichem Ausmaß bei fast allen Menschen. Abklingen zwischen dem 20. und 30. Lebensjahr, selten später. Acne conglobata tritt beim männlichen Geschlecht häufiger auf als beim weiblichen.

Klinik

- Acne comedonica: Offene und geschlossene Komedonen vorwiegend im Gesicht, fast stets mit einer Seborrhoe einhergehend
- Acne papulopustulosa: Papulopusteln im Gesicht oder Papeln, Pusteln und Knoten im Gesicht, am Hals, auf Brust, Rücken und z.T. Oberarmen. Komedonen manchmal kaum zu erkennen. Seborrhoe
- Acne conglobata: Komedonen, z.T. Fistel- und Riesenkomedonen, Papeln, Pusteln, hämorrhagisch verkrustete und schmerzhaft indurierte Knoten, Erytheme und Narben. Starke Seborrhoe. Befallen sein können neben dem Gesicht der ganze Oberkörper, das Gesäß, die Arme, Ohrmuscheln und gesamte Kopfhaut.

Sicherung der Diagnose. Durch Klinik und Anamnese.

Therapie. Jeweils dem Hautzustand angepaßt. Regelmäßige Reinigung und mechanische Komedonenentfernung (möglichst durch geschultes Personal), äußerliche (z.B. alkoholische Lösungen) oder innerliche Behandlung der Seborrhoe (z.B. Östrogene oder 13-cis-Retinsäure), antikeratotisch-keratolytische Behandlung (innerlich 13-cis-Retinsäure, äußerlich z.B. Benzoylperoxid oder Vitamin-A-Säure), antimikrobiell-antiinflammatorische Behandlung (z.B. oral Tetrazyklin).

Verlaufskontrolle. Akne ist eine über Jahre andauernde Krankheit. Beratende Betreuung kann auch in erscheinungsfreien Intervallen angebracht sein.

Kontaktakne (Acne venenata)

Ätiologie. Kontakt mit komedogenen Verbindungen bei bestehender Prädisposition (z.B. Öl, Teer, Pech, Chlor, Pomade, Kosmetika). Es kann auch durch perorale Aufnahme, in seltenen Fällen auch durch eingeatmete stark komedogen wirkende toxische Verbindungen zu schwersten Erkrankungen kommen (z.B. chlorierte Hydrokohlenwasserstoffe oder halogenierte Diphenyle und Chlorbenzole).

Epidemiologie. Auch im mittleren und höherem Lebensalter auftretend.

Klinik. Unterschiedlichste Verlaufsformen mit Komedonen, Papeln und Papulopusteln, z.T. an akneuntypischen Lokalisationen.

Sicherung der Diagnose. Anamnese und Klinik.

Therapie. Vermeidung der auslösenden Substanz.

Akneiforme Exantheme

Ätiologie. ***Auslösung durch Medikamente.*** Häufigste Ursache sind interne oder externe Anwendung von Glukokortikosteroiden (Steroidakne). Weitere Auslöser sind u.a. Vitamine (z.B. A, B_2, B_6, B_{12}), Isoniazid, Halogene, Hydantoinderivate, Phenobarbital und Hormone.

Klinik. Follikulär gebundene Entzündung mit Begrenzung meist auf Gesicht, V-förmige Brust- und Rückenpartie und Oberarme. Akuter oder subakuter Verlauf mit monomorphen Effloreszenzen. Erst sekundäres Auftreten von Komedonen.

Sicherung der Diagnose. Klinik, Anamnese.

Therapie. Absetzen des auslösenden Medikamentes, bei Komedonen evtl. Schälbehandlung.

Rosazea

Ätiologie. Letztendlich ungeklärt.

Epidemiologie. Krankheitsgipfel zwischen dem 40. und 50. Lebensjahr. Frauen sind etwas häufiger betroffen als Männer.

Klinik. Phasenförmiger Krankheitsverlauf. ***Zentrofazial*** zunächst persistierende ***Erytheme*** und ***Teleangiektasien***, häufig gefolgt von Papeln und Papulopusteln, zum Teil räumliche Ausweitung auf Hals und oberen Brustbereich sowie Übergang in großflächige entzündliche Knoten und Platten. Keine Komedonen! ***Entzündliche Augenbeteiligung*** möglich.

Sicherung der Diagnose. Klinik und Anamnese, evtl. Histologie.

Therapie. Oral Tetrazykline, evtl. 13-cis-Retinsäure. Extern wenig reizende Reinigung mit Syndets, evtl. topisch Antibiotika. Behandlung der Teleangiektasien per Diathermienadel oder Argonlaser.

Periorale Dermatitis

Ätiologie. Nicht geklärt, wahrscheinlich polyätiologisches Krankheitsbild. Häufig auftretend im Zusammenhang mit externer Kortkosteroidbehandlung im Gesicht.

Epidemiologie. Der Erkrankungsgipfel liegt zwischen dem 20. und 30. Lebensjahr. Es sind vorwiegend Frauen betroffen.

Klinik. Periorale zu Rezidiven neigende Entzündung mit kleinen Papeln, Papulovesikeln und Papulopusteln. Erscheinungsfreier Saum um das Lippenrot herum.

Sicherung der Diagnose. Klinik und Anamnese.

Therapie. Vermeidung jeder äußerlichen Reizung. Bei Akzeptanz durch die Patienten „Nulltherapie". Evtl. externe Anwendung einer blanden Lotio. In schweren Fällen Behandlung wie Rosazea.

Mallorca-Akne (Acne aestivalis)

Ätiologie. Letztendlich ungeklärt. ***Auslösung durch Licht.***

Epidemiologie. Hauptsächlich Frauen betroffen, im Frühjahr oder Sommer auftretend.

Klinik. Insbesondere nach intensiver Sonnenbestrahlung kommt es zum Auftreten juckender, gleichförmiger kleiner Papeln im Bereich von Gesicht, Hals, Brustausschnitt, Schultern und Oberarmen. ***Spontanes Abklingen*** nach Monaten.

Sicherung der Diagnose. Klinik und Anamnese.

Therapie. Empfohlen werden Schälbehandlungen oder Tetrazykline oral.

Weitere seltene Diferentialdiagnosen

- Acne apocrinica
- Acne fulminans
- Acne mechanica
- Acne neonatorum
- Acne infantilis
- Acne excoriee des jeunes filles
- Trichostasis spinulosa
- Demodikose

Zum Fallbeispiel

Es handelt sich um einen Patienten mit Akne vulgaris. Neben konsequenter regelmäßiger Reinigung und Entfettung der Haut erfolgte die Behandlung oral mit Tetrazyklinen. Nach weitgehendem Abklingen der Hautveränderungen wurde die Therapie topisch mit einer Vitamin-A-Säure enthaltenden Lösung fortgesetzt.

Im späteren Verlauf kam es wiederholt zum erneuten Aufflammen der Hautveränderungen, jedoch begab sich der Patient frühzeitiger in ärztliche Behandlung als beim Erstkontakt.

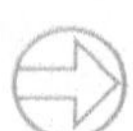

28.2.6 Allgemeine anliegenbezogene Maßnahmen

Fast alle der in diesem Kapitel beschriebenen Krankheiten haben einen jahrelangen Verlauf, der eine dem jeweiligen Hautzustand angepaßte Therapie notwendig macht. Besonders bei jungen Aknepatienten sollte frühzeitig auf diesen Umstand hingewiesen werden. Auch in erscheinungsfreien Intervallen muß eine adäquate Hautpflege erfolgen.

Sozialmedizinische Relevanz haben verschiedenen Formen der Acne venenata im Rahmen der Berufskrankheitenverordnung.

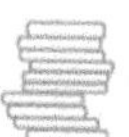

Literaturhinweise

Braun-Falco O, Plewig G, Wolff HH (1992) Dermatologie und Venerologie, 4. Aufl. Springer, Berlin Heidelberg New York Tokyo

Fritsch P (1990) Dermatologie, 3. Aufl. Springer, Berlin Heidelberg New York Tokyo

Marghescu S (1981) Dermatologie und Venerologie. Springer, Berlin Heidelberg New York

Niebauer G, Bardach HG (1982) Urlaubsdermatosen. Thieme, Stuttgart New York

28.3 Bläschen an der Haut

Vorbemerkung

Hautbläschen, als Symptom ganz unterschiedlicher Krankheiten, sind mit Flüssigkeit gefüllte Hohlräume der Haut bis Erbsengröße. Bei größeren Hohlräumen spricht man von Blasen. Inhalt der Bläschen kann Serum, Blut oder Eiter sein (seröse und hämorrhagische Bläschen, Pusteln).

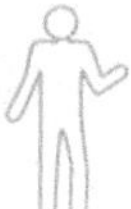

28.3.1 Fallbeispiel

Eine 68jährige Unternehmerin erscheint mit rundlichen Erosionen submammär rechts. Am Herdrand finden sich wenige gelbliche Bläschen. Es bestehe Juckreiz und ein leichtes Brennen. Bei der Patientin ist ein diätetisch behandelter Diabetes mellitus Typ II bekannt.

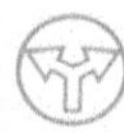

28.3.2 Differentialdiagnostisches Grobraster

- Bläschen durch Allergie: allergisches Kontaktekzem
- Bläschen durch Autoimmunerkrankung: Dermatitis herpetiformis Duhring

- Bläschen durch Pilze: intertriginöse Candidamykose
- Bläschen durch Viren:
  - Varizellen
  - Herpes zoster
  - Herpes simplex

28.3.3 Primärdiagnostik

Anamnestische Angaben

- Schmerz trat vor Hauterscheinung auf bei Herpes zoster
- Beginn am Kopf, dann Ausbreitung auf Stamm und Extremitäten bei Varizellen

Untersuchungsbefunde

- Bläschen, rundliche Erosionen und Krusten gleichzeitig („buntes Bild"), Mitbefall von Kopfhaut und Mundschleimhut (Erosionen) bei Varizellen
- Unscharfe Begrenzung des befallenen Hautareals, Lokalisation an Kontaktstellen bei allergischem Kontaktekzem
- Bläschen einseitig innerhalb eines Segmentes eines sensiblen Hautnerves, evtl. hämorrhagisch bei Herpes zoster
- Intertriginös, scharf begrenzte, polyzyklische Erosionen mit einzelnen Bläschen bei intertriginöser Candidamykose

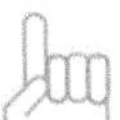

28.3.4 Entscheidungen über nachfolgende Maßnahmen

- ***Krankenhauseinweisung:***
  - bei Dermatitis herpetiformis Duhring
  - bei Herpes zoster mit Befall mehrerer Segmente, bei Befall des Nervus ophthalmicus oder des Nervus oticus oder bei gangränösem Verlauf
- Hautärztliches Konsil bei unklarer Diagnose
- Augenärztliches Konsil bei Herpes simplex und Herpes zoster mit Verdacht auf Augenbeteiligung
- Ohrenärztliches Konsil bei Herpes simplex und Herpes zoster mit Verdacht auf Beteiligung des Nervus oticus

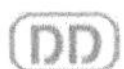

28.3.5 Differentialdiagnostik

Akutes allergisches Kontaktekzem

Ätiologie. Zelluläre Allergie vom Ekzemtyp.

Klinik. Unscharf begrenzte Rötung, intraepidermale Bläschen und Papeln, Juckreiz hauptsächlich an Kontaktstellen mit Antigenen.

Sicherung der Diagnose. Epikutantestung mit als Antigen verdächtigten Substanzen.

Therapie. Symptomatisch mit kortikosteroidhaltigen Externa. Antigenkarenz.

Herpes simplex

Ätiologie. Persistente Virusinfektion. Aktiviert z.B. durch mechanische oder aktinische Reize.

Klinik. Meist an den Lippen oder dem Genitale gruppierte, erst seröse, später eitrige Bläschen, von denen meist nur noch eine postvesikulöse Erosion mit polyzyklischer Begrenzung zu sehen ist. Juckreiz an der betroffenen Stelle. Große Rezidivneigung.

Sicherung der Diagnose. Klinisch.

Therapie. Bei Herpes labialis topisch Aciclovir sofort beim Auftreten von Prodromen. Sonst Aciclovir per os. Aciclovir kann in besonderen Fällen auch prophylaktisch gegeben werden. Des weiteren gegebenenfalls antiseptische Externa und Analgetika.

Herpes zoster

Ätiologie. Endogene Reaktivierung eines in den Spinalganglien persistierenden Varizellen-zoster-Virus.

Epidemiologie. Gehäuft in höherem Lebensalter und bei Immunschwäche.

Klinik. Im Segment meist eines sensiblen Hautnerven schubweise auftretende, in Gruppen angeordnete, seröse, unter Umständen auch hämorrhagische Bläschen. Neuralgiforme Schmerzen desselben Segmentes können den Hauterscheinungen vorausgehen und sie überdauern.

Sicherung der Diagnose. Klinik.

Therapie. Aciclovir.

Intertriginöse Candidamykose

Ätiologie. Meist Infektion mit Candida albicans.

Klinik. Intertriginöse scharf begrenzte, polyzyklische Erosionen mit einzelnen noch intakten Pusteln.

Sicherung der Diagnose. Klinik, Kultur.

Therapie. Extern Nystatin oder antiseptische Externa. Trennung der aufeinanderliegenden Hautflächen durch Mull.

Palmoplantare dyshidrosiforme Eruption

Ätiologie. Polyätiologisch. Z.B. Kontaktallergie, Pilzinfektion.

Klinik. Dyshidrosiforme (sehr kleine) Bläschen an den Hand- und/oder Fußflächen und -rändern, gerötete Haut, Juckreiz.

Sicherung der Diagnose. Epikutantestung, Mykologie.

Therapie. Je nach Auslöser: Kortikosteroide nur bei Allergie, Antimykotika nur bei Tinea. Austrocknende Externa.

Dermatitis herpetiformis Duhring

Ätiologie. Autoimmunerkrankung.

Klinik. Fleckige, flächenhaft konfluierende Erytheme mit gruppierten Bläschen oder Blasen; Brennen. Schubweiser Verlauf.

Sicherung der Diagnose. Histologie, Immunfluoreszenz, Eosinophilie im Blutbild.

Therapie. Abklärung und Therapie sollten stationär erfolgen.

Weitere Differentialdiagnosen

- Varizellen
- Ekzema herpeticarum
- Follikulitis
- Akne

Zum Fallbeispiel

Die Patientin litt an einer intertriginösen Candida-Infektion. Neben einer Neueinstellung des Diabetes mellitus wurden die Hautveränderungen mit einer Clotrimazol enthaltenden Creme behandelt, unterstützt durch das Trennen der aufeinanderfolgenden Hautpartien durch Mullstreifen.

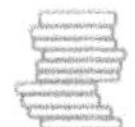

Literaturhinweise

Marghescu S (1981) Dermatologie und Venerologie. Springer, Berlin Heidelberg New York

Marghescu S, Wolf HH (1977) Untersuchungsverfahren in Dermatologie und Venerologie, 2. Aufl. Bergmann, München

Raab R, Söltz-Szöts J (1990) Virustatische Behandlung von Herpes simplex-Infektionen unterschiedlicher Verlaufsschwere. Hautarzt 41: 413–415

28.4 Bläschen an der Lippe

Vorbemerkung

Aufgrund des hohen Durchseuchungsgrades der Bevölkerung mit Herpes-simplex-Viren ist „Herpes" ein weithin bekanntes Phänomen. Viele Patienten leiten daher die Schilderung ihrer Beschwerden mit dieser „Diagnose“ ein und haben recht. Trotzdem sollten bei der Beurteilung von Affektionen der Lippen einige mögliche Differentialdiagnosen bedacht werden. Besonders bei chronischen Lippenveränderungen ist an die Möglichkeit maligner Neoplasien zu denken.

Neben der funktionellen Behinderung spielt die ästhetische Beeinträchtigung durch die Lippenaffektion für die Patienten eine besondere Rolle.

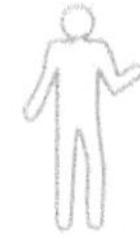

28.4.1 Fallbeispiel

Ein 16jähriger Schüler bittet um Behandlung, um „möglichst schnell dieses Ding von der Lippe wegzukriegen“. Nach anfänglichem Juckreiz sei es zu einer Entzündung an der Unterlippe gekommen, die schnell angefangen habe zu eitern. Ähnliche Erscheinungen habe er zuvor noch nicht gehabt.

Befund: Am rechten Drittel der Unterlippe, das Lippenrot geringfügig überschreitend findet sich ein gelblich-krustöser Herd von 1 × 2 cm Größe.

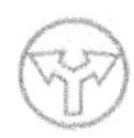

28.4.2 Differentialgiagnostisches Grobraster

In Frage kommen:
- Typische Cheilitiden
- Affektionen des Mundwinkels
- Affektionen der Haut und Schleimhaut, die auch am Lippenrot manifest werden

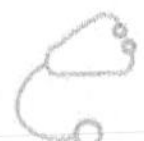

28.4.3 Primärdiagnostik

Anamnestische Angaben
- ***Rezidivierendes Auftreten*** (z.B. bei Erkältungskrankheiten und Sonnenbestrahlung oder prämenstruell) bei Herpes simplex
- ***Chronisch ulzeröser Herd*** (z.B. bei einem Pfeifenraucher): Verdacht auf spinozelluläres Karzinom
- Einmalig vorhergehende starke Sonnenexposition bei Cheilitis actinica acuta

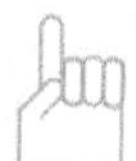

28.4.4 Entscheidungen über nachfolgende Maßnahmen

- Überweisung zum Dermatologen
  - bei unklarer Diagnose
  - bei chronischen Affektionen zum Ausschluß eines Karzinoms

DD

28.4.5 Differentialdiagnostik

Herpes simplex labialis

Ätiologie. Latente Virusinfektion, aktivierbar durch mechanische, thermische und aktinische Reize.

Epidemiologie. Nahezu vollständiger Durchseuchungsgrad der erwachsenen Bevölkerung.

Klinik. Zuerst seröse, dann eitrige eingetrübte Bläschen auf gerötetem Grund. Juckreiz und Spannungsgefühl nur am Eruptionsort.

Sicherung der Diagnose. Aciclovir extern nur bei allerersten Symptomen vor Auftreten der Bläschen. Sonst symptomatisch: austrocknend bei intakten Bläschen (z.B. Betupfen mit Alkohol, Auftragen einer Lotio), entzündungshemmend bei postvesikulösen Erosionen (antiseptische Externa).

Cheilitis simplex (Cheilitis sicca)

Ätiologie. Physikalische Auslösung, z.B. durch Nässe, Kälte oder Licht. Teilweise einziges Symptom der Neurodermitis (endogenes oder atopisches Ekzem).

Klinik. Rauhe, gerötete Lippen, teilweise mit Bläschen, Erosionen, Schuppen oder Rhagaden.

Sicherung der Diagnose. Klinik, Anamnese.

Therapie. Einfetten, Lichtschutz.

Perlèche (Faulecke, Angulus infectiosus)

Ätiologie. Polyätiologisch bedingte Mundwinkelaffektion. Als mögliche Auslösemechanismen kommen genetische Faktoren wie kongenitale Mundwinkelfisteln, Neurodermitis, Hypersalivation, Infektionen mit Strepto- oder Staphylokokken (Impetigo contagiosa) und Candida albicans, mechanische Faktoren wie z.B. Prognathie oder schlechtsitzender Zahnersatz, sowie Stoffwechselstörungen und Allgemeinerkrankungen wie z.B. Mangelernährung, Avitaminosen und Eisenmangel in Frage.

Epidemiologie. Vorkommen gehäuft im hohen Lebensalter und bei Kindern.

Klinik. Akute oder chronische, erosiv-krustöse und rhagadiforme Entzündung eines oder beider Mundwinkel.

Sicherung der Diagnose. Klinik. Zur Ursachenforschung Untersuchung auf Candida, bakteriologischer Abstrich, Kontrolle von Mundschluß und Gebiß, evtl. Bestimmung des Blutbildes und des Eisenspiegels im Blut, sowie evtl. Magendiagnostik.

Therapie. Behandlung der Grundkrankheit. Je nach Art der Infektion lokal antiseptisch, antibiotisch oder antimykotisch.

Cheilitis actinica acuta

Ätiologie. Akute Lichtschädigung des nicht durch Pigmentierung geschützten Lippenrotes nach stärkerer Sonnenexposition.

Klinik. Ödematöse Schwellung, Rötung und Blasenbildung vor allem der Unterlippe.

Sicherung der Diagnose. Klinik, Anamnese.

Therapie. Lichtschutz, feuchte Umschläge, kurzfristig kortikosteroidhaltige Externa.

Lichen ruber planus

Ätiologie. Unbekannt.

Epidemiologie. Erkrankungsgipfel zwischen dem 30. und 60. Lebensjahr, beide Geschlechter sind gleich häufig betroffen.

Klinik. Mit Juckreiz einhergehende entzündlich-papulöse Erkrankung der Haut und hautnahen Schleimhäute. Nicht selten Befall nur von Mundschleimhaut oder Lippenrot. *Hautbefunde:* Herde von stecknadelkopf bis reiskorngroßen, aggregierten, polygonalen Papeln. Plateauartige Oberfläche der Einzeleffloreszenz, daher im Gegenlicht glänzend. Zunächst entzündlich-rote nach Wochen rötlich-bläuliche Färbung. Besonders nach Abwischen der Herde mit Wasser oder Xylol erkennbares Wickham-Phänomen: feine, netzartige, milchig-weiße Zeichnung. *Schleimhautbefunde:* Wickham-Phänomen *ohne* Papeln, Erosionen.

Sicherung der Diagnose. Klinik, Histologie.

Therapie. Häufig unbefriedigend. Kortikosteroide wirken morbostatisch, zur Therapie der Mundschleimhaut werden auch Vitamin-A-Säure-Derivate verwendet.

Weitere Differentialdiagnosen

Ektopische Talgdrüsen, Schleimgranulom, allergische Cheilitis, Cheilitis actinica chronica, Cheilitis glandularis, fixes Arzneiexanthem, Erythema exsudativum multiforme, Lupus erythematodes, Lues, spinozelluläres Karzinom.

Zum Fallbeispiel

Der im Fallbeispiel beschriebene Herpes labialis heilte ohne spezifische Therapie komplikationslos ab. Der Patient wurde im Hinblick auf mögliche spätere Rezidive auf die Behandlungsmöglichkeit mit Aciclovir hingewiesen.

Literaturhinweise

Altmeyer P, Holzmann H (1986) Lexikon der Dermatologie. Springer, Berlin Heidelberg New York Tokyo

Fritsch P (1990) Dermatologie, 3. Aufl. Springer, Berlin Heidelberg New York Tokyo

Marghescu S (1981) Dermatologie und Venerologie. Springer, Berlin Heidelberg New York

28.5 Blaue Flecken

Vorbemerkung

Im allgemeinen Sprachgebrauch stehen „blaue Flecken" für Hämatome, deren Ursache meist geringfügige Traumen sind. Sie sind eine häufige und im Regelfall harmlose Beschwerde.

„Blaue Flecke" ohne entsprechendes Trauma bedürfen jedoch einer Abklärung.

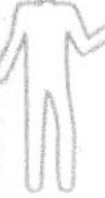

28.5.1 Fallbeispiel

Ein 27jähriger Großhandelskaufmann präsentiert ein handtellergroßes Hämatom über dem linken Trochanter major. Ein Trauma sei nicht erinnerlich. Es bestehen keine Risikofaktoren. Die Familienanamnese erbringt keine Hinweise auf eine Hämostasestörung.

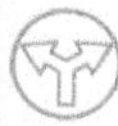

28.5.2 Differentialdiagnostisches Grobraster

- Hämatom
  - posttraumatisch
  - als Ausdruck einer erworbenen plasmatischen Gerinnungsstörung (z.B. Vitamin K-Mangel, Lebererkrankungen, erworbene Hemmkörper)
  - als Ausdruck einer angeborenen plasmatischen Gerinnungsstörung (z.B. Hämophilie, von Willebrandt-Jürgens-Syndrom)
- Lokale Zyanose, wie z.B.
  - Akrozyanose
  - Perniose
  - Raynaud-Symptomatik
  - Livedo reticularis
- Pigmentbeladene Melanozyten, wie z.B.
  - Blauer Nävus
  - „Mongolenfleck"

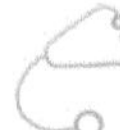

28.5.3 Primärdiagnostik

Anamnestische Angaben

- Positive Familienanamnese bei Hämophilie (aber auch sporadisches Auftreten!)
- Paroxysmale Schmerzen in den Fingern, zuerst Weiß-, dann Blaufärbung, oft ausgelöst durch Kälte bei Raynaud-Symptomatik
- Längerdauernde Einwirkung von mäßiger Kälte, Juckreiz, evtl. Schmerzen bei Erwärmung bei Perniones (Frostbeulen)

Besondere Befunde

- Weich fluktuierende Schwellung, bläulich oder rot-gelb-grün-bläulich bei Hämatom
- Wegdrückbare Blaufärbung, herabgesetzte lokale Hauttemperatur in Abhängigkeit von der Außentemperatur bei Zyanose
- Rezidivierende kissenartige blau-rötlich-zyanotische Schwellungen bei Perniones
- Bläulich durchschimmernder Fleck im Kreuzbeinbereich bei Kindern, spontane Rückbildungstendenz: „Mongolenfleck“
- Hell- bis dunkelblau verfärbter Herd oder Knoten, meist mit glatter Oberfläche: Blauer Nävus

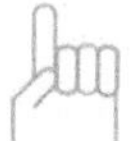

28.5.4 Entscheidungen über nachfolgende Maßnahmen

- Dermatologisches Konsil bei fraglicher Differentialdiagnose Blauer Nävus/Malignes Melanom
- Internistisch-hämatologische Abklärung bei Gerinnungsstörung
- Bestimmung von aktivierter partieller Thromboplastinzeit, Thromboplastinzeit und Thrombinzeit bei Verdacht auf plasmatische Gerinnungsstörung

Vorläufige therapeutische Maßnahmen

- Kälteapplikation und z.B. heparinhaltige Externa bei Hämatomen
- Vermeidung von Kälte bei Raynaud-Symptomatik
- Vermeidung abrupter Temperatursprünge bei Periones

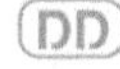

28.5.5 Differentialdiagnostik

Hämophilie

Ätiologie. Hereditäre Koagulopathie. Fehlen oder Teilaktivität von Gerinnungsfaktor VIII (Hämophilie A). Fehlen oder Inaktivität von Faktor IX (Hämophilie B).

Epidemiologie. Zehn Erkrankungsfälle auf 100.000 Männer. Hämophilie A ist 5mal häufiger als Hämophilie B.

Klinik. Je nach Schweregrad großflächige Blutungen, Muskel- und Gelenkblutungen. Die primäre Blutstillung (Blutungszeit) ist normal, typisch ist die Nachblutung (verlängerte Gerinnungszeit).

Sicherung der Diagnose. Labor: Gerinnungszeit und partielle Thromboplastinzeit (PTT) verlängert, Thromboplastinzeit (Quick) und Blutungszeit normal.

Therapie. Prophylaktisch Vermeidung von Traumen, Substitution von Gerinnungsfaktoren.

Perniose (Chronischer Kälteschaden)

Ätiologie. Permeabilitätssteigerung der Gefäße und Mastzelldegranulation bei Temperaturreizen durch langdauernde Kälteexposition ohne Einfrieren.

Klinik. Rezidivierende rot-bläulich-livide teigige Schwellungen, typisch an kälteexponierten Körperteilen. Bei Temperaturwechsel Juckreiz und Brennen.

Therapie. Derzeit keine befriedigende Therapie bekannt. Vermeidung abrupter Tempertursprünge, evtl. Antihistaminika.

Blauer Nävus

Ätiologie. Benigne Tumoren aus Melanozyten, die während der Ontogenese im Bindegewebe „liegengeblieben“ sind.

Klinik. Sehr langsam wachsende bis 1 cm große, meist halbkugelig prominente, meist glatte Knoten von stahl- bis graublaue Färbung.

Sicherung der Diagnose. Klinik, evtl. Histologie zur Abgrenzung von einem malignen Melanom.

Therapie. Keine. Evtl. Exzision zur histologischen Abklärung.

Weitere Differentialdiagnosen

Akrozyanose, Akrodermatitis chronica atrophicans, Livedo reticularis, Mongolenfleck, Pernio follicularis, von Willebrand-Jürgen-Syndrom.

Zum Fallbeispiel

Die Ursache des Hämatoms im Fallbeispiel konnte nie mit Sicherheit geklärt werden. Eine Hämostasestörung wurde ausgeschlossen. Am wahrscheinlichsten erschien eine traumatische Ursache, an die sich der Patient jedoch auch später nicht erinnern konnte.

Taches bleues

Ätiologie. Befall mit Filzläusen (Pediculosis pubis)

Epidemiologie. Die Vermehrung der Parasiten geschieht relativ langsam. Übertragung hauptsächlich durch Geschlechtsverkehr.

Klinik. Wenig juckende, gering ausgeprägte ekzemartige Veränderungen in der Genitalregion und den Achselhöhlen. Die Läuse sitzen fest und unbeweglich an Haaren, hauptsächlich in Regionen mit apokrinen Drüsen. Kleine, diskrete, unscharf begrenzte, bläuliche Erytheme an den Bißstellen.

Sicherung der Diagnose. Klinik.

Therapie. Lokal Hexachlorcyclohexan.

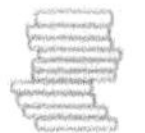

Literaturhinweise

Fritsch H (1990) Dermatologie, 3. Aufl. Springer, Berlin Heidelberg New York Tokyo
Hiller H, Riess H (1988) Hämorrhagische Diathese und Thrombose. Wissenschaftliche Verlagsgesellschaft, Stuttgart
Zöllner N (Hrsg) (1991) Innere Medizin. Springer, Berlin Heidelberg New York Tokyo

28.6 Haarausfall

Vorbemerkung

In stark unterschiedlichem Ausmaß weisen nahezu alle weißhäutigen Männer androgenetischen Haarausfall auf, der meist in der dritten Lebensdekade beginnt und die stärkste Progredienz in der vierten Lebensdekade zeigt. Auch bei einem viertel der Frauen zeigt sich nach dem 50. Lebensjahr eine unterschiedlich starke Auslichtung der Haare. Desweiteren kann auch der physiologische Haarwechsel bei Gesunden zum Ausfall von täglich bis zu ca. einhundert Haaren führen.

Darüber hinaus verdient Haarausfall jedoch Aufmerksamkeit als Symptom verschiedener Krankheiten und durch seine besondere Bedeutung für die menschliche Psyche, welche sich stärker aus der ästhetischen als aus der physiologischen Funktion ergibt.

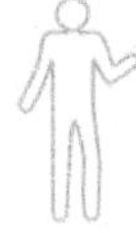

28.6.1 Fallbeispiel

Eine 46jährige Lehrerin berichtet besorgt über verstärkten Haarausfall, den zuerst ihr Friseur bemerkt habe. Seit ca. 3 Wochen finde sie morgens auf ihrem Kopfkissen größere Mengen von Haaren, auch sei die Behaarung deutlich lichter geworden.

Eine besondere Behandlung der Haare wird verneint (z.B. neues Dauerwellenprodukt etc.). Andere Krankheiten sind nicht bekannt, seit 10 Jahren nimmt die Patientin hormonelle Kontrazeptiva.

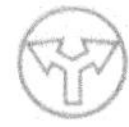

28.6.2 Differentialdiagnostisches Grobraster

- Änderung des physiologischen Haarzyklus:
  - hormonelle Alopezie
  - genetisch-hormonelle Alopezie
- Schädigung der Haarmatrix:
  - entzündliche Alopezie
  - toxische Alopezie
- Zerstörung der Haare:
  - mykotische Alopezie
- Untergang von Haarfollikeln in Narbengewebe

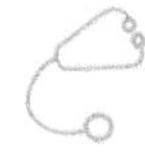

28.6.3 Primärdiagnostik

Anamnestische Angaben
- 2–4 Monate nach Absetzen eines Ovulationshemmers oder nach einer Schwangerschaft: Hinweis auf „Entzugsalopezie" nach Östrogenentzug
- Thalliuminkorporation (z.B. in Rattengift, Zytostatika, Antikoagulantien); Zustand nach Infektionskrankheiten, (z.B. Typhus, Grippe): Hinweis auf ***toxischen*** Reiz (Frühtyp, oder nach 2–4 Monaten Alopezie vom Spättyp)
- Bekannte Hyperthyreose; Glatzenbildung in der engeren Verwandtschaft: Hinweis auf ***genetisch-hormonell*** bedingten Haarausfall (androgenetische Alopezie)
- Plötzliche erhebliche Gewichtsveränderungen und massives Auftreten der Alopezie; bei Frauen Zyklusstörungen und Virilisierungserscheinungen: Hinweis auf ***Endokrinopathien*** oder ***hormonbildende*** Tumore

Untersuchungsbefunde
- Haarausfall vom „männlichen Muster" (hohe Stirn, Geheimratsecken, Tonsur) bei androgenetischer Alopezie, Endokrinopathie, hormonbildendem Tumor
- Leichte Ausziehbarkeit und gleichmäßige Lichtung der Haare (diffuse Alopezie) bei toxischer oder Entzugsalopezie
- Kleinfleckiger Haarausfall bei Lues

Technische Untersuchungsbefunde
- Bestimmung der ***Haarausfallrate*** (Zählen der täglich ausgekämmten Haare, der Haare morgens auf dem Kopfkissen etc.) ggf. zur Verifizierung der Alopezie
- TPHA-Test bei Lues positiv

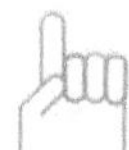

28.6.4 Entscheidungen über nachfolgende Maßnahmen

- Eine operative Behandlung der androgenetischen Alopezie bei Männern ist in verschiedenen Techniken möglich, jedoch häufig kosmetisch nicht voll befriedigend.
- Weitere differentialdiagnostische Hinweise durch quantitative Haarwurzelanalyse (Trichogramm)
- Abklärung akuter oder chronischer Lebererkrankungen, Vitaminmangelzustände oder Endokrinopathien
- Psychiatrische Mitbehandlung bei Dysmorphophobie oder psychogener Pseudoalopezie
- Bei androgenetischer Alopezie bei Frauen Abklärung einer Behandlung mit Antiandrogenen oder Östrogenen
- Penicillintherapie bei Lues

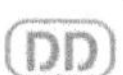

28.6.5 Differentialdiagnostik

Androgenetische Alopezie der Frau

Ätiologie. Genetische Prägung führt zu erhöhter Androgenempfindlichkeit bestimmter Androgenrezeptoren tragender Haarfollikel.

Epidemiologie. Etwa 80 % aller Frauen zeigen postpubertär eine leichte bitemporale Regression des Haaransatzes, der sich bei ca. 25 % nach dem 50. Lebensjahr stärker ausprägt und auf die Scheitelregion ausweitet.

Klinik. In der überwiegenden Zahl der Fälle findet sich ein weibliches Haarausfallmuster (female pattern) mit frontal erhaltenem Haaransatz. Männliches Muster (male pattern) und nicht eindeutig zuzuordnende Formen sind möglich.

Sicherung der Diagnose. Ausschluß anderer Alopezieformen.

Therapie. Östrogene, Antiandrogene. Häufig mit unbefriedigenden Ergebnissen.

Androgenetische Alopezie des Mannes

Ätiologie. Spezifische männliche hormonelle Situation und eine wahrscheinlich polygenetisch vermittelte Anlage führen in Altersabhängigkeit zu Haarausfall.

Epidemiologie. Beginn des Haarausfalls meist in der 3. Lebensdekade, mit stärkster Progredienz in der 4. Lebensdekade.

Klinik. Vorwiegend männliches Haarausfallmuster. Beginn mit „Geheimratsecken“, später Tonsur und als Endstadium Verbleiben lediglich eines okzipitoparietalen Haarkranzes (Hippokratische Glatze). Vollständiger Haarverlust kommt bei der androgenetischen Alopezie nicht vor.

Sicherung der Diagnose. Anamnese, Klinik. Eventuell Ausschluß anderer Alopezieformen.

Therapie. Operative Behandlungen in verschiedenen Techniken können vor allem bei nicht voll entwickelter androgenetischer Alopezie versucht werden. Eine sinnvolle medikamentöse Therapie ist zur Zeit nicht möglich.

Alopecia areata (Pelade)

Ätiologie. Nicht geklärt; lymphozytäre Entzündung der Haarwurzel.

Klinik. Runde haarlose Bezirke, z.T. ineinander übergehend. Unauffällige Kopfhaut. Haarstummel, die von der Spitze zur Wurzel hin dünner werden. „Kadaverisierte Haare" (komedoartige Punkte in den Follikelöffnungen). Totaler Haarverlust einschließlich Wimpern, Augenbrauen und Körperbehaarung möglich.

Sicherung der Diagnose. Klinik.

Therapie. Unspezifische lokale Reiztherapie, Spontanheilung möglich.

Mykotische Alopezie

Ätiologie. Tinea im behaarten Bereich.

Klinik. Fleckförmiger Haarausfall mit geröteter, schuppender Haut.

Sicherung der Diagnose. Mykologische Untersuchung.

Therapie. Griseofulvin oder Ketoconazol oral.

Weitere seltene Differentialdiagnosen

- Pseudopelade
- Artefakt
- Trichotillomanie

Zum Fallbeispiel

Die weitere Anamnese erbrachte Hinweise auf eine androgenetische Alopezie. Bei einmaliger Zählung war die Haarausfallrate mit ca. 300 Haaren deutlich erhöht. Die Patientin wurde daraufhin zu einem Dermatologen überwiesen. Von dort wurde die Diagnose der androgenetischen Alopezie bestätigt. Da sich der Haarausfall nicht weiter fortsetzte, erfolgte kein spezifischer Therapieversuch.

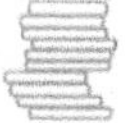

Literaturhinweise

Bergner T, Braun-Falco O (1991) Die androgenetische Alopezie der Frau. Hautarzt 42: 201–210

Braun-Falco O, Bergner T (1989) Die androgenetische Alopezie des Mannes. Hautarzt 40: 669–678
Marghescu S (1981) Dermatologie und Venerologie. Springer, Berlin Heidelberg New York

28.7 Leberflecken

Vorbemerkung

Der Begriff „Leberfleck" wird von Patienten vielfältig benutzt und bezieht sich auf verschiedenste pigmentierte Hautveränderungen.

Anliegen im Zusammenhang mit pigmentierten Herden häufen sich mit der starken Zunahme maligner Melanome. Da für deren Prognose eine frühe Diagnosestellung besonders entscheidend ist, empfiehlt sich eine erhöhte Aufmerksamkeit für derartige Hautveränderungen.

Natürlich stellt die Angst vor einem Malignom, welche sich häufig unausgesprochen hinter Fragen zu bräunlichen Flecken der Haut verbirgt, eine besondere psychische Belastung dar und sollte angesprochen werden.

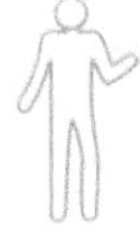

28.7.1 Fallbeispiel

Ein 43jähriger Beamter berichtet über die Größenzunahme eines Fleckens am linken Handgelenk. Seine Mutter sei an einem Hautkrebs gestorben, von dem er nicht weiß, welcher Art er gewesen sei.

Am linken Handgelenk dorsal findet sich ein unregelmäßig konfigurierter, rötlich-brauner Fleck mit einer Ausdehnung von 10 mm mal 12 mm. Er liegt im Hautniveau, ist scharf begrenzt und ohne Behaarung. Es findet sich kein Hinweis auf eine lokale entzündliche Reaktion. Am gesamten Integument, gehäuft am dorsalen Stamm, finden sich multiple ähnliche Hautveränderungen mit geringerer Ausdehnung.

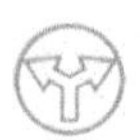

28.7.2 Differentialdiagnostisches Grobraster

Die differentialdiagnostischen Vorüberlegungen können entfallen, da umgehend mit der Diagnostik begonnen werden sollte.

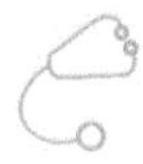

28.7.3 Primärdiagnostik

Anamnestische Angaben

Erhöhter Verdacht auf malignes Melanom bei

- Veränderungen pigmentierter Herde der Haut (Durchmesservergrößerung, Zunahme der Tiefenausdehnung, Farbänderungen, spontane Blutungen),

- Juckreiz,
- Schmerzen,
- malignem Melanom in der Familienanamnese

Befunde
Bei klinischem Verdacht auf fortgeschrittene oder systemische Prozesse wird ein Ganzkörperstatus erhoben.

In jedem Fall verlangt ein Anliegen zu „Leberflecken" oder ähnlichem die Beurteilung der gesamten Hautoberfläche einschließlich der Nägel und der hautnahen Schleimhäute.

Für die Beurteilung des Lokalbefundes sind zu beachten:
- *A*symmetrie
- *B*egrenzung unregelmäßig
- *C*olor (Färbung) unregelmäßig
- *D*urchmesser über 5 mm
- *E*rhabenheit
- Behaarung der Hautveränderung

Technische Untersuchung
- Orientierende auflichtmikroskopische Diagnostik mittels ***Dermatoskop*** bei makroskopisch nicht eindeutigem Befund nichtknotiger pigmentierter Hautveränderungen

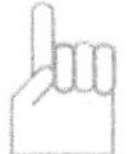

28.7.4 Entscheidung über nachfolgende Maßnahmen

- ***Krankenhauseinweisung*** bei malignem Melanom
- ***Spezialärztliches Konsil*** bei unklarer Diagnose

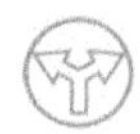

28.7.5 Differentialdiagnostik

Malignes Melanom (Melanozytoblastom)

Ätiologie. Bösartige Geschwulst, die aus einem Nävuszellnävus, einer Melanosis circumscripta praecancerosa Dubreuilh oder aus scheinbar gesunder Haut oder Schleimhaut entstehen kann. Ein Zusammenhang der Entstehung von malignen Melanomen mit UV-Lichtexposition ist nachgewiesen, jedoch in seiner Art nicht vollständig geklärt. Die Zahl der schweren Sonnenbrände einer Person scheint z.B. entscheidender zu sein, als die Gesamt-UV-Exposition.

Epidemiologie. Seit Jahren ist eine starke Zunahme der Häufigkeit zu verzeichnen. Zwischen dem 30. und 60. Lebensjahr treten die meisten Neuerkrankungen auf. Frauen sind häufiger betroffen als Männer. Als

Risikofaktoren gelten z.B. dysplastische Nävuszellnävi, das Vorliegen einer großen Zahl von Nävuszellnävi und ein zu Sonnenbrand neigender Hauttyp.

Klinik.

- Malignes Melanom auf dem Boden einer Melanosis praecancerosa Dubreuilh (s. unten).
- Oberflächlich spreitendes malignes Melanom: meist über Jahre hinweg zentrifugal wachsender, scharf begrenzter Herd, der meist nur gering über dem Hautniveau erhaben und häufig bogig konfiguriert ist, mit hellbraun, gräulich und schwarz gefärbten Anteilen und glatter, gelegentlich auch schuppender Oberfläche.
- Primär knotiges malignes Melanom: ein relativ schnell wachsender, halbkugeliger Knoten oder eine über dem Hautniveau erhabene Platte mit Neigung zu Spontanblutungen und entzündlichen Umgebungsreaktionen. Rote bis hin zu schwarzer Färbung möglich, beim amelanotischen Melanom fehlt jegliche jegliche auffällige Färbung.

Sicherung der Diagnose. Schnellschnittuntersuchung nach Exzision in Vollnarkose.

Therapie. Exzision im Gesunden. Zytostatische oder immunstimulierende Nachbehandlung.

Verlaufskontrolle. Regelmäßige Nachuntersuchungen.

Hämangiom (Blutschwamm)

Ätiologie. Gutartige Gefäßgeschwulst.

Epidemiologie. Kavernöse Hämangiome sind bereits bei der Geburt vorhanden oder bilden sich kurz danach und bilden sich meist bis zum Schulalter spontan zurück.

Eruptive Hämangiome treten vor allem im mittleren bis höheren Lebensalter auf.

Klinik.

- Kutane kavernöse Hämangiome sind an roter, subkutane an bläulich durchschimmernder Färbung erkennbar.
- Eruptive Hämangiome sind rot gefärbt und haben einen Durchmesser bis zu 5 mm. An den Lippen sind sie dunkelrot bis schwarz.
- Thrombosierte Hämangiome sind hart, schwarz und schmerzhaft und zeichnen sich häufig durch einen schmalen hämorrhagischen Hof aus.

Sicherung der Diagnose. Klinisch. Bei unsicherer Abgrenzung von einem malignen Melanom histologisch.

Therapie. Verschorfung oder Exzision bei funktioneller Beeinträchtigung, sonst ist keine Therapie erforderlich.

Melanosis praecancerosa Dubreuilh

Ätiologie. Proliferation meta- bzw. anaplastisch veränderter Melanozyten unter nicht geklärtenm Einfluß langfristiger Sonneneinwirkung.

Epidemiologie. Auftreten im hohen Lebensalter.

Klinik. An lichtexponierten Hautstellen langsam wachsender und unterschiedlich pigmentierter Herd im Hautniveau, der relativ scharf begrenzt ist und sich durch Konfluenz mit benachbarten Herden bogig konfiguriert darstellt.

Sicherung der Diagnose. Histologische Untersuchung nach Probeexzision.

Therapie. Möglichst Exzision im Gesunden, bei sehr hohem Alter der Patienten ist eine abwartende Haltung möglich, da eine bösartige Umwandlung meist spät erfolgt.

Verlaufskontrolle. Eine abwartende Haltung bedingt eine enge klinische Kontrolle. Im Falle eines tast- oder sichtbaren Infiltrates ist schnelles Handeln erforderlich.

Nävuszellnävi (NZN)

Unterschieden werden ***angeborene*** und ***erworbene NZN***. Angeborene NZN werden in große, intermediäre und kleine kongenitale Nävi eingeteilt (unter 1,5 cm Durchmesser, 1,5 bis 20 cm Durchmesser und über 20 cm Durchmesser). Für große oder ***Riesenpigmentnävi*** ist ein Entartungsrisiko nachgewiesen.

Eine gesteigerte Bedeutung haben aufgrund ihres Entartungsrisikos dysplastische erworbene Nävuszellnävi, die sporadisch auftreten oder in Form des familiären dysplastischen ZNZ-Syndroms.

Ätiologie. Angeborene oder erworbene Ansammlungen von Nävuszellen in der Haut, die sich entwicklungsgeschichtlich von epidermalen oder dermalen Melanozyten ableiten.

Epidemiologie. Die Inzidenz kleiner kongenitaler Nävi beträgt etwa 1 %, die Inzidenz intermediärer und großer kongenitaler Nävi ist wesentlich geringer. Erworbene NZN sind sehr weit verbreitet, die Mehrzahl tritt zwischen dem 12. und 30. Lebensjahr auf. Nach dem 35. Lebensjahr kommt es zu einer kontinuierlichen Reduktion sichtbarer melanozytärer Nävi.

Klinik dysplastischer NZN. Mehr als 5 mm Durchmesser, unscharfe Begrenzung, inhomogene Pigmentierung und zum Zentrum hin meist flach erhaben.

Sicherung der Diagnose. Letztendlich Histologisch. Häufig jedoch ausreichend sicher durch Blickdiagnose.

Therapie. Dysplastische NZN sollten wegen der Gefahr maligner Entartung exzidiert werden. Andere NZN nur, wenn eine Absicherung der Diagnose notwendig erscheint.

Basaliom

Ätiologie. Als „semimaligne" bezeichneter Tumor, der wahrscheinlich von persistierenden „prämordialen" Haarfollikelkeimen ausgeht und langsam destruierend wächst, jedoch so gut wie nie metastasiert.

Epidemiologie. Häufigster nicht benigner Tumortyp der Haut. Bei beiden Geschlechtern gleich häufig vorkommend, mit Erkrankungsgipfel in höherem bis hohem Lebensalter.

Klinik. Zu 90 % zentrofazialer Sitz. Nie an Körperstellen ohne Haaranlagen auftretend. Knoten oder Tumor mit Teleangiektasien und perlschnurartigem Rand durch Aggregation von Basaliomknötchen. Meistens sind Basaliome hautfarben und perlmuttartig glänzend, es gibt jedoch auch pigmentierte Basaliome, die mit Melanomen verwechselt werden können. Weitere Varianten: Zystisches Basaliom, Oberflächliches Basaliom (Rumpfhautb., Psoriasiformes Basaliom), Exulzeriertes Basaliom, Sklerodermiformes Basaliom.

Sicherung der Diagnose. Histologisch.

Therapie. Exzision mit relativ knappem Sicherheitsabstand.

Weitere Differentialdiagnosen

- Nävus spilus (eigentlicher „Leberfleck", „Schmutzfleck")
- Epheliden („Sommersprossen")
- Blauer Nävus
- Pigmentiertes Basaliom
- Hämatom
- Sarkoidose
- Nävus Sutton
- Angiokeratom

Zum Fallbeispiel

Die Hauterkrankung im Fallbeispiel erschien makroskopisch unauffällig. Zur Sicherung der Diagnose wurde der Herd in Lokalanästhesie exzidiert. Die histologische Untersuchung ergab die Diagnose Nävuszellnävus.

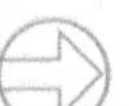

28.7.6 Allgemeine anliegenbezogene Maßnahmen

Hellhäutige, evtl. rothaarige, zu Sonnenbränden neigende Menschen (= ***irischer Hauttyp***) und solche mit einer Vielzahl von Nävi sollten auf ihr erhöhtes Melanomrisiko hingewiesen werden. Periodische Kontrolluntersuchungen tragen zur Sicherheit der Patienten bei.

Patienten mit manifesten Malignomen bedürfen der besonderen Unterstützung des Hausarztes. Ergänzend zu eingreifenden Maßnahmen und (An)Forderungen der behandelnden Klinik muß er sich um die „Kleinigkeiten" kümmern, die in Folge der „Haupterkrankung" für die Patienten oftmals eine erhebliche Bedeutung erlangen.

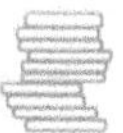

Literaturhinweise

Garbe C, Bertz J, Orfanos CE (1987) Das maligne Melanom im deutschsprachigen Raum. Hautarzt 38: 639–644

MacKie RM (1990) Benigne und maligne Tumoren der Haut: Ursachen, Klinik, Histopathologie und Behandlung. Hippokrates, Stuttgart

Marghescu S (1981) Dermatologie und Venerologie. Springer, Berlin Heidelberg New York

Sigg C, Pelloni F, Schneyder UW (1989) Gehäufte Mehrfachmelanome bei sporadischem und familiärem diysplastischen Nävuszellnävus-Syndrom. Hautarzt 40: 548–552

Sigg C, Schneider BV, Schneyder UW (1987) Kongenitale Nävuszellnävi der Haut - eine nomenklatorische und therapeutische Problematik. Hautarzt 38: 505–508

Stolz W, Bilek P, Merkle T, Eckert F, Braun-Falco O (1991) Differentialdiagnostischer Wert des Dermatoskops für den Allgemeinarzt. Der Allgemeinarzt 7: 469–505

Weiß J et al. (1990) Risikofaktoren für die Entwicklung maligner Melanome in der Bundesrepublik Deutschland. Hautarzt 41: 309–313

Welkovich B, Landthaler M, Schmoeckel C, Braun-Falco O (1989) Anzahl und Verteilung von Nävuszellnävi bei Patienten mit malignem Melanom. Hautarzt 40: 630–635

28.8 Entzündungen in der Nagelumgebung

Vorbemerkung

Entzündungen in der Nagelumgebung sind Beschwerden mit oft erheblichen Funktionseinschränkungen beim Greifen oder Gehen.

Neben der häufig schwierigen Behandlung sollte beachtet werden, daß Paronychien durch maligne Tumoren hervorgerufen sein können.

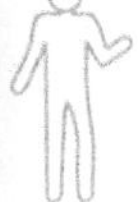

28.8.1 Fallbeispiel

Eine 36jährige Programmiererin bittet um Krankschreibung, da seit einer Woche zunehmend eine schmerzhafte Entzündung im Nagelbereich des rechten Zeigefingers bestehe.

Über die Ursache der Erkrankung kann die Patientin nichts berichten, ebenso wenig über andere Erkrankungen oder Risikofaktoren.

Befund: Am rechten Nagelfalz des rechten Zeigefingers zeigt sich eine Rötung und Schwellung. Es deutet sich eine eitrige Einschmelzung an.

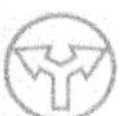

28.8.2 Differentialdiagnostisches Grobraster

- Infektiöse Paronychie
  - akute Paronychie
  - chronische Paronychie
- Nichtinfektiöse Paronychie

  - allergische Paronychie
  - iatrogene Paromychie
- Eingewachsener Nagel
- Tumoren im Nagelbereich

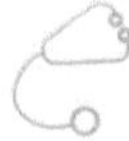

28.8.3 Primärdiagnostik

Anamnestische Angaben:
- ***Starke Schmerzen*** bei eingewachsenem Nagel und akuter Paronychie
- Vorausgegangene ***Behandlung mit Retinoiden*** bei iatrogener Paronychie

Untersuchungsbefunde
- ***Bläschen*** in Gruppen auf gerötetem Grund bei Herpes simplex
- ***Schmutzig-dunkelgrüne Verfärbung der Nagelplatte*** bei Pyozyaneus- und Candida-Infektionen
- ***Befall mehrerer Finger oder Zehen*** bei chronischer und iatrogener Paronychie

Technische Untersuchungen
- Mykologie positiv bei Candidose und anderen Pilzen
- Positive Bakterienkultur vom Abstrich bei bakteriellen Infektionen, bzw. Superinfektionen (zusätzlich Resistenzbestimmung)

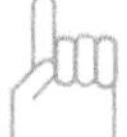

28.8.4 Entscheidung über nachfolgende Maßnahmen

- ***Vorstellung beim Dermatologen*** bei unklarer Diagnose, evtl. zur Probeexzision
- ***Sofortige chirurgische Behandlung*** bei fortschreitendem Panaritium
- ***Systemische Antibiotikagabe*** bei schweren eitrigen Paronychien
- ***Blutzuckerbestimmung*** bei Verdacht auf begünstigenden Diabetes mellitus

Vorläufige therapeutische Maßnahmen
- Antiseptische Externa, Ruhigstellung bei infektiösen Paronychien
- Trocken halten bei Candida-Infektion
- Vermeidung von Drucktraumen bei eingewachsenem Nagel

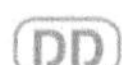

28.8.5 Differentialdiagnostik

Akute Paronychie

Ätiologie. Infektion des Nagelfalzes oder Nagelbettes meist nach geringfügigen Traumen des Nagelhäutchens. Erreger z.B. Staphylokokken, Streptokokken, Pseudomonasarten, Hefepilze, seltener Schimmelpilze und Herpesviren.

Klinik. Meist an einem Finger sehr schmerzhafte Rötung und ödematöse Schwellung eines umschriebenen perionychalen Bezirkes. Unter Umständen Bildung von Granulationsgewebe. Serös-eitrige Entzündungszeichen bei bakterieller Infektion. Bläschen im Verlauf einer Herpes-Infektion.

Sicherung der Diagnose. Klinik, Erregernachweis, Mykologie.

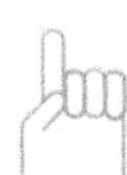

Therapie. Je nach Erreger und Resistenzbestimmung antibiotisch, antimykotisch, lokal antiseptisch, chirurgisch.

Chronisch-infektiöse Paronychie

Ätiologie. Meist Candida-Infektionen nach wiederholten, unterschwelligen Traumen.

Epidemiologie. Häufig bei Diabetes mellitus.

Klinik. Umschriebene perionychale dunkelrote Schwellung. Schmerz weniger stark als bei akuter Paronychie. Häufig mehrere Finger betroffen. Fehlende Nagelhäutchen, Eiter, schmutzig-grüne Verfärbung der Nagelplatte bei subungualem Befall.

Sicherung der Diagnose. Anamnese, Klinik, Mykologie.

Therapie: Ausschaltung der Traumen, Trockenhalten des betroffenen Bereichs, antimykotische bzw. antiseptische Externa ggf. Behandlung des Diabetes.

Eingewachsener Nagel

Ätiologie. Chronische Drucktraumen durch ungünstiges Schuhwerk oder zu starke seitliche Kürzung der Nägel.

DD **Epidemiologie.** Bei Diabetes mellitus gehäuft.

Klinik. Fast ausschließlich an Zehennägeln auftretend, sehr schmerzhaft, zum Teil mit Schwellung des Endgliedes. Häufig Superinfektion.

Sicherung der Diagnose. Klinisch.

Therapie. Gegebenenfalls Behandlung der Infektion, Beseitigung der auslösenden Faktoren (ungünstiges Schuhwerk, Änderung der Fußpflegegewohnheiten). Entfernung überschießenden Granulationsgewebes und ggf. chirurgische Behandlung, z.B. nach Emmet oder Nicoladoni.

Weitere Differentialdiagnosen

Iatrogene Paronychie bei Behandlung mit Retinoiden, allergisches Kontaktekzem, Arzneimittelexanthem, Nagelfalznekrosen bei Kollagenosen, Milzbrand, Tularämie, Lues. Gutartige Tumoren: Verrucae vulgares, Exostosen (Osteochondrome), Pseudozysten, Fibrome, Angiome, Glomustumoren.

Malignome: Malignes Melanom, amelanotisches Melanom, Stachelzellkarzinom, Bowen-Karzinom.

Zum Fallbeispiel

Das Fallbeispiel betrifft eine akute Paronychie. Es erfolgte eine chirurgische Behandlung: Eröffnung der eitrigen Einschmelzung und Entfernung nekrotischer Bereiche unter antibiotischer Abdeckung.

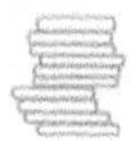

Literaturhinweise

Fritsch P (1990) Dermatologie, 3. Aufl. Springer, Berlin Heidelberg New York Tokyo

Zaun H (1987) Krankhafte Veränderungen des Nagels, 2. Aufl. perimed, Erlangen

28.9 Offene Beine

Vorbemerkung

Betroffen von „offenen Beinen" sind vor allem Personen höheren Lebensalters, Frauen häufiger als Männer. Die bedeutendste Ursache der Geschwüre ist die chronische venöse Insuffizienz, die allein bei mehr als 1% der Bevölkerung zu Ulzera führt.

„Offene Beine" beinhalten stets die Gefahr einer Infektion und Entstehung eines Erysipels. Auch können im Lauf der Behandlung Kontaktallergien induziert werden.

Maligne Entartungen sind selten, jedoch zu beachten.

Für eine Abheilung und zur Vermeidung von Rezidiven ist eine konsequente Behandlung der jeweiligen Grundkrankheit wichtig.

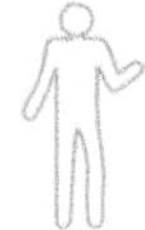

28.9.1 Fallbeispiel

Eine 69jährige Rentnerin klagt über eine „offene Stelle" an der Innenseite des linken Knöchels. Vor etwa 3 Wochen habe sie eine kleine Wunde bemerkt, die seitdem etwas größer geworden sei, jedoch keine Schmerzen verursache. Eine Selbsttherapie mit verschiedenen Salben sei erfolglos geblieben. Ein Trauma ist nicht erinnerlich. Die Patientin ist seit Jahren wegen eines Hypertonus und eines Diabetes mellitus Typ II in Behandlung.

Lokalbefund: Vereinzelte Besenreiservarizen an beiden Unterschenkeln. Oberhalb des linken Innenknöchels befindet sich ein ovales 1,5 cm mal 2,5 cm großes Ulkus im Hautniveau. Der Ulkusgrund ist schmierig belegt, der Rand weich, und die umgebende Haut ist gerötet.

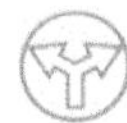

28.9.2 Differentialdiagnostisches Grobraster

Ulzera sind definiert als in die Dermis oder tiefer reichende Defekte in einer vorgeschädigten Haut. Sie heilen schlecht und unter Narbenbildung.

Eine ***Vorschädigung der Haut*** kann erfolgen:
- physikalisch-chemisch
  - Verbrennung, Erfrierung oder Verbrühung
  - akute Röntgendermatitis
  - chronische Röntgenschädigung
  - Verätzung
- durch Gefäßinsuffizienz
  - akute oder chronische venöse Insuffizienz
  - akute oder chronische arterielle Insuffizienz
  - Dauerkompression (Dekubitus)
- toxisch-entzündlich
  - Tuberkulose
  - Syphilis

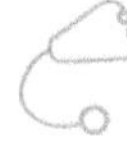

28.9.3 Primärdiagnostik

Anamnestische Angaben

Für eine chronisch-venöse Insuffizienz sprechen:
- Stehende Berufsausübung
- Zustand nach Thrombosen und Thrombophlebitiden
- Frühere Venenoperationen, z.B. Verödungen
- Multiple Schwangerschaften
- Zustand nach Frakturen des betroffenen Beines

Für arterielle Insuffizienz sprechen:
- Entstehung des Ulkus nach Abstoßung einer Nekrose
- Claudicatio intermittens
- Verstärkung der Schmerzen beim Hochlagern des betroffenen Beines

Untersuchungsbefunde

Hinweise auf ***chronisch-venöse Insuffizienz*** als Ursache des Ulkus:
- Ulkus im Hautniveau
- Varikosis
- Phlebektasien (besenreiserartige Venenerweiterungen)
- Knöchelödeme
- Braunrote bis ockergelbe Verfärbung der Haut (ockergelbe Purpura)
- Weißgräuliche atrophische Flecke (Kapillaritis alba)
- Stauungsdermatitis
- Dermatosklerose
- Perthes- und Trendelenburg-Versuche pathologisch

Hinweise auf ***arterielle Insuffizienz:***
- Fuß- und Beinpulse nicht palpabel
- Strömungsgeräusche über den Arterien der unteren Extremitäten
- Niedrige Hauttemperatur der betroffenen Extremität
- Ulkusrand über Hautniveau, weich und unterminiert, bei ***Hauttuberkulose***
- Ulkusrand über Hautniveau, hart und leicht verletzlich, bei zerfallenem ***malignen Tumor***

28.9.4 Entscheidung über nachfolgende Maßnahmen

- ***Operative Behandlung*** des zugrundeliegenden Gefäßleidens (z.B. arterielle Plastik, Crossektomie, Venenstripping) zur Behandlung der „Grundkrankheit" CVI oder AVK
- Dopplersonographie/Angiographie zur Abklärung des Arterienstatus
- Photoplethysmographie/Phlebographie zur Abklärung des venösen Status
- Biopsie bei Verdacht auf Vaskulitiden und neoplastische Ulzera
- Epikutantestungen bei Verdacht auf Kontaktallergien
- Bakteriologische und mykologische Untersuchung bei Superinfektion
- Abklärung und Behandlung begünstigender Krankheiten, wie z.B. Diabetes mellitus, Hypertonie, Adipositas.

Vorläufige therapeutische Maßnahmen
- Kompression und Mobilisation bei venöser Insuffizienz
- Lokale antiseptische oder antibiotische Therapie bei infiziertem Ulkus
- Enzymatische Wundreinigung bei schmierig belegtem Ulkusgrund (Gewebsdetritus)
- Feuchthalten des Ulkusgrundes
- Schutz und Pflege des Ulkusrandes und der umgebenden Haut

28.9.5 Differentialdiagnostik

Ulkus cruris venosum

Ätiologie. Schädigung der Haut durch chronisch-venöse Insuffizienz (CVI).

Epidemiologie. Häufigste Ulkusform.

Klinik. Häufigster Sitz des im Hautniveau liegenden Ulkus ist der Innenknöchelbereich. Meist sind verschiedene Zeichen der CVI vorhanden: Varikosis, ockergelbe Purpura, Stauungsekzem, Dermatosklerose etc.

Sicherung der Diagnose. Nachweis der Grundkrankheit (z.B. Valsalva-Preßversuch, pathologische Perthes- und Trendelenburg-Versuche, Dopplersonographie, Phlebographie). Ausschluß anderer Ursachen.

Therapie. Behandlung der Grundkrankheit operativ oder konservativ wie unter „vorläufige Maßnahmen" beschrieben.

Ulkus cruris arteriosum

Ätiologie. Geschwür infolge einer arteriellen Verschlußkrankheit (AKV), z.B. durch Arteriosklerose, Embolie, Angiopathie bei Diabetes mellitus, Endangiitis obliterans, Aneurysmen, Periarteriitis nodosa, Hypertonie.

Epidemiologie. Deutlich seltener als Ulkus cruris venosum.

Klinik. Je nach Ätiologie akute oder langsame Entwicklung eines schmerzhaften, scharf begrenzten Geschwürs vor allem an der Schienbeinmitte, den Zehen, am Fußrand oder der Ferse.

Sicherung der Diagnose. Nachweis der jeweiligen Grunderkrankung, Blutdruckmessung der Beinarterien, Dopplersonographie, Angiographie.

Therapie. Behandlung der Grunderkrankung, eventuell operativ. Lokal wie oben beschrieben.

Weitere Differentialdiagnosen

- Ulcus cruris mixtum
- Ulcus cruris neoplasticum
- Ulcus cruris infectiosum
- Ulcus cruris exogenicum bzw. traumaticum
- Ulcus cruris neurotrophicum

Zum Fallbeispiel

Es handelt sich um eine Patientin mit einem Ulkus cruris mixtum. Bei guter Compliance der Patientin gelang es, das Ulkus innerhalb mehrerer Wochen durch konsequente konservative Behandlung zur Abheilung zu bringen. Die Gefahr eines Rezidivs ist jedoch sehr groß.

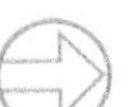

28.9.6 Allgemeine anliegenbezogene Maßnahmen

Neben der Behandlung der jeweiligen Grundkrankheit ist eine engmaschige Betreuung der Patienten besonders wichtig, ggf. unter Einbeziehung von Angehörigen oder dem Personal von Sozialstationen. Die Patienten müssen zur konsequenten und kontinuierlichen Therapie immer wieder motiviert werden. Dazu gehört die Erklärung der Ulkusentstehung sowie wiederholte dringliche Hinweise auf die Risikofaktoren, wie z.B. langes Stehen und Sitzen, Nikotinabusus, Adipositas etc. Ermunterung und positive Verstärkung im Hinblick auf körperliche Aktivitäten wie z.B. Spazierengehen und Gymnastik können wesentlich zum Heilungsprozeß beitragen.

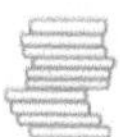

Literaturhinweise

Altmeyer P, Holzmann H (1986) Lexikon der Dermatologie. Springer, Berlin Heidelberg New York Tokyo

Fritsch P (1990) Dermatologie, 3. Aufl. Springer, Berlin Heidelberg New York Tokyo

Marghescu S (1981) Dermatologie und Venerologie. Springer, Berlin Heidelberg New York

Marghescu S, Wolff HH (1982) Untersuchungsverfahren in Dermatologie und Venerologie, 3. Aufl. J. F. Bergmann, München

Niedner R, Vanscheidt W (1991) Ulcus cruris venosum. Lokaltherapie, Teil 1. Hautarzt 42: 127–135

Riess C (1983) Neoplastisches Ulcus cruris. Hautarzt 40: 592–593

Vanscheidt W, Schulz-Ehrenburg U (1990) Ulcus cruris venosum, Diagnostik. Hautarzt 41: W21–W26

28.10 Kopfschuppen

Vorbemerkung

Starke Kopfschuppenbildung ist eine weit verbreitete und häufig hartnäckige Beschwerde. Die Mehrzahl der Betroffenen begnügt sich mit Selbstmedikation, dennoch besteht ein großer Beratungsbedarf.

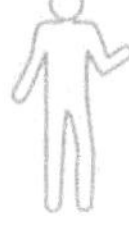

28.10.1 Fallbeispiel

Ein 42jähriger Studienrat fragt während eines Hausbesuchs bei seiner Mutter danach, was er denn gegen seine lästigen Schuppen tun könne. Er habe schon verschiedene „Schuppenshampoos" ausprobiert, sei mit dem Erfolg jedoch nicht zufrieden.

Befund: Seborrhoe, leichte kleieförmige Schuppung der grauweißlichen Kopfhaut mit einzelnen roten Flecken. Rötung und Schuppung auch retroaurikulär.

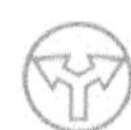

28.10.2 Differentialdiagnostisches Grobraster

- Krankheiten mit Schuppung primär der Kopfhaut
  - Pityriasis simplex capilitii
  - Pityriasis capitis oleosa
- Schuppenerkrankungen, die auch am Kopf auftreten, z.B.
  - Psoriasis
  - Seborrhoische Dermatitis
  - Mykosen

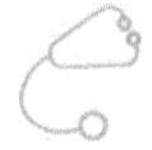

28.10.3 Primärdiagnostik

Anamnestische Angaben

- Psoriasis in der Familienanamnese häufig bei Psoriasis

Untersuchungsbefunde

- Großlamellöse Schuppung, Stirn-Haar-Grenze überschreitende scharf begrenzte erythemato-squamöse Herde oft auch an Ellenbogen und cranialer Rima ani, Tüpfelnägel möglich: bei Psoriasis
- Starke Seborrhoe, kleieförmige Schuppung auf scharf begrenzten Erythemen, möglicher Befall auch von Retroaurikularregion, Augenbrauenpartie und Nasolabiafalten bei seborrhoischem Ekzematid bzw. Ekzem
- Herdförmiger Haarausfall mit Rötung und Schuppung bei Tinea capitis

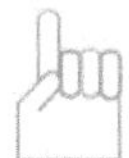

28.10.4 Entscheidung über nachfolgende Maßnahmen

- Mykologische Untersuchung bei Verdacht auf Tinea capitis (s.o.)

28.10.5 Differentialdiagnostik

Pityriasis capitis oleosa

Ätiologie. Anlagebedingte Mehrproduktion von Talg.

Epidemiologie. Der Altersgipfel der Erkrankung liegt etwa zwischen dem 13. und 30. Lebensjahr.

Klinik. Fettglänzende Kopfhaut und Haare mit kleieförmiger Schuppung z.T. auch mit Juckreiz.

Sicherung der Diagnose. Klinisch.

Therapie. Kurze Haare scheinen günstiger zu sein als lange. Die Verwendung eines Föhns zum Haaretrocknen wirkt sich wahrscheinlich ungünstig aus, da es hierdurch zu einer schnelleren Nachfettung kommt. Empfohlen werden vor allem teerhaltige Waschmittel und die Anwendung von Haarwässern.

Seborrhoisches Ekzematid

Ätiologie. Vermehrte Talgproduktion spielt eine wichtige Rolle. Diskutiert wird auch die ursächliche Beteiligung von Hefepilzen.

Epidemiologie. Männer scheinen etwas häufiger betroffen zu sein als Frauen.

Klinik. Starke Seborrhoe mit fettig-gelblicher kleieförmiger Schuppung findet sich häufig an der behaarten Kopfhaut. Häufig betroffen sind auch das Gesicht, insbesondere die Augenbrauenregion und die Nasolabialfalten. Retroaurikulärregion und Brustmitte sind weitere Prädilektionsstellen. Die Stirn-Haar-Grenze wird im Gegensatz zur Psoriasis nicht überschritten. Der Übergang zum seborrhoischem Ekzem ist fließend. Hierbei liegen rote Ekzemmorphen vor mit begleitendem Juckreiz.

Sicherung der Diagnose. Klinisch.

Therapie. Im Bereich der behaarten Kopfhaut wirken entfettende Haarwaschmittel mit keratolytischen bzw. keratostatischen Zusätzen wie z.B. Selensulfid, Kadmiumsulfid und Teer. Empfohlen werden auch antimykotisch wirkende Haarwaschmittel.

Psoriasis

Ätiologie. Aufgrund genetischer Veranlagung besteht eine Erhöhung der Mitoserate der Keratinozyten. Hinzu kommt eine beschleunigte Umwandlung der Keratinozyten in Hornzellen.

Epidemiologie. Erstmanifestationen der Psoriasis kommen in jedem Alter vor, bei Kindern seltener als bei Erwachsenen.

Klinik. In Schüben auftretende scharf begrenzte rote Herde mit großlamellöser Schuppung. Überschreiten der behaarten Kopfhaut auf unbehaarte Haut. Prädilektionsstellen am Körper. Ellenbogen kraniale Rima ani. Weitere Manifestationsformen: Psoriatrische Arthropathie, Tüpfelnägel.

Sicherung der Diagnose. Klinisch.

Therapie. Keratolytische, proliferationshemmende und antiinflammatorische Externa wie Salizylsäure- und Teerzubereitungen. An nichtbehaarter Haut bei milderen Formen auch UV-B-Therapie. In schwereren Fällen Behandlung mit Dithranol (Cignolin). Weiter besteht die Möglichkeit der Behandlung mit oraler Photochemotherapie (PUVA = Psoralen + UV-A) und in schwersten Fällen systemisch mit dem synthetischen Retinoid Etretinat.

Weitere Differentialdiagnosen
- Pytiriasis simplex capitis
- Tinea capitis

Zum Fallbeispiel
Der Patient aus dem Fallbeispiel litt an einem seborrhoischen Ekzematid. Tägliche Haarwäsche mit klarem Wasser und zweimaliger Anwendung eines teerhaltigen Shampoos pro Woche als Dauertherapie führten zu einem befriedigenden Zustand der Kopfhaut.

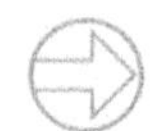

28.10.6 Allgemeine anliegenbezogene Maßnahmen

Den Patienten ist zu verdeutlichen, daß Kopfschuppenerkrankungen (mit Ausnahme der Tinea) chronisch und zum Großteil konstitutionell bedingt sind. Die konsequente und stetige Pflege ist daher ganz besonders wichtig, jedoch auch der Hinweis, daß verstärkte Schübe trotzdem auftreten können (z.B. bei Psoriasis), die dann einer intensiveren Therapie bedürfen. Die bestmögliche Pflege sollte mit dem Patienten individuell erarbeitet werden. Gleichmäßige Intervalle von 1 oder 2 Tagen zwischen den Haarwäschen haben sich bei einfachen Kopfschuppen als günstig erwiesen, da häufigeres Waschen eine verstärkte Nachfettung verursacht. Aber auch tägliche Haarwäschen mit klarem Wasser und ein- bis zweimaliger Benutzung medizinischer Haarwaschmittel pro Woche können indiziert sein.

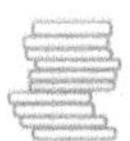

Literaturhinweise

Braun-Falco O, Plewig G, Wolff HH (1992) Dermatologie und Venerologie, 4. Aufl. Springer, Berlin Heidelberg New York Tokyo

Fritsch P (1990) Dermatologie, 3. Aufl. Springer, Berlin Heidelberg New York Tokyo

Gloor M, Gallasch G (1979) Haarwäsche und Haarwaschmittel. In: Orfanos CE (Hrsg): Haar und Haarkrankheiten. G. Fischer, Stuttgart New York

Marghescu S (1981) Dermatologie und Venerologie. Springer, Berlin Heidelberg New York

29 Allergie

D. Hübl-Busse

Vorbemerkung

Allergische Erkrankungen umfassen ein breites Spektrum klinischer Krankheitsbilder und sind ein häufiges Patientenanliegen. Die Allergologie gewinnt daher aus folgenden Gründen in den letzten Jahren zunehmend an Bedeutung:

- Durch den großen Fortschritt der Immunologie mit der Kenntnis der pathologischen Mechanismen allergischer Erkrankungen
- Durch die Zunahme allergischer Erkrankungen
- Durch die heute weitverbreitete Beschäftigung mit Umwelteinflüssen und der damit verbundenen Diskussion allergischer Reaktionen.

Aufgrund fehlender epidemiologischer Daten kann eine echte Zunahme allergischer Erkrankungen noch nicht sicher bewiesen werden, wenngleich erste Daten aus Skandinavien und der Schweiz eine Zunahme atopischer Erkrankungen (Heuschnupfen, Bronchialasthma und atopisches Ekzem) wissenschaftlich belegen.

Die Inzidenz allergischer Erkrankungen hat sich heute zu einem Problem mit Volkskrankheitscharakter entwickelt. Eine atopische Diathese (Neigung zu Sensibilisierung) kommt bei 20–40 % der Bevölkerung vor; die Rhinitis allergica befällt ca. 20–30 % der 15- bis 40jährigen, allergisches Bronchialasthma in 4–5 % der Bevölkerung, das atopische Ekzem 0,5–1 %. Eine akute Urtikaria macht fast jeder Mensch einmal im Leben durch und Medikamentenallergien sind in 6–10 % aller Medikamentennebenwirkungen zu beobachten.

29.1 Fallbeispiel

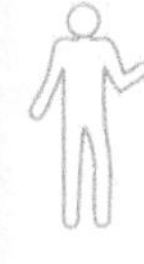

Eine 42jährige Frau kommt Anfang März zur Untersuchung in die Praxis wegen eines seit 14 Tagen bestehenden Reizhustens und Schnupfens, der, da kein Fieber bestand, von der Frau vergeblich als Erkältungshusten bis dahin selbst behandelt wurde. Beim Fahrradfahren verstärkten sich Husten und Schnupfen und auch das Augenbrennen; kein Auswurf; gelegentlich Pfeifen beim Atmen; fühlt sich etwas abgeschlagen; bisher keine ernsthaften Erkrankungen, keine Medikamente, keine Haustiere, keine Allergie, kein Nikotin.

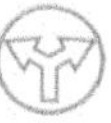

29.2 Differentialdiagnostischer Grobraster

- Grippaler Infekt (mit typischem Schleimhautkatarrh)
- Sinubronchiales Syndrom (typische Verlaufsform mit produktivem Husten und Schnupfen, oft Beginn mit Fieber, nach ca. 1 Woche Einsetzen von starken Kopfschmerzen und Zunahme des quälenden Reizhustens)
- Unspezifische Bronchitis bei hyperergem Bronchialsystem (quälender Reizhusten lange dauernd, oft durch Infekt ausgelöst, Beweis durch Lungenfunktions- und Provokationsteste)
- Bronchialkarzinom
- Exogener Reizhusten (Nikotin)
- Medikamente (z.B. typisch für ACE-Hemmer, 2–4 Wochen nach Einnahme eines ACE-Hemmers Auftreten von trockenem Reizhusten in etwa 5–20% mit sofortiger Beendigung des Hustens nach Absetzen des Medikaments, Pathogenese unklar)

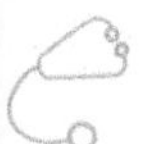

29.3 Primärdiagnostik

Anamnese
Einen hohen Stellenwert hat die sorgfältige Anamnese mit der Frage nach wiederholten saisonalen Erscheinungsformen, Exposition exogener Allergene (Pollen, Stäube, Tierhaare) tagesrhythmische Verstärkung, Organbefall (Nase, Auge, Rachen, Bronchien), Fehlen von typischen Infektzeichen.

Körperliche Untersuchung
Geringe Konjunktivitis, hochrot geschwollene Nasenschleimhäute, geröteter Rachen, Lunge mit spastischen Atemgeräuschen und Giemen, sonst unauffällig.

Technische Untersuchungsbefunde
BKS und Blutbild unauffällig, gelegentlich im Differentialblutbild Eosinophilie. Lungenfunktion zeigt häufig Obstruktion als ganz sensiblen Parameter einer bestehenden Allergie. Allergietest im Prick-Verfahren meistens Beweis, falls negativ aber bei eindeutiger Klinik erfolgt Spezifikation durch RAST. Bei Verdacht auf Kontaktallergie und unklarem Ekzem sind Hauttestungen im Epikutantestverfahren jederzeit einfach durchführbar, wobei vor allem eigene Kosmetika, Pflegemittel etc. getestet werden können.

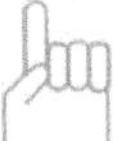

29.4 Entscheidung über nachfolgende Maßnahmen

(Entfällt hier!)

DD

29.5 Differentialdiagnostische Überlegungen zu allergischen Erkrankungen

Allergische Reaktionen treten nach Antigenstimulation des Immunsystems bei disponierten Menschen auf. Die Einteilung allergischer Reaktionen erfolgt nach pathogenetischen Gesichtspunkten, die von Gell und Coombs 1963 vorgenommen wurden, in 4 Reaktionstypen:

- Typ 1: Durch das Immunglobulin E (Ig E) verursachte Sofortreaktionen (Anaphylaxie). Allergen und IgE vermitteln an der Oberfläche von Mastzellen und basophilen Granulozyten die Freisetzung von Histamin und Leukotrienen.
- Typ 2: Antikörper, die an der Oberfläche von Zellen gegen bestimmte Moleküle gerichtet sind (z.B. Arzneimittelstoffe), lösen zytotoxische Reaktionen aus (hämolytische Anämie, Agranulozytose, Thrombopenie).
- Typ 3: Auftreten von Immunkomplex-Reaktionen, etwa 6 h nach Antigen-Zufuhr. Durch Ablagerung von Antigen-Antikörperkomplexen an Gefäßwänden kommt es über eine Komplementaktivierung und Einwanderung von Entzündungszellen zu nekrotisierenden Gefäßschäden wie bei Serumkrankheit, Vaskulitis, allergischer Alveolitis.
- Typ 4: Dies sind zelluläre Spättypreaktionen mit einem Maximum von 48–72 h nach Antigenkontakt. Entscheidender Wirkungsvermittler ist der sensibilisierte T-Lymphozyt mit klinischer Bedeutung bei allergischem Kontaktekzem, Transplantationsabstoßung, Tuberkulinreaktion und manchen Arzneimittelexanthemen.

Ig E-vermittelte Soforttypen

Saisonale Pollinosis. Zu den Ig E-vermittelten Soforttypen, der bedeutungsvollsten Gruppe, gehört die saisonale Pollinosis (***Rhinokonjunktivitis allergica*** und ***Asthma bronchiale***) mit ihren häufigsten Auslösern den Pollen von Bäumen (Hasel, Erle, Birke), Gräsern und Getreidearten (besonders Roggen) und Kräutern (Spitzwegerich und Beifuß). Allergenkontakt führt sofort zu Juckreiz, vermehrter Tränensekretion, Nießen und zu starken Schleimhautschwellungen. Schwerste Manifestationsform der Pollinosis ist die ***Bronchialspastik***, in leichteren Fällen lediglich mit Hustenreiz und Brustenge einhergehend. Perenniale Beschwerden besonders in geschlossenen Räumen werden durch Schimmelpilz und die Hausstaubmilbe hervorgerufen.

Atopisches Ekzem. Das atopische Ekzem (***Neurodermitis***) beginnt im Säuglingsalter als Milchschorf und Rötung mit Schuppung im Wangenbereich und den Streckseiten der Extremitäten. Später im Kindesalter lokalisieren sich die Hautveränderungen vorwiegend auf Gelenkbeugen der großen Gelenke, Hals und Nacken mit begleitendem quälenden Juckreiz. Die atopische Konstitution prädisponiert zu allergischer Rhinitis und Asthma bronchiale.

Akute Urtikaria. Die akute Urikaria (Nesselsucht, Nesselfieber, s.a. Kap. 28.1) ist durch plötzliches Auftreten von hochgradig juckenden roten oder weißen Quaddeln gekennzeichnet, deren Größe von Millimetern bis zu 8–10 cm betragen kann. Manchmal kann es auch zu diffusen Gesichtsschwellungen kommen (***Quincke-Ödem***). Auslöser sind häufig Nahrungsmittel, Medikamente (Penicillin) oder Insektengifte (Bienen- und Wespengift).

Anaphylaktischer Schock. Maximalvariante ist der anaphylaktische Schock, der sich durch Bronchokonstriktion, Laryngospasmus und Blutdruckabfall infolge generalisierter Vasodilatation ausgesprochen schnell entwickelt, hoch bedrohlich ist und letal ausgehen kann.

Zellvermittelte Spättypreaktionen

Bei den zellvermittelten Spättypreaktionen haben nach klassischer Manifestation und häufigstem Vorkommen das allergische Ekzem und die Arzneimittelexantheme die größte Bedeutung.

Kontaktekzem. Das Kontaktekzem hat das gleiche Erscheinungsbild wie andere Ekzemerkrankungen, wobei bevorzugte Lokalisation das Gesicht und die Hände sind. Die häufigsten Allergene sind Nickel, Chrom und Kobaltstäube, Gummibestandteile, Kosmetika und medikamentöse Externa (Venen-, Rheuma-, Antibiotikasalben und Desinfektionsmittel).

Arzneimittelexanthem. Dagegen zeichnen sich Arzneimittelexantheme in ihrem Erscheinungsbild durch große Vielfalt aus; es gibt urtikarielle, bullöse, masern- und scharlachähnliche Exantheme, auch nodöse und exfoliative Formen. Schwerste Manifestationsform ist das ***Lyell-Syndrom***, eine toxische epidermale Nekrolyse. Jedes Arzneimittel kann im Prinzip zu einer allergischen Reaktion führen.

Zum Fallbeispiel

Bei der Patientin handelte es sich um eine hochgradige Allergie gegen Frühblüher nach eindeutigem Pricktestergebnis. Die Behandlung mit einem oralen Antihistaminikum brachte schnelle Linderung.

Therapie: Vor der medikamentösen Behandlung stehen in jedem Fall präventive Maßnahmen mit der Vermeidung auslösender Allergene. Die medikamentöse Behandlung erfolgt in der Akutsituation je nach Schwere mit folgenden Substanzen, die einander stufenweise kombinierbar sind.

- Antihistaminika (lokal und/oder systemisch), schleimhautabschwellende vasokonstriktorische Substanzen, Bronchodilatatoren (systemisch und/oder topisch), entzündungshemmende Medikamente (Nedocromil-Natrium, Glukokortikoide)
- Bei bekannter saisonaler Allergie mit typischem Beginn kann rechtzeitig mit prophylaktisch wirksamen Medikamenten begonnen und behandelt werden, als nebenwirkungsarme bzw. sogar -freie Basisbehandlung zur Einsparung lokaler oder anderer systemisch wirkender Medikamente:

Cromoglyzin-Dinatrium (Aerosol und/oder Nasenspray und Augentropfen), Ketotifen, präsaisonale oder perenniale Hyposensibilisierung, Antihistaminika (als abendliche Einmaldosis).

Verlassen werden sollten in jedem Fall die häufig vom Patienten gewünschte bequeme Depot-Kortison-Injektion.

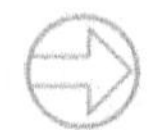

29.6 Allgemeine anliegenbezogene Maßnahmen

Viele Hinweise aus der wissenschaftlichen Literatur legen enge Beziehungen zwischen allergischem Geschehen und psychischem Befinden nahe. Gerade bei der ständigen Betreuung durch den Hausarzt entsteht somit die Notwendigkeit, auch diese Zusammenhänge zu beachten, d.h. evtl. Belastungen des Patienten, besondere Probleme oder auch im Zusammenhang mit der Erkrankung (z.B. Asthma bronchiale) erlebte Ängste anzusprechen, den Darstellungen des Patienten hierzu angemessenen Raum zu geben und zu versuchen, durch einfühlendes Verständnis Erleichterung zu schaffen.

Ein weiterer wichtiger allgemeiner Gesichtspunkt ergibt sich aus allergischen Erkrankungen durch Schadstoffe am Arbeitsplatz. Insbesondere bei Jugendlichen sind solche Zusammenhänge möglichst frühzeitig aufzudecken bzw. zu beachten, und ggf. entsprechende Umschulungsmaßnahmen einzuleiten.

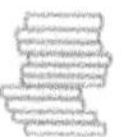

Literaturhinweise

Fritsch P (1990) Dermatologie, 3. Aufl. Springer, Berlin Heidelberg New York Tokyo

MSD Manual der Diagnostik und Therapie, 4. Aufl. 1988, Urban & Schwarzenberg, München Wien Baltimore

Ring J (1988) Angewandte Allergologie. Medizin-Verlag, München

30 Stoffwechselerkrankungen betreffende Anliegen

30.1 Fettstoffwechselstörungen

V. Busse

Vorbemerkung

Erhöhte Konzentrationen von Cholesterin und/oder Triglyceriden im Blutplasma sind als Risikofaktor für die Atherosklerose gesichert. Besonders enge Beziehungen bestehen zwischen der Höhe des Plasmacholesteringehaltes und dem Ausmaß der Koronarsklerose und damit dem Auftreten von Herzinfarkten. In den letzten Jahren sind weltweit erhebliche präventive Maßnahmen zur Reduktion der Herzinfarkthäufigkeit gefördert worden; besonders bekannt geworden ist die Framingham-Studie. Durch massive Aufklärung soll zur Vorbeugung der koronaren Herzerkrankung die Senkung der Cholesterinwerte auf Dauer von etwa 200 mg pro 100 ml angestrebt werden. Der atherogene Einfluß erhöhter Triglyceridwerte ist nicht sicher, bei stark erhöhten Serumkonzentrationen ab 800 mg/100 ml aber wahrscheinlich. Zur Zeit sterben ca. 100.000 Menschen jährlich an einem Herzinfarkt und 600.000 leiden an einer koronaren Herzerkrankung.

Ballondilatation (PTCA) und koronare Herzchirurgie einschließlich der Herztransplantation sind neben der erforderlichen und aufwendigen prä- und postoperativen Diagnostik zu einem erheblichen Kostenfaktor in der gesetzlichen Krankenversicherung geworden. Prävention und konsequente Dauerbetreuung und Kontrolle sollen invasive Therapie möglichst unnötig machen.

30.1.1 Fallbeispiel

Im Rahmen der Gesundheitsuntersuchung kommt ein 44jähriger Mann, EDV-Operator, erstmals in die Praxis. Sein Anliegen ist der plötzliche Herzinfarkttod seines 3 Jahre älteren Bruders. Er habe, da er auch rauche, Angst, einen Herzinfarkt zu erleiden und erhöhtes Cholesterin zu haben. Das familiäre Risiko ist nicht zu beurteilen, da der Vater bei einem Verkehrsunfall starb, die Mutter übergewichtig, aber normale Fettwerte hat. Er selbst sei vor 10 Jahren das letzte Mal ärztlich untersucht worden, 181 cm groß, 76 kg.

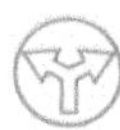

30.1.2 Differentialdiagnostisches Grobraster

- Familiär bedingte Fettstoffwechselstörung
- Exogen/alimentär bedingte Fettstoffwechselstörung
- Hyperlipidämie im Rahmen anderer Erkrankungen (z.B. Hypothyreose, nephrotisches Syndrom)
- Feststellung evtl. sonstiger Risikofaktoren (z.B. Adipositas, Hochdruck)

Bei der Schilderung einer vermutlich familiär bedingten Hypercholesterinämie, die mit einem hohen Gefäßrisiko einhergeht, sind zum Verständnis der Pathogenese und Ätiologie dieser Erkrankungen einige Erklärungen erforderlich.

Die im Blutplasma zirkulierenden Lipide liegen als Lipoproteine mit 4 verschiedenen Typen vor, unterschieden nach Molekülgröße, Lipidzusammensetzung, Proteinanteil und Ultrazentrifugen-Verhalten:

- Chylomykronen
- VLDL (very low density lipoproteine)
- LDL (low density lipoproteine)
- HDL (high density lipoproteine)

Ein komplizierter Mechanismus von Resorption und Sekretion, zellulärer Umwandlung und Synthetisierung besonders in Leber und Darm gewährleistet ein optimales Gleichgewicht der verschiedenen Lipoproteine (***Scavenger pathway***). Vereinfacht läßt sich für die Verstoffwechselung von Cholesterin folgender Weg darstellen: Das Cholesterin, welches mit der Nahrung zugeführt wird, gelangt in die Leber. Erhöhte Cholesterinwerte in der Leber supprimieren die Synthese der LDL-Rezeptoren, wodurch deren Zahl reduziert wird und erhöhte Plasma-LDL- und Cholesterinwerte resultieren. Gesättigte Fettsäuren können ebenfalls zum Anstieg der Plasma-LDL- und Cholesterinwerte führen. Der Wirkungsmechanismus ist unbekannt. Man nimmt jedoch an, daß er auf der erniedrigten Aktivität der LDL-Rezeptoren beruht.

Hypercholesterinämie kann durch einen vermehrten Abbau der VLDL zu LDL oder durch eine gestörte LDL-Clearance bedingt sein. Eine erhöhte VLDL-Sekretion der Leber kann auf Fettsucht, Diabetes mellitus oder einen genetisch bedingten Defekt beruhen. Jede dieser Störungen kann zu erhöhten LDL- und Cholesterinwerten oft verbunden mit einer Hypertriglyceridämie führen. Eine gestörte LDL-Clearance kann durch eine verminderte Rezeptorenzahl oder durch eine abnorme Rezeptorfunktion bedingt sein. Die Typeinstellung der Lipoproteinämien ist wie folgt:

- *Typ I:* Exogene Hypertryglyceridämie infolge fehlenden Abbaus der Chylomikronen. Exzessive TG-Erhöhung auf Werte 2.500 bis über 10.000 mg/100 ml, Cholesterin wenig erhöht.
  Klinik: Manifestation im Kindesalter, typische Abdominalbeschwerden, gelegentlich akute Pankreatitis, sehr seltene Erkrankung.

- *Typ II a:* Reine Hypercholesterinämie, homozygot oder heterozygot mit Cholesterinwerten zwischen 500 und 1.000 mg/100 ml.
  Klinik: Gelegentlich im Kindesalter manifest mit koronarer Herzerkrankung schon im 10. Lebensjahr, häufiger im frühen Erwachsenenalter mit manifester koronarer Herzerkrankung um das 30.–40. Lebensjahr.
- *Typ II b:* Hypercholesterinämie mit begleitender Hypertriglyceridämie bis etwa 300 mg/100 ml.
  Klinik: Im wesentlichen wie bei Typ II a, hohes Atheroskleroserisiko.
- *Typ III:* Dysbetalipoproteinämie, etwa gleichstarke Erhöhung von TG und Cholesterin bis etwa 600 mg/100 ml.
  Klinik: Manifestation im Erwachsenenalter, meist Übergewicht, Glukoseintoleranz, Fettleber, Hyperurikämie, hohes Atheroskleroserisiko der Koronar- und Extremitätenarterien.
- *Typ IV:* Endogene Hypertriglyceridämie, TG bis etwa 1.000–2.000 mg/100 ml.
  Klinik: Manifestation im Erwachsenenalter, wie unter III.
- *Typ V:* Gemischte endogen-exogene Hypertriglyceridämie, TG stark erhöht, etwa 2.000–10.000 mg/100 ml.
  Klinik: Im wesentlichen wie bei Typ IV.

Es ist schwierig, einen Normbereich für das Serum Cholesterin zu definieren, da die Schwankungen in den Lebensaltersstufen beträchtlich sind und Rasse und Konstitutionsmerkmale abweichende Werte bedingen. Allgemein gilt jedoch, daß Werte bei Jugendlichen bis 200 mg/100 ml und bei über 60-jährigen bis zu 280 mg/100 ml normal sind, d.h. ohne Steigerung des kardiovaskulären Risikos. Als Faustregel kann ein Serum-Cholesterinwert von 180 plus Alter gelten.

Die Abschätzung des koronaren Risikos kann durch Bestimmung der Konzentration der einzelnen Lipoproteinklassen verfeinert werden, wobei die Höhe der LDL direkt mit dem kardiovaskulären Risiko korreliert, während zwischen den HDL, die normalerweise etwa 20–25 % des gesamten Plasmacholesterins ausmachen, und dem kardiovaskulären Risiko eine umgekehrte Beziehung besteht. Die Werte der HDL steigen bei körperlicher Aktivität und Alkoholgenuß an und fallen ab durch Nikotin, Fettsucht und progesteronhaltige Kontrazeptiva.

30.1.3 Primärdiagnostik

Anamnese

- Hinweise auf familiäres kardiovaskuläres Risiko (z.B. Myokardinfarkte, Schlaganfälle)
- Allgemeines Gesundheitsverhalten (Nikotin, Ernährung, Sport usw.)
- Hinweise auf Zusatzerkrankungen (z.B. Diabetes mellitus, KHK, AVK)

Körperliche Untersuchung

- Im Rahmen der Gesundheitsuntersuchung werden erfaßt: Blutdruck, Gefäßstatus, orientierende Ganzkörperuntersuchung
- Weitere Untersuchungen je nach Verdacht auf Zusatzerkrankungen

Technische Untersuchungen

- Doppler-Sonographie, EKG
- Labor: Cholesterin, Triglyceride, HDL, LDL, Kreatinin, Harnstoff, Blutzucker

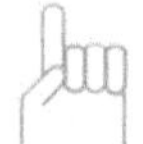

30.1.4 Entscheidung über weitere Maßnahmen

- ***Überweisung zum Spezialisten*** bei bisher nicht geklärtem Verdacht auf koronare Herzkrankheit sowie Verdacht auf AVK
- Behandlung der Fettstoffwechselstörung entsprechend der präventiven Bedeutung dieser Maßnahme (s. Alter des Patienten, Multimorbidität)
- Ernährungsberatung bei Adipositas

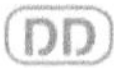

30.1.5 Differentialdiagnose

Siehe 30.1.2.

Zum Fallbeispiel

In unserem Fallbeispiel handelte es sich um eine Hyperlipidämie der Gruppe II a. Nach Therapie mit Lovastatin (HMG-COA-Reduktase-Hemmer) normalisierten sich alle Parameter hervorragend ohne Nachweis von Nebenwirkungen der Therapie. Geplant ist, daß diese Therapie auszentriert auf den Minimalsubstanzeinsatz mindestens 10 Jahre weiter betrieben werden soll.

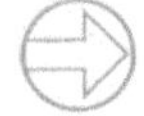

30.1.6 Allgemeine anliegenbezogene Maßnahmen

Patienten mit Fettstoffwechselstörungen bedürfen vielfach einer intensiven mehrschichtigen Beratung, die auf Verhaltensänderung abzielt. Viele Allgemeinpraxen bieten hierzu heute die Möglichkeit einer Gruppenbehandlung mit Ernährungsberatung durch geschulte Fachkräfte, Anleitung zur Raucherentwöhnung, Motivation und Anleitung für Bewegungstraining u.ä.

Im einzelnen gelten für die Therapie folgende Grundsätze:

Die Behandlung der Hypercholesterinämie besteht aus der Basisdiagnostik und der weiteren Risikoevaluierung, einer mehrfachen Lipidbestimmung und immer einer gründlichen körperlichen Untersuchung, um das gesamte kardiovaskuläre Risiko zu erfassen.

Danach erfolgt gemeinsam mit dem Betroffenen (evtl. mit Partner) die Aufstellung eines Diätplanes mit Korrektur der schriftlich vorgelegten bisherigen Ernährungsweise (mindestens 3- bis 4-wöchige Aufzeichnungen der Eß- und Trinkgewohnheiten). Erst nach mehrfachen Laborkontrollen und Diätgesprächen wird bei noch deutlich erhöhten Serum-Cholesterinwerten zusammen mit dem Patienten über die Notwendigkeit einer medikamentösen Behandlung entschieden. Dabei muß auch zum Ausdruck kommen, daß bei einer nicht spürbaren oder schmerzhaft beeinträchtigenden Erkrankung eine chronische Behandlungsbedürftigkeit und Kontrollnotwendigkeit besteht. Eine besondere kritische Beurteilung sollte bei der Behandlungsbedürftigkeit erhöhter Cholesterinwerte bei über 70jährigen Menschen angeraten sein. Bei dieser Personengruppe, besonders auch bei multimorbiden Patienten bedeutet oft eine zu strenge Diäteinschränkung eine Abnahme der ohnehin schon eingeschränkten Lebensqualität bei fragwürdigem noch zu erreichenden Effekt in Beziehung auf die Progression atherosklerotischer Veränderungen. Dies gilt erst recht für eine kostspielige Therapie mit Medikamenten, die ein Arsenal von Nebenwirkungen und Gegenanzeigen aufbieten und aufwendige Laborkontrollen erfordern. Therapeutisches Beurteilungskriterium sollte ohne starre Altersgrenze immer das biologische Alter und die gute Gesamtprognose des betreffenden Menschen sein.

Medikamentöse Therapie. Medikamente zur Senkung erhöhter Cholesterinwerte haben unterschiedliche Wirkungsmechanismen und können bei mangelnder Wirkung einer Monotherapie auch kombiniert werden. Folgende Substanzgruppen kommen zur Anwendung:

- ***Colestyramin und Colestipol:*** Sie sind wasserunlösliche, nicht resorbierbare Anionenaustauscherharze, die durch Bindung von Gallensäure im Intestinaltrakt eine Unterbrechung des enterohepatischen Kreislaufs der Gallensäure und so einen vermehrten Verlust von Cholesterin aus der Leber herbeiführen. Dies führt zu einer Steigerung der LDL-Rezeptor-Aktivität der Leberzellen und dadurch zu einer Senkung des LDL-Cholesterins im Blut. Die Wirkung ist dosisabhängig. Rückgang von Cholesterin bzw. LDL-Cholesterin um 20–30 %.
- ***Probucol:*** Diese Substanz hemmt wahrscheinlich die Cholesterinsynthese in der Leber; es senkt zuverlässig und anhaltend erhöhte Cholesterinspiegel um 15–25 %.
- ***Clofibrat und Fibrate:*** Sie bewirken eine Senkung der VLDL und durch erhöhten Katabolismus dadurch sekundär LDL-Verminderung. HDL wird mäßig erhöht. Die Langzeittherapie ergibt eine Senkung des Cholesterins um 10–20 %.
- ***Nikotinsäure und Derivate:*** Sie senken die Konzentrationen von LDL und VLDL durch Reduktion der Syntheserate der VLDL in der Leber infolge Lipolysehemmung. Leichte HDL-Erhöhungen wurden beobachtet, sind aber unterschiedlich und dosisabhängig.
- *Sitosterin und ähnliche Substanzen:* Durch Interaktion mit den Resorptionsmechanismen im Darm Verminderung von Cholesterin um ca. 10–15 % möglich.

- ***HMG-COA-Reduktase-Hemmer:*** Sehr wirksame, neu entwickelte Substanzen; sie hemmen dosisabhängig kompetitiv das Schlüsselenzym der zellulären Cholesterinsynthese die HMG-COA-Reduktase; Plasma-Cholesterinwerte sinken bei Maximaldosierung um 35–40 %.
- ***LDL-Apherese:*** Hierbei wird LDL extrakorporal durch Bindung an Heparin-Agarose-Affinitätsgele oder ähnliche Substanzen selektiv aus dem Blutplasma entfernt. Diese „Blutwäsche" muß einmal wöchentlich durchgeführt werden. Anwendung bei sonst nicht therapierbaren Hypercholesterinämien. Die Durchführung ist an spezielle Zentren gebunden.

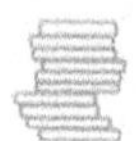

Literaturhinweise

MSD Manual der Diagnostik und Therapie, 4. Aufl. 1988, Urban & Schwarzenberg, München Wien Baltimore

Wolff HP, Weihrauch TR (Hrsg) (1990) Internistische Therapie, 8. Aufl. Urban & Schwarzenberg, München Wien Baltimore

30.2 Gicht

V. Busse

Vorbemerkung

Unter Gicht versteht man eine angeborene Störung des Harnsäurestoffwechsels mit rezidivierenden akuten Arthritiden vorwiegend peripherer Gelenke als Folge einer Ablagerung von Natriumurat aus übersättigten hyperurämischen Körperflüssigkeiten in und um die Gelenke und Sehnen, Schleimbeutel und Subkutis, Nierenparenchym und harnableitende Hohlräume. In 95 % besteht eine verminderte angeborene renale Harnsäuresekretion; Männer erkranken 7–10 mal häufiger als Frauen, die Gesamtmorbidität beträgt etwa 2 %, familiäre Häufung in 11–25 %; knapp 5 % der Gichtkranken bilden eine langsam fortschreitende Niereninsuffizienz aus.

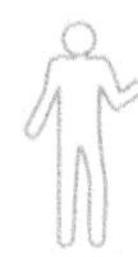

30.2.1 Fallbeispiel

Am Montagmorgen erscheint ein 42jähriger Mann (der seit 10 Jahren nicht mehr beim Arzt war) und klagt über massive Schmerzen im linken Handgelenk, die Hand sei gebrauchsunfähig; Beruf: Verkaufsleiter ohne manuelle Tätigkeit mit vielen Geschäftsessen und Streß, Nikotinabusus, übergewichtig, RR 150/100 mmHg, HF 80/min reg., Gewicht 87 kg, Größe 178 cm. Das rechte Handgelenk proximal des Kleinfingerballens links ist hochrot, geringgradig geschwollen mit massivem Berührungsdruckschmerz, die Hand wird geschont und jede Bewegung schmerzt erheblich; kein Fieber.

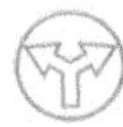

30.2.2 Differentialdiagnostisches Grobraster

- Akute Tendovaginitis (s. S. 614)
- Rheumatische Monarthritis (s. S. 647)
- Monarthritis bei Pseudokalzinose
- Bakterielle Monarthritis (s. S. 647f)
- Psoriasisarthritis (s. S. 647f)

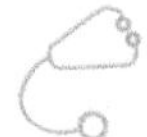

30.2.3 Primärdiagnostik

Anamnese
Besonders bei einseitigem Auftreten akuter Gelenk- und Schleimbeutelentzündungen helfen ***typische anamnestische Angaben*** schnell in Richtung Gicht weiter: Erstmanifestation-Rezidiv, ***familiäre Disposition, Risikofaktoren*** wie Übergewicht bei lustbetontem Esser und Trinker, Hypertonie und besonders ehrgeizige Berufsauffassung; häufig sind die Patienten mit der Erkrankung vertraut, wobei sie die auslösende Ursache z.T. genüßlich mit schmerzverzerrtem Gesicht schildern. Wichtig ist besonders bei Hypertonikern und Herzinsuffizienten die Frage nach Diuretika, da diese gichtfördernd wirken. Andere nicht gichtige Gelenkerkrankungen stehen häufig im Zusammenhang mit Gelenküberlastung und anderen Grunderkrankungen (Rheuma, Psoriasis; s. Kap. 25.12 und 28.10).

Körperliche Untersuchung
Typische Zeichen einer entzündlichen Reaktion an Gelenk und Bindegewebe sind ***übergroße Empfindlichkeit*** und äußerste ***Bewegungsschmerzhaftigkeit.*** Die Haut ist heiß, gespannt, rot-violett mit z.T. großflächiger Ausbreitung der Entzündung. Systemische Reaktionen können sich äußern in Fieber, Schüttelfrost und allgemeinem Krankheitsgefühl. In den allermeisten Fällen ist nur ein Gelenk betroffen oder eine Körperregion.

Technische Untersuchungsbefunde
Hier zeigt sich besonders die Wichtigkeit von Anamnese und klinischem Befund, da es einen konstant beweisenden Parameter nicht gibt. Häufig findet man jedoch ***erhöhte Leukozytenzahl*** und ***BKS-Beschleunigung***, wobei die *Serumharnsäurewerte* auch normal ausfallen können. Obere Normgrenzen für die Serumharnsäurekonzentration: für Männer 6,5 mg pro 100 ml und für Frauen 6,0 mg pro 100 ml.

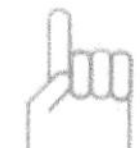

30.2.4 Entscheidung über nachfolgende Maßnahmen

(Entfällt hier!)

30.2.5 Differentialdiagnostische Überlegungen zu den einzelnen Krankheitsstadien

Bei der Gicht finden sich folgende Krankheitsstadien:

- *Asymptomatische Gicht* (Hyperurikämie) ohne Organbefall
- *Akuter Gichtanfall:* In 70 % der klinischen Erstmanifestation mit überwiegendem Befall von Großzehengrundgelenk (50 %) und unterer Extremität, aber auch Befall von Handgelenk und Ellenbogen.
- *Chronische Gicht:* Gehäufte Anfälle und/oder Harnsäureablagerungen mit polyartikulären Gelenkentzündungen und Ausbildung der pathognomonischen Weichteil- und Knochentophi nach 8–15jährigem Verlauf bei 30–50 % der Gichtkranken.
- *Gichtnephropathie;* in allen Stadien möglich mit Ausbildung einer progredienten Niereninsuffizienz.

Häufige ***Begleiterkrankungen*** sind ***Bluthochdruck*** (mit einer Inzidenz von 40–80 %), ***Übergewicht*** (in 70 %), ***Hyperlipoproteinämie*** (in 40–100 %), ***Diabetes mellitus*** (in 25–30 %) und ***Fettleber*** (in 60–90 %).

Hyperurikämien treten auch als Komplikation bei Polyzythämie, Leukämie sowie zytostatischer oder radiologischer Therapie maligner Tumoren auf.

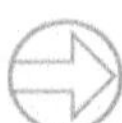

30.2.6 Allgemeine anliegenbezogene Maßnahmen

Die Behandlung richtet sich nach

- der aktuellen Symptomatik,
- der Beseitigung der Risiken,
- der optimalen Behandlung der Begleiterkrankung und
- der Medikamentenanamnese.

Die Therapie sollte folgende Stufen durchlaufen:

- *Akuttherapie:* Möglichst rasche Beendigung des akuten Gichtanfalls mit Colchizin und/oder nicht-steroidalen Antirheumatika, wie Indometacin oder Diclofenac, Ruhe und reichliche Flüssigkeitszufuhr; in dieser Phase sind andere Maßnahmen wie Allopurinol kontraindiziert.
- *Optimale Diät:* Vermeidung von Übergewicht und Verpflichtung zu purinarmer Kost, Vermeidung von Alkohol, regelmäßige Ernährung und geregelte Lebensführung. Medikamentöse Einstellung eventuell vorhandener Begleiterkrankungen, wobei besonderer Wert auf die Vermeidung von Medikamenten gelegt werden muß, die substanzeigen eine sekundäre Hyperurikämie hervorrufen, wie Thiazid-Diuretika und Betablocker.

Primäre (95 %) und ***sekundäre Hyperurikämien*** (6 %) werden medikamentös behandelt, wobei die Therapie meistens lebenslänglich durchgeführt werden muß: ***Allopurinol*** in einer Dosierung von 200–600 mg/die (Hemmung der Xanthinoxidase). Die Behandlung kann auch mit ***Urikosurika*** (Benzbromaron und Probenezid) durchgeführt werden, die durch vermehrte Harnsäureausscheidung über die Nieren die tubuläre Rückresorption hemmen. Bei diesen Substanzen muß auf eine ausreichende Diurese von 2,5–3 l pro Tag und eine Alkalisierung des Harns geachtet werden. Für Allopurinol gelten diese Vorschriften nicht, weswegen auch vorzugsweise diese Substanzen Verwendung finden. Wird eine Pharmakotherapie nach Beendigung der akuten entzündlichen Phase durchgeführt, ist eine purinarme Kost nicht mehr erforderlich!

Gichtkranke stellen häufig Patienten mit einer besonderen Risikokumulation dar. Vielfach besteht gleichzeitig eine Adipositas, ein Hypertonus sowie eine Fettstoffwechselstörung, ggf. auch noch ein Diabetes mellitus. Diese Patienten bereiten somit nicht selten erhebliche Schwierigkeiten bezüglich der Langzeitbetreuung, da eine umfassende Verhaltensänderung zur Gesundheitssicherung erforderlich wäre, die oft auf dem Beratungswege allein nicht zu erzielen ist.

Erfolgreicher und mit zunehmender Verbreitung wird deshalb versucht. Patienten, bei denen eine Verhaltensänderung vorrangiges Ziel ist, in Gruppen zu schulen.

Zum Fallbeispiel

Bei dem geschilderten Fall handelte es sich tatsächlich um einen ersten Gichtanfall, bei dem die Serumharnsäurewerte 6,1 mg pro 100 ml betrugen, die BKS 20/42 mm/nW, Leukozyten 9.400/µl. Nach Akuttherapie mit Colchizin per os und Indometacin-Zäpfchen trat nach 2 Tagen völlige Beschwerdefreiheit ein. Bei einer erneuten Vorstellung nach 2 Monaten wegen einer akuten Lumboischialgie wurden deshalb wieder Harnsäurewerte bestimmt, die dann einen Harnsäurewert von 8,4 mg/100 ml ergaben. Daraufhin erfolgte nach intensiver Beratung die Aufnahme des Patienten in ein spezifisches Betreuungsprogramm.

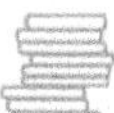

Literaturhinweise

MSD Manual der Diagnostik und Therapie, 4. Aufl. 1988, Urban & Schwarzenberg, München Wien Baltimore

Göbel FD et al (1982) Therapie und Prognose von Hyperurikämie und Gicht. Springer, Berlin Heidelberg New York

Wolff HP, Weihrauch TR (Hrsg) (1990) Internistische Therapie, 8. Aufl. Urban & Schwarzenberg, München Wien Baltimore

Zöllner N (Hrsg) (1990) Hyperurikämie, Gicht und andere Störungen des Purinhaushalts, 2. Aufl. Springer, Berlin Heidelberg New York Tokyo

30.3 Zuckerkrankheit (Diabetes mellitus)

J. Pangritz

Vorbemerkung

Die Diagnose der Zuckerkrankheit stellt kein Problem dar, wenn die klassischen Symptome Durst, Polyurie, Gewichtsverlust, Pruritus, schlecht heilende Wunden, Schwäche oder Abgeschlagenheit vorhanden sind.

Blut- und Urinzuckerbestimmungen führen, wenn eins oder mehrere dieser Symptome vorhanden sind, rasch zur Klärung.

Jedoch findet man immer wieder Menschen mit beträchtlicher Glukoseausscheidung und hohen Blutzuckerwerten ohne jegliche Beschwerden. Diese mögliche Symptomarmut rechtfertigt besonders bei Risikopatienten entsprechende Screeninguntersuchungen in der hausärztlichen Praxis, denn auch ein absolutes Wohlbefinden spricht nicht gegen das Vorliegen eines manifesten Diabetes mellitus.

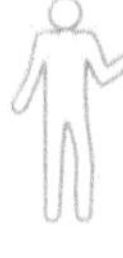

30.3.1 Fallbeispiel

Eine 55jährige adipöse Patientin klagt über einen ausgeprägten Juckreiz in der Leistenregion. Außerdem fühlt sich die Patientin in letzter Zeit oft abgeschlagen. Nachts müsse sie regelmäßig zweimal aufstehen, um Wasser zu lassen. Lokalbefund: Tinea inguinalis, die Haut ist insgesamt sehr trocken. Die weitere körperliche Untersuchung ergibt keinen pathologischen Befund.

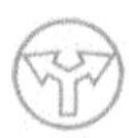

30.3.2 Differentialdiagnostisches Grobraster

- Diabetes mellitus Typ I (IDDM = insulin-dependent diabetes mellitus)
- Diabetes mellitus Typ II (NIDDM = non-insulin-dependent diabetes mellitus)
  - ohne Adipositas
  - mit Adipositas
  - MODY (= maturity onset diabetes mellitus in young people)
- Assoziierte Diabetestypen bei anderen Erkrankungen
  - Pankreaserkrankungen
  - endokrine Erkrankungen
  - pharmaka- oder chemisch induzierte Störungen
- Pathologische Glukosetoleranz
- Gestationsdiabetes

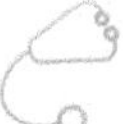

30.3.3 Primärdiagnostik

Anamnestische Angaben

- Durst bei Dehydratation, Diabetes mellitus, psychogener Polydipsie und als Nebenwirkung von Medikamenten
- Häufiges Wasserlassen bei Diabetes mellitus, Harnwegsinfekt, Überlaufblase, Diuretikatherapie, Diabetes insipidus, psychogener Polydipsie
- Bewußtseinsstörungen bei Exsikkose, Hypoglykämie, Urämie, Präkoma diabeticum, Intoxikationen, kardiogenen und vaskulären Synkopen
- Juckreiz bei allergischen Reaktionen (z.B. Hyperglykämie), metabolischen und endokrinologischen Störungen, Malignomen, senilen Hautveränderungen sowie psychogenen Störungen
- Leistungsschwäche, Abgeschlagenheit bei Malignomen, Anämie, Hyperglykämie, Depressionen

Untersuchungsbefunde

- Gewichtsverlust (bei Kindern evtl. Reifungsstörung), Magerkeit bei Diabetes mellitus, Maldigestion, Malabsorption,Thyreopathie, Laxantienabusus, Malignom, psychogener Störungen
- Exsikkose durch verminderte Flüssigkeitszufuhr und vermehrte Ausscheidung bei Hyperglykämie, Fieber, Diarrhoe, Hyperthyreose
- Acetongeruch der Ausatemluft bei ketoazidotischem Koma, Hunger und Intoxikationen

Technische Untersuchungsbefunde

Harnzucker, Aceton im Urin, Blutzucker, Blutbild.

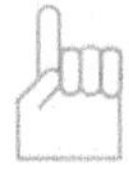

30.3.4 Entscheidung über nachfolgende Maßnahmen

- *Sofortige Krankenhauseinweisung* bei komatösen Zuständen nach entsprechender Primärversorgung
- Bei Verdacht auf ausgeprägte Stoffwechselentgleisung ***Bluntuntersuchung*** mit Glukose, Blutbild, Kreatinin, Natrium, Kalium, Chloride, Phosphate, wenn möglich Blutgasanalyse

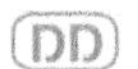

30.3.5 Differentialdiagnostik

Diabetes mellitus Typ I
(Syn.: juveniler Diabetes, insulinabhängiger Diabetes mellitus)

Ätiologie. Eine irreversible Zerstörung der B-Zellen führt zu einem absoluten Insulinmangel. Ursächlich sind offensichtlich Autoimmunprozesse verantwortlich, die durch virale Infekte, Toxine und evtl. noch weitere unbekannte Faktoren ausgelöst werden können. Häufig gelingt der Nachweis von Inselzellantikörpern, ebenso ist eine Assoziation mit bestimmten HLA-Komplexen nachzuweisen.

Epidemiologie. Neumanifestation überwiegend bei jüngeren Erwachsenen. Jedoch muß häufiger als bisher selbst in höherem Lebensalter u.a. bei frühzeitiger Insulinbedürftigkeit, Normalgewicht, hoher Insulinempfindlichkeit und starken Blutzuckerschwankungen an das Vorliegen eines Typ I-Diabetes gedacht werden.

Klinik. Initial meist akute bis subakute Dekompensation innerhalb weniger Tage oder Wochen, nicht selten als ketoazidotisches Koma.

Sicherung der Diagnose. Typische Anamnese, klinischer Befund, Laborparameter.

Therapie. ***Flüssigkeitssubstitution*** (Wasser oral, bei Bewußtseinsstörungen Infusion einer 0,9 %igen NaCl-Lösung) ist die dringlichste Maßnahme der ersten Stunden. Ersteinstellung eines Typ I-Diabetes am besten in Spezialeinrichtungen (z.B. Diabetesklinik oder spezialisierte Fachabteilung eines Akutkrankenhauses) veranlassen.

Da es sich beim Typ I-Diabetes um einen absoluten Insulinmangel handelt, ist immer eine Insulintherapie notwendig.

Verlaufskontrolle. Regelmäßige Kontrolle von Körpergewicht, Blutzucker, Harnzucker, HbA_1 oder HbA_{1c} und Blutdruck. Inspektion von Injektionsstellen und Füßen. Jährliche Kontrollen zur Frühdiagnose von Folgeschäden veranlassen: Mikroalbumin im Urin, Serumkreatinin, Cholesterin, Triglyceride, ophthalmologische und neurologische Untersuchung, Gefäßstatus, EKG, Röntgenthorax.

Diabetes mellitus Typ II

Ätiologie. Ursache für die Blutzuckererhöhung ist die nicht zeitgerechte Freisetzung von Insulin („Starre der Insulinsekretion“) und die verminderte Ansprechbarkeit der Zellen des Organismus auf Insulin (Insulinresistenz). Letzteres hängt vorwiegend mit der meist langjährigen Überernährung und Adipositas zusammen.

Epidemiologie. 3–5 % der Gesamtbevölkerung leiden an Diabetes, ca. 90 % davon sind Typ II-Diabetiker.

Klinik. Hyperglykämie, häufig Zufallsbefund, oft schleichender Beginn, typische Symptomatik mit Durst, Polyurie, Leistungsminderung, rezidivierenden Entzündungen, schlecht heilenden Wunden, Sehstörungen etc. Entgleisung in ketoazedotisches Koma selten, eher hyperosmolares Koma.

Sicherung der Diagnose. Anamnese, klinischer Befund, Laborparameter.

Therapie. *Flüssigkeitssubstitution.* Erstes therapeutisches Ziel bei übergewichtigen Patienten ist die ***Gewichtsabnahme*** durch knappe Kost. Begleitend können orale Antidiabetika (Sulfonylharnstoffe, Bignamide oder Glukosidasehemmer) gegeben werden.

Bei Versagen der Tablettentherapie ist trotz Gewichtsreduktion eine Insulintherapie erforderlich.

Zum Fallbeispiel

Bei der Patientin wurde im Spontanurin eine Glukosurie von 2 % nachgewiesen. Ein Blutzucker-Tagesprofil ergab einen Nüchternwert von 140 mg/dl; postprandiale Werte bis 220 mg/dl. Unter Einhaltung einer 1200 kcal-Diät konnte bereits nach einer Gewichtsabnahme von 3 kg eine Normalisierung der Blutzucker-Nüchternwerte erreicht werden; die postprandialen Werte lagen nicht über 160 mg/dl. Zur Motivation und besseren Krankheitsinformation wurde die Teilnahme an einer ambulanten Diabetesschulung veranlaßt. Der Soor wurde antimykotisch behandelt. Nach Blutzuckernormalisierung bestand körperliches Wohlbefinden. Zur Stoffwechselkontrolle erlernt die Patientin Urinzuckerkontrollen mittels Teststreifen.

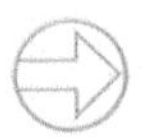

30.3.6 Allgemeine anliegenbezogene Maßnahmen

Die Betreuung eines Diabetikers ist i.d.R. eine lebenslange Aufgabe, die regelmäßig und gewissenhaft durchgeführt werden sollte. Dabei muß die Therapie immer wieder den aktuellen Lebensgewohnheiten angepaßt und der Patient zu regelmäßigen Stoffwechselkontrollen angehalten werden. Als Therapieziel ist eine gute Stoffwechselsituation zum Wohlbefinden des Patienten und zur Prävention von Folgeerkrankungen anzustreben. Die möglichen Komplikationen können durch Früherkennung und frühzeitige adäquate Therapieeinleitung (z.B. gezielte Laserkoagulationstherapie bei beginnender Retinopathie, optimale Blutdruckeinstellung bei beginnender Nephropathie etc.) in ihrem Fortschreiten verzögert oder gar verhindert werden. Diese Aufgabe sollte eine Herausforderung für jeden einen Diabetiker betreuenden Arzt sein.

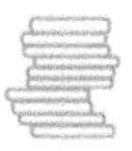

Literaturhinweise

Berger M, Jörgens V (1990) Praxis der Insulintherapie, 4. Aufl. Springer, Berlin Heidelberg New York Tokyo

Mehnert, Bruns (1991) Diabetestherapie heute. Aktuelles Wissen. Höchst, Frankfurt

Pfeifer EF (Hrsg) (1990) Das Ulmer Diabetiker ABC I + II. Springer, Berlin Heidelberg New York Tokyo

Sauer H (1986) Diabetestherapie, 2. Aufl. Springer, Berlin Heidelberg New York Tokyo

Zöllner N (Hrsg) (1991) Innere Medizin. Springer, Berlin Heidelberg New York Tokyo

31 Kinder betreffende Anliegen

Die einzelnen Kinderkrankheiten sind bei den jeweiligen Patientenanliegen abgehandelt und lassen sich am schnellsten über das Sachverzeichnis auffinden.

31.1 Häufiges Schreien

M. Heise

Vorbemerkung

Nach neueren Untersuchungen schreien in den westlichen Industrieländern zwischen 10 und 20% der Babys täglich mehr als 3 h. Diese Kinder, die außerdem meist sehr unruhig und leicht erregbar sind, stellen eine starke Belastung für die Eltern dar.

Leider sind wahrscheinlich aus diesem Grund diese Babys gehäuft das Opfer von Kindesmißhandlungen.

Dieses zeigt, daß ein wesentlicher Aspekt der Behandlung häufig schreiender Kinder u.a. in der Beruhigung der Eltern liegt.

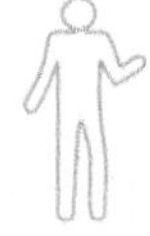

31.1.1 Fallbeispiel

Eine Mutter erscheint mit ihrem 4 Monate alten, wohlgenährten Säugling und berichtet über rezidivierend auftretende Schrei-Attacken und Unruhezustände ihres Sohnes seit etwa 2 Tagen. Ihr ist kein eindeutiger Bezug zu den Mahlzeiten oder anderen Begebenheiten aufgefallen, lediglich ein Anziehen der Beine während der Attacken. Weiterhin berichtet die Mutter über Spucken nach der Flaschenfütterung. Eine Gewichtsabnahme oder Fieber hat sie nicht bemerkt. Es bestehen zur Zeit keine Infektionskrankheiten in der Umgebung des Kindes. Auf Befragen keine Auslandsaufenthalte.

Lokalbefund: sehr unruhiges Kind in altersentsprechendem Entwicklungsstand, wehrt sich gegen die Palpation des Abdomens, der Bauch erscheint etwas gebläht, neurologisch orientierend unauffällig, ebenso Herz und Lunge.

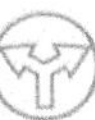

31.1.2 Differentialdiagnostisches Grobraster

Physiologisches Schreien: Häufigste Ursache bei
- Säuglingen:
  - Unbehagen (Hunger, Meteorismus, nasse Windeln, zu warme oder zu kalte Kleidung)
  - Einsamkeit
  - Zahnen (etwa ab dem 6. Lebensmonat)
- 1-jährige Kinder: zusätzlich bei bestimmten Reizen (Behinderung durch die Umwelt, Angst etc.).
- 2-jährige Kinder: Schreien aus Laune, bei Nichterfüllung von Wünschen etc.

Pathologisches Schreien:
- Schreien aus ***Schmerz***; dafür spricht
  - hohes, gellendes Schreien, evtl. mit Anziehen der Beine (z.B. bei 3-Monatskoliken),
  - plötzliches, anfallsweises Auftreten,
  - schmerzverzerrter Gesichtsausdruck.
- Schreien bei ***Krankheiten*** (Tabelle 31.1)

Tabelle 31.1. Krankheitsursachen für häufiges Schreien beim Kind

- Otitis media
- Infektionen des oberen Respirationstraktes
- Schmerzen bei Erkrankungen des Darmes
  - Obstipation, Meteorismus
  - beginnende Gastroenteritis
  - Invagination, Volvulus, inkarzerierte Hernien („Akutes Abdomen“)
  - Refluxösophagitis
  - Fehlbildungen des Gastrointestinaltraktes (z.B. Pylorusstenose)
- Traumen
- Meningitis, Enzephalitis
- Erkrankungen des Skelettsystems
  - Osteomyelitis
  - Rachitis (Müller-Barlow-Krankheit)
- Stoffwechselerkrankungen

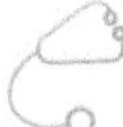

31.1.3 Primärdiagnostik

Anamnestische Angaben

- ***Heftiges, anfallsweise auftretendes Schreien*** bei Otitis media
- ***Dyszerebrales Schreien*** (schrill, durchdringend, anfallsweise, v.a. nachts auftretend) bei akuten oder chronischen Hirnerkrankungen (Meningitis, Enzephalitis, Sinusthrombose)
- ***Akut einsetzendes Schreien*** aus völligem Wohlbefinden mit Anziehen der Beine und beschwerdefreien Intervallen bei Invagination
- ***Schreien schon bei geringster Berührung*** (z.B. Trockenlegen) bei Möller-Barlow-Krankheit (rachitischer Säuglingsskorbut)
- ***Andauerndes Stöhnen*** bei Nieren- und Lebererkrankungen, Lymphadenitis, Osteomyelitis
- ***Bezug des Schreiens zum Stuhlgang*** (Obstipation, Analfissur) oder ***zur Harnentleerung*** (Harnwegsinfekt, Phimose)
- Beruhigt sich das Kind, wenn es aufgenommen wird?

Allgemeine Angaben

- Fieber, herabgesetztes Allgemeinbefinden, schlechtes Gedeihen, Kontakt mit Infektionskrankheiten in der Umgebung, Unfälle, Auslandsaufenthalte
- Verdauungsapparat: Erbrechen, Durchfälle (wie oft?), Stuhlkonsistenz (physiologisch dünn bei Muttermilchernährung), Verstopfung, blutige Stühle? (z.B. bei Invagination)
- Harnorgane: Schmerzen bei der Harnentleerung, Enuresis, Harnverhalt, Aussehen und Geruch des Urins?
- Lymphknoten: Schwellung, Schmerzen, Konsistenz
- Allergien, Ekzeme (Schreien bei Juckreiz)
- Atemwege: Husten?, Pseudokrupp?

Untersuchungsbefunde

- Schmerzverzerrtes Gesicht bei der Untersuchung? (auch eine plötzliche Miosis weist auf Schmerzen hin)
- Palpation der Nierenlager (Klopfschmerz bei Pyelonephritis)
- Tastbare Walze im Abdomen, z.B. bei Invagination
- Rektale Untersuchung bei abdominellen Symptomen, aber auch bei anderen unklaren Zuständen
- Herz-Lungen-Untersuchung: wie beim Erwachsenen
- Bei Dehydration durch Erbrechen und Durchfall: verminderter Hautturgor (stehenbleibende Hautfalte)
- Tragusdruckschmerz bei Otitis media, Druckschmerz auf dem Warzenfortsatz bei Mastoiditis, Druck- und Klopfschmerz bei Nasennebenhöhlenerkrankung.

Technische Untersuchungsbefunde

- Otoskopie: Rötung und Vorwölbung des Trommelfells, radiäre Gefäßinjektion, Verschwinden des Lichtreflexes, Perforation mit Sekretabfluß bei Otitis media; kleine Blutblasen auf dem Trommelfell bei Grippeotitis.
- Temperaturmessung, Blutbild, Urinstatus

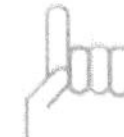

31.1.4 Entscheidungen über nachfolgende Maßnahmen

- Ein chronisch schreiendes Kind bedarf der eingehenden kinderärztlichen Untersuchung, in der die genannten Ursachen ausgeschlossen werden müssen.
- Sonographie (vermehrte Peristaltik bei Enteritis, Kokarden bei Invagination, freie Flüssigkeit bei Peritonitis, Beurteilung der Nieren, etc.)
- Stuhluntersuchung (pathogene Keime, Wurmeier, etc.)
- ***Sofortige Klinikeinweisung*** bei dem Verdacht auf eine akute Erkrankung

DD

31.1.5 Differentialdiagnostik

Vorrangig ist an die in Tabelle 31.1 aufgeführten Krankheitszustände zu denken.

Infektionen des oberen Respirationstraktes

Ätiologie/Pathogenese. Meist handelt es sich um ***virale Infektionen*** (ca. 75 %), die häufig durch ***bakterielle Superinfektionen*** kompliziert werden (Otitis media, Sinusitis, schwere Pneumonie, etc.).

Epidemiologie. Außerordentlich häufige Erkrankung (ca. 10 % aller Kinder unter 3 Jahren haben 12 oder mehr akute Infektionen des oberen Respirationstraktes pro Jahr). Übertragung durch Tröpfchen oder Schmierinfektion. Die Inkubationszeit beträgt 2–4 Tage.

Klinik. Plötzlicher Beginn mit leichtem bis hohem Fieber, Schnupfen, Husten, Nausea, Inappetenz, Kopf- und Bauchschmerzen, Arthralgien, Myalgien.

Sicherung der Diagnose. Neuere immunologische Schnelltests sind in klinischer Erprobung. Die klassische Virusdiagnostik ist nur von akademischem Interesse.

Therapie. Symptomatisch, evtl. antipyretische Behandlung, Bettruhe, reichliche Flüssigkeitszufuhr. Antibiotika nur bei bakteriellen Superinfektionen (Angina lacunaris, Sinusitis, Otitis Media, etc.).

Verlaufskontrolle. Das Fieber sinkt in der Regel am 2.–3. Krankheitstag. Spätestens am 4. Tag sollten die febrilen Temperaturen aufhören. Verdacht auf

Superinfektion ergibt sich bei hohem Fieber nach dem 4. Krankheitstag, Verschlechterung des Allgemeinzustandes bei Neutrophilie.

Otitis media

Ätiologie/Pathogenese. Meist bakteriell bedingte (Pneumokokken, Hämophilus influenzae, A-Streptokokken, seltener Viren) aufsteigende Infektion vom Nasenrachenraum ins Mittelohr im Anschluß an einen Schnupfen.

Epidemiologie. ***Häufigste Erkrankung*** in den ersten 2 Lebensjahren.

Klinik. Fieber, Schmerzen (Schreien), Unruhe, herabgesetztes Allgemeinbefinden, ängstliche Abwehr.

Sicherung der Diagnose. Deutlicher Tragusdruckschmerz. Otoskopie mit Rötung und Vorwölbung des Trommelfells, Verschwinden des Lichtreflexes, Gefäßinjektion, evtl. Perforation (grundsätzlich jedem Kind in die Ohren schauen!).

Therapie. Symptomatisch mit Analgetika, Antipyretika, Bettruhe. Ausreichend lange Antibiotikatherapie (Amoxicillin, Penicillin-V oder Erythromycin), milde Nasentropfen (zur Sicherung der Belüftung der Tuba Eustachii). Epidemiologische Studien weisen darauf hin, daß die Antibiotikatherapie der komplikationslosen Otitis media im Kindesalter keinen Gewinn gegenüber Antibiotikaverzicht darstellt.

Verlaufskontrolle. Therapie erst beenden, wenn sich das Trommelfell wieder normalisiert hat. Die akute Otitis media muß nach 2–3 Wochen abgeheilt sein (Cave: Entwicklung einer Mastoiditis!).

Akute Gastroenteritis

Ätiologie/Pathogenese. Häufigste Ursache sind Rota-, Adeno- und Coxsackie-Viren, die über Invasion und Toxinproduktion zu einem Mukosaschaden führen. Folge: ***Wasser- und Elektrolytverluste*** mit konsekutiver Exsikkose.

Epidemiologie. Dritthäufigste Einweisungsursache ins Kinderkrankenhaus. Die Mehrzahl der Kinder ist jünger als 1 Jahr.

Klinik. Plötzlicher Beginn mit Erbrechen, dem wäßrige Durchfälle folgen. Je nach Ausmaß des Wasserverlustes kommt es zur unterschiedlich schweren Ausprägung der Exsikkose (verminderter Hautturgor, trockene Schleimhäute, Apathie).

Sicherung der Diagnose. Der Erregernachweis ist bei bakteriellen Formen im Stuhl möglich, für das Rotavirus existiert ein spezifischer ELISA-Test.

Therapie. Prinzip: Rehydratation (oral oder i.v.) und Realimentation (langsame Einführung von Fett, Eiweiß und Kohlenhydraten, z.B. Rohapfeldiät, Wasserkartoffelbrei, Zwieback, etc.; gestillte Kinder sollten schnell wieder an die Brust gelegt werden). Antibiotika sind bei der akuten Gastroenteritis nicht indiziert (Ausnahme: Salmonella typhi, Cholera, Amöbiasis, Lambliasis, fakultativ bei Shigellen und Campylobacter). Die üblichen Antidiarrhoika haben keinen günstigen Einfluß auf den Verlauf der Erkrankung.

Weitere seltene Differentialdiagnosen

- Invagination
- Volvulus
- Inkarzerierte Hernien
- Refluxösophgitis
- Fehlbildungen des Gastrointestinaltraktes (Pylorusstenose etc.)
- Meningitis, Enzephalitis
- Osteomyelitis
- Stoffwechselerkrankungen

Zum Fallbeispiel

Bei dem Kind wurden Trimenonkoliken diagnostiziert, sonographisch ergab sich ein stark vermehrter Luftgehalt des Darmes. Die Symptomatik besserte sich nachdem die Mutter die eigene Ernährung während der Stillzeit kontrollierte (Verzicht auf Kuhmilch und blähende Speisen).

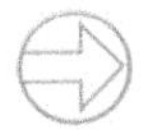

31.1.6 Allgemeine anliegenbezogene Maßnahmen

Aus dem Geschilderten wird deutlich, daß eine wesentliche Aufgabe des Arztes hier ***Ausschluß organischer Ursachen*** für das exzessive Schreien des Kindes ist.

Eine ebenso wichtige Aufgabe liegt aber auch in der ***Beruhigung der Eltern***, die häufig verunsichert sind und Versagensängste haben, gerade wenn eine organische Ursache ausgeschlossen werden kann.

Wirksame Mittel zur Beruhigung der Kinder sind liebevolle Zuneigung, Singen, der Schnuller, sorgfältiges Trockenlegen sowie pünktliches Füttern.

Der überbrückende Einsatz zentral dämpfender Pharmaka (Promethazin (Atosil®), Phenobarbital) kann im Einzelfall - sehr kritisch - erwogen, jedoch nicht allgemein empfohlen werden. Man muß allerdings auch bedenken, daß übermäßig schreiende Kinder verstärkt das Opfer von Kindesmißhandlungen sind.

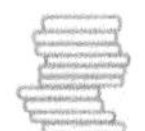

Literaturhinweise

Illingworth RS (1991) The normal Child, 10th edn. Churchill Livingstone, New York

Dt. Ausgabe Illingworth RS (1990) Unser Kind. Birkhauser, Basel

Jährig K (1991) Das Kind in der Allgemeinpraxis, 2. Aufl. Fischer, Jena

Harnack G-A von, Heimann G (Hrsg) (1990) Kinderheilkunde, 8. Aufl. Springer, Berlin Heidelberg New York Tokyo

Rickham PP, Soper RT, Stauffer UG (Hrsg) (1983) Kinderchirurgie. 2. Aufl. Thieme, Stuttgart New York

Rudolph A, Hoffmann J (1991) Rudolph's pediatrics, 19th edn. Appleton & Lange, East Norwalk
Schulte F, Spranger J (1988) Lehrbuch der Kinderheilkunde. 26. Aufl. Fischer, Stuttgart New York

31.2 Hinken bzw. Gehstörungen

M. Heise

Vorbemerkung

Hinter dem häufigen Symptom „Hinken" können sich die verschiedensten Krankheitsbilder verbergen. In der Regel läßt sich aber die Diagnose schon aus der ***Anamnese*** und der ***Untersuchung*** heraus stellen, weil der Grund des Hinkens meist offenkundig ist, z.B. nach einem Trauma.

Trotzdem müssen evtl. in Frage kommende ernste Erkrankungen, v.a. maligne Knochentumoren, sicher ausgeschlossen werden.

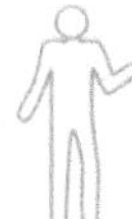

31.2.1 Fallbeispiel

Eine Mutter erscheint in der Praxis mit ihrem 9jährigen Sohn, der vor zwei Tagen anfing zu hinken. Der Junge gibt einen Schmerz im rechten Oberschenkel-Knie-Bereich an, genaue Schmerzpunkte sind jedoch nicht zu lokalisieren. Das rechte Bein wird etwas angezogen gehalten, das Gehen bereitet ihm Schmerzen. Weiter berichtet die Mutter von einer schweren Grippe des Kindes während des gemeinsamen Urlaubs vor einer Woche. Schwangerschaft sowie bisherige Kindheit verliefen mit Ausnahme von Kinderkrankheiten problemlos. Allergien sind nicht bekannt.

Lokalbefund: deutlich eingeschränkte Beweglichkeit der rechten Hüfte, die Bewegungsprüfung verursacht starke Schmerzen, keine meßbare Beinlängendifferenz, leichter Stauchungsschmerz.

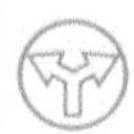

31.2.2 Differentialdiagnostisches Grobraster

- Trauma (z.B. des Kniegelenks)
- Erkrankung der Gelenke oder Knochen (z.B. M. Perthes)
- Projizierte Schmerzen aus benachbarter Region (z.B. Appendizitis)
- Muskelerkrankung
- Neurologische Erkrankung (z.B. Paresen)
- Entzündliche Weichteilerkrankung mit Bewegungsschmerz (z.B. Hautabszeß, Erysipel)

31.2.3 Primärdiagnostik

Anamnestische Angaben

- Anzeichen für einen systemischen Prozeß (Fieber, Abgeschlagenheit, schnelle Ermüdung) bei Knochentumoren, Lupus erythematodes, rheumatoider Arthritis (dann meist Befall mehrerer Gelenke), Leukämie
- Neue oder ältere Verletzungen (auch Bagatelltraumen erfragen!)
- Schmerzempfindung nach stärkerer Belastung beim Ewing-Sarkom und bei M. Osgood-Schlatter.
- Typische nächtliche Beschwerden beim Brodie-Abszeß und beim Osteoidosteom
- Schmerzen in der Leiste, evtl. mit Ausstrahlung ins Knie, bei Coxitis fugax
- Fieber bei Coxitis fugax, Osteomyelitis, Ewing-Sarkom.
- Morgensteifigkeit bei juveniler rheumatoider Arthritis

Untersuchungsbefunde

- Prüfung des Gangbildes zur Differenzierung in Hüft-, Knie- oder Fußbeschwerden
- Messung der Beinlängen (Verkürzungshinken bei Beckenasymmetrien, Hüftluxation etc.)
- Neurologische Untersuchung mit Reflexstatus etc.
- Hämatome, Schwellungen bei vorausgegangenem Trauma.
- positives Trendelenburg-Zeichen bei M. Perthes, Coxa vara, Hüftlähmung, Epiphysiolyse
- Derbe, druckdolente Schwellung beim Osteosarkom, leichte Knochenauftreibung beim Osteoidosteom
- Spikulae bei Osteosarkom und Ewing-Sarkom
- Lokalisierte druckempfindliche Schwellung über der Tuberositas tibiae bei M. Osgood-Schlatter, über dem Os naviculare bei Mb. Köhler I, über den Metatarsalköpfchen bei M. Köhler II

Technische Untersuchungsbefunde

- Leukozytose bei Coxitis fugax, Osteomyelitis, Coxitis, rheumatoider Arthritis, Ewing-Sarkom
- BKS erhöht bei Coxitis fugax, Osteosarkom, rheumathoider Arthritis, stark erhöht bei Coxitis, Osteomyelitis
- Positive Tuberkulinreaktion bei tuberkulöser Coxitis
- CK-Erhöhung bei akuter Myositis und Muskeldystrophie
- Evtl. Erhöhung der alkalischen Phosphatase beim Osteosarkom
- Serum-Rheumafaktoren bei rheumatoider Arthritis sind bei Kindern selten positiv!)

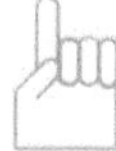

31.2.4 Entscheidungen über nachfolgende Maßnahmen

- Einweisung ins Kinderkrankenhaus bei akuter Osteomyelitis, Epiphysiolysis cap. fem., Verdacht auf eine Tumorerkrankung
- Überweisung zum Neurologen bei Paresen, Ataxie, etc.
- Überweisung zum Kinderarzt bei Verdacht auf Systemerkrankungen (Lupus erythematodes, Purpura Schönlein-Henoch etc.)
- Vorstellung beim Orthopäden bei Verdacht auf aseptische Knochennekrose, Skelettdeformitäten, Chondropathia patellae, etc.

Vorläufige therapeutische Maßnahmen
- Bettruhe
- Analgetika je nach Beschwerden

Weitere differentialdiagnostische Maßnahmen
- Gelenkpunktion bei Verdacht auf Koxitis, Osteomyelitis, Coxitis fugax.
- Szintigraphie bei rheumatoider Arthritis, Osteomyelitis.
- Röntgenuntersuchung bei Verdacht auf Fraktur, Osteonekrose, Tumoren, Entzündung, etc.

DD 31.2.5 Differentialdiagnostik

Folgende Erkrankungen sind in Betracht zu ziehen:

- Schmerzhaftes Hinken (Schonhinken)
  - bei Erkrankungen des Hüftgelenkes (Trauma, Coxitis, M. Perthes, Epiphysiolyse, Osteomyelitis etc.)
  - bei Erkrankungen des Kniegelenkes (Trauma, Chondropathia patellae, Subluxation der Patella, Osteochondritis dissecans)
  - bei Erkrankungen im Fußbereich (Trauma, Osteonekrosen)
- Schmerzhaftes Hinken bei projiziertem Schmerz aus benachbarten Bereichen
  - Hinken mit Schmerzen im Hüftbereich, z.B. bei inguinaler Lymphadenitis, Hodentorsion, inkarzerierten Hernien, Appendizitis.
  - Hinken mit Schmerzen im Kniebereich z.B. bei M. Perthes, Coxitis, etc.
- Schmerzloses Hinken
  - bei neurologischen Erkrankungen (Lähmungen, Ataxie, Tumoren)
  - bei Muskelerkrankungen (Muskeldystrophie etc.)
  - bei Gelenkerkrankungen

Coxitis fugax (Synonym: transitorische Synovitis, „Hüftschnupfen")

Ätiologie/Pathogenese. Entzündliche Reizung des Hüftgelenks unklarer Genese. Ätiologische Faktoren sind vorausgegangene Infektionen des oberen Respirationstraktes sowie eine allergische Disposition.

Epidemiologie. Häufiges Krankheitsbild. Vorkommen bei Kindern zwischen 2 und 10 Jahren. Erhöhte Inzidenz eines Mb. Perthes.

Klinik. Schonhinken, Bewegungseinschränkung, lokale Schmerzen, die häufig in das Kniegelenk ausstrahlen. Meist besteht leichtes Fieber. Die Blutsenkung ist normal oder leicht erhöht.

Sicherung der Diagnose. Die Diagnose läßt sich in der Regel aus dem Verlauf stellen. Das Röntgenbild ist unauffällig, die Gelenkflüssigkeit steril.

Therapie. Bettruhe. Nach Abklingen der Schmerzen frühzeitige Mobilisation.

Verlaufskontrolle. Erwägung anderer Erkrankungen, wenn die Beschwerden länger als 6 Tage bestehen (M. Perthes, Osteomyelitis). Zum Ausschluß eines M. Perthes Röntgenkontrolle nach 2 Monaten.

Akute Osteomyelitis

Ätiologie/Pathogenese. Meist bakteriell ausgelöste Knochenmarksentzündung. Entweder direkte (per continuitatem; posttraumatisch) oder hämatogene Infektion (Nabel, Dermatitis, Zahneiterung).

Epidemiologie. Häufige Infektionskrankheit im Kindesalter. Verhältnis Jungen : Mädchen = 2 : 1.

Klinik. Hohes Fieber, Schonhinken, Abgeschlagenheit, Spielunlust. Der betroffene Bereich ist gerötet und geschwollen.

Sicherung der Diagnose. Deutlich erhöhte Blutsenkung, Differentialblutbild (Leukozytose). Das Röntgenbild ist in den ersten Wochen noch unauffällig!

Therapie. Die akute Osteomyelitis muß stationär behandelt werden. Primär konservative und antibiotische Therapie. Operative Ausräumung des Knochens bei Sequestrierung.

Verlaufskontrolle. Neben dem klinischen Befund bietet sich die BKS an, die nach 2 Wochen deutlich sinken sollte.

Morbus Perthes (Synonym: Calvé-Legg-Perthessche Erkrankung)

Ätiologie/Pathogenese. Aseptische ischämische Nekrose des Hüftkopfes bei Kindern und Jugendlichen mit weitgehend ungeklärter Ätiologie. Gehäuft bei Patienten mit rezidivierenden Synovitiden (z.B. Coxitis fugax)

Epidemiologie. Häufigste aseptische Osteonekrose, hauptsächlich zwischen dem 3. und 9. Lebensjahr. Verhältnis Jungen : Mädchen beträgt 4 : 1. In 15 % Befall beider Hüftgelenke.

Klinik. Zunehmendes Hüfthinken (Schonhinken) bei eingeschränkter Innenrotation und Abduktion. Leichte Schmerzen im Bereich des Hüft- oder des Kniegelenkes. Schnelle Ermüdung des betroffenen Beines.

Sicherung der Diagnose. Röntgenbild (typische Gelenkspalterweiterung) und Sonographie (Gelenkerguß). Eine frühe Diagnose erlaubt die Knochenszintigraphie.

Therapie. Entlastung des Gelenkes (orthopädische Apparate, Becken-Bein-Gips) oder Varisierungsosteotomie (Verkleinerung des Centrum-Collum-Diaphysen-Winkels, CCD)

Verlaufskontrolle. Bei der konservativen Therapie sollte im Zeitraum von 2–3 Monaten eine klinische Untersuchung, sowie alle 6 Monate eine Röntgenuntersuchung stattfinden.

Weitere Erkrankungen

- Brodie-Abszeß
- Juvenile rheumatoide Arthritis
- Akute Myositis
- Dermatomyositis
- Systemischer Lupus erythematodes
- Purpura Schönlein-Henoch
- Chondropathia patellae
- Aseptische Osteonekrosen
- Muskeldystrophie
- Epiphysiolyse
- Osteoidosteom
- Eosinophiles Granulom
- Osteogenes Sarkom
- Ewing-Sarkom
- Fibröse Dysplasie

Zum Fallbeispiel

Bei dem jungen Patienten wurde eine Coxitis fugax diagnostiziert. Nach Bettruhe und Analgesierung ergab sich schnell eine Besserung der Symptomatik. Nach 2 Wochen war der Junge beschwerdefrei.

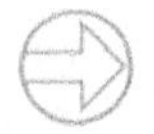

31.2.6 Allgemeine anliegenbezogene Maßnahmen

Aus dem Geschilderten geht hervor, daß sich hinter dem Symptom Hinken eine Fülle möglicher Erkrankungen verbirgt. Um so wichtiger ist die frühzeitige Diagnosestellung, damit dem Kind die richtige Behandlung schnell zuteil wird und Folgeschäden vermieden werden.

Literaturhinweise

Bernbeck R, Dahmen G (1983) Kinder-Orthopädie. 3. Aufl. Thieme, Stuttgart New York

Buckup K (1987) Kinderorthopädie. Thieme, Stuttgart New York

Ewerbeck H (1984) Differentialdiagnose von Krankheiten im Kindesalter, 2. Aufl. Springer, Berlin Heidelberg New York Tokyo

Jährig K (1991) Das Kind in der Allgemeinpraxis, 2. Aufl. Fischer, Jena

Rickham PP, Soper RT, Stauffer UG (Hrsg) (1983) Kinderchirurgie. 2. Aufl. Thieme, Stuttgart New York

Tunnessen W, Spranger M (1987) Symptome in der Pädiatrie: eine Differentialdiagnose in Stichworten. de Gruyter, Berlin New York

31.3 Nahrungsverweigerung

M. Heise

Vorbemerkung

Eßstörungen sind ein häufig zu beobachtendes Begleitsymptom bei einer ganzen Reihe von Erkrankungen. In der überwiegenden Mehrzahl handelt es sich jedoch um harmlose Appetitstörungen, wie sie über das gesamte Kindesalter auftreten können.

Dennoch müssen mögliche ernsthafte körperliche oder seelische Erkrankungen ausgeschlossen werden.

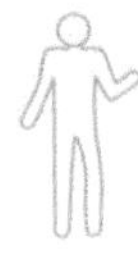

31.3.1 Fallbeispiel

Eine Mutter erscheint mit ihrer 3 Jahre alten Tochter und berichtet, ihr Kind verweigere seit einiger Zeit die Nahrungsaufnahme. Sie akzeptiere nach einigem Bemühen der Mutter lediglich breiige Nahrung, würge dann aber und erbreche auch häufig dabei. Das Kind habe weder Fieber noch Husten und auch sonst sei sie nach Meinung der Mutter gesund. Schwangerschaft und Geburt seien normal verlaufen.

Untersuchungsbefund: sehr stilles Mädchen in einem altersentsprechenden Entwicklungsstand, Trommelfelle beidseitig reizlos, leicht gerötete Rachenhinterwand, neurologisch orientierend unauffällig, Herz und Lunge ohne krankhaften Befund.

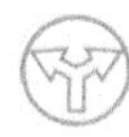

31.3.2 Differentialdiagnostisches Grobraster

- ***Harmlose Appetitstörung*** bei Erziehungsfehlern (z.B. Eßzwang, Zwischenmahlzeiten, Süßigkeiten, etc.)
- Ablehnung der Nahrung bei ***organischen Grundkrankheiten*** (z.B. bei Infektionen, Zahnung)

- Nahrungsverweigerung als Ausdruck einer ***psychosozialen Störung*** des Kindes: [z.B. als Aggression, bei innerfamiliären Spannungen, bei Angst vor z.B. Eltern, Schule, anderen Kindern)
- Nahrungsverweigerung bei ***psychiatrischen Erkrankungen*** z.B. bei Phobien wie Angst vor dem Stuhlgang, Angst vor der Gräte, die im Hals steckenbleiben könnte, Depression, Neurosen)

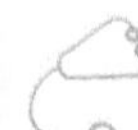

31.3.3 Primärdiagnostik

Anamnestische Angaben

- Genaue Feststellung der tatsächlich gegessenen Mengen
- Umstände der Nahrungsaufnahme [Zeitdruck, Kind ißt alleine, feste Zeiten?, vor dem Fernsehen usw.]
- Zusammensetzung der Nahrung (kindergerecht, schmackhaft, abwechslungsreich]
- Fragen nach Zeichen möglicher organischer Grundkrankheiten wie chronischen Infektionen, angeborenen Mißbildungen des Magen-Darm-Traktes, endokrinen Störungen (z.B. Hyperthyreose), frühkindlichem Hirnschaden
- Erbrechen, Durchfall, abdominelle Schmerzen bei gastrointestinalem Infekt
- Frage nach der Fütterungstechnik (Angst des Säuglings vor der Brust bei ungeschicktem Füttern)
- Suche nach Erziehungsfehlern (Zwang zum Essen, zu große Trinkmengen, Zwischenmahlzeiten, Süßigkeiten)
- Frage nach psychischen Belastungen des Kindes (wirken sich bei Kindern schnell auf den Appetit aus), z.B. innerfamiliäre Spannungen, depressive Verstimmungen, Leistungsdruck.
- Fragen nach Einnahme von Medikamenten
- Nicht nur mit den Eltern, sondern auch mit dem Kind selbst sprechen (z.B. Schule, Fremde, Lieblingsgerichte)

Körperliche Untersuchung

- Körpergewicht
- Eingehende Ganzkörperuntersuchung (u.a. Otoskopie, Motorik, Psychomotorik)
- Beobachtung des Verhaltens des Kindes
- Weiterführen des in der Anamnese begonnenen Gesprächs mit dem Kind
- Beobachtung der Beziehung zwischen Eltern und Kind

Technische Untersuchungen

- Temperaturmessung
- Blutbild, BSG
- Blutzucker
- Urinstatus

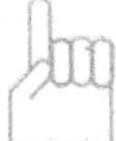

31.3.4 Entscheidung über nachfolgende Maßnahmen

- Bei Verdacht einer körperlichen Erkrankung je nach Sachlage Behandlung derselben oder weiterführende Diagnostik beim Spezialisten ohne längeres Zuwarten
- Eingehende Beratung der Eltern über Ernährung und günstige äußere Bedingungen der Nahrungsaufnahme
- Belehrung der Eltern, auf welche Symptome ggf. zu achten ist, Verabredung eines Kontrolltermins in jedem Falle
- Überweisung zum Kinderpsychologen oder einer entsprechenden Beratungsstelle bei schwerwiegender psychosozial bedingter Nahrungsverweigerung
- Krankenhauseinweisung bei Anorexia nervosa mit schwerwiegendem Gewichtsverlust

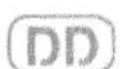

31.3.5 Differentialdiagnostik

Nahrungsverweigerung aufgrund psychosozialer Ursachen

Ätiologie/Pathogenese. Gesunde Kinder sind oft aus psychosozialen Gründen appetitlos, z.B. als Ergebnis eines erzieherischen Fehlverhaltens (Essenszwang) oder als Ausdruck einer kindlichen Aggression.

Epidemiologie. Häufiges Vorkommen. Erster Gipfel bei 6 Monaten, zweiter Gipfel im Alter von 2 bis 4 Jahren, Abfall nach dem 5. Lebensjahr.

Klinik. Beginn meist im Säuglingsalter. Ablehnung einzelner Speisen, Bevorzugung bestimmter Nahrung, sehr langsames Essen, z.T. völlige Ablehnung fester Nahrung, Beharren auf flüssigen oder breiigen Speisen, zusätzlich häufig Schwierigkeiten bei der Sauberkeitserziehung sowie Sprachauffälligkeiten.

Sicherung der Diagnose. Ausschluß aller möglichen organischen Ursachen.

Therapie. Je nach Schweregrad reicht das mögliche Therapiespektrum von der Beratung bis hin zur stationären psychotherapeutischen Behandlung, wobei man sich nicht auf die alleinige Behandlung des Kindes beschränken darf, sondern auch die Mutter bzw. die Beziehungspersonen des Patienten einbeziehen muß.

Anorexia nervosa (Synonym: Anorexia mentalis)

Ätiologie/Pathogenese. Psychopathologisch bedingte Eß- und Appetitstörung meist im Zusammenhang mit einer konfliktreichen Familiensituation. Krankheitsauslösende Ursachen sind z.B. Verlust eines Elternteils, innerfamiliäre Streitigkeiten, etc.

Epidemiologie. Vorkommen am häufigsten in der Adoleszenz, aber auch präpubertär und im frühen Erwachsenenalter.
Verhältnis Mädchen : Jungen = 20 : 1!

Klinik. Nahrungsverweigerung mit charakteristischen Heißhungeranfällen, provoziertem Erbrechen und Laxantienabusus zur weiteren Gewichtsreduktion. Häufig depressive Verstimmungen, Hyperreaktivität, Schlafstörungen, Introversion, Amenorrhoe (typisch).

Sicherung der Diagnose. Ausschluß möglicher organischer Ursachen, v.a. konsumierende Erkrankungen, Infektionen, endokrine Erkrankungen (Hyperthyreose, Hypophysentumoren).

Therapie. Psychosomatische Behandlung. Meist ist wegen bestehender Lebensgefahr eine stationäre Behandlung erforderlich mit hochkalorischer Diät, Gabe von Antidepressiva, unterstützender Psycho-, Verhaltens- und Familientherapie.

Verlaufskontrolle. Gewichtskontrolle, Wiedereinsetzen der Menstruation, Verlauf der Eßstörung, Beurteilung von Mentalität und psychischem Befund.

Nahrungsverweigerung aufgrund organischer Ursachen

Ätiologie/Pathologie. Die Verweigerung des Essens im Zusammenhang mit organischen Erkrankungen beruht in der Regel auf fehlendem Hunger oder auf Problemen bei der Nahrungsaufnahme, z.B. bei Tonsillitiden, Stomatitis etc.

Epidemiologie. Sehr häufiges Begleitsymptom bei Erkrankungen mit Beziehung zum Oropharynx.

Klinik. Meist plötzlicher Beginn zusammen mit anderen Krankheitssymptomen wie Fieber, Schluckbeschwerden je nach Art der Grunderkrankung, Ablehnung bestimmter Nahrung, extrem langsames Essen, meist keine meßbare Gewichtsabnahme.

Sicherung der Diagnose. Feststellung der Grundkrankheit. Ausschluß psychischer Erkrankungen.

Therapie. Behandlung der Grundkrankheit: z.B. Antibiotikatherapie, zahnärztliche Behandlung, Adenotomie, etc.

Verlaufskontrolle. Gewichtsabnahme, Entwicklung des Appetits.

Weiter seltene Differentialdiagnosen

- Maligne Systemerkrankungen/Malignome.
- Herzerkrankungen
- Nierenerkrankungen
- Angeborene Fehlbildungen des Magen-Darm-Traktes

- Endokrine Störungen (z.B. Hyperthyreose, NNR-Insuffizienz, hypophysär-dienzephale Erkrankungen)

Zum Fallbeispiel
Nach dem Ausschluß organischer Ursachen muß man bei dem Mädchen eine psychosoziale Störung als Ursache annehmen (z.B. Scheidung der Eltern). Tatsächlich normalisierte sich nach einiger Zeit der Appetit wieder, so daß auf weitergehende Maßnahmen (z.B. Kinderpsychiater) verzichtet werden konnte.

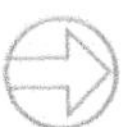

31.3.6 Allgemeine anliegenbezogene Maßnahmen

Wichtig ist es herauszustellen, daß es ganz erhebliche ***Schwankungen des Appetits*** geben kann, die im Zusammenhang mit dem Alter oder mit körperlicher Betätigung stehen und denen somit keine krankhafte Bedeutung zukommt. Außerdem zeigt sich nicht selten, daß Eltern ganz einfach den Nahrungsbedarf ihrer Kinder überschätzen und durch ihr ständiges Zureden zum Essen eher das Gegenteil erreichen. Hier kann schon ein aufklärendes Gespräch Therapie genug sein.

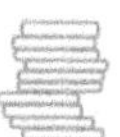

Literaturhinweise

Diepold B (1983) Eßstörungen bei Kindern und Jugendlichen. Praxis d. Kinderpsychologie 32: 298–304

Ewerbeck H (1984) Differentialdiagnose von Krankheiten im Kindesalter, 2. Aufl. Springer, Berlin Heidelberg New York Tokyo

Steinhausen HC (1985) Eß- und Verdauungsstörungen. In: Remschmidt H, Schmidt MH (Hrsg) Kinder- und Jugendpsychiatrie in Klinik und Praxis, Bd 3. Thieme, Stuttgart New York

Wurst F (1990) Störungen des Eßverhaltens. In: Bachmann KD et al (Hrsg) Pädiatrie in Praxis und Klinik, Bd 4. 2. Aufl. Thieme, Stuttgart New York

Steinhausen HC (1985) Anorexia nervosa. In: Remschmidt H, Schmidt MH (Hrsg) Kinder- und Jugendpsychiatrie in Klinik und Praxis, Bd 3. Thieme, Stuttgart New York

31.4 Schulschwierigkeiten

W. Kruse

Vorbemerkung
Das gesunde, normal entwickelte Kind vermag seine Fähigkeiten richtig einzuschätzen und wird immer mehr vom Urteil anderer unabhängig. Ganz anders das entwicklungsgestörte oder kognitiv überforderte Kind, dessen individuelle Belastbarkeit so gering ist, daß es den schulischen Anforderungen nicht mehr gerecht werden kann.

Eltern erwarten, daß sich das Kind in der Schulsituation bewährt und vermitteln ihm damit das Gefühl, daß die Zuwendung der Eltern vom Erfolg in der Schule abhängig gemacht wird.

So können wir feststellen, daß das Krankheitsspektrum bei der Behandlung von Kindern und Jugendlichen sich in den letzten Jahren dahingehend geändert hat, daß nicht Kinderkrankheiten und Infektionskrankheiten, sondern Überforderungssyndrome, mangelnde Leistungsbereitschaft, Verhaltensauffälligkeiten und psychosomatische Störungen für die Schulschwierigkeiten verantwortlich sind. Es gilt also, durch Interventionen und gezielte Diagnostik somatische, psychische und soziale Bereiche zu erfassen, um damit die entsprechenden Voraussetzungen für eine ursachengerechte Therapie zu schaffen.

Hier stellt sich die Frage, ob es sich bei den Schulproblemen überhaupt um medizinische Belange handelt. Diese Frage muß bejaht werden, denn Aufgabe des Hausarztes ist es, die physische und psychische Gesundheit des Kindes zu erhalten bzw. wiederherzustellen.

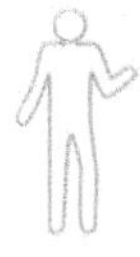

31.4.1 Fallbeispiel

Ein 8jähriger Junge kommt mit seiner Mutter in die Praxis, rat- und hilfesuchend, weil der Klassenlehrer eine beängstigend zunehmende Leistungs- und Konzentrationsschwäche des Schülers bemerkt habe. Auch der Mutter sei aufgefallen, daß der Junge in letzter Zeit einen müden und schlaffen Eindruck macht, appetit- und lustlos sei, viel trinke und überall versage; zwei ältere Geschwister seien gesund.

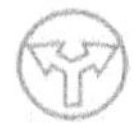

31.4.2 Differentialdiagnostisches Grobraster

Ursachen für Schulschwierigkeiten:
- Gestörter Entwicklungsverlauf
- Organische Erkrankungen
- Psychosoziale Störungen
- Psychosomatische Störungen
- Mangelnde Lernfähigkeit

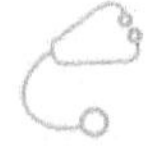

31.4.3 Primärdiagnostik

Anamnestische Angaben
Zeitraum der Entwicklungsstörung, akut oder schleichend; Frage nach organischen Krankheiten (gehäufte Infekte, Prodromalstadium spezieller Virusinfekte, atopisches Syndrom mit Neurodermitis, Asthmabronchiale, Minderwuchs; innerfamiliärer Hintergrund (Scheidung, Ablehnung eines

neuen Elternteils, Alkoholismus, autoritäre Erziehung, Eifersucht); Erbkrankheiten.

Untersuchungsbefunde
- gründliche körperliche Untersuchung oft ohne auffälligen krankhaften Befund (Ausnahme Atopie)
- Laboruntersuchung (BKS, Blutbild, Blutzucker, Urin, Leberwerte)
- Untersuchung von Lernfähigkeit und Teilleistungsstörungen

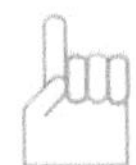

31.4.4 Entscheidungen über nachfolgende Maßnahmen

Diese richten sich in erster Linie nach folgenden Kriterien:
1. Der Berater hat sich an der Belastbarkeit (Kräftereservoir) der Eltern zu orientieren:
2. Der Berater darf keinesfalls gegen die Eltern arbeiten.
3. Familiendiagnostik geht vor Individualdiagnose.

- Danach erfolgt eine ausführliche Fremdanamnese (Entwicklungsanamnese, schulbiographische und soziale Anamnese) mit beiden Eltern.
- Bei Verdacht auf Minderbegabung und Gehirnerkrankung Vorstellung beim Neurologen
- Bei psychosozialen Störungen zunächst Vorstellung beim Schulpsychologen
- Bestehen offensichtlich schwere Verhaltensstörungen Einleitung einer ambulanten oder stationären Psychotherapie.

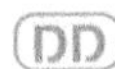

31.4.5 Differentialdiagnostik

Gestörter Entwicklungsverlauf
- ***Mangelnde Schulreife:*** Ein Kind ist schulreif, wenn die Voraussetzungen zur Lernfähigkeit gegeben sind. Grundsätzlich sollten Kinder nicht vor dem 6. Lebensjahr und nicht ohne Grund nach dem 7. Lebensjahr eingeschult werden. Schulreife ist auch relativ zu sehen: abhängig vom Kind, von den Fähigkeiten des erziehenden Lehrers, von der Klassengröße und von der Gruppenzusammensetzung. Bereits bei der U9 (6. Lebensjahr) sollten Seh-, Hör-, Konzentrations- und Aufmerksamkeitsfähigkeit getestet werden. Ebenfalls sollten spätestens bei der U9 Störungen des Sprachverständnisses und der Sprechfähigkeit diagnostiziert werden, um mittels einer gezielten logopädischen Behandlung vor der Einschulung Entwicklungsverzögerungen zu beeinflussen.
- ***Psychische Reife:*** Das Kind sollte in der Lage sein, einige Stunden ohne Mutter oder nähere Beziehungsperson zu sein und Auseinandersetzungen mit Spielkameraden zu akzeptieren.

- ***Motorische Reife:*** Das Kind sollte in der Lage sein, wenigstens 20–30 min still auf seinem Stuhl sitzen zu können und damit seine motorische Konzentration für einen kurzen Zeitraum zu beweisen.

  Ebenso sollte es fähig sein, auf dem rechten, wie auf dem linken Bein einbeinig hüpfen zu können und den „Philippinen-Test" zu bestehen, d.h. mit einer Hand über den Scheitel hinweg das gegenseitige Ohr anzufassen.
- ***Intellektuelle Reife:*** Die intellektuelle Reife überragt sehr häufig die psychische und motorische Reife, so daß diesen Kindern unter Umständen die Einordnungsfähigkeit und Frustrationstoleranz fehlt; d.h. sie sind einer Auseinandersetzung mit Gleichaltrigen noch nicht gewachsen. Wenn psychische, motorische und intellektuelle Reife einigermaßen übereinstimmen, sollte man der Einschulung zustimmen. Dennoch ist es notwendig, die Situation kritisch zu überprüfen, da eine zu frühe Einschulung dem Kind negative Erfahrungen vermittelt, die oft erst Jahre später zum Tragen kommen und die Schullaufbahn erheblich belasten können.

Organische Erkrankungen

Jede schwere Erkrankung kann die Lernfähigkeit beeinträchtigen und damit zu Schulschwierigkeiten führen.

- Rezidivierende Infekte
- Chronische Infektionskrankheiten
- Anämie
- Diabetes mellitus
- Verzögerte Rekonvaleszenz bei schweren körperlichen Erkrankungen
- Inkubation bei drohender Infektionskrankheit (Masern, Windpocken o.ä.)
- Unfallfolgen (z.B. schwere Schädel-Hirn-Traumen, Thoraxkontusion)

Psychosoziale Störungen

- ***Gestörte Kind-Lehrer-Situation:*** Der Lehrer/in ist die erste familienfremde Autorität, die dem Kind begegnet. So ist der Schulerfolg natürlich in hohem Maße von der Situation dieser Begegnung abhängig und die Motivation zum Lernen sicher auch von der positiven Beziehung zwischen Lehrer und Schüler.
- ***Eltern-Kind-Beziehung:*** Die Einstellung der Eltern zur Schule und deren Anforderung spielen für die Lernmotivation des Kindes eine wichtige Rolle. Eine abwertende Einstellung zur Schule ist für das Kind ebenso belastend wie ein Liebesentzug wegen nicht erreichter Leistungen.

  Geschwisterrivalitäten, Konflikte innerhalb der Familie können ebenfalls für ein Schulversagen verantwortlich sein.
- ***Dissoziale Störungen:*** Neben Entwicklungsstörungen und Teilleistungsschwächen spielen hier familiäre und soziale Probleme eine wichtige Rolle. Die Kinder reagieren auf verschiedene Art und Weise:
  - Kaspereien
  - Bemühungen um Kontakt und Anerkennung

- Angeberei, aber auch provozierendes oder aggressives Verhalten, das oft Ausdruck einer versteckten Angst ist

Psychosomatische Störungen
- Vasomotorische Kopfschmerzen
- Asthma bronchiale
- Magen- und Darmulzera
- Anorexie und Bulämia

Psychische Störungen
- *Angst:* Angst vor dem Verlust der Anerkennung
  Es kommt dann zum Wiedererleben frühkindlicher Ängste mit folgenden Reaktionen:
  - ***Flucht*** aus der bedrohlichen Situation
  - Wenn keine Fluchtmöglichkeit gegeben ist = ***Aggression***
  - Rückzug auf infantile Verhaltensstufe = ***Regression***

  Konsequenzen: Flucht aus der Situation, z.B. Schuleschwänzen oder somatische Reaktionen (wie Bauchschmerzen vor Klassenarbeiten, morgendliche Übelkeit, Magenulkus durch chronische, nicht bewältigte Angsterlebnisse)
  oder Aggression mit provozierendem Verhalten gegenüber Mitschülern und Gegenständen, Kontaktstörungen mit Außenseiterstellung, Bemühung um Anerkennung (Diebstähle, Geschenke machen usw).
- Sucht und Drogenmißbrauch
- Kriminalität
- Sprachstörungen
- Pubertätskrisen

Mangelnde Lernfähigkeit
- Teilleistungsstörungen
- Intellektuelle Minderleistung
- Legasthenie
- Pubertätskrisen

Therapie
Die unterschiedlichen Ursachen für Schulschwierigkeiten bedürfen einer gezielten Diagnostik, die in vielen Fällen bereits therapeutische Wirkungen zeigt:
- Kognitive Defizite: Berücksichtigung des entsprechenden Schultypus
- Teilleistungsstörungen: gezielte diagnostische Maßnahmen
- Soziales Umfeld: Intervention, pädagogische und psychotherapeutische Maßnahmen.

Die Therapie organischer Erkrankungen richtet sich nach dem Grundleiden (z.B. Diabetes mellitus, Schädel-Hirn-Trauma, Thoraxkontusion) vorwiegend in Verbindung mit Kinderarzt und Neurologe. Sehr hilfreich sind besondere Kurse für autogenes Training für Kinder, in denen sie einen wichtigen Informationsgewinn über psychovegetative Abläufe erhalten und eine beträchtliche, auch durch die Gruppendynamik vermittelte innere Ruhe finden.

Zum Fallbeispiel

Nach Sofortbestimmung von Urin- und Blutzucker handelte es sich um einen frühkindlichen Diabetes mellitus Typ I. Die spezifische Aufklärung, Anleitung, Beratung und Insulineinstellung erfolgte in einer Spezialeinrichtung. Danach hatte der Junge nach ca. 3 Monaten sein altes Leistungsniveau wieder erreicht.

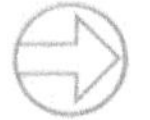

31.4.6 Allgemeine anliegenbezogene Maßnahmen

Die Behandlung von Schulschwierigkeiten gehört zu den wichtigsten Aufgaben des Hausarztes. Unter ihrem Titel verbirgt sich eine Vielzahl von Störungen, angefangen von Schulunlust, Teilleistungsstörungen, Aufmerksamkeitsstörungen und Sozialversagen. In vielen Fällen genügt bereits das ärztliche Gespräch bzw. die Intervention des familiären und weiteren sozialen Umfeldes. Eine gezielte Diagnostik, die nicht nur die organische Symptomatik, sondern ebenso die psychische Situation des Kindes erfaßt, ist Voraussetzung für eine gezielte Therapie des Schulversagens.

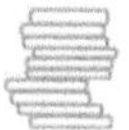

Literaturhinweise

Bürgin O, Biebricher D (1990) Das emotional gestörte Kind in der Schule. Z.Allg.Med. 66, 267–270

Dührssen A (1974) Psychogene Erkrankungen bei Kindern und Jugendlichen. Verlag für Medizinische Psychologie im Verlag Vandenhoeck & Ruprecht, Göttingen

Friese H (1990) Das kognitiv überforderte Kind in der Schule. 2. Allg. Med. 66, 271–274

Vorsorgeuntersuchung bei Kleinkindern. Kinderarzt 20. 989–991 (1989)

Kruse W (1991) Entspannung – Autogenes Training für Kinder, 5. Aufl. Deutscher Ärzte-Verlag, Köln

Lempp R (1978) Lernerfolg und Schulversagen, 3. Aufl. Kösel, München

Meinhardt (1977) Der Arzt als Pädagoge. Dtsch. Ärztebl. 36, 2177–2180

Schmidt MH (1990) Das dissoziale Kind in der Schule. Z.Allg.Med. 66, 275–279

Trott GE et al. (1990) Hyperaktive Kinder in der Schule. Z.Allg.Med. 66, 280–282

32 Die Sexualität betreffende Anliegen

32.1 Familienplanung

A. Schröder

Vorbemerkung

Die hausärztliche Betreuung der Patienten im Rahmen der Familienplanung umfaßt die Beratung junger Frauen oder Paare über Methoden zur Verhinderung einer ungewollten Schwangerschaft. Hierbei sind detaillierte Kenntnisse über die hormonale Kontrazeption erforderlich. Für Paare mit abgeschlossener Familienplanung besteht die Möglichkeit einer Sterilisation. Für den Mann ist dies bislang, von der Benutzung von Kondomen einmal abgesehen, die einzig sichere Weise, zur Verhütung einer ungewollten Schwangerschaft beizutragen. Vergleichsweise selten ist die Beratung eines Paares mit Kinderwunsch, das seit längerer Zeit ungeschützten Verkehr betreibt.

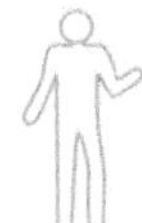

32.1.1 Fallbeispiel

Ein 15jähriges Mädchen kommt gemeinsam mit ihrem 17jährigen Freund in die Sprechstunde. Sie berichten, daß sie seit einigen Monaten befreundet sind und jetzt ein „richtiges" Verhütungsmittel verschrieben haben möchten. Die Benutzung von Kondomen sei ihnen, insbesondere dem Freund zu störend. Beide geben an, daß sie mit dem jetzigen Partner ihren ersten Sexualverkehr und sonst keine anderweitigen sexuellen Kontakte hatten. Die Krankheitsgeschichte des Mädchens ist unauffällig. Sie hat seit 2 Jahren regelmäßige Menstruationen. Die letzte Regelblutung war vor einer Woche. Körperlicher Untersuchungsbefund und Urinuntersuchung sind ohne Besonderheiten.

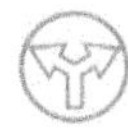

32.1.2 Differentialdiagnostisches Grobraster

Folgende ***Methoden der Kontrazeption*** sind in Erwägung zu ziehen:

- Sichere Kontrazeption:
  - Ovulationshemmer: ***Ein-Phasen-Präparat*** (alle Tabletten enthalten die gleiche Dosierung von Östrogen und Gestagen), Sicherheit der Kontra-

zeption besteht weiter, auch wenn einmal eine Pille nicht genommen wurde. Es werden Kombinationspräparate mit unterschiedlichen Östrogen- und Gestagenanteilen angeboten. Bei ***Mehrphasenpräparaten*** (der natürliche Hormonzyklus wird nachgeahmt), sind Nebenwirkungen weniger zu beobachten.

Depotkontrazeptiva (je nach Präparat erfolgen die Injektionen alle 8 bzw. 12 Wochen): nicht geeignet für junge Frauen oder Frauen mit nachfolgendem Kinderwunsch, da bei längerer Anwendung die Gefahr der Amenorrhoe besteht.

- Sterilisation: die Sterilisation mittels Vasektomie beim Mann oder Tubensterilisation bei der Frau sollte auch bei abgeschlossener Familienplanung nicht vor dem 30. Lebensjahr durchgeführt werden, da nicht selten nach einigen Jahren Patienten den Wunsch nach Refertilisierung äußern.

- Relativ sichere Kontrazeption
  - Minipille (Verabreichung einer niedrigen Dosis eines synthetischen Gestagens, wobei auf die genaue Einhaltung der Einnahmezeit zu achten ist)
  - Intrauterinspirale
  - Portiokappe
  - Scheidendiaphragma
  - Kondom
  - Symptothermale Methode nach Roetzer
- Unsichere Kontrazeption
  - Coitus interruptus
  - Temperaturmethode
  - Chemische Methoden
  - Kalendermethode (periodische Abstinenz nach Knaus-Ogino)

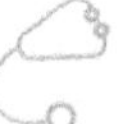

32.1.3 Primärdiagnostik

Anamnese

- Vorerkrankungen
- Psychosexuelle Anamnese
- Gynäkologische Erkrankungen einschl. Geburtenanamnese
- Soziale Anamnese
- Medikamenteneinnahme, Nikotinabusus

Untersuchungsbefunde

- Körpergröße, Gewicht, Blutdruck, Brustpalpation (einschl. Anleitung zur Selbstuntersuchung)
- Wenn möglich, sollte eine gynäkologische Untersuchung mit Entnahme eines Zervixabstriches erfolgen. Kontrollen nach 6 Monaten und 1 Jahr sollten durchgeführt werden.

- Varizenbildung, Ödemneigung, Lymphadenopathien, Hepatomegalie, Pigmentverschiebungen und Symptome von Schilddrüsenüberfunktion bzw. -unterfunktion sind zu beachten.

Technische Untersuchungsbefunde

- Urinuntersuchung auf Eiweiß und Zucker geben Hinweise auf mögliche Kontraindikationen zur hormonalen Kontrazeption.

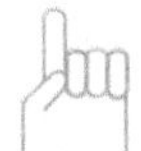

32.1.4 Entscheidungen über nachfolgende weitere Maßnahmen

Wahl des Kontrazeptivums. Zur Wahl der geeigneten Verhütungsmethode sind insbesondere bei der hormonalen Kontrazeption relative und absolute Kontraindikationen zu beachten (Tabelle 32.1). Relative Kontraindikationen erfordern eine engmaschige Überwachung der Patientin. Des weiteren kommen den Nebenwirkungen der „Pille" eine besondere Bedeutung zu, die gelegentlich zur Umstellung oder zum Absetzen des Medikaments führen (Tabelle 32.2). Die Patientinnen sind auf die möglichen Nebenwirkungen, sowie auf Wechselwirkungen mit anderen Medikamenten (z.B. Barbiturate, Antikonvulsiva, Antibiotika) hinzuweisen. Aus Sicherheitsgründen sollten zusätzliche Schutzmaßnahmen von der Patientin ergriffen werden, wenn sie die Pilleneinnahme über 24 h vergessen hat oder sie unter Erbrechen oder Durchfall leidet. Die Einnahme der „Pille" sollte jedoch entsprechend der Packung fortgesetzt werden.

Tabelle 32.1. Relative und absolute Kontraindikationen bei Anwendung von Ovulationshemmer zur Empfängnisverhütung

Relative Kontraindikation	Absolute Kontraindikation
• Oligo/Amenorrhoe bei jungen Mädchen	• Bestehende Schwangerschaft
• Hypertonus	• Hypophysenerkrankungen
• Migräne	• Hormonabhängige maligne Tumore
• Ausgeprägte Adipositas	• Thrombembolische Erkrankungen
• Diabetes mellitus	• Leberfunktionsstörungen/ Leberschäden
• Rauchen (insb. bei Frauen über dem 35. Lebensjahr)	• Nicht abgeklärte genitale Blutungen
• Hyperlipidämie	• Sichelzellanämie
• Schwere Depressionen	• Langzeitimmobilisation
• Uterus myomatosus	• Porphyrie
• Zerebrales Anfallsleiden	
• Laktation	
• Kontaktlinsen	
• Angiosklerose	
• Hyperkoagulabilität	
• Varikosis	

Tabelle 32.2. Nebenwirkungen hormonaler Kontrazeptiva

Nebenwirkungen	Absetzen des Präparates erforderlich
• Schmierblutungen während des Zyklus	
• Durchbruchblutung	
• Amenorrhoe	
• Migräne	+
• Kopfschmerzen	
• Übelkeit	
• Gewichtszunahme	
• Depression	
• Hypertonie	+
• Akne	
• Chloasma	
• Libidoabnahme	
• Mastodynie	
• Trockene Vagina	
• Soorkolpitis	+ (nur während der antimykotischen Behandlung)

Stellen hormonale Kontrazeptiva das Mittel der Wahl für jugendliche Patientinnen und junge Frauen dar, die noch keine Kinder bekommen haben, haben Intrauterinpessare ihre Bedeutung bei Frauen im fortgeschritteneren Alter, die bereits Kinder haben, bei Frauen, bei denen die „Pille" nicht in Frage kommt, oder bei Patientinnen, die bezüglich einer regelmäßigen Medikamenteneinnahme nur eine geringe Compliance aufweisen.

Kontraindikationen für die Applikation eines IUPs sind bestehende Schwangerschaft, Uterusfehlbildungen, -erkrankungen oder -verletzungen, Regelblutungsstörungen, Koagulopathien und das erhöhte Risiko einer bakteriellen Endokarditis. Es kann bei Verwendung eines IUPs zu verstärkten und verlängerten Regelblutungen, aufsteigenden Infekten, Dislokationen und Perforationen bei der Einführung kommen.

Oben angeführte unsichere Verhütungsmethoden sind nicht zu empfehlen.

Sollte nach einem ungeschützten Verkehr die Gefahr der ungewollten Schwangerschaft bestehen, kann diese postkoital durch die Gabe einer Östrogen-Gestagen-Kombination (Tetragynon®) verhindert werden. Je früher das Medikament verabreicht wird, desto sicherer ist seine Wirkung.

DD

32.1.5 Differentialdiagnostik

Die Beschreibung einzelner Krankheitsbilder kann bei diesem Anliegen entfallen.

Zum Fallbeispiel
Bei der jungen Patientin kann aufgrund der 2jährigen Menstruationsanamnese eine regelmäßige Ovulation vorausgesetzt werden. Da sowohl bei der körperlichen, als auch bei der technischen Untersuchung keine Hinweise auf Kontraindikationen zur Verschreibung eines humoralen Kontrazeptivums gefunden wurden, sollte ihr ein Ovulationshemmer als sicherste Methode der Empfängnisverhütung, verschrieben werden.

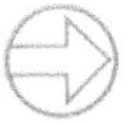

32.1.6 Allgemeine anliegenbezogene Maßnahmen

Die wirkungsvolle Verhütung einer ungewollten Schwangerschaft bewahrt Patientinnen vor den seelischen Schäden einer möglichen Abtreibung oder Trennung vom Kind bei einer späteren Adoption. Dies sollte auch bei sehr jungen Patientinnen unter 16 Jahren bedacht werden, wenn die Gefahr einer ungewollten Schwangerschaft besteht. Sofern nicht besondere Umstände bestehen, hat der Arzt auch gegenüber den Eltern dieser Patientinnen seine Schweigepflicht zu wahren.

Zudem steuert eine zuverlässige Verhütungsmethode zu ungestörtem und befriedigendem sexuellen Erleben bei.

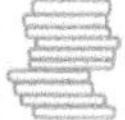

Literaturhinweise
Döring GK (1990) Empfängnisverhütung. Thieme, Stuttgart New York
König B (1988) Die Allgemeinmedizin. perimed, Erlangen
Mead M, Patterson H (1986) Praxistraining in der Allgemeinmedizin, 2. Aufl. Hippokrates, Stuttgart
Teichmann T (1991) Kontrazeption. Wissenschaftliche Verlagsgesellschaft, Stuttgart

32.2 Sexualstörungen

K. Pacharzina

Vorbemerkung
Definition: Nicht jede sexuelle Unzufriedenheit ist behandlungsbedürftig. Zur alltäglichen Sexualität gehört ein Auf und Ab der Sinnhaftigkeit wie auch der Funktionsfähigkeit. Von sexuellen Problemen sollten Experten erst dann reden, wenn sexuelle Unzufriedenheiten nicht nur situativ und kurzfristig auftreten. – Häufigkeiten: Die Schätzungen der Hausärzte über die Häufigkeit sexueller Störungen ihrer Patienten variieren stark (0–50 %). – Relevanz: Andauernde sexuelle Störungen stellen aufgrund ihrer Wechselwirkungen mit organischen psychischen und sozialen Faktoren einen hohen Risikofaktor für die psychosomatische Gesundheit von Patienten wie ihr individuelles und interpersonelles Leben dar. Der subjektive Leidensdruck ist oft erheblich. Nimmt der Allgemeinmediziner mit sexualmedizini-

schen Kompetenzen sich Zeit, kann er in vielen Fällen wirkungsvoll helfen. Psychosoziale Beratung und Psychotherapie sind die indizierten Behandlungsformen.

Anmerkung: Sexualstörungen sind hinsichtlich Ätiologie und Pathogenese, Epidemiologie, Klinik, Differentialdiagnostik und differentieller Behandlungsindikation äußerst komplex. Die Gesamtanlage des Lehrbuchs Allgemeinmedizin legt hier die ausführliche exemplarische Darstellung *eines* Patientenanliegens unter Einschluß von ärztlichen Diagnostik- und Behandlungsstrategien nahe.

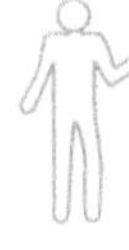

32.2.1 Fallbeispiel

Erstgespräch: In der Vormittagssprechstunde des Allgemeinmediziners stellt sich eine 41jährige Frau vor, verheiratet, 2 volljährige Kinder. Sie berichtet verschämt und in monotoner Stimmlage über sexuelle Probleme, über fehlendes sexuelles Verlangen und Orgasmusprobleme. Während der letzten 6 Wochen habe es überhaupt keinen Geschlechtsverkehr mehr gegeben, woran sie wohl Schuld sei. Der Ehemann habe schon vom Fremdgehen gesprochen. Sie benötige Hilfe.

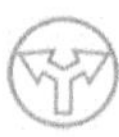

32.2.2 Differentialdiagnostisches Grobraster

- Sexuelle Unzufriedenheit
- Sexuelle Funktionsstörungen;
- Intrapsychische Ängste und Konflikte mit Auswirkungen auf die sexuelle Funktion
- Interpersonelle Ängste und Konflikte zwischen den Partnern mit Auswirkungen auf die sexuelle Funktion
- Organische Erkrankungen gynäkologischer und endokrinologischer Art, mit Auswirkungen auf die sexuelle Funktion
- Auswirkungen von chronischen internistischen oder neurologischen Erkrankungen auf das sexuelle Erleben (z.B. Stoffwechselerkrankungen, Herz-Kreislauf-Erkrankungen, organischen Erkrankungen des Nervensystems)
- Onkologische Erkrankungen (z.B. Uteruskarzinom, Mammakarzinom)
- Psychiatrischen Erkrankungen (z.B. Depression),
- Folgewirkungen von Drogen, Alkohol,
- Nebenwirkungen von Medikamenten (z.B. Schlaf- und Beruhigungsmittel, Psychopharmaka, Blutdrucksenkende Mittel, Hormone usw.);
- Folgen von chirurgischen, urologischen, gynäkologischen Eingriffen (z.B. Darm-, Blasenoperation, Hysterektomie).

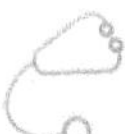

32.2.3 Primärdiagnostik

Die Patientin und ihre Familie sind seit mehr als 15 Jahren in der Behandlung des Allgemeinpraktikers. Der Hausarzt weiß, daß ein anamnestisches Gespräch und die Befunderhebung bei sexueller Unzufriedenheit sehr umfangreich sein können. Er beschränkt sich daher auf eine Minimaldiagnostik, die es ihm gleichwohl ermöglicht, ein differenziertes Bild des sexuellen Problems der Patientin zu erlangen. Der psychosozialen Anamnese und Befunderhebung gehen die somatische Anamnese und Befunderhebung voraus.

Anamnestische Angaben, körperliche und medizinisch-technische Befunde

Die Patientin berichtet über Rückenschmerzen im LWS-Bereich und Verspannungen im Unterbauch. Sie nimmt sei 2 Jahren hin und wieder Schlaf- und Beruhigungsmittel. Mäßiger Alkoholgenuß. Einnahme von Antihypertonika. – Die Patientin wirkt nicht mehr so gepflegt wie früher, sie ist depressiv verstimmt, bei erhaltener emotionaler Schwingungsfähigkeit.

Die durchgeführte körperliche Untersuchung und die Labor-Routinediagnostik ergaben keinen pathologischen Befund.

Die Patientin wird zur weiteren Abklärung zu einem zeitintensiveren Zweitgespräch in den Abendstunden der nächsten Woche einbestellt.

Psychosoziale Anamnese und Befunderhebung anläßlich eines Zweitgesprächs

Problembeschreibung. Die Patientin gibt an, kein sexuelles Verlangen, keine sexuelle Erregung und auch keinen Orgasmus mehr zu haben.

Grund der Inanspruchnahme. Sie komme jetzt aus eigenem Antrieb. Der Ehemann hätte zwar schon früher geäußert, sie möge doch vielleicht zum Arzt gehen, weil sie sich sexuell nicht mehr freuen könne und nicht mehr zum Orgasmus komme. Sie habe dies aber bis vor einigen Wochen innerlich abgelehnt, sich ihrem Mann aber weiterhin sexuell zur Verfügung gestellt. Vor einem halben Jahr sei das 2. Kind aus dem Haus gegangen, seitdem habe sie zu Hause nicht mehr soviel zu tun wie früher. Daß ihr Mann in letzter Zeit schon mehrmals vom Fremdgehen gesprochen habe, erlebe sie als sehr belastend. Ihr Mann wisse, daß sie hier sei, er sei wohl bereit, beim nächsten Mal mitzukommen.

Problembewertung. Die Patientin ist unsicher, was eigentlich mit ihr los ist. Vielleicht komme sie ja ins Klimakterium, oder vielleicht sei sie ja nicht mehr attraktiv genug. Andere Frauen hätten ja wohl derartige Probleme nicht, ihr Ehemann vermute das sexuelle Problem bei ihr, da er ja keine Erektions- oder Orgasmusschwierigkeiten habe.

Gegenwärtige Sexualität. Sie hätten im letzten Jahr zunehmend seltener miteinander geschlafen, nur im letzten Urlaub hätte sie sich noch auf die sexuellen Erfahrungen mit ihrem Eheman freuen können, damals habe sie noch Spaß an verschiedenen Praktiken gehabt. Von ihr sei in letzter Zeit keine Initiative mehr ausgegangen, ihr Ehemann habe dagegen bis vor einigen Wochen noch regelmäßig 2–3 mal mit ihr schlafen wollen. Danach sei er häufig traurig, manchmal abwesend gewesen, weil sie kaum noch sexuelle Bedürfnisse äußere und kaum Erregung zeige und auch sonst wenig Lust im Bett habe.

Sexuelle Lebensgeschichte. Ihre Eltern hätten sich sexuell gut verstanden. Ihre eigene sexuelle Entwicklung sei vielleicht deshalb recht zufriedenstellend gewesen. Die Pubertät und die ersten beiden sexuellen Beziehungen, bevor sie ihren Mann kennengelernt habe, seien positiv gewesen. Mit ihrem Ehemann habe sie sich 15 Jahre lang in ihrer Ehe gut verstanden. Sie habe zwar immer weniger und auch teilweise andere sexuelle Bedürfnisse gehabt als er, aber im Grunde habe es ihr früher sexuell meistens Spaß gemacht. Sie habe ihn begehrt, sei meistens erregt gewesen und habe oft auch einen Orgasmus gehabt. Um so weniger verstehe sie, warum jetzt in letzter Zeit die Flamme erloschen sei.

Gegenwärtige Partnerbeziehung. Als die Kinder selbständig wurden, habe sie vor einigen Jahren daran gedacht, wieder zu arbeiten, nicht aus finanziellen Gründen, das hätten sie nicht nötig, aber damit sie wieder unter Leute komme. Ihr Mann sei dagegen gewesen. Er arbeite sehr viel und wenn er nach Hause komme, sei er meistens erschöpft und wolle, daß sie für ihn da sei. Nach dem Essen würde er häufig noch arbeiten. An Wochenenden sei er entweder mit der Partei- oder Vereinsarbeit beschäftigt. Sie hätten seit Jahren immer weniger Zeit für einander gehabt und würden kaum noch Dinge miteinander gemeinsam tun.

Gemeinsame Bestimmung von Konfliktpotentialen. Der Arzt bestimmt zusammen mit der Patientin, welche wiederkehrenden Verhaltensweisen sie bei sich und ihrem Partner jeweils positiv und negativ bewertet. Diese gemeinsam erhobenen wesentlichen inhaltlichen, interpersonellen und intrapersonellen Konfliktpotentiale bilden den Kern des psychosozialen Befundes.

Feed-back und weiteres Vorgehen. Der Arzt teilt der Patientin behutsam mit, daß die bisherigen körperlichen Untersuchungen erfreulicherweise keine Hinweise auf organische Erkrankungen ergeben hätten, auch gebe es keine Anzeichen, daß sie sich bereits im Klimakterium befinde. Er berichtet ihr von einigen anderen Patientinnen, die, ähnlich wie sie, um die 40 herum, über nachlassendes Verlangen, Erregungs- und Orgasmusprobleme klagten. Manchmal könne er in diesen Fällen kaum helfen, z.B. wenn sich die Partner völlig auseinander gelebt hätten oder sich gar hassen würden. Er habe den Eindruck gewonnen, daß dies in ihrem Fall aber nicht so sei. Danach wird vereinbart, das Gespräch in der nächsten Woche mit dem Ehepartner fortzusetzen.

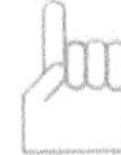

32.2.4 Entscheidungen über nachfolgende Maßnahmen

Partner- und Paargespräch

Partnergespräch. In einem kurzen Vier-Augen-Gespräch mit dem Ehemann wird eine Woche später ebenfalls eine Situationsbeschreibung und -bewertung erhoben, schließlich eine Reflektion über die Beziehung angestrengt. Der Ehemann teilt mit, kaum wechselseitige Bezüge zwischen seiner zunehmenden beruflichen und freizeitbedingten sozialen und zeitlichen Distanznahme zu seiner Ehefrau und ihrer sexuellen Distanzierung gesehen zu haben. Er gerät ins Zweifeln, verstummt zwischenzeitlich, als ihm deutlich wird, daß er seine Frau seit längerer Zeit in den unterschiedlichsten Lebensbereichen vernachlässigt, sie auch im Bett teilweise nicht mehr als vollwertige Person, teilweise eher objekthaft behandelt hat. Er beginnt sich zu schämen, fragt sich auch, ob sein eigener Stolz über sein eigenes erhaltenes sexuelles Verlangen und seine funktionierende Erregungs- und Orgasmusfähigkeit nicht eher als ein Anzeichen für eine beängstigende Wahrnehmungslücke sein könnte. Er ist verwirrt und fragt sich, wie es dazu kommen konnte, seine Sexualität in letzter Zeit so von der Zärtlichkeit abzuspalten.

Paargespräch. Das Gespräch mit dem Ehemann mündet in ein Dreiergespräch. Der Arzt benennt nun wesentliche psychosoziale Konfliktpotentiale, die als Resultat (von gegenseitigen) Mikroverletzungen oder Mikrogleichgültigkeiten interpretiert werden können. Er stellt das Verhältnis des wechselseitigen Gebens und Nehmens zwischen beiden Partnern dar und das Problem ihrer Identitätssicherung (Nähe und Distanzen, Aktivitäten und Passivitäten, gegensetige Selbst- und Fremdbilder). Er versucht zu veranschaulichen, daß die (sexuellen) Störungen beider Partner auf psychische und psychosoziale Bedingungen zurückgeführt werden können und ermöglicht dem Paar so ein neues Verständnis der (sexuell) versehrten Kommunikation.

32.2.5 Diagnose

Eine Weiterverweisung an einen ärztlichen Fachkollegen organmedizinischer Richtung erscheint aufgrund der vorliegenden Daten nicht indiziert, da z.B. eine neurologische oder gynäkologische Erkrankung nicht vorliegt.

Da die Patientin früher ihren Ehemann sexuell begehrte, keine Erregungs- oder nur selten Orgasmusschwierigkeiten hatte, leidet sie an einer ***sekundären Verlangens-, Erregungs- und Orgasmusstörung***. Die Anamnestik und psychosoziale Befunderhebung gibt Hinweise, daß diese multiphasische sexuelle Funktionsstörung Auswirkung einer partnerschaftlichen Kommunikationsstörung zwischen den Eheleuten ist.

Der Hausarzt vertritt die Auffassung, daß er bei einer sexuellen Störung, nach Ausschluß einer organischen Ursache, zunächst selbst eine Beratung versuchen sollte.

32.2.6 Verlaufskontrolle, kontrollierte Intervention, ggf. Weiterverweisung

Der Hausarzt weiß, daß nur ein Teil der von ihm durchgeführten kurzzeitigen Sexualberatung erfolgreich verlaufen kann und daß die Gespräche vielleicht in einigen Monaten wiederholt werden müssen. Sollte auch eine 2. Intervention nicht weiterbringen und die Störung trotz seiner und der Bemühungen beider Partner fortbestehen, geht er davon aus, das sexuelle Problem vielleicht noch nicht ausreichend interpretiert zu haben: Ist das sexuelle Vermeidungsverhalten schon intensiver, der Störungsverlauf langfristiger, die Fixierung in starre Rollen doch schon nachhaltiger? Dies sind Kriterien, die ihm verdeutlichen können, daß eine andere Behandlungsmethode als die von ihm gewählte Sexualberatung indiziert ist.

Mit dieser Einsicht in die Grenzen seiner eigenen sexualmedizinischen Kompetenz und dem Wissen um das Risiko der Chronifizierung durch unzureichende Diagnostik und Therapiemaßnahmen würde er eine Weiterverweisung in Erwägung ziehen. Der Kollege A, gleichfalls Allgemeinmediziner, hat Balint-Gruppen-Erfahrung, ist psychotherapeutisch fortgebildet und führt seit einiger Zeit Sexualtherapien im Rahmen seiner Praxis durch. Der Kollege B, ebenfalls Allgemeinmediziner, arbeitet seit einiger Zeit in eigener Praxis mit einem nichtärztlichen Therapeuten zusammen, der sich auf Paartherapie und Sexualtherapie spezialisiert hat. Zu denken wäre auch an andere qualifizierte Psychotherapeuten oder gar an eine Sexualmedizinische Ambulanz.

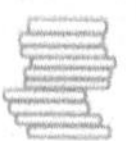

Literaturhinweise

Bräutigam W (1989) Sexualmedizin im Grundriß, 3. Aufl. Thieme Stuttgart New York
Buddeberg C (1987) Sexualberatung, 2. Aufl. Enke, Stuttgart

33 Suchtprobleme betreffende Anliegen

33.1 Rauchen und Entwöhnung

P.A. Kluge

Vorbemerkung

Jährlich sterben 140.000 Menschen an den Folgen des Tabakkonsums. 85–90% aller Lungenkrebstoten waren Raucher. Raucher sterben 15mal häufiger vor dem 45. Lebensjahr an Herzinfarkt als Nichtraucher. 10.000 Beinamputationen werden fast ausschließlich bei Rauchern vorgenommen. Frauen, die jenseits des 40. Lebensjahres rauchen und gleichzeitig Ovulationshemmer nehmen, haben die gleiche Infarktmortalität wie Männer. Die häufigste Tumortodesursache bei Frauen ist nicht mehr wie noch vor 20 Jahren das Mamma- oder Gebärmutterkarzinom, sondern das Bronchialkarzinom.

Neben den schon genannten Erkrankungen ist Rauchen verantwortlich für das Lippen-, Zungen-, Kehlkopf- und Magen-Karzinom, den Schlaganfall und eine erhöhte Frühgeburtenrate. Indirekt mitverantwortlich ist Rauchen auch für Betriebs-, Haushalt- und Verkehrsunfälle durch Beanspruchung der Aufmerksamkeit und durch Brand- und Explosionsauslösung. Trotz alledem ist bisher noch kein wesentlicher Rückgang des Tabakkonsums festzustellen. In geradezu erschreckendem Maße hat der Zigarettenkonsum bei Jugendlichen zugenommen. Statistiken, die einen Rückgang des Zigarettenkonsums ausweisen, verkennen, daß gerade sehr viele junge Leute aus Kostenersparnisgründen Zigaretten selbst drehen.

Vor diesem Hintergrund versteht sich die Verpflichtung des Arztes, den Patienten, der *motiviert* ist, das Rauchen aufzugeben, mit allen Mitteln zu unterstützen.

33.1.1 Fallbeispiel

Ein Ehepaar, er 25 Jahre, Dreher, sie 23 Jahre, Mutter von zwei Kleinkindern und Hausfrau rauchen beide täglich 20–25 Zigaretten und bitten jetzt um Hilfe, weil sie sich das Rauchen abgewöhnen wollen. Sie haben von einem Pflaster gehört, welches man auf die Haut klebe. Dies solle es ganz leicht machen, vom Rauchen wegzukommen. Die Frage nach der Motivation wird mit allgemeinen gesundheitlichen und finanziellen Gründen beantwortet.

Das Paar erhält dann Rezepte für die gewünschten Pflaster und ein Unterweisungs- und Motivationsset einer namhaften Firma. Nach 4 Wochen erscheinen beide wieder in der Praxis, um die beiden Kinder vorzustellen. Die Gelegenheit zur Nachfrage ergibt sich jetzt, denn von selbst kamen sie nicht darauf. Ja, es sei zunächst auch gut gegangen. Dann aber hatten sie anläßlich einer Feier nicht nein sagen können. Jetzt rauchten sie wieder wie vorher.

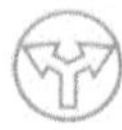

33.1.2 Differentialdiagnostisches Grobraster

Wir teilen Raucher ein in:
- Genußraucher
- Gesellschaftsraucher
- Suchtraucher

Der ***Genußraucher*** raucht Zigarette, meist aber Zigarre oder Pfeife, oft am Abend nach getaner Arbeit, beim Fernsehen oder Lesen. Bei der Arbeit oder konzentrativen Tätigkeiten vergißt er zu rauchen, Rauchen stört dann. Der ***Gesellschaftsraucher*** raucht in der Gruppe, wenn sie es auch tut. Sonst liegt ihm nicht viel daran.

Der eigentlich gefährdete ist der ***Suchtraucher***. Er raucht, um das zwanghafte Verlangen zu verhüten, das dem Entzug folgt. Er betreibt wie andere Süchtige klar erkennbare Vorratshaltung, um ständig im Besitz von Tabakprodukten zu sein. Ihm ist Rauchen wichtiger als Essen und Trinken. Sein Verhalten wird bei längerer Nikotinabstinenz in zunehmendem Maße asozial. Verantwortlich für das Verhalten sind die im Tabakrauch aufgenommenen Nikotinmengen. Beim Angebot von nikotinarmen Zigaretten wird durch vermehrtes Rauchen der Nikotinspiegel aufrechterhalten. Wird die Nikotinausscheidung durch Manipulation des Harn-pH beschleunigt, wird ebenfalls mehr geraucht.

Das Suchtverhalten des Nikotinabhängigen ist dem des Alkoholabhängigen ähnlich, unterscheidet sich aber dadurch, daß es nicht psychotoxisch wirkt, d. h. daß auch bei Aufnahme großer Mengen z. B. kein Kontrollverlust eintritt. Besondere Beachtung sollte aber der Möglichkeit einer Polytoxikomanie geschenkt werden, da immerhin etwa 80 % aller Alkoholkranken gleichzeitig starke Raucher sind.

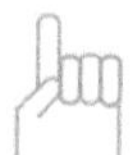

33.1.3 Entscheidung über nachfolgende Maßnahmen

Wie bei anderen Abhängigkeitserkrankungen steht an 1. Stelle ***die Motivation***. Sie alleine entscheidet über den Erfolg jeder Therapiemaßnahme. Nur bei vorhandener Motivation sollte daher etwa eine Nikotinsubstitution über den Entzug hinweghelfen.

Genuß- und Gesellschaftsraucher sind leicht zu motivieren. Schon geringe erste Anzeichen von Erkrankungen im Zusammenhang mit Rauchen genügen oft, um aufzuhören.

Dagegen nimmt der Abhängige Krankheit oft sogar in Kauf oder wird nun erst recht weiterrauchen - etwa beim Karzinom -, da es jetzt ja nichts mehr zu verhüten gibt. Neben der Furcht vor Krankheit bietet auch die Kostenersparnis eine starke Motivation, mit dem Rauchen aufzuhören. Deshalb werden oft „Verträge" geschlossen, bei denen der Abstinente Geld erhält oder bei Versagen bezahlen muß. Auch der Gedanke, Geld für teure Therapiemaßnahmen, etwa Akupunktursitzungen umsonst bezahlt zu haben, motiviert ebenfalls. *Keine* Motivation stellt es dar, wenn Arzt oder Angehörige immer wieder predigen, man solle doch mit dem Rauchen aufhören.

Ganz wesentlich ist, daß der Raucher den Zeitpunkt, wann er aufhören will, selbst bestimmt. Wenn er dann kommt, sollten wir unsere Unterstützung anbieten. Hilfreich sind vor allem Autogenes Training mit formelhafter Vorsatzbildung (Rauchen macht krank, Rauchen macht arm etc.), Hypnose mit posthypnotischem Auftrag, dekonditionierende Lernprogramme wie sie von der Bundeszentrale für gesundheitliche Aufklärung in Köln oder der Hessischen Arbeitsgemeinschaft für Gesundheitserziehung in Marburg oder auch von Pharmaherstellern zusammen mit nikotinhaltigen Pflastern herausgegeben werden. Bei der Nikotinsubstitution ist den transdermalen Systemen vor den Kaugummis der Vorzug zu geben, da letztere das Nikotin ähnlich wie beim Rauchen schnell anfluten lassen und darüber hinaus zu Schleimhautreizungen führen. Die Pflaster halten einen geringen Nikotinspiegel über einen längeren Zeitraum aufrecht. Sie stehen in verschiedenen Stärken zur Verfügung. Zu warnen ist jedoch vor der Verschreibung ohne sichere Motivation, da es sonst zu einer noch stärkeren Abhängigkeit kommt, nämlich durch Kleben von Pflaster und gleichzeitigem Zigarettenkonsum.

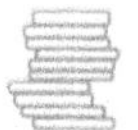

Literaturhinweise

Bundeszentrale für gesundheitliche Aufklärung, 15 Sekunden zum Nachdenken. Köln

Hessische Arbeitsgemeinschaft für Gesundheitserziehung (HAGE) Wegweiser zum Nichtraucher. Marburg

Opitz K (1985) Nikotin als abhängigmachende Substanz. In: Keup W (Hrsg) Biologie der Sucht. Springer, Berlin Heidelberg New York Tokyo

Wieck HH et al. (1981) Krankheit Alkoholismus. Perimed, Erlangen

33.2 Drogen-, Alkohol- und Tablettenabhängigkeit

Zu diesem Themenkreis siehe Kap. 9.3.

Anhang

Systematische Darstellung der einzelnen Beratungsschritte und ihrer Kennzeichen

Die folgende Darstellung des Idealablaufs eines Sprechstundenkontaktes wurde dem Buch „Peer Review in General Practice“ (Grol et al. 1988, Dep. Gen. Pract. Universität Nijmegen) in deutscher Übersetzung entnommen. Der Wert liegt u.E. vor allem in einer sinnhaften Abfolge einzelner miteinander abgegrenzter Erkenntnisschritte, welche alle in der Allgemeinpraxis wesentlichen Gesichtspunkte enthalten, die mit dem Patienten gemeinsam erarbeitet werden und von ihm klar nachvollzogen werden können.

Phase der Orientierung

Systematischer Aufbau (in welchem Maße wird der Beginn des Kontaktes offen und allgemein gestaltet? Inwieweit versucht der Hausarzt herauszufinden, mit welchen Anliegen und Wünschen der Patient kommt?)

- Der Hausarzt beginnt jeden Kontakt mit einer Phase allgemeiner Orientierung über die Beschwerden. Er tut dies, indem er
  - eine Bestandsaufnahme der Beschwerden, Probleme und Fürsorgebedürfnisse macht,
  - den Beginn offen gestaltet und nicht sofort eine bestimmte Linie oder Hypothese verfolgt,
  - offene Fragen stellt und wichtige Informationen spezifiziert,
  - die Kontinuität des Behandlungsprozesses fördert: durch Vereinbarung von Wiedervorstellungen, durch Aufbau auf vorausgegangene Kontakte und damals vereinbarte Ziele, durch die Nutzung von Kenntnissen über die Vorgeschichte, über Karteikartendaten und Vereinbarungen, die getroffen wurden.
- Er bemüht sich, die Wünsche und Erwartungen des Patienten herauszufinden, indem er
  - sich nicht von der vermuteten Ursache für das Kommen des Patienten entfernt,
  - durch die Benutzung von offenen Fragen die Ursachen für den Besuch des Patienten und die genauen Erwartungen an die Hilfeleistung des Arztes klärt.
- Die Angaben werden durch eine ausdrückliche Zusammenfassung dieser Phase gesammelt. Auf diese Weise wird der Übergang zur nächsten Stufe des systematischen Aufbaus deutlich gemacht. Der weitere Verlauf der Konsultation wird im Rahmen der Zusammenfassung beschrieben.

Umgang mit der Arzt-Patient-Beziehung (In welchem Maß zeigt der Hausarzt in der ersten Phase des Kontaktes Offenheit und inwieweit gelingt es ihm, eine sichere kooperative Beziehung herzustellen?)	• Der Hausarzt vermittelt sowohl verbal als auch nonverbal ein Gefühl der Entspannung und sorgt für eine offene und sichere Atmosphäre. • Er zeigt deutlich, daß er dem Patienten gegenüber aufnahmebereit ist, indem er – sich unverkrampft verhält, – sich durch entsprechendes Verhalten und Blickkontakt auf den Patienten einläßt, – hin und wieder Ruhe einkehren läßt und den Patienten ermutigt. • Er ermutigt den Patienten, durch offene Fragen und weitere Versuche, seine Beschwerden, seine Erfahrungen mit diesen, seine Gedanken darüber und seine Erwartungen zu äußern. • Durch Verbalisierung dessen, was der Patient unausgesprochen läßt, oder durch Erörterung von Dingen, die ihm bei dem Patienten auffallen (Angst, Wut, Nervosität, Depression) zeigt er dem Patienten deutlich, daß er versteht, was in ihm vorgeht.

Somatische Handlungsweise (In welchem Ausmaß versucht der Hausarzt, sich eine grobe Vorstellung von den körperlichen Aspekten der Beschwerden und Probleme zu verschaffen?)	• In der Initialphase des Kontaktes bemüht sich der Hausarzt, einen ersten Eindruck von den somatischen Informationen und Signalen zu gewinnen.
	• Er tut dies, indem er
	– den Patienten anregt, seine Beschwerden genauer zu beschreiben
	– offene Fragen stellt zu(r)
	  – Art der Beschwerden,
	  – Lokalisation der Beschwerden,
	  – der Entwicklung der Beschwerden,
	  – der Beziehung zu Begleitumständen und verursachenden Faktoren,
	  – Selbstmedikation, Selbsthilfe,
	– Informationen aus früheren Kontakten und Informationen aus den Patientendaten (Kartei) mit einbezieht,
	– Risikofaktoren und Frühsymptome einer Krankheit berücksichtigt.

Psychosoziale Herangehensweise (In welchem Ausmaß versucht der Hausarzt zu Beginn eines Kontaktes, sich einen Eindruck von wichtigen psychosozialen Informationen und Signalen zu verschaffen?)	• In der Initialphase des Kontaktes versucht der Hausarzt, einen ersten Eindruck von allen psychosozialen Informationen und Signalen zu bekommen, die für ein korrektes Verständnis und eine angemessene Behandlung der Beschwerden oder Probleme relevant sind.
	• Er tut dies, indem er
	– den Patienten aktiviert und ihn dabei soweit wie möglich unterstützt, selbst herauszufinden, welcher Art die Beschwerden oder Probleme sein könnten:
	  – Was denkt der Patient über die Beschwerden?
	  – Wie fühlt er sich mit diesen Beschwerden?
	  – Ist er ängstlich oder besorgt?
	  – Welche Art von damit verbundenem Kummer erlebt er?
	  – Wie reagieren Familie und Freunde?
	  – Was hat er selbst unternommen?
	– Informationen aus früheren Kontakten und Informationen aus der Kartei mit einbezieht,
	– auf Signale für psychosoziale oder somatische Fixierung achtet.

Klärung des Anliegens

Systematischer Aufbau

Nach der Phase der Orientierung beginnt der Hausarzt mit der ***Phase der systematischen Informationssammlung*** (soweit erforderlich), um die vorgebrachten Beschwerden zu erklären bzw. zu behandeln.

Dieses Stadium der Informationsgewinnung ist im Idealfall durch ein logisches Schritt-für-Schritt-Vorgehen gekennzeichnet, welches vom Allgemeinen zum Spezifischen vordringt und durch die Anwendung eines speziellen Handlungsplans, der als Richtlinie während des gesamten Behandlungsplans dient.

- Dies erreicht der Arzt, indem er
  - den Übergang zum Stadium der Informationsgewinnung deutlich macht und erläutert, was vorgeht,
  - beim Vorliegen mehrerer Beschwerden nach einem System entscheidet und alle Beschwerden systematisch durchgeht,
  - erst die Anamnese der körperlichen Beschwerden oder eine Klärung psychosozialer Aspekte vornimmt,
  - auf dieser Basis, soweit sinnvoll, entscheidet, inwieweit eine körperliche oder andere Art der Untersuchung angebracht ist,
  - als Markierungspunkt und zur Erläuterung weiterer Schritte das vorläufige Ergebnis zusammenfaßt,
  - offen bleibt für neue Anliegen und wenn erforderlich auf ein früheres Stadium der Untersuchung zurückgeht.

Umgang mit der Arzt-Patienten-Beziehung

- Der Hausarzt vergewissert sich, daß die Zusammenarbeit erfolgreich ist und daß die Information über Beschwerden und Anliegen hinreichend ist.
- Dies gelingt, indem der Hausarzt
  - den Beiträgen des Patienten gegenüber offen und zugänglich ist, den Patienten dazu anregt, mitzumachen und genau das herauszufinden, was nicht in Ordnung ist,
  - die Entwicklung der eigenen Gedanken und der weiteren Absichten in einer für den Laien verständlichen Form offenlegt,
  - indem er ein Gleichgewicht herstellt zwischen den eigenen und des Patienten Beiträgen.
- Jeder Mangel an Vertrauen oder Meinungsverschiedenheiten, insbesondere hinsichtlich der Problemklärung sollten offen angesprochen, und wenn nötig sollte der Arzt seine persönlichen Eindrücke dazu verdeutlichen.

Vorgehen bezüglich körperlicher Aspekte

- Sofern die Annahme einer körperlichen Krankheit vorliegt, müssen alle entsprechenden Bereiche systematisch und erschöpfend behandelt werden.

- Dies gelingt dem Hausarzt, indem er
  - alle für das Beschwerdebild in Frage kommenden Möglichkeiten ins Auge faßt und damit einen breit angelegten Zugang ermöglicht,
  - jene Hypothesen verfolgt, welche innerhalb der Allgemeinpraxis am wahrscheinlichsten erscheinen,
  - dabei stets ernsthafte Erkrankungen im Auge behält,
  - bei der Wahl der Möglichkeiten auch körperliche Faktoren und entsprechende Wünsche des Patienten in Betracht zieht,
  - die Wirksamkeit und evtl. Schwierigkeiten einer bereits bestehenden Behandlung klarstellt,
  - soweit wie möglich eine vorausschauende Arbeitsweise anwendet und dabei Screening-Methoden gezielt einsetzt.
  - bei der Informationsgewinnung von einer breit angelegten Anamnese ausgeht und auf dieser Basis weitere Entscheidungen und erforderliche Untersuchungen vornimmt.

Vorgehensweise hinsichtlich psychosozialer Aspekte

- Der Hausarzt geht auf wichtige psychosoziale Informationen und Hinweise, die er während der Informationsaufnahme gewonnen hat, ein und nimmt die richtigen Schritte für deren weitere Analyse vor. Er kann nur auf der Basis einer sorgfältigen Strategie darüber entscheiden, inwieweit solche Hinweise und Informationen vernachlässigbar sind. Dies gelingt ihm, indem er
  - den Patienten dazu anregt und ihm dabei hilft, so viel wie möglich selbst über die Art der Beschwerden oder Probleme herauszufinden,
  - konkret beschreibt, wie der Patient die Beschwerden erlebt und dies klar bezeichnet (Verankerung mit der Welt des Patienten)
  - stets sowohl die körperliche als auch die psychosoziale Seite ernst nimmt (zweigleisig arbeiten),
  - soweit erforderlich, wiederholt die Beziehungen zwischen körperlichen Beschwerden und psychosozialen Aspekten herausstellt,
  - insbesondere die Folgen und die Bedeutung der Beschwerden und Probleme für diesen Patienten herausstellt (Kreisprozeß).

Bezeichnung des Problems

Systematisches Vorgehen

- Der Hausarzt macht deutlich, daß die Klärung des Problems und der Beschwerden abgeschlossen ist, d.h. er markiert das Ende dieses Schrittes.
- Dann faßt er die Ergebnisse dieser Abklärung in Form einer vorläufigen Meinung oder Folgerung zu Art, Ursachen und Folgen der Beschwerden und des Problems zusammen.
- Diese Zusammenfassung wird dem Patienten quasi zur Überprüfung angeboten, inwieweit sie seinem ursprünglichen Anliegen entspricht.

Gestaltung der Patienten-Arzt-Beziehung

- Bei der ***Zusammenfassung*** des Untersuchungsergebnisses erläutert der Hausarzt genau, um welche Art von Störung es sich handelt. Dies geschieht durch Erläuterung, welche
  - auf das Patienten-Anliegen eingehen,
  - dem Verständnis des Patienten und dem allgemeinen Laienverständnis ohne Gebrauch von medizinischer Terminologie entsprechen,
  - vorstellbar und nachvollziehbar sind, den Sachverhalt vollständig und zutreffend wiedergeben, ohne dabei durch zu viele Details zu verwirren (Besonders wichtige Informationen werden wiederholt.)
  - deutlich und aufrichtig sind, d.h. der Arzt stellt seine Sicht zunächst offen dar, unabhängig davon, ob der Patient dem zustimmt.
- Der Arzt erläutert seinen Standpunkt so, daß der Patient ihn nachvollziehen und seinen eigenen damit vergleichen kann. Der Arzt stellt dann fest, inwieweit ihm der Patient folgt und wie er auf die Information reagiert.

Körperliche Aspekte

- Als Teil der Folgerungen aus der Problemklärung erläutert der Arzt die körperlichen Vorgänge der Gesundheitsstörung.
- Dies geschieht durch Informationen über
  - ***Vorliegen der Störung*** (Diagnose),
  - ***mögliche Ursachen*** bzw. Hintergründe,
  - ***den vermutlichen Krankheitsverlauf*** (Prognose).
- Die Erläuterung gilt als gelungen, wenn unangebrachte Ängste abgebaut werden.

Vorgehen hinsichtlich psychosozialer Aspekte

- Aus den Folgerungen der Problemklärung ergeben sich auch Informationen über psychologische und soziale Aspekte der Beschwerden. Der Arzt bespricht sie mit dem Patienten, indem er darlegt
  - was seiner Meinung nach nicht in Ordnung ist,
  - welche möglichen Hintergründe oder Ursachen der Beschwerden sich ergeben,
  - wie die vermutliche Bedeutung dieser Zusammenhänge einzuschätzen ist sowie Möglichkeiten und Folgen, welche sich aus bestimmten Verhaltensformen bezüglich der Krankheit ergeben können,
  - worin das Bindeglied zwischen Beschwerden und sozialen Faktoren besteht.
- Es wird nun versucht, die Beschwerden, wie sie sich aus der Problemklärung ergeben haben, in einer Art Selbstentdeckungsprozeß für den Patienten verstehbar zu machen.

Diskussion und Ausarbeitung eines Therapieplanes

Systematisches Herangehen

- Nach der Definition des Gesundheitsproblems muß der Allgemeinmediziner durch gemeinsame Diskussion mit dem Patienten auf eine Übereinstimmung darüber hinarbeiten, was als nächstes bezüglich der Beschwerden und Probleme des Patienten geschehen soll. Gemeinsam soll ein Handlungsplan erarbeitet werden.
- Diese Diskussion sollte auf eine spezifische Planung des zukünftigen Vorgehens hinauslaufen.
- Abschließend formuliert der Allgemeinmediziner die Beschlüsse dieser Diskussion in einer Zusammenstellung der konkreten Therapievorschläge und beendet auf diese Weise die Beratungsphase.
- Dieser Plan muß folgendes beinhalten:
  - die ***erreichten Entscheidungen***
  - die ***konkreten Erwartungen*** an den Patienten
  - das ***weitere Vorgehen*** für die Zukunft oder, bei Bedarf, für weitere Konsultationen.

Die Handhabung des Arzt-Patienten-Verhältnisses

- Der Allgemeinmediziner bezieht den Patienten ausdrücklich in den Entscheidungsprozeß ein über das, was als nächstes bezüglich seiner Beschwerden und Probleme geschehen soll.
- Er tut dies, indem er
  - den Patienten anregt und motiviert, seine Meinung zu der Sache vorzutragen,
  - alternative Behandlungsweisen vorschlägt, Vorteile sowie Nachteile gegenüberstellt und, wenn immer möglich, dem Patienten erlaubt, selbst zu wählen,
  - seine eigene Vorliebe bezüglich der zur Wahl stehenden weiteren Schritte darstellt und den Patienten zu seiner Meinung dazu befragt,
  - offen alle evtl. auftretenden Meinungsverschiedenheiten diskutiert und ein gutes Verhältnis wiederherstellt.
- Sobald Arzt und Patient sich auf ein Vorgehen verständigt haben, gibt der Arzt in verständlichen Worten einen klaren Überblick darüber, was vom Patienten erwartet wird und was er zu erwarten hat. Bezüglich des erwünschten Verhaltens sollten genaue Anweisungen gegeben werden.

Somatisches Vorgehen

- Der Allgemeinmediziner stützt sein Vorgehen bezüglich der somatischen Aspekte auf die vorliegenden Informationen, d.h. seine Strategie folgt logisch der Definition des Problems und stimmt mit ihr überein.
- Wenn möglich wählt der Allgemeinmediziner einfache Problemlösungen:
  - er behält die Angelegenheit nach Möglichkeit in seiner Hand,
  - er erwägt die nachteiligen Konsequenzen eines solchen Vorgehens,

- er zieht den (natürlichen) Verlauf der Beschwerden und die Chancen einer spontanen Besserung in Betracht.

- Der Allgemeinmediziner wägt ab, ob der gewählte Weg für den einzelnen Patienten und für sein soziales Umfeld zu realisieren ist.
- Ärztliche Auskünfte haben vorzugsweise gesundheitserzieherischen Wert, mit anderen Worten, sie weisen den Patienten darauf hin, was er selbst tun kann bzw. wie er dem Auftreten seiner Beschwerden vorbeugen kann.
- Nach der Auswahl der angemessenen Therapie zieht der Allgemeinmediziner die Nebenwirkungen und den Kostenaspekt in Betracht.
- Ein Konsil wird ins Auge gefaßt bei deutlicher diagnostischer und/oder therapeutischer Notwendigkeit und in all den Fällen, in denen ein Spezialist gebraucht wird.
- Bei jedem Treffen gibt der Allgemeinmediziner vor, ob der Patient sich wieder vorstellen soll und welcher Sachverhalt eine Wiedervorstellung erforderlich macht.

Psychosoziales Herangehen

- Wenn begleitend zu den Kenntnissen über den körperlichen Zustand psychosoziale Hintergründe bekannt sind, muß der Allgemeinmediziner zweigleisig vorgehen: Er beschäftigt sich einerseits mit den psychischen Belangen, überlegt andererseits aber auch, was hinsichtlich der psychosozialen Aspekte unternommen werden kann.
- Zu diesem Zweck ist ein fester Plan auszuarbeiten:
  - Die einzelnen zu unternehmenden Schritte müssen sukzessive mit dem Patienten diskutiert werden, um ihm eine bessere Vorstellung von seinem Gesundheitsproblem und von der angestrebten Therapie zu geben.
  - Die gewählte Vorgehensweise muß durchführbar sein; der Patient und seine familiären Umstände müssen berücksichtigt werden.
  - Von großer Wichtigkeit für den Patienten sind persönliche Verantwortlichkeit und Mitarbeit (z.B. auszuführende kleine „Aufgaben“).
- Wenn eine Überweisung zu einer psychosozialen Therapieeinrichtung erforderlich wird, dann sollte der Patient gut darauf vorbereitet und motiviert sein.

Evaluierung des Kontaktes

Systematischer Aufbau

- Am Ende der Beratung stellt der Hausarzt eine oder mehrere Fragen zur Evaluierung des Kontaktes:
  - Ist der Patient zufrieden und stimmt er mit der Wahl der Behandlung überein?
  - Ist sich der Patient darüber im klaren, was ihm fehlt und was deshalb veranlaßt werden muß?

- Sind die Schlußfolgerungen und die Vorgehensweise auf das Behandlungsbedürfnis abgestimmt?

- Indem der Hausarzt sich so verhält, weist er, soweit möglich, ausdrücklich darauf hin, daß der Kontakt (zu diesem Zeitpunkt) zu Ende geht.

  Falls neue Probleme auftauchen, beginnt er den Behandlungsprozeß erneut oder trifft eine Verabredung, um diese zu einem anderen Zeitpunkt weiter zu erörtern.

Qualitätssicherung in der Allgemeinmedizin

O. Bahrs, F.M. Gerlach

Die Forderung an die Medizin, in jedem Einzelfall eine optimale Versorgungsqualität zu gewährleisten, war eine zumeist unausgesprochene Selbstverständlichkeit. Seit Anfang der siebziger Jahre und damit Jahrzehnte nach entsprechenden Bemühungen in der Industrie, gab es auch erste Bestrebungen, die Qualität ärztlichen Handelns systematisch zu ermitteln, zu sichern und falls möglich bzw. erforderlich auch zu verbessern. Erst wesentlich später rückte die Qualitätssicherung in der Medizin jedoch zunehmend in den Blickpunkt des Interesses. Auslöser für diese Entwicklung waren u.a. ein Wandel gesellschaftlicher Wertvorstellungen, der mit einem steigendem Qualitätsanspruch hinsichtlich der medizinischen Versorgung einherging. Dazu kam die zunehmende Budgetierung der Ausgaben für Gesundheit, die zu der Erkenntnis führte, daß Wirtschaftlichkeitsprüfungen ohne eine Feststellung der erbrachten Qualität ärztlicher Leistungen nicht ausreichend sind.

Durch das sog. Gesundheits-Reformgesetz (GRG) wurden 1989 im Sozialgesetzbuch V erstmals gesetzliche Vorschriften für die Qualitätssicherung in der Medizin geschaffen. Auch innerärztlich wurde die Durchführung von ***„Maßnahmen zur Sicherung der Qualität"*** durch eine entsprechende Regelung in § 7a der Musterberufsordnung der Bundesärztekammer und den Berufsordnungen der Landesärztekammern für alle deutschen Ärzte verpflichtend vorgeschrieben.

Tabelle 1. Beispiele für die Dimensionen der Qualität in der Medizin (nach Donabedian)

Strukturqualität	Ausbildung des Arztes Weiterbildung des Arztes Qualifikation der Praxismitarbeiter Praxiseinrichtung und -organisation
Prozeßqualität	Anamnese- und Untersuchungstechnik des Arztes Therapie des Arztes Zusammenarbeit mit Kollegen und Praxismitarbeitern Gesprächsführung
Ergebnisqualität	Besserung oder Heilung von Erkrankungen Patientenzufriedenheit Höhe des Blutdrucks oder des Blutzuckers Änderungen gesundheitsbezogener Verhaltensweisen

Definition und Dimensionen der Qualität in der Medizin

Es existieren mehrere Vorschläge zur Definition des Begriffs „Qualität" in der Medizin. Ganz allgemein wird das Vorhandensein von Qualität dann unterstellt, wenn die angebotene Versorgung mit dem übereinstimmt, was als wünschenswerte Versorgung angesehen wird. Damit wird deutlich, daß der Qualitätsbegriff von der jeweiligen Perspektive verschiedener Menschen und Gruppen abhängig ist und somit durchaus sehr unterschiedliche Inhalte umfassen kann. Eine griffige Definition in diesem Sinne hat Wilhelm van Eimeren geprägt: „Qualität ist das Erreichte im Verhältnis zum Machbaren, bezogen auf die Menge des Gewünschten."

Nach Donabedian läßt sich die Qualität der medizinischen Versorgung in drei verschiedenen Dimensionen betrachten:

- Qualität der Struktur,
- Qualität des Behandlungsprozesses,
- Qualität des Behandlungsergebnisses (Tabelle 1).

Auch bei guter Qualität der Struktur, z.B. bei Vorhandensein eines technisch einwandfreien Blutdruckmeßgerätes und guter Qualität des Prozesses, d.h. bei guter Diagnostik der Erkrankung und Therapie mit Antihypertensiva, kann es trotzdem immer wieder zu einer schlechten Ergebnisqualität, d.h. zu einer unzureichend eingestellten arteriellen Hypertonie kommen. Da letztendlich die Qualität des Ergebnisses einer Behandlung, der sog. „outcome", entscheidend ist, sollten sich Bemühungen um eine Qualitätssicherung in erster Linie an dieser Dimension orientieren. Insbesondere im Bereich der ambulanten Versorgung, in der eine Vielzahl von Einflüssen und Veränderungen auf die Versorgung einwirken, fehlen jedoch zumeist geeignete Qualitätsparameter und Gesundheitsindikatoren. Die Ergebnisqualität einer Behandlung bei Hypertonikern umfaßt nämlich nicht nur den relativ leicht meßbaren Blutdruck, sondern auch das Maß an ***Lebensqualität***, welches als Ergebnis aus einer bestimmten medizinischen Versorgung resultiert. Da Zufriedenheit, physische Mobilität, soziale und mentale Aktivität zwar für den Patienten eine sehr große Bedeutung haben aber eine Bewertung derartiger Qualitätsmaßstäbe sehr schwierig ist, erfordert die Anwendung ergebnisorientierter Methoden zur Qualitätssicherung auch die Entwicklung von geeigneten Meßinstrumenten.

Der Kreislauf der Qualitätssicherung als kontinuierlicher Prozeß

Eine systematische und problemorientierte Qualitätssicherung sollte nach Selbmann folgende Schritte enthalten:

1. **Beobachtung der medizinischen Versorgung.**
2. **Erkennung von Problemen und Problemauswahl.**
3. **Problemanalyse und Erarbeitung von Lösungsvorschlägen.**
4. **Auswahl geeigneter Lösungsvorschläge und Umsetzung in die Praxis.**
5. **Überprüfung, ob das Problem beseitigt und dadurch die Qualität verbessert wurde.**

Diese Reihenfolge beinhaltet den Vorschlag bei nicht feststellbarer Verbesserung der Qualität zu Schritt 4, falls nötig sogar zu Schritt 1 oder 2 zurückzukehren und die folgenden Schritte erneut zu durchlaufen. Auf diese Weise kommt es zu einem „Kreislauf der Qualitätssicherung", der so lange nicht unterbrochen werden sollte, wie eine weitere Qualitätsverbesserung erreichbar erscheint.

Da sich bei jedem Arzt-Patient-Kontakt ständig neue Probleme stellen und die Entwicklung in der Medizin sowie der Wandel unserer Gesellschaft weiter fortschreiten, ist die Qualitätssicherung ärztlichen Handelns prinzipiell ein ***kontinuierlicher Prozeß***. Während des gesamten Berufslebens erfordert dies daher von jedem Arzt die grundsätzliche Bereitschaft zum interkollegialen Erfahrungsaustausch.

Der Hausarzt ist typischerweise der erste Ansprechpartner bei gesundheitsbezogenen Problemen und stellt die ***Schnittstelle zwischen Alltagswelt und Medizinbetrieb*** dar. Die Behandlungsanliegen sind in aller Regel zugleich auf somatischer, psychischer und sozialer Ebene angesiedelt und lassen sich oft nicht zu klassischen Diagnosen bündeln. Potentiell ständig mit der Gesamtheit möglicher Beschwerden konfrontiert, trifft der Hausarzt tatsächlich in seiner Praxis auf eine eingegrenzte Zahl typischer Probleme, die im jeweiligen individuellen Krankheitsprozeß verortet werden müssen. Die praxisspezifischen Erfahrungen steuern dabei – zumeist unbewußt – therapeutisches und diagnostisches Handeln.

Hausärztliche Tätigkeit ist weiterhin gekennzeichnet durch die Komplexität der auftretenden Gesundheitsstörungen, wie sie besonders in der Langzeitversorgung sogenannter multimorbider alter Menschen und chronisch Kranker deutlich wird. Um dieser Mehrdimensionalität gerecht werden zu können, muß der Hausarzt ***zeit- und problemangepaßte Entscheidungsverfahren*** entwicklen, die sich z.T. wesentlich von denen der Klinik unterscheiden.

Das besondere Problem der Qualitätssicherung in der Allgemeinmedizin besteht darin, daß die Behandlungsstandards der klinischen und psychologischen Medizin unter den besonderen Bedingungen hausärztlichen Handelns weder angewendet noch ignoriert werden können. Bei der Ausbildung eigener Handlungsleitlinien können sich Hausärzte bislang wenig auf einen formulierten Gruppenkonsens stützen. Qualitätszirkel, die die Bündelung des Sachverstands im Kollegium der Fachgleichen ermöglichen, bieten hierfür eine gute Chance. „Qualitätssicherung muß von unten und innen kommen" (Selbmann 1991).

Hausärztliche Qualitätszirkel als Instrument der Qualitätssicherung

Hausärztliche Qualitätszirkel sind Foren für einen kontinuierlichen interkollegialen Erfahrungsaustausch, der problembezogen und systematisch ist und der wechselseitigen Supervision dient. Indirekt in der Tradition der in der Industrie entwickelten 'quality circles' stehend knüpft diese Arbeitsform an ausländische Erfahrungen an (etwa die in den Niederlanden verbreiteten 'peer review'-Gruppen) und greift Arbeitsformen auf, die sich in Psychotherapie und Pädagogik bewährt haben.

Trotz der häufig als isolierend und konkurrenzorientiert empfundenen Tätigkeit der Hausärzte fehlt bislang eine systematische, zugleich ***fachliche und emotional entlastende Supervision***. Der Qualitätszirkel kann zugleich Rückhalt gewähren und arztabhängige Abweichungen von einer insgesamt erwünschten Qualität hausärztlicher Versorgung begrenzen. Die ***Professionalisierung in der Gruppe*** ist besonders deshalb effektiv, weil die Diskrepanz zwischen dem für angemessen gehaltenen und dem tatsächlichen Verhalten erfahrbar wird.

Stabilität der Gruppenzusammensetzung und offene Gesprächsatmosphäre (balintoid) sind Voraussetzung dafür, daß es wirklich zum Erfahrungsaustausch kommt. Die Gruppe setzt sich selbst ihr Thema, das

- häufige Fragen der hausärztlichen Praxis betrifft,
- als belastend empfunden wird,
- von großer wirtschaftlicher und epidemiologischer Bedeutung ist und
- grundsätzlich lösbar erscheint.

Als optimale Gruppengröße gelten etwa 8–15 Teilnehmer. Aus pragmatischen und gruppendynamischen Gründen werden Moderation und Organisation zumeist durch nicht unmittelbar Beteiligte übernommen, wobei sich das Modell der gemeinsamen Moderation (z.B. durch Arzt und Sozialwissenschaftler) bewährt hat.

Der erfahrungsnahen Arbeit im hausärztlichen Qualitätszirkel liegen Dokumentationen des Versorgungsgeschehens in den beteiligten Praxen zugrunde. Unabhängig von der Dokumentationsform (Tabelle 2) werden problemzentriert in konkreter Fallarbeit die dem hausärztlichen Routine-

Tabelle 2. Dokumentationsformen

Qualitative Methoden	Audio-/Videoaufzeichnungen v. Praxisgesprächen Teilnehmende Beobachtung Falldarstellung durch den Kollegen Gruppendiskussion Karteikarten/Gutachtenanalyse
Quantitative Methoden	Dokumentationsbogen Praxiscomputer Krankenkassendaten

handeln zugrundeliegenden ***impliziten Qualitätskriterien*** herausgearbeitet. Ihre Angemessenheit wird auch im Vergleich zu externen Kriterien geprüft, um daraus Handlungsleitlinien zu entwickeln, deren Angemessenheit und Praktikabilität dann wiederum am Einzelfall geprüft wird. Die hausärztlichen Qualitätszirkel bescheiden sich nicht mit der Erarbeitung von Checklisten für das Vorgehen bei spezifischer Indikation, sondern verdeutlichen vermittels *themenzentrierter* Falldiskussionen das *themenübergreifende* hausärztliche Handlungskonzept der „Weggenossenschaft" von Patient und Arzt.

Beispiel. Ca. 15 überwiegend aus Niedersachsen stammende Hausärztinnen und Hausärzte beteiligen sich an einem von den Autoren in der Abteilung Allgemeinmedizin der Medizinischen Hochschule Hannover organisierten Qualitätszirkel, der in monatlichen, jeweils 3-stündigen Treffen die Entwicklung von Leitlinien für die hausärztliche Praxis zum Ziel hat. Die Diskussionen werden auf der Grundlage von Tonbandmitschnitten in Protokollen systematisch aufbereitet.

Auf die ***Konstitutionsphase***, in der der Zirkel seine Arbeitsweise abklärte und eine Problemliste „Hausärztliche Behandlung von Patienten mit Kreuzschmerz" erstellte, folgte die ***Dokumentationsphase***. In den Zirkelpraxen werden sukzessive jeweils eine Woche lang ungezielt alle Arzt-Patienten-Gespräche mit Einverständnis von Patient und Arzt per Video protokolliert und nachträglich diejenigen mit dem Patientenanliegen Kreuzschmerz markiert. In der gegenwärtig laufenden ***Arbeitsphase*** wird pro Treffen eine Konsultation diskutiert. Weil jedesmal ein anderer Hausarzt seine Praxis vorstellt, wird der spezifische Handlungsstil jedes Zirkelteilnehmers anschaulich. Darüberhinaus werden Experten unterschiedlicher und für die Kreuzschmerzbehandlung bedeutsamer Spezialdisziplinen (z.B. Physikalische Therapie, Psychosomatik, Orthopädie, Sozialmedizin, Selbsthilfegruppen) in die Diskussion einbezogen. Da stets *aktuelle* Behandlungsfälle vorgestellt werden, ist der Qualitätszirkel ein Instrument interkollegialer Supervision. Der vorstellende Arzt erhält neben einer Rückmeldung über sein Vorgehen auch Tips für den weiteren Behandlungsverlauf und berichtet seinerseits über die weitere Entwicklung.

Ausgehend von spezifischen Schwierigkeiten der Kreuzschmerzbehandlung werden in den Falldiskussionen allgemeine Probleme hausärztlichen Handelns deutlich (Praxiseinrichtung, Dokumentation, Wirkung des Computers, Gesprächsführung, nonverbale Kommunikation, Gefahr behandlungsinduzierter Abhängigkeit, Arztwechsel) und finden ihren Niederschlag in den (vorläufigen) Handlungsleitlinien.

Hausärztliche Qualitätszirkel umfassen alle Dimensionen der Qualitätssicherung, auch wenn Prozeß- und Strukturqualität bislang im Vordergrund stehen. Aufgrund methodischer Schwierigkeiten ist die Auswirkung der Zirkelarbeit auf die Qualität der Versorgung noch wenig untersucht. Immerhin ist so viel gewiß: Hausärztliche Qualitätszirkel fördern die Berufszufriedenheit und das professionelle Selbstbewußtsein.

Literaturhinweise

Abholz HH, Dreykluft HR, Meyer B (1992): Bericht über einen Qualitätszirkel; in: ZfA

Adam H, Bahrs O, Gerke H, Szecsenyi J (1991): „Videoseminar als Fortbildungs- und Forschungsinstrument", in: Niedersächsisches Ärzteblatt, 8, 22–26

Balint M, Hunt J, Joyce D, Marinker M, Woodcock J (1975): Das Wiederholungsrezept. Behandlung oder Diagnose? Klett, Stuttgart

Donabedian A (1966) Evaluating the quality of medical care. Milbank Mem Fund Q 44:166–203

Donabedian A (1980) The definition of quality and approaches to its assessment (Exploration in quality assessment and monitoring Vol I). Health Administration Press, Ann Arbor

Grol RPTM (1985): Die Prävention somatischer Fixierung, Berlin Heidelberg New York Tokyo, Springer

Grol RPTM, Mesker PSR, Schellevis FG (1988): Peer Review in General Praxis, Nijmegen

Häussler B (1992): Qualitätssicherung der psychosozialen Versorgung in der ambulanten kinderärztlichen Praxis aus Basis von Routinedaten der gesetzlichen Krankenversicherung; in: Häussler B u.a. (Hrsg.): Qualitätssicherung in der ambulanten Versorgung und Rehabilitation. Sozialmedizinische Ansätze der Evaluation im Gesundheitswesen, Bd. 2. Berlin Heidelberg Tokyo New York, Springer (im Druck)

Helmich P, Hesse E, Köhle K, Mattern Hj, Pauli H, Uexküll Th v, Wesiack W (1991) Psychosoziale Kompetenz in der ärztlichen Primärversorgung, Berlin Heidelberg New York London Paris Hongkong Barcelona, Springer

Selbmann HK (1983) Die Rolle der medizinischen Informationsverarbeitung in der Qualitätssicherung geburtshilflichen Handelns. Geburtsh Frauenheilkd [Sonderheft] 43:82–86

Selbmann HK (1991): Fragt die Patienten, was sie von der Klinik halten!; Ärztl. Praxis, 92, 37

WONCA (1991): Quality Assurance for Family Doctors, Wellington, George Jeffrey Cor

Literaturverzeichnis

Literatur zu Kap. 1 und Kap. 2

DEGAM (1986) Deutsche Gesellschaft für Allgemeinmedizin: Neufassung der Hodenhagener Beschlüsse nach den Baden-Badenern Beschlüssen

Dreibholz J, Haehn K-D (Hrsg) (1982) Hausarzt und Patient. Schlütersche, Hannover

Hamm H (1988) Allgemeinmedizin 4. Aufl., Thieme, Stuttgart New York

Hodgkin K (1978) Towards Earlier Diagnosis in Primary Care, 4th edn. Churchill Livingstone, Edingburgh London New York

Robert Bosch Stiftung (1989) Das Arztbild der Zukunft. Bleicher, Gerlingen (Beiträge zur Gesundheitsökonomie 26)

Spanke E (1991) Zur Geschichte des Carolinen-Hospitals in Hüsten von den Anfängen bis zum Ende des 2. Weltkrieges (1868–1945). Med. Dissertation, Medizinische Hochschule Hannover

Staatsarchiv Münster, Regierung Arnsberg Nr. 12959, Verfügung vom 2. Dez. 1847

Sturm E (1983) Renaissance des Hausarztes. Springer, Berlin Heidelberg New York Tokio

Vouri H (1989) Geleitwort. In: Zentralinstitut für die kassenärztliche Versorgung in der Bundesrepublik (Hrsg) Die EVaS-Studie. Deutscher Ärzte-Verlag, Köln

Zaman T, Pauli HG (1991) Ein experimentelles Curriculum in ärztlicher Ausbildung im europäisch-deutschsprachigen Raum. Carl Gustav Carus Stiftung

Literatur zu Kap. 3

Antonovsky A (1987) Unraveling the mystery of health. How people manage stress and stay well. Jossey-Bass, San Francisco

Bertalanffy L von (1968) General systems theory. Foundations, development, applications. Braziller, New York

Maturana H, Varela F (1987) Der Baum der Erkenntnis. Die biologischen Wurzeln des menschlichen Erkennens. Scherz Bern München Wien

Uexküll T von, Wesiack W (1988) Theorie der Humanmedizin. Grundlagen ärztlichen Denkens und Handelns. Urban & Schwarzenberg München

Literatur zu Kap. 4 und 5

Braun RN (1988) Wissenschaftliches Arbeiten in der Allgemeinmedizin. Springer, Berlin Heidelberg New York Tokyo

Gerlach FM, Szecsenyi J (1988) Psychosocial disorders of children and adolescents in German general practice. Allgemeinmedizin 17: 69–72

Lamberts H, Wood M (1987) ICPC – International Classification of Primary Care. Oxford Univ Press, Oxford

Moehr JR, Haehn KD (Hrsg) (1977) Verdenstudie – Strukturanalyse Allgemeinmedizinischer Praxen. Deutscher Ärzte-Verlag, Köln

Müller J, Wiesner G (1990) Morbiditätsanalyse in der Allgemeinpraxis. Allgemeinmedizin 19: 25: 30

Schach E, Schwartz FW, Kerek-Bodden (1989) EVaS-Studie - Eine Erhebung über die ambulante medizinische Versorgung in der Bundesrepublik Deutschland. Zentralinstitut für die Kassenärztliche Versorgung in der Bundesrepublik Deutschland, Band 39.1. Deutscher Ärzte-Verlag, Köln

Wagner P, Schach E, Schwartz FW (1989) RVC. A Reason for 'Visit Classification for Ambulatory Care - Ein Klassifikationsschema für Kontaktanlässe in der ambulanten Versorgung. Zentralinstitut für die Kassenärztliche Versorgung in der Bundesrepublik Deutschland, Band 39.2. Deutscher Ärzte-Verlag, Köln

Weyerer S, Dilling H (1983) Psychisch Kranke in Allgemeinpraxen. Eine psychiatrisch-epidemiologische Untersuchung im Landkreis Traunstein, Fortschr Med 101: 670–675

WHO (1977) ICD 9 - Manual of the International Statistical Classification of Diseases, Injuries and Causes of Death 9. Revision. WHO, Geneva

Zintl-Wiegand A, Cooper B (1979) Psychische Erkrankungen in der Allgemeinpraxis: Eine Untersuchung in Mannheim. Nervenarzt 50: 352–359

Literatur zu Kap. 7

Erikson EH (1981) Jugend und Krise. Ullstein, Frankfurt Berlin

Fischer GC (1991) Geriatrie für die hausärztliche Praxis. Springer, Berlin Heidelberg New York Tokyo

Hamm H (Hrsg) (1980) Allgemeinmedizin Familienmedizin, 4. Aufl. Thieme, Stuttgart New York

Havighurst RJ (1972) Developmental task and education, 3rd ed. McKay, New York

Kielholz P, Adams C (Hrsg) (1986) Der alte Mensch als Patient, Deutscher Ärzte-Verlag, Köln

König B (Hrsg) (1988) Die Allgemeinmedizin, perimed, Erlangen

Lachnit KS (1982) Geriatrische Aspekte in der Praxis. Deutscher Ärzte-Verlag, Köln

Meier-Ruge W (Hrsg) (1987) Der ältere Patient in der Allgemeinpraxis. Karger, München

Palitzsch D (1990) Kinderheilkunde für Studenten und Ärzte, 3. Aufl. Enke, Stuttgart

Piaget J (1972) Theorien und Methoden der modernen Erziehung. Molden, Wien

Sitzmann FC (Hrsg) (1988) Kinderheilkunde, 6. Aufl. Hippokrates, Stuttgart

Schaefer H, Sturm E (Hrsg) (1986) Der kranke Mensch. Springer, Berlin Heidelberg New York Tokyo

Literatur zu Kap. 8

8.2 Der Leichtkranke

Fischer GC, Kerek-Bodden E, Schach E, Schach S, Schwartz F, Wagner P (1988) Gesundheitsprobleme im Alter. Münch. Med. Wschr. 130: 51–54

8.3 Der Akut-kranke

Nerenz DR, Leventhal H (1983) Self-regulation theory in chronic illness. In: Burish TG, Bradley LA (eds) Coping with chronic disease. Research and applications. Academic Press, Paris San Diego, pp 13–37

8.4 Der Chronisch-Kranke

Christensen AJ, Turner CW, Smith TW, Holman JM, Gregory MC (1991) Health locus of control and depression in end-stage renal disease. J Consult Clin Psychol 59: 419–424

Gutmann MC, Pollock ML, Schmidt DH, Dudek S (1981) Symptom monitoring and attribution by cardiac patients. Paper presented at the Annual Meeting of the American Federation for Clinical Research

Haisch J, Haisch I (1990) Gesundheitspsychologie als Sozialpsychologie: Das Beispiel der Theorie sozialer Vergleichsprozesse. Psychol Rdsch 41: 25–36

Hamm H (1988) Allgemeinmedizin, 4. Aufl. Thieme, Stuttgart New York

Nerenz DR (1979) Control of emotional distress in cancer chemotherapy. Doctoral dissertation, University of Wisconsin-Madison

8.5 Der Schwerkranke

Doyle D (1990) Hauspflege bei unheilbar Kranken. Thieme, Stuttgart New York

Dreibholz J, Haehn K-D (Hrsg) (1982) Hausarzt und Patient Schlütersche Verlagsanstalt, Hannover

Frankl E v (1972) Der Wille zum Sinn. Huber, Bern

Kruse A (1986) Die Auseinandersetzung mit chronischer Krankheit – eine Analyse von Schlaganfallpatienten und ihren Angehörigen. Zeitung Allg. Med. Hippokrates, Stuttgart

Mangold W (1985) Diagnosevermittlung beim chronisch und unheilbaren Kranken. Sonderteil Allgemeinmedizin in der MMW 127 (1985) Nr. 47

Petzold IH (1984) In: Spiegel-Rösing I (Hrsg) Ziele psychosozialer Intervention beim Sterbenden. Die Begleitung Sterbender. Theorie und Praxis der Thanatotherapie. Junfermann, Paderborn

Weisbach W-R (1991) Hausbesuch im Wandel. Organisation von Hausbesuchen, Koordination häuslicher Krankenpflege, Ärztliche Betreuung Schwerkranker und Sterbender. Deutscher Ärzte-Verlag, Köln

8.6 Der Sterbende

Eissler KR (1978) Der sterbende Patient. Zur Psychologie des Todes. Frommann, Stuttgart-Bad Cannstatt

Kübler-Ross E (1982) Verstehen was Sterbende sagen wollen, 2. Aufl. Kreuz, Stuttgart

Kübler-Ross E (1975) Reif werden zum Tod, 4. Aufl. Kreuz, Stuttgart

Kübler-Ross E (1975) Interviews mit Sterbenden, 4. Aufl. Kreuz, Stuttgart

Sporken P (1972) Menschlich sterben. Patmos, Düsseldorf

Vogler W (1980) Über den Umgang mit Sterbenden, Protokoll einer Podiumsdiskussion anläßlich des 12. Deutschen Kongresses für Allgemeinmedizin in Marburg an der Lahn. Krüger, Dortmund

8.7 Der Patient mit erhöhtem Gesundheitsrisiko

Gross R, Schölmerich P, Gerok W (Hrsg) (1987) Lehrbuch der Inneren Medizin, 7. Aufl. Schattauer, Stuttgart

Hirayama T (1990) Life-style and mortality – a large-scale census-based cohort study. Karger, Basel

Multiple Risk Factor Intervention Trial Group (1982) Multiple risk factor intervention trial: risk factor changes and mortality results. JAMA 248, 1465–1477

Schwartz FW (1985) Prävention in der Praxis. Aufgaben einer ärztlichen Gesundheitsberatung. MMW 127, 445–447

8.8 Notfallsituationen

Boenninghaus HG (1990) Hals-Nasen-Ohrenheilkunde, 8. Aufl. Springer, Berlin Heidelberg New York Tokyo

Harnack GA, Heimann G (Hrsg) (1990) Kinderheilkunde, 8. Aufl. Springer, Berlin Heidelberg New York Tokyo

Heberer G, Köle W, Tscherne H (1986) Chirurgie, 5. Aufl. Springer, Berlin Heidelberg New York Tokyo

Koller F, Neuhaus K (Hrsg) (1987) Internistische Notfallsituationen, 4. Aufl. Thieme, Stuttgart New York

Mumenthaler M (1990) Neurologie, 9. Aufl. Thieme, Stuttgart New York

Stauch M (1985) Kreislaufstillstand und Wiederbelebung, 5. Aufl. Thieme, Stuttgart New York

Literatur zu Kap. 9

9.1 Patienten mit onkologischen Erkrankungen

Cassileth BR, Lusk EJ, Miller DS, Brown LL, Miller C (1985) Psychosocial Correlates of Survival in Advanced Malignant Disease? New England Journal of Medicine 312, 1551–1555

Niederle N, Aulbert E (1987) Der Krebskranke und sein Umfeld. Thieme, Stuttgart New York

9.2 Patienten in psychosozialen Krisensituationen

Bochnik H, Demisch K, Gaertner-Huth C (1989) Sprechende Allgemeinmedizin. Deutscher Ärzte-Verlag, Köln

Helmich P, Hesse E, Köhle K, Mattern H, Pauli H, von Uexküll T, Wesiack W (1991) Psychosoziale Kompetenz in der ärztlichen Primärversorgung. Springer, Berlin Heidelberg New York Tokyo

Mead M, Patterson H (1986) Praxistraining in der Allgemeinmedizin. Hippokrates, Stuttgart

Reimer C (1992) Psychotherapeutische Interventionen bei Suizidalität. Nervenheilkunde 11: 22–24

Rudolph G (1986) Der depressive Patient in der ärztlichen Sprechstunde. Vieweg, Wiesbaden

9.3 Drogen- und Abhängigkeitskranke

Corazza V et al (1990) Kursbuch Gesundheit. Kiepenheuer & Witsch, Köln

Curran V, Golombok S (1991) Bunte Pillen – Ade! Wege aus der Sucht. Piper, München

Gastpar M, Rösinger C (1991) Methadonsubstitution in der Behandlung schwerkranker Opiatabhängiger. Dt. Ärzteblatt 88, Heft 44, (23)

Helmich P et al. (1991) Psychosoziale Kompetenz in der ärztlichen Primärversorgung. Springer, Berlin Heidelberg New York Tokyo

Hüttner D (1991) Der falsche Freund. Synanon International e.V., Berlin

Kielholz P, Adams C (Hrsg) (1984) Vermeidbare Fehler in Diagnostik und Therapie der Depression. Deutscher Ärzte-Verlag, Köln

Kochen M (Hrsg) (1991) Rationale Pharmakotherapie in der Allgemeinpraxis. Springer, Berlin Heidelberg New York Tokyo

Lungershausen E (1991) Süchtigkeit. Nervenheilkunde 1991; 10: 207–10

Recklin T, Joraschky P (1991) Das pathologische Glücksspielen: Symptomanz, Geschichte, Therapie und forensische Beurteilung. Nervenheilkunde 1991, 10; 147–53

Tölle R (1991) Psychiatrie, 9. Aufl. Springer, Heidelberg, New York Tokyo

Werner A (1990) Wege weg vom Alkohol. Econ, Düsseldorf

Windgassen K (1991) Pathologisches Spielen: Entstehungsbedingungen und Behandlung. Dt. Ärzteblatt 88, Heft 9 (29)

9.4 Aids-Kranke

Jäger H (Hrsg) (1989) AIDS und HIV-Infektionen. Handbuch und Atlas für Klinik und Praxis. Ecomed, Landsberg

Kochen MM (1989) Die Aufgaben des Hausarztes bei der Betreuung HIV-infizierter und AIDS-kranker Patienten. Z Allg Med 65: 462–468

Kochen MM, Hasford J, Jäger H et al (1991) How do patients with HIV perceive their general practitioners? Br Med J (in press)

Marzuk PM, Tierney H, Tardiff K et al (1988) Increased risk of suicide in persons with AIDS. JAMA 259: 1333–1337

Steigleder GK, Rasokat H (1990) Haut- und Schleimhautveränderungen bei HIV-Infektion und AIDS. Thieme, Stuttgart New York

Working Party of the Royal College of General Practitioners (1988) Human immunodeficiency virus infection and the acquired immune deficiency syndrome in general practice. J R Coll Gen Pract 38: 219–225

Literatur zu Kap. 10

Bengel J (1988) Ärztliche Gesundheitsberatung im Rahmen der Präventivmedizin. In: Zentralinstitut für die kassenärztliche Versorgung (Hrsg) Gesundheitsberatung durch Ärzte. Deutscher Ärzte-Verlag, Köln

Fischer GC (1984) Psychosomatische Zusammenhänge in der Bewertung von Patienten der Allgemeinpraxis. Z.Alk.Med. 5: 227–232

Fischer GC (1983) Aspekte der Krankheitsbewertung bei älteren Patienten. Z.Alk. Med. 23: 1275–1280

Hatem JH, Lawrence RS (1987) Improving compliance and health-promoting behavior. In: Branch WT (ed.) Office practice of medicine. Saunders, Philadelphia

Lazarus RS, Launier R (1981) Streßbezogene Transaktionen zwischen Person und Umwelt. In: Nitsch J (Hrsg) Streß. Theorien, Untersuchungen, Maßnahmen. Huber, Bern

Novack DH (1987) Therapeutic aspects of the clinical encounter. Journal of general internal medicine. Philadelphia. Bd. 2,5.: 346–355

Literatur zu Kap. 11

Geisler L (1987) Arzt und Patient – Begegnung im Gespräch. Pharma, Frankfurt

Grol RPTM (1985) Die Prävention somatischer Fixierung. Springer, Berlin Heidelberg New York Tokyo

Picker-Huchzermeyer W, Drommel R (1992) Begegnung zwischen Patient und Arzt – ein Kommunikations-Lehrbuch. (In Vorbereitung)

Literatur zu Kap. 12

12.2 Hausärztliche Beratung

Bochnik HJ, Demisch K, Gärtner-Huth C (1989) Sprechende Allgemeinmedizin, Deutscher Ärzte-Verlag, Köln

Geisler L (1987) Arzt und Patient-Begegnung im Gespräch. Pharma, Frankfurt/M.

Grol RPTM (1985) Die Prävention somatischer Fixierung. Springer, Berlin Heidelberg New York Tokyo

Sturm E (1983) Renaissance des Hausarztes. Springer, Berlin Heidelberg New York Tokyo

Sturm E (1989) Der Auftrag der Evolution an den Arzt. Festvortr. 20. Kongr. der Akademie für Allgemeinmedizin, Graz

12.3.1 Diagnostische Verfahren

Adler R, Hemmeler W (1986) Praxis und Theorie der Anamnese. Fischer, Stuttgart New York

Biener K (1981) Selbstmord - Noch viele ungelöste Aufgaben. Psycho 7: 395–398

Fischer G (1987) Fehldiagnosen durch mangelnde Verlaufskontrolle. In: Schrömbgens H (Hrsg) Die Fehldiagnose in der Praxis. Hippokrates, Stuttgart

Fischer GC (1986) Abwartendes Offenlassen - Gedanken zur Analyse und Lehrbarkeit einer allgemeinärztlichen Arbeitsmethode. MMW 128: 64–67

Grol RPTM (1985) Die Prävention somatischer Fixierung. Springer, Berlin Heidelberg New York Tokyo

12.3.3 Therapeutische Verfahren

Psychosomatische Grundversorgung

Balint M (1964) Der Arzt, sein Patient und die Krankheit. Klett-Cotta, Stuttgart

Erickson MH, Rossi EL (1981) Hypnotherapie. Aufbau, Beispiele, Forschungen. Pfeiffer, München

Faber FR, Haarstrick R (1989) Kommentar Psychotherapie-Richtlinien. Jungjohann, Neckarsulm München

Hoffmann B (1977) Handbuch des Autogenen Trainings. Deutscher Taschenbuchverlag, München

Hoffmann SO, Holzapfel G (1991) Einführung in die Neurosenlehre und psychosomatische Medizin. Schattauer, Stuttgart New York

Jacobson E (1938) Progressive Relaxation. University of Chicago Press, Chicago

Kraft H (1982) Autogenes Training: Methodik und Didaktik. Hippokrates, Stuttgart

Lohmann R (1986) Übende und suggestive Verfahren. In: Uexküll T von (Hrsg). Psychosomatische Medizin. Urban & Schwarzenberg, München Wien Baltimore

Rechenberger HG (1987) Kurzpsychotherapie in der ärztlichen Praxis. Springer, Berlin Heidelberg New York Tokyo

Rossa B (1991) Diagnostik und Psychotherapie im Alter. In: Fischer GC (Hrsg) Geriatrie für die hausärztliche Praxis. Springer, Berlin Heidelberg New York Tokyo

Schultz IH (1991) Das Autogene Training, 19. Aufl. Thieme, Stuttgart New York

Stucke W (1982) Die Balintgruppe. Dt. Ärzte-Verlag, Köln

Uexküll T von (1986) Psychosomatische Medizin. Urban & Schwarzenberg, München Wien Baltimore

Naturheilkunde

Fintelmann V et al (1989) Phytotherapie Manual. Hippokrates, Stuttgart

Hänsel R (1991) Phytopharmaka. Springer, Berlin Heidelberg New York Tokyo

Hentschel H-D (Hrsg) (1991) Naturheilverfahren in der ärztlichen Praxis. Deutscher Ärzte-Verlag, Köln

Hochstetter K (1982) Einführung in die Homöopathie. Johannes Sonntag, Regensburg

Seng G et al (Hrg) (1989) Naturheilverfahren und Homöopathie. Hippokrates, Stuttgart

Vogel G et al (1990) Phytotherapie in der Praxis. Deutscher Ärzte-Verlag, Köln

Weiß RF (1990) Lehrbuch der Phytotherapie. Hippokrates, Stuttgart

Wiesenauer M (1989) Homöopathie. Hippokrates, Stuttgart

Wiesenauer M (1984) Unsere wichtigsten Naturheilverfahren. Hippokrates, Stuttgart

12.4 Sozialmedizinische Aufgaben

Arnold M (1987) Stellenwert der Prävention im Rahmen der Weiterentwicklung des Gesundheitswesens aus Sicht des Mediziners. In: Gesellschaft für Versicherungswissenschaft und -gestaltung e.V. Stellenwert der Prävention im Rahmen der Weiterentwicklung des Gesundheitswesens, Vollmer, (Hrsg), Köln Bergisch Gladbach, S 15–29

Schipperges H (1990) Heilkunst als Lebenskunde oder die Kunst, vernünftig zu leben: zur Theorie der Lebensordnung und Praxis der Lebensführung VUD, Freudenstadt-Grüntal

Mc Whinney I (1973) Frühsymptomatik des praktischen Arztes. Huber, Bern Stuttgart Wien

WHO (1980) International classification of impairments, disabilities and handicaps. World Health Organization, Genf

12.5 Hausbesuchstätigkeit

Bonorden St, Roewer N, Glück S, Mohr CP (1983) Indikationen zu Hausbesuchen. Erfahrungen des organisierten Notdienstes eines ländlich strukturierten Gebietes. Münch.med. Wochenschrift 24, 69

Hamm H (1988) Allgemeinmedizin. 4. Aufl. Thieme, Stuttgart New York

Kuminek K, Meumann M (1984) Zur Effektivität des Hausbesuches durch den Facharzt für Allgemeinmedizin. Deutsches Gesundheitswesen 39 (1984) Nr 45, S 1791–1794

Sturm E (1987) Die familienärztlichen Aufgaben des Hausarztes. Allgemeinmedizin 16 Nr 2–3, S 73–77

Wiesner G (1990) Diagnosen im ärztlichen Hausbesuch. Z. gesamte Hygiene und ihre Grenzgebiete 36, Nr 1, S 14–16

Zentralinstitut für die kassenärztliche Versorgung in der BRD (1989) Die EVaS-Studie. Deutscher Ärzte-Verlag, Köln

12.6 Familienmedizin

Bass MJ (1983) In: Taylor RB (ed) Family Medicine. Springer, Berlin Heidelberg New York Tokyo

Bolmann WM (1968) Preventive psychiatry for the family theory, approaches and programs. Amer.J.Psychiat. 125: 50–64

Brennan M (1974) Personal communication.

Doherty WJ, Baird MA (eds) (1987) Family centered medical care: A clinical casebook. Guilford, New York

Duvall EM (1977) Family development, 5th edn. Lippincott, Philadelphia

Hamm H (1985) Familienmedizin. Diagnostik 18,12: 17–20

Huygen FJA (1982) Family medicine: The medical life history of families. Brunner/Mazel, New York

Stedeford A (1981) Couples facing death: Unsatisfactory communication. British Medical Journal 283: 1098

Mc Whinney I (1989) A textbook of family medicine. Oxford Univ Press, New York

Literatur zu Kap. 13

13.1 Appetitlosigkeit

Heisig N (Hrsg) (1985) Innere Medizin in der ärztlichen Praxis, 2. Aufl. Thieme, Stuttgart New York

Kess H, Commerell B, Lienhart P, Nikulicz-Radecki J, Fleiderer T (1985) Gastroenterologie. In: Schettler G (Hrsg) Taschenbuch der praktischen Medizin, 10. Aufl. Thieme, Stuttgart New York

Vogl H (1981) Differentialdiagnose der medizinisch-klinischen Symptome, 2. Aufl. Reinhardt, München Basel

Zöllner N (Hrsg) (1991) Innere Medizin. Springer, Berlin Heidelberg New York Tokyo

13.2 Erkältung

Ernst E (1990) „Abhärten gegen Erkältung“ – ist das möglich?. Fortschritte der Medizin 108: 586–587

Finch KT (ed) (1987) Prevention, Management and Control of Influenza. The American Journal of Medicine 82 (suppl 6A)
Hamm H (1988) Allgemeinmedizin, 4. Aufl. Thieme, Stuttgart New York
Heisig N (Hrsg) (1985) Innere Medizin in der ärztlichen Praxis, 2. Aufl. Thieme, Stuttgart New York
Palitzsch D (Hrsg) (1990) Pädiatrie, 3. Aufl. Enke, Stuttgart
Schettler G, Greten H (Hrsg) (1990) Innere Medizin, 8. Aufl. Thieme, Stuttgart New York
Schrömbgens HH (1974) Der sogenannte „leichte“ Fall in der Allgemeinpraxis. In: Brandlmeier P (Hrsg) Hausärztliche Versorgung. Springer, Berlin Heidelberg New York

13.3 Fieber

Braun RN (1986) Lehrbuch der Allgemeinmedizin. Kirchheim, Mainz
Losse H, Wetzels E (1982) Rationelle Diagnostik in der inneren Medizin, 3. Aufl. Thieme, Stuttgart New York
Siegenthaler W, Kaufmann W, Hornbostel H (1987) Lehrbuch der Inneren Medizin, 2. Aufl. Thieme, Stuttgart New York
Siegenthaler W (Hrsg) (1988) Differentialdiagnose innerer Krankheiten, 16. Aufl. Thieme, Stuttgart, New York

13.4 Juckreiz

Altmeyer P, Holzmann H (1986) Lexikon der Dermatologie. Springer, Berlin Heidelberg New York Tokyo
Fritsch P (1990) Dermatologie, 3. Aufl. Springer, Berlin Heidelberg New York Tokyo
Goroll AH, Lawrence AM, Mulley AG Jr. (eds) (1987) Primary Care Medicine. J.B. Lippincott, Philadelphia London
Marghescu S (1981) Dermatologie und Venerologie. Springer, Berlin Heidelberg New York
Zöllner N (Hrsg) (1991) Innere Medizin. Springer, Berlin Heidelberg New York Tokyo

13.5 Müdigkeit

Hamm H (1986) Allgemeinmedizin-Familienmedizin, 2. Aufl. Thieme, Stuttgart New York
Loch K (1989) Notfallmedizin nach Leitsymptomen. Deutscher Ärzte-Verlag, Köln
MSD - Manual (1988) der Diagnostik und Therapie, 4. Aufl. Urban & Schwarzenberg, München
Müller F, Seifert O (1989) Taschenbuch der medizinisch-klinischen Diagnostik, 72. Aufl. Springer, Berlin Heidelberg New York Tokyo
Schettler G, Greten H (Hrsg) (1990) Innere Medizin, 8. Aufl. Thieme, Stuttgart New York

13.6 Schwindel

Boenninghaus H-G (1990) Hals-Nasen-Ohrenheilkunde, 8. Aufl. Springer, Berlin Heidelberg New York Tokyo
Delank H-W (1991) Neurologie, 6. Aufl. Enke, Stuttgart
Hazzard WR, Andres R, Bierman EL, Blass JP (1990) Principles of geriatric medicine and gerontology. McGraw-Hill, New York
Poeck K (1992) Neurologie, 8. Aufl. Springer, Berlin Heidelberg New York Tokyo
Zöllner N, Hadron W (Hrsg) (1986) Vom Symptom zur Diagnose, 8. Aufl. Karger, Basel München Paris

13.7 Übelkeit

Heisig N (1985) Innere Medizin in der ärztlichen Praxis, 2. Aufl. Thieme, Stuttgart New York
Finke J (1981) Neurologische Erkrankungen. In: Klaus D, Tetzlaff D, Vogler W (Hrsg.) Praxis in der Allgemeinmedizin. Urban & Schwarzenberg, München
Poeck K (1992) Neurologie, 8. Aufl. Springer, Berlin Heidelberg New York Tokyo

Zöllner N, Hadorn W (Hrsg.) (1986) Vom Symptom zur Diagnose, 8. Aufl. Karger, Basel München Paris
Zöllner N (1991) Innere Medizin, Springer, Berlin Heidelberg New York Tokyo

Literatur zu Kap. 14

14.1 Angst

Cavalli F et al. (1984) Angst des Patienten - Angst des Arztes. Forum Galenus Mannheim Nr. 12. Springer, Berlin Heidelberg New York Tokyo
Geisler L (1987) Arzt und Patient - Begegnung im Gespräch. Pharma, Frankfurt
Helmich P et al. (1991) Psychosoziale Kompetenz in der ärztlichen Primärversorgung. Springer, Berlin Heidelberg New York Tokyo
Klein HE, Hippius H (1983) Angst - Diagnostik und Therapie. Leitfaden für die tägliche Praxis. Adam Pharma, Essen
Kramarz S (1992) Türkische Patienten - Kopfschmerzen ein Leitsymptom für Depressionen. Therapie der Gegenwart 131, Feb. 1992, Nr. 2
Richter HE (1992) Umgang mit Angst. Hoffmann & Campe, Hamburg

14.2 Innere Unruhe

Balint E, Norell JS (1978) Fünf Minuten pro Patient. Suhrkamp, Frankfurt/M
Bräutigam W (1985) Reaktionen, Neurosen, Abnorme Persönlichkeiten, 5. Aufl. Thieme, Stuttgart New York

14.3 Nervosität

Adler R, Hemmeler W (1989) Praxis und Theorie der Anamnese, 2. Aufl. Fischer, Stuttgart

14.4 Traurigkeit

Bräutigam W (1985) Reaktionen, Neurosen, Abnorme Persönlichkeiten, 5. Aufl. Thieme, Stuttgart New York
Tölle R (1991) Psychiatrie, 9. Aufl. Springer, Berlin Heidelberg New York Tokyo

14.5 Verzweiflung

Woltersdorf M (1991) Depression bei körperlicher Krankheit – Therapeutische Crux für den Allgemeinarzt. Therapiewoche 41, 51
Wesiak W (1984) Grundzüge der psychosomatischen Medizin, 2. Aufl. Springer, Berlin Heidelberg New York Tokyo
Frontheim K (1992) Das depressive Syndrom in der Praxis. Symbiose 4. Jg-Nr. 1/1992
Dörner K, Plog U (1989) Irren ist menschlich, 5. Aufl. Psychiatrie, Bonn
Nissen G, Trott G-E (1989) Suizidales Verhalten von Kindern und Jugendlichen. Dt. Ärztebl. 86, Heft 49

Literatur zu Kap. 15

15.1 Blässe

Braun RN (1976) Diagnostische Programme in der Allgemeinmedizin. Urban & Schwarzenberg, München Berlin Wien
Hadorn W, Zöllner N (Hrsg) (1986) Vom Symptom zur Diagnose, 8. Aufl. Karger, Basel München
Kaufmann W (Hrsg) (1991) Internistische Differentialdiagnostik/Entscheidungsprozesse in Flußdiagrammen, 2. Aufl. Schattauer, Stuttgart New York

Schettler G, Greven U (Hrsg) (1990) Innere Medizin, 8. Aufl. Thieme, Stuttgart New York
Schroeder SA et al. (eds) (1991) Current medical diagnosis and treatment, 30th ed. Appleton and Lang Medical Book, Norwalk San Mateo
Siegenthaler W, Kaufmann W, Hornbostel H, Waller HD (Hrsg) (1987) Lehrbuch der Inneren Medizin, 2. Aufl. Thieme, Stuttgart New York
Vogl H (1978) Differentialdiagnose der medizinisch-klinischen Symptome Bd. 1, 2. Aufl. UTB Reinhardt, München Basel

15.2 Gewichtsabnahme

Heisig N (1985) Innere Medizin in der ärztlichen Praxis, 2. Aufl. Thieme, Stuttgart New York
Kess H, Kommerell B, Liehnhart P, Mikulicz-Radecki J, Pfleiderer T (1987) Gastroenterologie. In: Schettler G (Hrsg) Taschenbuch der Praktischen Medizin, 10. Aufl. Thieme, Stuttgart New York
Zöllner N (Hrsg) (1991) Innere Medizin. Springer, Berlin Heidelberg New York Tokyo
Zöllner N, Hadorn W (Hrsg) (1986) Vom Symptom zur Diagnose, 8. Aufl. Karger, Basel München Paris

15.3 Gewichtszunahme

Branch WT (1987) Disorders of Eating. in: Branch WT (Ed.) Office practice of Medicine. Saunders, Philadelphia, pp. 1390–1406
Siegenthaler (1984) Differentialdiagnose Innerer Krankheiten, Thieme
Sobal J, Muncie HL (1990) Obesity. In: Rakel RE (Ed.) Textbook of Familiy Practice, 4th Edition. Saunders, Philadelphia, pp. 1241–1249

15.4 Schlafstörungen

Schettler G, Greten H (Hrsg) (1990) Innere Medizin, 8. Aufl. Thieme Stuttgart New York
Siegenthaler W (Hrsg) (1988) Differentialdiagnose innerer Krankheiten, 16. Aufl. Thieme, Stuttgart New York
Harnack GA von, Heimann G (1990) Kinderheilkunde, 8. Aufl. Springer, Berlin Heidelberg New York Tokyo

Literatur zu Kap. 16

Bödeker W, Dümmler C (Hrsg) Pestizide und Gesundheit. Müller, Karlsruhe
Brüser E (1991) Allergien. Stiftung Warentest, Berlin
Bundesminister für Umwelt, Naturschutz und Reaktorsicherheit (1987) Umweltpolitik: Auswirkungen der Luftverunreinigungen auf die menschliche Gesundheit
Daunderer M (1990) Handbuch der Umweltgifte. Ecomed, München
Dokumentation Forschungsvorhaben der ökologischen Medizin in der Bundesrepublik Deutschland (1986). IDIS, Bielefeld
Gesellschaft für Gesundheitsbildung (1989) Luftverschmutzung und Gesundheit. VUD, Freudenstadt
Hallenbeck WH, Cunningham-Burns KM (1985) Pesticides and human health. Springer, Berlin Heidelberg New York Tokyo
Koch ER, Vahrenholt P (1983) Die Lage der Nation: Umweltatlas der Bundesrepublik. Gruner & Jahr, Hamburg
Koch ER, Klopfleisch HA, Wald A (1986) Die Gesundheit der Nation. Kiepenheuer & Witsch, Köln
Moeschlin S (1986) Klinik und Therapie der Vergiftungen, 7. Aufl. Thieme, Stuttgart New York
Schmidt M, Mampel U, Neumann U (1987) Gesundheitsschäden durch Luftverschmutzung. Wunderhorn, Heidelberg

Wassermann O, Alsen C, Simon U (1989) Die schleichende Vergiftung. Fischer Taschenbuch, Frankfurt/Main

Literatur zu Kap. 17

17.1 Augenentzündungen

Hamm H (1986) Allgemeinmedizin, Familienmedizin, 2. Aufl. Thieme, Stuttgart New York
Leydhecker W (1990) Augenheilkunde, 24. Aufl. Springer, Berlin Heidelberg New York Tokyo
MSD Manual der Diagnostik und Therapie (1988), 4. Aufl. Urban & Schwarzenberg München

17.2 Störungen von Gedächtnis und Merkfähigkeit

Füsgen J (1991) Demenz. MMV Medizin Verlag, München
Karlson P (1988) Kurzes Lehrbuch der Biochemie, 13. Aufl. Thieme, Stuttgart New York
Kind H (1990) Psychiatrische Untersuchung, 4. Aufl. Springer, Berlin Heidelberg New York Tokyo
Mück H (1990) Hirnleistungsstörungen im Alter. Scher, Stuttgart
Payk TR (1988) Checkliste Psychiatrie. Thieme, Stuttgart New York
Schmidt SJ (1991) Gedächtnis. Suhrkamp, Frankfurt am Main
Stähelin HB, Ermini-Fünfschilling D, Grunder B, Krebs-Roubicek E, Monsch A, Spiegel R (1989) Die Memory-Klinik. Therapeutische Umschau 46: 72–77
Tölle R (1981) Psychiatrie, 9. Aufl. Springer, Berlin Heidelberg New York Tokyo

17.3 Kopfschmerzen

Anthony M, Lance JW (1989) Plasma serotonin in patients with chronic tension headaches. J. Neurol Neurosurg Psychiatry 52: 182–184
Barolin GS (Hrsg) (1984) Kopfschmerz 1984/1. Enke, Stuttgart
Barolin GS (Hrsg) (1985) Kopfschmerz 1984/2-1985, Enke, Stuttgart
Drexler ED (1990) Severe headaches. Postgraduate Medicine 87: 164–180
König B (Hrsg) (1988) Die Allgemeinmedizin. Perimed, Erlangen
Mumenthaler M, Regli F (1990) Der Kopfschmerz, Thieme, Stuttgart New York

17.4 Nasenbluten

Boenninghaus HG (1990) Hals-Nasen-Ohrenheilkunde, 8. Aufl. Springer, Berlin Heidelberg New York Tokyo
Becker W, Naumann HH, Pfaltz CR (1989) Hals-Nasen-Ohren-Heilkunde, 4. Aufl. Thieme, Stuttgart, New York
Losse H, Gerlach U, Wetzels E (Hrsg) (1986) Rationelle Diagnostik in der inneren Medizin, 3. Aufl. Thieme, Stuttgart New York
Wright V, Harvey AR (1988) Rheumatologie, Edition Medizin, Weinheim

17.5 Ohrgeräusche (Tinnitus)

Boenninghaus HG (1990) Hals-Nasen-Ohrenheilkunde, 8. Aufl. Springer, Berlin Heidelberg New York Tokyo
Ganz H (1981) HNO-Heilkunde in der Praxis, Edition Medizin, Weinheim
Hamm H (1986) Allgemeinmedizin – Familienmedizin, 2. Aufl. Thieme, Stuttgart New York

17.6 Ohrenschmerzen

MSD-Manual (1988) der Diagnostik und Therapie, 4. Aufl. Urban & Schwarzenberg, München Wien Baltimore

Becker W, Naumann HH, Pfaltz CR (1989) Hals-Nasen-Orgen-Heilkunde, 4. Aufl. Thieme, Stuttgart New York
Boenninghaus HG (1990) Hals-Nasen-Ohrenheilkunde, 8. Aufl. Springer, Berlin Heidelberg New York Tokyo

17.7 Schmerzen in der Mundhöhle

MSD - Manual (1988) der Diagnostik und Therapie, 4. Aufl. Urban & Schwarzenberg, München Wien Baltimore
Hamm H (1986) Allgemeinmedizin - Familienmedizin, 2. Aufl. Thieme, Stuttgart New York
Ganz H (1981) HNO-Heilkunde in der Praxis. Edition Medizin, Weinheim

17.8 Schwerhörigkeit

Boenninghaus H-G (1990) Hals-Nasen-Ohrenheilkunde, 8. Aufl. Springer, Berlin Heidelberg New York
Ganz H (1981) HNO-Heilkunde in der Praxis. Edition Medizin, Weinheim
Hamm H (1986) Allgemeinmedizin - Familienmedizin, 2. Aufl. Thieme, Stuttgart New York
MSD-Manual (1988) der Diagnostik und Therapie, 4. Aufl. Urban & Schwarzenberg, München Wien Baltimore

17.9 Verstopfte Nase

Beck Ch (1989) Differntialdiagnose HNO-Krankheiten, Enke, Stuttgart
Becker W, Naumann HH, Pfaltz CR (1989) Hals-Nasen-Ohren-Heilkunde, 4. Aufl. Thieme, Stuttgart New York
Boenninghaus HG (1990) Hals-Nasen-Ohrenheilkunde, 8. Aufl. Springer, Berlin Heidelberg New York Tokyo

Literatur zu Kap. 18

18.1 Halsschmerzen einschließlich Schluckbeschwerden

Beck Ch (1989) Differentialdiagnose: HNO-Krankheiten. Enke, Stuttgart
Harnack GA von, Heimann G (Hrsg) (1990) Kinderheilkunde, 8. Aufl. Springer, Berlin Heidelberg New York Tokyo
Weerda H (1989) Hals-Nasen-Ohrenheilkunde, Stuttgart

18.2 Heiserkeit

Boenningaus HG (1990) Hals-Nasen-Ohren-Heilkunde, 8. Aufl. Springer, Berlin Heidelberg New York Tokyo
Huhnstock K, Kutscha W, Dehmel H (Hrsg) (1984) Diagnose und Therapie in der Praxis, 5. Aufl. Springer, Berlin Heidelberg New York Tokyo
Schettler G (Hrsg) (1987) Taschenbuch der praktischen Medizin, 10. Aufl. Thieme, Stuttgart New York

18.3 Kloß im Hals

Hamm H (1986) Allgemeinmedizin - Familienmedizin, 2.Aufl., Thieme, Stuttgart New York
Delius L (1966) Psychovegetative Syndrome. Thieme, Stuttgart New York
Ganz H (1981) HNO-Heilkunde in der Praxis. Edition Medizin, Weinheim
MSD - Manual (1988) der Diagnostik und Therapie, 4. Aufl. Urban & Schwarzenberg, München Wien Baltimore
Schettler G, Greten H (Hrsg) (1990) Innere Medizin, 8. Aufl. Thieme, Stuttgart New York

18.4 Schilddrüsenvergrößerung

Horster FA (1980) Zur Diagnostik und Therapie von Schilddrüsenkrankheiten, scripta medica merck 2/Merck, Darmstadt

Pfannenstiel P (1982) Therapie von Schilddrüsenerkrankungen, 3. Aufl. Henning, Berlin

Pfannenstiel P (1986) Schilddrüsenkrankheiten – Diagnose und Therapie. Grosse, Berlin

Schettler G, Greten H (Hrsg) (1990) Innere Medizin, 8. Aufl. Thieme, Stuttgart New York

Literatur zu Kap. 19

19.1 Atemnot

Losse H, Wetzels E (1982) Rationelle Diagnostik in der inneren Medizin, 3. Aufl. Thieme, Stuttgart New York

Ruppert V, Werner M (1985) Praktische Allergiediagnostik, 4. Aufl. Thieme, Stuttgart New York

Siegenthaler W (Hrsg) (1988) Differentialdiagnose innerer Krankheiten, 16. Aufl. Thieme, Stuttgart New York

Zöllner N (Hrsg) (1991) Innere Medizin. Springer, Berlin Heidelberg New York Tokyo

19.2 Herzklopfen

Siegenthaler W, Kaufmann W, Hornbostel H, Waller HD (Hrsg) (1987) Lehrbuch der Inneren Medizin, 2. Aufl. Thieme, Stuttgart New York

Zöllner N (Hrsg) (1991) Innere Medizin. Springer, Berlin Heidelberg New York Tokyo

19.3 Herzrasen

Gross R, Schölmerich P, Gerok W (Hrsg) (1987) Lehrbuch der inneren Medizin, 7. Aufl. Schattauer, Stuttgart New York

Schettler G, Greten H (1990) Innere Medizin, 8. Aufl. Thieme, Stuttgart New York

Trieb E, Nüsser E (1987) Differentialdiagnostik des EKG, 3. Aufl. Schattauer, Stuttgart New York

Weidner A, Lüderitz B (1987) Therapie der Herzrhythmusstörungen, 3. Aufl. Springer, Berlin Heidelberg New York Tokyo

19.4 Herzstiche

Ferlinz R, Miederer SE, Schulz V, Simon H (1990) Thoraxschmerzen. In: Ferlinz R (Hrsg) Internistische Differentialdiagnostik, 2. Aufl., Thieme, Stuttgart New York

Gillmann H (1984) Myokardinfarkt. In: Hornbostel H, Kaufmann W, Siegenthaler H (Hrsg) Innere Medizin in Praxis und Klinik, 3. Aufl, Bd I. Thieme, Stuttgart New York

Hilger HH, Schaede A (1984) Koronarinsuffizienz. In: Hornbostel H, Kaufmann W, Siegenthaler W (Hrsg) Innere Medizin in Praxis und Klinik, 3. Aufl Bd I. Thieme, Stuttgart New York

Just H (1990) Erkrankungen des Herzens. In: Wolf HP, Weihrauch TR (Hrsg) Internistische Therapie, 8. Aufl. Urban & Schwarzenberg, München Wien Baltimore

Rost R (1991) Sport- und Bewegungstherapie bei Inneren Krankheiten. Deutscher Ärzte-Verlag, Köln

Torklus D v (1985) Degernative Erkrankungen der Wirbelsäule. In: Dahmen G, Josenhans G, Tillmann K (Hrsg) Praxis der Allgemeinmedizin Bd. XIV. Erkrankungen des Bewegungsapparates. Urban & Schwarzenberg, München Wien Baltimore

19.5 Husten

Ferlinz R (Hrsg) (1986) Diagnostik in der Pneumologie. Thieme, Stuttgart

Siegenthaler W, Kaufmann W, Hornbostel H, Waller HD (Hrsg) (1987) Lehrbuch der inneren Medizin, 2. Aufl., Stuttgart, New York

Zöllner N (Hrsg) (1991) Innere Medizin, Springer, Berlin Heidelberg New York Tokyo

19.6 Schmerzen in der Brust

Braun-Falco O, Plewig G, Wolff HH (1992) Dermatologie und Venerologie, 4. Aufl. Springer, Berlin Heidelberg New York Tokyo

Ferlinz R, Miederer SE, Schulz V, Simon H (1990) Thoraxschmerzen. In: Ferlinz R (Hrsg) Internistische Differentialdiagnostik, 2. Aufl., Thieme, Stuttgart New York

Gillmann H (1984) Myokardinfarkt. In: Hornbostel H, Kaufmann W, Siegenthaler W (Hrsg) Innere Medizin in Praxis und Klinik, 3. Aufl, Bd I. Thieme, Stuttgart New York

Hilger HH, Schaede A (1984) Koronarinsuffizienz. In: Hornbostel H, Kaufmann W, Siegenthaler W (Hrsg) Innere Medizin in Praxis und Klinik, 3. Aufl, Bd I. Thieme, Stuttgart New York

Just H (1990) Erkrankungen des Herzens. In: Wolff HA, Weihrauch TR (Hrsg) Internistische Therapie, 8. Aufl. Urban & Schwarzenberg, München Wien Baltimore

Rost R (1991) Sport- und Bewegungstherapie bei Inneren Krankheiten. Deutscher Ärzte-Verlag Köln

Torklus D v (1985) Degenerative Erkrankungen der Wirbelsäule. In: Dahmen G, Josenhans G, Tillmann K (Hrsg) Praxis der Allgemeinmedizin Bd. XIV. Erkrankungen des Bewegungsapparates. Urban & Schwarzenberg, München Wien Baltimore

Literatur zu Kap. 20

20.1 Blutdruckerhöhung/Blutdruckkontrolle

Dtsch. Liga zur Bekämpfung des hohen Blutdrucks (1990) Empfehlungen zur Hochdruckbehandlung in der Praxis und zur Behandlung hypertensiver Notfälle, 9. Aufl. Eigenverlag, Heidelberg

Franz TW (1982) Ergometrie bei Hochdruckkranken. Springer, Berlin Heidelberg New York

Mangold H (1987) Qualitätssicherung der Hypertonie – Langzeitbehandlung in der Praxis des niedergelassenen Arztes. In Lohmann FW Hochdruck und Umwelt. de Gruyter, Berlin New York

Rosenthal J (Hrsg) (1986) Arterielle Hypertonie, 3. Aufl. Springer, Berlin Heidelberg New York Tokyo

Vetter H, Vetter W (1986) Praktische Hypertonie, 2. Aufl. Thieme, Stuttgart New York

20.2 Durchblutungsstörungen

Heisig N (Hrsg) (1985) Innere Medizin in der ärztlichen Praxis, 2. Aufl. Thieme Stuttgart New York

Pitzen P, Rössler H (1989) Kurzgefaßtes Lehrbuch der Orthopädie, 16. Aufl. Urban & Schwarzenberg, München

Zöllner N, Hadorn W (Hrsg) (1986) Vom Symptom zur Diagnose, 8. Aufl. Karger, Basel München Paris

20.3 Krampfadern

Altenkämper H, Felix W, Gericke A, Gerlach H-E, Hartmann M (1991) Phlebologie für die Praxis. Walter de Gruyter, Berlin New York

Haid-Fischer F, Haid H (1985) Venenerkrankungen, Phlebologie für Klinik und Praxis, 5. Aufl. Thieme, Stuttgart New York

Johnson D, Pflug J (1975) Das geschwollene Bein. Ernst Klett, Stuttgart
Martin M (1990) Phlebologische Krankheitsbilder. Hans Huber, Bern Stuttgart Toronto
Rudofsky G (1988) Kompaktwissen Angiologie, 2. Aufl. perimed, Erlangen
Schneider W, Walker J (1984) Kompendium der Phlebologie. Die chronische Venen-Insuffizienz in Theorie und Praxis. Dr. C. Wolf, München

Literatur zu Kap. 21

21.1 Lymphknotenschwellung

Begemann H, Begemann M (1989) Praktische Hämatologie, 9. Aufl. Thieme, Stuttgart New York
Boenninghaus HG (1990) Hals-Nasen-Ohrenheilkunde, 8. Aufl. Springer, Berlin Heidelberg New York Tokyo
Cotran et al (1989) Robbins pathologic basis of disease, 4th edn. WB Saunders, Philadelphia
Ewerbeck H (1984) Differentialdiagnose von Krankheiten im Kindesalter, 2 Aufl. Springer, Berlin Heidelberg New York Tokyo
Siegenthaler W (Hrsg) (1988) Differentialdiagnose innerer Krankheiten, 16. Aufl. Thieme, Stuttgart New York
Wilson ID (1991) Harrison's principles of internal medicine, 12th edn. McGraw-Hill, New York
Zöllner N (Hrsg) (1991) Innere Medizin. Springer, Berlin Heidelberg New York Tokyo

21.2 Lymphangitis (Roter Streifen)

Berchtold R (Hrsg) (1987) Lehrbuch der Allgemeinen und Speziellen Chirurgie. Urban & Schwarzenberg, München Wien Baltimore
Förster W et al (1989) Allgemeinmedizinische Arzneitherapie, 6. Aufl. Hirzel, Leipzig
Fritsch P (1990) Dermatologie, 3. Aufl. Springer, Berlin Heidelberg New York Tokyo
Heberer G et al (1986) Chirurgie, 5. Aufl. Springer, Berlin Heidelberg New York Tokyo
Schettler G, Greten H (1990) Innere Medizin, 8. Aufl. Thieme, Stuttgart New York
Schwartz S (Hrsg) (1989) Principles of surgery, 5th edn McGraw-Hill, New York
Zöllner N (Hrsg) (1991) Innere Medizin. Springer, Berlin Heidelberg New York Tokyo

Literatur zu Kap. 22

22.1 Bauchschmerzen

Berger H-G, Kern E (1987) Akutes Abdomen. Thieme, Stuttgart New York
Hafter E (1988) Praktische Gastroenterologie, 7. Aufl. Thieme, Stuttgart New York
Hotz J, Rösch W (Hrsg) (1987) Funktionelle Störungen des Verdauungstrakts. Springer, Berlin Heidelberg New York
Klietmann W (1986) Labormanual. Schattauer, Stuttgart New York
Meckler U et al. (1989) Ultraschall des Abdomens. Deutscher Ärzte-Verlag, Köln
Siegenthaler W (1988) Differentialdiagnose innerer Krankheiten. 16. Aufl. Thieme, Stuttgart New York
Willital GH (1989) Definitive chirurgische Erstversorgung, 5. Aufl. Urban & Schwarzenberg, München Wien Baltimore
Wolff HP, Weihrauch TR (1990) Internistische Therapie, 8. Aufl. Urban & Schwarzenberg, München Wien Baltimore

22.2 Meteorismus

Hotz J, Rösch W (Hrsg) (1987) Funktionelle Störungen des Verdauungstrakts. Springer, Berlin Heidelberg New York Tokyo

Levitt MD (1971) Volume and composition of human intestinal gas determined by means of an intestinal washout technic. N Engl J Med 284: 1394
Siegenthaler W (1988) Differentialdiagnose innerer Krankheiten, 16. Aufl. Thieme, Stuttgart New York
Wolff HP, Weihrauch TR (1990) Internistische Therapie, 8. Aufl. Urban & Schwarzenberg, München Wien Baltimore

22.3 Blinddarmerkrankung

Largiader F, Wicki O (1983) Checkliste viszerale Chirurgie, 3. Aufl. Thieme, Stuttgart
Leger L, Nagel M (1978) Chirurgische Diagnostik, 3. Aufl. Springer, Berlin Heidelberg New York
Reifferscheid M, Weller S (1983) Chirurgie. Thieme Stuttgart New York

22.4 Blut im Stuhl

Frühmorgen P (1989) Die innere gastrointestinale Blutung, Leitsymptom im Alter. Z. Geratrie 2 (1989), S 482–485
Glickmann RM (1989) Entzündliche Darmerkrankungen. In: Harrison TR (Hrsg) Prinzipien der Inneren Medizin, 11. Aufl. Schwabe, Basel
Heesen D (1991) Gastrointestinale Blutung, Hämatemesis, Meläna, Hämatochezie. In: Kaufmann W (Hrsg) Internistische Differentialdiagnostik 2., Aufl. Schattauer, Stuttgart New York
Isselbacher KJ (1989) Hämatemesis, Meläna u. Frischblutabgang ab ano. In: Harrison TR (Hrsg) Prinzipien der Inneren Medizin, 11. Aufl. Schwabe, Basel
LaMont J et al. (1989) Erkrankungen des Dünn- und Dickdarms. In: Harrison TR (Hrsg) Prinzipien der Inneren Medizin, 11. Aufl. Schwabe, Basel

22.5 Durchfall

Goldfinger SE (1989) Verstopfung, Durchfall und Störungen der anorektalen Funktion. In: Harrison TR (Hrsg) Prinzipien der Inneren Medizin, 11. Aufl. Schwabe, Basel
Guerrant RL (1989) Infektionen durch Salmonella. In: Harrison TR (Hrsg) Prinzipien der Inneren Medizin, 11. Aufl. Schwabe, Basel
Heesen D (1991) Diarrhoe. In: Kaufmann W (Hrsg) Internistische Differentialdiagnostik, 2. Aufl. Schattauer, Stuttgart New York

22.6 Erbrechen

Isselbacher KJ (1989) Appetitlosigkeit, Übelkeit, Erbrechen. In: Harrison TR (Hrsg) Prinzipien der Inneren Medizin, 11. Aufl. Schwabe, Basel
Schafberg D, Marvin T (1989) Infektionen durch gramnegative Darmbakterien. In: Harrison TR (Hrsg) Prinzipien der Inneren Medizin, 11. Aufl. Schwabe, Basel
Greenberger NJ et al (1989) Pankreaserkrankung. In: Harrison TR (Hrsg) Prinzipien der Inneren Medizin, 11. Aufl. Schwabe, Basel
Steffen HM, Feltkamp H (1991) Übelkeit und Erbrechen. In: Kaufmann W (Hrsg) Internistische Differentialdiagnostik 2. Aufl. Schattauer, Stuttgart New York

22.7 Ikterus – Gelbsucht

Amman R (1988) Ikterus. In: Siegenthaler W (Hrsg) Differentialdiagnose innerer Krankheiten, 16. Aufl. Thieme, Stuttgart New York
Hafter E (1987) Praktische Gastroenterologie, 7. Aufl. Thieme, Stuttgart New York
Sherlock S (1985) Diseases of the Liver and Biliary System. Blackwell, Oxford
Wolff HP, Weihrauch TR (1990) Internistische Therapie, 8. Aufl. Urban & Schwarzenberg, München Wien Baltimore

22.8 Magenschmerzen

Hafter E (1988) Praktische Gastroenterologie, 7. Aufl. Thieme, Stuttgart New York
Siegenthaler W, Kaufmann W, Hornbostel H, Waller HD (Hrsg) (1987) Lehrbuch der Inneren Medizin, 2. Aufl. Thieme, Stuttgart New York
Wolff HP, Weihrauch TR (Hrsg) (1990) Internistische Therapie, 8. Aufl. Urban & Schwarzenberg, München

22.9 Schmerzen in der Leistengegend

Durst J, Rohen JW (1991) Chirugische Operationslehre
Kremer K, Müller E (Hrsg) (1988) Die chirurgische Poliklinik, 2. Aufl. Thieme, Stuttgart New York
Niethard UF, Pfeil J (1989) Orthopädie, Hippokrates, Stuttgart
Sökeland J (1987) Urologie, 10. Aufl. Stuttgart New York

22.10 Sodbrennen

Hafter E (1988) Praktische Gastroenterologie, 7. Aufl. Thieme, Stuttgart New York
Wolff HP, Weihrauch TR (Hrsg) (1990) Internistische Therapie, 8. Aufl. Urban & Schwarzenberg, München
Kruck F, Kaufmann W, Bünte H, Gladtke E, Tölle R (1989) Therapie-Handbuch, 3. Aufl. Urban & Schwarzenberg, München

22.11 Verstopfung (Obstipation)

Hafter E (1988) Praktische Gastroenterologie, 7. Aufl. Thieme, Stuttgart New York
Krück F, Kaufmann W, Bunte H, Gladtke E, Tölle R (1989) Therapie-Handbuch, 3. Aufl. Urban & Schwarzenberg, München
Siegenthaler W, Kaufmann W, Hornbostel H, Waller HD, (Hrsg) (1987) Lehrbuch der Inneren Medizin, 2. Aufl. Thieme, Stuttgart New York
Wolff HP, Weihrauch TR (Hrsg) (1990) Internistische Therapie, 8. Aufl. Urban & Schwarzenberg, München

Literatur zu Kap. 23

23.1 Blasenschwäche/Unwillkürlicher Harnabgang

Sökeland J (1987) Urologie, 10. Aufl. Thieme, Stuttgart New York
Asbach HW, Ikinger U (1985) Der Nieren- und Harnwegskranke. Hippokrates, Stuttgart
Fischer GC (1991) Inkontinenz. In: Fischer GC (Hrsg) Geriatrie für die hausärztliche Praxis. Springer, Berlin, Heidelberg, S. 439–452
Goodson JD (1987) approach to incontinence and other Forms of Lower Urinary Tract Dysfunction. In: Goroll AH, May LA, Mulley AG jr. (eds): primary Care Medicine. Lippincott, Philadelphia
Minaker K, Rowe J (1987) Clinical Problems in Geriatrics. In: Branch WT (ed) Office practice of Medicine. Saunders, Philadelphia
Ouslander JG (1990) Urinary Incontinence. In: Hazzard WR, Andres, R, Bierman EL, Blass JP (eds) principles of Geriatric Medicine and Gerontology. McGraw-Hill, New York
Thüroff JW (1992) Medikamentöse Therapie bei Harninkontinenz. Den überaktiven Detrusor dämpfen. Ärztliche Praxis vom 7.3.1992

23.2 Blut im Urin

Endres P (1990) Der pathologische Urinbefund. In: Ferlinz R (Hrsg) Internistische Differentialdiagnostik, 2. Aufl. Thieme, Stuttgart New York
Kuhlmann U, Walb D (1987) Nephrologie. Thieme, Stuttgart New York
Sökeland J (1987) Urologie, 10. Aufl. Thieme, Stuttgart New York

23.3 Brennen beim Wasserlassen und Harndrang

Helber A, Henning HV, Rumpf KW, Scheler F, Verwiebe R, Weber MH (1987) Krankheiten der Niere und der ableitenden Harnwege. In: Siegenthaler W, Kaufmann W, Hornbostel H, Waller HD (Hrsg) Lehrbuch der inneren Medizin, 2. Aufl. Thieme, Stuttgart New York

Ritz E (1987) Nephrologie. In: Schettler G (Hrsg) Taschenbuch der praktischen Medizin, 10. Aufl. Thieme, Stuttgart New York

Völter G (1984) Kompendium der Urologie, 2. Aufl. Gustav Fischer, Stuttgart, New York

23.4 Harnverhaltung

Büscher HK (1987) Urologie: In: Schettler G (Hrsg) Taschenbuch der praktischen Medizin, 10. Aufl. Thieme, Stuttgart, New York

Wolf E (1986) Urologie im Alter. In: Marcea JT (Hrsg) Das späte Alter und seine häufigsten Erkrankungen. Springer, Berlin Heidelberg New York Tokyo

23.5 Nierenschmerzen

Bauer R, Kerschbaumer F (1986) Wirbelsäule und Brustkorb. In: Jäger M, Wirth CJ (Hrsg) Praxis der Orthopädie. Thieme, Stuttgart New York

Braun-Falco O, Plewig G, Wolff HH (1992) Dermatologie und Venerologie, 3. Aufl. Springer, Berlin Heidelberg New York

Ferlinz R, Miederer SE, Schulz V, Simon H (1990) Thoraxschmerzen. In: Ferlinz R (Hrsg) Internistische Differentialdiagnostik, 2. Aufl. Thieme, Stuttgart New York

Kuhlmann U, Walb D (1987) Nephrologie. Thieme, Stuttgart New York

Sökeland J (1987) Urologie, 10. Aufl. Thieme, Stuttgart New York

Torklus D v (1985) Degenerative Erkrankungen der Wirbelsäule. In: Dahmen G, Josenhans G, Tillmann K (Hrsg) Praxis der Allgemeinmedizin Bd. XIV. Erkrankungen des Bewegungsapparates. Urban & Schwarzenberg, München Wien Baltimore

Literatur zu Kap. 24

24.1 Ausfluß aus der Scheide

Benz J, Glatthaar E (1990) Checkliste Gynäkologie, 4. Aufl. Thieme, Stuttgart New York

Friedberg V, Strauss G (1987) Frauenkrankheiten. In: Schettler G (Hrsg) Taschenbuch der praktischen Medizin, 10. Aufl. Thieme, Stuttgart New York

Mead M, Patterson H (1986) Praxistraining in der Allgemeinmedizin. Hippokrates, Stuttgart

Schindler AE, Schindler EM (1989) Gynäkologie und Geburtshilfe für die Praxis, Hippokrates, Stuttgart

24.2 Blutung in den Wechseljahren

Friedberg V, Strauss G (1987) Frauenkrankheiten. In: Schettler G (Hrsg) Handbuch der praktischen Medizin, 10. Aufl. Thieme, Stuttgart New York

24.3 Penisentzündung

Brühl P (1989) Penistumoren. In: Krück F, Kaufmann W, Bünte H, Gladtke E, Tölle R (Hrsg) Therapie-Handbuch, 3. Aufl. Urban & Schwarzenberg, München Wien Baltimore

Kühl L, Jablonski K (1985) Dermatologische und venerologische Erkrankungen. Urban & Schwarzenberg, München Wien Baltimore

Zöllner N (Hrsg) (1991) Innere Medizin. Springer, Berlin Heidelberg New York Tokyo

24.4 Regelstörungen

Friedberg V, Strauss G (1987) Frauenkrankheiten. In: Schettler G (Hrsg) Taschenbuch der praktischen Medizin, 10. Aufl. Thieme, Stuttgart New York
Martius G (Hrsg) (1991) Therapie in Geburtshilfe und Gynäkologie, 2. Aufl. Thieme, Stuttgart New York

24.5 Schmerzen in der Brustdrüse

Benz J, Glatthaar E (1990) Checkliste Gynäkologie, 4. Aufl. Thieme, Stuttgart New York
Friedberg V, Strauss G (1987) Frauenkrankheiten. In: Schettler G (Hrsg) Taschenbuch der praktischen Medizin, 10. Aufl. Thieme, Stuttgart New York
Korting GW (1982) Praxis der Dermatologie. Thieme, Stuttgart New York
Schindler AE, Schindler EM (1989) Gynäkologie und Geburtshilfe für die Praxis. Hippokrates, Stuttgart

Literatur zu Kap. 25

25.1 Beinschmerzen

Fischer GC (1991) Geriatrie für die hausärztliche Praxis. Springer, Berlin Heidelberg New York Tokyo
Niethardt FU, Pfeil J (1989) Orthopädie. Hippokrates, Stuttgart
Thompson K (1984) The Care of the Elderly in General Practice. Churchill Livingston, Edinburgh
Vogl H (1981) Differentialdiagnosen der medizinisch-klinischen Symptome. UTB Reinhard, München

25.2 „Dicke Beine“

Emter M, Pretschner DP, Alexander K (1989) Veränderungen des Blutvolumens und der Ödemfiltration beim postthrombotischen Syndrom und bei der primären Varikosis unter Kompressionstherapie. Phlebol. u. Proctol. 24/58 - 28/61
Hamm H (Hrsg) (1986) Allgemeinmedizin, Familienmedizin, 2. Aufl. Thieme, Stuttgart New York
MSD-Manual (1988) der Diagnostik und Therapie, 4. Aufl. Urban & Schwarzenberg, München
Veno-Report (1986–1989) der Fa. Klinge, München
Wuppermann T (1988) Diagnostik der tiefen Beinvenenthrombose. Phlebol. u. Proctol. 20/192 - 25/196

25.3 Ellenbogenschmerzen

Engelhardt GH (1990) Unfallheilkunde für die Praxis, 2. Aufl. de Gruyter, Berlin
Häring R, Zilch H (1991) Chirurgie, 3. Aufl. de Gruyter, Berlin
Leger L, Nagel M (1978) Chirurgische Diagnostik, 3. Aufl. Springer, Berlin Heidelberg New York
Müller W, Schilling F (1982) Differentialdiagnose rheumatischer Erkrankungen. Aesopus, Wiesbaden
Niethard FU, Pfeil I (1989) Orthopädie, Hippokrates, Stuttgart
Pitzen P, Rössler H (1989) Orthopädie, 16. Aufl. Urban & Schwarzenberg, München

25.4 Fingerschmerzen und -steifigkeit

Niethard FU, Pfeil J (1989) Orthopädie. Hippokrates, Stuttgart
Zöllner N (Hrsg) (1991) Innere Medizin. Springer, Berlin Heidelberg New York Tokyo

25.5 Fußschmerzen

Fischer GC (Hrsg) (1991) Geriatrie für die hausärztliche Praxis. Springer, Berlin Heidelberg New York

Niethard FU, Pfeil J (1989) Orthopädie. Hippokrates, Stuttgart

Thompson K (1984) The care of the Elderly in General Practice. Churchill Livingstone, Edinburgh London

Vogl H (1981) Differentialdiagnose der medizinischen klinischen Symptome, 2. Aufl. UTB Reinhardt, München Basel

25.6 Handgelenkschmerzen

Fischer GC (Hrsg) (1991) Geriatrie für die hausärztliche Praxis. Springer, Berlin Heidelberg New York Tokyo

Niethard FU, Pfeil J (1989) Orthopädie., Hippokrates, Stuttgart

Vogl H (1981) Differentialdiagnose der medizinisch-klinischen Symptome, 2. Aufl. Reinhardt, München Basel

Zöllner N, Hadorn W (1986) Vom Symptom zur Diagnose, 8. Aufl. Karger, Basel München Paris

25.7 Hüftschmerzen

Durst J, Rohen IW (1991) Chirurgische Operationslehre. Schattauer, Stuttgart

Heisig N (Hrsg) (1985) Innere Medizin in der ärztlichen Praxis, 2. Aufl. Thieme, Stuttgart New York

Krauspe R (1991) Hüftschmerz – alterstypische Erkrankung. Klinikarzt 20: 424–431

Müller W, Schilling F (1982) Differentialdiagnose rheumatische Erkrankungen. Aesopus, Wiesbaden

Niethard FU, Pfeil J (1989) Orthopädie. Hippokrates, Stuttgart

25.8 Kniegelenksschmerzen

Heisig N (1985) Leitsymptom Gelenkschmerzen. In: Heisig N (Hrsg) Innere Medizin in der ärztlichen Praxis, 2. Aufl. Thieme, Stuttgart New York

Vosschulte K, Kümmerle F, Peiper H-J, Weller S (Hrsg) (1982) Lehrbuch der Chirurgie, 7. Aufl. Thieme, Stuttgart New York

Vogl H (1981) Differentialdiagnose der medizinisch-klinischen Symptome, 2. Aufl. Reinhardt, München Basel

Witt AN, Cotta H (1987) Orthopädie. In: Schettler G (Hrsg), Taschenbuch der praktischen Medizin, 10. Aufl. Thieme, Stuttgart New York

Zöllner N, Hadorn W (Hrsg) (1986) Vom Symptom zur Diagnose, 8. Aufl. Karger, Basel München Paris

25.9 Knöchelschmerzen

Fischer GC (Hrsg) (1991) Geriatrie für die hausärztliche Praxis. Springer, Berlin Heidelberg New York Tokyo

Liang MH, Hartley RM (1987) Elbow, hand, knee, hip and foot pain. In: Branch WT (ed) Office practice of medicine. Saunders, Philadelphia

Niethard FU, Pfeil J (1989) Orthopädie. Hippokrates, Stuttgart

Vogel H (1981) Differentialdiagnose der medizinisch-klinischen Symptome, 2. Aufl. Reinhardt, München Basel

25.10 Kreuzschmerzen (Lumbago)

Gavin M et al (1991) Low back pain. Current opinion in rheumatology 3: 65–70

Heisig N (Hrsg) (1985) Innere Medizin in der ärztlichen Praxis, 2. Aufl. Thieme, Stuttgart New York

Witt AN, Cotta H (1987) Orthopädie. In: Schettler G (Hrsg) Taschenbuch der praktischen Medizin, 10. Aufl. Thieme, Stuttgart New York

25.11 Nackenschmerzen

Godt P, Malin JP, Wittenborg A (1985) Das Schulter-Arm-Syndrom. Diagnose und Therapie von Nacken-Schulter-Arm-Schmerzen, 2. Aufl. Thieme, Stuttgart New York
Krämer J (1986) Bandscheibenbedingte Erkrankungen, 2. Aufl. Thieme, Stuttgart New York
Mumenthaler M (1982) Der Schulter-Arm-Schmerz, 2. Aufl. Huber, Bern Stuttgart Wien
Scheid W (1983) Lehrbuch der Neurologie, 5. Aufl. Thieme, Stuttgart New York
Siegenthaler W, Kaufmann W, Hornborstel H, Waller HD (Hrsg) (1987) Lehrbuch der Inneren Medizin, 2. Aufl. Thieme, Stuttgart New York
Zöllner N, Hadorn W (1986) Vom Symptom zur Diagnose, 8. Aufl. Karger, Basel München Paris

25.12 Rheuma

Heisig N (1985) Innere Medizin in der ärztlichen Praxis, 2. Aufl. Thieme, Stuttgart New York
Siegenthaler W (Hrsg) (1989) Differentialdiagnose innerer Krankheiten, 16. Aufl. Thieme, Stuttgart New York
Zöllner N (Hrsg) (1991) Innere Medizin. Springer, Berlin Heidelberg New York Tokyo

25.13 Rückenschmerzen

Fischer GC (Hrsg) (1991) Geriatrie für die hausärztliche Praxis. Springer, Berlin Heidelberg New York Tokyo
Heisig N (Hrsg) (1985) Innere Medizin in der ärztlichen Praxis, 2. Aufl. Thieme, Stuttgart New York
Niethard FU, Pfeil J (1989) Orthopädie. Hippokrates, Stuttgart
Röddecker E (1981) Rückenschmerzen – eine Übersicht. medwelt 6: 448–454
Vogl H (1981) Differentialdiagnose der medizinisch-klinischen Symptome, 2. Aufl. Reinhardt, München Basel
Zöllner N, Hadorn W (1986) Vom Symptom zur Diagnose, 8. Aufl. Karger, Basel München

25.14 Schulterschmerz

Münzenberg K (1981) Orthopädie in der Praxis. Edition Medizin, Weinheim
Marties H, Stotz S (1990) Lexikon rheumatischer Erkrankungen. Eular, Basel
Hornbostel H, Kaufmann W, Siegenthaler W (1977) Innere Medizin in Praxis und Klinik. Georg Thieme, Stuttgart
Mülle W (1988) Atlas zur Differentialdiagnose ausgewählter rheumatischer Krankheiten. Fa. Geigy

25.15 Wadenkrämpfe

Fischer GC (Hrsg) (1991) Geriatrie für die hausärztliche Praxis. Springer, Berlin Heidelberg New York Tokyo
George J, Javid M, Young JB (1989) Rest cramps in the elderly. Journal of the Royal College of Physicians of London 23: 103–106
Heisig N (Hrsg) (1985) Innere Medizin in der ärztlichen Praxis, 2. Aufl. Thieme, Stuttgart New York
Holtmeier HJ (1988) Das Magnesiummangelsyndrom. Hippokrates, Stuttgart
Siegenthaler W (Hrsg) (1988) Differentialdiagnose innerer Krankheiten, 16. Aufl. Thieme, Stuttgart New York

Literatur zu Kap. 26

26.1 Bewußtlosigkeit

Dohlen TW von, Frank MJ (1989) Presyncope and syncope. Postgraduate Medicine 86: 85–96
Heisig N (Hrsg) (1985) Innere Medizin in der ärztlichen Praxis, 2. Aufl. Thieme, Stuttgart New York
Koehler F (1990) Koma-Bewußtlosigkeit. In: Kontokollias JS, Regensburger D (Hrsg) Arzt im Rettungsdienst. Stumpf & Kössendey, Edewecht
Mumenthaler M (1990) Neurologie, 9. Aufl. Thieme, Stuttgart New York
Schuster HP (1989) Notfallmedizin, 4. Aufl. Enke, Stuttgart
Siegenthaler W (Hrsg) (1988) Differentialdiagnose innerer Krankheiten, 16. Aufl. Thieme, Stuttgart New York
Whiteside-Yim C (1987) Syncope in the elderly: a clinical approach. Geriatrics 42:37–41

26.2 Schlaganfall

Diener HC (1990) Klinik und Therapie zerebraler Durchblutungsstörungen. Edition Medizin, Weinheim
Fischer GC (1991) Geriatrie für die hausärztliche Praxis. Springer, Berlin Heidelberg New York Tokyo
Hartmann A, Wassmann H (1987) Hirninfarkt, Ätiologie, Diagnose, Prophylaxe und Therapie. Urban & Schwarzenberg, München Wien Baltimore
Kruse A (1984) Der Schlaganfallpatient und seine Familie. Zeitschrift für Gerontology 17: 359–366
Siegenthaler W (Hrsg) (1988) Differentialdiagnose innerer Krankheiten, 16. Aufl. Thieme, Stuttgart New York

26.3 Verwirrtheit

Oesterreich K (1989) Verwirrtheitszustände. In: Kisker KP, Lauter H, Meyer J-E, Müller C, Strömgren E (Hrsg) Psychiatrie der Gegenwart, Bd 8: Alterspsychiatrie, 3. Aufl. Springer, Berlin Heidelberg New York Tokyo, S 201–224
Sandholzer H (1989) Early recognition of dementia in the elderly: findings of a survey in general practice. J Neural Transm [P-D Sect] 1:124
Sandholzer H (1991) Verwirrtheit. In: Fischer G (Hrsg) Geriatrie in der Allgemeinpraxis. Springer, Berlin Heidelberg New York Tokyo

26.4 Wesensänderung

Hippius H, Ackenheil M, Engel RR (1988) Angst – Leitsymptom psychiatrischer Erkrankungen. Springer, Berlin Heidelberg New York Tokyo
Huber G (1987) Psychiatrie. Schattauer, Stuttgart, New York
Olbrich HM (1987) Halluzination und Wahn. Springer, Berlin Heidelberg New York Tokyo
Kind H (1990) Psychiatrische Untersuchung, 4. Aufl. Springer, Berlin Heidelberg New York Tokyo
Rudolf GAE (1986) Der depressive Patient in der ärztlichen Sprechstunde. Vieweg, Braunschweig, Wiesbaden
Tölle R (1991) Psychiatrie, 9. Aufl. Springer, Berlin Heidelberg New York Tokyo

26.5 Zittern (Tremor)

Fischer GC (Hrsg) (1991) Geriatrie für die hausärztliche Praxis. Springer, Berlin Heidelberg New York Tokyo
Gauthier G (1986) Neurologie des Betagten. In: Martin E, Junod JP (Hrsg) Lehrbuch der Geriatrie. Huber, Bern Stuttgart Toronto

Neundörfer B (1988) Möglichkeiten und Grenzen der Pharmakotherapie – neuere Ansätze (Morbus Parkinson). In: Akademie für ärztliche Fortbildung und Weiterbildung Bad Nauheim (Hrsg) Demenz im Alter und die Parkinsonsche Krankheit. Kirchheim, Mainz

Ulm G (1988) Physikalische und Bewegungstherapie (Morbus Parkinson). In: Akademie für ärztliche Fortbildung und Weiterbildung Bad Nauheim (Hrsg) Demenz im Alter und die Parkinsonsche Krankheit. Kirchheim, Mainz

Vogel P (1985) Leitsymptom: Tremor/Ataxie. In: Heisig N (Hrsg) Innere Medizin in der ärztlichen Praxis, 2. Aufl. Thieme, Stuttgart New York

26.6 Krampfanfall

Heisig N, Vogel P (1985) Leitsymptom: Krampfanfall. In: Heisig N (Hrsg) Innere Medizin in der ärztlichen Praxis, 2. Aufl. Thieme, Stuttgart New York

Mead M, Patterson H (1986) Praxistraining in der Allgemeinmedizin, 2. Aufl. Hippokrates, Stuttgart

Poeck K (1992) Neurologie, 8. Aufl. Springer, Berlin Heidelberg New York Tokyo

Simon C (1991) Klinische Pädiatrie, 6. Aufl. Schattauer, Stuttgart New York

Literatur zu Kap. 27

27.1 Lähmungen

Delank HW (1991) Neurologie, 6. Aufl. Enke, Stuttgart

Kloos G (1988) Grundriß der Psychiatrie und Neurologie, 10. Aufl. Müller & Steinicke, München

Mumenthaler M (1990) Neurologie, 9. Aufl. Thieme, Stuttgart New York

Poeck K (1992) Neurologie, 8. Aufl. Springer, Berlin Heidelberg New York Tokyo

Scheid W (1983) Lehrbuch der Neurologie, 5. Aufl. Thieme, Stuttgart New York

27.2 Taubheitsgefühl

Huber G (1987) Psychiatrie. Schattauer, Stuttgart New York

Kloos G, Simon W (1988) Grundriß der Psychiatrie und Neurologie, 10. Aufl. Müller & Steinicke, München

Mumenthaler M (1990) Neurologie, 9. Aufl. Thieme, Stuttgart New York

Poeck K (1992) Neurologie, 8. Aufl. Springer, Berlin Heidelberg New York Tokyo

Weinrich W, Trostdorf E (1987) Neurologie. In: Schettler G (Hrsg) Taschenbuch der Praktischen Medizin, 10. Aufl. Thieme, Stuttgart New York

Literatur zu Kap. 28

28.1 Hautausschlag

Fritsch H (1990) Dermatologie, 3. Aufl. Springer, Berlin Heidelberg New York Tokyo

Marghescu S (1981) Dermatologie und Venerologie. Springer, Berlin Heidelberg New York

Marghescu S, Wolff HH (1977) Untersuchungsverfahren in Dermatologie und Venerologie, 2. Aufl. Bergmann, München

Herold G (1990) Innere Medizin – Eine vorlesungsorientierte Darstellung. Herold, Köln

28.2 Akne

Braun-Falco O, Plewig G, Wolff HH (1992) Dermatologie und Venerologie, 4. Aufl. Springer, Berlin Heidelberg New York Tokyo

Fritsch P (1990) Dermatologie, 3. Aufl. Springer, Berlin Heidelberg New York Tokyo

Marghescu S (1981) Dermatologie und Venerologie. Springer, Berlin Heidelberg New York
Niebauer G, Bardach HG (1982) Urlaubsdermatosen. Thieme, Stuttgart New York

28.3 Bläschen an der Haut

Marghescu S (1981) Dermatologie und Venerologie. Springer, Berlin Heidelberg New York
Marghescu S, Wolf HH (1977) Untersuchungsverfahren in Dermatologie und Venerologie, 2. Aufl. Bergmann, München
Raab R, Söltz-Szöts J (1990) Virustatische Behandlung von Herpes simplex-Infektionen unterschiedlicher Verlaufsschwere. Hautarzt 41: 413–415

28.4 Bläschen an der Lippe

Altmeyer P, Holzmann H (1986) Lexikon der Dermatologie. Springer, Berlin Heidelberg New York Tokyo
Fritsch P (1990) Dermatologie, 3. Aufl. Springer, Berlin Heidelberg New York Tokyo
Marghescu S (1981) Dermatologie und Venerologie. Springer, Berlin Heidelberg New York

28.5 Blaue Flecken

Fritsch H (1990) Dermatologie, 3. Aufl. Springer, Berlin Heidelberg New York Tokyo
Hiller H, Riess H (1988) Hämorrhagische Diathese und Thrombose. Wissenschaftliche Verlagsgesellschaft, Stuttgart
Zöllner N (Hrsg) (1991) Innere Medizin. Springer, Berlin Heidelberg New York Tokyo

28.6 Haarausfall

Bergner T, Braun-Falco O (1991) Die androgenetische Alopezie der Frau. Hautarzt 42: 201–210
Braun-Falco O, Bergner T (1989) Die androgenetische Alopezie des Mannes. Hautarzt 40: 669–678
Marghescu S (1981) Dermatologie und Venerologie. Springer, Berlin Heidelberg New York

28.7 Leberflecken

Garbe C, Bertz J, Orfanos CE (1987) Das maligne Melanom im deutschsprachigen Raum. Hautarzt 38: 639–644
MacKie RM (1990) Benigne und maligne Tumoren der Haut: Ursachen, Klinik, Histopathologie und Behandlung. Hippokrates, Stuttgart
Marghescu S (1981) Dermatologie und Venerologie. Springer, Berlin Heidelberg New York
Sigg C, Pelloni F, Schneyder UW (1989) Gehäufte Mehrfachmelanome bei sporadischem und familiärem diysplastischen Nävuszellnävus-Syndrom. Hautarzt 40: 548–552
Sigg C, Schneider BV, Schneyder UW (1987) Kongenitale Nävuszellnävi der Haut – eine nomenklatorische und therapeutische Problematik. Hautarzt 38: 505–508
Stolz W, Bilek P, Merkle T, Eckert F, Braun-Falco O (1991) Differentialdiagnostischer Wert des Dermatoskops für den Allgemeinarzt. Der Allgemeinarzt 7: 469–505
Weiß J et al. (1990) Risikofaktoren für die Entwicklung maligner Melanome in der Bundesrepublik Deutschland. Hautarzt 41: 309–313
Welkovich B, Landthaler M, Schmoeckel C, Braun-Falco O (1989) Anzahl und Verteilung von Nävuszellnävi bei Patienten mit malignem Melanom. Hautarzt 40: 630–635

28.8 Entzündungen in der Nagelumgebung

Fritsch P (1990) Dermatologie, 3. Aufl. Springer, Berlin Heidelberg New York Tokyo
Zaun H (1987) Krankhafte Veränderungen des Nagels, 2. Aufl. perimed, Erlangen

28.9 Offene Beine

Altmeyer P, Holzmann H (1986) Lexikon der Dermatologie. Springer, Berlin Heidelberg New York Tokyo

Fritsch P (1990) Dermatologie, 3. Aufl. Springer, Berlin Heidelberg New York Tokyo
Marghescu S (1981) Dermatologie und Venerologie. Springer, Berlin Heidelberg New York
Marghescu S, Wolff HH (1982) Untersuchungsverfahren in Dermatologie und Venerologie, 3. Aufl. J. F. Bergmann, München
Niedner R, Vanscheidt W (1991) Ulcus cruris venosum. Lokaltherapie, Teil 1. Hautarzt 42: 127–135
Riess C (1983) Neoplastisches Ulcus cruris. Hautarzt 40: 592–593
Vanscheidt W, Schulz-Ehrenburg U (1990) Ulcus cruris venosum, Diagnostik. Hautarzt 41: W21–W26

28.10 Kopfschuppen

Braun-Falco O, Plewig G, Wolff HH (1992) Dermatologie und Venerologie, 4. Aufl. Springer, Berlin Heidelberg New York Tokyo
Fritsch P (1990) Dermatologie, 3. Aufl. Springer, Berlin Heidelberg New York Tokyo
Gloor M, Gallasch G (1979) Haarwäsche und Haarwaschmittel. In: Orfanos CE (Hrsg): Haar und Haarkrankheiten. G. Fischer, Stuttgart New York
Marghescu S (1981) Dermatologie und Venerologie. Springer, Berlin Heidelberg New York

Literatur zu Kap. 29

Fritsch P (1990) Dermatologie, 3. Aufl. Springer, Berlin Heidelberg New York Tokyo
MSD Manual der Diagnostik und Therapie, 4. Aufl. 1988, Urban & Schwarzenberg, München Wien Baltimore
Ring J (1988) Angewandte Allergologie. Medizin-Verlag, München

Literatur zu Kap. 30

30.1 Fettstoffwechselstörungen

MSD Manual der Diagnostik und Therapie, 4. Aufl. 1988, Urban & Schwarzenberg, München Wien Baltimore
Wolff HP, Weihrauch TR (Hrsg) (1990) Internistische Therapie, 8. Aufl. Urban & Schwarzenberg, München Wien Baltimore

30.2 Gicht

MSD Manual der Diagnostik und Therapie, 4. Aufl. 1988, Urban & Schwarzenberg, München Wien Baltimore
Göbel FD et al (1982) Therapie und Prognose von Hyperurikämie und Gicht. Springer, Berlin Heidelberg New York
Wolff HP, Weihrauch TR (Hrsg) (1990) Internistische Therapie, 8. Aufl. Urban & Schwarzenberg, München Wien Baltimore
Zöllner N (Hrsg) (1990) Hyperurikämie, Gicht und andere Störungen des Purinhaushalts, 2. Aufl. Springer, Berlin Heidelberg New York Tokyo

30.3 Zuckerkrankheit (Diabetes mellitus)

Berger M, Jörgens V (1990) Praxis der Insulintherapie, 4. Aufl. Springer, Berlin Heidelberg New York Tokyo
Mehnert, Bruns (1991) Diabetestherapie heute. Aktuelles Wissen. Höchst, Frankfurt
Pfeifer EF (Hrsg) (1990) Das Ulmer Diabetiker ABC I + II. Springer, Berlin Heidelberg New York Tokyo

Sauer H (1986) Diabetestherapie, 2. Aufl. Springer, Berlin Heidelberg New York Tokyo
Zöllner N (Hrsg) (1991) Innere Medizin. Springer, Berlin Heidelberg New York Tokyo

Literatur zu Kap. 31

31.1 Häufiges Schreien

Illingworth RS (1991) The normal Child, 10th edn. Churchill Livingstone, New York
Dt. Ausgabe Illingworth RS (1990) Unser Kind. Birkhauser, Basel
Jährig K (1991) Das Kind in der Allgemeinpraxis, 2. Aufl. Fischer, Jena
Harnack G-A von, Heimann G (Hrsg) (1990) Kinderheilkunde, 8. Aufl. Springer, Berlin Heidelberg New York Tokyo
Rickham PP, Soper RT, Stauffer UG (Hrsg) (1983) Kinderchirurgie. 2. Aufl. Thieme, Stuttgart New York
Rudolph A, Hoffmann J (1991) Rudolph's pediatrics, 19th edn. Appleton & Lange, East Norwalk
Schulte F, Spranger J (1988) Lehrbuch der Kinderheilkunde. 26. Aufl. Fischer, Stuttgart New York

31.2 Hinken bzw. Gehstörungen

Bernbeck R, Dahmen G (1983) Kinder-Orthopädie. 3. Aufl. Thieme, Stuttgart New York
Buckup K (1987) Kinderorthopädie. Thieme, Stuttgart New York
Ewerbeck H (1984) Differentialdiagnose von Krankheiten im Kindesalter, 2. Aufl. Springer, Berlin Heidelberg New York Tokyo
Jährig K (1991) Das Kind in der Allgemeinpraxis, 2. Aufl. Fischer, Jena
Rickham PP, Soper RT, Stauffer UG (Hrsg) (1983) Kinderchirurgie. 2. Aufl. Thieme, Stuttgart New York
Tunnessen W, Spranger M (1987) Symptome in der Pädiatrie: eine Differentialdiagnose in Stichworten. de Gruyter, Berlin New York

31.3 Nahrungsverweigerung

Diepold B (1983) Eßstörungen bei Kindern und Jugendlichen. Praxis d. Kinderpsychologie 32: 298–304
Ewerbeck H (1984) Differentialdiagnose von Krankheiten im Kindesalter, 2. Aufl. Springer, Berlin Heidelberg New York Tokyo
Steinhausen HC (1985) Eß- und Verdauungsstörungen. In: Remschmidt H, Schmidt MH (Hrsg) Kinder- und Jugendpsychiatrie in Klinik und Praxis, Bd 3. Thieme, Stuttgart New York
Wurst F (1990) Störungen des Eßverhaltens. In: Bachmann KD et al (Hrsg) Pädiatrie in Praxis und Klinik, Bd 4. 2. Aufl. Thieme, Stuttgart New York
Steinhausen HC (1985) Anorexia nervosa. In: Remschmidt H, Schmidt MH (Hrsg) Kinder- und Jugendpsychiatrie in Klinik und Praxis, Bd 3. Thieme, Stuttgart New York

31.4 Schulschwierigkeiten

Bürgin O, Biebricher D (1990) Das emotional gestörte Kind in der Schule. Z. Allg. Med. 66, 267–270
Dührssen A (1974) Psychogene Erkrankungen bei Kindern und Jugendlichen. Verlag für Medizinische Psychologie im Verlag Vandenhoeck & Ruprecht, Göttingen
Friese H (1990) Das kognitiv überforderte Kind in der Schule. 2. Allg. Med. 66, 271–274
Vorsorgeuntersuchung bei Kleinkindern. Kinderarzt 20. 989–991 (1989)
Kruse W (1991) Entspannung – Autogenes Training für Kinder, 5. Aufl. Deutscher Ärzte-Verlag, Köln
Lempp R (1978) Lernerfolg und Schulversagen, 3. Aufl. Kösel, München

Meinhardt (1977) Der Arzt als Pädagoge. Dtsch. Ärztebl. 36, 2177–2180
Schmidt MH (1990) Das dissoziale Kind in der Schule. Z.Allg.Med. 66, 275–279
Trott GE et al. (1990) Hyperaktive Kinder in der Schule. Z.Allg.Med. 66, 280–282

Literatur zu Kap. 32

32.1 Familienplanung

Döring GK (1990) Empfängnisverhütung. Thieme, Stuttgart New York
König B (1988) Die Allgemeinmedizin. perimed, Erlangen
Mead M, Patterson H (1986) Praxistraining in der Allgemeinmedizin, 2. Aufl. Hippokrates, Stuttgart
Teichmann T (1991) Kontrazeption. Wissenschaftliche Verlagsgesellschaft, Stuttgart

32.2 Sexualstörungen

Bräutigam W (1989) Sexualmedizin im Grundriß, 3. Aufl. Thieme Stuttgart New York
Buddeberg C (1987) Sexualberatung, 2. Aufl. Enke, Stuttgart

Literatur zu Kap. 33

Bundeszentrale für gesundheitliche Aufklärung, 15 Sekunden zum Nachdenken. Köln
Hessische Arbeitsgemeinschaft für Gesundheitserziehung (HAGE) Wegweiser zum Nichtraucher. Marburg
Opitz K (1985) Nikotin als abhängigmachende Substanz. In: Keup W (Hrsg) Biologie der Sucht. Springer, Berlin Heidelberg New York Tokyo
Wieck HH et al. (1981) Krankheit Alkoholismus. Perimed, Erlangen

Literatur zum Anhang

Abholz HH, Dreykluft HR, Meyer B (1992): Bericht über einen Qualitätszirkel; in: ZfA
Adam H, Bahrs O, Gerke H, Szecsenyi J (1991): „Videoseminar als Fortbildungs- und Forschungsinstrument“, in: Niedersächsisches Ärzteblatt, 8, 22–26
Balint M, Hunt J, Joyce D, Marinker M, Woodcock J (1975): Das Wiederholungsrezept. Behandlung oder Diagnose? Klett, Stuttgart
Donabedian A (1966) Evaluating the quality of medical care. Milbank Mem Fund Q 44:166–203
Donabedian A (1980) The definition of quality and approaches to its assessment (Exploration in quality assessment and monitoring Vol I). Health Administration Press, Ann Arbor
Grol RPTM (1985): Die Prävention somatischer Fixierung, Berlin Heidelberg New York Tokyo, Springer
Grol RPTM, Mesker PSR, Schellevis FG (1988): Peer Review in General Praxis, Nijmegen
Häussler B (1992): Qualitätssicherung der psychosozialen Versorgung in der ambulanten kinderärztlichen Praxis aus Basis von Routinedaten der gesetzlichen Krankenversicherung; in: Häussler B u.a. (Hrsg.): Qualitätssicherung in der ambulanten Versorgung und Rehabilitation. Sozialmedizinische Ansätze der Evaluation im Gesundheitswesen, Bd. 2. Berlin Heidelberg Tokyo New York, Springer (im Druck)
Helmich P, Hesse E, Köhle K, Mattern Hj, Pauli H, Uexküll Th v, Wesiack W (1991) Psychosoziale Kompetenz in der ärztlichen Primärversorgung, Berlin Heidelberg New York London Paris Hongkong Barcelona, Springer

Selbmann HK (1983) Die Rolle der medizinischen Informationsverarbeitung in der Qualitätssicherung geburtshilflichen Handelns. Geburtsh Frauenheilkd [Sonderheft] 43:82–86

Selbmann HK (1991): Fragt die Patienten, was sie von der Klinik halten!; Ärztl. Praxis, 92, 37

WONCA (1991): Quality Assurance for Family Doctors, Wellington, George Jeffrey Cor

Quellenverzeichnis

Tabelle 1.1. Dreibholz J, Haehn K-D (Hrsg) (1982) Hausarzt und Patient. Schlütersche, Hannover
Hodgkin K (1978) Towards earlier diagnosis in primary care, 4th edn. Churchill Livingstone, Edinburg London New York

Tabelle 8.5. Gross R, Schölmerich P, Gerok W (Hrsg) (1987) Lehrbuch der Inneren Medizin, 7. Aufl. Schattauer, Stuttgart

Abb. 8.1. Nerenz DR, Leventhal H (1983) Self-regulation theory in chronic illness. In: Burish TG, Bradley LA (eds) Coping with chronic disease. Academic Press, Paris San Diego

Tabelle 9.2. Ringel E (1953) Der Selbstmord: Abschluß einer krankhaften psychischen Entwicklung. Maudrich, Wien Düsseldorf
Ringel E (1969) Selbstmordverhütung. Huber, Bern Stuttgart Wien

Tabelle 9.3. Pöldinger W (1982) Suizidprophylaxe bei depressiven Syndromen. Neuropsychiatr. Clin. 1, 87–97

Tabelle 9.4. Pöldinger W, Adams C (1984) Tödliche Fehleinschätzungen bei depressiven und suizidalen Patienten. In: Kielholz P, Adams C (Hrsg) Vermeidbare Fehler in Diagnostik und Therapie der Depression. Deutscher Ärzte-Verlag, Köln

Tabelle 9.5. Bochnik H, Demisch K, Gärtner-Huth C (1989) Sprechende Allgemeinmedizin. Deutscher Ärzte-Verlag, Köln

Tabelle 9.9. Bourmer H (1990) Arzneimittelabhängigkeit verhindern. Rhein. Ärzteblatt, 19

Tabelle 9.10. Recklin T, Joraschky P (1991) Das pathologische Glücksspielen; Symptomatik, Geschichte, Therapie und forensische Beurteilung. Nervenheilkunde 1991, 10; 147–53

Tabelle 9.11. Jäger H (Hrsg) (1989) AIDS und HIV-Infektionen. Handbuch und Atlas für Klinik und Praxis. Ecomed, Landsberg

Tabelle 9.12. Jäger H (Hrsg) (1989) AIDS und HIV-Infektionen. Handbuch und Atlas für Klinik und Praxis. Ecomed, Landsberg

Abb. 9.1. Kielholz P, Adams C (Hrsg) Vermeidbare Fehler in Diagnostik und Therapie der Depression. Deutscher Ärzte-Verlag, Köln

Tabelle 12.1. Grol RPTM (1985) Prävention somatischer Fixierung. Springer, Berlin Heidelberg New York Tokyo

Abb. 12.2. Bochnik H, Demisch K, Gärtner-Huth C (1989) Sprechende Allgemeinmedizin. Deutscher Ärzte-Verlag, Köln

Abb. 12.10. Duvall EM (1977) Family development, 5th edn. Lippincott, Philadelphia

Tabelle 13.1. Deutscher Ärztekalender (1992) Urban & Vogel, München

Tabelle 13.2. Zöllner N (Hrsg) (1991) Innere Medizin. Springer, Berlin Heidelberg New York Tokyo

Tabelle 13.3. Heisig N (1985) Innere Medizin in der ärztlichen Praxis, 2. Aufl. Thieme, Stuttgart New York

Tabelle 14.1. Geisler L (1987) Arzt und Patient - Begegnung im Gespräch. Pharma, Frankfurt

Tabelle 14.2. Adler R, Hemmeler W (1989) Praxis und Theorie der Anamnese, 2. Aufl. G. Fischer, Stuttgart

Tabelle 16.1. Daunderer M (1990) Handbuch der Umweltgifte. Ecomed, Landsberg

Abb. 17.1. Leydhecker W (1990) Augenheilkunde, 24. Aufl. Springer, Berlin Heidelberg New York Tokyo

Tabelle 19.1. Zöllner N (Hrsg) (1991) Innere Medizin. Springer, Berlin Heidelberg New York Tokyo

Tabelle 23.1. Asbach HW, Ikinger U (1985) Der Nieren- und Harnwegskranke. Hippokrates, Stuttgart

Tabelle 23.3. Ouslander JG (1990) Urinary incontinence. In: Hazzard WR, Andres R, Biermann EL, Blass JP (eds) Principles of geriatric medicine and gerontology. Mc Graw-Hill, New York

Tabelle 24.1. Mead M, Patterson H (1986) Praxistraining in der Allgemeinmedizin. Hippokrates, Stuttgart

Tabelle 26.4. Fischer GC (Hrsg) (1991) Geriatrie für die hausärztliche Praxis. Springer, Berlin Heidelberg New York Tokyo

Tabelle 26.5. Vogel P (1985) Leitsymptom: Tremor/Ataxie. In: Heisig N (Hrsg) Innere Medizin in der ärztlichen Praxis, 2. Aufl. Thieme, Stuttgart New York

Tabelle 27.1. Kloos G, Simon W (1988) Grundriß der Psychiatrie und Neurologie, 10. Aufl. Müller & Steinicke, München

Sachverzeichnis